现代临床危急重症诊疗学

（上）

马　健等◎主编

吉林科学技术出版社

图书在版编目（CIP）数据

现代临床急危重症诊疗学 / 马健等主编. -- 长春：
吉林科学技术出版社，2017.9
ISBN 978-7-5578-3294-0

Ⅰ. ①现… Ⅱ. ①马… Ⅲ. ①急性病－诊疗②险症－
诊疗 Ⅳ. ①R459.7

中国版本图书馆CIP数据核字(2017)第234084号

现代临床危急重症诊疗学
XIANDAI LINCHUANG WEIJI ZHONGZHENG ZHENLIAO XUE

主　　编　马　健等
出 版 人　李　梁
责任编辑　许晶刚　陈绘新
封面设计　长春创意广告图文制作有限责任公司
制　　版　长春创意广告图文制作有限责任公司
开　　本　787mm×1092mm　1/16
字　　数　450千字
印　　张　34
印　　数　1—1000册
版　　次　2017年9月第1版
印　　次　2018年3月第1版第2次印刷

出　　版　吉林科学技术出版社
发　　行　吉林科学技术出版社
地　　址　长春市人民大街4646号
邮　　编　130021
发行部电话/传真　0431-85635177　85651759　85651628
　　　　　　　　　　　　85652585　85635176
储运部电话　0431-86059116
编辑部电话　0431-86037565
网　　址　www.jlstp.net
印　　刷　永清县晔盛亚胶印有限公司

书　　号　ISBN 978-7-5578-3294-0
定　　价　138.00元（全二册）

编 委 会

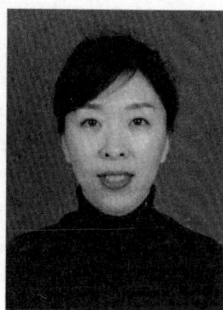

马健，女，1972年，青岛市市立医院干部保健科，副主任医师，医学硕士。从事消化内科专业20年，对消化系统常见病，多发病，以及急危重症的诊断及治疗有丰富的经验，内窥镜操作熟练，在消化内科研究领域具有自己独到的领会与见解，具有扎实的理论基础及临床实践经验。曾在核心期刊发表论文数篇，参与课题多个，曾获市级二等奖、三等奖。

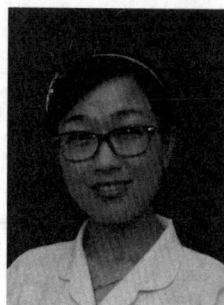

刘燕，女，硕士，山西省人民医院急诊科主治医师，山西省医师协会急诊医师分会委员，山西省医师协会急诊骨干医师。擅长各类急危重症、多系统疾病的诊治，掌握急诊气管插管、深静脉穿刺等各项核心技能，参与国家自然科学基金项目一项、山西省自然科学基金项目数项，在中华系列杂志及国家级核心期刊发表论文数篇。

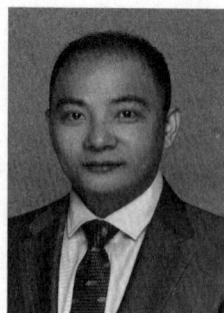

孟庆涛，男，主治医师，心血管外科硕士，现就职于大连医科大学附属第二医院心脏外科。从事心脏病专科工作10余年，积累了丰富的临床经验。擅长冠心病、瓣膜病、先心病、主动脉夹层、心脏移植等心外科疾病的围术期治疗，重度心力衰竭的机械辅助治疗。以第一作者发表SCI论文及国内核心期刊论文共10余篇，参编书籍3部。

前　言

由于急危重症患者的病情危重且复杂多变,医护人员必须动态掌握患者病情变化,给予准确救护方案并根据患者实际病情变化及时合理地调整救护方法,因此,急危重症的救护要求医护人员必须拥有高素质、高水平,必须要求参与急危重症救护相关的医护人员具备跨专业、多学科能力。如何更妥善的救护患者,提高抢救水平,是每个医护人员必须思考的问题。近年来,伴随着急危重症救护领域的迅速发展,广大临床医护人员急需掌握最新的理论技术,并出色地运用于临床救护当中。为此,本编委会特组织在急危重症救护领域具有丰富经验的医护人员,在繁忙工作之余编写了此书。

本书共分为十三章,内容涉及临床各系统常见急危重症的诊断、救治措施及护理,包括:ICU 专科操作技术、心脏骤停与心肺脑复苏、急诊常见症状、急性中毒、理化因素急症、神经系统急危重症、心血管系统重症监护、心血管系统急危重症、呼吸系统急危重症、消化系统急危重症、血液系统急危重症、内分泌及代谢系统急危重症以及急危重症的护理。

针对书中涉及的各种疾病,均进行了详细介绍,包括疾病的病因病理、发病机制、临床表现、诊断与鉴别诊断、救治流程、救治关键、救治方案、急危重症护理措施、预后及预防等。

为了进一步提高临床医护人员的救护水平,提高救治率,本编委会人员在多年临床救护经验基础上,参考诸多书籍资料,认真编写了此书,望谨以此书为广大医护人员提供微薄帮助。

本书在编写过程中,借鉴了诸多危重症相关临床书籍与资料文献,在此表示衷心的感谢。由于本编委会人员均身负临床一线救护工作,故编写时间仓促,难免有错误及不足之处,恳请广大读者见谅,并给予批评指正,以更好地总结经验,以起到共同进步、提高医护人员临床救护水平的目的。

《现代临床急危重症诊疗学》编委会

2017 年 9 月

目　　录

第一章 ICU 专科操作技术

第一节 PICC 置管术

经外周中心静脉导管（peripherally inserted central catheter,PICC）植入术,是一种将中心静脉导管经外周静脉插入、放置于中心静脉的方法,PICC 简化了中心静脉的穿刺过程,降低了中心静脉的穿刺风险和感染率,延长了导管的留置时间,广泛应用于临床。

一、适应证

1.需中、长期连续或间断静脉输液治疗者。
2.需要长期静脉输液,但外周浅静脉条件差,不易穿刺成功者。
3.长期输入高渗透性或黏稠度较高或刺激性强药物,如 TPN,高钾,化疗药物。
4.放置中心静脉导管风险较高或失败者。

二、禁忌证

1.严重出凝血功能障碍者。
2.穿刺部位或附近组织有感染,皮炎,烧伤等;置管静脉损伤,栓塞等。
3.置管上肢有肌肉萎缩或乳腺癌根治术淋巴结清扫者。

三、物品准备

快速手消毒剂、一次性治疗巾 1 个、抽有盐水 20mL 注射器 1 个、接头 1 个、弯盘 1 个、无菌镊子 1 个、无菌持物钳 1 把、皮尺 1 个、记号笔 1 个、胶布 1 卷。

四、操作步骤

1.评估患者,了解合作程度,年龄、病情、意识状态,局部皮肤和血管情况,心理反应及特殊需求。
2.携用物至患者床旁,核对姓名及导管维护记录单,协助患者取舒适体位,患者臂下铺一次性治疗巾隔湿。
3.测量臂围并记录,测量方法是:肘窝正中上方 10cm;穿刺点在上臂的测量方法是:从穿刺点到肩峰的中点处测量。
4.无菌方式取出接头与连接抽有盐水 20mL 注射器后备用,检查、持物钳取出消毒棉片。
5.撤除接头上的敷料,去除旧有接头,弃之,取用酒精棉片消毒接头 10 次,将备好的带有接头的抽有盐水 20mL 注射器排气,再连接导管,以脉冲方式冲洗导管,保留接头,抽有盐水 20mL 注射器。
6.先撕除贴膜上的固定胶条后以 0 角度方式撕除贴膜,固定导管自下而上去除敷料,注意切勿将导管引出体外。
7.再次用免洗消毒液洗手,以穿刺点为中心,用酒精棉签、碘酒棉签各消毒 3 遍,第一、三遍顺时针消毒，第二遍逆时针消毒，上下直径 20cm，两侧直径至臂缘，再用碘伏棉签上下着力消毒导管，待干 10～15s 后戴无菌手套，将体外导管摆放 S 弯或反 C 弯，取用免缝胶带固定外露导管，用 10cm×15cm 的透明贴膜全部覆盖，取用免缝胶带交叉固定透明延长管，再用 1 条免缝胶带横向固定，接头用小方纱固定好，脱手套，用记号笔记录换膜时间。

8.整理用物，协助患者取舒适体位，对患者的配合表示感谢，在导管维护记录单上签字。

五、注意事项

1.遵循知情同意原则，操作前由医生、患者共同签署知情同意书。

2.严格无菌技术。置管术后 24h 内更换贴膜，并观察局部出血情况，以后酌情每周更换 1～2 次。观察穿刺点有无渗血、渗液，置管肢体有无肿胀，发现异常及时处理或者拔管。更换贴膜时沿导管方向由下向上揭去透明敷料。

3.测量长度要准确，导管进入右心房易引起心律失常。输液前 X 线检查以确定导管尖端位置。

4.遇送管困难，不可强行送管。抽取导丝动作要轻柔，以免破坏导丝和导管的完整性。

5.每次输液后用 10mL 以上注射器抽吸生理盐水 10～20mL 以脉冲方式冲管并正压封管。当导管发生堵塞时，可使用尿激酶边推边拉的方式溶解导管内的血凝块，严禁将血块推入血管。

6.治疗间歇期每周对 PICC 导管进行冲洗，更换贴膜，正接头。

7.每日检查导管位置，流通性能及固定情况。臂围定位测量。

（张灏）

第二节　微量注射泵使用技术

微量注射泵、输液泵是机械或电子的输液控制装置，它通过作用于输液导管达到控制输液速度的目的。是连续静脉输液最为理想的先进的急救与治疗仪器。它的临床应用，有效地提高了输液的安全性、可靠性和准确性。尤其在危重患者的救治工作中，可准确及时、定时定量、速度均匀地输入各种液体、血液和药物，更彰显出其精确、严谨、高效的优点，因此是 ICU 必备的仪器之一。

微量注射泵、输液泵型号多样，性能各异。目前临床常用的有针筒式微量注射泵即微量泵；微电脑自动控制的容量输液泵；转压式输注泵如肠内营养灌注泵等。尤其微量泵体积小，操作简洁，常用于需要严格控制输液速度和药量的情况，如输入血管活性药物、抗心律失常药物、高浓度补钾，持续镇静镇痛以及婴幼儿输血输液等，其通用计量单位为（μg/（kg·min）。三种泵均具备各种安全检测报警系统。

一、目的

准确控制输液速度，使药物速度均匀、用量准确并安全地进入患者体内发生作用。

二、操作前准备

1.用物准备　微量注射泵、接线板、注射架、治疗车上层放治疗盘（内铺无菌治疗巾），盘内无菌纱布(2块)安尔碘、无菌棉签、20mL 或 50mL 注射器(内装有配置好的药液并贴好注射标签)、静脉延长管(2根)、头皮针(2个),备胶布、剪刀、弯盘、注射牌、必要时备三通。(治疗车下层备防刺盒、垃圾桶)。

2.评估。

(1)环境评估,符合无菌操作环境要求。

(2)了解患者身体状况,向患者解释使用目的(详细内容见口述标准),取得患者合作。

(3)评估患者注射部位皮肤及血管情况,协助患者大小便,备胶布。

三、操作步骤

1.将用物携至患者床旁,查对患者、药物、注射牌,将注射泵安装在注射架上,接通电源。

2.再次评估

(1)环境评估,符合无菌操作环境要求。

(2)了解患者身体状况,向患者解释使用目的,取得患者合作。

(3)评估患者注射部位皮肤及血管情况,协助患者大小便,备胶布。

3.再次检查泵入药物,连接延长管、头皮针,排气。将盛放药物的注射器放入微量泵凹槽内,固定。针栓覆盖无菌纱布。

4.再次核对患者,打开注射泵开关,设备自检后,遵医嘱调整每小时注射量及其他需要设置的参数。

5.打开固定肝素帽的胶布,消毒肝素帽,松开留置针在血管内后,将头皮针连接肝素帽,按"START"键,泵入药液,胶布固定(一条固定肝素帽,另一条固定头皮针)。再次检查患者以及药物名称、剂量和泵入速度,并在注射单上签名、签时间。

6.整理用物,向患者说明注意事项。

7.待药液注射完毕后,按"STOP"键,除去胶布,撤除头皮针,毁形后放入锐器盒,立即用肝素液脉冲式封管。

8.切断电源,撤掉注射泵,整理床单元,给患者取舒适卧位并交代注意事项。

9.用消毒液擦拭注射泵并做好维护工作,备用。

四、注意事项

1.了解微量泵、输液泵的工作原理,熟练掌握其使用方法。争取准确设定输液速度及其他必须参数,防止设定错误延误治疗。

2注意查看输液泵、微量泵的工作状态,管道连接是否精密,接头有无脱落,及时排除报警、故障,防止液体输入失控。

3.注意观察穿刺部位皮肤情况,防止发生液体外渗,出现外渗及时给予相应处理。

4.患者输液肢体不要活动,防止输液管道被牵拉脱出。

5.输液泵管排气时茂菲式滴管内应充满 1/3 液体,滴数传感器保持水平位,输液过程中避免晃动。躁动患者输液肢体适当约束,并须问患者有无不适感觉,观察药物反应和输液通畅情况。

6.突然停电时,应检查输液泵。微量泵是否正常工作,尤其在输注多巴胺等血管活性药物时。

7. 定期检查及保养,及时清除泵表面的尘埃,保持设备清洁干燥,防止液体滴入泵内造成失灵,可用酒精消毒机壳,消毒后至少等候 30min 再开机。

（张灏）

第三节　氧疗技术

一、目的

提高患者血液含氧量及动脉血氧饱和度,纠正缺氧。

二、适应证

适应于所有存在组织缺氧和低氧血症的患者及高危患者。

三、用物准备

治疗车、治疗盘内放治疗碗 2 个(一碗放纱布 2 块,另一碗内盛温开水)、一次性输氧管 2 个、棉签、别针、弯盘、中心氧气装置一套、蒸馏水、挂四防牌。治疗车下置医疗垃圾桶,生活垃圾桶。

四、操作步骤

1. 核对医嘱,检查氧气表的性能。

2. 备齐用物,携至床旁、查对床号、姓名,询问、了解患者身体状况,评估患者,详细说明吸氧目的,取得配合。

3. 协助患者取得舒适卧位。

4. 安装氧气表于中心氧气装置上,湿化瓶内倒入蒸馏水,连接于氧气表上。

5. 用 2 根棉签蘸清水,分别清洁患者双鼻孔。

6. 先确定流量表是否关闭,打开流量表,调节所需氧流量,连接双鼻腔吸氧管于氧气表,检查吸氧管是否通畅,纱布擦干吸氧管前端的水分,将吸氧管轻轻置于患者双鼻孔内,并适当固定。

7. 记录吸氧开始时间,观察患者用氧效果。①根据患者病情,指导患者行有效呼吸。②告知患者不要自行摘除鼻导管或者调节氧流量。③告知患者如感到鼻咽部干燥不适或者胸闷憋气时,应当及时通知医护人员。④告知患者有关用氧安全的知识。

8. 停用氧气　告知患者根据医嘱需停用氧气,取得患者合作。拔出双鼻导管,关流量表,取下吸氧管放于污物碗内。用纱布为患者清洁鼻面部。

9. 记录停止吸氧时间。

10. 卸表　取下氧气表,口述终末处理方法,爱护体贴患者。

五、注意事项

1. 根据病情需要,选择氧疗方法。在吸氧过程中,需要调节氧流量时,应当先将患者鼻导管取下,调节好氧流量后,再与患者连接。停止吸氧时,先去下鼻导管,再关流量表。氧疗过程中,患者不要自行摘除鼻导管或者调节氧流量。

2.持续吸氧的患者,应当保持管道通畅,必要时进行更换。氧疗过程中,应注意气道的湿化和加温。

3.定时清洗消毒氧疗装置,防治污染和阻塞。

4.观察,评估患者吸氧效果,防止导管堵塞、脱出、扭曲打折。

5.防油、火、震。

(张灏)

第四节　吸痰(呼吸机患者)技术

机械通气时,由于建立了人工气道,一旦发生分泌物堵塞,将直接影响机械通气的治疗效果,吸痰可有效清除气道分泌物,保持气道通畅。

一、物品准备

中心吸引装置或电动吸痰器 1 套、吸痰盘(内铺治疗巾放置换药碗 3 个、分别盛生理盐水,注明气道和口鼻以及配置好的湿化液、一次性手套 1 包、20mL 注射器 1 个)、无菌治疗巾 1 块、生理盐水 1 瓶、一次性吸痰管、听诊器、棉棒、石蜡油。

二、操作步骤

1.备齐用物,携至床旁,查对患者。将消毒瓶挂于床头,将吸引器接头插入消毒液中,并用止血钳将导管固定在床单上。

2.评估患者意识,了解患者参数设定以及气管插管的刻度情况,清醒患者解释操作目的及注意事项,取得患者配合。

3.听诊双肺呼吸音,并做好翻身、叩背、体位引流等工作,同时对患者呼吸道分泌物的量、黏稠度、重点部位进行评估,可以有针对性的有效清除痰液,然后给予 2min 高浓度吸氧,准备吸痰。

4.准备吸引器(电动吸引器接好电源线、打开开关;中心吸引打开负压调节开关),调节负压(成人为 150~200mmHg),检查吸引器连接是否正确及压力是否正常。

5.协助患者摆好体位,头转向操作者一侧,在患者胸前铺无菌治疗巾。

6.选择合适的吸痰管型号(气管插管型号 * 2-2=吸痰管所需型号),检查吸痰管包装完整后,将吸痰管外包装打开,右手戴手套,取出导管(边取出边将导管缠绕在手中)并将导管与吸引器接头连接,关闭吸痰管根部的负压调节阀门,右手持吸痰管在生理盐水中检查吸痰管是否通畅以及吸引压力是否合适。

7.关闭负压(用左手反折吸痰管根部),将吸痰管轻轻插入口腔及咽喉部,打开负压,洗净口咽部的痰液,立即用生理盐水冲洗导管(在口腔的碗内冲洗)。

8.更换手套及吸痰管,左手打开气管插管于呼吸机接头处,将呼吸机接头放在无菌治疗巾上(或有助手协助完成,原则是避免污染),检查吸痰管通畅后,关闭负压轻轻插入气道,轻轻左右旋转上提吸痰,每次时间不超过 15s,痰液黏稠时给予滴入适量的湿化液,吸痰毕冲洗导管(在气道的碗内冲洗),将吸痰管及手套扔入医疗垃圾桶,洗手,听诊双肺呼吸音,并记录痰液的量、性状、颜色、黏稠度以及呼吸道通畅情况,再次给予2min高浓度吸氧。

9.再次评估患者是否需要再次吸痰以及是否能够耐受重复吸痰的过程,据具体情况具体处理。

10.吸痰过程中注意观察患者病情变化,如血氧饱和度降至90%以下或生命体征异常,立即停止吸痰,做好相应的处理。

11.擦净口角分泌物,观察口腔黏膜有无损伤,观察患者呼吸是否正常。

12.协助患者取舒适卧位,交代注意事项,整理床单元,爱护体贴患者。

三、注意事项

1.注意无菌操作,吸痰管一次性使用。

2.据人工气道口径选择合适的吸痰管。

3.据痰液黏稠度选择合适的气道灌洗液。

4.吸痰动作轻柔、稳、准、迅速。

5.吸痰过程中,严密观察心电、血压和指脉氧饱和度,如有心率增快,氧饱和度迅速下降,立即停止吸痰,给予吸氧,恢复后再吸。

6.如遇插管有阻力,不可盲插。

(张灏)

第五节　心肺脑复苏术

心搏骤停(cardiac arrest,CA)是指各种原因引起的、在未能预料的情况和时间内心脏突然停止搏动,从而导致有效心泵功能和有效循环突然中止,引起全身组织细胞严重缺血、缺氧和代谢障碍,如不及时抢救即可立刻失去生命。心搏骤停不同于任何慢性病终末期的心脏停搏,若及时采取正确有效的复苏措施,患者有可能被挽回生命并得到康复。

心搏骤停一旦发生,如得不到即刻及时地抢救复苏4~6mm后会造成患者脑和其他人体重要器官组织的不可逆的损害,因此心搏骤停后的心肺复苏(cardiopulmonary resuscitation,CPR)必须在现场立即进行,为进一步抢救直至挽回心搏骤停伤病员的生命而赢得最宝贵的时间。

一、病因

心搏骤停的原因可分为心源性心搏骤停和非心源性心搏骤停。

二、分类

心搏骤停时,心脏虽然丧失了有效泵血功能,但并非心电和心脏活动完全停止,根据心电图特征及心脏活动情况心搏骤停可分为以下3种类型。

1.心室颤动　心室肌发生快速而极不规则、不协调的连续颤动。心电图表现为QRS波群消失,代之以不规则的连续的室颤波,频率为200~500次/min,这种心搏骤停是最常见的类型,约占80%。心室颤动如能立刻给予电除颤,则复苏成功率较高。

2.心室静止　心室肌完全丧失了收缩活动,呈静止状态。心电图表现呈一直线或仅有心房波,多在心搏骤停一段时间后(如3～5min)出现。

3. 心电—机械分离　此种情况也就是缓慢而无效的心室自主节律。心室肌可断续出现缓慢而极微弱的不完整的收缩。心电图表现为间断出现并逐步增宽的QRS波群,频率多为20～30次/min以下。由于心脏无有效泵血功能,听诊无心音,周围动脉也触及不到搏动。此型多为严重心肌损伤的后果,最后以心室静止告终,复苏较困难。

心搏骤停的以上3种心电图类型及其心脏活动情况虽各有特点,但心脏丧失有效泵血功能导致循环骤停是共同的结果。全身组织急性缺血、缺氧时,机体交感肾上腺系统活动增强,释放大量儿茶酚胺及相关激素,使外周血管收缩,以保证脑心等重要器官供血;缺氧又导致无氧代谢和乳酸增多,引起代谢性酸中毒。急性缺氧对器官的损害,以大脑最为严重,随着脑血流量的急骤下降,脑神经元三磷酸腺苷(ATP)含量迅速降低,细胞不能保持膜内外离子梯度,加上乳酸盐积聚,细胞水肿和酸中毒,进而细胞代谢停止,细胞变性及溶酶体酶释放而导致脑等组织细胞的不可逆损害。缺氧对心脏的影响可由于儿茶酚胺增多和酸中毒使希氏束及浦氏系统自律性增高,室颤阈降低;严重缺氧导致心肌超微结构受损而发生不可逆损伤。持久缺血缺氧可引起急性肾小管坏死、肝小叶中心性坏死等脏器损伤和功能障碍或衰竭等并发症。

三、临床表现

绝大多数患者无先兆症状,常突然发病。少数患者在发病前数分钟至数十分钟有头晕、乏力、心悸、胸闷等非特异性症状。心搏骤停的主要临床表现为意识突然丧失,心音及大动脉搏动消失。一般心脏停搏3～5s,患者有头晕和黑蒙;停搏5～10s由于脑部缺氧而引起晕厥,即意识丧失;停搏10～15s可发生阿—斯综合征,伴有全身性抽搐及大小便失禁等;停搏20～30s呼吸断续或停止,同时伴有面色苍白或紫绀;停搏60s出现瞳孔散大;如停搏超过4～5min,往往因中枢神经系统缺氧过久而造成严重的不可逆损害。

四、基础生命支持BLS

基础生命支持(basic life support,BLS)又称初步急救或现场急救,目的是在心脏骤停后,立即以徒手方法争分夺秒地进行复苏抢救,以使心搏骤停患者心、脑及全身重要器官获得最低限度的紧急供氧(通常按正规训练的手法可提供正常血供的25%～30%)。BLS的基础包括突发心脏骤停(sudden cardiac arrest,SCA)的识别、紧急反应系统的启动、早期心肺复苏(CPR)、迅速使用自动体外除颤仪(automatic external defibrillator,AED)除颤。对于心脏病发作和中风的早起识别和反应也被列为BLS的其中部分。在2010成人BLS指南对于非专业施救者和医务人员都提出了这一要求。BLS步骤由一系列连续评估和动作组成。

1. 评估和现场安全　急救者在确认现场安全的情况下轻拍患者的肩膀,并大声呼喊,检查患者是否有呼吸。如果没有呼吸或者没有正常呼吸(即只有喘息),立刻启动应急反应系统。

2. 启动紧急医疗服务(emergency medical service,EMS)并获取AED。

(1)如发现患者无反应无呼吸,急救者应启动EMS体系,取来AED(如果有条件),对患者实施CPR,如需要时立即进行除颤。

(2)如有多名急救者在现场,其中一名急救者按步骤进行CPR,另一名启动EMS体系(拨打 120),取来 AED(如果有条件)。

(3)在救助淹溺或窒息性心脏骤停患者时,急救者应先进行 5 个周期(2min)的 CPR,然后拨打 120 启动 EMS 系统。

3. 脉搏检查　对于非专业急救人员,不再强调训练其检查脉搏,只要发现无反应的患者没有自主呼吸就应按心搏骤停处理。对于医务人员,一般以一手食指和中指触摸患者颈动脉以感觉有无搏动(搏动触点在甲状软骨旁胸锁乳突肌沟内)。检查脉搏的时间一般不能超过 10s,如 10s 内仍不能确定有无脉搏,应立即实施胸外按压。

4. 胸外按压(circulation,C)　确保患者仰卧于平地上或用胸外按压板垫于其肩背下,急救者可采用跪式或踏脚凳等不同体位,将一只手的掌根放在患者胸部的中央,胸骨下半部上,将另一只手的掌根置于第一只手上。手指不接触胸壁。按压时双肘须伸直,垂直向下用力按压,成人按压频率为至少 100～120 次/min,下压深度为 5～6cm,每次按压之后应让胸廓完全回复。按压时间与放松时间各占 50% 左右,放松时掌根部不能离开胸壁,以免按压点移位。对于儿童患者,用单手或双手于乳头连线水平按压胸骨,对于婴儿,用两手指于紧贴乳头连线下放水平按压胸骨。为了尽量减少因通气而中断胸外按压,对于未建立人工气道的成人,按压—通气比率为 30∶2。对于婴儿和儿童,双人 CPR 时可采用 15∶2 的比率。

5. 开放气道(airway,A)　在 2010 年美国心脏协会 CPR 及 ECC 指南中有一个重要改变是在通气前就要开始胸外按压。胸外按压能产生血流,在整个复苏过程中,都应该尽量减少延迟和中断胸外按压。而调整头部位置,实现密封以进行口对口呼吸,拿取球囊面罩进行人工呼吸等都要花费时间。采用 30∶2 的按压通气比开始 CPR 能使首次按压延迟的时间缩短。有两种方法可以开放气道提供人工呼吸:仰头抬颏法和推举下颌法。后者仅在怀疑头部或颈部损伤时使用,因为此法可以减少颈部和脊椎的移动。遵循以下步骤实施仰头抬颏:将一只手置于患儿的前额,然后用手掌推动,使其头部后仰;将另一只手的手指置于颏骨附近的下颌下方,提起下颌,使颏骨上抬。注意在开放气道同时应该用手指挖出患者口中异物或呕吐物,有假牙者应取出假牙。

6. 人工呼吸(breathing,B)　给予人工呼吸前,正常吸气即可,无需深吸气;所有人工呼吸(无论是口对口、口对面罩、球囊—面罩或球囊对高级气道)均应该持续吹气 1s 以上,保证有足够量的气体进入并使胸廓起伏;如第一次人工呼吸未能使胸廓起伏,可再次用仰头抬颏法开放气道,给予第二次通气;过度通气(多次吹气或吹入气量过大)可能有害,应避免。

实施口对口人工呼吸是借助急救者吹气的力量,使气体被动吹入肺泡,通过肺的间歇性膨胀,以达到维持肺泡通气和氧合作用,从而减轻组织缺氧和二氧化碳潴留。方法为:将受害者仰卧置于稳定的硬板上,托住颈部并使头后仰,用手指清洁其口腔,以解除气道异物,急救者以右手拇指和食指捏紧患者的鼻孔,用自己的双唇把患者的口完全包绕,然后吹气 1s 以上,使胸廓扩张;吹气毕,施救者松开捏鼻孔的手,让患者的胸廓及肺依靠其弹性自主回缩呼气,同时均匀吸气,以上步骤再重复一次。对婴儿及年幼儿童复苏,可将婴儿的头部稍后仰,把口唇封住患儿的嘴和鼻子,轻微吹气入患儿肺部。如患者面部受伤则可妨碍进行口对口人工呼吸,可进行口对鼻通气。深呼吸一次并将嘴封住患者的鼻子,抬高患者的下巴并封住口唇,对患者的鼻子深吹一口气,移开救护者的嘴并用手将受伤者的嘴敞开,这样气体可以出来。在建立了高级气道后,每 6～8s 进行一次通气,而不必在两次按压间才同步进行(即呼吸频率 8～10 次/min)。在通气时不需要停止胸外按压。

7. AED除颤　室颤是成人心脏骤停的最初发生的较为常见而且是较容易治疗的心律。对于 VF 患者,如果能在意识丧失的 3～5min 内立即实施 CPR 及除颤,存活率是最高的。对于院外心脏骤停患者或在监护心律的住院患者,迅速除颤是治疗短时间 VF 的好方法。

五、高级生命支持 ALS

（一）进一步生命支持（advanced life support,ALS）

又称二期复苏或高级生命维护,主要是在 BLS 基础上应用器械和药物,建立和维持有效的通气和循环,识别及控制心律失常,直流电非同步除颤,建立有效的静脉通道及治疗原发疾病。ALS 应尽可能早开始。

1. 气管内插管　如有条件,应尽早作气管内插管,因气管内插管是进行人工通气的最好办法,它能保持呼吸道通畅,减少气道阻力,便于清除呼吸道分泌物,减少解剖死腔,保证有效通气量,为输氧、加压人工通气、气管内给药等提供有利条件。当传统气管内插管因各种原因发生困难时,可使用食管气管联合插管实施盲插,以紧急给患者供氧。

2. 环甲膜穿刺　遇有紧急喉腔阻塞而严重窒息的患者,没有条件立即作气管切开时,可行紧急环甲膜穿刺,方法为用 16 号粗针头刺入环甲膜,接上"T"型管输氧,即可达到呼吸道通畅、缓解严重缺氧情况。

3. 气管切开　通过气管切开,可保持较长期的呼吸道通畅,防止或迅速解除气道梗阻,清除气道分泌物,减少气道阻力和解剖无效腔,增加有效通气量,也便于吸痰、加压给氧及气管内滴药等,气管切开常用于口面颈部创伤而不能行气管内插管者。

（二）呼吸支持

及时建立人工气道和呼吸支持至关重要,为了提高动脉血氧分压,开始一般主张吸入纯氧。吸氧可通过各种面罩及各种人工气道,以气管内插管及机械通气（呼吸机）最为有效。简易呼吸器是最简单的一种人工机械通气方式,它是由一个橡皮囊、三通阀门、连接管和面罩组成。在橡皮囊后面有一单向阀门,可保证橡皮囊舒张时空气能单向进入;其侧方有一氧气入口,可自此输氧 10～15L/min,徒手挤压橡皮囊,保持适当的频率、深度和时间,可使吸入气的氧浓度增至 60%～80%。

（三）复苏用药

复苏用药的目的在于增加脑、心等重要器官的血液灌注,纠正酸中毒和提高室颤阈值或心肌张力,有利于除颤。复苏用药途经以静脉给药为首选,其次是气管滴入法。气管滴入的常用药物有肾上腺素、利多卡因、阿托品、纳洛酮及安定等。一般以常规剂量溶于 5～10mL 注射用水滴入,但药物可被气管内分泌物稀释或因吸收不良而需加大剂量,通常为静脉给药量的 2～4 倍。心内注射给药目前不主张应用,因操作不当可造成心肌或冠状动脉撕裂、心包积血、血胸或气胸等,如将肾上腺素等药物注入心肌内,可导致顽固性室颤,且用药时要中断心脏按压和人工呼吸,故不宜作为常规途经。复苏常用药物如下:

1. 肾上腺素　肾上腺素通过 α 受体兴奋作用使外周血管收缩（冠状动脉和脑血管除外）,有利于提高主动脉舒张压,增加冠脉灌注和心、脑血流量;其 β-肾上腺素能效应尚存争议,因为它可能增加心肌做功和减少心内膜下心肌的灌注。对心搏骤停无论何种类型,肾上腺素常用剂量为每次 1mg 静脉注射,必要时每隔 3～5min 重复 1 次。近年来有人主张应用大剂量,认为大剂量对自主循环恢复有利,但新近研究表明大剂量肾上腺素对心搏骤停出院存活率并无改善,且可出现如心肌抑制损害等复苏后并发症。故复苏时肾上腺素理想用药量尚需进一步研究证实。如果 IV/IO 通道延误或无法建立,肾上腺素可气管内给药,每次 2～2.5mg。2010 年国际心肺复苏指南推荐也可以用一个剂量的血管加压素 40U IV/IO 替代第一或第二次剂量的肾上腺素。

2. 抗心律失常药物 严重心律失常是导致心脏骤停甚至猝死的主要原因之一,药物治疗是控制心律失常的重要手段。2010 年国际心肺复苏指南建议:对高度阻滞应迅速准备经皮起搏。在等待起搏时给予阿托品 0.5mg,IV。阿托品的剂量可重复直至总量达 3mg。如阿托品无效,就开始起搏。在等待起搏器或起搏无效时,可以考虑输注肾上腺素(2～10μg/min)或多巴胺[2～10μg/(kg·min)]。胺碘酮可在室颤和无脉性室速对 CPR、除颤、血管升压药无反应时应用。首次剂量 300mg 静脉注射,可追加一剂 150mg。利多卡因可考虑作为胺碘酮的替代药物(未定级)。首次剂量为 1～1.5mg/kg,如果室颤和无脉性室速持续存在,间隔 5～10min 重复给予 0.5～0.75mg/kg 静推,总剂量 3mg/kg。镁剂静推可有效终止尖端扭转型室速,1～2g 硫酸镁,用 5%GS10mL 稀释 5～20min 内静脉推入。

(四)心脏电击除颤

电击除颤是终止心室颤动的最有效方法,应早期除颤。有研究表明,绝大部分心搏骤停是由心室颤动所致,75% 发生在院外,20% 的人没有任何先兆,而除颤每延迟 1min,抢救成功的可能性就下降 7%～10%。除颤波形包括单相波和双相波两类,不同的波形对能量的需求有所不同。成人发生室颤和无脉性室速,应给予单向波除颤器能量 360 焦耳一次除颤,双向波除颤器 120～200 焦耳。如对除颤器不熟悉,推荐用 200 焦耳作为除颤能量。双相波形电除颤:早期临床试验表明,使用 150～200J 即可有效终止院前发生的室颤。低能量的双相波有效,而且终止室颤的效果与高能量单相波除颤相似或更有效。儿童第 1 次 2J/kg,以后按 4J/kg 计算。电除颤后,一般需要 20～30s 才能恢复正常窦性节律,因此电击后仍应立刻继续进行 CPR,直至能触及颈动脉搏动为止。持续 CPR、纠正缺氧和酸中毒、静脉注射肾上腺素(可连续使用)可提高除颤成功率。

六、脑复苏

很多心脏停搏患者即使自主循环恢复以后脑功能也不能完全恢复,而约 80% 复苏成功的患者昏迷时间超过 1h。在入院患者中,神经功能转归良好率为 1%～18%,而其他或者死亡或者成为持续性植物状态。研究表明各种药物在脑复苏领域疗效甚微,而亚低温(32℃～35℃)对脑具有保护作用,且无明显不良反应。对心脏停搏患者脑复苏的降温技术有多种,如体表降温的冰袋、冰毯、冰帽等,但降温速度缓慢。快速注入大量(30mL/kg)冷却(4℃)液体(如乳酸盐溶液),能显著降低核心温度,但易出现患者输注液体过量。最近出现一种血管内热交换装置,能快速降温和维持患者低温状态,还能准确控制温度。基于一些临床试验的结果,国际复苏学会提出:对于昏迷的成人院外 VF 性心脏骤停 ROSC(restoration of spontaneous circulation,自主循环恢复)患者应该降温到 32～34 摄氏度,并维持 12～24h。对于任何心律失常所致的成人院内心脏骤停,或具有以下心律失常之一:无脉性点活动或心脏停搏所致的成人院外心脏骤停 ROSC 后昏迷患者,也要考虑人工低温。ROSC 后第一个 48h 期间,对于心脏骤停复苏后的自发性轻度亚低温(>32 摄氏度)的昏迷患者不要开始复温。

七、心肺复苏成功的标准

1.颈动脉搏动　按压有效时,每按压一次可触摸到颈动脉一次搏动,若中止按压搏动亦消失,则应继续进行胸外按压,如果停止按压后脉搏仍然存在,说明患者心搏已恢复。

2.面色(口唇)　复苏有效时,面色由紫绀转为红润,若变为灰白,则说明复苏无效。

3.其他　复苏有效时,可出现自主呼吸,或瞳孔由大变小并有对光反射,甚至有眼球活动及四肢抽动。

4.有 EMS 人员接手承担复苏或其他人员接替抢救。

(张灏)

第六节　心脏除颤及电复律

电除颤是以一定量的电流冲击心脏从而使室颤终止的方法。是治疗心室纤颤的有效方法,现今以直流电除颤法使用最为广泛。原始的除颤器是利用工业交流电直接进行除颤的,这种除颤器常会因触电而伤亡,因此,目前除心脏手术过程中还有用交流电进行体内除颤(室颤)外,一般都用直流电除颤。心脏电复律是用电能来治疗异位性快速心律失常,使之转为窦性心律的方法,最早用于消除心室颤动,故亦称心脏电除颤。心脏电复律器是用于心脏电复律的装置,目前常用的为直流电心脏电复律器,由电极、除颤、同步触发、心电示波、电源等几部分组成,电功率可达 200～360J。电除颤是心脏骤停抢救中必要的、有效的重要抢救措施。

一、适应证

适于转复各类异位快速心律失常,尤其是药物治疗无效者。转复心室颤动、心房颤动和扑动,可首选电除颤;转复室性和室上性心动过速,则多先用药物或其他治疗,无效或伴有显著血流动力障碍时应用本法;性质未明或并发于预激综合征的异位快速心律失常,选用药物常有困难,宜用同步电复律治疗。电复律治疗异位性快速心律失常即时转复成功率在室性心动过速和心房扑动几乎达 100%,室上性心动过速和心房颤动则分别为 80% 和 90% 左右。

二、禁忌证

病史已多年、心脏(尤其是左心房)明显增大、伴高度或完全性房室传导阻滞的心房颤动,伴完全性房室传导阻滞的心房扑动,反复发作而药物不能维持疗效或伴病态窦房结综合征的异位性快速心律失常,均不宜用本法复律;有洋地黄类药物或低血钾时,暂不宜用电复律。

三、方法

早期进行电除颤的理由:①室颤是引起心跳骤停最常见致死性心律失常,在发生心跳骤停的患者中,约 80% 为室颤引起。②室颤最有效的治疗是电除颤。③除颤成功的可能性随着时间的流逝而降低,或除颤每延迟 1min,成功率将下降 7%～10%。④室颤可能在数分钟内转为心脏停跳。因此,尽早快速除颤是生存链中最关键的一环。

1.波形和能量选择　除颤器释放的能量应是能够终止室颤的最低能量,能量和电流过低则无法终止心律失常,能量和电流过高则会导致心肌损害。

目前自动体外除颤仪（AEDs）包括单相波和双相波两类除颤波形。不同的波形对能量的需求有所不同，单相波形电除颤：首次电击能量200J，第二次200～300J，第三次360J。双相波电除颤：早期临床试验表明，使用150J即可有效终止院前发生的室颤。低能量的双相波电除颤有效，而且终止室颤的效果与高能量单相波除颤相似或更有效。

2.效果评价 电击后5s心电图显示心搏停止或非室颤无电活动均可视为电除颤成功。这一时间的规定是根据电生理研究结果而定的，成功除颤后心脏停止跳动的时间一般为5s，临床比较易于监测。第1次电除颤后，在给予药物和其他高级生命支持措施前，监测心律5s，可对除颤效果提供最有价值的依据；监测电击后第1min内的心律还可提供其他信息，如是否恢复规则的心律，包括室上性节律和室性自主节律，以及是否为再灌注心律等。

3.心血管急救系统与AED 心血管急救（ECC）系统可用"生存链"概括，包括4个环节：①早期启动EMS。②早期CPR。③早期电除颤。④早期高级生命支持。临床和流行病学研究证实，在这4个环节中，早期电除颤是抢救患者生命最关键的一环。

早期电除颤的原则是要求第一个到达现场的急救人员应携带除颤器，并有义务实施CPR。急救人员都应接受正规培训，急救人员行基础生命支持的同时应实施AED。在有除颤器时，首先实施电除颤，这样心脏骤停患者复苏的成功率会显著提高。使用AED的优点包括人员培训简单，培训费用较低，而且使用时比传统除颤器快。早期电除颤应作为标准EMS的急救内容，争取在心脏停搏发生后院前5min内完成电除颤。

4.心律转复 心房颤动转复的推荐能量为100～200J单相波除颤，房扑和阵发性室上速转复所需能量一般较低，首次电转复能量通常为50～100J单相波已足够，如除颤不成功，再逐渐增加能量。

室性心动过速转复能量的大小依赖于室速波形特征和心率快慢。单形性室性心动过速（其形态及节律规则）对首次100J单相波转复治疗反应良好。多形性室速（形态及节律均不规则）类似于室颤，首次应选择200J单相波行转复，如果首次未成功，再逐渐增加能量。对安置有永久性起搏器或置入式心脏复律除颤器的患者行电转复或除颤时，电极勿靠近起搏器，因为除颤会造成其功能障碍。

5.除颤仪的工作原理 用较强的脉冲电流通过心脏来消除心律失常、使之恢复窦性心律的方法，称为电击除颤或电复律术。起搏和除颤都是利用外源性的电流来治疗心律失常的，两者均为近代治疗心律失常的方法。心脏起搏与心脏除颤复律的区别是：后者电击复律时作用于心脏的是一次瞬时高能脉冲，一般持续时间是4～10ms，电能在40～400J（焦耳）内。用于心脏电击除颤的设备称为除颤器，它能完成电击复律，即除颤。当患者发生严重快速心律失常时，如心房扑动、心房纤颤、室上性或室性心动过速等，往往造成不同程度的血液动力障碍。尤其当患者出现心室颤动时，由于心室无整体收缩能力，心脏射血和血液循环终止，如不及时抢救，常造成患者因脑部缺氧时间过长而死亡。如采用除颤器，控制一定能量的电流通过心脏，能消除某些心律紊乱，可使心律恢复正常，从而使上述心脏疾病患者得到抢救和治疗。

（张灏）

第七节 气管插管术

气管内插管术是指将特制的气管导管,通过口腔或鼻腔插入患者气管内。是一种气管内麻醉和抢救患者的技术,也是保持上呼吸道通畅的最可靠手段。气管或支气管内插管是实施麻醉一项安全措施。

一、适应证

1.在全身麻醉时 呼吸道难以保证通畅者如颅内手术、开胸手术、需俯卧位或坐位等特殊体位的全麻手术;如颈部肿瘤压迫气管,颌、面、颈、五官等全麻大手术,极度肥胖患者;全麻药对呼吸有明显抑制或应用肌松药者;都应行气管内插管。

2.气管内插管在危重患者的抢救中发挥了重要作用。呼吸衰竭需要进行机械通气者,心肺复苏,药物中毒以及新生儿严重窒息时,都必须行气管内插管。

3.某些特殊麻醉,如并用降温术、降压术及静脉普鲁卡因复合麻醉等。

二、禁忌证

1.绝对禁忌 喉头水肿,急性喉炎,喉头黏膜下血肿,插管损伤可引起严重出血;除非急救,禁忌气管内插管。

2.相对禁忌 呼吸道不全梗阻者有插管适应证,但禁忌快速诱导插管。并存出血性血液病(如血友病,血小板减少性紫癜等)者。插管损伤易诱发喉头声门或气管黏膜下出血或血肿,继发呼吸道急性梗阻,因此宜列为相对禁忌证。主动脉瘤压迫气管者,插管可能导致主动脉瘤破裂,宜列为相对禁忌证。麻醉者对插管基本知识未掌握,插管技术不熟练或插管设备不完善者,均宜列为相对禁忌证。

(张灏)

第八节 气管切开术

气管造口术是抢救危重患者的急救手术,也是胸外科医生必须掌握的一项技术。方法是在颈部切开皮肤及气管,将套管插入气管,患者可以直接经套管呼吸,并可经套管吸除痰液,气管造口术分为常规气管切开和紧急气管切开两种。正常人呼吸道阻力 1/3~1/2 来自上呼吸道,呼吸道死腔(解剖死腔)的气量约有 150mL,其中约 100mL 在上呼吸道,因此气管切开后,气管内阻力大减,而有效通气量大增从而改善患者的呼吸状况,另外气管切开后可及时吸痰及气管内给药,防止昏迷患者的窒息发生,又可及时加压吸氧纠正呼吸衰竭。因此气管造口术对于中毒、昏迷、呼吸衰竭、喉及上呼吸道梗塞患者的抢救具有极其重要的临床意义。

一、解剖

气管位于颈部正中,其上段较浅,距皮肤 1.5~2cm;下段逐渐变深,在胸骨上缘处距离皮肤 4~4.5cm。气管前面由皮肤、皮下组织、浅筋膜和颈阔肌覆盖。在浅筋膜和颈阔肌之间,有许多小静脉(颈前静脉丛)汇流入颈前静脉。颈阔肌深层是深筋膜浅层,包绕两侧的颈前肌并在中线连成白色的筋膜线。深筋膜浅层后面即为深筋膜中层气管前筋膜和气管。气管前筋膜附着在气管的前壁。甲状腺位于气管的两侧,甲状腺峡部位于第 3、4 气管环的前面,被气管前筋膜包绕,手术时应将甲状腺峡部向上推开或切断后再切开气管。气管两侧偏内有甲状腺最下动、静脉和甲状腺奇静脉丛,偏外有颈部主要血管,因此在行气管切开时,切口必须在颈部安全三角区内(三角的两上角各位于环状软骨与胸锁乳突肌交界点,下角位于胸骨切迹中点)。

二、适应证

1.急、慢性喉阻塞　如急性喉炎,白喉,喉水肿,咽喉部肿瘤,瘢痕狭窄等。

(1)中枢性呼吸抑制:包括各种感染、脑炎、中毒、高热等致中枢性呼吸衰竭,颅内压过高,脑疝,颅脑及脊髓创伤,药物抑制等。

(2)外周性呼吸麻痹:包括脊髓、外周神经及肌肉疾病所致呼吸肌麻痹。如上升性脊髓炎、高位截瘫、肌萎缩侧索硬化、格林－巴利综合征(GBS)、重症肌无力危象、胸外伤等。

2.意识障碍合并下呼吸道分泌物潴留造成的呼吸困难。颅脑外伤,颅内或周围神经疾患,破伤风,呼吸道烧伤,重大胸、腹部手术后所致的咳嗽、排痰功能减退或喉麻痹时。

3.肺功能不全　重度肺心病,脊髓灰白质炎等致呼吸肌麻痹。

4.喉外伤、颌面咽喉部大手术后上呼吸道阻塞。

5.呼吸道异物,无法经口取出者。

6.肌肉痉挛性疾患的肌麻痹疗法。当不同原因导致频繁抽搐、肌痉挛以致通气受限时,可用肌松药加通气机治疗

7.开胸手术患者术前肺功能测定值极差,但手术又必须进行,在开胸手术结束后,立即行气管切开,回病房后即可开始应用呼吸机辅助呼吸,往往经过 3～5d 后,可以安全渡过术后可能发生之呼吸功能衰竭。此方法可以称为"预防性气管切开",也起到扩大手术适应证的作用。

三、禁忌证

1.张力性气胸(插管闭式引流后可以上机)。

2.低血容量休克、心力衰竭尤其是右心衰竭。

3.肺大疱、气胸及纵隔气肿未引流前。

4.大咯血患者。

5.心肌梗塞(心源性肺水肿)。

四、术前准备

1.征得家属同意,说明手术必要性及可能发生的意外。

2.准备好手术照明灯,吸引器,直接喉镜和气管插管。

3.选择适合患者气管粗细的气管套管,包括外套管、内套管和套管芯。

五、麻醉

一般应用1%普鲁卡因局麻。显露气管后作气管穿刺时,可向内滴入 1%～2%地卡因

0.2～0.3mL,进行气管黏膜的麻醉。情况紧急,或患者已处于昏迷状态时,可不用麻醉。

1.切口 有横纵两种切口,纵切口操作方便,横切口优点是术后瘢痕轻。横切口:以中线为中心,胸骨切迹上3cm,沿颈前皮肤横纹作对称之横切口,长4～5cm;纵切口:在颈前正中,环状软骨至胸骨切迹上方,长4～5cm。切开皮肤、皮下组织,颈阔肌浅筋膜后,用拉钩拉向两侧即可见两侧颈前肌接合于颈前正中的白线,此处稍向下凹,见紧急气管造口术。

2.用直血管钳或直剪刀沿白线垂直上下分离,并用拉钩将分离的肌肉牵向两侧,两侧拉钩用力要均匀,不要偏向一侧。分离时术者应随时用左手食指摸清气管的位置,避免方向偏差。肌肉分开后即达气管前筋膜,颈前静脉血管可予以结扎、切断。气管前壁显露后,气管前筋膜不需分离,可避免发生纵隔气肿,亦可减少将气管套管误插入气管前间隙的机会。

3.前壁充分显露后,将经口或鼻插入的气管插管向外拉至即将切开气管切口平面的稍上方,仍保留在气管内,用尖刀在第2～4气管环之间刺入,气管切开约1cm,然后用组织钳夹起气管壁,用尖刀或剪刀在气管前壁开成一0.8～1cm直径的圆形或椭圆形孔,吸除分泌物,用气管撑开器或弯止血钳伸入气管并撑开,将口径合适的气管套管经开孔送入气管内。注意有时因开孔太小或患者用力咳嗽,会使气管套管插入困难,致使套管从开口处滑出误入到气管前间隙内。

4.气管套管放好后,打起气囊,插入吸痰管吸除呼吸道内积存的分泌物和血液,检查通气是否良好。若有经口或鼻插管者,可拔去插管。气管套管两侧皮肤各缝合一针。用布带绕颈部,将气管套管固定,用一剪口无菌纱布垫于气管套管与切口之间。

六、并发症

1.气管切口处出血 少量出血可局部压迫止血,出血量大者应用止血药物,严重者需去手术室处理。

2.皮下气肿 由于过多分离气管旁组织或导管不通畅造成。无需处理,一般可自行吸收。

3.纵隔气肿及气胸 由于气管前筋膜分离过多所致。严重者可引起呼吸困难,应行闭式引流。

4.肺部感染。

5.气管食管瘘 极少见,多由于患者不配合,使手术者操作时失去准确性或气管套管长期压迫。处理可予鼻饲。

6.气道狭窄 气管切口内肉芽组织增生,损伤了甲状软骨使气管切口处内翻致气道狭窄。表现为拔管后出现呼吸困难、喘鸣等,可结合气管镜及X线断层检查确诊。轻者不需处理,重者可行手术。

（张灏）

第九节　胸腔穿刺及闭式引流

胸腔闭式引流是胸外科应用较广的技术,是治疗脓胸、外伤性血胸、气胸、自发性气胸的有效方法。以重力引流为原理,是开胸术后重建、维持胸腔负压、引流胸腔内积气、积液,促进肺扩张的重要措施。其目的是为更好地改善胸腔负压,使气、血、液从胸膜腔内排出,并预防其反流,促进肺复张,胸膜腔闭合;平衡压力;预防纵隔移位及肺受压。对脓胸患者,应尽快引流,排除脓液,消灭脓腔,使肺及早复张,恢复肺功能。适应证急性脓胸、胸外伤、肺及其他胸腔大手术后、张力性气胸。

一、方法

1. 患者取斜坡卧位。手术部位应依体征、X线胸片或超声检查确定,并在胸壁作标记。常规皮肤消毒,术者戴无菌手套,铺无菌巾,局麻。

2. 首先用注射器作胸膜腔穿刺,以确定最低引流位置。做皮肤切口,用直钳分开各肌层(必要时切开),最后分开肋间肌进入胸膜腔(壁层胸膜应注入足量局部麻醉剂),置入较大橡胶管。引流管伸入胸腔之长度一般不超过 4～5cm,以缝线固定引流管于胸壁皮肤上,末端连接无菌水封瓶。

3. 肋间插管法

(1)患者取半坐位或平卧位,如以引流液体为主,则患侧可抬高 30 度～45 度。以 1％普鲁卡因 20mL,先作插管处皮肤、皮下及肌层浸润;至少有一半麻醉药注射在胸膜外(注射针在抽得气体或液体时,为胸膜腔内,针头稍退出在不能抽得气体或液体处,即为胸膜外)。

(2)选择一根适当的引流管(引流气体则口径可稍小,引流脓液的口径宜大些),引流管一端剪成弧形,距顶端 1cm,再开一侧孔。根据注射麻醉剂针头进入胸膜腔的距离。可了解患者胸壁的厚度。在引流管侧孔远端,在以胸壁厚度加 1cm 处,以丝线作标记,即引流管应插入胸膜腔之深度(丝线平皮肤处)。

(3)一切准备好之后,于皮肤浸润麻醉处切开 1.5～2.0cm,以血管钳分离皮下组织、肌层,直至胸膜腔,并扩大胸膜上的裂口。以血管钳夹住引流管弧形端,经切口插入胸膜腔。将引流管与水封瓶连接。观察有无气体或液体溢出。如果引流通畅,将引流管调整至适当深度(即丝线标记处),即可缝合皮肤切口,并固定引流管,以免滑脱。切口以消毒纱布覆盖,并以胶布固定,引流管必须垂直于皮肤,以免造成皮肤压迫性坏死。

(4)水封瓶为一广口玻璃瓶,以橡胶瓶塞密封瓶口,瓶塞上穿过长、短各一两根玻璃管。长玻璃管一端,应与胸腔引流管连接,另一端应在瓶内水面下 2cm。引流瓶应较胸膜腔低 50～60cm。瓶内应放置消毒盐水或冷开水,放入水后应作标记。根据引流瓶外的刻度(标记),可以随时观察及记录引流量。每日应更换引流瓶内消毒水一次。引流管必须保持通畅。若引流管通畅,则长玻璃管内液面,随患者呼吸而上下波动。液面波动停止,则表示引流管已被堵塞,或肺已完全膨胀。经常挤压胸腔引流管,是一保证引流通畅的有效方法。引流过程中,应严密观察患侧呼吸音,和必要时作胸部 X 线检查,了解引流后肺膨胀情况。若引流后未达到肺完全膨胀,应即时更换引流部位。引流液体的性质和量,应详细记录,随时根据情况,作相应检查,如细菌培养及药敏,乳糜定性等,然后作进一步处理。引流气体者,停止排气 24h 后;胸腔引流液 24h 内少于 100mL,则可拔除胸腔引流管。拔管时,应先清洁皮肤,及引流管近皮肤段,剪断固定丝线后,嘱患者深吸气后屏住,以 8 层凡士林油纱布堵塞伤口,迅速拔出引流管,并以宽胶布封贴敷料,以免拔管后,外界空气漏入,再造成气胸。

(5)也可采用有侧臂的套管针,引流管的粗细,必须能通过侧臂进入。切开皮肤后,将套管针插入(应沿该肋间,下一肋骨上缘进入)胸膜腔,引流管末端应以血管钳夹住,当套管针退出时,顶端经侧臂插入,在引流管进入胸膜腔后,将套管针全退出,同样将引流管与水封瓶连接,并缝合皮肤切口,固定引流管。

（6）若气胸经水封瓶引流后,仍有持续漏气可改用负压吸引装置。即在水封瓶引流的基础上,另加一个有一长二短共三根玻璃管的广口密封瓶,两瓶的连接,长玻璃管在瓶内水面以下,其深度即为负压数,如浸于水下 8cm,则产生负 8cm 水柱压力。根据临床需要,瓶内液体高度,可随意调节。故长玻璃管为调节管。以负 8cm 水柱压力为例,则对患者胸膜腔产生负 8cm 水柱压力的吸引作用。随着胸引瓶内液体的不断增多,若负压瓶所产生的负压不变,作用于胸膜腔内的负压则不断降低,为了维持作用于胸膜腔的负压不变,则需随时倒去胸引瓶内过多的液体,或增加调节瓶内水面的高度。在使用此装置时,仍需注意保持胸腔引流管通畅,方法与水封瓶时相同。

4.切除部分肋骨插管法

（1）此法适用于脓液较黏稠,或脓腔内有分隔气裹者。在切除一段肋骨后,进入脓腔,将分隔完全分离后,放入管径较大的引流管,以利引流。

（2）依据脓腔定位后,在腋前线至腋后线之间,沿选定的肋骨,做一 6～8cm 的切口,顺肋骨方向,切开胸壁各层肌肉,显露肋骨,切开骨膜,切除肋骨一段 4～5cm,经肋骨床以注射针穿刺,确认脓腔。沿穿刺点,切开增厚胸膜,吸尽脓液,或脓腔有分隔包裹者,则以海绵钳夹住纱布块,进入脓腔,轻拭脓腔四周,清除脓苔,然后置入引流管,缝合切口,固定引流管。引流管接水封瓶引流。

二、注意事项

1.插管部位,或切开部位,一定要准确无误。

2.局麻时必须使胸膜得到充分浸润,不但可减轻疼痛,而且可避免胸膜休克。

3.插管前,必须以注射针穿刺抽吸,证明气腔或液腔的存在。

4.插管深度要事先标记好。

5.插管后,引流管立即与水封瓶连接,并证实引流管通畅无阻。否则应调整引流管位置或深度。

6.引流液体时,一次不应超过 1000mL,以免肺复张后肺水肿。

7.引流管必须与皮肤垂直固定,以免皮肤压迫坏死。

8.引流瓶内消毒水,每天更换一次。更换引流瓶时,必须用两把血管钳夹住胸腔引流管,方可开启引流瓶盖。

9.每天记录引流量及性质。

10.使用负压吸引装置时,吸引器不可开得过大,只要调节管有气泡溢出即可。

三、护理

1.每日更换引流瓶 1～2 次（根据引流液情况而定）,并观察负压的大小和波动,了解肺膨胀的情况。如引流瓶内有大量泡沫存在影响气体的引流时,可在引流瓶内加入数滴 95％的酒精,以降低泡沫的表面张力,消除泡沫,保证引流通畅。为保持引流管通畅,手术后要经常挤压排液管,一般情况下,每 30min 挤压 1 次,以免管口被血凝块堵塞。

挤压方法：

（1）护士站在患者术侧,双手握住排液管距插管处 10～15cm,太近易使引流管牵拉引起疼痛,太长则影响挤压效果。挤压时两手前后相接,后面的手用力捏住引流管,使引流管闭塞,用前面手的食指、中指、无名指、小指指腹用力、快速挤压引流管,使挤压力与手掌的反作用力恰好与引流管的直径重叠,频率要快,这样可使气流反复冲击引流管口,防止血凝块形成而堵塞管口,然后两只手松开,由于重力作用胸腔内积液可自引流管中排出,反复操作。

(2)用止血钳夹住排液管下端,两手同时挤压引流管然后打开止血钳,使引流液流出。遇到特殊情况时,如患者发生活动性内出血,应不停地挤压引流管。

2.每次换引流瓶时,要盖紧瓶盖,各部衔接要紧密,切勿漏气,连接引流管的管头要在液面下 2~4cm,以免空气进入胸膜腔。引流管长短要适度,一般为 60~70cm。过长不易引流,过短易滑脱,质地柔韧。水封瓶内装无菌盐水 500mL,液面低于引流管胸腔出口处 60~70cm,以防液体倒流进入胸膜腔。水封瓶及外接管应无菌消毒,有刻度。

3.经常巡视病房,观察引流情况,如瓶内液面是否有气体逸出或玻璃管内液面是否上下波动,引流管是否扭转、被压等,注意保持引流管通畅。引流出液体时,注意观察液体的性质、量、颜色,并作记录。由于开胸手术会有气体在胸腔残留,加上肺段切除或肺裂不全行肺叶切除后造成肺段面漏气,术后患者在咳嗽、深呼吸后会有气体自引流管逸出,这种现象是正常的,均可自行愈合。对于有严重漏气现象的患者不要鼓励患者咳嗽,以免使肺段面愈合时间延长,不利术后早期拔管。密切观察引流液的量、颜色、性质,正常情况下引流量应少于100mL/h,开始为血性,以后颜色为浅红色,不宜凝血。若引流量多、颜色为鲜红色或暗红色、性质较黏稠、易凝血则疑为胸腔内活动性出血。其主要原因为术中局部止血不良,在患者拔除气管插管前因吸痰受刺激剧烈呛咳、麻醉清醒前患者强力挣扎等因素也可以引起术后急性大出血。若引流量超过 100mL/h,持续观察 4~6h 未见减少,床边胸部 X 线显示凝固性血胸阴影,有呼吸循环障碍,脉搏 120 次/min 以上,呼吸 30 次/min 以上,则诊断胸腔内活动性出血需再次开胸止血。所以如果胸腔引流量每小时超过 100mL,要及时报告医师。术后并发症除胸腔内出血外,还可能出现乳糜胸,原因是胸导管或其某一主要分支的破裂所致,胸导管的损伤几乎发生于所有胸部外科手术之后,从损伤到临床上出现明显的乳糜胸约有 2~10d 的潜伏期。观察胸内负压,随时观察水封管中液面的波动情况是引流管护理不可忽视的内容之一。随着胸膜腔内气体和液体的排出,残腔缩小,手术后 48h,72h 负压波动范围多为 1~3cm 水柱,结合胸部 X 线片,根据患者具体情况考虑拔管。

4.当发现引流管不通畅时,应积极采取措施,用手挤压引流管或空针抽气或轻轻左右旋动引流管,使之通畅,如仍不通畅,则报告医生并协助再行处理。

5.搬动患者时,应注意保持引流瓶低于胸膜腔,以免瓶内液体倒流,导致感染;对有气体逸出的患者,需始终保持引流管通畅,绝不可随意夹管。

6.操作过程中,严格无菌操作和消毒隔离,常规应用抗生素,以防继发感染。

7.加强基础护理,如口腔护理、皮肤护理、褥疮护理,防止护理并发症。

8.如患者病情好转,呼吸改善,引流管无气体逸出,报告医生,夹管 24h 照片复查,考虑拔管。

四、拔管指证

1.生命体征稳定。

2.引流瓶内无气体溢出。

3. 引流液体很少,24h内引流量<100mL。

4. 听诊余肺呼吸音清晰,胸片示伤侧肺复张良好即可拔管。拔管后24h内要密切观察患者有无胸闷、憋气、呼吸困难、气胸、皮下气肿等;观察局部有无渗血渗液,如有变化,要及时报告医生及时处理。

(张灏)

第十节　深静脉置管上机操作术

一、操作前准备

1. 治疗盘　棉签、安尔碘、速干手消毒剂,贴可舒一块。

一次性换药包:无菌手套2副、无菌镊2把、无菌纱布2块、碘伏棉球6~8个、5mL空针2支、一次性无菌治疗巾、20mL空针1支、污物袋、弯盘。

2. 患者　了解治疗目的,应有良好的卫生习惯,了解患者的体温变化。

二、操作步骤

1. 将用物携至床旁,核对,向患者说明操作目的,取得合作。

2. 消毒剂喷手,治疗盘放于跨床小桌上。

3. 协助患者取仰卧位,戴口罩(颈内静脉导管)。

4. 护士戴清洁手套,自导管末端向穿刺点方向揭去包裹敷料,弃于黄色垃圾袋。观察导管有无脱落、开线、置管处有无红肿、渗液及周围皮肤有无过敏现象。如为股静脉,检查两侧大腿是否有肿胀情况。

5. 摘手套,洗手或手消毒液喷手,打开换药包,戴无菌手套。

6. 取碘伏棉球,以穿刺点为中心消毒置管处皮肤2遍,直径>6cm,每次用一个棉球,用无菌纱布覆盖穿刺处并用胶布固定。

7.(不换药可以从此步骤开始)戴清洁手套,打开包裹的纱布,置于污物盘中,用碘伏棉球消毒端帽与导管口连接处,然后由端帽向上消毒导管,每根导管更换碘伏棉球。

8. 戴无菌手套,将无菌纱布或无菌治疗巾铺在导管下面。

9. 移去静脉导管端帽,用碘伏棉球消毒管口及管周,连接5mL注射器,打开夹子,回抽2mL血液推注于弯盘内的纱布上,观察有无血栓,夹闭夹子,连接肝素空针或5mL注射器。

10. 移去动脉导管端帽,用碘伏棉球消毒管口及管周,连接5mL注射器,打开夹子,回抽2mL血液推注于弯盘内的纱布上,观察有无血栓,夹闭夹子,连接5mL注射器或者血路管。

11. 引血开始透析。

12. 连接完毕,无菌纱布或无菌治疗巾包裹导管连接处,将透析管路妥善固定在同侧肢体上。

13. 整理用物,摘手套,洗手。

14. 关爱患者,记录。

(张灏)

第十一节　深静脉置管下机操作术

一、操作前准备

1. 治疗盘　棉签、安尔碘、速干手消毒剂,贴可舒一块。

一次性换药包:无菌手套2副、无菌镊2把、无菌纱布2块、碘伏棉球6～8个、5mL空针1支、一次性无菌治疗巾、20mL空针1支、污物袋、弯盘。

2. 患者　了解治疗目的,应有良好的卫生习惯,了解患者的体温变化。

二、操作步骤

1. 携用物至床旁,核对,向患者说明操作目的,取得合作。

2. 检查各治疗参数是否完成。

3. 打开包裹导管的无菌巾。

4. 按照回血下机流程下机。

5. 确认检查动、静脉导管夹子及血路管大夹了夹闭。

6. 速干手消毒剂消毒双手,戴清洁手套,用2个碘伏棉球分别消毒动脉、静脉导管与血路管连接处,然后由连接处向上消毒导管。

7. 再取碘伏棉球2个,分别消毒动脉、静脉导管与血路管连接处,然后由连接处向下消毒血路管。

8. 戴无菌手套,分离导管与动脉血路管,用碘伏棉球消毒管口及管周,生理盐水10mL将管腔内残血推注回体内,然后据管腔容量注入封管肝素,推注过程中正压下夹闭导管,以防血液回流堵塞导管,用一次性无菌端帽封闭管口。

9. 分离导管与静脉血路管,用碘伏棉球消毒管口及管周,生理盐水10mL将管腔内残血推注回体内,然后据管腔容量注入封管肝素,推注过程中正压下夹闭导管,以防血液回流堵塞导管,用一次性无菌端帽封闭管口。

10. 无菌纱布包裹好动静脉端和导管夹或无菌透气敷贴将置管处及导管全部包裹固定。并在敷料上注明时间。

11. 整理用物,摘手套,洗手。

(张灏)

第十二节　冰帽使用技术

一、目的

1. 心肺脑复苏后低温脑保护。

2. 持续高热患者物理降温。

二、操作前准备

1.评估患者

(1)询问、了解患者身体状况。

(2)了解患者局部组织状态,皮肤情况。

(3)向清醒患者或家属解释目的,取得配合。

2.物品准备　冰枕或冰帽、布套、冰块适量、水盆、木槌、帆布袋、冰槽、不脱脂棉、凡士林纱布、体温表、记录单、笔。

三、操作步骤

1.检查冰枕、冰帽、布套、冰块装入帆布袋,用木槌敲碎成小块,倒入水盆后用水冲去棱角;装入冰帽或冰槽内约2/3满并排气;夹紧袋口,擦干倒提检查无漏水;套上布套。

2.携冰袋至床旁,核对患者。

3.向清醒患者或家属解释目的,取得配合。

4.将棉球塞于外耳道,油纱布遮盖双眼,冰帽戴在患者头部。观察并询问清醒患者有无局部麻木潮湿的感觉,及时给予调整。

5.根据不同目的掌握时间。每30min测量体温一次。若长时间使用每2h更换冰块一次,确保降温效果。

6.观察局部血液循环和体温变化情况,一旦发现有局部皮肤发紫、麻木感,应立即停止使用冰袋,防止冻伤。严格执行交接班制度。

7.指导患者

(1)告知患者或家属冰帽降温有关注意事项。

(2)指导患者或家属高热期间保证摄入充足的水分。

(3)指导患者或家属高热期间采取正确的通风散热方法,避免捂盖。

8.用毕,将袋内冰水倒空,倒挂晾干,存放阴凉处备用。

9.整理好床单元,协助患者取舒适卧位,了解患者的感受,询问感觉有无不适。

10.记录患者用冰部位、时间、效果、反应等。降温后的体温记录在体温单上。

四、注意事项

1.严格掌握适应证,亚低温脑保护应早期应用,越早越好,在机器未达到理想温度前可在头颈部、腋窝、腹股沟处放置冰袋降温。

2.密切观察降温效果和颅内压变化,注意根据体温及时调整降温程度,切记降温过低,及早联合应用镇静肌松剂,预防寒战。

3.翻身过程中避免体温、帽温、肛温传感器探头脱出影响降温效果。

4.医用降温毯的水温设置在4℃～10℃,环境温度适宜,调节不当,毯面易形成冷凝水而湿污衣被。使用前应检查各管连接是否牢固,以免运行时渗漏。一般采取平卧位,以使身体与降温毯面广泛接触,头偏向一侧,防止呕吐物及呼吸道分泌物,引起误吸。

5.亚低温脑保护疗程不宜太长,一般24～72h。

6.复温宜慢,切记过快,避免复温时出现颅内压'反跳'骤升、酸中毒、复温性低血容量性休克。

7.低温期间皮肤血管收缩,血液循环差,抗压力降低,易并发冻伤和褥疮。应加强皮肤的护理,每1～2h翻身,仔细观察皮肤交接情况,注意预防双耳廓、枕部冻伤;骶尾部,足跟皮肤压疮的发生。

(张灏)

第十三节　呼吸机使用技术

一、目的

1.维持适当的通气量,使用肺泡通气量满足机体需要。

2改善气体交换功能。

3.维持有效气体交换。

4.减少呼吸肌的做功。

二、操作前准备

1.用物准备　呼吸机一台,管道系统及附件,湿化罐,无菌蒸馏水,模拟肺,多功能电插盘,仪器使用登记本笔,简易呼吸器,中心吸氧装置。

2.评估

(1)呼吸机的性能。

(2)患者病情、意识、呼吸功能,有无使用呼吸机适应证。

(3)呼吸道的通畅程度。

(4)患者对呼吸机使用的认识及合作程度。

三、操作步骤

1.核对床号姓名,向清醒患者解释使用呼吸机的目的及注意事项,保持呼吸机通畅。

2.湿化罐内倒入蒸馏水至所需刻度。

3.连接呼吸机管路,模拟肺,检查是否漏气。

4.连接主机电源,压缩机电源,氧源。检查电源,氧源供应是否正常。

5.开机顺序为空气压缩机,主机,湿化罐开关。

6.呼吸模式选择　根据需要设定通气方式。

(1)自主呼吸(SPONT):患者自主呼吸好,可辅助患者呼吸,增加氧气吸入,降低呼吸机做功。

(2)同步间歇指令通气(SIMV):是一种容量控制通气与自主呼吸相结合的特殊通气模式,用于撤机前的过度准备

(3)机械控制呼吸(CMV):指呼吸机完全取代自主呼吸,提供全部通气量,是患者无自主呼吸时最基本的通气方式。

(4)压力支持通气(PSV):调节范围8～15cmH$_2$O。

(5)持续气道正压通气(CPAP):从 2cmH$_2$O 开始根据患者需要逐渐上调至 10～

$15cmH_2O$,不宜超过 $25cmH_2O$。

7. 设定参数

设定潮气量 VT:8~10mL/kg,分钟通气量 MV=f×VT。

设定呼吸频率 f:成人 12~20/min,小儿 16~25/min。

吸呼比:1:1.5~1:2。

设定 PEEP(呼气末正压)4~12cmH_2O。

8. 设定报警上下限　包括气道压、呼吸频率、分钟通气量。

9. 连接模拟肺,正确调节呼吸机参数,清理呼吸道,检查气管套管固定良好,运转正常后连接患者。

10. 脱机前准备。

11. 关机顺序;主机－压缩机－氧源－切断电源。

四、操作后评估

1. 使用过程中观察神志,生命体征,人机配合。血气分析。

2. 观察患者缺氧情况有无改善,如指端、口唇、颜面、氧饱和度、血气指标等,及时清理呼吸道。

3. 呼吸机管道冷凝水应定时倒水,保持湿化器内水温合适。

4. 协助患者舒适卧位,注意保暖。

(张灏)

第十四节　胃肠营养泵技术

一、目的

胃肠营养泵操作容易并且输送速度精确灵活,主要用于控制肠内喂养液输入胃肠道,为患者提供缓慢匀速的营养支持。

二、操作前准备

1. 评估患者　向患者解释目的,方法及如何配合,了解患者病情、意识状态、合作程度,倾听患者的需要及心理反应;询问是否大小便。

2. 用物　治疗盘内放安尔碘,棉棒,治疗碗 2 个:一个盛温开水、一个内放纱布 2 块,压舌板、石蜡油、鼻饲专用灌注器;治疗盘外放:标签、胶布、弯盘、听诊器;配量好的营养液、喂食泵、泵管、标示牌、执行单。

3. 环境整洁、安静,光线明亮。

三、操作步骤

1. 携用物置床旁,查对患者,说明目的,取得配合。

2. 再次检查鼻胃管固定是否牢固。

3. 协助患者取舒适卧位,抬高床头 30°,询问患者感受。

4. 协助患者大小便。

5. 将喂食泵安装在输液架上,妥当固定,接通电源。

6. 治疗盘置于床旁桌上并打开,备胶布。

7. 打开灌注器包装,置于治疗盘内。

8. 验证胃管是否在胃中(三种方法) 将鼻胃管开口端置于温水碗内,无气泡溢出;用灌注器向胃内注入 10～20mL 空气,能闻及气过水声;抽吸,有胃液吸出。

9. 用灌注器抽取 50～100mL 温开水冲洗鼻胃管。

10. 将鼻胃管末端反折,避免胃液流出。

11. 再次核对患者、执行单及营养液。

12. 再次检查营养液是否在有效期内、有无变质、瓶体有无裂痕等情况。

13. 打开营养液瓶盖,消毒。

14. 将喂食泵管插入瓶内,挂于输液架上排气;与鼻胃管连接。

15. 将泵管按要求放入喂食泵槽内固定。

16. 打开喂食泵开关,遵医嘱设定每小时输入量。

17. 洗手,查对,签字及时间。

18. 将标示牌挂于输液架上。

19. 询问患者感受,交代使用喂食泵的注意事项。

协助患者恢复舒适卧位。

停止喂食泵:

1. 核对医嘱,向患者解释、说明目的及配合方法。

2. 按"stop"键,关闭电源;关闭调节夹,将鼻胃管与泵管分离。

3. 将鼻胃管末端反折,避免胃液流出。

4. 将营养液瓶及泵管一并撤下,置于治疗车下层;用灌注器抽取 50～100mL 温开水冲洗鼻胃管。

5. 提高鼻胃管末端,水流尽,反折鼻胃管末端用纱布包好夹紧,再用别针固定于合适部位。

6. 手消毒,核对并签字,询问患者的感受;取下喂食泵。

(张灏)

第十五节　ICU 常用药物监测与危重患者营养支持

一、镇静、镇痛药物的监测

(一)哌替啶(度冷丁)

1. 药理作用

(1)镇痛、镇静作用:与吗啡相似,但镇痛效力仅为吗啡的1/10。注射后 10min 即可见效,作用持续时间 2～4h。在镇痛的同时,10%～20%的患者可出现欣快感,引起明显的镇静作用。

(2)抑制呼吸:哌替啶与吗啡在等效镇痛剂量时,抑制呼吸程度相等,但维持时间较短。

肌内注射 1h 后抑制呼吸作用达高峰,一般在内开始恢复,对呼吸功能正常者无明显妨碍,但对肺功能不良者及颅脑损伤者可危及生命。

(3)心血管系统:治疗量可扩张血管,引起体位性低血压。由于抑制呼吸,使体内的 CO_2 蓄积而扩张脑血管,可致颅内压升高。

(4)平滑肌:可提高胃肠道平滑肌及括约肌张力,但作用弱而短暂,故不引起便秘,也无止泻作用。能引起胆道括约肌痉挛,提高胆内压,但作用较吗啡弱。治疗量的哌替啶对支气管无明显影响,大剂量可引起收缩。对妊娠末期子宫的正常节律性收缩无明显影响,不对抗缩宫素对子宫的兴奋作用,故用于分娩止痛不延长产程。但应估计胎儿在 2~4h 内不会分娩的情况下使用。

2.临床应用

(1)镇静、镇痛作用:弱于吗啡,但成瘾性比吗啡轻,目前几乎取代吗啡在各种剧痛中的应用,如创伤性疼痛、手术后疼痛、内脏绞痛、晚期癌痛及分娩疼痛等。对内脏绞痛仍应配伍解痉药阿托品。

(2)麻醉前给药:可消除患者手术前的紧张和恐惧情绪,可减少麻醉药的用量。

(3)人工冬眠:常与氯丙嗪、异丙嗪组成冬眠合剂用于冬眠疗法。其中氯丙嗪虽可增强哌替啶的镇静作用,但使用后的呼吸抑制和降压作用增强,应予以注意。对老年体弱者,婴儿和呼吸功能不良者,应用冬眠合剂时,可不加哌替啶。

(4)心源性哮喘和肺水肿:可代替吗啡作用,但在部分患者疗效不如吗啡。

3.微量注射泵输入 微量注射泵输入哌替啶用于术后镇痛配置方法:首次为哌替啶 50mg＋生理盐水 50mL,以 90mL/h 泵入;再配置哌替啶 50mg＋生理盐水 50mL,以 2~4mL/h 泵入,维持至 24~48h。

4.不良反应与禁忌证

(1)不良反应

1)治疗量可引起恶心、呕吐、眩晕、出汗、心悸和体位性低血压。

2)反复使用易产生耐药性,连续用药 2 周可成瘾,故临床应控制使用。

3)有轻度呼吸抑制作用,可使体内的 CO_2 堆积,导致脑血管扩张,颅内压升高。

4)中毒:大剂量引起中毒表现为呼吸抑制和昏迷。偶可致瞳孔散大、震颤、肌肉痉挛、反射亢进。代谢物去甲哌替啶蓄积可引起中枢兴奋,心跳加快、谵妄甚至惊厥。解救时,纳洛酮不能对抗其惊厥症状,需配合抗惊厥药物使用。

(2)禁忌证

1)外伤和颅内疑有占位性病变者禁用。

2)气管哮喘、慢性阻塞性肺疾病和肺功能不全者禁用。

3)老年体弱和婴幼儿慎用。

(二)芬太尼

1.药理作用 本品为短效镇痛剂,镇痛作用约为吗啡的 80~100 倍,作用迅速,但维持时间短。

2.临床应用

(1)用于各种剧烈疼痛。

(2)与全身麻醉药或局部麻醉药合用,可减少麻醉药的剂量。

（3）与氟哌啶醇合用产生安定、镇痛作用，适用于外科小手术。

（4）与异丙嗪合用产生安定、镇痛作用，适用于外科手术。

3.微量注射泵输入　微量注射泵输入芬太尼用于术后镇痛配置方法：芬太尼 0.2mg＋生理盐水 54mL＋异丙嗪 50mg，以 3～6mL/h 持续泵入 24～48h。

4.不良反应及禁忌证

（1）眩晕、恶心、呕吐及胆道括约肌痉挛。

（2）大剂量产生明显肌肉强直，纳洛酮可对抗。

（3）静脉注射过快易产生呼吸抑制。

（4）支气管哮喘、脑损伤或脑肿瘤引起的昏迷禁用此药。

（三）吗啡

1.药理作用

（1）中枢神经系统

1）镇痛、镇静作用：吗啡具有强大的镇痛作用，皮下注射 5～10mg 既能显著减轻或消除各种原因所致疼痛。镇痛作用可维持 4～5h。在镇痛的同时，有明显的镇静作用，消除患者的紧张、焦虑及恐惧等情绪反应，提高患者对疼痛的耐受。

2）抑制呼吸：治疗量的吗啡既有呼吸抑制作用，使呼吸频率减慢，潮气量降低，呼吸中枢对 CO_2 敏感性降低；随剂量增大，呼吸抑制状态加深；中低剂量时，呼吸频率可减至 3～4 次/min，从而导致严重缺氧。

3）镇咳：吗啡抑制咳嗽中枢，是咳嗽反射消失或者减弱，但易成瘾，临床常用可待因代替。

4）中枢作用：中毒时瞳孔呈针尖样变化；引起恶心、呕吐；促进垂体后叶释放抗利尿激素。

（2）心血管系统：外周血管扩张，引起体位性低血压。此外，由于吗啡抑制呼吸而引起 CO_2 潴留，可继发脑血管扩张，脑血流增加，颅内压升高。

（3）平滑肌

1）能兴奋胃肠道平滑肌，提高其张力，作用强而持久，有时可达痉挛的程度；抑制消化液分泌，使食物消化延迟；由于对中枢的抑制，使便意迟钝，引起便秘。

2）治疗量吗啡可使胆道平滑肌痉挛，奥狄括约肌收缩，胆内压升高，上腹部不适，甚至发生胆绞痛。

3）能收缩输尿管，增强膀胱括约肌张力，引起尿潴留；大剂量吗啡尚可收缩支气管，诱发哮喘发作。

2.临床应用

（1）镇痛：吗啡对各种疼痛都有效，但易成瘾，用于其他镇痛药无效的严重创伤、烧伤等引起的急性锐痛。心肌梗死引起的心绞痛，若血压正常者，亦可使用；有镇静作用，消除焦虑不安等情绪反应并扩张外周血管，减轻心脏负担。对内脏绞痛则应与解痉药阿托品合用。

（2）心源性哮喘：左心衰竭突发急性肺水肿，除采用吸氧，给强心苷、氨茶碱外，应配合使用小剂量吗啡，使症状迅速得以改善。作用机制可能是由于吗啡的镇静作用，消除患者紧张不安的情绪，减少耗氧量，扩张外周血管，降低外周阻力，减少回心血量，减轻心脏负荷。此外，吗啡降低呼吸中枢对 CO_2 的敏感性，使呼吸由快而浅变为深而慢，有利于肺泡换气。

（3）止泻：可用于非细菌性急慢性腹泻以及肛门手术后的止血，常选用阿片酊或复方樟脑酊。

3.不良反应和禁忌证

(1)不良反应

1)治疗量可引起恶心、呕吐、眩晕、便秘、排尿困难、胆绞痛、呼吸抑制和嗜睡等。

2)过敏反应者较少,偶尔瘙痒、荨麻疹、皮肤水肿等。

3)耐药性:连续反复多次应用吗啡可产生耐药性,其效力减弱。必须增加剂量才有效。临床应用常用量2～3周即明显产生耐药性。应用大剂量时,耐药性形成更快。故开始宜选用小剂量,逐渐加大以找到最佳有效剂量。各种镇痛药交替使用,可延缓耐药性的发生。

4)成瘾性:治疗量吗啡3次/d,连续用药2周左右产生成瘾性,引起精神和身体的依赖性,一旦停药即出现戒断症状,表现为烦躁不安、失眠、打哈欠、呕吐、流涕、肌肉痛、震颤、盗汗、腹痛、意识丧失、瞳孔散大甚至虚脱等症状。给予治疗量吗啡,上述症状立即消失。

(2)禁忌证:分娩止痛、哺乳妇女和婴儿止痛、支气管哮喘、肺心病、颅内压增高、痢疾、消化道和泌尿道阻塞性疾病及严重肝功能障碍患者,禁用吗啡类药物。

(四)丙泊酚

1.药理作用　丙泊酚是一种起效迅速(约30s),短效的全身麻醉药,通常从麻醉中复苏迅速。丙泊酚为静脉全身麻醉药,用于麻醉或镇静的诱导与维持。治疗量下静脉注射后40s内可迅速产生催眠作用,而兴奋作用很小。

2.不良反应

(1)血管系统:低血压、儿童潮红、血栓形成及静脉炎。

(2)心脏系统:心动过缓、肺水肿。

(3)呼吸系统、胸及纵隔:诱导期一过性呼吸暂停。

(4)胃肠系统:复苏期恶心及呕吐、胰腺炎。

(5)神经系统:复苏期头痛、术后神志不清。

3.禁忌

(1)对本品任何成分过敏的患者禁用。

(2)16岁和16岁以下机械通气时镇静者禁用。

(3)2%丙泊酚注射液含大豆油,对花生或大豆过敏的患者不应使用本品。

4.重症监护时的镇静给药方法　需逐步将血药浓度设定在0.2～2.0μg/mL范围。用药开始应设定一个较低的靶浓度值,然后根据患者的反应逐渐增加剂量直至达到需要的镇静程度。

(1)成人:正在接受机械通气重症监护患者的镇静药物使用时,建议持续输注本品。大多数患者的输注速率为每小时0.3～0.4mg/kg可达到满意的镇静效果。患者在接受本品用于ICU镇静时,推荐输注速率不应超过每小时4.0mg/kg,除非患者的获益大于风险。如本品用于脂肪超负荷危险的患者时,应检测血脂水平,有指标显示机体血脂清除不完全时,应适当调整本品剂量。如患者同时接受其他静脉乳剂,应考虑输注的脂肪总量并酌情减量。1mL浓度为20mg的本品约含0.1g脂肪。如果患者用药时间超过3d,则应对其血脂进行监测。

(2)老年患者:当丙泊酚用于镇静时,其输注速率应降低,严禁快速推注给药,因为可能导致老年患者循环呼吸系统抑制。

(3)小儿:本品禁用于16岁或16岁以下患者机械通气时的镇静。

(五)咪达唑仑

据文献报道,本品肌内给药吸收迅速完全,生物利用度高达90%以上。本品在体内完全被代谢,主要代谢物为羟基咪达唑仑,然后迅速与葡萄糖醛酸结合,呈无活性的代谢物。60%～70%剂量由肾脏排出体外。半衰期为1.5～2.5h。

1.适应证

(1)麻醉前给药。

(2)全麻醉诱导和维持。

(3)椎管内麻醉及局部麻醉时辅助用药。

(4)诊断或治疗性操作(如心血管造影、心律转复、支气管镜检查、消化道内镜检查等)时患者镇静。

(5)ICU患者镇静。

2.用法与用量　本品为强镇静药,注射速度宜缓慢,剂量应根据临床需要、患者生理状态、年龄和伍用药物情况而定。

(1)注射:肌内注射用0.9%氯化钠注射液稀释。静脉给药用0.9%氯化钠注射液、5%或10%葡萄糖注射液、5%果糖注射液、林格液稀释。

(2)ICU患者镇静:先静注2～3mg,继之以0.05mg/(kg·h)静脉滴注维持。

3.不良反应

(1)较常见的不良反应为嗜睡、镇静过度、头痛、幻觉、共济失调、呃逆和喉痉挛。

(2)静脉注射还可发生呼吸抑制及血压下降,极少数可发生呼吸暂停、停止或心跳骤停。有时可发生血栓性静脉炎。

4.禁忌证　对苯二氮䓬类药物过敏的患者、重症肌无力患者、精神分裂症患者、严重抑郁状态患者禁用。

5.注意事项

(1)静脉注射咪达唑仑,突然停药可引起戒断综合征,推荐逐渐减少剂量。

(2)慎用于体质衰弱者或慢性病、肺阻塞性疾病、慢性肾衰竭、肝功能损害或充血性心力衰竭患者,若使用咪达唑仑应减小剂量并进行生命体征的监测。

(六)安定注射液

本品为长效苯二氮䓬类药,为中枢神经系统抑制药,可引起中枢神经系统不同部位的抑制,随着用量的加大,临床表现可自轻度的镇静到催眠甚至昏迷。具有抗焦虑、镇静催眠作用、遗忘作用、抗惊厥作用和骨骼肌松弛作用。

1.适应证

(1)可用于抗癫痫和抗惊厥静脉注射为治疗癫痫持续状态的首选药,对破伤风轻度阵发性惊厥也有效。

(2)静脉注射可用于全身麻醉的诱导和麻醉前给药。

2.用法与用量

(1)成人常用量:基础麻醉或静脉麻醉,10～30mg。镇静、催眠或急性酒精戒断,开始10mg,以后按需每隔3～4h加5～10mg。24h总量以40～50mg为限。癫痫持续状态和严重频发性癫痫,开始静脉注射10mg,每隔10～15min可按需增加甚至达最大限用量。破伤风可能需要较大剂量。静脉注射宜缓慢,每分钟2～5mg。

(2)小儿常用量:抗癫痫、癫痫持续状态和严重频发性癫痫,出生30天～5岁,静脉注射为宜,每2～5min 0.2～0.5mg,最大限用量为5mg。5岁以上每2～5min 1mg,最大限用量

10mg。如需要,2～4h后可重复治疗。重症破伤风解痉时,出生30天到5岁1～2mg,必要时3～4h后可重复注射,5岁以上注射5～10mg。小儿静脉注射宜缓慢,3min内按体重不超过0.25mg/kg,间隔15～30min可重复。新生儿慎用。

3.不良反应

(1)常见的不良反应,嗜睡,头晕、乏力等,大剂量可有共济失调、震颤。

(2)罕见的有皮疹,白细胞减少。

(3)个别患者发生兴奋,多语,睡眠障碍,甚至幻觉。停药后,上述症状很快消失。

(4)长期连续用药可产生依赖性和成瘾性,停药可能发生撤药症状,表现为激动或忧郁。

4.禁忌证　孕妇、妊娠期妇女、新生儿禁用或慎用。

5.注意事项

(1)对苯二氮䓬类药物过敏者,可能对本药过敏。

(2)肝肾功能损害者能延长本药清除半衰期。

(3)癫痫患者突然停药可引起癫痫持续状态。

(4)严重的精神抑郁可使病情加重,甚至产生自杀倾向,应采取预防措施。

(5)避免长期大量使用而成瘾,如长期使用应逐渐减量,不宜骤停。

(6)对本类药耐受量小的患者初用量宜小,逐渐增加剂量。

6.下列情况慎用

(1)严重的急性乙醇中毒,可加重中枢神经系统抑制作用。

(2)重度重症肌无力,病情可能被加重。

(3)急性或隐性发生闭角型青光眼可因本品的抗胆碱能效应而使病情加重。

(4)低蛋白血症时,可导致易嗜睡难醒。

(5)多动症者可有反常反应。

(6)严重慢性阻塞性肺部病变,可加重呼吸衰竭。

(7)外科或长期卧床患者,咳嗽反射可受到抑制。

(8)有药物滥用和成瘾史者。

二、血管活性药物的管理

(一)扩张血管药物

1.硝普钠　硝普钠为一种速效和短时作用的血管扩张药,对动脉和静脉平滑肌均有直接扩张作用,血管扩张使周围血管阻力降低,因而有降压作用。血管扩张使心脏前、后负荷均降低,故对心力衰竭有益。

(1)作用:静脉给药→使静脉扩张→增大静脉血流→回心血量减少→左室舒张末期容量和压力↓→前负荷↓→动脉扩张→体循环血管阻力↓→心脏后负荷↓→心排血量↑。

(2)适应证:心脏泵功能衰竭、心脏前后负荷较高。

(3)用法:硝普钠50mg＋5％葡萄糖或生理盐水50mL中,通过微量注射泵输入。起始量为0.5～1μg/(kg·min),根据临床情况逐渐追加药量,直至出现满意的临床效应。极量为400μg/(kg·min)。

(4)不良反应:血压下降、头疼、鼻塞、胃肠道反应、氰化物中毒。

(5)注意:避光使用。24h更换一次药液。

2.硝酸甘油

(1)作用:本品是以降低心脏前负荷为主要的静脉扩张药物,但静脉给药时,对动脉也有扩张作用,从而也使心脏后负荷下降。动脉扩张使心肌耗氧量减少,缓解心绞痛。对心外膜动脉也有扩张作用。

(2)适应证:治疗心脏泵功能衰竭和肺动脉高压的患者。

(3)用法:硝酸甘油 20mg+5%葡萄糖或生理盐水 16mL 中,通过微量注射泵输入。起始量为 $0.2\sim3\mu g/(kg\cdot min)$。

(4)不良反应:血压下降、头疼。

3.酚妥拉明

(1)作用:α 受体阻断剂,对血管平滑肌有直接松弛作用,对动静脉均有扩张作用,对小动脉的扩张作用远超过小静脉。通过降低射血阻抗和减低充盈压而影响右心室功能。

(2)适应证:高血压危象。

(3)用法:酚妥拉明 20mg+5%葡萄糖或生理盐水 18mL 中,通过微量注射泵输入。起始量为 $0.2\sim0.5\mu g(kg\cdot min)$。

(4)不良反应:血压下降、头疼。

(二)收缩血管药物

1.多巴胺

(1)作用拟交感神经药。兴奋 α、β 及多巴胺受体。

1)小剂量:$1\sim5\mu g/(kg\cdot min)$,兴奋多巴胺受体,使冠状动脉、肾及内脏血管扩张,改善心肌血液供应,增加肾血流量,达到利尿作用。

2)中剂量:$5\sim15\mu g/(kg\cdot min)$,兴奋 β 受体,使心肌收缩力增强,心排血量增多,心率加快。

3)大剂量:$>15\mu g/(kg\cdot min)$,兴奋 α 受体,使外周血管收缩,血压升高。

(2)用法:多巴胺(患者体重×3)mg+5%葡萄糖或生理盐水至 50mL,通过微量注射泵输入。

(3)不良反应:血压升高、恶心、呕吐、头痛、心律紊乱。

2.多巴酚丁胺

(1)作用拟交感神经药。兴奋 β 受体,对 β_2、α 受体有轻度兴奋作用。

1)小剂量:$1\sim5\mu g/(kg\cdot min)$,为正性肌力作用。

2)中剂量:$5\sim15\mu g/(kg\cdot min)$,为正性肌力作用,使心率加快。

3)大剂量:$>15\mu g/(kg\cdot min)$,心率增快,血压升高,使外周血管增大。

(2)用法:多巴酚丁胺(患者体重×3)mg+5%葡萄糖或生理盐水至 50mL,通过微量注射泵输入。

(3)不良反应:心绞痛、头痛、心律紊乱、胃肠道反应。

3.肾上腺素

(1)作用:对 α、β 受体都有作用。

$0.5\sim2\mu g/min$,兴奋 β 受体,增强心肌收缩力。$2\sim10\mu g/min$,兴奋 α、β 受体。$10\sim16\mu g/min$,兴奋 α 受体。起始量为:$0.15\mu g/(kg\cdot min)$。

(2)用法:肾上腺素 1mg+5%葡萄糖 19mL,通过微量注射泵输入。

4. 异丙肾上腺素

(1)作用:兴奋 β_1 受体,使心肌收缩力增强,心率加快。起始量为:$0.01\mu g/(kg \cdot min)$,逐渐加到 $0.02\mu g/(kg \cdot min)$。

(2)用法:肾上腺素 1mg+5% 葡萄糖 18mL,通过微量注射泵输入。

(三)抗心律失常药物

1. 利多卡因

(1)作用:本品为局部麻醉药及抗心律失常药。

(2)用法:①第一次 1～1.5mg/kg 做首次量静脉注射 2～3min,必要时每 5min 后重复静脉注射 1～2 次,但 1h 之内的总量不得超过 300mg。②静脉滴注一般以 5% 葡萄糖注射液配成 1～4mg/mL 药液滴注后继续每分钟 1～4mg/mL 速度滴注,但每小时之内的总量不得超过 100mg。③用纯的利多卡因微量注射泵输入。维持量 15～50$\mu g/(kg \cdot min)$。

(3)不良反应:嗜睡、感觉异常、肌肉震颤、惊厥昏迷、低血压、心动过缓。

2. 盐酸胺碘酮(可达龙)

(1)作用:抗严重心律失常。

(2)用法:盐酸胺碘酮 0.3+5% 葡萄糖注射液 24mL。

缓慢静脉注射 150mg 做首次量静脉注射不少于 10min。起始量 50～60mg/min。

(3)不良反应:心动过缓、恶心等。

(四)护理要点

使用血管活性药物患者的护理要点:

1. 血管活性药物的输入应单独用一条中心静脉,不要在此液路上测 CVP 或静脉注射其他药。

2. 应用扩血管药应先补足血容量。

3. 药物使用应从起始剂量开始,逐步增至满意效果,减量也应逐步减至起始浓度方可停药。

4. 用药期间严密观察生命体征,及时调整药量。

5. 药物配置后输入,应根据不同药物性能及时更换,避免因药液配置时间过长而降低药效或引起不良反应。

(五)微量注射泵输入计算公式

用血管活性药物要求有精确的剂量,通用单位为每分钟,每千克体重多少微克,这种剂量的应用就要借助微量注射泵,每小时泵入液量毫升数的计算公式:

$1mg=1000\mu g$;$1h=60min$

每小时泵入液量(mL)

$$=\frac{剂量[\mu g/(kg \cdot min)] \times 60(min) \times 体重(kg)}{浓度(\mu g/mL)}$$

$$=\frac{剂量 \times 0.06 \times 体重(kg)}{浓度(mg/mL)}$$

三、危重患者营养支持

(一)重症患者应激后生理与代谢反应特点

1. 重症患者应激后生理特点　机体遭受创伤、感染、大手术后,会发生一系列病理生理反应,表现为体温升高、呼吸心率增快、心排血量增加、氧输送与氧耗增加、血管通透性增加、白细胞升高等。

2.重症患者应激后代谢反应特点　应激状态下,机体代谢状态同样发生变化,呈高代谢状态,能量消耗增加、糖异生增加、血糖升高、脂肪动员、蛋白质分解加速等。

(1)糖类的代谢变化:应激时能量消耗的增加使葡萄糖的需要量增加,而体内储存糖原24～48h即可耗尽;之后经糖异生途径产生葡萄糖,引起"应激性糖尿病"。

(2)蛋白质与氨基酸的代谢变化:创伤、烧伤及全身感染患者蛋白质分解代谢高于合成代谢,机体呈负氮平衡。

(3)脂肪代谢变化:体内脂肪动员与氧化加速,血浆三酰甘油、游离脂肪酸浓度增加。

(4)微量元素的代谢变化:体内微量元素异常释放与重新分布,导致微量元素血浆浓度变化,其中血清铁、锌、硒含量降低,血铜含量升高。

(二)危重患者营养支持的目的

供给细胞代谢所需要的能量与营养底物,维持组织器官结构与功能;通过营养素的药理作用调理代谢紊乱,调节免疫功能,增强机体抗病能力,从而影响疾病的发展与转归。合理的营养支持可减少蛋白的分解及增加合成,改善潜在和已发生的营养不良状态,防治其并发症。

(三)重症患者营养支持途径

根据营养素补充途径,临床营养支持分为肠外营养支持(parenteral nutrition PN)(通过外周或中心静脉途径与肠内营养营养支持(enteral nutrition,EN)(通过喂养管经胃肠道途径)两种方法。有关营养支持时机的临床研究显示,早期EN,使感染性并发症的发生率降低,住院时间缩短。外科重症患者80%的患者可以完全耐受肠内营养(TEN),另外10%可接受PN和EN混合形式营养支持,其余的10%胃肠道不能使用,是选择TPN的绝对适应证。对于合并肠功能障碍的重症患者,肠外营养支持是其综合治疗的重要组成部分。总之,经胃肠道途径供给营养应是重症患者首先考虑的营养支持途径。因为它可获得与肠外营养相似的营养支持效果,并且在全身性感染等并发症发生及费用方面较全肠外营养更具有优势。

(四)肠外营养支持(PN)

1.应用指征　不能耐受肠内营养和肠内营养禁忌的重症患者,应选择完全肠外营养支持(total parenteral nutrition,TPN)的途径。包括:①胃肠道功能障碍的重症患者。②由于手术或解剖问题胃肠道禁止使用的重症患者。③存在有尚未控制的腹部情况,如腹腔感染、肠梗阻、肠瘘等。

胃肠道仅能接受部分的营养物质的补充的重症患者,可采用部分肠内与部分肠外营养(partial parenteral nutrition,PPN)相结合的联合营养支持方式,一旦患者胃肠道可以安全使用时,则逐渐减少直至停止肠外营养支持,联合肠道喂养或开始经口摄食。

以下情况不宜给予肠外营养支持:①早期复苏阶段、血流动力学尚未稳定或存在严重水电介质与酸碱失衡。②严重肝功能衰竭,肝性脑病。③急性肾功能衰竭存在严重氮质血症。④严重高血糖尚未控制。

2.经肠外补充的主要营养素及其应用原则

(1)糖类:(碳水化合物)是非蛋白质热量(NPC)的主要部分,临床常用的是葡萄糖。葡萄糖能够在所有组织中代谢,提供所需要的能量,是蛋白质合成代谢所必需的物质,是脑神经系统、红细胞等所必需的能量物质,每日需要量>100g。葡萄糖的供给应参考机体糖代谢状态与肝、肺等脏器功能。

(2)脂肪乳剂:脂肪乳剂是PN支持的重要营养物质和能量来源,提供必需脂肪酸并携带脂溶性维生素,参与细胞膜磷脂的构成。长链脂肪乳剂(LCT)和中长链混合脂肪乳剂(MCT/LCT)是目前临床上常选择的静脉脂肪乳剂类型($\omega-6PUFA$)。LCT提供必需脂肪酸(EFA)。危重成年患者脂肪乳剂的用量一般可占非蛋白质热量(NPC)的40%~50%,1~1.5g/(kg·d),高龄及合并脂肪代谢障碍的患者,脂肪乳剂补充量应减少。脂肪乳剂需与葡萄糖同时使用,才有进一步的节氮作用。含脂肪的全营养混合液(total nutrients admixture,TNA)应在24h内匀速输注,如脂肪乳剂单瓶输注时,输注时间应>12h。

(3)氨基酸/蛋白质:一般以氨基酸液作为肠外营养蛋白质补充的来源,静脉输注的氨基酸液,含有各种必需氨基酸(EAA)及非必需氨基酸(NEAA)。稳定持续的蛋白质补充是营养支持的重要策略。ICU患者人体测量结果提示蛋白质(氨基酸)的需要量供给至少应达到1.2~1.5g/(kg·d)。高龄及肾功能异常者可参照血清BUN及BCr变化。

(4)水、电解质的补充:营养液的容量应根据病情及每个患者具体需要,综合考虑每日液体平衡与前负荷状态确定,并根据需要予以调整。每日常规所需要的电解质主要包括钾、钠、氯、钙、镁、磷。

(5)维生素与微量元素:重症患者血清抗氧化剂含量降低,肠外和肠内营养时可添加维生素C、维生素E和β-胡萝卜素(维生素A)等抗氧化物质。非生理状态下的危重患者,全肠外营养微量元素的补充有着特殊要求,因消化道对不同微量元素的吸收率差异非常大,应根据患者具体情况补充。

3.肠外营养支持途径与选择原则 肠外营养支持途径可选择经中心静脉和经外周静脉营养支持,如提供完整充分营养供给,ICU患者多选择经中心静脉途径。营养液容量、浓度不高和接受部分肠外营养支持的患者,可采取经外周静脉途径。

经中心静脉途径包括经锁骨下静脉、经颈内静脉、经股静脉和经外周中心静脉导管途径。经锁骨下静脉给予PN支持是ICU患者的首选。

(五)肠内营养支持(EN)

1.肠内营养应用指征 肠内营养应用指征:胃肠道功能存在(或部分存在)但不能经口正常摄食的重症患者,应优先考虑给予肠内营养,只有肠内营养不可实施时才考虑肠外营养。重症患者在条件允许情况下,应尽早使用肠内营养。通常早期肠内营养是指:"进入ICU 24~48h内",并且在血流动力学稳定、无肠内营养禁忌证的情况下开始肠道喂养。

2.肠内营养的禁忌证

(1)肠梗阻、肠道缺血。

(2)严重腹胀或腹腔间室综合征。

(3)对于严重腹胀、腹泻,经一般处理无改善的患者,建议暂时停用肠内营养。

3.肠内营养途径选择与营养管放置 肠内营养的途径根据患者的情况可采用鼻胃管、鼻空肠、经皮内镜下胃造口(PEG)、经皮内镜下空肠造口术(PFJ)、术中胃/空肠造口或经肠瘘口等途径进行肠内营养。

(1)经鼻胃管途径:常用于胃肠功能正常,非昏迷以及经短时间管饲即可过渡到口服饮食的患者。优点:简单、易行。缺点:反流、误吸、鼻窦炎、上呼吸道感染的发生率增加。

(2)经鼻空肠置管喂养:优点:反流与误吸的发生率降低,患者对肠内营养的耐受性增加。但要求在喂养的开始阶段,营养液的渗透压不宜过高。

(3)经皮内镜下胃造口(PEG):PEG是指在纤维胃镜引导下行经皮胃造口,将营养管置入胃腔。优点是去除了鼻管,减少了鼻咽与上呼吸道的感染并发症,可长期留置营养管。适用于昏迷、食管梗阻等长时间不能进食但胃排空良好的重症患者。

(4)经皮内镜下空肠造口术(PEJ):PEJ 在内镜引导下行经皮胃造口,并在内镜引导下,将营养管置入空肠上段,可以在空肠营养的同时行胃腔减压,可长期留置。其优点除减少了鼻咽与上呼吸道的感染并发症外,减少了反流与误吸风险,并在喂养的同时可行胃十二指肠减压。尤其适合于有误吸风险、胃动力障碍、十二指肠郁滞等需要胃十二指肠减压的重症患者。

4. 肠内营养的管理

(1)保持头高位可以减少误吸及其相关肺部感染的可能性。

(2)经胃营养患者应严密检查胃腔残留量,避免误吸的危险,通常需要每 4~6h 抽吸一次残留量,如果潴留量≤200mL,可维持原速度,如果潴留量≤100mL 增加输注速度 20mL/h,如果残留量≥200mL,应暂时停止输注或降低输注速度。

(3)增加对肠内营养的耐受性:给予促胃肠动力药物;肠内营养开始营养液浓度应由稀到浓;使用动力泵控制速度,输注速度逐渐递增;在喂养管末端加加温器。

(六)肠内营养的并发症

1. 呼吸道误吸　原因:喂养管移位、胃张力降低、昏迷。

2. 胃肠道反应　腹泻、恶心、呕吐、倾倒综合征。

3. 代谢紊乱　糖、电解质紊乱。

4. 其他　必需脂肪酸的缺乏。

(七)肠外营养的并发症

1. 与导管有关　败血症;气胸、血胸、大血管及神经损伤;空气栓塞、血管栓塞等。

2. 与代谢有关　糖代谢紊乱;氨基酸、钙磷代谢、电解质紊乱;必需脂肪酸的缺乏;胆汁淤积;氨基转移酶升高。

(八)营养支持的监测

1. 营养支持期间监测的意义

(1)通过监测了解营养支持的治疗效果,以便及时发现问题并调整治疗方案,使其更适合患者的需要,提高营养支持的效果。

(2)通过监测及时发现、预防和处理可能发生的并发症。

2. 监测内容

(1)为了了解营养支持的治疗效果的监测:体重、AMC、TSF、迟发型过敏皮肤试验、总淋巴计数、尿 3-甲基组氨酸(反映机体肌肉蛋白分解程度)、肌酐/身高指数、氮平衡、内脏蛋白质的测定。

(2)针对营养支持并发症的监测

1)体温:可及时发现感染的并发症。

2)24h 出入量:保持水、电解质平衡。

3)微生物的培养:配制静脉营养液的空气净化台,周围的空气采样作细菌、真菌的培养;导管入口处皮肤创口的培养;导管头的培养。

4)肝胆 B 超:评定肝胆系统损害及淤胆情况。

5)血气分析:了解酸碱平衡情况。

6)实验室检查:包括血常规、血糖、尿糖、血清渗透压、电解质、肝功能、血脂。

(张灏)

第二章　心脏骤停与心肺脑复苏

第一节　概述

心脏骤停(sudden cardiac arrest,SCA)是指心脏泵血功能的突然终止,随即出现意识丧失、脉搏消失、呼吸停止,经过及时有效的心肺复苏部分患者可获存活。导致心脏骤停的病理生理机制最常见为室性快速性心律失常(室颤和室速),其次为缓慢性心律失常或心脏停搏,较少见的是无脉性电活动(pulseless electrical activity,PEA),即电—机械分离(electromechanical dissociation,EMD)。心脏骤停不治是心脏性猝死最常见的直接死因。

心脏性猝死(sudden cardiac death,SCD)是指急性症状发作后1h内发生的以意识骤然丧失为特征的、由心脏原因引起的自然死亡。无论是否有心脏病,死亡的时间和形式未能预料。SCD主要为致命性快速性心律失常所致,它的发生是冠脉血管事件、心肌损伤、心肌代谢异常和(或)自主神经张力改变等因素相互作用引起的一系列病理生理异常的结果。严重缓慢性心律失常或心脏停搏是SCD的另一重要原因,其电生理机制是当窦房结和(或)房室结功能异常时,次级自律细胞不能承担起心脏的起搏功能,常见于病变弥漫累及心内膜下普肯耶纤维的严重心脏疾病。PEA是引起SCD的相对少见原因,可见于AMI心室破裂、大面积肺栓塞时。非心律失常性SCD所占比例较少,常由心脏破裂、心脏流入和流出道的急性阻塞、急性心脏压塞等导致。

心肺复苏(cardiopulmonary resuscitation,CPR)是心肺复苏技术的简称,是针对心跳、呼吸停止所采取的抢救措施,即用心脏按压或其他方法形成暂时的人工循环并恢复心脏自主搏动和血液循环,用人工呼吸代替自主呼吸并恢复自主呼吸,达到恢复苏醒和挽救生命的目的。现代心肺复苏包括初级心肺复苏即基本生命支持(basic life support,BLS)、高级心肺复苏即高级生命支持(advance life support ALS)和完整的心脏骤停后治疗即持续生命支持(persistent life support,PLS)或复苏后处理3部分。心血管急救五早生存链是其具体形式。生存链五个链环是:①早期识别与呼叫:立即识别心脏骤停并启动急救系统。②早期CPR:强调胸外心脏按压,对未经培训的普通目击者,鼓励在急救人员电话指导下仅做胸外按压的CPR。③早期除颤:如有指征应快速除颤。④有效的高级生命支持(ALS)。⑤完整的心脏骤停后治疗。

关于何时终止心肺复苏的问题,一般认为,只有BLS和ALS均宣告失败,才是医疗抢救无效而终止CPR的标准,并没有抢救时间限定30min的标准。尤其是对下述患者,更应进行超长时间(>30min)的CPR:①非创伤性意外所引起的猝死,如触电、溺水、中暑、低温冷冻、中毒、机械性窒息、急性心肌梗死等。②儿童猝死。③医源性意外猝死,如麻醉意外、介入手术操作、药物过敏、输液反应等。④特殊身份的人或死者家属强烈要求继续抢救者。有条件时可使用自动心肺复苏机。

我国长期以来临床判断死亡采用的是"心脏死亡"定义,即心脏停止跳动、自主呼吸消失、血压为零。这也是目前我国法律规定使用的死亡定义。死亡的另一定义是"脑死亡",是指脑干或脑干以上中枢神经系统永久性地丧失功能。其临床判断指标包括:深昏迷;瞳孔扩大、固定;脑干反射消失;脑电波无起伏;呼吸停止。虽然此时心脏可能仍有跳动,但无论采取何种医疗手段最终将发展为心脏死亡。但由于我国尚未正式出台《脑死亡法》,临床上一般仍应按"心脏死亡"标准来决定终止 CPR:已进行规范的 BLS 和 ALS 持续 30min 以上,同时符合下列条件之一:①仍无自主呼吸、自主心跳,心电图为直线。②虽然心电图仍有心电活动,但属于临终前心电节律(缓慢的室性蠕动波、极其缓慢的偶发的 PEA)者,而且又无可逆性原因可查。③原有严重的器质性疾病,伴有多器官功能障碍者或其他慢性疾病终末期,虽然心脏在大量药物刺激下仍有跳动,但血压无法维持、无自主呼吸,家属强烈要求放弃进一步抢救者(患方应签字要求停止抢救)。

任何慢性病患者在死亡时,心脏都要停搏。这应称之为"心脏停搏",而非"骤停"。如晚期癌症患者临终消耗致死,心脏停搏是必然的结果,这类患者当然不是心肺复苏急救的对象。但为了避免"不作为"的指责,依然要行 CPR。

(高芳)

第二节　心脏骤停的病因与诊断

一、心脏骤停的病因

心脏骤停的病因颇多,一般将其分为两大类,即由心脏本身的病变引起的所谓心源性心脏骤停和由其他因素和病变引起的非心源性心脏骤停。

1.心源性心脏骤停　心血管疾病是心脏骤停最常见且最重要的原因。其中以冠心病最为常见,尤其是 AMI 的早期。在西方国家 SCD 中至少 80% 是由冠心病及其并发症所致;其余 20% 是由其他心血管疾病所引起,如先天性冠状动脉异常、马方综合征、心肌病、心肌炎、心脏瓣膜损害(如主动脉瓣病变及二尖瓣脱垂)、原发性电生理紊乱(如窦房结病变、预激综合征、Q-T 间期延长综合征和 Brugada 综合征)等。

2.非心源性心脏骤停　①严重电解质紊乱:如高血钾(血清钾>6.5mmol/L)、低血钾、高钙血症、高镁血症等。②其他因素:如严重创伤、窒息、中毒、药物过量、脑卒中等致呼吸衰竭甚至呼吸停止;各种原因的休克、药物过敏反应等;手术、治疗操作和麻醉意外等;突发意外事件如雷击、触电、溺水、自缢等。

二、心脏骤停的诊断

1.心脏骤停的临床过程　可分为 4 个时期:前驱期、发病期、心脏停搏期和死亡期。不同患者各期表现有明显的差异。

(1)前驱期:在发生心脏骤停前有数天或数周,甚至数月,有些患者可出现心绞痛、气急、疲劳、心悸等非特异性的症状。部分患者可无前驱症状,瞬间发生心脏骤停。

(2)终末事件期:是指心血管状态出现急剧变化到心脏骤停发生前的一段时间,自瞬间至持续 1h 不等。由于猝死的病因不同,终末事件期的临床表现也各异。典型的表现包括:严重胸痛、急性呼吸困难、突然心悸或眩晕等。若心脏骤停瞬间发生,事先无预兆,则绝大部分是心源性。在猝死前数小时或数分钟内常有心电活动的改变,其中以心率加快及室性异位搏动增加最常见。因 VF 猝死的患者,常先有 VT。另有少部分患者以循环衰竭发病。

（3）心脏骤停期：意识完全丧失为该期的特征。如不立即抢救，一般在数分钟内进入死亡期。罕有自发逆转者。心脏骤停的症状和体征依次出现如下：①心音消失。②脉搏扪不到，血压测不出。③意识突然丧失或伴有短阵抽搐。抽搐常为全身性，多发生于心脏停搏后 10s 内，有时伴眼球偏斜。④呼吸断续，呈叹息样，以后即停止，多发生在心脏停搏后 20～30s 内。⑤昏迷，多发生于心脏停搏 30s 后。⑥瞳孔散大，多在心脏停搏后 30～60s 出现。但此期尚未到生物学死亡。如予及时恰当的抢救，有复苏的可能。

（4）生物学死亡期：从心脏骤停至发生生物学死亡时间的长短取决于原发病的性质以及心脏骤停至复苏开始的时间。心脏骤停发生后，大部分患者将在 4～6min 内开始发生不可逆脑损害，随后经数分钟过渡到生物学死亡。心脏骤停发生后立即实施 CPR 和尽早电除颤，是避免发生生物学死亡的关键。心脏复苏成功后死亡的最常见的原因是中枢神经系统的损伤。缺氧性脑损伤和继发于长期使用呼吸器的感染占死因的 60%，低心排血量占死因的 30%，而由于心律失常的复发致死者仅占 10%。

2.心脏骤停时心电图表现　①无脉性 VT。②心室颤动（VF）。③心室静止：心室完全丧失了收缩活动，呈静止状态，心电图呈直线无心室波或仅可见心房波，多在心脏骤停 3～5min 时出现。复苏成功率远较无脉性 VT、VF 者低。④无脉性电活动：心脏有持续的电活动，但无有效的机械收缩功能，常规方法不能测出血压和脉搏。心室肌可断续出现慢而极微弱的不完整的收缩，心电图上有间断出现的、宽而畸形、振幅较低的 QRS 波群，频率＜20～30 次/min。此型多为严重心肌损伤的后果，常为左心室泵衰竭的终期表现，也可见于低血容量、张力性气胸和心脏压塞时，或长时期心脏骤停的电击治疗后。心脏起搏点逐渐下移，自窦房结移至房室交接处、房室束，以至普肯耶纤维，最后以心室静止告终。此型除有上述可纠正的低血容量或张力性气胸、心脏压塞外，预后颇差，复苏困难。

3.诊断注意事项　心脏骤停的诊断主要依据是临床体征，除了检查评估患者的无反应性，包括意识突然丧失、自主呼吸停止、颈动脉搏动消失、肢体活动和咳嗽反射均丧失外，还应将临终呼吸作为心脏骤停的标志之一。若患者突然出现"无反应、且无呼吸或不能正常呼吸（仅仅是喘息）"等征象，据此足以确立心脏骤停的诊断，而应立即进行 CPR。

（高芳）

第三节　基本生命支持

BLS 是一系列的操作程序，包括对心跳、呼吸停止的判断，基本循环和呼吸支持等干预的技术。主要复苏措施包括 C（circulation）人工循环、A（airway）开通气道、B（breathing）人工呼吸和 D（defidrillation）电除颤，被归纳为初级 ABCD。2010 CPR 指南强调胸外按压最重要，将心肺复苏程序由从 ABC（开放气道、人工呼吸、胸外按压）更改为 CAB（胸外按压、开放气道、人工呼吸）。即在通气之前开始胸外按压。

1.早期识别求救　患者突然意识丧失倒地，急救人员先要确定现场有无威胁患者和急救人员安全的因素，如有应及时躲避或脱离危险，否则尽可能不移动患者。急救人员在患者身旁快速判断有无损伤和反应。通过动作或声音刺激判断患者有无意识，如拍患者肩部并大声呼叫："您怎么了"，观察患者有无语言或动作反应。对有反应者使其采取自动恢复体位，无反应患者应采取平卧位，便于实施 CPR。若怀疑有颈椎受伤，翻转患者时应保持颈部和躯干在一个轴面上,避免脊髓受到损伤。以最短时间判断有无脉搏(10s 内完成,非专业急救人员不要求)。检查呼吸时要暴露胸腹部皮肤,便于直接观察有无胸腹部起伏,时间 5～10s。不再推荐将耳朵靠近患者口鼻,通过听呼吸气流声感觉呼气,即将传统"一看二听三感觉"精简为"一看"。要将 SCA 早期的叹息样呼吸(濒死呼吸)视为无效呼吸。如患者出现无反应、无呼吸或无正常呼吸(叹息样呼吸),首先立即拨打急救电话,大声求救,启动急救医疗服务系统(EMSS),要求携带除颤器(AED)。只有 1 名现场施救者时,先拨打急救电话后立即 CPR;2名以上,1 人打电话求救,1 人即开始 CPR,首先作 30 次单纯 CPR(无口对口人工呼吸),而后周而复始 CPR(按压/通气比 30∶2,5 组/2min),直至自主循环恢复(ROSC)或复苏无效。打电话的人要保持平静,不要慌张,准备回答下列问题:①需急救的患者所处位置(街道或路名、办公室名称、房室号)。②急救患者所在地电话号码。③发生什么事件,心脏病发作或交通事故等。④所需急救的人数。⑤患者的一般情况。⑥已经给予患者何种急救措施("正在行CPR""正使用 AED")。⑦其他任何被询问的信息,确保 EMSS 急救人员无任何疑问。最好在急诊医生对现场救治提出指导后,拨打电话者再挂断电话。

2.胸外按压和早期除颤 胸外按压是建立人工循环的主要方法。通过胸外按压可以使胸膜腔内压升高(胸泵机制)和直接按压心脏(心泵机制)而维持一定的血液流动,配合人工呼吸可为心、脑等重要器官提供一定含氧的血流。

人工胸外按压时,患者应仰卧平躺于硬质平面,术者跪在其旁。若胸外按压在床上进行,应在患者背部垫以硬板。按压部位在胸骨下半部,即双乳头连线与胸骨交界处。用一只手掌根部置于按压部位,另一手掌根部叠放其上,双手指紧扣进行按压。使身体稍前倾,使肩、肘、腕位于同一轴线上,与患者身体平面垂直。保证手掌用力在胸骨上,避免发生肋骨骨折,不要按压剑突。按压时肘关节伸直,依靠肩部和背部的力量垂直向下按压,放松时双手不要离开胸壁,按压和放松的时间大致相等。高质量的 CPR 要求胸外按压以足够的频率和幅度进行按压,按压频率至少为 100 次/min;成人按压胸骨的幅度至少为 5cm,婴儿和儿童的按压幅度至少为胸部前后径的 1/3(婴儿大约为 4cm,儿童大约为 5cm);保证每次按压后胸廓回弹至原来位置;尽可能减少胸外按压的中断,若中断也应将中断控制在 10s 内;并避免过度通气。在气道建立之前,成人 CPR,按压/通气比为 30∶2,每个周期为 5 组 30∶2 的 CPR,时间大约2min。两人以上 CPR 时,每隔 2min,应交替做 CPR,以免按压者疲劳使按压质量和频率降低。轮换时要求动作快,尽量减少中断按压。在人工气道建立后,按压与通气可能不同步,通气频率 8～10 次/min,按压频率至少 100 次/min。

胸外按压的并发症主要有:肋骨骨折、心包积血或心脏压塞、气胸、血胸、肺挫伤、肝脾撕裂伤和脂肪栓塞等。

早期电除颤:大多数成人突发非创伤性心脏骤停的原因是 VF,电除颤是救治 VF 最为有效的方法。早期电除颤也是 SCA 患者复苏成功的关键。心律分析证实为 VF/无脉性 VT 应立即做 1 次电除颤,之后做 5 组 CPR,再检查心律,必要时再次除颤。单相波除颤器首次电击能量选择 360J,双相波除颤器首次电击能量选择 200J。心脏静止与无脉电活动电除颤均无益。

3.开放气道 患者无反应(无意识)时,由于舌后坠、软腭阻塞气道,检查呼吸或人工通气前需要开放气道。方法有:①仰头抬颏法:患者无明显头、颈部受伤可使用此法。术者位于患者一侧,将一只手小鱼际放在患者前额用力使头部后仰,另一只手的手指放在下颏骨处向上抬颏,使下颌尖、耳垂连线与地面垂直。应清除患者口中的异物和呕吐物,患者义齿松动应取下。气道开放后有利于患者自主呼吸,也便于 CPR 时行口对口人工呼吸。②托颌法:当高度怀疑有颈椎受伤时使用此法。术者位于患者头侧,两手拇指置于患者口角旁,余四指托住患者下颌部位,在保证头部和颈部固定的前提下,用力将患者下颌向上抬起,使下齿高于上齿。避免搬动颈部。

4. 人工呼吸　开放气道后,首先行两次人工呼吸,无论是否有胸廓起伏,两次人工通气后应立即行胸外按压。气管内插管是建立人工通气的最好方法。当时间与条件不允许时,可采用口对口、口对鼻或口对通气防护装置呼吸。①口对口呼吸:术者捏住患者的鼻孔,防止漏气,用口把患者的口完全罩住,呈密封状,缓慢吹气,每次吹气应持续 1s 以上,确保呼吸时可见胸廓起伏。未建立人工气道的成人,潮气量约 500~600mL(6~7mL/kg),建立人工气道者400mL。②口对鼻呼吸:适于那些不能进行口对口呼吸的患者,如牙关紧闭不能开口、口唇创伤、口对口呼吸难以实施等。将一只手置于患者前额后推,另一只手抬下颏,使口唇紧闭。用嘴封罩住患者鼻孔,将气体吹入患者鼻中。按压与通气的比例为 30∶2。上述通气方式只是临时性抢救措施,应争取马上气管内插管,以人工气囊挤压或呼吸机进行辅助呼吸与供氧,纠正低氧血症,应避免过度通气。

CPR 的有效性,除依据心电波出现、大动脉搏动和循环体征改善来判断外,较客观的监测指标有:①呼气末 CO_2(end tidal CO_2,$ETCO_2$):可作为 CPR 中反映心排血量的可靠指标,其与冠状动脉灌注压、脑灌注压变化呈正相关。在未使用血管药物的情况下,$PETCO_2 <$ 10mmHg 提示预后不良。本方法具有无创、简便、反应灵敏的特点。②冠状动脉灌注压(CPP):研究证明 CPP>15mmHg 是复苏成功的必需条件。由于 CPP 是有创性监测,限制了在 CPR 中的实际应用。③中心静脉血氧饱和度($ScvO_2$):$ScvO_2$ 能更直接地反映心排血量的多少。正常情况下 $ScvO_2$ 波动于 60%~80%,CPR 中 $ScvO_2 <$ 40% 则自主循环恢复的机会甚微。由于其是有创性监测,也限制了在 CPR 中的广泛应用。

2010 CPR 指南制定的非专业人员的成人基础生命支持流程见图 2-1;专业医务人员的成人基础生命支持流程见图 2-2。

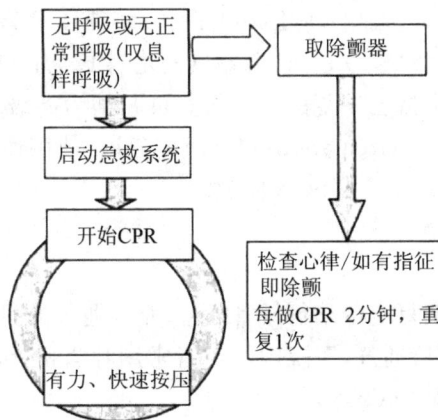

图 2-1　非专业人员成人基础生命支持简化流程

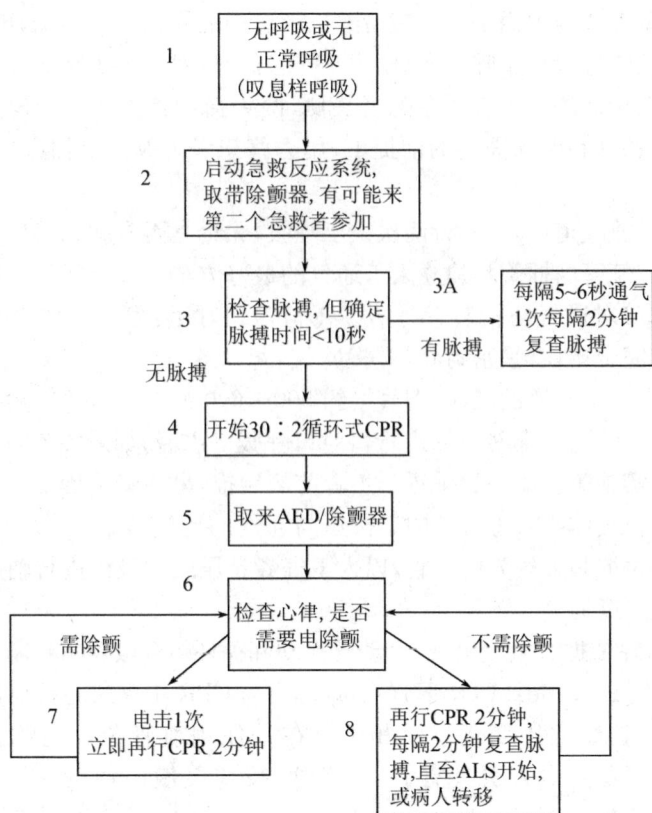

图 2-2 专业医务人员成人基础生命支持简化流程

（高芳）

第四节　高级生命支持

高级生命支持是在 BLS 的基础上,应用辅助设备、特殊技术等建立更为有效的通气和血运循环。主要措施包括气管插管建立通气,除颤转复心律成为血流动力学稳定的心律,建立静脉通路并应用必要的药物维持已恢复的循环等。可归纳为高级 ABCD,即 A(airway)人工气道,B(breathing)机械通气,C(circulation)建立液体通道、使用血管活性药物和抗心律失常药物等,D(differential diagnosis)寻找 SCA 原因。

一、通气与供氧

如果患者自主呼吸没有恢复应尽早行气管插管,充分通气的目的是纠正低氧血症。院外患者通常用面罩、简易球囊维持通气,医院内的患者常用呼吸机,潮气量为 $6\sim7\text{mL/kg}$,根据血气分析结果进行调整。确保 $SaO_2 > 93\%$。

二、药物治疗

1.用药途径的选择　首选静脉注射给药,除非气管插管成功而静脉通路又迟迟未能建立的特殊情况下,才可考虑气管内给药。周围静脉通常选用肘前静脉或颈外静脉,中心静脉可选用颈内静脉、锁骨下静脉和股静脉。肾上腺素、利多卡因和阿托品等药物可通过气管内给药，其用药量应是静脉给药的 2～2.5 倍，并用 10mL 生理盐水或蒸馏水稀释。对于需要紧急建立通道的心脏骤停，甚至严重休克、心脏骤停前患者，由于其外周灌注不良，可能很难迅速建立有效的静脉通道，可以考虑建立骨内通道(IO)。通常穿刺部位是胫骨前，也可以选择股骨远端、踝部正中，或髂前上棘，较大的儿童还可以选择桡骨和尺骨远端。

2. 常用的复苏药物

(1)肾上腺素：是 CPR 的首选药物，可用于电击无效的 VF/无脉性 VT、心脏静止或 PEA。用法是 1mg 静脉推注，每 3～5min 重复一次。每次从周围静脉给药时应该稀释成 20mL，以保证药物能够到达心脏。因心内注射可增加发生冠脉损伤、心脏压塞和气胸的危险，同时也会延误胸外按压和肺通气开始的时间，因此，仅在开胸或其他给药方法失败或困难时才考虑应用。

(2)血管加压素：也是 CPR 一线药物，常用 40IU 静脉推注。血管加素或许可替代第一或第二剂肾上腺素。40IU 的血管加压素加 1mg 肾上腺素，疗效优于 1mg 肾上腺素。

(3)胺碘酮：是 CPR 时首选的抗快速性心律失常药物。用法：心脏骤停患者如为 VF/无脉性 VT，初始剂量为 300mg 溶入 20～30mL 生理盐水或葡萄糖液内快速推注，3～5min 后再推注 150mg，维持剂量为 1mg/min 持续静滴 6h。非心脏骤停患者，先静推负荷量 150mg(3～5mg/kg)，10min 内注入，后按 1～1.5mg/min 持续静滴 6h。对反复或顽固性 VF/VT，必要时应增加剂量再快速推注 150mg。一般建议每日最大剂量不超过 2g。

胺碘酮具有负性心肌收缩力和扩血管的作用，可引起低血压和心动过缓。这常与给药的量和速度有关，预防的方法就是减慢给药速度，尤其是对心功能明显障碍或心脏明显扩大者，更要注意注射速度，监测血压。

(4)利多卡因：仅作为无胺碘酮时的替代药物。初始剂量为 1～1.5mg/kg 静脉推注。如 VF/VT 持续，可给予额外剂量 0.5～0.75mg/kg，5～10min 一次，最大剂量为 3mg/kg。

(5)异丙肾上腺素：本品是 β 受体兴奋剂，具有正性肌力作用，加速时相效应，增加心肌耗氧，加重心肌缺血和心律失常。其适应证是心动过缓需安置起搏器者，或者尖端扭转型室速(除外先天性长 QT 间期后，可临时使用)且滴速宜慢，不能静脉推注。

(6)β 受体阻滞剂：对于一些难治性多形性 VT、尖端扭转型 VT、快速单形性 VT 或室扑(频率>260 次/min)及难治性 VF，可试用静脉 β 受体阻滞剂。美托洛尔每隔 5min，每次 5mg 静脉注射，直至总剂量 15mg；艾司洛尔 0.5mg/kg 静脉注射(1min)，继以 50～300μg/min 静滴维持。

(7)硫酸镁：仅用于尖端扭转型 VT(Ⅱb 类推荐)和伴有低镁血症的 VF/VT 以及其他心律失常两种情况。用法：对于尖端扭转型 VT，紧急情况下可用硫酸镁 1～2g 稀释后静脉注射，5～20min 注射完毕；或 1～2g 加入 50～100mL 液体中静滴。必须注意，硫酸镁快速给药有可能导致严重低血压和心脏骤停。

(8)钙剂：在有高血钾、低血钙或钙通道阻滞剂中毒时，钙剂治疗有效，其他情况均不用钙剂治疗。如对高血钾触发的难治性 VF，可给予 10% 葡萄糖酸钙 5～20mL 静脉注射。

(9)碳酸氢钠：不主张常规应用。只在特定情况下，应用碳酸氢盐才有效。如患者原有代谢性酸中毒、高钾血症或三环类或苯巴比妥类药物过量中毒。此外，对于心跳停搏时间较长的患者，应用碳酸氢盐治疗可能有益。但只有在除颤、胸外心脏按压、气管插管、机械通气和血管收缩药治疗无效时方可考虑应用该药。初始剂量 1mmol/kg,在持续 CPR 过程中每 15min 重复 1/2 量,最好根据血气分析结果调整补碱量,防止产生碱中毒。

(10)儿茶酚胺类药物:本类药物不仅能较好地稳定心脏电活动,而且具有良好的正性肌力和外周血管作用。其中肾上腺素为首选药,升压时初始剂量 $1\mu g/min$,根据血流动力学调整,剂量范围 $1\sim10\mu g/min$。在严重低血压(收缩压<70mmHg)和周围血管低阻力时应使用去甲肾上腺素,起始剂量为 $0.5\sim1.0\mu g/min$,逐渐调节至有效剂量。当不需要肾上腺素的变时效应时,可考虑使用多巴胺或多巴酚丁胺。多巴胺的推荐剂量:$5\sim20\mu g/(kg \cdot min)$,超过 $10\mu g/(kg \cdot min)$ 可以导致体循环和内脏血管的收缩。多巴酚丁胺具有很强的正性肌力作用,无明显血管收缩作用,常用于严重收缩性心功能不全的治疗,剂量范围 $5\sim20\mu g/(kg \cdot min)$。

(11)阿托品:2005 CPR 指南推荐,对将要停搏的缓慢心率,阿托品 1mg 静注,每 $3\sim5min$ 1 次,总剂量不超过 3mg;对心脏静止和 PEA,亦可考虑加用阿托品(1mg,IV/IO),最多用至 3 个剂量。对于高度 AVB,立即准备行经静脉临时起搏,准备期间可考虑给予阿托品(0.5mg,IV/IO),阿托品可重复给予直至总量达 3mg,如无效给予临时起搏。但是,2010 CPR 指南不再推荐阿托品常规用于心脏静止和 PEA。

三、起搏治疗

对心脏静止患者不推荐使用起搏治疗。而对有症状心动过缓患者则考虑起搏治疗。如果患者出现严重症状,尤其是当高度房室传导阻滞发生在希氏束以下时,则应立即施行起搏治疗。

2010 CPR 指南中 ALS 流程所含的推荐标准如下:①心肺复苏质量:胸外按压,用力(≥5cm),快速(≥100 次/min),按压后胸廓回弹恢复;尽可能减少按压中断;避免过度通气;每隔 2min 按压者交换一次;未建立人工气道,采用 30:2 按压/通气比率;采用二氧化碳波形图定量分析,如 $PETCO_2$<10mmHg,应提高心肺复苏质量;有创动脉压力,如舒张压<20mmHg,应提高心肺复苏质量。②ROSC:脉搏和血压;$PETCO_2$ 迅速持续增高(通常≥40mmHg);有创动脉波监测动脉压变化。③电击能量:双相波,制造商建议值(120~200J),如该值不详,可选最大值;第 2 次和后续能量相似,也可考虑提高能量;单相波,360J。④药物治疗:静脉/骨髓腔内注射肾上腺素,剂量 1mg/3~5min;静脉/骨髓腔内注射血管加压素,剂量 40U 可替代首剂量或第二剂肾上腺素;静脉/骨髓腔内注射胺碘酮,首剂 300mg,第二剂 150mg。⑤人工气道:喉咽气道或气管插管;呼气末二氧化碳波形图确认和监测气管插管位置;8~10 次/min 人工呼吸,伴持续心脏按压。⑥可治病因:低血容量、缺氧、酸中毒、低钾/高钾血症、低温、张力性气胸、心脏压塞、中毒、肺栓塞、急性冠脉综合征等。其流程图见图 2—3。

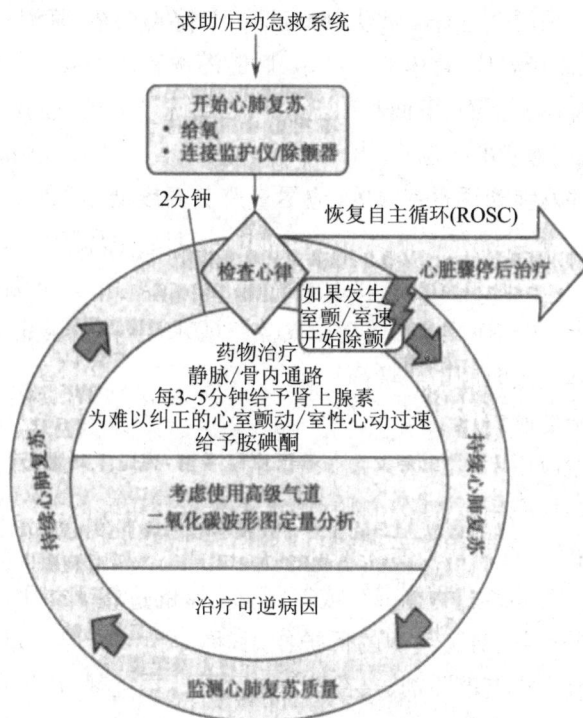

图 2-3 环形成人高级生命支持流程

(高芳)

第五节 心脏骤停后治疗

为提高在恢复自主循环后收入院的心脏骤停患者的存活率,应当通过统一的方式实施综合、结构化、完整、多学科的心脏骤停后治疗体系。程序化心脏骤停后治疗强调采用多学科的程序,主要包括优化血流动力、神经系统和代谢功能(包括低温治疗),可能能够提高在发生院内或院外心脏骤停后已恢复自主循环的患者的出院存活率。虽然还无法确定上述集束化多项治疗的单独疗效,但通过将这些治疗组合为一个整体系统,则可以达到提高出院存活率的目的。该变化更加强调 ROSC 后只是 CPR 复杂的临床病理过程和救治的开始。

心脏骤停后早期救治及主要目标:①维护及优化 ROSC 后患者心肺功能和重要器官的灌注。②转运至适合的医院或综合心脏骤停后救治的监护病房。③鉴别和对急性冠状动脉综合征(ACS)患者采取干预性治疗;优化体温控制治疗,有益神经功能恢复。

具体的处理原则和措施包括维持有效的循环和呼吸功能,预防再次 SCA,维持水、电解质和酸碱平衡,防治脑水肿、急性肾损伤和继发感染等,其中重点是脑复苏。

1.维持有效循环 加强循环功能监测,仔细寻找引起 SCA 的原因,尤其是否有 AMI 发生及电解质紊乱存在,并及时处理。输液,使用血管活性药及正性肌力药等。

2.维持呼吸。

3.脑复苏 是 CPR 最后成功的关键。主要措施有:

(1)低温疗法:轻度低温(体温 32～34℃)治疗是目前唯一在临床研究中证实有效的脑保

护措施。低温疗法一般采用全身降温和头部局部降温(降温头盔、降温颈圈等)。全身降温效果较确切,包括降温毯或降温仪、胃内注入冰水、腹腔灌洗和体外泵等。常用的降温措施是使用降温毯放置在患者身体的上面、下面和冰盐水鼻胃灌洗。一旦直肠温度达到 33℃,通过降温毯恒温器的调整,保持患者的体温在 32～34℃,并维持 12～24h。由于 32℃以下低温在临床上可带来许多严重并发症如诱发室颤等,应尽量避免温度低于 32℃。在降温期间,加强心电、SaO_2、血压和呼吸监测,使 MAP 维持在 90～110mmHg。复温要慢,速度过快对颅内压增高者非常有害,应该用 10～12h 以上时间逐渐完成(<0.5℃/h)。低温疗法时应注意防治以下并发症:①心律失常。②出血倾向。③肺部感染。④水、电解质紊乱,低温时低钾和高温时高钾。⑤低温期休克和复温时颅内压增高等。

(2)控制脑水肿、降低颅内压。

(3)防治抽搐:通过应用冬眠药物控制缺氧性脑损害引起的四肢抽搐以及降温过程中的寒战反应。但无须预防性应用抗惊厥药物。可选用二氢麦角碱 0.6mg、异丙嗪 50mg 稀释于 5%葡萄糖 100mL 内静滴,亦可用地西泮 10mg 注射。

(4)脑保护剂的应用:某些药物能减少或抑制自由基的过氧化作用,降低脑代谢从而阻止细胞发生不可逆性改变,形成对脑组织的保护作用,称为脑保护剂。如巴比妥类、苯妥英钠、纳洛酮、神经节苷脂、氧自由基清除剂、兴奋性氨基酸受体拮抗剂、热休克蛋白、镁离子和钙拮抗剂等。但几乎所有的脑保护剂都有一个共同的结果,即动物实验有效,而临床无效或效果可疑。①纳洛酮:主张早期、足量、持续用药,2～10mg/d,静滴,疗程 7～10d。②钙拮抗剂:尼莫地平注射液 10mg/50mL 缓慢静滴,每日 1 次,7～14d 为一疗程。③神经节苷脂:用法:神经节苷脂(施捷因)80～100mg/d 静滴,2～3 周后改为维持量,20～40mg/d,肌注或静滴。④依达拉奉:是一种强效的羟自由基清除剂及抗氧化剂,可抑制脂质过氧化反应,减轻脑内花生四烯酸引起的脑水肿,减少缺血半暗带的面积,抑制迟发性神经元死亡,防止血管内皮细胞损伤,发挥有益的抗缺血作用。用法:30mg 静滴,2 次/d,7～10d 为一疗程。

(5)脑代谢活化剂的应用:常用的有:①脑蛋白水解物(脑活素):每次 10～30mL,溶于葡萄糖液或生理盐水 250mL 中静滴,每日 1 次,2～4 周为 1 疗程。癫痫持续状态、肾衰竭、孕妇禁用。②胞磷胆碱:每日 0.5～1.0g 加入 5%～10%葡萄糖液 500mL 中静滴,10～14d 为 1 疗程。因 ATP 参与胞磷胆碱的代谢,并提供进入细胞的能量来源,合用可提高疗效。③三磷酸腺苷:用法:20mg 肌注,或 20～40mg 加入 5%～10%葡萄糖液 500mL 中静滴,2～3 周为 1 疗程。④醒脑静注射液(安宫牛黄丸注射液):每次 2～4mL(1～2g)肌注,或每次 4～8mL 稀释于 25%～50%葡萄糖液 40mL 内静注,每日 1～2 次。

(6)高压氧疗法:高压氧治疗在脑复苏中具有重要意义,它能提高血液、脑组织、脑脊液的氧含量和储氧量;增加血氧弥散量和有效弥散距离;改善血脑屏障,减轻脑水肿,降低颅内压;促进脑电活动、脑干生命功能和觉醒状态,促使昏迷者苏醒;减轻无氧代谢和低氧代谢,促进高能磷酸键(ATP、KP)的形成,调节生物合成和解毒反应,纠正酸中毒,维持有效循环,改善其他重要脏器的功能。通过上述高压氧的综合作用,可打断脑缺氧、脑水肿的恶性循环,促进脑功能恢复和复苏。因此,有条件有适应证者应尽早应用。

4.防治急性肾损伤(AKI) 应注意维持有效的心脏与循环功能,避免使用对肾脏有损害的药物。若注射呋塞米后仍然无尿或少尿，则提示 AKI。

5.其他措施　包括纠正水电解质紊乱和酸碱失衡，防治感染，营养支持等。

（高芳）

第六节　气道异物阻塞与处理

气道异物阻塞(foreign body airway obstruction,FBAO)是一种急症,如不及时治疗,数分钟内就可导致死亡。FBAO 造成的心脏骤停并不常见,但有意识障碍或吞咽困难的老年人和儿童发生人数相对较多。FBAO 是可预防而避免发生的。

1.FBAO 的原因及预防　任何患者突然呼吸骤停都应考虑到 FBAO,尤其是年轻患者,呼吸突然停止,出现发绀,无任何原因的意识丧失。成人通常在进食时易发生,肉类食物是造成 FBA 最常见的原因。易导致 FBAO 的诱因有:吞食大块难咽食物,饮酒后,老年人戴义齿或吞咽困难,儿童口含小颗粒状食品或物品。注意下列事项有助于预防 FBAO:①将食物切碎,细嚼慢咽,尤其是戴义齿者。②咀嚼和吞咽食物时,避免大笑或交谈。③避免酗酒。④阻止儿童口含食物行走、跑或玩耍。⑤将易误吸入的异物放在婴幼儿拿不到处。⑥不宜给小儿需要仔细咀嚼或质韧而滑的食物(如花生、坚果、玉米花、果冻等)。

2.FBAO 的识别　异物可造成呼吸道部分或完全阻塞,识别 FBAO 是及时抢救的关键。气道部分阻塞时,患者有通气,能用力咳嗽,但在咳嗽停止时,出现喘息声。此时救助者不宜干扰患者自行排出异物的努力,而应鼓励患者继续咳嗽并自主呼吸。但应守护在患者身旁,并监护患者的情况,如不能解除,即求救 EMSS。

FBAO 患者可能一开始就表现为通气不良;或开始通气好,但逐渐恶化,表现为乏力、无效咳嗽、吸气时高调嗓音、呼吸困难加重、发绀。对待这类患者要同气道完全阻塞一样,须争分夺秒地救治。

气道完全阻塞的患者,不能讲话,呼吸或咳嗽时,用双手抓住颈部,无法通气。对此征象必须能立即明确识别。救助者应马上询问患者是否被异物噎住,如果患者点头确认,必须立即救助,帮助解除异物。如不能迅速解除气道阻塞,患者将很快出现意识丧失,甚至死亡。如遇患者意识已经丧失,猝然倒地,则应立即 CPR。

3.解除 FBAO　通过迫使气道内压力骤然升高的方法,产生人为咳嗽,把异物从气道内排出。常用方法有:

(1)腹部冲击法(HeimLich 法):腹部冲击法可使膈肌抬高,气道压力骤然升高,促使气体从肺内排出,这种压力足以产生人为咳嗽,把异物从气管内冲击出来。适用于有意识的立位或坐位患者。救助者站在患者身后,双臂环抱患者腰部,一手握拳,握拳手的拇指侧紧抵患者腹部,位于剑突下与脐上的腹中线部位,再用另一手抓紧拳头,用力快速向内、向上使拳头冲击腹部,反复冲击直到把异物从气道内排出来。如患者意识丧失,即开始 CPR。虽腹部冲击法卓有成效,但也可产生合并症,如腹部或胸腔内脏的破裂或撕裂,1 岁以下婴儿,故除非必要时,一般不随便采用此法。对已行腹部冲击法治疗的患者应仔细检查有无危及生命的合并症。

(2)自行腹部冲击法:发生 FBAO 时,患者本人可一手握拳,用拳头拇指抵住腹部剑突下与脐上腹中线部位,另一只手抓紧拳头,用力快速向上、向内使拳头冲击腹部。如果不成功,患者应快速将上腹部抵压在一硬质的物体上，如椅背、桌沿、走廊栏杆，然后用力冲击腹部，直到把气道内异物排出。

（3）胸部冲击法：当患者是妊娠终末期或过度肥胖者时，可采用胸部冲击法代替腹部冲击法。其方法是，救助者站在患者身后，把上肢放在患者腋下，将胸部环抱住。一只拳的拇指则放在胸骨中线，应注意避开剑突和肋骨下缘，另一只手抓住拳头，向后冲击，直至把异物排出。

（4）对意识丧失者的解除方法：在解除 FBAO 期间发生意识丧失，救助者应立即求救 EMSS（或让其他人去启动 EMSS）并开始 CPR。胸部按压有助于无反应患者解除 FBAO。对专业急救人员，如怀疑意识丧失是由 FBAO 引起的，建议采取下列方法：①在 CPR 过程中，如有第二名急救人员在场，则让其启动 EMSS。患者保持平卧。②用舌－上颌上提法开放气道，并试用手指清除口咽部异物。③开放气道，尝试通气，如通气时患者胸部无起伏，重新摆放头部位置，再尝试通气。④如果反复尝试后仍不能进行有效通气，则应考虑 FBAO。此时，骑跨在患者膝部，实施腹部冲击法（可连续冲击 5 次）。⑤在异物清除前，如果通气仍不能使胸廓起伏，应考虑进一步的抢救措施（如 Kelly 钳，Magilla 镊，环甲膜穿刺/切开术），建立通畅的气道。⑥如 FBAO 已取除，气道开通后患者仍无呼吸，需 2 次人工通气。再检查循环体征（检查脉搏及自主呼吸、咳嗽和运动），如无脉搏，即开始胸外按压。按压/通气比 30∶2。

（高芳）

第三章 急诊常见症状

第一节 昏迷

昏迷是指对外界各种刺激无反应,伴有运动、感觉、反射功能障碍及大、小便失禁等,而生命体征如呼吸、脉搏和血压等存在。昏迷是一种常见的临床症状,不仅见于神经系统的许多严重疾病,如脑梗死、脑出血、重症颅内感染、脑外伤、脑肿瘤等,也见于心、肺、肝、肾等重要器官功能严重损害过程。

一、急诊思路

(一)与昏迷鉴别

1. 类昏迷 临床表现类似昏迷或貌似昏迷,但实际上并非真昏迷的一种状态或症状。

2. 晕厥 急起而短暂的意识丧失,常有先兆症状,如视觉模糊、全身无力、头昏眼花、出冷汗等;然后晕倒,持续时间很短,一般数秒钟至1min即可完全恢复。

3. 失语 完全性失语的患者,伴有四肢瘫痪时,对外界的刺激均失去反应能力。如同时伴有嗜睡,更易误认为昏迷。但失语患者对给予声光及疼痛刺激时,能睁开眼睛,能以表情等来示意其仍可理解和领悟,表明其意识内容存在,或可见到喃喃发声,欲语不能。

4. 发作性睡病 在不易入睡的场合下,如行走、进食、上课或某些操作过程中,发生不可抗拒的睡眠,每次发作持续数秒钟至数小时不等。

(二)昏迷程度

1. 浅昏迷 开眼反应消失或偶而呈半闭合状态,语言丧失,自发性运动罕见,对外界的各种刺激及内在的需要完全无知觉和反应。但强烈的疼痛刺激可见患者有痛苦表情、呻吟或肢体的防御反射和呼吸加快。吞咽反射、咳嗽反射、角膜反射及瞳孔对光反射仍然存在,眼脑反射亦可存在。

2. 中度昏迷 开眼、语言和自发性运动均已丧失,对外界各种刺激均无反应,对强烈的疼痛刺激或可出现防御反射。

3. 深昏迷 全身肌肉松弛,对强烈的疼痛刺激也不能引出逃避反应及去大脑强直。眼球固定,瞳孔显著扩大,瞳孔对光反射、角膜反射、眼前庭反射、吞咽反射、咳嗽等反射全部消失。呼吸不规则,血压或有下降,大、小便失禁,偶有潴留。

(三)意识障碍

可使用格拉斯哥昏迷量表(GCS)评估昏迷程度,见表3—1。

表 3-1　格拉斯哥昏迷量表 *

反应	功能状态	得分
睁眼反应	有目的、自发性地	4
	口头命令	3
	疼痛刺激	2
	无反应	1
口语反应	定向正确、可对答	5
	定向不佳	4
	不恰当的词汇	3
	含混的发音	2
	无反应	1
运动反应	服从医嘱	6
	对疼痛刺激,局部感到痛	5
	逃避疼痛刺激	4
	刺激时呈屈曲反应(去皮质强直)	3
	刺激时呈伸展反应(去大脑强直)	2
	无反应	1

* 格拉斯哥昏迷量表最高分为 15 分,最低分为 3 分,分数愈高,意识愈清晰

二、诊断和鉴别流程

(一)病因

昏迷病因较为复杂,目前临床尚无统一的分类方法,本节就颅内外病变分类法进行简单介绍。

1. 颅内疾病

(1)颅内幕上病变:脑内出血、硬膜下血肿、脑梗死、脑肿瘤、脑脓肿、硬膜外血肿、闭合性颅脑损伤等。

(2)颅内幕下病变:脑干梗死、脑干出血、脑干血肿、脑干肿瘤、脑干脓肿、脑干脱髓鞘性病变、基底动脉瘤、小脑出血、小脑梗死、小脑肿瘤、小脑脓肿、后颅窝硬膜下或硬膜外血肿等。

(3)颅内弥漫性病变:乙型脑炎、散发性脑炎、森林脑炎、其他病毒性脑炎、各种原因的细菌性脑膜炎、脑型疟疾、脑膜型白血病、风湿性脑脉管炎、高血压脑病、蛛网膜下隙出血、癫痫、脑震荡、脑挫伤等。

2. 颅外疾病

(1)重症急性感染性疾病:如病毒性心肌炎、肺炎、斑疹伤寒、脑型疟疾、中毒性痢疾、败血症、泌尿系统感染等。

(2)内分泌及代谢障碍性疾病。

(3)水及电解质平衡紊乱。

(4)心血管疾病。

(5)外源性中毒:工业和(或)生活毒物中毒;农药类中毒;药物类中毒;植物类中毒;动物类中毒。

(二)临床特点

1.病史

(1)昏迷:急性起病还是缓慢起病,发病的时间、地点。询问有关发病或外伤的方式,有无药物、酒精或其他有毒物质的吞服史,近期有无感染、惊厥、头痛。查看有无出血,二便失禁和头部受到外伤的迹象。

(2)伴随症状:病前有无头痛、头晕、晕厥、心悸,病中有无抽搐、呕吐、呼吸暂停及心动过速、心律不齐。

(3)既往史:糖尿病、肾炎、心脏疾病、高血压及脑血管病、精神病史,有无头痛、癫痫,药物过敏史。

2.体格检查

(1)体温。

(2)脉搏。

(3)呼吸。

(4)血压。

(5)皮肤与黏膜。

(6)脑膜刺激征。

(7)瞳孔。

(8)瘫痪。

(9)体位。

(10)不随意运动。

3.实验室检查

(1)血常规。

(2)尿常规。

(3)血电解质。

(4)血糖。

(5)肝、肾功能。

(6)毒物检查。

(7)颅脑 CT 和 MRI 检查。

(8)心电图。

(9)腰椎穿刺。

(10)脑电图及视、听、体感诱发电位。

(三)昏迷的鉴别流程

昏迷的鉴别流程见图 3—1。

```
                    ┌──────────┐
                    │   昏迷    │
                    └────┬─────┘
                         │
┌──────────┐        ┌────▼─────┐         ┌──────────────┐
│ 脑膜刺激征 │◄───────│   瘫痪    │────────►│   一侧瘫痪     │
└────┬─────┘        └──────────┘         │   四肢瘫痪     │
     │                                    │   去大脑强直   │
     │              ┌──────────┐         └──────┬───────┘
     │          ┌──►│ 腰椎穿刺、 │                │
     └──────────┘   │  CT、MRI  │         ┌──────▼───────┐
                    └────┬─────┘         │  头CT、MRI    │
                         │               └──────┬───────┘
                    ┌────▼─────┐                │
                    │ 脑膜脑炎   │         ┌──────▼───────┐
                    │蛛网膜下隙出血│         │  大脑病变     │
                    └──────────┘         │  脑干病变     │
┌──────────┐                            │  脊髓病变     │
│   病史    │                            └──────────────┘
└────┬─────┘
     │       ┌──────────┐
     │       │ 环境因素   │
     │       └────┬─────┘
┌────▼─────┐  ┌───▼──────────┐
│ 糖尿病    │  │ 药物、农药中毒  │
│ 癫痫     │  │ 酒精中毒       │
│ 肝脏疾病  │  │ 一氧化碳中毒    │
│ 心脏疾病  │  │ 中暑           │
│ 肾脏疾病  │  │ 偶发性低体温    │
│ 肺性脑病  │  │ 头部外伤       │
└──────────┘  └──────────────┘
```

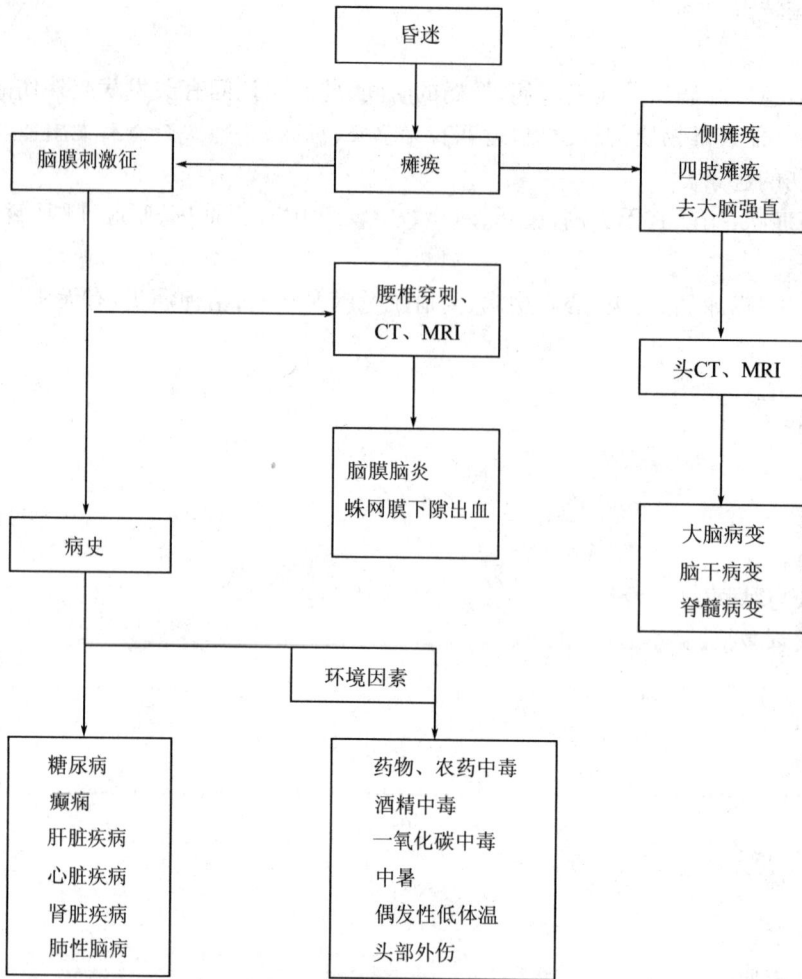

图 3—1 昏迷鉴别诊断流程图

三、急诊处理

1. 紧急处理

(1)保持呼吸道通畅,防止患者因呕吐导致窒息;必要时气管插管行人工辅助通气。

(2)维持有效血循环,纠正休克。

2. 对症治疗

(1)颅压高者给予降颅压药物,必要时进行侧脑室穿刺引流等。

(2)预防或抗感染治疗。

(3)控制高血压及过高体温。

(4)用地西泮、苯巴比妥等控制抽搐。

3. 其他治疗

(1)纠正水及电解质紊乱,维持体内酸碱平衡,补充营养。

(2)给予脑代谢促进剂,如 ATP、辅酶 A、胞二磷胆碱、脑活素等。

(3)给予促醒药物,如醒脑静、安宫牛黄丸等。

（4）注意口腔、呼吸道、泌尿道及皮肤护理。

4.病因治疗　病因明确,应尽快纠正病因治疗。

（刘燕）

第二节　急性胸痛

胸痛是急诊患者就诊常见的主诉,约占急诊总数的 5%。引起急性胸痛的病因谱广泛,预后差异甚大,既可以是致死性的或是具有潜在致死危险性的如急性冠脉综合征、主动脉夹层、肺栓塞、张力性气胸、导致心包填塞的心包炎、食管破裂,也可以是功能性的如神经症、高通气综合征。

一、急诊思路

胸痛的原因众多,较常见的疾病如下。

1.胸壁疾病　如带状疱疹、肋间神经炎、肋软骨炎、多发性骨髓瘤等。

2.胸、肺疾病　如肺栓塞、气胸包括张力性气胸、肺炎、胸膜炎、肺癌等。

3.心血管疾病　如急性冠脉综合征(ACS)、主动脉夹层、心包炎、肥厚型心肌病等。

4.纵隔疾病　如纵隔炎、纵隔肿瘤。

5.上消化道疾病　如消化性溃疡、食管撕裂、食管裂孔疝、食管癌。

6.紧张综合征、高通气综合征。

首先,急诊医生要能在尽量短的时间内从诸多复杂的胸痛病因中识别出有可能危及生命的急危重病例、一般性急症或非急症,准确把握与评估病情的危急与严重程度,并及时对危重病例行多功能心电监测、吸氧、开放静脉通路,进行紧急的或必要的"救命治病"处理,以及作好随时进行抢救的各项准备。同时查找可能致病的直接原因,进而给予针对病因的治疗。如上所述,已明确胸痛原因的急性冠脉综合征、主动脉夹层、肺栓塞、张力性气胸、导致心包填塞的心包炎和食管破裂是属急危重症;而患者凡是伴随出现苍白、大汗、紫绀、明显呼吸困难、颈静脉充盈或怒张、气管偏移、呼吸音改变、严重心律失常、血压下降甚或休克征象等,不论病因如何也均属危急状态。

其次,其他生命体征平稳的一般性急症留院治疗。不确定原因的胸痛患者至少留院 6～8h 以上,观察演变。

二、诊断和鉴别流程

详尽了解病史、全面而重点的体格检查、基本或必要的辅助检查十分重要。

（一）病史询问

1.部位和放射　胸壁疾病往往部位局限,局部有压痛;炎症性病变尚伴有红、肿、热;带状疱疹成簇水疱沿一侧肋间神经分布。胸骨后多提示心绞痛(AP)或急性心肌梗死(AMI)、主动脉夹层、食管与纵隔病变;心前区多提示 AP/AMI、心包炎;胸膜炎、肺栓塞、气胸之痛多位于胸部侧面;心尖区固定部位者多属功能性胸痛。尤其应该注意的是,若胸痛放射到颈部、下颌、肩/背部、左臂尺侧时务必警惕 AP、AMI、心包炎、主动脉夹层的可能。

2.性质　压迫(榨)性、闷胀感者多考虑 AP/AMI。刀割样锐痛多属心包炎、胸膜炎、肺栓塞、带状疱疹。撕裂样剧痛者应警惕主动脉夹层。针扎样疼痛多为功能性疼痛、肋间神经炎、带状疱疹。烧灼感则多为食管痉挛或食管反流。

3.诱发/缓解因素　心肌缺血性胸痛往往为劳力或情绪激动诱发,休息或含服硝酸甘油缓解。非心肌缺血性胸痛:食管痉挛多由进冷液体诱发或自发;胸膜炎、心包炎随呼吸、胸部运动时加重;肌肉骨骼神经性胸痛随触摸或运动加重;过度通气性胸痛由呼吸过快诱发。

4.时限　平滑肌痉挛或血管狭窄之胸痛多呈阵发性,炎症、肿瘤、栓塞或梗死引起的胸痛多为呈持续性。疼痛持续 30s 之内者多为食管裂孔疝、功能性疼痛,30min 以上或数小时者多为 AMI、心包炎、主动脉夹层、带状疱疹、肌/骨骼痛。

5.伴随症状　伴苍白、大汗、血压下降或休克,见于 AMI、主动脉夹层、肺栓塞、张力性气胸;伴咳血见于肺栓塞、支气管肺癌;伴发热见于肺炎、胸膜炎、心包炎;伴呼吸困难提示病变累及范围较大,如 AMI、肺栓塞、大叶性肺炎、气胸和纵隔气肿;伴吞咽困难见于食管疾病;伴叹气、焦虑或抑郁多为功能性胸痛。

除上述外,在鉴别胸痛原因方面,还应考虑几个致命性疾病的相关高危因素,如与 AMI 相关的年龄、性别、早发冠心病家族史、高血压、高脂血症、糖尿病、吸烟、肥胖等;与主动脉夹层相关的高血压(中老年人)或 Marfan 综合征(青年人);与肺栓塞相关的长期卧床、长途旅行、创伤/骨折、外科手术(疝修补术、腹部手术)、既往静脉血栓栓塞史、妊娠/产褥期、服避孕药等。

（二）体格检查要点

血压、四肢脉搏、呼吸、体温等生命体征是否稳定;皮肤有否湿冷;颈部有无异常搏动,颈静脉怒张与否,气管位置居中或偏移;胸廓是否对称,有否单侧隆起,有无触痛或压痛;呼吸音有无改变,有无胸膜摩擦音;心界有无扩大,心音与杂音情况,有无心包摩擦音;腹部:有无压痛(剑突下、胆囊区);下肢是否单侧肿胀。

（三）辅助检查

根据患者的症状与病史特点,选择性地进行血常规/大便潜血、心肌损伤生物标记物(Myo、CK－MB、TNI/T 等)、心电图(ECG)、X 线、D－二聚体(D－dimer)、动脉血气等检查,以及心脏超声/腹部 B 超检查,必要时应行螺旋 CT、MRI,甚或冠状动脉造影(CAG)。

1.心电图　ECG 的 ST－T 异常与病理性 Q 波可能发现心肌缺血与心肌损伤或坏死,也可直接检出各种心律失常等。尤应注意动态观察,发现有意义的变化。

2.心肌损伤生物标记物的意义与应用

（1）ACS 早期诊断评估:有 ACS 相关症状的患者都应进行生物标记物检测,cTnI/T 用于 MI 诊断,若不能检测 cTnI/T,可用 CK－MB 质量检测来替代;症状发作 6h 以内的患者,除 cTnI/T 外,还应检测早期坏死标志物肌红蛋白或心脏型脂肪酸结合蛋白(H－FABP)。

（2）评价梗死面积大小及早期溶栓治疗效果;溶栓治疗时若 CK－MB 酶峰前移,标志再灌注。

（3）在发病早期 cTnI/T 水平增高阶段,CK－MB 是检测有无再梗死的标记物。

3.D－二聚体　D－dimer 是交联纤维蛋白被纤溶酶降解的产物,主要反映纤维蛋白溶解功能。机体血管内有活化的血栓形成及纤维蛋白溶解活动时,D－dimer 升高。D－dimer 应用于排除深静脉血栓形成(DVT)和肺栓塞的阴性诊断价值非常突出,已作为首选筛选指标之一;D－dimer<0.2mg/L,可排除 DVT;D－dimer<0.5mg/L,可排除急性肺栓塞;对于除外

主动脉夹层也有很高的敏感性和阴性预测值。

4.X线检查　可直观发现气胸,对于肺血栓栓塞也有一定提示性意义。

5.动脉血气分析　不仅对于肺栓塞诊断有帮助,更能通过检出低氧血症等评估危重状态。

6.注意事项

(1)胸痛的严重程度与病变的严重程度并不完全一致,不要被表象所迷惑。

(2)警惕不典型胸痛症状,如老年患者突然发生原因不明的休克、严重心律失常、心力衰竭、上腹胀痛或呕吐等;老年患者新近出现的或近期加重的胸闷或气短、疲乏;突然出现原因不明的颈部、咽部、下颌部或牙痛。

(3)对新发的胸痛尤其是第一次发生胸痛的40～50岁年龄的男性患者,即使心电图、心肌损伤标记物正常也要警惕初发心绞痛的可能。

(4)病情会随着病变的进展而演变,因而要动态评估可能的变化,进行反复的查体和ECG、X线、心肌生物学标记物等辅助检查。根据病情选择辅助检查宜先简单易行。

三、急危重症的急诊处置

(一)急性冠脉综合征

急性冠脉综合征(ACS)是由于不稳定的冠状动脉粥样硬化斑块破裂和/或激发血栓形成所致的急性心肌缺血综合征,包括不稳定性心绞痛(UA)、非ST段抬高心肌梗死(NSTE-MI)、ST段抬高心肌梗死(STEMI),发病急、变化快。

1.症状　憋闷、扼窒、压迫、紧缩感样胸痛或胸部不适,可向肩背、左上肢或下颌等部位放射;疼痛多由劳力或情绪激动等诱发,可逐渐加重,含服硝酸甘油可缓解或减轻。

2.病史　老年、早发冠心病家族史、高血压、高脂血症、糖尿病、吸烟、肥胖等。

3.辅助检查　ECG;心肌损伤标记物(CK－MB、cTnI/T);超声心动图。

4.处理　心电图、血压、呼吸、氧饱和度监测,建立静脉通路,吸氧2～4L/min。

5.早期保守策略　多数UA/NSTEMI患者可首先使用药物治疗,经优化的药物治疗后仍存在缺血或再发缺血者,可考虑冠状动脉造影。早期有创策略:无禁忌证的STEMI患者常规早期施行冠状动脉造影检查,合适的病例实施血运重建;高危UA/NSTEMI患者推荐早期有创策略:①接受了抗心肌缺血强化治疗,但仍出现静息或轻微活动后的复发性心绞痛/心肌缺血。②肌钙蛋白T/I增高。③新出现的ST段压低。④反复心绞痛/心肌缺血伴有充血性心力衰竭表现(S3奔马律、肺水肿、肺部啰音加重、新出现二尖瓣返流或原有的二尖瓣返流加重)。⑤非侵袭性检查发现高危因素。⑥左心室收缩功能减退(射血分数<40%)。⑦血流动力学不稳定。⑧持续的室性心动过速。⑨6个月内做过经皮冠状动脉介入(PCI)。⑩既往冠状动脉搭桥(CABG)史。

6.抗血小板治疗;抗凝治疗;血小板GPⅡb/Ⅲa受体拮抗剂(接受有创策略的患者使用)。

7.其他,如硝酸盐类药物、受体阻滞剂等。

(二)主动脉夹层

发病率大约(0.5～1)/10万,误诊病死率超90%。

1.症状　突发撕裂样刀割样剧烈胸痛,放射到背部,常规剂量吗啡难以奏效,疼痛一发作就达到极点,可有晕厥。

2.病史 多见于男性,90%以上有高血压或 Marfan 综合征。

3.体征 四肢脉搏或血压不对称,血压增高或下降或休克征象,新发心脏杂音等。

4.辅助检查 超声心动图、增强 CT、MRI、主动脉造影,显示真假两腔。

5.处理 止痛、镇静;降压、抑制心肌收缩(硝普钠＋β受体阻滞剂);介入或手术。

(三)张力性气胸

1.症状 突发撕裂或刀割祥胸痛,随深呼吸加剧,部位较局限,严重呼吸困难,恐惧。

2.病史 常有用力或屏气的病史。

3.体征 血压大幅度波动,气促,气管偏移,一侧胸廓饱满,叩呈鼓音,呼吸音减弱或消失。

4.辅助检查 PaO_2 降低,胸部 X 线可确诊。

5.处理 紧急胸穿抽气,胸腔闭式引流。

(四)肺栓塞

1.症状 突然出现剧烈胸痛,呼吸困难,咯血,晕厥,胸痛部位不定,较局限,随呼吸加剧。

2.病史 长期卧床、长途旅行、创伤/骨折、外科手术(疝修补术、腹部手术)、既往静脉血栓栓塞史、妊娠/产褥期。

3.体征 血压低,颈静脉怒张,胸膜摩擦音等。

4.辅助检查 胸部 X 线;D−dimer 增高;ECG 出现 $S_I Q_{III} T_{III}$;血气分析 PaO_2 降低;增强 CT(CTPA)确诊。

5.处理 抗凝、溶栓等。

(五)自发性食管破裂

1.症状与体征 剧烈呕吐后突然出现胸背部、腹部撕裂样疼痛,可放射至左季肋部、下胸背部或左肩部,止痛剂难以缓解,吞咽或呼吸时疼痛加重。常伴有呕血、呼吸急促、脉率增快、血压降低等。

2.辅助检查 X 线胸片 90%均有一侧或双侧液气胸或胸腔积液;口服水溶性造影剂,可见造影剂经食管破口逸入周围组织或胸膜腔内;或口服亚甲蓝引流出蓝色胸液即可确诊。

3.处理 一旦确诊应立即手术。

(刘燕)

第三节 急性腹痛

急性腹痛是指患者自觉腹部突发性疼痛,常由腹腔内或腹腔外器官疾病所引起,是急诊就诊患者中最常见的症状之一。

一、急诊思路

(一)病情评估

1.生命体征 急性腹痛伴有生命体征不稳定,应警惕腹、盆腔出血、严重感染和心血管疾病。

(1)生育年龄妇女,月经不规律,血红蛋白急剧下降,疑为宫外孕破裂出血,应查血、尿

HCG 和 B 超检查。

（2）有外伤病史，血红蛋白急剧下降，高度怀疑肝、脾破裂，应查 B 超和 CT 检查。

（3）既往有溃疡病史，伴有呕血和血便，血红蛋白急剧下降，应注意消化道出血可能。

（4）伴有腹膜刺激征和全身中毒症状，应考虑感染中毒性休克，常见急性化脓性胆管炎、重症胰腺炎、消化道穿孔、肠坏死和阑尾炎等。

（5）中老年患者，既往有心血管病史，特别是腹部症状和体征不相符时，应警惕心血管疾病，应查 ECG 和胸腹部 CT。

2.腹膜刺激征　腹膜刺激征是指压痛伴腹肌紧张和反跳痛，常属于外科急腹症，需手术治疗。外科或妇产科疾病所致急性腹痛的特点如下。

（1）腹痛突然发作，剧烈，急剧发展。

（2）表情痛苦，呻吟，大汗，面色苍白，辗转不安或蜷曲静卧。

（3）可有腹膜刺激征及肝浊音界缩小或消失。

（4）可有内出血综合征。

（5）急诊腹平片和 CT 检查可见膈下游离气体、高度胀气、鼓肠或胃扩张、梯形液气平面等。

（6）发病短期内白细胞计数明显升高。

（二）病因诊断

1.腹痛　临床上可根据腹痛的性质初步推断病变部位和可能的病因。

（1）部位：依据解剖部位来推断可能的病因，最早发生腹痛及压痛最明显的部位常是发生病变的部位，但应警惕阑尾炎早期的转移性腹痛和腹腔外病变引起的反射痛和牵涉痛，如心绞痛等。

（2）起病方式：突然发作剧痛，多为胆道蛔虫症、胆道或泌尿道结石嵌顿、疝嵌顿、消化道急性穿孔、腹腔脏器破裂、急性心肌梗死、心绞痛等。持续性腹痛阵发性加重常提示急性胆囊炎或胰腺炎和痉挛或梗阻。

（3）绞痛及放射痛

①胆绞痛：右上腹痛向右肩胛及右背部放射。

②胰腺绞痛：上腹或中上腹部向左侧腰背部放射。

③小肠绞痛：脐周剧痛。

④肾绞痛：肾区痛沿腹直肌外缘向大腿内侧或会阴部放射。

⑤子宫或直肠病变绞痛：腰骶部或下腹部剧痛或坠痛。

（4）伴发症状

①伴发热：常提示感染性疾病和出血性疾病。

②伴呕吐：急性腹痛伴呕吐者常为急性胃、胆囊、胰腺等炎症，肠梗阻，胆道或泌尿道结石嵌顿等。

③伴腹胀：急性胃扩张、麻痹性肠梗阻、便秘、尿潴留等。

④伴黄疸：多为肝胆系统疾病。胰腺占位导致胰胆管梗阻也可出现黄疸。

⑤与排尿关系：腹痛伴膀胱刺激征或血尿者多为急性泌尿系感染；部分阑尾炎、盆腔脓肿也可引起膀胱刺激征，应注意鉴别。

⑥与体位关系：辗转不安，腹痛喜按多为胃肠道疾病；拒按多为肝胆系疾病；活动疼痛加

剧,蜷曲侧卧痛减轻多为腹膜炎;前倾坐位或膝胸位痛减轻多为胰腺疾病。

⑦伴腹水:血性腹水;脓性腹水;胰性腹水;胆汁性腹水。

⑧伴休克:应考虑下列疾病:急性内出血;腹腔内脏器破裂或异位妊娠破裂;急性穿孔致弥漫性腹膜炎;腹腔内脏器或卵巢囊肿蒂扭转;腹腔内急性血管性病变(肠系膜动脉栓塞或静脉血栓形成);急性心肌梗死或休克型肺炎。

⑨伴包块:应考虑相应部位的急性炎症、肿瘤、肠套叠或扭转。

2.实验室检查　有助于病情评估和病因诊断。

(1)血常规检查:血红蛋白及红细胞计数,可提示有无内出血致贫血。白细胞计数及分类可提示是否感染及感染程度。

(2)大便检查:有无红、白细胞,虫卵、真菌、阿米巴滋养体等及潜血试验。

(3)尿液检查:尿 pH 值、蛋白、糖、酮体、胆红素、红细胞、管型、细菌、真菌等,育龄期应查尿妊娠试验。

(4)生化检查:依病情需要可作如下检查。

①血、尿淀粉酶测定。

②肝、肾功能测定等。

③血钾、钠、氯、钙等电解质测定。

3.辅助检查

(1)X 线检查:有助于胃肠穿孔和肠梗阻的诊断。

(2)超声波检查:主要是 B 型超声检查,对肝、胆、胰、脾、肾、输尿管、子宫及其附件、盆腔、腹腔等探查均有较强分辨(实质性、囊性、良性、恶性、积液、结石等)及诊断能力。对胃肠道疾病可提供一定的诊断线索。

(3)腹部 CT 检查:主要检查肝、胆、胰、脾、肾、膀胱、腹腔及盆腔等部位,可诊断其形态、大小、密度、占位性病变(实质性、囊性)、结石及腹腔、盆腔有无积液、肿大淋巴结等。

(4)内镜检查(胃、十二指肠、胆道、腹腔及结肠镜检查):对急性腹痛的诊断和治疗具有极其重要的意义。

(5)诊断性腹腔穿刺术:根据穿刺液性质可确定腹膜炎性质,有无内出血(脏器破裂或异位妊娠破裂)等。

(6)心电图检查:对 40 岁以上患者,既往无慢性胃病史,突然发作上腹痛应常规作心电图,以识别有无心脏及心包病变。

二、鉴别流程

急性腹痛的鉴别流程见图 3—2。

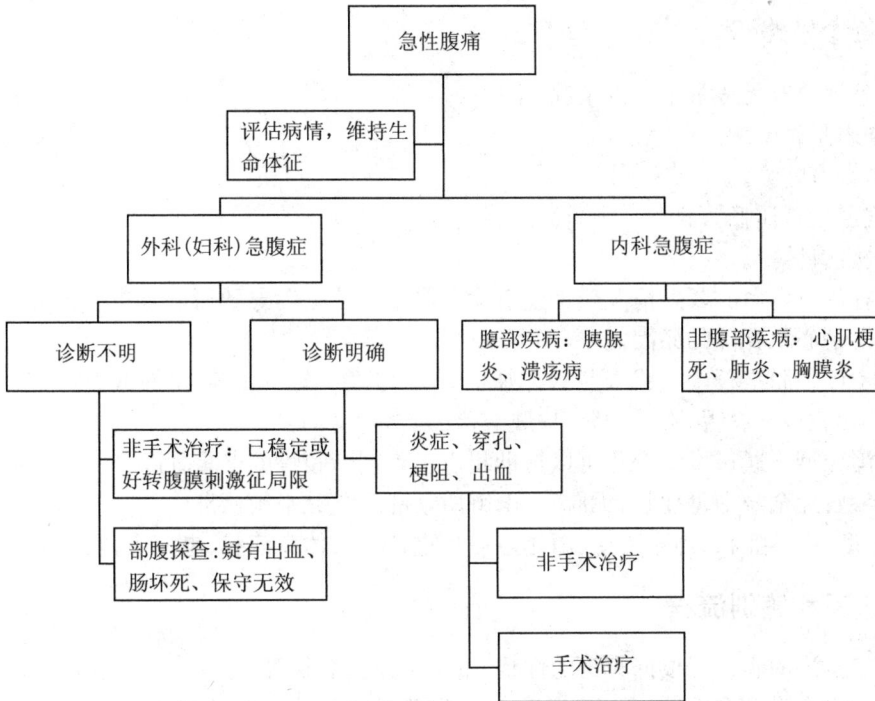

图 3－2　急性腹痛的鉴别流程

三、急诊处理

1.腹痛的一般治疗

(1)如有休克出现,应积极抗休克治疗。

(2)禁食、输液、纠正水及电解质和酸碱平衡紊乱。

(3)有胃肠梗阻者应予以胃肠减压。

(4)可酌情应用解痉止痛剂,除非诊断已经明确,应禁用麻醉止痛剂。

(5)对症支持治疗。

(6)出现外科急腹症,应请相关科室积极干预。

2.动态观察病情变化,尽早查明病因,针对病因治疗。

（刘　燕）

第四节　急性腹泻

　　腹泻是指排便次数明显超过平日习惯的频率,粪质稀薄,水分增加,每日排便量超过200g,或含未消化食物或脓血、黏液。腹泻常伴有排便急迫感、肛门不适、失禁等症状。腹泻分急性和慢性两类。急性腹泻发病急剧,病程在2～3周之内,程度严重者易导致脱水和电解质异常等内环境紊乱,救治不及时甚至导致死亡。特别是小孩和老人等发病更加严重和危险。

一、急诊思路

1. 紧急评估有无危及生命的情况
(1)神志是否清醒。
(2)是否有呼吸。
(3)气道是否通畅。
(4)是否有脉搏。

如果有危及生命的紧急情况应迅速解除。严重急性腹泻导致脱水和电解质异常、酸碱平衡失调常常是心跳骤停的原因之一,不可忽视。

2. 初步评估脱水程度　成人脱水体征:脉率大于 90 次/min,体位性低血压,仰卧位低血压及脉搏不明显,干燥舌,眼球凹陷,皮肤皱褶。

3. 腹泻分型　通过以上变化可以帮助我们正确判断腹泻的严重程度。
(1)轻型:无全身中毒症状,无脱水、电解质紊乱及酸碱平衡紊乱。
(2)重型:中毒症状、神志改变、消化道症状重,脱水、休克症状、电解质、酸碱平衡紊乱。

二、诊断和鉴别流程

1. 判定腹泻的病因　根据腹泻的性状、量次及伴发症状等,可初步判定腹泻的病因。
(1)急性腹泻伴里急后重,多是直肠病变;阵发脐周疼痛,水样便,腹鸣音强,多为小肠病变。
(2)腹泻伴呕吐,多见于胃肠炎、食物中毒。
(3)伴发热、腹痛,多见于急性菌痢。
(4)长期用抗生素或激素治疗,考虑菌群失调的单纯腹泻。
(5)伴有皮疹者,见于过敏性肠炎。
(6)每日大便量大于 1000mL,即为分泌性腹泻。
(7)米汤样便,见于霍乱、副霍乱;脓血便见于阿米巴痢疾、细菌性痢疾、结肠癌;气味臭带有泡沫的为脂肪泻;洗肉水样便提示急性出血性小肠炎;蛋花样便为伪膜性肠炎。

2. 常见疾病鉴别要点
(1)急性细菌性痢疾:急性菌痢是感染性腹泻最常见的原因。
①夏秋季发病。
②潜伏期多为 1～2d,长可达 7d。常以畏寒、发热和不适感等起病,有腹痛、腹泻,排便每天 10 余次至数十次。
③常伴里急后重、恶心、呕吐与脱水。粪便病初可为水样,后为脓血便或黏液血便。
④镜检可见大量红、白细胞,便培养可培养出痢疾杆菌。
急性菌痢应与阿米巴性痢疾相鉴别,鉴别要点如下。
①阿米巴性痢疾多为散发,常无发热、里急后重。
②排便情况较急性痢疾次数少,量较多,常呈果酱样。
③腹部压痛较轻,多在右下腹。
④粪便中可找到溶组织内阿米巴滋养体及其包囊。
(2)沙门菌属性食物中毒:是细菌性食物中毒的主要形式。
①常由于食物污染而暴发。
②集体发病。潜伏期一般为 8～24h。

③表现为急性胃肠炎,伴畏寒、发热等全身症状,早期可有菌血症。

④腹泻水样便,恶臭,每天数次至 10 数次,偶带脓血。呕吐物或粪便中可培养出沙门菌。

(3)病毒性胃肠炎:主要表现为儿童或成人的夏季流行性、无菌性腹泻。主要诊断依据如下。

①夏季流行,高度传染。

②临床症状和体征较轻,病程有自限性。

③除外其他细菌所致的腹泻。

④粪便中可分离出轮状病毒。

(4)霍乱与副霍乱:霍乱的临床特点如下。

①潜伏期一般为 2～3d,也可短至数小时或 6d 之久。

②发病急骤,呕吐与腹泻剧烈,呕吐为喷射性,反复不止,粪便及呕吐物为米泔水样、排便量大而无粪质。

③严重的脱水,可致周围循环衰竭,血压下降出现休克,严重者可有高热、少尿、无尿、肾衰竭死亡。

④常伴肌肉痉挛,尤其是腓肠肌及腹肌为明显。霍乱流行期间,在疫区有典型霍乱症状,镜下发现霍乱弧菌。

(5)伪膜性肠炎

①稀水样便,重症者可为洗肉水样,混有假膜。

②每日腹泻数次至数十次,很少为脓血便。

③多有诱因,如大手术后、大面积烧伤、严重感染,应用广谱抗生素等,肠镜活检或粪便培养可发现顽固性梭状芽孢杆菌,或检出此菌的毒素。

(6)血吸虫病:早期血吸虫病中,84.6%有腹泻,可为单纯性腹泻,大便稀或水样,也有的为痢疾样腹泻。腹泻大多为持续性,少数为间歇性,病程长短不一。

本病诊断要点:①与疫水接触史。②粪便孵化法阳性。③肠镜活组织检查,发现血吸虫卵即可确诊。

三、急诊处理

对于病情较轻、可以进食的患者,应在有效的补液和抗炎治疗的同时给予适当的饮食;出现休克的患者需禁食。

1.补液　口服补液疗法(ORT)为首选,尤其在儿童。口服补液溶液(ORS)是为 ORT 特别研制的液体。一种更加有效、低渗透压的 ORS(与标准 ORS 相比,其钠和葡萄糖浓度较低,能减轻呕吐、使大便量减少,减少静脉输液量)用以防止或纠正腹泻导致的脱水。如患者持续呕吐或明显脱水,则需静脉补充 5%～10%葡萄糖氯化钠注射液及其他相关电解质。

2.对症治疗　可适当使用止泻药:蒙脱石散(成人 3g,3 次/d);轻、中度的旅行者腹泻(无侵袭性腹泻的临床症状)时可用洛哌丁胺(成人 4～6mg/d;8 岁以上儿童 2～4mg/d),但避免用于血性、明显腹痛或疑似炎性腹泻者(发热患者)。

止吐药在急性腹泻治疗中通常是不必要的,除非患者对呕吐不耐受,同时无侵袭性感染证据时可适当使用。

3.抗菌治疗　抗生素对本病的治疗作用是有争议的。对于感染性腹泻如菌痢、霍乱等,可适当选用有针对性的抗生素,如环丙沙星 400～600mg/d,分 2 次或 3 次口服;黄连素 0.3g 口服,一日 3 次;或庆大霉素 8 万单位口服,一日 3 次。怀疑原虫感染时可用甲硝唑等,但应防止抗生素滥用。

（刘燕）

第五节　急性呼吸困难

呼吸困难是患者主观上有空气不足、呼吸费力或气短的感觉，而客观上患者表现为呼吸频率、深度和节律的改变，辅助呼吸肌参与呼吸运动，严重者可呈端坐呼吸或其他被动性体位呼吸。呼吸困难病因繁多，病情轻重不一。

一、急诊思路

1.快速评估病情的严重程度　对于呼吸困难患者诊治的第一步是快速评估病情的严重程度，评估的主要依据是患者的一般情况、心率、呼吸频率。快速地有针对性地检查患者的皮肤、黏膜颜色，皮温，观察口咽、颈部、肺、心脏、腹部和四肢有无异常体征。

2.识别危及生命的呼吸困难　呼吸困难患者如出现下述情况往往是致命性的，应立即予急诊处理和病因学处理。

(1)呼吸、心脏骤停。

(2)严重的上气道梗阻。

(3)中毒患者出现意识障碍伴呼吸浅慢。

(4)张力性气胸。

(5)大量误吸，吸入性肺炎。

(6)严重的肺水肿(急性呼吸窘迫综合征、心源性肺水肿)。

(7)哮喘持续状态。

(8)慢性阻塞性肺病(COPD)急性加重伴意识障碍。

3.进一步诊断和评价

(1)症状

①呼吸困难发病时间：突然发作常考虑肺栓塞或自发性气胸；几天或几小时缓慢起病多见于肺炎、充血性心衰或肿瘤。

②呼吸困难持续时间：慢性或进行性呼吸困难见于心脏疾病、COPD 或神经肌肉病变等，急性呼吸困难见于哮喘急性加重，感染，精神因素或吸入刺激物、过敏原等。

③相关性疼痛：胸痛为持续不缓解、钝痛或位置不明确时，多考虑肺栓塞或心肌梗死；胸痛剧烈随活动或深呼吸加重，多见于骨骼肌病变或胸腔积液。

④全身症状：发热常提示感染性疾病，焦虑但未发现器质性疾病常提示精神因素。

(2)体征

①重要体征：呼吸过速多见于肺部感染、气胸；呼吸过缓见于中枢神经病变及药物或毒物中毒；心动过速常见于肺栓塞、胸部外伤；张力性气胸可出现低血压；肥胖多伴有睡眠呼吸暂停、肥胖低通气；妊娠患者肺栓塞发病率高。

②肺部：干鸣音见于哮喘、过敏、慢性心衰；湿啰音见于肺部感染、慢性心衰、肺栓塞；不对称呼吸音减低见于气胸、胸腔积液、肺实变、肋骨骨折及肺挫裂伤等。

③心脏：奔马律、第二心音分裂多见于肺栓塞；心音低钝见于心包积液及心脏压塞。

④四肢：双下肢水肿见于充血性心衰。

（3）辅助检查

①脉氧饱和度监测、动脉血气分析。

②心电图、心脏彩超、下肢静脉彩超。

③血常规、电解质、肾功能、血糖、B型尿钠肽（BNP）、D－dimer。

④胸片，必要时胸部CT。

⑤喉镜、支气管镜。

4.呼吸困难其他常见疾病

（1）代谢性：尿毒症、糖尿病酮症酸中毒时代偿性呼吸增快。

（2）血液性：贫血，尤其是隐匿的急性失血。

（3）全身性感染：呼吸频速可能是感染性休克早期的惟一征象。

（4）中毒：一氧化碳、氰化物、亚硝酸盐、苯胺等。

（5）中枢性：脑血管意外、脑肿瘤、药物等。

二、诊断和鉴别流程（表3－2，图3－3）

表3－2　呼吸困难常见疾病鉴别诊断

疾病	病史	症状	体征	辅助检查
哮喘	突发，过敏原接触	间断发作性呼吸困难基础上加重	哮鸣音	发作时PaO_2降低 胸部X线片：基本正常
心源性肺水肿	心血管疾病	劳力性喘息逐渐进展加重直至静息性呼吸困难	水泡音	BNP：升高 左心室射血分数通常减低 胸部X线片：阴影以肺门为中心
肺栓塞	偏瘫、心脏疾病、恶性肿瘤、妇科和骨外科手术	呼吸困难及气促活动后明显，可伴有胸痛、烦躁不安、晕厥、咳嗽、咯血、心悸	心动过速、P2亢进及收缩期杂音、可有右心衰体征，严重时出现血压下降甚至休克	PaO_2降低，PaO_2降低 心电图：$S_I Q_{III} T_{III}$，束支传导阻滞，肺性P波，V/Q明显不匹配 胸部X线片：区域性透亮度增加，梗死肺野局部侵润性阴影
ARDS	严重感染、创伤、休克	急性起病，呼吸频数或呼吸窘迫	水泡音	氧合指数$PaO_2/FiO_2<200mmHg$ $PAWP \leqslant 18mmHg$ 胸部X线片：双肺弥漫性肺侵润
气胸	突然发病、有/无外伤	局限性胸痛、干咳、发热，甚至休克表现	听诊过清音，语颤和呼吸音减低；皮下气肿，伴颈静脉怒张、气管移位、心音低钝	胸部X线片：透明度高，无肺纹理的气腔和萎陷肺缩向肺门，肺野透亮度减低，其边缘有气胸线
过度通气综合征	多有心因性因素	快而浅的过度通气表现	无	$PaCO_2$显著降低，pH值升高
神经、肌肉疾病	其他方面神经肌肉障碍，如吞咽困难、肌肉萎缩	自主的进行性过度通气	其他神经肌肉病变表现	$PaCO_2$无降低
肺源性心脏病	既往有慢性呼吸系统疾病，特别是COPD	夜间阵发性呼吸困难	下肢水肿、少尿、端坐呼吸等	心电图：肺性P波，$V_1 R/S>1$，V_5、$V_6 R/S<1$等 胸部X线片：肺动脉增宽、心脏扩大
心脏压塞	心包积液，外伤	有右心功能不全的症状	低血压，心音遥远	胸部X线片：可见心影增大

呼吸困难

大动脉搏动 ──无──→ 开始心肺复苏

│有

动脉血气分析

有无上呼吸道梗阻、高调喘鸣、发绀或无效呼吸

有 →　给氧，Heimlich手法，如失败行直接喉镜检查

无 →　有无昏迷或木僵伴浅表呼吸；痛觉反射差或消失；作呕反射或咳嗽反射消失

气道异物? ──否──→ 气道狭窄? ──→ 气管插管，给氧 ←有──

│是

解除梗阻

如无法气管插管可行环甲软骨切开术或气管切开术

│无

张力性气胸(单侧胸部叩诊鼓音、呼吸音减弱或消失、气管移位等)

给氧，胸膜腔穿刺抽气减压、尽快予胸腔闭式引流 ←是──

│否

给氧气，负压吸引清理呼吸道、如可能气管内插管 ←是── 大量误吸(呼吸时咕噜声、口腔内有食物或呕吐物、咳嗽)?

│无

给氧、呋塞米、吗啡，如可能予机械通气 ←是── 严重肺水肿(端坐呼吸、咳粉红色泡沫痰)?

│无

给氧、茶碱、糖皮质激素、拟交感神经药物 ←是── 严重哮喘、慢性阻塞性肺疾病急性加重、肺间质纤维化

│否

动脉血气分析、简明扼要询问病史、记录生命体征、检查心脏和肺、胸片、给氧

| 胸廓异常 外伤后连枷胸 肌肉无力 | 肺萎陷 气胸 胸腔积液 肺不张 | 肺实质减少 肺水肿 肺炎 肺间质病变 | 肺血管病变 肺栓塞 慢性肺血管阻塞 | 气道病变 气道阻塞 哮喘 COPD 囊性纤维化 | 其他 胸膜炎 代谢性酸中毒 过度通气综合征 |

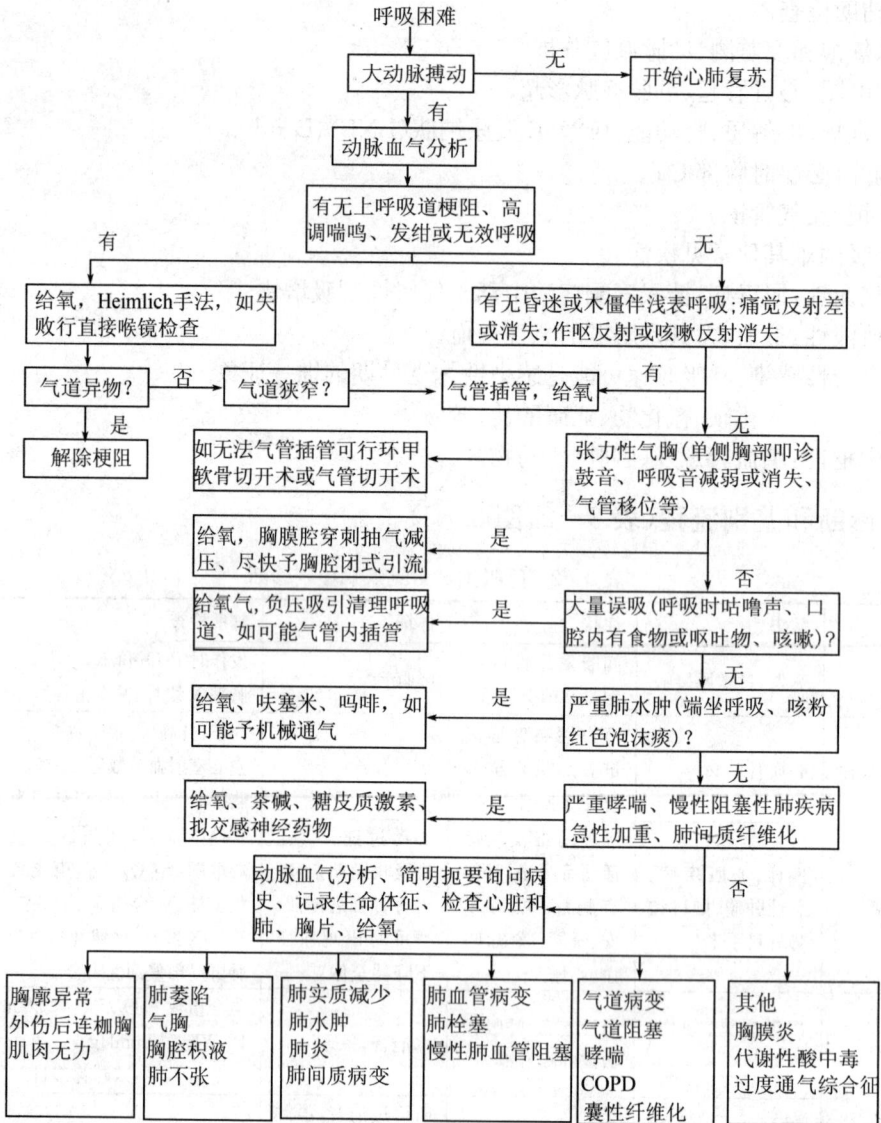

图 3-3　呼吸困难鉴别流程

三、急诊处理

1. 紧急处理

(1)保持气道通畅

①气道痉挛:可使用 β_2-受体兴奋药、茶碱类药物、糖皮质激素、抗胆碱能药物等。

②上气道梗阻:急性梗阻应立即控制通气,根据情况行气管插管、气管切开、急诊手术。慢性梗阻可行 X 线、CT、肺功能和喉镜检查,决定治疗方案。

(2)吸氧。

(3)气管插管、气管切开建立人工气道行机械通气

①严重呼吸困难伴意识障碍或无法保证气道的安全。

②急性呼吸衰竭,不能维持正常氧合。

③窒息、不能立即解除气道梗阻者。

④呼吸停止。

(4)心电、血压、血氧监测。

(5)心肺复苏:大动脉搏动消失、意识丧失者立即行心肺复苏。

(6)建立静脉通路,补液,维持血流动力学稳定。

2.病因治疗 根据不同的病因如急性肺水肿、哮喘、喘息性支气管炎、慢性阻塞性肺疾病、急性呼吸窘迫综合征、肺炎、胸腔积液、气胸等分别给予相应处理。

(刘燕)

第六节 咯血

咯血是指喉及喉部以下的呼吸道任何部位(包括气管、支气管、肺)的出血、并经口腔排出者。可以由包括心、支气管、肺、血液系统疾病、外伤等多种原因引起。咯血可表现为痰中带血、满口鲜血到致命性的大咯血。咯血属于急诊患者就诊的常见原因之一。大咯血可引起窒息、失血性休克等严重并发症。

一、咯血程度分级

1.小量 指 24h 咯血量不足 100mL 者。

2.中量 指 24h 咯血量在 100～500mL 者。

3.大量 指 24h 咯血量超过 500mL,或一次咯血量超过 300mL 者。约占整个咯血患者的 5%,但死亡率高达 7%～30%。

二、急诊思路

1.在确认咯血之前,通过询问病史和查体及必要的辅助检查,需排除上呼吸道出血和呕血。

(1)上呼吸道出血:经口腔、鼻腔、咽部、喉部的出血,一般也是鲜红色的血液,外观上与咯血难以鉴别,要询问有无呼吸道症状、口腔疾病,检查鼻部、咽喉部,确定有无出血性疾病如血管瘤、肿瘤,必要时请耳鼻喉科医生帮助诊查。

(2)消化道出血引起的呕血与咯血的鉴别(表 3－3)。

表 3－3 咯血与呕血的鉴别

鉴别项目	咯血	呕血
病史	肺结核、支气管扩张、肺癌、心脏病等	消化性溃疡、肝硬化等
出血前症状	喉部痒感、胸闷感、咳嗽等	上腹部不适、恶心、呕吐等
出血方式	咯出	呕出,可为喷射状
血的颜色	鲜红	咖啡色或暗红色、有时鲜红色
血的混有物	泡沫、痰	食物残渣、胃液
反应	碱性	酸性
黑便	无(如咽下血液时可有)	有,可在呕血停止后仍持续数天
出血后的痰性状	痰中常带血	无痰

2. 评价生命体征,完善全血细胞计数、动脉血气分析、凝血功能、痰液和胸片等检查。

(1)若患者生命体征不稳定,则需收入急诊抢救室,进行心电监护、高流量吸氧、气道保护(必要时考虑气管插管)、建立静脉通路,及时行肝肾功能、凝血功能、血型检查,进行交叉配血,完善床旁胸片。

(2)若患者病情稳定,可完善胸部 CT 检查以便于发现隐匿的病灶,进一步明确出血部位。

3. 判定咯血次数、咯血量

(1)咯血次数:是反复多次还是偶尔 1 次,应详细记录发生时间和具体次数。

(2)咯血量:有痰中带血丝、痰中带血、满口鲜血,应说明每次咯血量及估计的总咯血量。同时应询问咯出的血的颜色、黏稠度及咯出容易程度,对估计病情指导治疗很重要。

4. 明确出血部位

(1)肺脏的血供:由体循环的支气管动脉系统及肺循环的肺动脉供血。在临床咯血中,支气管动脉源性的出血占 90%,肺循环源性的出血占 5%,肺泡源性的出血占 5%。大咯血一般都是支气管动脉源性的出血。

(2)明确出血部位:对于大咯血的处理至关重要,在急诊保守治疗的同时,应尽早明确出血部位,一旦出血量大且不能控制,为急诊胸外科手术作准备。其中,急诊纤维支气管镜与肺血管造影是确定出血部位的 2 个主要手段。

5. 明确咯血原因 咯血的病因诊断中,方法很多,但较有实用价值的是以 X 线胸片为基础的影像学检查与纤维支气管镜下直视配合活检、针吸、毛刷、灌洗等组织学、细胞学检查;近年迅速发展的胸部影像学技术,包括 HRCT(高分辨 CT)、CTPA(CT 肺动脉造影)、CT 引导下肺内占位性病变的穿刺活检等,有助于明确咯血原因。

引起咯血的疾病按其解剖部位的不同,可将其分为 4 大类:气管、支气管疾病;肺部疾病;心血管疾病;全身性疾病。

三、诊断和鉴别流程

根据咯血、呼吸系统表现及全身伴随症状,完善必要的血液化验、痰液检查和胸部影像学(X 线胸片、HRCT、CTPA 等)检查,必要时完善急诊纤维支气管镜和肺血管造影检查,以供进一步明确出血部位和明确诊断。以下是咯血的常见疾病及其临床特征的鉴别要点。

(一)支气管疾病

1. 支气管肺癌 支气管肺癌患者有咯血症状者达 50%~70%。

(1)发病多在 40 岁以上的男性,多有长期吸烟史。

(2)早期为刺激性咳嗽。

(3)持续长久的血痰或小量咯血。大咯血者少见。

(4)X 线所见:肺门附近或肺野出现团块状或圆形阴影,多呈分叶状或毛刺状,有时出现阻塞性肺不张或阻塞性肺炎。支气管断层多可显示支气管受压征象。

(5)痰细胞学检查:癌细胞阳性。

(6)通过纤维支气管镜进行肺组织活检,多数可以得到证实。

2. 支气管扩张

(1)幼年常有百日咳或麻疹、支气管肺炎史和先天或获得性免疫缺陷。多有反复咳嗽、咯痰或间断咯血症状。

(2)以咳嗽和咯大量脓性痰液为主,间有少量咯血或血痰。

(3)或以反复间断性大咯血为主。

(4)体检两肺下野湿性啰音。部位常常恒定,性质恒定。慢性支气管扩张可以出现杵状指/趾。

(5)胸部 X 线所见:可无异常发现,也可表现为单侧或双侧肺纹理粗重和/或伴有蜂窝样或卷发样改变。HRCT 的特征性改变有助于确诊。

3.支气管内膜结核

(1)多发生在有结核病史的青壮年。

(2)咳嗽呈刺激性,伴有反复小量咯血或痰中带血,而胸部 X 线检查多无异常发现。

(3)痰结核菌检查可为阳性。

(4)纤维支气管镜病理活检常可证实。

(二)肺部疾病

1.肺结核 肺结核是最常见的咯血原因之一,约 1/3 患者在疾病过程中有不同程度的咯血。

(1)发病多始于青年,常伴有结核病的中毒症状。

(2)浸润型肺结核多为小量咯血或痰中带血,持续时间较长。

(3)空洞型肺结核:病变多位于肺上野,呈浸润阴影或空洞形成。病变周围多伴有散在病灶。

(4)X 线所见:病变多位于肺上野,呈浸润阴影或空洞形成。病变周围多伴有卫星灶。

(5)咯血量:与血管的损伤程度有关,而与病灶大小和多少不呈比例。

(6)痰结核菌检查阳性,是诊断的可靠依据。

2.肺炎

(1)急性肺炎:起病急骤、高热、胸痛、咳嗽,可伴有短暂的小量咯血或血痰。铁锈色痰见于肺炎链球菌性肺炎;砖红色痰(或棕红色胶冻样痰)见于肺炎杆菌性肺炎。

(2)胸部 X 线所见:肺炎链球菌肺炎呈大叶性或节段性致密的浸润阴影;金黄色葡萄球菌肺炎常伴有多发性小脓肿形成;肺炎支原体肺炎多呈淡薄的局限性浸润阴影。

(3)痰培养:可以发现致病菌。

(三)心血管疾病

1.肺梗死

(1)多由于长期卧床或手术后患者下肢静脉血栓脱落或心脏病伴有心房纤颤,右心房附壁血栓脱落引起。

(2)起病急促,突发性胸痛,呼吸困难和咯血是主要症状。

(3)心电图可出现 $S_I Q_{III} T_{III}$ 图形。

(4)CTPA 或肺动脉造影提示病变部位有充盈缺损。

2.风湿性心脏病、二尖瓣狭窄

(1)充血性咯血或小量咯血:临床表现为呼吸困难伴有大量粉红色泡沫痰,如肺毛细血管或支气管内膜微血管破裂也可引起小量咯血。

(2)大量咯血:主要因支气管黏膜下曲张的静脉破裂所致。

(3)心脏病史,心脏增大,心尖部有病理性舒张期雷鸣样杂音。

（四）全身性疾病

1.血液系统疾病（白血病、再生障碍性贫血、血小板减少等）　可伴有贫血、出血、发热，皮肤淤血、瘀斑等临床表现。结合血涂片、骨髓象、凝血功能等检查有助于确诊。

2.流行性出血热　有疫区接触史，出现特征性的发热、出血和肾损害等，特征性的血清学检查有助于确诊。

四、急诊处理

对于大咯血者，迅速有效地止血，治疗和维持呼吸道通畅至关重要，否则可能窒息死亡。其次是进一步明确出血部位及出血原因。最后是采取进一步的措施以巩固治疗、预防再次出血。

1.评价气道和呼吸功能　发生气道阻塞者，应尽早开放气道，清除口腔、咽喉部积存的血块，恢复呼吸道通畅，必要时采用纤维支气管镜清除血块、血液并有助于出血部位的诊断及实施镜下止血。患者取头低脚高位，以保持充分的体位引流。人工气道建立有助于反复吸引、清除气管内的血液并进行人工机械通气。

2.维持循环稳定　大咯血患者的另一严重危险是失血性休克。当患者有出冷汗、脉搏微弱时要特别注意。大咯血或存在容量不足的患者，应立即建立静脉通路补液，配血和输血支持，维持循环的稳定。

3.必要的检查和监测　获取胸片、全血细胞计数、凝血功能、血型、动脉血气等结果。对于有大咯血者，尤其是有心动过速、呼吸窘迫的患者，需要密切监测脉搏氧饱和度、心率和血压。大出血经急诊保守治疗效果欠佳者，条件具备（技术条件、患者家属同意）时及时进行支气管动脉造影/栓塞、支气管镜检查/镜下注射止血药，进一步明确出血的部位及给予急诊的处理。若有出凝血功能障碍，尽可能纠正出凝血功能的异常。

4.会诊　大咯血者请耳鼻喉科、呼吸内科、麻醉科、放射介入科、胸外科医师会诊（必要时请血液科医师会诊），明确出血部位和咯血原因，商讨进一步抢救方案。

5.治疗原则

（1）一般治疗

①绝对卧床休息，尽量减少搬动。必要时可给予小剂量镇静剂，消除患者的精神紧张，但禁用吗啡等，以免抑制咳嗽反射引起窒息。

②吸氧。

③进食易消化食物，尽可能避免便秘的发生。

④侧卧位：若为大咯血急性期，建议患者患侧卧位，以免将健侧的支气管也阻塞，引起窒息。

⑤注意对症治疗，如止咳等。

（2）药物止血治疗

①垂体后叶素：是大咯血时的首选药物。

用法：5～10U加入葡萄糖注射液20～40mL，缓慢静脉注射（10min以上）；或10～20U加入5%葡萄糖氯化钠注射液250mL中缓慢静脉滴注，也可以用静脉泵入的方法给药，速度为0.1U/min。高血压、冠心病、妊娠患者原则上禁用，老年人慎用。

②其他药物：维生素 K_1、酚磺乙胺、6－氨基己酸、云南白药、肾上腺腙片、巴曲酶等药物酌情选用。有出凝血功能障碍者，需及时纠正。

(3)急诊纤维支气管镜及镜下处理:急诊纤维支气管镜检查,一方面可以帮助明确出血部位,还有助于明确出血病因;另一方面,可经纤维支气管镜进行一些操作,如在出血部位注射凝血酶、肾上腺素等止血药物或者用 Fogarty 气囊导管填塞出血支气管。适应证:大咯血急诊保守治疗不能控制,考虑手术或支气管动脉栓塞术及诊断不明者。

(4)支气管动脉栓塞(BAE):该术采用 Sedinger 技术,应用数字减影技术行支气管动脉造影,可显示病变支气管动脉,然后再进入靶支气管动脉,用可吸收明胶海绵、聚乙烯醇栓塞止血。应用于大咯血急诊保守治疗不能控制,又不能外科手术的患者。

(5)急诊胸外科手术:对急诊治疗无效或有窒息危险的大咯血患者,在确定出血部位后可行外科手术。手术不但可抢救患者生命,同时也能作出正确诊断。为此,无手术禁忌证,经纤维支气管镜、胸部影像学作出准确定位后,及早手术,以提高成活率。

(6)基础病的处理:一旦咯血原因明确,需同时积极治疗原发病。如肺部感染者选用敏感抗生素;肺结核患者应积极联系专科医院,尽早规范抗结核治疗;出血倾向患者注意纠正凝血功能异常。

(刘燕)

第七节　急性头痛

头痛是一种主观感受,通常是指眉弓、耳廓和枕骨隆突以上部位的不适,是临床医生最常遇到的主诉之一。导致头痛的病因众多,既可以由原发性颅内疾病,如脑血管病、炎症、肿瘤等所致,也可是颅外病变,如眼、耳、鼻、口腔和头颈部疾病或全身性疾病的表现。根据 2004 年国际头痛分类委员会发布的第二版"头痛疾病的国际分类",将头痛分为"原发性头痛、继发性头痛和颅神经痛、中枢性和原发性面痛"三大类。除心因性头痛外,头痛的发病机制是由于致痛因子作用于头部疼痛敏感组织内的感受器,经痛觉传导通路至大脑皮层而产生。

一、急诊思路

应根据病史、体格检查、辅助检查等区分头痛属器质性病变原因或是功能性的。其中应注意:①任何突发剧烈头痛,都应首先考虑颅内急性病变,尤其是蛛网膜下隙出血(SAH)。②诊断功能性头痛应慎重。③采集病史和体检不应忽视颅外病变的证据。

1.病史采集　见表 3-4。

表 3-4　病史采集时需要了解的内容

项目	描述特征
时间	病程、频率、达最大强度时间、持续时间
部位及有无放射	单侧、双侧、额区、枕区、颈部
性质	波动、持续、电击、爆炸
强度	可否忍受、是否影响生活和工作
伴随症状	发热、恶心、呕吐、意识、流泪、畏光、颈强、癫痫等
诱发或缓解因素	用力、体位、激动、食物、药物
既往病史	外伤、眼耳鼻疾病、高血压、糖尿病
治疗情况	用药情况,有效与否

2.体格检查　重点关注患者的表情、神态、营养状况,有无意识障碍、脱水、球结膜水肿,

自主体位还是被动体位,注意检查瞳孔大小、对光反射情况、血压和心率(律)、心肺情况、有无脑膜刺激征等。

3.实验室检查 除常规检查外,对新发头痛或复发头痛的性质、强度有变化的患者应检查头颅 CT;必要时行腰椎穿刺和脑脊液检查;疑为继发性头痛的患者,针对可能的病因进行检查;怀疑中毒者,作毒理学检查。

二、病因诊断与鉴别诊断

新发剧烈头痛,尤其是伴有恶心、呕吐、意识障碍、颈强直和肢体运动障碍的患者,存在严重器质性病变的可能性大,应考虑蛛网膜下隙出血、脑膜炎、高血压性脑出血;伴有鼻塞、流涕、视力下降、耳道脓性分泌物,考虑青光眼、化脓性鼻窦炎和中耳炎。反复发作的头痛,伴精神和情绪反应,有先兆和诱发因素,功能性头痛可能性大,如紧张性头痛、偏头痛、丛集性头痛等。以下表格(表 3-5、表 3-6、表 3-7)显示的是常见头痛病因的临床特点。

表 3-5 器质性病变导致头痛的鉴别

疾病	特点	性质	强度	意识障碍	神经功能缺损	伴随症状
蛛网膜下隙出血	突发	炸裂	剧烈	可有	多无	恶心、吐、颈强
脑出血	渐重	胀痛	中度	常有	有	恶心、吐
脑膜脑炎	渐重	胀痛	中度	可有	多无	发热、颈强
脑肿瘤	缓慢	钝痛	轻、中度	多无	有	恶心、视野缺损
高血压脑病	渐重	搏动	重度	多无	无	心悸、振颤、恶心
动脉夹层	头颈	钝痛	中重度	无	可有	压迫症状

表 3-6 功能性头痛的鉴别

疾病	发病特点	性质	伴随症状
偏头痛	视觉先兆、精神症状、青年发病	搏动样胀痛、轻中度、难以耐受	恶心、呕吐、焦虑、光敏感
丛集性头痛	突发、丛集性、男性多见	眼眶深部、头颈部紧缩感	结膜充血、流泪流涕、眼裂缩小
紧张性头痛	疲劳、紧张诱发	多变	无
神经性头痛	抑郁、多变	多变	多样

表 3-7 颅外病变导致头痛的鉴别

疾病	疼痛特点	伴随症状
鼻窦炎	额部、鼻窦部、可剧烈	闭塞、流涕、鼻衄、鼻窦压痛
青光眼	患侧眼眶周围向额部放散、剧烈	恶心、呕吐、视力下降、结膜充血
急性中耳炎	患侧耳周、向颞枕放散、钝痛	听力下降、脓性分泌物

(刘燕)

第八节 眩晕

眩晕是机体对于空间关系的定向感觉障碍或平衡感觉障碍,是一种运动错觉,患者感外界环境或自身在旋转、移动或摇晃。在眩晕症状出现的同时,常伴有平衡失调、站立不稳、眼球震颤、指物偏向、恶心、呕吐、面色苍白、出汗及心率和血压的改变。

人体维持平衡主要依赖于前庭系统、视觉、本体感觉组成的"平衡三联",因而眩晕的发生是由于前庭系统、视觉与本体感觉所传入的体位、空间、静态与动态的各种神经冲动的整体失衡所致。

一、诊断和鉴别流程

眩晕是一主观症状,为了对眩晕病因作出正确的诊断和鉴别诊断,必须详细询问病史,进行细致的体格检查和必要的辅助检查,并应熟悉与了解常见引起眩晕疾病的特点。

1.诊断流程　眩晕的诊断流程见图3-4。

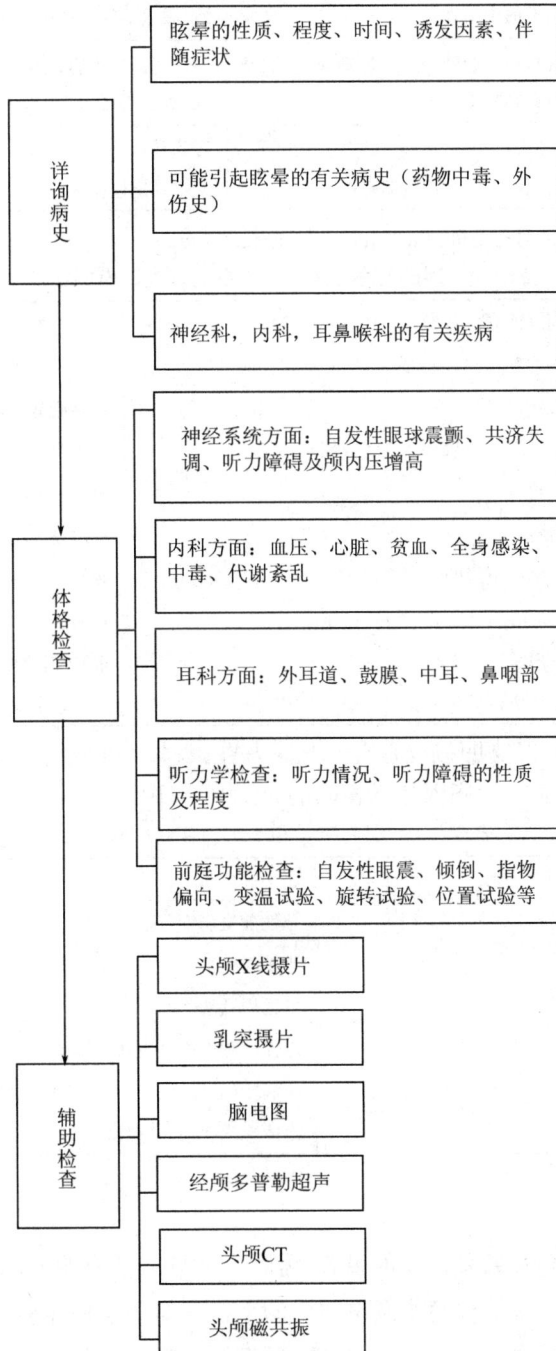

图3-4　眩晕的诊断流程

2.鉴别诊断

(1)前庭性眩晕(亦称真性眩晕)与非前庭性眩晕(亦称头晕)的鉴别见表3-8。

表3-8　前庭性眩晕与非前庭性眩晕的鉴别

	前庭性眩晕	非前庭性眩晕
病因	多由前庭系统病变所致(包括前庭末梢器、前庭神经及前庭的中枢连结)	常由心血管系统疾病,全身中毒性、代谢性疾病、贫血、眼病等疾患所引起
表现	周围物体或自身在旋转,左、右移动或上、下浮沉,平衡失调,站立不稳	一组无固定内容,杂乱无序的感觉和主诉,如头昏沉沉、头重脚轻
持续时间	呈发作性	持续存在
神经系统检查	眼球震颤,指物不准,共济运动障碍	无明确定位体征

(2)周围前庭性眩晕与中枢性眩晕的鉴别见表3-9。

表3-9　周围前庭性眩晕与中枢前庭性眩晕的鉴别

	周围前庭性眩晕	中枢前庭性眩晕
眩晕性质	多为旋转性,或多为上下、左右摇晃感	旋转性或为固定物体向一侧运动感
起病特点	突然,呈阵发性	逐渐起病,呈持续性
持续时间	短,数小时至数天(最多数周)	较长,可数月以上
眼震与眩晕程度	一致	可不一致
听觉障碍	常有	不明显
倾倒	常倒向眼震的慢相侧,与头位有一定的关系	倾倒方向不一定,与头位无一定关系
自主神经症状	有恶心呕吐、面色苍白、血压改变等	不明显
中枢神经系统体征	一般无	常有阳性体征
前庭功能	无反应或反应减弱	常呈正常反应

(3)眩晕症的诊断不仅要明确是眩晕,还是头昏、头晕,同时还必须明确有无平衡障碍。因为引起眩晕与不平衡症状的病因是不相同的,见表3-10。

表3-10　引起眩晕和不平衡症状的病因

旋转性症状	不平衡症状
内淋巴积水	急性前庭病变(晚期)
急性前庭病变(急性期)	听神经瘤
偏头痛	淋巴周围瘘
良性阵发性位置性眩晕(BPPV)	慢性化脓性中耳炎(CSOM)
多发性硬化	脑病变(血管炎、炎症、变性病、肿瘤)
脑干病变(血管病、炎症、肿瘤)	本体感觉病损(脊髓痨、变性病)

二、急诊处理

1.一般处理　对于急性眩晕发作的患者,需卧床休息。伴有明显恶心、呕吐者,应酌情给予静脉补液,以维持营养,并需注意水及电解质的平衡。对于焦虑紧张的患者,应给予适当的病情解释与安慰,以解除顾虑。在对症治疗前,要密切观察患者的生命体征,血压过高要予及时处理,怀疑颅内病变的应予影像学检查(CT),以除外出血性病变。

2. 病因治疗 明确病因,针对病因进行治疗。

3. 药物治疗原则 对于眩晕症状需给予药物治疗,以减轻眩晕症状及减少伴发的恶心、呕吐、焦虑、紧张等症状。应根据病情轻、重、药物作用强弱、副作用大小等合理选择。避免多种同类药物同时应用,恢复期或慢性期应尽早停用前庭神经镇静剂如地芬尼多等,以免影响中枢及前庭神经的代偿,不利于眩晕及平衡障碍的恢复。

对老年患者尤应注意全身性疾病和药物的副作用。

(刘燕)

第九节 晕厥

晕厥是一过性脑血流灌注不足引起的短暂性意识丧失(TLOC),特点是发生迅速、持续时间短暂、有自限性、可完全恢复。晕厥约占急诊患者的3%,75岁以上老年人发生率约为6%,近30%的患者反复发作,是造成老年人摔伤的常见原因。

一、晕厥的常见类型

1. 神经反射性晕厥(包括血管迷走性晕厥,如恐惧、疼痛、晕血等)、情景性晕厥(如咳嗽、排尿后、饱餐后等)、颈动脉窦晕厥及非典型性晕厥。

2. 直立性低血压(体位性低血压)晕厥:由变换姿势引起血压短暂而迅速的降低,体位改变3min内收缩压和舒张压分别下降至少20mmHg和10mmHg。运括原发性自主神经异常性晕厥(如单纯自主神经衰竭、多系统萎缩等)、继发性自主神经异常性晕厥(如糖尿病、尿毒症、脊髓损伤等)、药物所致的低血压及血容量不足等。

3. 心源性晕厥 主要是心律失常和结构性或器质性心脏疾病,其他包括肺栓塞、急性主动脉夹层、肺动脉高压等。

二、急诊思路

患者到医院时多数已恢复神志。急诊的任务主要是确定是否为晕厥、评估晕厥的危险分层及决定患者转归。

1. 确定晕厥 确认患者为晕厥的程序:是否意识丧失→是否TLOC→是否诊断晕厥?(图3-5)。

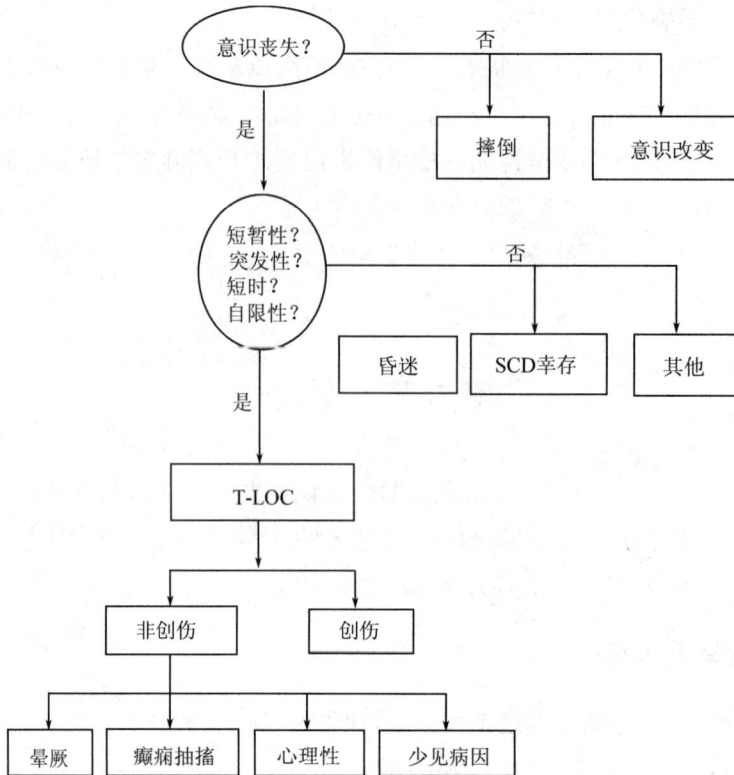

图 3-5 晕厥的判别流程

2.危险分层 患者有以下表现者提示在近期内有高度风险,需要立即住院进行加强评估和进一步治疗。

(1)严重的器质性心脏病或冠心病(心衰、左心室收缩力减退或陈旧性心肌梗死)。

(2)有以下提示心律失常性晕厥的临床或心电图特征

①劳力或卧位时发生晕厥,晕厥之前感觉心悸。

②有家族性心脏猝死的病史。

③非持续性室性心动过速。

④双束支阻滞(LBBB 或 RBBB 合并左前分支或左后分支阻滞)或其他室内传导阻滞 QRS 波时限≥120ms。

⑤在没有应用负性变时性药物和体育锻炼的情况下,出现的窦性心动过缓(<50 次/min)或窦房阻滞。

⑥预激综合征。

⑦Q-T 间期延长或缩短。

⑧伴 $V_1 \sim V_3$ 导联 ST 抬高的 RBBB(Brugada 综合征)。

⑨右胸导联 T 波倒置,Epsilon 波和心室晚电位提示致心律失常性右心室心肌病。

⑩如出现不明原因的窦性心动过速,电轴右偏,顺时针向转位,$S_I Q_{III} T_{III}$ 或 S_I 或 $Q_{III} T_{III}$,右束支传导阻滞或 RAVR 等,应警惕急性肺动脉血栓栓塞症。

(3)严重并发症

①严重贫血。

②电解质紊乱。

三、诊断和鉴别诊断

1. 诊断　同时符合以下 4 个条件者,方可诊断为晕厥。

(1)完全意识丧失。

(2)发作较快且时间短暂。

(3)自行恢复且无后遗症。

(4)伴有肌张力消失。

如果 1 项(包括 1 项)以上不具备,则在诊断晕厥前要首先排除其他原因引起的意识丧失。

2. 鉴别诊断

(1)反射性晕厥:多见于无心脏疾病;反复发作晕厥的病史长;不愉快的刺激(视觉、听觉、气味、痛觉)之后;长时间站立;处于拥挤闷热环境中;在进餐过程中或进餐后;发生于头部旋转或颈动脉压迫时、劳力后。

(2)直立性低血压所致的晕厥:多见于体位变换为直立时;与致低血压药物的使用和剂量改变有关;长时间站立,尤其在拥挤、高温环境下;存在自主神经病变或震颤性麻痹;劳力后。

(3)心脏性晕厥:存在明确的器质性心脏病;不明原因猝死或离子通道病的家族史;心悸突然发作后立即出现晕厥;有提示心律失常性晕厥心电图表现。

四、急诊处理

晕厥患者治疗的主要目标是预防晕厥发作和降低死亡危险性。采用基础预防性治疗还是加强治疗主要取决于晕厥的病因、晕厥复发的可能性大小、晕厥的死亡危险性大小,以及对本人躯体、精神伤害的程度和对公共健康的威胁等。

1. 治疗

(1)反射性晕厥的治疗:避免诱发因素(如闷热拥挤的环境、脱水、剧烈咳嗽、衣领紧缩等)、认识先兆症状并及时预防(发作时采取急救措施,如迅速躺下等)。年龄大于 40 岁,反射性晕厥反复发作,且发现自发或倾斜诱发心脏抑制性反应者,应考虑心脏起搏。血管迷走性晕厥者如生活方式干预无效,可用盐酸米多君治疗。

(2)体位性低血压的治疗:避免诱发因素(如长时间站立、突然站起等)、停用或减少引起体位性低血压的药物(利尿剂、血管扩张剂、酒精等)及改善低血压状态、调节神经功能(如保持足够的水盐摄入、进行等长物理加压动作、使用腹带和/或连裤袜降低静脉血池、头部抬高倾斜睡眠)等。必要时可考虑用氟氢可的松或盐酸米多君辅助治疗。

(3)心律失常性晕厥的治疗:主要是病因治疗。窦房结病或传导阻滞致明显心动过缓者应予心脏起搏;快速性房颤、阵发性室上性心动过速者应予射频消融;易发生室颤的高危患者应植入 ICD。

2. 患者的转归

(1)存在威胁生命疾病的高危患者要及时收入院接受进一步检查和治疗。

(2)低危患者可予离院,建议晕厥专科就诊。

(3)不需要进一步诊断和治疗的患者可予离院。

(4)初步评估难以得出结论的患者需要留院做进一步检查。

（刘燕）

第十节　发热

发热是指在致热原的作用下,体温调节中枢的调定点上移而引起的调节性体温升高。一般认为,当腋下、口腔、直肠内温度分别超过37℃、37.3℃和37.6℃,一昼夜体温波动在1℃以上,可称为发热。如果发热持续时间超过3周,经详细询问病史、体格检查和常规实验室检查仍不能确诊者,称之为不明原因发热。

引起发热的疾病很多,一般分为以下几大类。

①感染性疾病,包括细菌、病毒、真菌、支原体、衣原体、立克次体、寄生虫等病原体导致的疾病。

②非感染性疾病,包括风湿与免疫性疾病、恶性肿瘤、血液病、中枢神经系统疾病、内分泌与代谢疾病、组织损伤等。

③另外,功能性发热也时常可以见到。

临床将发热的程度(以口腔为例)分为:低热(37.4~38℃)、中等度热(38.1~39℃)、高热(39.1~41℃)、超高热(41℃以上)。发热的热型对于诊断疾病很重要,许多疾病具有独特的热型。

一、急诊思路

急诊发热患者除了给予退热等对症处置外,对病因迅速进行诊断是核心任务。急诊发热的诊治,首先要从以下几方面着手。

1.要注重病史和查体　病史询问,重点掌握发热的时间、时限,起病缓急,有无诱因,发热前有无寒战,有无使用退热药物,效果如何等。查体有助于迅速集中诊断方向。急症的发热患者,首先应测血压、呼吸和脉搏等重要生命体征,并尽快作出初步诊断,如发热伴呼吸急促、口唇紫绀多提示肺炎等呼吸道感染;若发热伴血压降低、脉速、烦躁,要警惕感染性休克等。

2.要迅速判断发热病因方向　迅速判断患者是内科疾病,还是外科疾病,或者是传染病。尤其是后两者要注意认真甄别,比如说急腹症如果漏诊,可能导致严重后果,胆石症、化脓性胆管炎、肠梗阻、消化道穿孔等要在第一时间内进行排查。再就是传染病的排除,比如说在传染病高发季节,特别要注意群体发热、发热、伴皮疹等情况,一旦可疑,需进行相应检测。

3.要判断发热是否需要立即采取降温措施　对于许多有基础病,如心脑血管疾病、慢性肺病、肝肾功能不全的患者,发热往往会加重基础病。这时,要及时降温处理。但是,对于身体基础较好的患者,过早、过度降温需慎重。对于在掌握患者热型之前,过早降温可能会影响到热型的观察,不利于病因诊断。

二、诊断和鉴别诊断

1.病史　一般而言,急性感染性疾病起病多较急骤。常有受凉、疲劳、外伤或进食不洁等病史。若发热前有明显寒战者,多由于化脓性细菌感染或疟疾,以及结核伤寒、副伤寒、立克次体和病毒感染,而一般非感染性发热,多无寒战。询问病史时,应当重视患者的伴随症状,尤其注意具有定位意义的症状,以便确定病变主要在哪个系统。

(1)发热伴有鼻塞流涕、咽痛、咳嗽,多为上呼吸道感染;发热伴恶心呕吐、腹痛、腹泻者,则多考虑急性胃肠道感染。

(2)发热、黄疸伴有右侧腹痛时,应注意肝胆道感染。发热伴有腰痛、尿急、尿频、尿痛者多为泌尿系统感染。

(3)发热伴意识障碍、头痛和抽搐者,则应考虑中枢神经系统感染。发热伴多系统症状者则应除外败血症或全身性感染。

2.常见热型分类　准确掌握患者的热型,往往能够迅速指导病因的判断。常见热型包括如下几类。

(1)稽留热:体温持续 39～40℃,达数天或数周,体温每天波动范围不超过 1℃,多见于肺炎球菌性肺炎和某些传染病如伤寒、恙虫病、斑疹伤寒、乙脑、系统性红斑狼疮等。

(2)弛张热:体温在 39℃以上,每天体温波动很大,24h 体温波动差达 2℃以上,体温最低时一般仍高于正常水平,多见于败血症、脓毒血症、重症结核、感染性心内膜炎及恶性组织细胞病。

(3)间歇热:高热期与低热期交替的出现,体温波动幅度可达到数度,无热期持续 1d 乃至数天,反复发作,多见于疟疾、急性肾盂肾炎、化脓性局灶性感染等。

(4)回归热:体温急剧升高至 39℃或以上,持续数天后又骤然下降至正常水平,高热期与无热期各持续若干天,即规律性的互相交替 1 次,见于回归热、霍奇金病、周期热等。

(5)波状热:体温逐渐升高至 39℃或以上,数天后又逐渐下降至正常水平,数天后又逐渐升高,如此反复多次,常见于布氏菌病、恶性淋巴瘤等。

(6)不规则热:发热持续时间、体温波动无一定的规律,可见于结核病、风湿热、流感、普通感冒、支气管肺炎、渗出性胸膜炎、感染性心内膜炎等。

3.体征

(1)皮肤检查:发热患者皮肤的干湿度、皮疹、出血点等改变都有重要的意义。比如皮疹见于猩红热、麻疹、风疹、斑疹伤寒、伤寒、水痘、恙虫、病、传染性单核细胞增多症、丹毒、红斑狼疮、急性皮肌炎;出血点常提示重症感染或血液病,前者包括败血症、流行性脑脊髓膜炎、感染性心内膜炎、流行性出血热、登革热、重症肝炎和钩端螺旋体病等;发热伴皮肤黄染要注意肝胆道感染、钩端螺旋体病、重症肝炎和急性溶血等。

(2)淋巴结:局部淋巴结肿大常提示局部有局限性急性炎症,如口腔和咽部感染常有颌下淋巴结肿大,下肢感染有腹股沟淋巴结肿大。全身性淋巴结肿大是原发性淋巴组织病变或全身性感染疾病的征兆,如伴周期发热则是霍奇金病的临床特征;如伴不规则发热,则应注意传染性单核细胞增多症、结核病、急性淋巴细胞白血病、恶性组织细胞病、系统性红斑狼疮等。

(3)心脏:发热伴有栓塞、心脏杂音,特别是原有器质性心脏病患者心脏杂音发生明显改变时,应注意感染性心内膜炎;发热伴心包摩擦音或心包积液体征,常提示心包炎。而急性心肌炎常表现为发热与心率不呈正比,心率增快常超过发热程度。

(4)肺部:如发现肺部实变体征或闻及肺部干湿性啰音等,应考虑呼吸系统感染。

(5)肝脏、脾脏:发热伴有肝、脾肿大,应多考虑血液病、风湿性疾病和某些感染性疾病,如传染性单核细胞增多症、急性血吸虫病、疟疾、伤寒、感染性心内膜炎及肝胆道感染等。

(6)发热伴有腹部体征:多应考虑消化系统疾病,如肝胆疾病、消化道穿孔、肠梗阻等,但也要注意全身性疾病。

(7)发热伴肾区叩击痛:如伴有尿频、尿急、尿痛等泌尿道刺激症状,应考虑肾盂肾炎、肾周围炎或肾周脓肿等。

(8)发热伴脑膜刺激征或中枢神经系统损害征象:多提示为脑膜炎或脑膜脑炎。发热伴多器官损害体征,常为全身性疾病或败血症。

4.辅助检查　经病史和体检不能明确发热原因者,应选择适当的辅助检查。

(1)血象:发热患者常规进行周围血的白细胞计数及其分类,对发热的病因及感染的反应状态有重要的诊断价值;某些病原体可从血液中直接检出而确诊。

①多数病毒性感染白细胞数无明显增减:白细胞数增多的常见原因是细菌性感染,尤其是化脓性细菌感染。白血病、急性溶血、严重组织创伤和急性中毒时白细胞亦常增多。白细胞数减少见于某些革兰阴性杆菌感染,如伤寒、副伤寒、布氏杆菌病;病毒及立克次体感染,如流行性感冒、风疹、病毒性肝炎、传染性单核细胞增多症、登革热、恙虫病等;原虫和螺旋体病,如疟疾、回归热等。白细胞数增减亦受机体抵抗力和反应性影响。

②白细胞分类中嗜酸粒细胞增多:见于变态反应性疾病、寄生虫病和各种嗜酸细胞增多症;嗜酸粒细胞减少见于伤寒、副伤寒和应激状态。

③淋巴细胞增多见于病毒感染:如传染性淋巴细胞增多症、传染性单核细胞增多症、流行性腮腺炎、风疹等;某些杆菌感染,如百日咳;某些血液病如淋巴细胞性白血病、白血病性淋巴肉瘤等。

④单核细胞增多:见于某些细菌感染,如活动性结核病、亚急性感染性心内膜炎、布氏杆菌病等;立克次体感染如斑疹伤寒;病毒感染如传染性单核粒细胞增多症;血液病如单核细胞性白血病、淋巴网状细胞肉瘤等。

(2)尿常规:尿液离心后每高倍视野白细胞数超过 5 个,则表示有泌尿道化脓性感染,如肾盂肾炎、膀胱炎或肾结核等。尿液离心后每高倍视野红细胞数超过 2 个,若肉眼未见血尿者称镜下血尿,常见于急慢性肾炎、肾结核、泌尿系结石、急性膀胱炎、肾盂肾炎,以及出血性疾病、感染性心内膜炎、流行性出血热、钩端螺旋体病等。若尿内有多量管型存在,表明肾有实质性损害。

(3)大便常规:有腹泻者应做此项检查,显微镜下若能见到有关寄生虫卵或找到阿米巴原虫,则有确诊价值。若粪内有红、白细胞有助于对肠炎、痢疾的诊断。粪内有巨噬细胞常提示是急性细菌性痢疾。每日腹泻超过 3 次应常规做细菌培养。

(4)X 线检查:若伴有呼吸系统或心血管系统症状、体征者,或疑有心肺或支气管病变者可做胸部 X 线检查。

(5)超声心动图(包括 M 型和二维超声心动图及多普勒血流显像):适用于疑有急性渗出性心包炎和感染性心内膜炎患者。

(6)腹部超声波检查:适用于腹腔内疑有占位性病变、肝脓肿、胆道结石,以及肾脓肿和泌尿系结石等患者。

5.试验治疗　有时短期内不能确定发热的原因,可以依据临床表现选择试验性治疗,也有助于明确诊断。比如说,如果认为患者感染性疾病导致发热的可能性大,则先可以给予抗生素治疗,观察效果。如果效果不佳,则要高度怀疑非感染性疾病,如肿瘤、血液病、风湿免疫性疾病等。退热过程中,感染性疾病对皮质类固醇的效果一般,而且反应是短暂的,但肿瘤或风湿免疫性疾病,应用类固醇后退热效果明显且持久。

三、急诊处理

急诊发热病因错综复杂,但急诊处理讲究的是时间,要在短时间内明确发热病因,并尽早将患者体温降到安全范围。需要说明的是,急诊处理和发热病因诊断是同时进行的,不能延误或影响到病因诊断。

1.病因治疗 感染性疾病,要求依据临床特点,选择抗生素进行经验性治疗,或者依据药敏试验,给予针对性治疗。若怀疑传染病导致的发热,一定要首先选择隔离,并尽早进行明确诊断,请专科进行会诊。非感染性疾病,要进行查体、血液检查、辅助检查等,明确病因,必要时请专科会诊,给予针对性治疗。怀疑外科疾病导致的发热,尤其应该注意,特别是怀疑急腹症的患者,一定要针对可能存在的问题,给予 CT、X 线、腹穿等检查予以明确,之后选择是否需要及时手术治疗。

2.退热治疗 对于急诊发热患者,一般需要明确诊断后才开始退热治疗。首先可以选择物理降温方法,包括多饮水、酒精或温水擦拭皮肤、冰袋降温等。但是如果患者高热,体质消耗大,且症状严重、累及中枢神经系统,或者加重原有疾病时,应该及时给予退热。

一般可选取阿司匹林 0.3～1.0g 口服,每 2～3h1 次;或者对乙酰氨基酚 0.3～0.6g,每 4h1 次。对于体温持续高企,如稽留热的患者,解热药物应连续给予,避免患者体温剧烈波动。发热患者体温一般不宜降低至 37.8℃以下。丘脑下部损害等引起的神经性高热,解热药物往往无效,要注意加强物理降温,比如冰毯、冰帽等使用。

3.对症支持治疗 发热患者要注意补液。由于丢失水分多,如果补液不足,可能导致循环血量不足、低血容量性休克。而且,补液不足,体温反而不易下降。要补足能量和各种维生素、微量元素,能进食者,应鼓励进食。不能进食者,可采用肠内或肠外营养,补足氯化钠、钾、三大营养素等。

对于存在肺部疾病、心血管疾病、肾脏疾病或其他基础病的患者,除了以上治疗外,一定要兼顾基础病,给予必要的器官保护,比如气管插管、呼吸机辅助呼吸、肾替代治疗、抗心衰治疗等等。

（刘 燕）

第十一节 窒息

窒息是人体在呼吸过程由于某种原因受阻或异常,所产生的全身各器官组织缺氧、二氧化碳潴留而引起的组织细胞代谢障碍、功能紊乱和形态结构损伤的病理状态。

机体在严重缺氧时,器官和组织会因为缺氧而广泛损伤、坏死,尤其是脑组织。气道完全阻塞造成吸气性呼吸困难,如抢救不及时很快发生低氧、高碳酸血症和脑损伤,最后导致心动过缓、心脏骤停而死亡。窒息是危重症最重要的死亡原因之一。

一、窒息的病程分期

1.窒息前期 机体发生呼吸障碍,首先是氧气吸入的障碍,因机体内还有一些氧的残留,故短时间机体无症状。此期一般持续仅 0.5～1min。

2.吸气性呼吸困难期　机体新陈代谢耗去体内的残余氧并产生大量二氧化碳导致二氧化碳潴留,使体内缺氧加重,在二氧化碳的刺激下,呼吸加深加快,但以吸气过程最为明显,呼吸呈喘气状,此时心跳加快,血压上升。此期持续约 $1\sim1.5min$。

3.呼气性呼吸困难期　此期体内二氧化碳持续增加,呼吸加剧,出现呼气强于吸气运动。此时机体颜面青紫肿胀,颈静脉怒张,呈典型的窒息征象,并可能出现意识丧失、肌肉痉挛,甚至出现排尿排便现象。此时为呼吸暂停期。此期呼吸中枢由兴奋转为抑制,呼吸变浅、慢,甚至暂时停止,心跳微弱、血压下降,肌肉痉挛消失,状如假死,此期持续约 1min。

4.终末呼吸期　由于严重缺氧和过多的二氧化碳蓄积,呼吸中枢再度受刺激而兴奋,呼吸活动又暂时恢复,呈间歇性吸气状态,鼻翼扇动。同时血压下降,瞳孔散人,肌肉松弛。此期持续 1min 至数分钟。

5.呼吸停止期　此期呼吸停止,但尚有微弱的心跳,可持续数分钟至数十分钟,最后心跳停止死亡。

需要说明的是,在上述窒息过程的任何阶段,皆可因心脏停跳而突然死亡。

二、急诊思路

1.最重要的是及时解除气道梗阻,快速纠正缺氧和二氧化碳潴留;然后根据病史、临床表现、辅助检查、治疗反应情况,积极处理并纠正原发病,最后根据原发病调整进一步的治疗措施。

2.快速简明扼要地了解病史　患者本人不能主诉,需快速向陪同人员、目击者或转运的急救人员询问来院前的发病过程和急救措施。

3.快速评估生命体征　评估的主要依据是患者的一般情况、意识状态、心率、呼吸频率。快速有针对性地检查患者的皮肤、黏膜颜色,皮温,观察口咽、颈部、肺、心脏、胸部和四肢有无异常体征。

4.要保证患者的气道通畅,提供充足的氧气支持。心电监护(监测脉氧饱和度、二氧化碳波形图等),建立静脉通路。对患者的评估和治疗应同步进行,并且行动要迅速。

5.病因分析　根据病史、临床表现、体格检查和辅助检查等进一步明确病因,并对原发病进行必要的诊断、鉴别诊断和治疗。

6.辅助检查　动脉血气分析、电解质、一氧化碳定性及毒物鉴定等。这些措施非常重要,直接影响患者的治疗决策和紧急干预手段(如无创或有创通气支持、人工高级气道的建立等)。其他的辅助检查如胸部 X 线、心电图、肝肾功能等在快速评价和稳定患者后可有计划地进行。

三、诊断和鉴别流程

一旦出现以下临床表现考虑窒息:呼吸极度困难或呼吸带有杂声,欲用力咳嗽而咳嗽不出,失音,口唇、颜面、皮肤青紫,心跳加快而微弱,患者处于昏迷或者半昏迷状态,呼吸逐渐变慢而微弱,继而不规则,心跳由快至慢,心律失常,直至心跳、呼吸停止。瞳孔散大,对光反射消失。

初始阶段患者的病情基本稳定后,根据病史、体检和辅助检查,进行进一步的鉴别诊断。

1.机械性窒息　指因机械作用引起呼吸障碍。

（1）呼吸道内阻塞引发窒息

①异物堵塞呼吸孔道（如口鼻）。

②急性喉炎，喉水肿。

③异物、花生米、纽扣等误入呼吸道。

④呕吐物、咯血块、脓性黏痰及溺水后的泥沙等堵住气管。

⑤下颌骨颏部粉碎性骨折或双发骨折时，由于口底肌群的牵拉，可使舌后坠而阻塞呼吸道。上颌骨骨折时，骨折段向下后方移位，也可阻塞咽腔而引起窒息。

（2）呼吸道受压引发窒息：如缢、绞、扼颈项部，喉及气管周围组织的外伤，颈部的肿瘤、脓肿，皮下气肿、水肿、血肿。

（3）胸部外伤或疾病引发窒息：如气胸、血胸、肋骨骨折等。

2.中毒性窒息　如一氧化碳中毒，大量的一氧化碳由呼吸道吸入肺，进入血液，与血红蛋白结合成碳氧血红蛋白，阻碍了氧与血红蛋白的结合与解离，导致组织缺氧造成的窒息。

3.病理性窒息　如溺水和肺炎等引起的呼吸面积的丧失。

4.新生儿窒息及空气中缺氧的窒息　如关进箱、柜内，空气中的氧逐渐减少等。其症状主要表现为二氧化碳或其他酸性代谢产物蓄积引起的刺激症状和缺氧引起的中枢神经麻痹症状交织在一起。

四、急诊处理

窒息救治的关键是早期发现与及时处理，需要快速分诊，快速评估、处理，争分夺秒地进行抢救。急救原则是针对病因和对症进行抢救。窒息的原因很多，如果能及早发现并得到及时正确的救治，解除了气道阻塞和引起缺氧的原因，部分患者可以迅速恢复。具体措施如下。

1.若患者昏迷、呼吸心跳停止　需快速执行标准心肺复苏术。

2.一般治疗

（1）解除气道梗阻，开放气道（环甲膜穿刺、环甲膜切开、气管插管、气管切开等措施），进行机械通气。

（2）氧疗、多参数心电监护、建立静脉通路，以纠正低血压状态。

（3）进一步评估，包括脉氧饱和度、血压、呼吸、心率、心电图、血常规、动脉血气分析、X线胸片等。根据收集的资料，初步分析病因。

3.针对不同病因的处理措施

（1）痰液阻塞引发窒息：高龄患者如脑梗死，合并咯痰无力、排痰困难、肺不张者，应迅速吸出痰液，同时改变体位，采取侧卧或俯卧位，继续清除分泌物，以解除窒息。

（2）吸入性窒息（误吸、大咯血、溺水）：最主要的急诊手段是清理气道。为更好地管理气道，可考虑气管插管。部分病例应考虑行急诊纤维支气管镜进行肺灌洗。

（3）异物窒息：应立即对患者采取海姆利克操作急救法（以下简称为海氏急救术）进行施救。

海氏急救术：站在患者身后，双臂合拢环抱患者腰部，使患者弯腰稍向前倾。一手握拳，轻放在患者的肚脐上，另一手也紧握拳头，在患者腹部迅速用力地向上挤压，好像要提起患者身体一样。重复以上步骤，直至异物被排出。

疏通孕妇或肥胖患者的气道：将手置于比正常的海氏急救术稍高的位置——在胸骨的底

部也就是最底层肋骨的上部,接下来就按海氏急救术的步骤操作,快速有力地挤压患者的胸腔。重复以上步骤直至异物被排出。

(4)咽部肿胀压迫呼吸道的救护:可以由口腔或鼻腔插入任何形式的通气导管,以解除窒息。如情况紧急,又无适当通气导管,可用 15 号以上粗针头由环甲筋膜刺入气管内。如仍通气不足,可同时插入 2~3 根,随后作气管造口术。如遇窒息濒死,可紧急切开环甲筋膜进行抢救,待伤情缓解后,再改作常规气管造口术。

(5)颈部受扼:应立即松解或剪开颈部的扼制物或绳索。呼吸停止立即进行气管插管行机械通气。如患者有微弱呼吸可给予高浓度吸氧。

(6)胸部严重损伤:半卧位法,给予吸痰及血块,保持呼吸道通畅,吸氧,止痛,封闭胸部开放伤口,固定肋骨骨折。

(7)血气胸:外伤后血气胸,应作好术前准备,血常规、交叉配血、心电图、凝血功能检查等,考虑胸腔穿刺置引流管,一次放液不超过 2L,尽可能分析其出血来源,必要时立即外科干预。

(刘燕)

第四章　急性中毒

第一节　概述

毒物突然进入机体,短时间内使机体产生一系列病理生理变化,出现症状甚至危及生命的过程,称为急性中毒。毒物的种类包括工业毒物、农业毒物(农药及杀鼠剂)、药物过量及天然毒物等。前3种常通过化学手段获得,即为化学毒物;后者常存在于动、植物体内。随着生产的发展和生活的多样化,导致中毒的化学物质及动、植物品种日渐增多,急性中毒的发病率亦较前明显增加。急性中毒的病情多急骤、凶险,如不及时救治,常常危及患者的生命。急性中毒救治的成功与否,取决于2个因素:正确的诊断,即确定中毒的毒物与数量;及时、恰当地救治措施。

一、诊断要点

急性中毒的诊断主要根据患者的病史、临床表现,参考实验室检查,必要时作毒物分析及现场调查。最后经综合分析,并作好鉴别诊断后,方能作出较为正确的诊断。完整的诊断应包括引起中毒的毒物品种、病变性质及严重程度等。急性中毒是机体吸收毒物后产生的病变,因此要明确病因(毒物)与疾病(中毒)的因果关系。通过诊断可以掌握机体吸收毒物的证据,包括毒物的种类、中毒途径、中毒时间及可能吸收毒物的数量等。

如患者中毒史明确,并伴有特征性的中毒表现,则易诊断;反之,仅有一些临床表现,诊断则很困难。特别是中毒的症状和体征与常见的内科疾病相似,不同毒物中毒的临床表现可能相近或重叠,同种毒物中毒个体表现又可能不尽相同。因此,明确的病史有助于正确诊断;临床检查及实验室检查,有助于了解毒物引起病变的脏器、性质及严重程度等,最后做毒物分析才能确定诊断。

采集详尽的中毒病史是诊断的首要环节。对生产性中毒者应重点询问职业史、工种、生产过程、接触毒物种类、数量、途径及同伴发病情况;对非生产性中毒者,要了解中毒者的精神心理状态、本人或家人经常服用的药物。对所有中毒者都要了解主要临床症状、发病过程和初步处理经过,包括用过的治疗药物、剂量及对治疗的反应等。

采集中毒史还包括:了解中毒环节,收集中毒者的剩余食物、呕吐物、大小便、药袋及剩余毒物。群体中毒时,调查现场情况,核实毒物种类、中毒途径。呼吸道中毒者,了解中毒时空气中毒物的浓度、风向、风速、中毒者的位置与毒源的距离等。

1.临床诊断中毒的思维模式(在下列情况时应考虑中毒的可能)

(1)难以解释的精神改变。

(2)外伤,特别是青年人难以解释的摔伤。

(3)年轻患者不明原因的心律失常或胸痛。

(4)火场救下来的患者或与毒物接触者出现临床症状。

(5)不明原因的代谢性酸中毒。

(6)儿童出现难以解释的嗜睡、精神症状或其他奇怪行为。

2.为明确毒物中毒,询问病史时应明确几点

(1)谁中毒? 有大批中毒患者时,应排除非中毒者。

(2)何种毒物中毒? 注意混合毒物中毒。

(3)何时中毒? 了解发生中毒的时间。

(4)如何中毒? 了解中毒的途径和毒物数量。

(5)经何处理? 用过的治疗措施、治疗药物、剂量及对治疗的反应。

由于毒物种类繁多,不同类毒物中毒表现不尽相同,表现复杂,应熟悉具有诊断意义的临床表现,抓住其临床特征,并以此作为建立诊断的关键线索。临床检查可以在询问病史前或同时进行。毒物中毒常有其特殊的临床表现,在紧急情况下,根据中毒患者的临床表现和简单中毒病史,即可初步诊断,迅速采取相应的救治措施。同时对中毒者的生物标本、残剩毒物及其容器等进行毒物筛查;特异性检查措施可迅速明确毒物,如有机磷中毒时胆碱酯酶活性低下;亚硝酸盐中毒时高铁血红蛋白增高等。非特异性的检查,如肝肾功能、电解质、血气分析等,有助于评价患者的功能状态。

二、救治原则

急性中毒救治总体原则:积极支持生命体征,对症治疗;尽早清除毒物,减少毒物吸收;准确应用解毒剂。

1.积极支持生命指征,对症治疗　医生首先迅速、准确地评估患者的呼吸、循环、神经系统功能状态,对症治疗为优先考虑的治疗方法。

(1)确保气道通畅,进行有效通气,必要时气管插管、人工通气。

(2)监测血压、心电图,末梢循环状态和尿量,评估患者循环功能,维持循环状态的稳定。

(3)立即建立静脉通道,确保急救药品使用。

(4)对神志改变、昏迷、抽搐的患者,予吸氧,必要时催醒或控制惊厥。

(5)检测血电解质和血气分析,维持血电解质和酸碱平衡稳定。

2.尽早清除毒物,预防或减少毒物吸收,应依据中毒方式而定

(1)经呼吸道吸入中毒:立即移离有毒场所,呼吸新鲜空气,清除呼吸道分泌物。必要时吸氧、气管插管、人工通气,特别是昏迷或喉水肿存在时。

(2)经皮肤、黏膜吸收中毒:立即脱去衣物,肥皂彻底清洗皮肤;毒物进入眼内者,用生理盐水反复、彻底清洗;强酸、强碱等腐蚀性毒物忌用中和剂。

(3)经胃肠摄入中毒:常用的方法包括稀释、催吐、洗胃、活性炭吸附毒物等。

(4)血液净化治疗:包括血液透析、血浆置换、血液灌流等,可根据毒物本身的特性,选取相应的血液净化措施,来加速毒物的排泄。

3.准确使用特效解毒剂　总的来讲,毒物中毒的特效解毒剂较少,在使用前必须明确毒物类别,判定毒物中毒程度,合理使用抗毒药物的种类及剂量,及时观察治疗效应。

(刘燕)

第二节　有机磷农药中毒

有机磷农药是当今生产和使用最多的农药,多呈油状或结晶状,色泽由淡黄色至棕色,稍

有挥发性且有蒜味。常用的剂型有乳剂、油剂和粉剂等。有机磷农药经呼吸道、皮肤和消化道等途径染毒。有机磷农药对人体的毒性主要是对乙酰胆碱酯酶的抑制,引起乙酰胆碱蓄积,使胆碱能神经受到持续冲动,导致先兴奋后衰竭的一系列的毒蕈碱样、烟碱样和中枢神经系统等症状。如处理不及时或不合理,严重患者可因昏迷和呼吸衰竭而死亡。

一、诊断与评估

1.临床表现　有机磷农药进入人体后,依据其摄入毒物量的多少、毒性的强弱及就诊时间的早晚,其临床表现有所差异。有机磷农药中毒可导致3个时相的神经毒性作用,3个时相的表现如下。

(1)急性胆碱能症状

①毒蕈碱样症状:多数腺体分泌、平滑肌收缩及括约肌松弛。腺体分泌表现为多汗、流涎、流泪、鼻溢、痰多及肺部湿啰音。平滑肌收缩表现为胸闷、气短、呼吸困难、瞳孔缩小、视力模糊、恶心、呕吐、腹痛、腹泻、肠鸣音亢进。括约肌松弛表现为尿、便失禁。

②烟碱样症状:交感神经节和肾上腺髓质兴奋,表现为皮肤苍白、心率增快、血压升高。作用于骨骼肌神经肌肉接头,表现为肌颤、肌无力、肌麻痹等,呼吸机麻痹可致呼吸停止。

③中枢神经系统症状:轻者头晕、头痛、情绪不稳;重者抽搐(有机磷农药中毒较少见)、昏迷;严重者呼吸、循环中枢抑制,因呼吸、循环衰竭而死亡。

(2)中间期肌无力综合征:在急性胆碱能症状缓解后和迟发性神经病发作前,一般在急性中毒后1~4d突然出现以呼吸肌、脑神经运动支支配的肌肉及肢体近端肌肉无力为特征的临床表现,称"中间期肌无力综合征"。其发病机制与胆碱酯酶受到长期抑制,影响神经-肌肉接头处突触后的功能有关。患者声音嘶哑、吞咽困难或复视、抬头力弱、睁眼困难、眼球活动受限、吞咽发呛等表现,最后因呼吸肌麻痹出现呼吸困难、辅助呼吸肌参与呼吸运动、呼吸运动不协调、呼吸浅慢至停止,因进行性缺氧而表现焦虑、烦躁不安、大汗、紫绀和意识障碍等,应立即给予气管插管,进行人工机械通气,直至恢复自主呼吸。

(3)迟发性神经病:有机磷农药急性中毒后一般无后遗症。个别患者在急性中毒症状消失后2~3周可发生迟发性神经病,这种病变不是由胆碱酯酶受抑制引起,可能与有机磷农药抑制神经靶酯酶并使其老化所致。首先累及感觉神经,逐渐发展至运动神经;开始多见于下肢远端部分,后逐渐发展,有时可累及上肢。最初表现为趾/指端麻木、疼痛等感觉异常,逐步向近端发展,疼痛加剧,脚不能着地,手不能触物。约2周后,疼痛减轻转为麻木,运动障碍开始表现为肢体无力,逐渐发展为弛缓性麻痹,出现足/腕下垂、腱反射消失。少数可发展为痉挛性麻痹,较重者出现肢体肌萎缩,有时伴有自主神经功能障碍。

除上述症状外,有机磷农药接触皮肤后可引起过敏性皮炎,出现水疱和脱皮,重者皮肤化学性烧伤,处理不当可影响预后。

2.诊断依据　有机磷农药中毒的诊断主要依靠3个方面。

(1)明确的有机磷农药接触史,如口服、生产中皮肤接触或吸入有机磷农药雾滴等。中毒发病时间与毒物种类、剂量和侵入途径密切相关。皮肤吸收中毒,一般在接触2~6d内发病,口服中毒在10min~2h内出现症状。

(2)临床症状:患者出现皮肤黏膜潮湿、大汗、流涎、肌肉颤动、肺部湿啰音、呼吸困难、瞳孔缩小及血压升高等症状,呕吐物及呼出气体有蒜臭味。皮肤接触中毒起病慢,症状不典型,可检查有无皮肤红斑水疱。

（3）实验室检查：胆碱酯酶活性测定是有机磷农药中毒的标志酶，但酶的活性下降程度与病情及预后不完全一致。如有条件，早期血液、尿液及胃液中毒物定性定量检测对诊断及治疗有指导价值。

3.临床分级　有机磷农药中毒通常分轻度、中度和重度，其具体标准如下。

（1）轻度中毒：有头晕、头痛、恶心、呕吐、多汗、胸闷、视力模糊、无力、瞳孔缩小。胆碱酯酶活力一般在 $50\%\sim70\%$。

（2）中度中毒：除轻度症状外，伴有肌纤维颤动、瞳孔明显缩小、轻度呼吸困难、流涎、腹痛、步态蹒跚，意识清楚。胆碱酯酶活力一般在 $30\%\sim50\%$。

（3）重度中毒：除中毒症状外，出现昏迷、肺水肿、呼吸麻痹、脑水肿。胆碱酯酶活力一般在 30% 以下。

4.鉴别诊断　须与氨基甲酸酯类、拟除虫菊酯类、有机氮类农药作鉴别诊断，这些农药与有机磷农药中毒的鉴别要点除接触史和临床表现不同外，有机磷杀虫剂中毒者体表或呕吐物一般有蒜臭味，而其他农药一般无蒜臭味。血胆碱酯酶活力下降是有机磷中毒的实验室诊断标志。

5.病情评估　有机磷农药中毒病情轻重，主要依靠临床症状、体征及实验室检查来评价，尤其特别注重患者生命体征是否平稳，脏器损害是否严重来评估。胆碱酯酶活性的高低，不能完全代表病情的轻重，应根据患者具体情况判断。呼吸衰竭是患者死亡的主要因素，应及早发现，行机械通气治疗。患者意识障碍伴难以纠正的低血压时，也是有机磷农药中毒死亡的原因之一。

二、院前处理要点

1.有机磷农药中毒一旦明确，立即开始进行急救处理。

2.呼吸、心跳停止者立即现场心肺复苏。

3.尽快送往有条件救治的医院，途中对重度中毒患者给予心电监护、呼吸和循环支持。

4.在等待急救车过程中，如现场有条件应尽早开始以下处理。

（1）阻断与毒物的接触：呼吸道中毒者，立即脱离现场；皮肤接触者，脱去污染的衣物，用肥皂水清洗污染皮肤、毛发和指甲。

（2）清除胃内毒物：口服中毒者如清醒，可使用物理刺激法催吐，必要时温水洗胃。

（3）眼部污染用 2% 碳酸氢钠溶液或生理盐水冲洗。

（4）尽早使用抗胆碱能药物及复能剂药物。

三、急诊处理

1.快速观察生命体征，准确判断患者病情，果断决定救治程序。

2.毒物摄入 6h 内必须洗胃，直至无味，可给予导泻药物加速排泄。

3.抗毒药物使用，主要用抗胆碱能药和酶重活化剂，二者并用具有协同加强作用。原则上应早期、足量、联合、重复用药。

（1）抗胆碱能药－阿托品和长托宁的用法与用量：抗胆碱能药物使用原则是早期、足量，给药剂量及间隔时间应根据病情而定，维持"阿托品化"直至胆碱酯酶活力恢复到正常值的

60％以上。注意防止过量引起严重的副作用。阿托品和盐酸戊乙奎醚注射液用量分别见表4-1和表4-2。

表4-1　有机磷农药中毒时阿托品的用法与用量

	轻度中毒	中度中毒	重度中毒
给药途径	肌内注射	肌内注射	肌内或静脉注射
首次给药剂量	1～2mg	3～5mg	5～10mg
重复给药剂量	0.5～2mg	1～5mg	3～10mg
给药间隔时间	30min 以上	15～30min 以上	5～10min 以上
停药指征	毒蕈碱样症状如瞳孔缩小、流涎、出汗、腹痛、肠鸣亢进、腹泻、肺湿性啰音等消失,出现瞳孔扩大、轻度口干、皮肤干燥、面色稍潮红、心率稍快(90～100 次/min)时逐步撤药		

表4-2　有机磷农药中毒时盐酸戊乙奎醚注射液的用法与用量

	轻度中毒	中度中毒	重度中毒
给药途径	肌内注射	肌内注射	肌内注射
首次给药剂量	1～2mg	2～4mg	4～6mg
重复给药剂量	1mg	1～2mg	2～3mg
注意事项	①首次给药后 30min 如中毒症状未明显消失和全血胆碱酯酶活力低于 50％时,重复首次用药的半量; ②中毒症状消失和全血胆碱酯酶活力恢复至 60％以上可停药观察; ③"阿托品化"指标为:口干、皮肤干燥、心率 80 次/min 左右; ④该药清除半衰期为 10.35h,用药早期生命体征变化不明显,应注意重复用药的用量和间隔时间,切忌盲目大剂量重复用药		

(2)酶重活化剂的用法与用量:全血胆碱酯酶活力在正常的 60％以下时,应根据症状轻重早期足量持续给酶重活化剂。双复磷的作用较氯磷定强,毒性也较大,用量约为氯磷定的 1/3,用法与氯磷定相同。氯磷定的用法见表4-3。

表4-3　有机磷农药中毒时氯磷定的用法

	轻度症状	中度症状	重度症状
给药途径	肌内注射	肌内或静脉注射	肌内或静脉注射
首次给药剂量	0.5～1.0g	1.0～1.5g	1.5～2.5g
重复给药剂量	——	0.5～1.5g	1.0～2.0g
给药间隔时间	3～6h		
停药指征	全血胆碱酯酶活力达正常的 60％以上,烟碱样症状如肌颤、肌无力、肌麻痹消失		

4.中间期肌无力综合征的治疗　中间期肌无力综合征致命的是呼吸肌麻痹,一旦出现,应立即给予气管插管,进行人工机械通气,直至恢复自主呼吸。

肌注氯磷定:气管插管后,在人工机械通气条件下,给予突击量氯磷定肌内注射。氯磷定给药方法:1g 肌内注射,每小时 1 次,共 3 次;以后 1g 肌内注射,每 2h1 次,共 3 次;以后 1g 肌内注射,每 4h1 次,直至24h,第一日用量为10g 左右;24h 后 1g 肌内注射,每 4～6h1 次,共 2～3d 为 1 个疗程,以后视病情而定。在此期间,阿托品用量仍依据肺部体征而定,总的来讲,较前期使用剂量小,间隔时间较长。

5. 血液净化　在治疗重度有机磷农药中毒时,必要时可使用血液灌流、血液透析及血浆置换等协助治疗,可清除血液中和组织中释放入血的有机磷农药及部分炎性介质,提高治愈率。

6. 对症治疗　有机磷农药中毒主要的死因是肺水肿、呼吸肌瘫痪或呼吸中枢衰竭,休克、急性脑水肿、心肌损害及心跳骤停等亦是重要死因。因此,对症治疗应以维持正常呼吸功能为重点。例如保持呼吸道通畅,给氧或应用人工呼吸器;肺水肿用阿托品;休克用升压药;脑水肿应用脱水剂和肾上腺糖皮质激素;以及按情况及时应用抗心律失常药物等。危重病患者可用输血疗法。为了防止病情复发,重度中毒患者,中毒症状缓解后应逐步减少解毒药用量,直至症状消失后停药,一般至少观察1周左右。

(刘燕)

第三节　急性酒精中毒

酒精是乙醇的水溶液,乙醇为无色、易挥发的液体。一次性大量饮用含有高浓度酒精饮料出现神经精神(先兴奋后抑制)症状称急性酒精中毒。严重中毒时可致呼吸中枢麻痹和心脏抑制。

一、诊断与评估

1. 诊断依据
(1)发病前有过量饮酒史。
(2)呼出气或呕吐物有较浓的酒精味。
(3)神志障碍(兴奋期、共济失调期、昏迷期)。
(4)胃液、血中可检测出乙醇。
(5)须与镇静催眠药中毒、一氧化碳中毒、低血糖、肝性脑病或脑血管意外等鉴别。
2. 病情评估　患者的症状轻重与饮酒量、个体的敏感性有关。临床大致分为轻、中、重3期。
(1)轻度(即兴奋期):血中乙醇<500mg/L,神志清楚,但有头晕、欣快感、言语增多,间或粗鲁无礼,喜怒无常,也有安静入睡者。并伴或不伴有恶心、呕吐、结膜充血、颜面潮红或苍白。
(2)中度(即共济失调期):血中乙醇500~1500mg/L,神志或清或模糊,语无伦次且言语含糊不清,步履蹒跚,动作迟缓笨拙。
(3)重度(即昏睡期):血中乙醇≥2500mg/L,患者神志不清,呈昏睡状态,面色苍白或潮红,皮肤湿冷,口唇轻度紫绀,心率快,血压低或测不到,呈休克状态。瞳孔散大,呼吸缓慢带鼾声。严重者大小便失禁、抽搐、昏迷,最后发生呼吸麻痹而死亡。

二、院前处理要点

1. 轻度中毒者,制止再继续饮酒,或可迅速催吐。
2. 共济失调者,严格限制活动,专人陪护,以免发生外伤。
3. 昏迷者,保持气道通畅,侧卧位,以防误吸呕吐物,注意保暖,及时送医院救治。

三、急诊处理

昏迷和重症患者,注意保暖的同时,应给予足够的热量,预防肝脏损伤。酒精饮用后吸收很快,2h 后洗胃和导泻无效。

1.解毒药　纳洛酮能降低中毒患者血乙醇浓度、促醒和减少病死率。静脉推注 0.4～1.2mg,并将纳洛酮 2～4mg 加入 10% 葡萄糖注射液 250～500mL 中静脉滴注,每 30min 静脉注射 0.4～0.8mg,多数患者 45min 内能苏醒。

2.加速乙醇代谢　大量(2000～3000mL)输液并给予维生素 C、维生素 B_1、维生素 B_6 静脉滴注,然后利尿;美他多辛,口服易吸收,500mg,每日 2 次;如果血乙醇浓度超过 4000～5000mg/L 或昏迷时间较长(2～4h)时可以考虑血液灌流。

3.对症处理　恶心、呕吐可注射胃复安;烦躁不安,可予地西泮 5～10mg 肌内注射,或水合氯醛 6～8mL 灌肠;上消化道出血可予抑酸制剂及鼻饲硫糖铝。

4.重症患者　如出现呼吸循环衰竭,则需立即给予呼吸和循环支持,积极液体复苏和生命指征监测。

(刘　燕)

第四节　一氧化碳中毒

一氧化碳(即 CO)是一种无色、无味、无臭的气体,它是由含碳物质燃烧不完全所产生的,经呼吸道吸入可引起中毒。当人体吸入大量一氧化碳后,因一氧化碳与血红蛋白的亲和力比氧与血红蛋白的亲和力高 240 倍,所以极易与血红蛋白结合形成碳氧血红蛋白(HbCO),后者使血红蛋白丧失携带氧的能力,从而导致组织缺氧而产生急性中毒,尤其对大脑皮质的影响最为严重,由于支配人体运动的大脑皮质最先受到麻痹损害,当人们意识到自己发生一氧化碳中毒时,往往手脚已不听使唤,使人无法进行有效的自救,以致贻误治疗。一氧化碳中毒主要包括职业中毒和生活性中毒,前者主要是因设备故障导致天然气或液化气泄漏所致,而日常生活中最常见的原因是家庭中煤炉取暖和煤气泄漏。

一、诊断要点

1.接触史　有一氧化碳接触史,尤其是冬季要询问室内有无煤火接触。集体发病更有助诊断。

2.临床表现

(1)轻度中毒:表现明显头痛、头晕,恶心、呕吐,少数可有一过性意识障碍。

(2)中度中毒:可出现浅至中度昏迷状态,呼吸和血压可有变化。

(3)重度中毒:呈现深昏迷或去大脑皮层状态,可并发脑水肿、休克、心肌损害、呼吸衰竭,部分患者可并发挤压综合征和筋膜间隙综合征。

(4)迟发性脑病:表现为患者在经过 2～60d 的"假愈期"后出现精神障碍、偏瘫、痴呆、失语、失明和震颤麻痹。

3.实验室检查

(1)碳氧血红蛋白定量测定:采用分光光度计法,轻度中毒<10%,中度中毒<30%,重度

— 87 —

中毒>50%。

(2)血糖、血氨、电解质、血气分析测定对诊断和鉴别诊断也有意义。

4.辅助检查

(1)心电图:可有心肌缺血和早搏。

(2)脑电图:可见弥漫性δ低波幅慢波。

(3)CT和磁共振检查:脑水肿时可见病理性低密度区,迟发性脑病表现为脱髓鞘改变。

二、院前急救要点

1.打开窗户,通风换气,立即将中毒者移离现场。

2.保持呼吸道通畅,静卧保暖。

3.症状不缓解立即送医院急诊科治疗。

三、急诊处理

1.纠正缺氧 轻度中毒面罩给氧,中重度中毒者若无禁忌则予高压氧舱治疗。

2.出现呼吸衰竭的患者即行气管插管,应用呼吸机辅助呼吸。

3.积极治疗脑水肿,降低颅内压 可考虑应用甘露醇、呋塞米和糖皮质激素。

4.保护重要脏器,营养支持,维持水、电解质和酸碱平衡。

5.应用脑组织赋能剂改善脑代谢 给予ATP、辅酶A、维生素C、维生素B和细胞色素C保护脑功能。

6.人工冬眠治疗 对昏迷时间长,发热39℃以上并有抽搐的危重患者,可实行人工冬眠及降温治疗。

7.预防和控制感染。

8.积极治疗并发症。

9.危重病患者可考虑换血。

10.迟发性脑病治疗 给予长程高压氧治疗,配合神经细胞营养药和神经康复治疗。

(刘燕)

第五节 百草枯中毒

百草枯化学名为1,1'-二甲基-4,4'-联吡啶,又称克无踪、对草快、敌草快。是目前使用最广泛的除草剂之一。纯品百草枯为白色结晶,对金属有腐蚀性,不挥发,易溶于水,酸性条件下稳定,遇碱水解,与阴离子表面活性剂接触易失去活性。目前常见的为百草枯20%水剂,在碱性溶液中水解,接触土壤后较快失去活性。

百草枯可经消化道、呼吸道及喷洒农药时皮肤接触后中毒。百草枯虽属中等毒类,但对人毒性很高,成人致死量20%水溶液约为5～15mL或40mg/kg左右,皮肤长期暴露在百草枯溶液中也可致死;它是人类急性中毒致多脏器衰竭死亡率最高的除草剂。

百草枯口服吸收率为5%～15%。它几乎不与血浆蛋白结合,口服2h后即达血浆浓度峰值,15～20h后血浆浓度缓慢下降。

百草枯中毒是多层次、多机制的作用,可引起人体多器官损害。超大剂量的百草枯中毒患者多在短期内死于多器官功能衰竭,中、重度中毒如能度过急性期,部分患者因出现难逆转的肺纤维化而死于肺功能衰竭;部分存活者可不遗留任何后遗症。其中毒机制未完全阐明,普遍认为主要与活性氧过度脂质过氧化反应所产生的脂质过氧化氢物及谷胱甘肽含量减少有关。

一、诊断及评估

(一)诊断依据

1.毒物接触史 仔细询问有无口服百草枯史或进食染毒食物史;或职业接触史;或根据患者本人及知情者描述;或找到服用百草枯的证据(遗书、包装百草枯容器、残留毒物等)。

2.临床表现

(1)局部刺激症状:皮肤污染接触性皮炎,表现为红斑、水疱、溃疡和坏死等;眼部污染出现羞明、流泪、眼痛、结膜充血和角膜灼伤等病损;呼吸道吸入出现喷嚏、咽痛、刺激性咳嗽;经口服者,口腔、咽喉、食管黏膜有腐蚀和溃烂。

(2)全身各系统的临床表现:除大量口服中毒者较快出现肺水肿和出血外,大多呈渐进式发展,约1~3d内肺、肾、肝、心脏及肾上腺等会发生坏死,病程中可伴发热。

①消化系统:早期口腔、咽喉、胸、上腹部烧灼性疼痛,伴恶心、呕吐、口腔喉部溃疡、腹痛、腹泻和血便。可见黄疸、肝功能异常,甚至肝坏死。患者合并胰腺炎时伴明显腹疼。

②呼吸系统损害:是百草枯中毒的靶器官。轻者胸痛、咳嗽、气急,部分患者常合并有自发性气胸或皮下气肿;重者呼吸窘迫、紫绀,严重呼吸困难,肺水肿,直至呼吸衰竭。

③泌尿系统:出现血尿、蛋白尿、脓尿;多在中毒后2~3d发生急性肾功能衰竭。

④循环系统:重症者有中毒性心肌炎,出现心肌损害、血压下降、心电图ST段和T波改变,或伴有心律失常,甚至心包出血等。

⑤神经系统:包括精神异常、嗜睡、手震颤、面瘫、脑积水和出血等,严重中毒者,临床中发现中毒后合并脑梗死病例。

3.实验室检查

(1)血液检查:白细胞计数及中性粒细胞数明显升高;大部分患者谷丙转氨酶、尿素氮、肌酐升高;部分患者可出现代谢性酸中毒。

(2)动脉血气分析:患者PO_2下降,PCO_2升高不明显,部分患者出现呼吸性碱中毒。

(3)毒物检测:第一时间内收集血、尿及残余液标本,进行百草枯定性和定量的检测。

4.辅助检查

(1)X线胸片检查

①中毒早期(3d~1周)呈弥漫性改变,肺纹理增多,肺间质炎性改变,可见点、片状阴影,肺部透亮度减低或呈毛玻璃状。

②中期(1~2周)出现肺部实变,纵隔气肿或气胸,同时出现部分肺纤维化。

③后期(2周后)以肺间质改变为主,出现肺纤维化、肺不张及蜂窝状改变。

(2)胸部CT检查:百草枯中毒所致肺CT征象是一个连续的过程。

①肺纹理增多。

②磨玻璃征。

③肺实变。

④胸腔积液。

⑤肺纤维化。

⑥支气管扩张及囊性变,与肺纤维化同时出现在中后期。

⑦肺气肿或纵隔气肿。

(二)诊断思路

明确的百草枯服毒史及毒物接触史,诊断较容易。在临床上,经常遇到患者急性低氧血症与临床症状或肺部影像学结果不一致;在排除肺部慢性疾病及传染性疾病后,结合咽喉及胸骨后疼痛、肝肾功能损害及胸片、胸部 CT 动态演变特征时,应考虑百草枯中毒的可能,可进一步询问病史,协助明确诊断。

(三)病情评估

对于有明确百草枯接触者,都应该高度重视,必须留观 1～3d。如出现以下情况提示为重症中毒且预后不良。

1.白细胞计数及中性粒细胞数显著增加。

2.肝肾功能损害早而重。

3.明显的胸闷、气急、烦躁等症状。

4.胸片或胸部 CT 提示病变范围大,气胸,纵隔气肿。

5.重症患者多需呼吸机维持呼吸功能,但即便如此目前临床上也未见明显改善预后的效果。

6.如果患者未出现上述重症的表现则提示预后较好。

二、急诊处理

百草枯中毒无特效治疗,尽早(6h 内)开始合理处理可降低死亡率。

1.治疗原则　尽早彻底清除毒物,减少百草枯吸收、加速排泄、消除化学性炎性损害及对症治疗。

2.一般处理

(1)现场洗消(应在第一时间内进行)

①接触性染毒者:皮表染毒者应脱除污染衣物,用肥皂水彻底清洗后再用清水洗净;眼部污染用 2％～4％碳酸氢钠液冲洗 15min 后再用生理盐水洗净。

②经口服者,应立即服肥皂水,也可用 30％白陶土(又称漂白土)或皂土,若无白陶土或皂土,亦可用普通黏土用纱布过滤后,服用泥浆水,并反复催吐。

(2)彻底洗胃:反复洗胃,每次 200～300mL,洗胃以洗出液中不再有浅绿色为准。

(3)导泻:中毒 6h 内洗胃液中应加入吸附剂及泻剂,方法:20％漂白土悬浮液 300mL 和活性炭 60g,同时以硫酸 15g,或者 20％甘露醇 200mL,通过鼻饲管注入导泻。

3.血液净化治疗　1976 年报道了应用血液透析(HD)和血液灌流(HP)治疗百草枯中毒的体外试验,HD 及 HP 总的来说对清除百草枯是有效的,且 HP 效果优于 HD,HP 的清除率是 HD 的 5～10 倍。HP 应尽早进行,连续 HP 治疗 3～5d。对于重度中毒患者,采用 HP 联合 HD 效果更好。

4.药物治疗

(1)糖皮质激素与免疫抑制剂:糖皮质激素可维护细胞膜的稳定性,产生强大的抗炎、对抗脂质过氧化的作用,阻止后期肺纤维化。应早期给予大剂量激素,甲泼尼龙 500～1000mg/d,持续使用 2～3d,减量并停用。早期使用环磷酰胺可能影响细胞内所有成分及自身免疫,减轻炎症反应,环磷酰胺 200～400mg/d,加入 5％葡萄糖注射液 500mL 中静脉滴注,持续使用

3～5d即可。应该注意的是,在大剂量应用糖皮质激素的同时,应注意预防其不良反应,需要联用保护胃黏膜药物、钙剂等配套治疗。

(2)抗氧化及抗自由基治疗:百草枯的毒性作用是通过氧化应激,并产生大量的自由基对组织细胞进行损伤,及早、大量应用自由基清除剂是必要的。在抗自由基药物中,维生素C、维生素E、还原性谷胱甘肽的抗氧化作用已基本得到公认。N-乙酰半胱氨酸是谷胱甘肽的前体,也广泛应用于临床救治百草枯中毒患者。目前的动物实验及临床研究表明:血必净注射液对清除百草枯中毒后的活性氧自由基,减轻其介导的脂质过氧化有一定的效果,血必净在临床救治百草枯中毒得到了广泛应用。

(3)竞争剂:普萘洛尔可与结合于肺组织的毒物竞争,使其释放出来,可以联合血液净化时,加强毒物的清除。有报道维生素 B_1 与百草枯的化学结构式同为季胺类型,推测有拮抗作用,早期有采用大剂量维生素 B_1 成功救治过百草枯中毒病例的报道。

5.肺移植与干细胞治疗　国外报道曾在1997年为1例17岁患者在百草枯中毒后第44d进行了肺移植并获得成功,也为中毒晚期的肺纤维化患者提供了一个可行的治疗方案。也有报道在患者进行肺移植后,再发纤维化,数天后死亡,可能与移植的时机选择有关。因为短时间内(百草枯蓄积在体内其他组织)蓄积在其他组织中的百草枯会再次释放,是否会再次损害移植肺,发生纤维化,是否有满意的长期预后效果,尚有更多的临床依据来证实。目前正进行干细胞动物实验及临床病例观察,其疗效有待进一步验证。

6.对症处理

(1)谨慎氧疗:给氧有增加自由基形成的作用,原则上禁用氧疗,在明显缺氧时可低浓度、低流量给氧。仅在 $PaO_2 < 40mmHg(5.3kPa)$ 或出现 ARDS 时才用 $>21\%$ 氧气吸入或用呼气末正压呼吸机给通气。从目前临床来看,经呼吸机救治的百草枯患者几乎无存活。

(2)营养支持治疗:消化道腐蚀性损伤时应禁食,可给予深静脉营养,并注意维持水、电解质、酸碱平衡,有效保护心、肝、肾功能。

(3)针对脏器损伤给予相应的保护剂,并维持其生理功能。

(4)注意观察患者出血倾向,严防 DIC 的发生。

(5)可选用广谱、高效抗生素,以预防和治疗继发细菌感染。

(刘燕)

第六节　抗凝血灭鼠剂中毒

抗凝血灭鼠剂共有30余种,从作用时间长短和作用强度分为第一代和第二代。第一代抗凝血灭鼠剂包括华法林、敌鼠钠、克灭鼠、杀鼠迷、立克命、氯敌鼠等;第二代的半衰期长并且毒性更强,又称超级华法林,包括溴敌隆(乐万通)、大隆(溴鼠隆)、硫敌隆、杀它仗。人类可通过消化道、呼吸道、皮肤接触及粪口途径中毒。这类灭鼠剂属间接作用的抗凝剂,通过抑制维生素K环氧化物还原酶而切断维生素K的循环利用,依赖维生素K的凝血蛋白的谷氨酸残基便无法进行羧基化,影响凝血因子Ⅱ、Ⅶ、Ⅸ、Ⅹ的合成。它对已经合成的上述因子并无直接对抗作用,必须等待这些因子在体内相对耗竭后,才导致凝血时间延长。凝血因子Ⅱ、Ⅶ、Ⅸ、Ⅹ的血浆半衰期分别是:60～70h,6～8h,12～24h,48～72h,临床出血症状往往出现于接触毒物1～7d以后,最长10d。另外,此类药物还可直接损伤毛细血管,使其通透性和脆性增加,加重出血。近年来,由于对华法林耐药鼠的出现,第二代抗凝血灭鼠剂的使用日益广泛,人类中毒的病例越来越多,需要临床医生提高认识及警惕性,对临床中遇到的多发及难治出血表现的患者,要考虑到此可能性,避免误诊。

一、诊断及评估

1.诊断依据

(1)毒物接触史:服毒自杀、误服、职业吸入等。

(2)临床表现:早期可表现为恶心、呕吐、腹痛、低热、食欲不佳,突出表现为全身多部位出血:肉眼血尿、皮肤瘀斑、口腔血疱、牙龈出血、月经过多等,严重者可出现脑出血、消化道大出血而危及生命。

(3)实验室检查:凝血酶原时间(PT)、凝血酶原国际化标准比值(PT－INR)、活化部分凝血活酶时间(APIT)明显延长;凝血因子Ⅱ、Ⅶ、Ⅸ、Ⅹ活性全部或部分减低。

(4)毒物测定:无毒物接触史者,需要进行血及尿的毒物测定,阳性明确诊断,毒物测定阴性不能排除诊断。

(5)诊断思路:能提供明确的抗凝血灭鼠剂接触史则诊断明确;临床遇到不明原因多部位出血,单一部位出血治疗效果不佳,最常见血尿伴血红蛋白下降的患者(尤其是来自于农村、郊区),实验室检查 PT、APIT 明显延长,血小板、纤维蛋白原和 D－二聚体正常,要考虑到抗凝血灭鼠剂中毒的可能,进一步仔细询问病史、进行凝血因子、肝功能、腹部 B 超、毒物检测,在进行上述检测同时,以及对于基层单位,不能检测凝血因子及毒物检测的,可进行维生素 K试验性治疗,诊断思路见图 4－1。

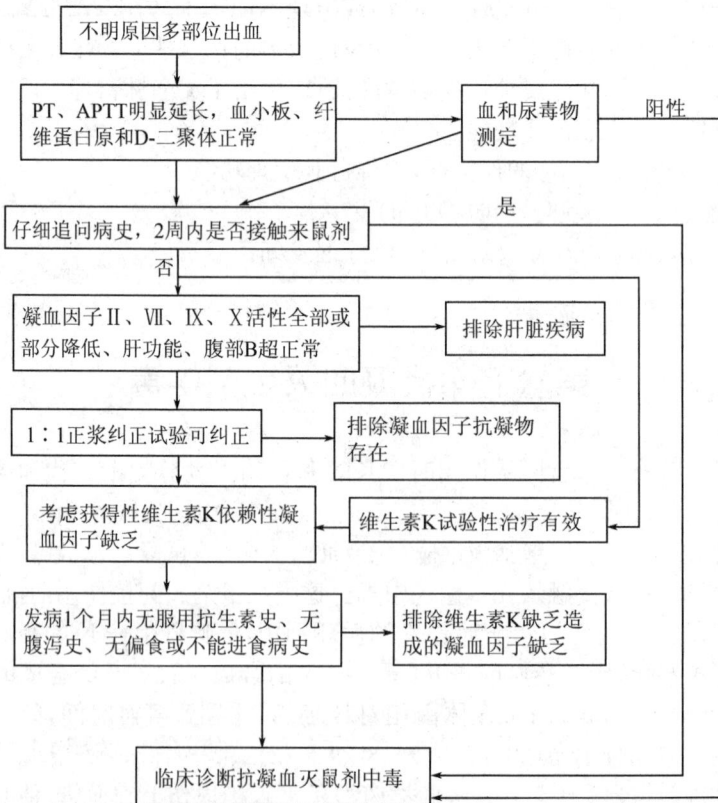

图 4－1 无明确毒物接触史的抗凝血灭鼠剂中毒诊断思路

2.病情评估 对于有明确毒物接触史,无出血表现的患者,也要及时评估凝血功能。首次化验无异常,必须于 48～72h 重复检测 PT。有出血表现的,要对患者血压、神志、血红蛋白进行评估,病情严重者,如消化道大出血、失血性休克、脑出血入抢救室。

二、院前处理要点

1.催吐,服用药物 6h 内进行催吐。

2.皮肤接触者,清洗皮肤。

3.口服活性炭。

4.有明确毒物接触史,有严重危及生命的出血,予维生素 K_1 40mg 静脉滴注,滴注速度不超过 1mg/min。

三、急诊处理

1.减少毒物吸收 口服 6h 以内者,催吐,不配合催吐者,洗胃;硫酸镁导泻;皮肤接触者,清洗皮肤;口服活性炭吸附毒物。

2.药物治疗 维生素 K 是特效解毒药,最常使用维生素 K_1,具体使用方法如下。

(1)维生素 K_1 起效时间:起效时间 1～2h,3～6h 止血效应明显;治疗后凝血酶原时间 12～14h(儿童资料显示 4h)恢复正常。

(2)维生素 K 剂量及疗程:对于抗凝血灭鼠剂中毒维生素 K 治疗剂量和疗程因不同的药物及中毒剂量而不同,无统一明确的标准。国内报道大多使用 20～100mg/d,Weitzel 报道最大剂量 280mg/d。由于维生素 K 的半衰期为双相,相应为 25min 和 190min,一般建议每日 2～3 次给药。由于抗凝血灭鼠剂的代谢符合零相消除动力学,即药物在体内以一个恒定的速度来代谢,半衰期与药物在体内的浓度相关。因此,同一种灭鼠剂半衰期变化也很大。Weitzel 等报道大隆的半衰期 16～36d,溴敌隆的半衰期 10～24d。维生素 K 的疗程国内文献报道大多 0.5～2 个月余,最长 12 个月,国外报道最长时间 13 个月。

维生素 K 的应用剂量及疗程需根据毒物种类及中毒剂量采取个体化治疗方案,怀疑抗凝血灭鼠剂中毒患者,首先静脉给予 40mg 维生素 K_1,1h 后复查 PT 和 APTT,如果明显改善,说明此剂量有效,8～12h 后重复该剂量,无改善再进一步加量;对重症患者可加大首次用药剂量。疗程至少 14d。维生素 K_1 在使用过程中逐渐减量致 10mg 后停药,减量过程中及停药后必须监测 PT 达 7d,停药后前 3d 每日复查,如完全正常随后间断复查,7d 后如果 PT 仍完全正常,考虑临床治愈。

3.血液制品的应用 无危及生命的出血,尽量减少血浆和血液制品的使用。

(刘 燕)

第五章　理化因素急症

第一节　烧伤

烧伤又称灼伤,是指热力所引起的组织损害,主要是指皮肤和(或)黏膜,严重者也可伤及皮下或(和)黏膜下深部组织。由于电能、化学物质、放射线等所致的组织损害和临床过程与热力烧伤相近,因此临床上习惯均归在烧伤一类。实际上它们不仅与热力烧伤,而且各自之间是有一定区别的。烧伤不仅造成皮肤的毁损,而且会引起严重的全身性反应,尤其是大面积烧伤,全身反应甚为剧烈,可出现各系统、器官代谢紊乱,功能失调。

最常见的是热力烧伤,占90%以上,如沸水、火焰、热金属、沸液、蒸汽等;其次为化学烧伤,占7%,如强酸、强碱、磷、镁等;再次为电烧伤,占4%;其他还有放射性烧伤、闪光烧伤等。其中生活上的烫伤和火焰烧伤占84%。

一、诊断要点

(一)病史

1.了解患者的受伤原因、受伤时间、受伤经过、周围环境、伤后接受过的治疗、转运工具。

2.了解途中时间和补液情况,包括液体的内容、量和尿量。

3.询问患者时听其声音是否嘶哑。

4.判断烧伤面积和深度、合并伤、有无延迟复苏、是否复苏充分、吸入性损伤等。

(二)伤情判断

烧伤严重程度主要依据烧伤面积、深度和特殊部位烧伤情况判断,也与伤员的年龄、体质强弱、有无并发伤、有无慢性疾病,以及救治时是否已经发生休克等因素综合判断。

1.烧伤面积估计　应用中国九分法和手掌法。中国九分法适用于大面积烧伤的面积估计。手掌法适用于小面积和特大面积烧伤的估计。临床上2种方法常相互配合使用。

(1)九分法:即将全身体表面积划分为若干9%的倍数来计算。成人:头颈9%;双上肢各占9%;躯干前后(各占13%)及会阴部(1%)占3×9%;臀部及双下肢占5×9%+1%。小儿:躯干和上肢所占体表面积的百分率与成人相同,头大下肢小,并随着年龄增大而改变,12岁以下儿童烧伤面积可按下列简化公式估算:头面颈部面积(%)=9+(12-年龄),臀部及双下肢面积(%)=46-(12-年龄)。

(2)手掌法:成人与小儿均适用。伤员手指并拢,"全手掌面"面积约为全身体表面积的1%。对小面积的烧伤直接以手掌法来计算,特大面积烧伤则以手掌法减去未烧伤的面积,使用较为方便。

估计烧伤面积的注意事项如下。

①估计烧伤面积时应将Ⅰ度、浅Ⅱ度、深Ⅱ度及Ⅲ度烧伤面积分别计算,以便于治疗参考。一般情况下,在估计烧伤严重程度时,Ⅰ度烧伤不记入烧伤总面积。

②不论使用哪一种方法估计,应力求近似,并用整数记录,小数点后数字四舍五入。

③如果烧伤面积过大时,为了便于计算,也可估计健康皮肤面积,然后在总体表面积中

（100%）减去健康皮肤面积百分数即可。

④吸入性损伤伤员另行注明,但不计入烧伤面积。

2.烧伤深度的识别　根据烧伤的临床表现:颜色、水疱、湿润度、血管纹理、感觉、湿度、愈合过程,我国多年沿用"三度四分法",即Ⅰ、Ⅱ、Ⅲ度,Ⅱ度又分为浅Ⅱ度和深Ⅱ度。临床上为表达方便,将Ⅰ度和浅Ⅱ度称为浅烧伤,将深Ⅱ度和Ⅲ度烧伤称为深烧伤。

（1）Ⅰ度烧伤:又称红斑性烧伤,病变最轻,一般为表皮层损伤。临床可见局部疼痛、微红肿、温度微增、无水疱。常于短期内(3～5d)脱屑痊愈。不留色素沉着和瘢痕。

（2）Ⅱ度烧伤:又称水疱性烧伤。根据伤及皮肤结构的深浅又分为浅Ⅱ度烧伤和深Ⅱ度烧伤。

①浅Ⅱ度烧伤:病变范围包括真皮浅层(整个表皮、直至生发层或真皮乳头层)的损伤,临床可见局部红、肿、剧痛明显,有大小不等的水疱形成。去除水疱表皮后,可见红润而潮湿的创面;质软、疼痛敏感,渗出多,有充血的毛细血管网。如无继发感染,可于伤后2周内愈合,可不遗留瘢痕,但在一段时间内可能有色素沉着。

②深Ⅱ度烧伤:病变范围达真皮深层,生发层完全被毁,仅残存毛囊、汗腺、皮脂腺或部分真皮。可有或无水疱,表皮去除后,创面微湿,微红或白中透红、红白相间或可见细小栓塞的血管网、创面渗出多,水肿明显,质地较韧,痛觉迟钝,拔毛试验微痛。如无感染,则可依靠其残存皮肤附件的上皮细胞再生而修复创面。愈合时间一般需要3～5周,愈合后多遗留瘢痕;如发生感染,则愈合时间延长,甚至可由于皮肤附件或残存上皮岛破坏,创面加深而成Ⅲ度,需植皮才能愈合。

（3）Ⅲ度烧伤:又称焦痂性烧伤,为全层皮肤损伤。有时烧伤可深达皮下脂肪、肌肉,甚至骨骼、内脏等,故Ⅲ度烧伤的范围较广,代表的严重程度也不一致。临床可见:局部苍白、黄褐或焦黄,甚至炭化,表面干燥,知觉丧失,发凉,质韧似皮革,透过焦痂常可见粗大的栓塞的皮下血管网。毛发易拔除,拔除时无疼痛。烫伤的Ⅲ度创面可呈苍白而潮湿。除甚小面积可靠周围健康皮肤的上皮汇合而自愈外,均需要植皮才能愈合。愈合后留有瘢痕,甚至畸形。

3.烧伤部位　面部、手部和足部是身体的外露部分,为最常见的烧伤部位。所谓特殊部位烧伤是指面、手、足、会阴部的烧伤,呼吸道烧伤及眼球烧伤,因为这些部位重要,直接影响生命或功能的恢复。

（三）烧伤严重程度的分类

影响烧伤严重程度的因素众多,最主要的是烧伤面积和深度,具体分类见表5-1。

表5-1　烧伤严重程度分类

程度	总面积	Ⅲ度面积	注意事项
轻	<10%	0	①小儿病情估计时面积减半。
中	10%～30%	<10%	②老人病情估计时向上浮动1档。
重	30%～50%	10%～20%	③有吸入性损伤、休克、合并创伤及中毒、伴发心、脑、肾、胃合并症者均为重度
特重	≥50%	≥20%	以上

（四）烧伤病程(病期)

1.休克期　组织烧伤后的即刻反应是体液渗出,一般要持续36～48h。小面积浅度烧伤,体液的渗出量有限,通过人体的代偿,不致影响全身的有效循环血量。烧伤面积大而深者,由于体液的大量渗出和其他血流动力学的变化,可急剧发生休克。伤后48h内主要威胁患者生命的是休克,所以临床习惯称为休克期。液体复苏是早期处理最重要的措施。

2.水肿回吸收期　伤后 48h 开始,渗出于组织间的水肿液开始回吸收,临床表现为血压趋向稳定,尿液开始增多。局部渗液重吸收,若大量坏死组织分解产物与细菌毒素入血,患者可表现全身中毒症状和内环境紊乱。

3.感染期　烧伤水肿回吸收期一开始,感染就上升为主要矛盾。

(1)浅度烧伤:如早期创面处理不当,此时可出现创面周围炎症。

(2)严重烧伤:由于经历低血容量甚至休克的打击,全身免疫功能处于低迷状态,对病原菌的易感性很高,早期暴发全身性感染的几率也高,且预后也最严重。

4.修复期　组织烧伤后,炎症反应的同时,组织修复也已开始。浅度烧伤多能自行修复,深Ⅱ度靠残存的上皮岛融合修复;Ⅲ度烧伤靠皮肤移植修复。修复期应注意对一些关节、功能部位进行防挛缩、畸形的措施与锻炼。大面积深度烧伤的康复过程需要较长的时间,有的还需要行整形手术。

二、院前处理要点

1.迅速脱离致伤原因与急救　火焰烧伤后应迅速离开火区,尽快脱去着火衣服,灭火后可将烧(烫)伤局部浸泡在冷水中 0.5～1h,以减轻疼痛和损伤程度。热力致伤者,可行"创面冷却疗法",天冷时注意保暖。

2.对有危及患者生命的合并伤,如大出血、窒息、开放性气胸、急性中毒等,应迅速进行急救处理。

3.烧伤创面现场急救不予特殊处理,不涂任何药物,尤其是龙胆紫一类有色的外用药。

4.口渴者,可口服淡盐水,但不可大量饮用,以免发生呕吐。不宜单纯喝白开水,防止发生水中毒。严重烧伤患者,如有条件,应尽快进行静脉输液。

5.记录患者的伤情,包括初步估计烧伤面积和深度及现场的急救措施,便于分类和进一步治疗时参考。

6.转运　对中小面积烧伤,原则上应就近组织抢救,以便及时治疗,减轻痛苦。严格掌握转送时机,注意合并症——吸入性损伤、骨折、大出血、眼损伤、中枢神经损伤。早期的严重烧伤患者,应到就近的有条件的医疗单位治疗。原则上在未恰当处置前不宜长途转运,否则,极易发生休克。对于大面积烧伤患者需要转院时,最好在伤后 4h 内送达目的地。如不能此时间送到,应就地抗休克,待休克基本平稳后再转送,转送途中要求呼吸道通畅、休克基本控制、无活动性出血等,并应设法输液,给镇静剂,减少颠簸。

三、急诊处理

(一)小面积浅度烧伤的治疗

轻度烧伤主要为创面处理:包括剃净创周毛发,清洁健康皮肤,一般多在门诊给予清创、包扎等处理。原则:保护创面、预防感染,促进上皮生长。创面污染重或有深度烧伤者,均应注射破伤风抗毒血清,并用抗生素治疗。

(二)大面积深度烧伤的治疗

1.中、重度烧伤因可造成全身损害,应按下列程序处理

(1)简要了解受伤史后,记录血压、脉搏、呼吸,注意有无休克、呼吸道烧伤及其他合并伤,

严重呼吸道烧伤或面颈部深度烧伤后喉头水肿呼吸困难者须及早行气管切开、给氧。

（2）立即建立静脉输液通道，开始输液配血。

（3）酌情给予止痛剂。休克严重者止痛剂应自静脉注射。

（4）留置导尿管，观察每小时尿量、比重、pH 值，并注意有无血红蛋白尿。

（5）清创，估算烧伤面积、深度（应绘图示意）：特别应注意有无Ⅲ度环状焦痂的压迫，其在肢体部位可影响血液循环，躯干部位可影响呼吸，应切开焦痂减压。

（6）按烧伤面积和深度制定第一个 24h 的输液计划。有休克或休克先兆者，制定初步输液计划，输液愈早愈好。

（7）广泛大面积烧伤一般采用暴露疗法。

（8）选用抗菌药物。注射破伤风抗毒素。

2. 大面积深度烧伤的抗休克补液疗法　烧伤休克的防治原则：烧伤后体液渗出速度一般以伤后 6～8h 为最快（严重烧伤渗出持续时间一般为 36～48h）。防治休克的根本问题是改善毛细血管的渗透性，减少渗出，及早进行输液，迅速恢复循环血量。

（1）常用补液公式

①Ⅱ/Ⅲ度烧伤面积（％）×体重（kg）×1.5（mL）+2000（mL）=烧伤后第一个 24h 的补液总量（mL）

②胶体液和晶体液之比一般为 1∶2。IE 度烧伤面积较为广泛者，可按 1∶1 掌握。

（2）具体要求

①烧伤后第一个 8h，输入计划总量的半量；后 2 个 8h，各输入计划总量的 1/4 量。

②伤后第二个 24h 所需补充的胶体液和晶体液为第一个 24h 的半量，仍需补给基础水分 2000mL。

（3）监测指标：按公式计算出的补液量是作为起始补液的依据，补液的质、量和速度是否掌握得当，要看治疗中患者的反应，如精神状态、心率和脉搏、血压、尿量。在条件具备的情况下放置中心导管做血流动力学参数监测。

3. 预防感染

（1）坚持严格的消毒隔离制度。

（2）及时积极纠正休克，维护机体的防御功能，保护肠黏膜的组织屏障。

（3）正确处理创面，特别是深度烧伤创面。

（4）抗生素的应用和选择合理使用抗菌药物是防治感染的重要手段。

①抗生素的选择应针对致病菌，及早用药。

②一般烧伤创面的病菌多为多菌种，耐药性较其他病区为高，病区内应避免交叉感染。

③对严重患者并发全身性感染时，可联合应用抗生素，抗菌谱尽量覆盖可能致病菌，从静脉滴注，待细菌学检查报告后，再予调整。

④选用抗生素应注意患者的肝、肾功能状态，以防止和避免大剂量用药的毒副作用。

（5）营养与支持疗法是防治感染的基础：营养支持、水和电解质紊乱的纠正、脏器功能的维护等综合措施均很重要。营养支持可经肠内或肠外营养。应尽可能用肠内营养法，可促使肠黏膜屏障的修复。

4. 创面处理与修复治疗　深度烧伤由于坏死组织多、组织液化、细菌定植难于避免，应正确选择外用抗菌药物。目前证实有效的外用药有 1％磺胺嘧啶银霜剂、碘伏等，外用抗菌药物只能一定程度抑制细菌生长。烧伤组织由开始的凝固性坏死经液化到与健康组织分离,需要2~3周,在这一过程中,随时都有侵入性感染的威胁。早期切痂或削痂,并立即皮肤移植。

5.其他治疗

(1)重视合并眼烧伤和眼角膜继发损伤的治疗。

(2)注意畸形的预防和矫正,减少和减轻残疾,以提高患者愈后生存质量。

(3)提高对烧伤后心理疾病的认识,积极预防和治疗,促进患者早日回归社会。

(刘燕)

第二节　中暑

中暑是在暑热天气、湿度较大及无风的环境条件下,以体温调节中枢功能障碍、汗腺功能衰竭和水电解质丢失过多为特征的疾病,主要表现为中枢神经系统和心血管系统功能障碍,是一种威胁生命的急性病。若不给予迅速有效的治疗,可引起抽搐、永久性脑损害甚至死亡。日常生活中,中暑的发生率有呈逐渐升高的趋势。颅脑疾患患者、老年体弱及产妇耐热能力差者,尤易发生中暑。体温达 41℃ 是预后严重的体征,体温超过 40℃ 的严重中暑病死率为41.7%,若超过 42℃,病死率为 81.3%。

一、诊断要点

1.临床表现　根据临床表现的轻重,中暑可分为先兆中暑、轻症中暑和重症中暑。

(1)先兆中暑:高温环境下,出现头痛、头晕、口渴、多汗、四肢无力酸痛、注意力不集中、动作不协调等症状。体温正常或略有升高。如及时转移到阴凉通风处,补充水和盐分,短时间内即可恢复。

(2)轻症中暑:体温往往在 38℃ 以上。除头晕、口渴外往往有面色潮红、大量出汗、皮肤灼热等表现,或出现四肢湿冷、面色苍白、血压下降、脉搏增快等表现。如及时处理,往往可于数小时内恢复。

(3)重症中暑:是中暑中情况最严重的一种,如不及时救治将会危急生命。这类中暑又可分为 3 种类型:热痉挛、热衰竭和热射病。

①热痉挛:在高温环境下进行剧烈运动大量出汗,活动停止后常发生肌肉痉挛,主要累及活动较多的四肢肌肉,最多见于下肢双侧腓肠肌,持续约数分钟后缓解,无明显体温升高。肌肉痉挛可能与严重体钠缺失(大量出汗和饮用低张液体)和过度通气有关。热痉挛也可为热射病的早期表现。

②热衰竭:常发生于老年人、儿童和慢性疾病患者。严重热应激时,由于体液和体钠丢失过多引起循环容量不足所致。表现为多汗、疲乏、无力、头晕、头痛、恶心、呕吐和肌痉挛,可有明显脱水征:心动过速、直立性低血压或晕厥。体温轻度升高,无明显中枢神经系统损伤表现。根据病情轻重不同,检查可见红细胞比容增高、高钠血症、轻度氮质血症和肝功能异常。热衰竭可以是热痉挛和热射病的中介过程,治疗不及时,可发展为热射病。

③热射病:是一种致命性急症,主要表现为高热(直肠温度≥41℃)和神志障碍。早期受影响的器官依次为脑、肝、肾和心脏。根据发病时患者所处的状态和发病机制,临床上分为 2 种类型:劳力性和非劳力性(或典型性)热射病。劳力性主要是在高温环境下内源性产热过

多;非劳力性主要是在高温环境下体温调节功能障碍引起散热减少。劳力性热射病多在高温、湿度大和无风天气进行重体力劳动或剧烈体育运动时发病。患者在从事重体力劳动或剧烈运动数小时后发病,约 50% 患者大量出汗,心率可达 160~180 次/min,脉压增大。可发生横纹肌溶解、急性肾衰竭、肝衰竭、DIC 或多器官功能衰竭,病死率较高。非劳力性热射病多见于在高温环境下居住在拥挤和通风不良的城市老年体衰居民。其他高危人群包括精神分裂症、帕金森病、慢性酒精中毒及偏瘫或截瘫患者,表现为皮肤干热和发红,84%~100% 病例无汗,直肠温度常在 41℃ 以上,最高可达 46.5℃。病初表现行为异常或癫痫发作,继而出现谵妄、昏迷和瞳孔对称缩小,严重者可出现低血压、休克、心律失常及心力衰竭、肺水肿和脑水肿。约 5% 病例发生急性肾衰竭,可有轻、中度 DIC,常在发病后 24h 左右死亡。

2.辅助检查 中暑时,应行紧急血生化检查和动脉血气分析。根据不同的病情轻重,可有白细胞总数和中性粒细胞数升高,严重病例常出现转氨酶升高、蛋白尿和管型尿、血肌酐和尿素氮升高、肌酸激酶(CK)和乳酸脱氢酶(LDH)升高、血液浓缩、水及电解质平衡紊乱、混合性酸碱平衡失调、凝血机制异常、心电图改变等。怀疑颅内出血或感染时,应行脑 CT 和脑脊液检查。

3.诊断和鉴别诊断 在炎热夏季热浪期,暴露于日光的年轻人出现昏迷、抽搐和高热,或在通风不良、湿度较大环境发病的老弱病残或孕产妇首先应考虑中暑。遇有体温过高伴有昏迷患者首先应考虑到中暑诊断。

在诊断中暑前,应与脑炎、脑膜炎、中毒性细菌性痢疾、糖尿病高渗性昏迷伴感染、脑血管意外、甲状腺危象、伤寒及抗胆碱能药物中毒等相鉴别。以腹痛为首发症状的热痉挛患者,应注意除外急腹症。根据高温作业人员的职业史(主要指工作时的气象条件)及体温升高、肌痉挛或晕厥等主要临床表现,排除其他类似的疾病,可诊断为职业性中暑。

二、院前处理要点

1.一般急救 迅速将患者搬离高热环境,户外者选择通风良好的阴凉处,有条件者选择 20~25℃ 的空调房。解开衣领,或者脱去上衣,取平卧位头偏向一侧。有休克者,取中凹卧位。保持呼吸道通畅,防舌根后坠和误吸。轻者饮含盐冰水或清凉饮料,也可服用人丹、十滴水、藿香正气水等中药。重者放置冰袋,冰水、冷水或酒精进行全身擦浴,然后用扇扇风或电扇吹风,加速散热,但不要快速降低患者体温。当体温降至 38.5℃ 以下时,要停止一切冷敷等强降温措施,以防体温过低。如果出现血压降低,可用 5% 葡萄糖氯化钠注射液或生理盐水静脉滴注,及时补足血容量。年老体弱者要适当控制补液速度,以防出现左心功能不全。

2.促醒 患者若已失去知觉,可指掐水沟、合谷等穴位,使其苏醒,注意保护气道。

3.转送 对于重症中暑患者,必须立即送医院诊治。搬运患者时应用担架运送,途中尽可能用冰袋敷于患者额头、颈部、腋窝及大腿根部,积极进行物理降温同时转送。

三、急诊处理

1.降温治疗 对于重症高热患者,降温速度决定预后。一般应在 1h 内使直肠温度降至 38~39℃。

(1)体外降温:头部降温可采用冰帽、电子冰帽(温度调至 4℃),或将冰袋紧贴两侧颈动脉处及双侧腹股沟区。全身降温可使用冰毯(温度调至 4℃),或用 95% 酒精加等量冰水擦拭皮肤。如无循环障碍者,冰水擦浴或将躯体浸入 27～30℃ 水中降温。对循环障碍者,采用蒸发散热降温,用凉水反复擦拭皮肤,同时使用电风扇或空调器。可将患者放置在特殊蒸发降温房间。

(2)体内降温:体外降温无效者,用 4℃ 冰盐水进行胃或直肠灌洗;也可用 4℃ 的 5% 葡萄糖氯化钠注射液 1000～2000mL 静脉滴注,开始速度宜慢,以免引起心律失常;或用低温透析液(10℃)进行血液透析;也可用 4℃ 冰盐水进行腹膜腔灌洗。

(3)药物降温:通常药物降温无效。患者出现寒战时可应用氯丙嗪 25～50mg 加入生理盐水 500mL 中静脉输注 1～2h,用药过程中应严密监测血压。

2.加强监测和对症治疗　降温期间应每 10～15min 连续监测体温变化;放置 Foley 导尿管,监测尿量,应保持尿量＞30mL/h;监测动脉血气和凝血功能。中暑高热患者,动脉血气结果应予校正。体温超过 37℃ 时,每升高 1℃,PaO_2 降低 7.2%,$PaCO_2$ 增加 4.4%,pH 值降低 0.015。

重症监护治疗内容包括如下几方面。

(1)保持患者呼吸道通畅,防止胃液误吸,必要时气管插管。

(2)休克应用升压药物,应用血管收缩药物影响皮肤散热,可考虑静脉滴注异丙肾上腺素升高血压;心力衰竭用快速效应的洋地黄制剂。

(3)纠正水及电解质、酸碱平衡紊乱。

(4)疑有脑水肿患者应给甘露醇脱水,肾上腺皮质激素应用有抽搐发作者,可静脉输注地西泮。

(5)应用 H_2 受体拮抗药或质子泵抑制剂预防上消化道出血;防治肝、肾功能不全。

(6)发生弥散性血管内凝血时应用肝素,需要时加用抗纤维蛋白溶解药物。

(7)必要时使用抗生素预防感染。

(刘燕)

第三节　电击伤

一定量的电流或电能量通过人体引起组织损伤或功能障碍称为电击伤。通常可以造成烧伤或电热灼伤,严重者可以发生心搏骤停和呼吸停止。除了一般交流、直流电击伤,雷击也可以高压、高强度静电造成雷电损伤。电击伤的严重程度多取决于通过人体的电流强度和性质(交流或直流、频率)、电压、接电部位的电阻、接触电流的时间长短和电流在体内流经路径等因素。随着电流强度、电压的增加,接电时间的延长,可以从一过性的局部麻刺感,发展为肌肉痉挛剧痛,呼吸困难,心律失常甚至呼吸、心跳骤停。当电流流经心脏、脑、延髓、脊髓等重要组织器官时,常可以迅速导致致命性的损伤。

一、诊断要点

电击伤的诊断要点是触电或被电击的病史及被电击伤的临床表现。

1.局部表现　通常有 2 个或以上烧伤创面,为电流的入口和出口,还有电流通过人体线路上的组织损伤。入口损伤较重,虽然创面多仅限于与电源接触的部位或附近组织,但实际损伤可以深达肌肉、骨骼及内脏,很难准确判定损伤的范围和严重程度。创面早期多呈灰黄色,或形成焦痂,严重者组织可以碳化、凝固成裂口,水肿不重,疼痛较轻。但随着周围组织炎症反应的发展,一两天后可以红肿,疼痛加剧。尤其是如果有血管内膜损伤,形成血栓可以导致肌肉、骨骼等组织进行性坏死,继而出现感染、出血及肢体功能障碍等。

2. 全身表现

(1)轻者在电击后可以出现头晕、恶心、心悸,短暂意识丧失或抽搐,多脸色苍白,口唇发绀,伤员自觉肢软乏力,肌肉疼痛。

(2)中度电击伤员可以呼吸浅快,心电图检查可见心动过速或期前收缩等改变。

(3)重度电击伤员可以立即休克昏迷,持续抽搐,甚至骨折,呼吸停止,心室纤颤。如果心脏与呼吸中枢同时受累,伤员可以立即死亡。

3. 并发症　电击伤后,可以出现多种并发症。

(1)中枢神经系统的损伤可以遗留失明、耳聋,少数伤员可以发生白内障,甚至出现短期精神异常。

(2)早期由于肌肉损伤、红细胞破损可以导致肌红蛋白及血红蛋白尿,继之损伤肾功能。

(3)也可因脊髓损伤出现肢体运动功能障碍或瘫痪。

(4)血管损伤导致继发出血或供血障碍。

(5)创面感染可引发 MODS。

(6)触电时如有跌落等,可以造成头、胸、腹外伤或肢体骨折。

二、急诊处理

1. 急救　使用各种安全方法使伤员迅速脱离电源。如有呼吸、心跳停止,立即进行心肺复苏。

2. 全身治疗

(1)积极补液,纠正水及电解质和酸碱平衡失调。电击伤导致肌肉组织损伤、红细胞破裂,释放大量肌红蛋白和血红蛋白入血,应该更多补液,并适当使用利尿剂,碱化尿液,促进毒素排出,以防止急性肾功能衰竭。

(2)注射破伤风抗毒素。

(3)使用抗生素预防感染。

(4)积极进行生命体征监测及支持疗法,对重症患者防治脑和肺水肿、MODS、"创伤致死三联征(酸中毒、低体温、凝血机制障碍)"及应激性溃疡。

(5)根据需要进行高压氧治疗。

3. 创面局部治疗

(1)一般处理同其他烧伤,通常采用暴露疗法。

(2)如果肢体水肿严重应该尽早行筋膜切开减压术,防止肢体缺血坏死。

(3)应该尽早切除坏死组织并酌情采用植皮或皮瓣移植治疗。如难以一次切除或不能立即植皮,可以浸抗生素液的纱布包扎,或暂用异体皮、人造皮覆盖创面,待创面肉芽新鲜时,再行植皮术。

(4)对于血管的损伤,应该在健康部位予以结扎,并常规床旁备止血带。

(5)如果肢体组织广泛坏死,应该及时在健康平面截肢治疗。

(刘燕)

第四节　淹溺

人淹没于水中,液体充塞呼吸道及肺泡或反射性引起喉痉挛发生窒息和缺氧,吸收到血液循环的水引起血液渗透压改变、电解质紊乱和组织损害,救治不及时造成呼吸和心跳骤停的临床死亡状态称为淹溺。淹溺者救出后出现暂时性窒息,有大动脉搏动,经处理后至少存活 24h 者为近乎淹溺。淹没后综合征见于 72h 内近乎淹溺者,是因肺泡表面活性物质减少或灭活、肺泡毛细血管内膜损伤、渗漏和肺部炎症反应引起 ARDS 所致。

淹溺是世界上意外死亡的常见原因之一,全世界每年因溺水而死亡者约几十万人,20 岁以下约占溺死者的 50%,其中 35% 是游泳意外,还有极少数病例是不慎跌入粪坑、污水池和化学物质储器者。淹溺多见于 5 岁以下儿童和 15.～29 岁年轻人,男女发生比例约(3～4):1。所有成人溺死者中约 45% 伴有酒精中毒。淹溺常见于夏季,约 90% 发生于淡水。

由于淹溺者吸入淡水,大量的低渗液进入血液循环,稀释血液,引起低钠、低氯和低蛋白血症;血中的红细胞在低渗血浆中破碎,引起血管内溶血,导致高钾血症甚至心脏骤停;游离血红蛋白堵塞肾小管,引起急性肾功能衰竭。

吸入海水,海水中含 3.5% 氯化钠及大量钙盐和镁盐,对肺泡上皮细胞和肺毛细血管内皮细胞有化学损伤,促使血浆液向肺间质和肺泡腔内渗出,引起急性非心源性肺水肿。高钙血症可导致心律失常,甚至心脏停搏。高镁血症可抑制中枢和周围神经,导致横纹肌无力、扩张血管和降低血压。

冷水(水温<20℃)淹溺减慢身体代谢,仅为正常的 1/2,因此水越冷,存活的机会越大。心脏停搏后 60min 不宜轻易放弃复苏。

一、诊断要点

1. 临床表现

(1)临床表现的严重程度取决于溺水持续时间长短、吸入液体量及性质、重要器官损害程度及范围有关。近乎淹溺可有头痛、视觉障碍、剧烈咳嗽、胸痛、呼吸困难、咳粉红色泡沫样痰。溺入海水者口渴感明显,也可有寒战和发热。

(2)查体可见颜面肿胀、球结膜充血、发绀、口鼻充满泡沫或泥污,烦躁不安、抽搐、昏睡、昏迷和肌张力增加;呼吸表浅、急促或停止,肺部干湿啰音;心律失常、心音微弱或消失,腹部膨隆,四肢厥冷。常有低体温、头颈部及四肢外伤等。

(3)如患者存活 12h 以上,多合并有肺部感染。重者 24～48h 后出现肺水肿、脑水肿、ARDS、溶血性贫血、急性肾功能衰竭和弥漫性血管内凝血(DIC)等。

2. 实验室检查

(1)白细胞计数轻度增高。

(2)可出现血液稀释或浓缩,甚至红细胞溶解,血钾升高、血和尿中出现游离血红蛋白。

(3)轻度高钠血症或高氯血症。重者出现 DIC 的实验室监测指标异常。

(4)动脉血气分析约 75% 病例有明显混合性酸中毒;几乎所有患者都有不同程度的低氧血症。

3. 辅助检查

(1)心电图常见表现有窦性心动过速、非特异性 ST 段和 T 波改变,数小时内恢复正常。

出现室性心律失常、完全性心脏传导阻滞时提示病情严重。

（2）胸部 X 线检查常显示斑片状浸润，有时出现典型肺水肿征象。住院 12～24h 吸收好转或发展恶化。约有 20％病例胸片无异常发现。

（3）疑有颈椎损伤时，应进行颈椎 X 线检查；神志障碍者，行头颅 CT 检查。

4.诊断　根据淹溺的病史和打捞过程及临床表现，即可作出诊断。

二、院前处理要点

快速有效的现场急救是治疗成败的关键所在。有资料表明，抢救者若接受过复苏培训，则患者存活率可达 70％，反之仅为 40％。改善恢复有效通气和组织护送到医院是现场急救的主要任务。

1.水中急救　救护者应保持镇静，下水前尽可能脱去外衣裤，尤其要脱去鞋靴，迅速游到淹溺者附近。对于筋疲力尽的淹溺者，救护者可从头部接近；对神志清醒的淹溺者，救护者应从背后接近，用一只手从背后抱住淹溺者的头颈，另一只手抓住淹溺者的手臂游向岸边。救援时要注意，防止被淹溺者紧抱缠身而双双发生危险，如被抱住，应放手自沉，从而使淹溺者手松开，以便再进行救护。如救护者游泳技术不熟练，最好携带救生圈、木板或用小船进行救护，或投下竹竿绳索等，让溺水者抓住，再拖上岸。

2.现场复苏　呼吸心跳停止者立即心肺复苏；有心跳者，清除呕吐物、泥沙、藻类等保持呼吸道通畅，给予通气和供氧。循环相对稳定，可尽快倒水，注意防止呕吐物误吸。

3.控水处理　迅速抱起患者的腰部，使其背向上、头下垂，尽快倒出肺、气管和胃内积水；也可将其腹部置于抢救者屈膝的大腿上，使头部下垂，然后用手平压其背部；也可利用小木凳、大石头、倒置的铁锅等物做垫高物；在此期间抢救动作一定要敏捷，倒水时间不宜过长（1min 即够），以能倒出口、咽及气管内的积水为度，以免延误心肺复苏。

4.转运　现场急救后，即使淹溺者自主心跳及呼吸已恢复，但因缺氧的存在，仍需送医院进一步观察 24～48h。搬运中注意有无头颈部创伤。呼吸停止者行口对口呼吸，有条件时行气管内插管和供氧。转运过程中不应停止心肺复苏。

三、急诊处理

评估和监护治疗，采取综合措施支持呼吸循环功能，防止并发症的发生。对监护 24～48h 无低氧血症或神经系统并发症者可出院随访。有症状者应收入 ICU 进行 24h 监护，进行生命支持，预防 ARDS。

1.氧疗　呼吸困难伴氧饱和度降低者，行面罩无创呼吸机，通气模式 CPAP 给氧，必要时行气管插管机械通气，维持血氧分压大于 60mmHg。颅内压升高者慎用呼吸末正压（PEEP）。

2.补充血容量　淡水淹溺者，如血压基本稳定时，应早进行利尿脱水，以减少血容量，减轻心脏负荷，防止肺水肿和脑水肿。血压不能维持又急需脱水者，可输 2％～3％氯化钠注射液 500mL 或全血、浓缩红细胞悬液、浓缩血浆或白蛋白等纠正血液稀释和防止红细胞溶解。淡水淹溺所致的溶血一般不需要特殊治疗，严重溶血时可采用换血疗法，每次静脉换血量不超过总量的 5％～20％，以免发生低血压。海水淹溺者，由于大量体液渗入肺组织，血容量偏低，需及时补充液体，可用 5％葡萄糖溶液、低分子右旋糖酐、血浆等，严格控制氯化钠溶液。

3.脑复苏　对颅内压升高者，可使用 20％甘露醇或呋塞米静脉注射、白蛋白静脉滴注，不仅有防治脑水肿的作用,而且也有预防治疗淹溺中常出现的肺水肿的作用,但应警惕甘露醇快速静脉滴注可诱发或加重肺水肿。也可用高压氧舱治疗,对淹溺造成的组织缺氧,尤其是脑缺氧有较好的疗效。有意识障碍者,可予促进脑组织代谢、保护脑细胞的药物。

4.复温　体温低于30℃,采用体外或体内复温。如果体温≥30℃不宜复温。体外复温是指鼻导管吸入或经呼吸机吸入加温的氧气。体内复温是指用40℃生理盐水持续膀胱灌洗或静脉输注。严重低体温者需应用40℃生理盐水行腹膜腔灌洗。溺水者体温未恢复到30℃不能放弃复苏。低温心脏对药物和电复律无效。

5.对症支持治疗　治疗惊厥、心律失常、ARDS、应激性溃疡等,防治急性肾功能不全、肺部感染和水、电解质酸碱平衡紊乱。

6.专科治疗　对于在浅水中游泳或跳水姿势不当的淹溺者,应注意有无颈椎损伤和颅脑损伤、闭合性腹腔内脏器损伤及骨折的可能,并进行相关体格检查和X线、B超和头颅CT等辅助检查。必要时请相关专科医师会诊,以免漏诊。

(刘燕)

第五节　动物咬伤与蜇伤

一、毒蛇咬伤

全世界的毒蛇约有650种左右,能致人于死命的毒蛇约200种,我国现有蛇类近200种,其中毒蛇有50多种,隶属于4科25属,其中具有剧毒能致人于死命的约有10种。

蛇类大多数喜爱在丘陵、山坡、山涧、溪边、坟地、田野、村边、灌木丛、小河边、塘池、石块堆、草丛中、菜地等地活动或休息。属于冷血动物的蛇在炎热的季节最活跃,因此在夏秋季,到以上地方活动时要特别留意,防止蛇咬伤。

蛇毒及作用机制:毒蛇头部有毒腺,能产毒液。毒液成分按其作用原理和临床表现可归纳为2类,在临床上表现为3型。

1.神经毒　损伤神经系统的神经毒,可损害外周神经和中枢神经系统,尤其对人危害较大的是对外周神经中的神经-肌肉起阻断作用,引起横纹肌麻痹。

2.血循毒　损害血液循环系统的血循毒,血循毒可损害凝血系统和心血管系统。血循毒可引起口渴、恶心、全身酸痛、咽喉痛、寒战、发热、全身出血,休克或昏迷等症状。血循毒对局部咬伤处作用明显,局部症状较重。

3.混合毒　如兼有神经毒和血循毒的称为混合毒。混合毒侵入人体后所表现的症状包括上述神经毒和血循毒2个方面。

(一)诊断要点

有被蛇咬伤史即可考虑诊断,应继续考虑并解决以下问题。

1.是否为蛇咬伤　被蛇咬伤局部有成对或单一的深牙痕,有时伴有成串的钱牙痕。其他动物也能使人致伤,如蜈蚣咬伤、黄蜂蜇伤,但后者致伤的局部均无典型的蛇伤牙痕,且留有各自的特点:如蜈蚣咬伤后局部有横行排列的2个点状牙痕,黄蜂或蝎子蜇伤后局部为单个散在的伤痕。

2.是否为毒蛇咬伤　主要靠特殊的牙痕、局部伤情及全身表现来区别。毒蛇咬伤后,伤口局部常留有一对或 3~4 个毒牙痕迹,且伤口周围明显肿胀及疼痛或麻木感,局部有瘀斑、水疱或血疱,全身症状也较明显。无毒蛇咬伤伤后,局部可留两排锯齿形牙痕。

3.是哪一种毒蛇咬伤　准确判断何种毒蛇致伤比较困难,从局部伤口的特点及伤后局部和全身表现,可初步将神经毒的蛇伤和血循毒的蛇伤区别开来。再根据特有的临床表现和参考牙距及牙痕形态,可进一步判断毒蛇的种类。如眼镜蛇咬伤患者瞳孔常常缩小,蝰蛇咬伤后半小时内可出现血尿,蝮蛇咬伤后可出现复视。另外,毒蛇头部略呈三角形,身上有色彩鲜明的花纹,上颌长有成对的毒牙,可与无毒蛇相区别。

(二)院前自救处置

1.首先要保持镇静,坐下或卧倒,不应走动,更不能快速奔跑。

2.减缓蛇毒吸收与扩散　结扎法。

3.排除蛇毒　毒蛇咬伤不久(5~10min 内)可切开皮肤全层,挤压排毒;可用盐水、温开水或清水冲洗伤口,将留在伤口表浅处的蛇毒冲走。

4.灼法　在野外被毒蛇咬伤,局部高温可使蛇毒蛋白凝固丧失毒性,要求时间要早到 10~20min 以内。

5.使用解毒药　口服药片常用的有南通蛇药(季德胜蛇药),上海蛇药、湛江蛇药等。伤后立即吃南通蛇药(10~20 片)或其他蛇药(按说明服用),距离伤口四周 2~3cm 处的皮面,涂南通蛇药 5 片(用温开水或唾液先化开),此药不宜进入伤口。

(三)急诊救治要点

蛇伤处置分为局部、全身、住院观察、必要时加强治疗、后期功能恢复等内容。

1.局部处理

(1)扩创法:清创院前处置过的伤口;在牙痕之间,切开皮肤全层,不能过深,周围向中心适当挤压排出毒血。如果是血循毒蛇咬伤,不采用此方法。

(2)胰蛋白酶注射法:胰蛋白酶 2000~6000U 加 0.5% 普鲁卡因或利多卡因 5~20mL,在牙痕中心周围注射达肌肉层或结扎上端进行套式封闭;根据病情,12h 后仍可重复注射。

(3)伤口处理:根据肢体肿胀范围选用蛇伤片,用热水调为糊状,外敷伤口周围。

2.全身处置

(1)口服蛇药:口服季德胜蛇药。

(2)抗蛇毒血清:如已明确致伤蛇种,可选择其相应的抗蛇毒血清,应用越早,疗效越好。对致伤蛇种不明者,应根据其局部症状和全身症状判断出其含何种毒素成分,选择相应的抗蛇毒血清。

(3)破伤风抗毒素:对所有毒蛇咬伤患者有条件都应肌内注射破伤风抗毒素 1500U。

(4)全身支持疗法:可补液;行血、尿常规、生化检查,了解蛇伤严重程度。

(5)抗生素和清热解毒中药:可选用抗生素,治疗或预防感染。

(6)甘露醇:对于伤肢严重肿胀,有压迫动脉阻塞血流时,可用甘露醇以缓解肿胀,保护肢端循环。

(7)危重患者可进行支持疗法,监护生命体征。补充水、电解质、能量和维生素。纠正酸中毒。

(8)乌司他丁:能抑制胰蛋白酶等多种水解酶的作用,还有稳定溶酶体膜和抑制溶酶体酶的释放、抑制心肌抑制因子产生和炎症介质的释放等作用 60 万 U/d,用 3 天。

3.危重蛇伤患者进行强加监护治疗 对于危重蛇伤患者要尽早进入 ICU 病房,无 ICU 条件时也要进行监护治疗。出现脏器功能不全或衰竭时要采用血液透析、血浆置换、输血、纠正凝血异常、呼吸机支持等综合措施。

二、犬及相关动物咬伤

被野生动物的咬伤(例如蝙蝠、臭鼬、浣熊和狐狸)所造成的患病风险要远远大于接受过狂犬病疫苗注射的家养动物(例如猫和狗)。动物的健康也非常重要,如果可能,应该抓住动物,并由兽医检查,不要伤害动物,但如果已经杀死,需要对脑组织进行狂犬病毒检查。如果咬伤的动物是健康的猫和狗,需要观察咬伤部位 10d,只有在动物表现出狂犬病的症状时,才应开始狂犬病治疗。如果咬伤的动物是野生的,并且具有携带狂犬病感染的表现,要立即开始狂犬病治疗。如果及时正确处理伤口,使用抗狂犬病毒血清或免疫球蛋白和接种狂犬疫苗,一般保护率可达到 95％以上。

狂犬病又称恐水症,为急性、进行性、几乎不可逆转的脑脊髓炎,临床出现为特有的恐水、怕风、恐惧、兴奋、咽肌痉挛、流涎、进行性瘫痪,最后因呼吸、循环衰竭而死亡。病死率几乎为 100％。故对狂犬病的规范处置应以预防为主。

卫生部印发《狂犬病暴露后处置工作规范(试行)》,其中规定出根据暴露性质和严重程度分为 3 个不同等级,要求医疗卫生机构按级别采取不同的处置原则。

Ⅰ级为接触、喂养动物或完好的皮肤被舔,暴露程度为无,处置原则是确认病史可靠则不需处置。

Ⅱ级为裸露的皮肤被轻咬或无出血的轻微抓伤或擦伤,暴露程度为轻度,处置原则是处理伤口并接种狂犬病疫苗。

Ⅲ级为符合以下情况之一者:单处或多处贯穿性皮肤咬伤或抓伤;破损皮肤被舔;黏膜被动物体液污染,处置原则是立即处理伤口并注射狂犬病疫苗和狂犬病被动免疫制剂。

(一)诊断要点

1.犬及其他动物咬伤史。

2.犬狂犬病的临床表现 其与人狂犬病相似,在前驱期多数表现为对主人似乎异常驯服,但在轻微刺激下就要咬人,大多为陌生人;少数病犬则离群,对主人也淡漠无情。进入兴奋期后,病犬起卧奔跑追逐,呼叫无常,继而出现吞咽困难、声音嘶哑、行动蹒跚、垂尾滴涎、以至进行性瘫痪、呼吸衰竭而死亡。全程 2～3d。

3.人狂犬病临床表现 潜伏期视咬伤的部位及伤口的深浅、大小而有所不同。咬伤在颈部以上且伤口又重者,潜伏期可短至数日,咬伤四肢远端伤口轻者,潜伏期较长至几年。

(1)狂躁型狂犬病:常出现兴奋症状,尤其是恐水,80％的狂犬病属于此型。

(2)麻痹型狂犬病或称哑型狂犬病:无明显兴奋症状,一般不出现恐水,不足 20％的患者为此型。

(二)院前自救处置

人被犬、猫等宿主动物咬、抓伤后,凡不能确定伤人动物为健康动物的,用肥皂水或清水彻底冲洗伤口至少 15min。消毒处理为彻底冲洗后用 2％～3％碘酒或 75％酒精涂擦伤口。冲洗和消毒后伤口处理应遵循只要未伤及大血管,尽量不要缝合,也不应包扎。伤者应到医院就诊。首次暴露后接受狂犬病疫苗接种,原则上是越早越好。

（三）急诊处理

凡不能确定伤人动物为健康动物的，应立即对受伤部位进行彻底清洗和消毒，局部处理越早越好。应按以下步骤进行伤口处理。

1. 彻底冲洗　先用肥皂水、清水、洗涤剂或对狂犬病毒有可靠杀灭效果的碘制剂、乙醇等彻底冲洗伤口至少 20min。

2. 严格消毒　在彻底冲洗后，用 2%～3% 碘酒或 75% 酒精涂于伤口，以清除或杀灭局部的病毒。

3. 伤口处置　对未伤及大血管的伤口除止血外，先用狂犬病免疫血清或免疫球蛋白浸润伤口，数小时后（不低于 2h）再予以缝合和包扎。对较大伤口或比较严重的面部伤口，应在清创消毒后，放置引流条缝合。并使用抗生素和破伤风抗毒素，以控制其他感染。对于严重咬伤头、面部者，在接种狂犬疫苗的同时，注射抗狂犬病血清或抗狂犬病免疫球蛋白，即用抗狂犬病血清（40IU/kg）或抗狂犬病免疫球蛋白（20IU/kg）浸润咬伤局部及周围注射一半的量，剩下的作肌内注射。

4. 接种疫苗，越早越好　处理伤口后，立即到县（区）卫生行政部门指定的预防接种单位进行全程接种狂犬疫苗。对于已受伤一段时间而未接种狂犬病疫苗者，也应按接种程序接种疫苗。接种程序为：一般咬伤者于注射当天和第 3、第 7、第 14 和第 28d 各注射 1 剂狂犬病疫苗，儿童用量相同。注射部位为上臂三角肌。婴幼儿可在大腿前外侧肌内注射。

5. 使用免疫制剂　对于有皮肤损害及免疫功能低下者，应在接种疫苗的同时，在伤口周围浸润注射动物源性抗血清或人源免疫球蛋白。

（四）防疫方法和上报

治疗高度怀疑狂犬病患者时必须进行有意识的防污染防范，患者分泌物、体液等要进行归类消毒焚毁。并向相关医疗机构上报，相关人员如果达到 Ⅱ 级或 Ⅲ 级暴露，则要严格按《狂犬病暴露后处置工作规范（试行）》进行处置。

三、毒蜘蛛咬伤

蜘蛛属于蜘蛛纲，约有 15 万种之多，大多数有毒螯及毒腺用以捕食与自卫，一般对人类无伤害。只有"黑寡妇"蜘蛛、狼蜘蛛和褐蜘蛛等数种能伤害人体。毒蜘蛛含有神经性蛋白毒。

（一）诊断要点

1. 病史　明确的蜘蛛咬伤即可确诊。

2. 局部表现　局部苍白、发红或发生荨麻疹。重者可发生局部组织坏死或全身症状。儿童表现较明显：局部咬处有 2 个小红点，周围红肿疼痛。

3. 全身表现　头痛、头晕、呕吐、四肢软弱、发热、谵妄、呼吸增快、出汗、虚脱，以至死亡。少数患者有腹肌痉挛，颇似急腹症。也有报道毒蜘蛛螯伤可引起心肌损伤。

4. 实验室检查　可见白细胞计数增高，血红蛋白尿等。

（二）急诊处理

保持安静。若伤口位于四肢，其上方用布带或止血带扎紧。躯干伤口，以 0.5% 普鲁卡因环形封闭。伤口消毒后局部作"十"字形切开，一般不要过深，用吸吮器或拔火罐等吸抽毒液。中毒症状严重者，可参照蛇伤处置及全身管理。

四、蜈蚣咬伤

蜈蚣俗称百足,属于多足纲、体扁而长,腹背约有 20 节;每一体节有 1 对脚,第一对脚呈钩状、锐利,钩端有毒腺口,位居口器直后,能排出毒汁。当人被蜈蚣咬伤后,其毒腺分泌出大量毒液,顺腭牙的毒腺口注入被咬者皮下而致中毒。蜈蚣毒液呈酸性,含有 2 种类似蜂毒的有毒成分,即组织胺样物质和溶血蛋白质。

(一)诊断要点

1. 病史　明确的咬伤即可确诊。

2. 局部表现　蜈蚣咬伤处皮肤上出现 2 个瘀点,局部发生红肿、疼痛、发痒,严重者可发生坏死、淋巴管炎和淋巴结炎。

3. 全身表现　可有头痛、发热、晕眩、恶心、呕吐,甚至谵语、抽搐、昏迷等。蜈蚣越大,注入的毒液越多,症状越重。儿童咬伤后,严重者可危及生命。

(二)急诊处理

局部可用 3% 氨水、10% 碳酸氢钠液、肥皂水等清洗伤口,并给予冷敷;或以鲜桑叶、鲜蒲公英或鱼腥草捣烂外敷。疼痛较剧者,可注射哌替啶、吗啡等止痛剂,或用 0.25%~0.5% 普鲁卡因伤口周围封闭,既可止痛也可防止毒液扩散。严重者,参见蛇伤处置。局部坏死感染,或有急性淋巴管炎者,应给予抗生素治疗。

五、蝎蜇伤

蝎属蜘蛛纲,蝎目,为一种胎生的节肢动物。蝎有一弯曲而锐利的尾针,与毒腺相通,刺入皮肤后,注入毒液。其主要有毒成分为神经毒。

(一)诊断要点

1. 病史　明确的咬伤即可确诊。

2. 局部表现　被蝎刺伤处皮肤发生一大片红肿、剧痛,数日后消失。

3. 全身表现　轻者可出现寒战、发热、恶心、流涎、呕吐、头晕、头痛。重者可出现舌和肌肉强直、昏睡、盗汗、呼吸增快、脉搏细弱等,甚至抽搐及发生胃、肠、肺出血,肺水肿和胰腺炎。儿童被蜇后,严重者可因呼吸、循环衰竭而死亡。

(二)急诊处置

虽然蝎蜇伤后,多数无碍生命,但蜇后当时,很难判断其预后,尤其是儿童,均应按重症处理。处理原则参照毒蛇咬伤处置。

六、昆虫咬伤

能伤害人的昆虫种类多,常见的能叮咬人的昆虫有 10 多种,如蜂、隐翅虫、蚊、蠓、蚋、白蛉、蜱、虱、蚤、螨、臭虫、毒毛虫等。

(一)诊断要点

1. 病史　明确的咬伤即可确诊。

2. 局部及全身表现。

3. 不同种类昆虫咬伤的鉴别

(1)蚊子:野蚊子叮咬后可以形成血疱,奇痒难忍。蚊子叮咬还可以传播疟疾、丝虫病和乙型脑炎等疾病。

(2)蜂:被蜇伤后,皮肤有大片潮红、水肿、胀痛,如发生在眼周围,眼裂可被封闭,在刺口处可见丘疹、水疱或结痂。群蜂蜇伤时较为严重,可出现头晕、复视、疲倦、胸闷、腹痛、休克、昏迷,甚至器官衰竭。被蜜蜂蜇伤后也会使人发生较严重的红、肿、疼痛。群蜜蜂蜇伤可以出现头晕、疲倦、胸闷、腹痛、腹泻症状。

(3)蚋:被叮咬者局部出现梭形风团,又痒又痛,可见出血性瘀点及红色丘疹。

(4)白蛉:被叮咬者局部见瘙痒性丘疹性风团。白蛉还可以传播黑热病。

(5)蜱:被咬者身体局部见瘙痒性风团。蜱可以传播莱姆病。

(6)虱:虱子分为头虱、衣虱和阴虱,分别寄生在人的头皮、内衣和阴毛上,均以吸血为食。叮咬皮肤而引起皮炎、痒痛。

(7)蚤:人蚤唾液中含有毒汁,叮咬人后可引起风团样丘疹。

(8)螨:虫螨虫侵害皮肤可引起皮炎,常寄生在农作物上,常见于接触谷物、棉籽的农民、搬运粮食。接触部位或露出部发生丘疹性荨麻疹样损害,表现为黄豆大至花生米大,纺锤形、质硬的红斑,中央有米粒大丘疹,有剧烈的瘙痒。

(9)蠓:俗称小咬,蜇咬后,局部出现瘙痒性疹样小风团,奇痒难忍。它好叮咬人小腿和耳廓。

(10)隐翅虫:甲虫的一种,病损为片状、长条状风团样皮炎,又痛又痒,较重的患者可有发热、头痛、头晕、恶心、呕吐等全身症状。

(11)毒毛虫:幼虫全身长有无数针状的毒毛,与之直接或间接接触后能引起局部皮肤红肿发炎,出现丘疹样荨麻疹,有痛痒感及触痛。昆虫叮咬人后又痛又痒,令患者非抓不可,若将皮肤抓破,继发感染,可发生脓疱病、毛囊炎、疖肿,少数继发溶血性链球菌感染,患者则可发生急性肾炎。

(二)急诊处理

1.局部清洁擦干后可外涂清凉油、风油精、酒精及消炎药膏,局部症状重者可适量使用含糖皮质激素的霜剂。蜜蜂蜇伤可用弱碱性溶液(3％氨水、肥皂水、3％碳酸氢钠)外敷,以中和酸性毒素。黄峰蜇伤则用弱酸性溶液(醋、0.1％稀盐酸等)中和。

2.观察处置全身症状。

3.必要时可化验检查了解对全身的损害并做相应处置。

4.伤处有继发感染者可使用抗生素。

5.过敏体质的人,继往有过敏史,皮疹较严重或明显红肿,可应用抗组织胺药物。必要时可静脉注射钙剂,以抗过敏。

(刘燕)

第六章　神经系统急危重症

第一节　颅内高压综合征

颅内高压是颅内容物（脑组织、脑脊液及脑血容量）体积增加或颅内占位性病变引起颅内压力增高所致的一系列临床表现，表现为头痛、呕吐、视盘水肿的临床三大主征。正常成人颅内压为 $80\sim180mmH_2O(6\sim13.5mmHg)$，当颅内压力超过此值即形成颅内高压。

一、救治流程

1. 主诉　头痛、呕吐、视力障碍。
2. 病史　急性、亚急性、慢性起病。
3. 体征　视盘水肿、血压高、缓脉。
4. 急救措施　迅速降低颅内压；对症治疗；手术减压，病因治疗。
5. 辅助检查
(1)体检有血压上升、心率缓慢、视盘水肿等脑神经受损体征。
(2)腰穿测脑脊液压力增高或颅内压监护压力增高。
6. 诊断　根据临床表现及辅助检查即可确诊。
7. 制订详细的治疗方案
(1)对症处理，降低颅内压。
(2)去除病因，手术或药物治疗。

二、救治关键

(一)病情判断

1. 临床特点　颅内压增高由于病因不同而有急性和慢性之分、局部和全脑之分，其临床症状有轻重之分。

(1)头痛：急性颅内压增高者可突然出现头痛，慢性者头痛缓慢发展。多为跳痛、胀痛或爆裂样痛，用力咳嗽、喷嚏、排便可使头痛加重。平卧或侧卧头低位也可使头痛加重；坐姿时减轻。早期头痛在后半夜或清晨时明显，随后头痛为持续性伴阵发性加剧。头痛机制可能与颅内压增高使颅内痛觉敏感组织受到刺激或牵拉有关。

(2)呕吐：多在头痛剧烈时发生，常呈喷射状，吐前多无恶心，与进食无关。儿童头痛多不明显，而仅有呕吐。其机制可能为颅内压增高刺激延髓呕吐中枢所致。颅后窝肿瘤，呕吐多见。

(3)视神经盘水肿：视神经盘水肿早期表现为眼底视网膜静脉扩张、视盘充血、边缘模糊，继之生理凹陷消失，视盘隆起（可达 $8\sim10$ 屈光度），静脉中断，视网膜有渗出物，视盘内及附近可见片状或火焰出血。早期视为正常或有一过性黑矇，如颅内压增高无改善，可出现视力减退，继发性神经萎缩，以致失明。

(4)生命征变化

①脉搏、血压及呼吸的变化：急性或亚急性颅内压增高时，脉搏缓慢（50～60 次/min），若压力继续增高，脉搏可以增快；颅内压迅速增高时血压亦常增高。呼吸多为频率改变，先深而慢，随后出现潮式呼吸，也可浅而快，过度换气亦不少见。

②意识及精神障碍：颅内压急剧增高时可致昏迷，或呈不同程度的意识障碍，如意识模糊、嗜睡等，慢性颅内压增高时，轻者记忆力减退、注意力不集中，重者可呈进行性痴呆、情感淡漠、大小便失禁。老年及中年患者精神症状多见。

③瞳孔：早期忽大忽小或缩小。如一侧散大，对光反射消失说明形成了颞叶钩回疝。

（5）其他：癫痫大发作、眩晕、一侧或两侧展神经麻痹、双侧病理反射或抓握反射阳性等。

2.临床分型　脑疝形成，当颅内压增高超过一定的代偿能力或继续增高时，脑组织受挤压并向邻近阻力最小的方向移动，若被挤入硬膜或颅腔内生理裂隙，即为脑疝形成。

（二）急诊检查

1.脑脊液检查　患者有头痛、呕吐及视盘水肿等典型表现腰穿脑脊液压力＞200mmH$_2$O，通常可诊断颅高压综合征。脑脊液常规化验检查多正常。于颅内压增高的患者，腰椎穿刺有促使脑疝发生的危险。对于临床怀疑颅内压增高，而其他检查如无阳性发现者，在无颅后窝体征或颈强直时，可以考虑慎重进行。应在给予脱水剂后进行腰穿密闭测压为妥。

2.依据可能的病因选择必要的检查　血常规、电解质、血糖、免疫项目检查，有鉴别诊断意义。

（三）治疗关键

1.迅速降低颅内压。

2.尽快寻找病因，针对病因治疗。

三、救治方案

（一）迅速降低颅内压

1.高渗性降低颅内压的药物　临床上最常应用的是高渗脱水治疗，简单实用，其目的是使脑组织脱水，减少正常脑组织的容积，为成功治疗赢得时间。甘露醇和甘油果糖是临床上最常选用的降低颅内压的药物，两者各有利弊。

（1）甘露醇：是单糖，在体内不被吸收，无代谢活性；绝大多数以原形从肾排出，是渗透性利尿剂。它通过提高血浆胶体渗透压，使脑组织内水分进入血管内，脑组织体积相对缩小而达到降低颅内压目的，降低颅内压速度快。快速静脉注射后 15min 内出现降低颅内压作用，30～60min 达到高峰；可维持 3～8h，半衰期为 100min。因此，根据患者病情每日可用 3～6次；每次用量按 0.25～1.0g/kg 酌情给药。甘露醇最大的不良反应是引起肾功能损害，甚至导致急性肾功能不全；同时由于影响水电解质的重吸收，大量电解质从尿液中丢失，使血电解质发生紊乱。对需要立即降低颅内压的患者，如果没有肾功损害和心功能障碍的客观依据，应首选甘露醇。甘露醇可迅速发挥降压效果，对急性脑疝非常有效，但停药后会很快出现反跳（颅内压又恢复到用药前的水平）需要重复使用。

（2）甘油果糖：为一种复方制剂，与甘露醇相比，起效慢，注射后（0.59±0.39）h 颅内压开始下降，2h 左右达高峰，降低颅内压可持续（6.03±1.5）h，比甘露醇约长 2h。治疗脑水肿时每次 250mL，每日 1～2 次。甘油果糖不增加肾负担，一般无肾损伤作用。甘油果糖通过血—

脑脊液屏障进入脑组织还能参与脑代谢提供热量。由于甘油果糖起效慢,需要紧急降低颅内压的情况难以奏效,但它作用时间长,无反跳现象,可以与甘露醇交替使用。甘油果糖适用于有心功能障碍不能耐受快速静脉输注甘露醇或伴有肾功损害,不需要立即降低颅内压挽救患者生命。国外有研究认为,降低颅内压首选甘油果糖。仅在出现脑疝时才先予甘露醇脱水。建议甘油果糖为降低颅内压的一线用药,但在脑水肿急性期甘油果糖应配合甘露醇使用,既防止甘露醇带来的不良反应,又能及时有效地降低颅内压。

2.利尿性降低颅内压药物 呋塞米是一种非渗透性脱水剂,主要作用于肾髓袢升支髓质部,使大量的盐和水分排出体外而改善脑水肿,是伴有心、肺、肾基础疾病者的首选药物,对于尿量减少者,待尿量增加后再选用甘露醇或白蛋白等制剂,后两者使血容量增加加重心脏负担,常用每次 20~40mg,静脉注射,作用较温和,一般不单独用于降低颅内压/可作为辅助用药。呋塞米与甘露醇合用有协同作用,有研究证实在降低颅内压的效率、药效持续时间、颅内压反跳方面甘露醇与呋塞米合用优于单用甘露醇。

两者合用能增强降低颅内压的作用机制可能和以下几点有关:①呋塞米能抑制脑脊液内转移而减少脑脊液生成,降低脑室内压,这种作用与甘露醇合用时显著。②甘露醇作用迅速,用药 15min 后颅内压既开始下降,而呋塞米对颅内压的作用多在用药 1h 后才出现,两者发挥相辅相成的作用,从而延长了降压时间。③两者合用能延缓血液和脑组织的渗透压差逆转,使其能维持更长时间。脑疝时需用呋塞米与甘露醇交替静脉注射。

3.人血白蛋白和浓缩血浆 通过提高血浆胶体渗透压使脑组织间液水分进入血循环,达到脱水降颅压作用。提高胶体渗透压可较长时间保持完好的血流动力学和氧输送,扩张血容量后,使抗利尿激素分泌减少而利尿。尤其适用于血容量不足、低蛋白血症的颅内高压、脑水肿患者。一般用 10% 人血白蛋白 50mL,或浓缩血浆 100~200mL,静脉注射,每日 1~2 次。因可增加心脏负荷,心功能不全者慎用。血-脑脊液屏障严重破坏的病变可使白蛋白自毛细血管漏出而加剧颅内高压,需慎用。

4.激素 国内有研究结果显示甲泼尼龙可以抑制损伤脑组织肿瘤坏死因子活性增加,有效地阻止其生物学作用的发挥,减少白细胞向损伤脑组织的浸润,从而减轻颅脑创伤后继发炎症反应引起的神经细胞损害和脑水肿。然而,近来国内外多个临床医学中心曾开展类固醇激素治疗颅脑损伤患者的临床研究,其疗效仍存在较大争议。地塞米松和其他类固醇激素在颅内压很高、脑水肿明显时可酌情使用,不应作为颅内高压症治疗的常规用药。类固醇激素对脑肿瘤或脑脓肿引起的血管源性水肿较敏感,地塞米松(4~20mg/6h)可减少病灶体积并降低颅内压(ICP)。对脑梗死、脑出血、脑外伤等细胞毒性水肿引起的容积效应无效。

5.其他 包括冬眠、低温,抬高头位,镇静治疗,口服醋氮酰胺(乙酰唑胺)有利尿及减少脑脊液产生的作用,可作为治疗颅内高压的辅助用药。成人剂量 250~500mg,口服,每日 2~3 次,服用时应同时补钾。

(二)去除颅内压增高病因

1.手术减压 脑脊液引流主要适用于颅脑外伤或脑积水伴颅内高压者,特别是正在进行脑室 CSF 颅内压监护的患者。可直接放出脑脊液使脑室缩小,达到降低颅内压的目的,同时在外伤与脑缺血后,脑组织与 CSF 中乳酸增高可加重水肿,CSF 引流可减少 CSF 中乳酸及其他代谢产物,有利于脑组织的恢复,但要注意防止感染,避免引流管堵塞。

颅骨去骨瓣减压术(DC)是一种物理方法,去除部分颅骨,使脑膜和部分脑组织膨出,达到减压目的,虽不能阻止颅脑损伤后分子水平的继发性病理损害反应,但通过减压窗可达到降低颅内压的作用,使中线移位回复,以改善脑灌注压,提升脑的供血、供氧,有利于静脉回流,避免了脑干受压,从而改善病情,挽救患者生命。

2.去除病因 对于各种颅高压,应积极寻找各种病因并针对其病因进行治疗,并积极抗感染(抗病毒、抗细菌、抗结核、抗真菌)治疗,纠正机体缺血、缺氧状态,清除颅内血肿、硬膜下(外)积血(液)、肿瘤占位病灶等。

(张梅茹)

第二节 脑出血

一、概述

脑出血(ICH)是指原发于脑实质内的出血,故又称为自发性脑出血。原发性脑出血的病理机制复杂,病因多样,但高血压性小动脉硬化和破裂是本病最常见的原因。脑淀粉样血管病、动静脉畸形、动脉瘤、血液病、凝血功能异常、脑动脉炎、药物滥用,以及肿瘤和脑梗死等也可导致脑内出血。

自发性脑出血的出血部位以壳核最多见,约占脑出血的 60%,其次为丘脑、尾状核、半球白质、脑桥、小脑和脑室等。典型的脑出血的表现是突发局灶性神经功能缺损,多在情绪激动或活动中突然发病,发病后病情常于数分钟至数小时内达到高峰,伴随头痛、恶心、呕吐、意识水平下降和血压升高等症状,自发性脑出血的症状、体征发展迅速,需快速分诊救治。按出血部位可分为以下类型。

1.基底节区出血

(1)壳核出血:为高血压性脑出血最常见类型。多由豆纹动脉尤其是外侧支破裂所致;血肿可局限于壳核本身,也可扩延累及内囊、放射冠、半卵圆中心、颞叶或破入脑室。血肿向内压迫内囊出现典型的临床表现,为对侧轻偏瘫或偏瘫、感觉障碍和偏盲。急性期伴有两眼向血肿侧凝视,位于优势半球可出现失语;非优势半球可出现失用和失认、视野忽略和结构性失用。

(2)丘脑出血:由丘脑膝状体动脉和丘脑穿通动脉破裂所致,丘脑病变时因感觉核团损害部位、范围、性质的不同而表现为各种感觉受损的症状;常见的临床表现以多寡为序有:轻偏瘫或偏瘫、半身感觉缺失、上凝视麻痹、瞳孔异常(瞳孔缩小和对光反射消失)、失语、眼球向病灶侧凝视(与壳核出血同)、偏盲和缄默。

(3)尾状核头出血:多由高血压动脉硬化和血管畸形破裂所致,常有头痛、呕吐、颈强直、精神症状。

2.脑叶出血 老年人常由高血压动脉硬化或淀粉样变血管病引起,青壮年多由先天性脑血管畸形所致。出血以顶叶最常见,其次为颞叶、枕叶、额叶。少量出血症状轻,酷似腔隙性脑梗死。大量出血呈现各种脑叶功能受损的征象。

(1)额叶出血:额叶出血可出现前额痛,以血肿侧为重,对侧偏瘫,双眼向血肿侧凝视,大小便失禁,意识障碍及癫痫。

(2)顶叶出血:可造成对侧偏身感觉缺失和对侧视野忽略,也可出现对侧同向偏盲或象限盲,轻微的偏瘫和疾病感缺失。

(3)颞叶出血:可造成双眼同向性上象限的视野缺失。可出现血肿侧以耳前或耳周为主的头痛,优势半球出血可导致 Wernicke 失语,非优势半球出血可有意识模糊和认知障碍。

(4)枕叶出血:血肿同侧眼眶部疼痛和对侧同向偏盲,可有短暂性黑矇和视物变形,有时有感觉缺失、书写障碍等。

3.脑干出血

(1)脑桥出血:是脑干出血最高发的部位,多由基底动脉脑桥支破裂所致,脑桥出血的临床症状和体征,因血肿的大小、定位、破入脑室与否和有无脑积水而有很大差异、大量出血可迅速出现昏迷、四肢瘫痪、双瞳孔针尖样大、中枢性呼吸障碍;数小时内死亡。少量出血可无意识障碍;脑桥少量出血症状较轻,临床上较易与腔隙性梗死混淆。

(2)中脑出血:少见,常有头痛、呕吐、意识障碍。

(3)延髓出血:更少见。

4.小脑出血 多由小脑上动脉分支破裂所致。临床表现因定位、血肿大小、血肿扩延、脑干受累、出血破入第四脑室与否,以及有无脑积水等多种因素而变化很大。小脑出血最多发生在齿状核。多发生于一侧半球,突然出现站立及步态不稳、肢体共济失调、构音障碍、眼球震颤,伴头痛、头晕或眩晕、恶心、呕吐。起病突然,可伴有枕部疼痛。

5.脑室出血 多为继发性.也可呈原发性,症状随出血部位、脑室积血量及是否阻塞脑脊液通路而异,常有头痛、呕吐。临床上易误诊为蛛网膜下隙出血。

二、救治流程

1.主诉 头痛、恶心、呕吐、不同程度的意识障碍。

2.病史 多有高血压病史,多在情绪激动或活动中突然发病。

3.体征 偏瘫、偏身感觉障碍、失语、意识障碍等。

4.急救措施 保持呼吸道通畅,气管插管或机械通气,必要时吸氧;降低颅内压、减轻脑水肿。

5.辅助检查 首选头部 CT 检查,可清楚显示出血部位、出血量、血肿形态及占位效应等。

6.诊断 50 岁以上中老年患者,活动或情绪激动时突然发病,迅速出现局灶性神经功能缺损症状及头痛、呕吐等高颅压症状,结合头颅 CT 确诊。

7.治疗方案 ①一般支持治疗。②调整血压。③减轻脑水肿、降低颅内压。④防治并发症,对症治疗。⑤手术治疗。⑥康复治疗。

三、救治关键

(一)病情判断

脑出血经常是引起早期神经功能恶化的临床急症。

1.50 岁以上中老年患者,通常有长期的高血压动脉硬化病史。

2.活动中或情绪激动时急性起病,一般可于数小时内达高峰;个别患者因继续出血和血肿扩大,临床症状进行性加重,持续 6～12h。

3.除少量脑出血外,大部分患者均有不同程度的意识障碍。意识障碍的程度是判断病情轻重和预后的重要指标。

4.头痛和呕吐是脑出血最常见的症状,它可单独或合并出现。脑叶和小脑出血头痛最重,少量出血可以无头痛。头痛和呕吐同时出现是颅内压增高的指征之一。

5.血压增高是脑出血常见的原因与伴发病。血压增高和心跳及脉搏缓慢同时存在,往往是颅内压增高的重要指征。

6.脑出血者可出现癫痫发作,癫痫发作多为局灶性和继发性全身发作。以脑叶出血和深部出血最多见。

病史是临床诊断的重要依据,典型表现是血压明显升高,迅速出现偏瘫、失语等局灶性神经功能缺损症状,出现头痛、恶心、呕吐等高颅压的表现,可伴有意识障碍,应高度怀疑脑出血。病情发展迅速,结合头颅 CT 检查通常可作出临床诊断。同时应排除其他须与脑出血鉴别的疾病。

(二)急诊检查

45min 内完成头颅 CT、血常规、急诊生化、凝血功能等急诊检查。依据检查结果作出进一步的诊断分析,以决定是否需要急诊处理。

1.病史及体格检查　判断有无脑出血,脑内出血患者的最初临床评价包括发病时症状及当时的活动情况,卒中发作的时间、年龄及其他危险因素。应询问患者或目击者;关于患者的下述情况:如是否有外伤,既往是否有高血压、缺血性卒中、糖尿病、吸烟及药物史,是否服用华法林、阿司匹林或其他抗凝药物,是否存在凝血功能障碍及其他诱发出血的内科疾病如肝病等。完善神经系统体格检查。

2.影像学检查　小脑出血者应定期做 CT 检查,至少每周复查 1 次;病情变化时随时复查,除注意观察血肿本身的变化外,应特别注意观察有无脑室对称性扩大等脑积水征象,以指导治疗。

(1)头部 CT 检查:头部 CT 检查对于怀疑脑血管病的患者应作为首选的影像学诊断手段,它可以发现绝大部分颅内出血,并且有助于鉴别神经系统的一些非脑血管病。头颅 CT 是诊断脑出血的首选检查,可清楚显示出血部位、出血量多少、血肿形态、是否破入脑室以及血肿周围有无低密度水肿带和占位效应等。临床如怀疑脑出血应立即行头颅 CT 检查,对指导治疗、估计预后有重要价值。根据病程分为三期。

①急性期(<1 周):新鲜血肿平扫呈边界清楚、均匀一致的高密度影,圆形或软圆形,周围常有一低密度环。半球血肿或蚓部血肿较大时:均可产生占位效应,一般 3~7d 达到高峰,可压迫第四脑室和脑干,甚至发生小脑扁桃体疝。血肿可向前破入脑室;若少量积血,CT 显示脑室内局限高密度影,出血量大可发生脑室铸型时,全脑室呈均匀一致的高密度影,血肿与脑室相连的高密度影,为血肿破入脑室的通道。伴发脑积水时,则脑室系统扩大。出血进入蛛网膜下隙时则显示相应的高密度影。

②血肿吸收期(2 周至 2 个月):约 2 周时(或更早一些),血肿周边溶解,血肿变小,密度变低,边缘较模糊,第四脑室受压者,脑室形态可有恢复。3~4 周后,血肿可完全溶解,病灶呈低密度。

③囊肿形成期(>2 个月):6~8 周后,低密度灶明显缩小,无占位表现,最后呈低密度囊腔,边缘较清晰,CT 值接近脑脊液。小病灶形成瘢痕。

(2)头部磁共振成像(MRI):同 CT 一样,也可明确出血部位、范围,脑水肿及脑室情况。

对发现结构异常,明确脑出血的病因很有帮助。对检出脑干或小脑的出血灶和监测脑出血的演进过程优于 CT 扫描,对急性脑出血诊断不及 CT。在高磁场强度下,磁化率序列对脑出血敏感,是由脱氧血红蛋白的顺磁效应所决定的,其在血肿发生的最初几个小时就存在。T_1 加权像呈等密度,T_2 加权像呈略高密度影。脑出血时 MRI 影像变化规律如下。

①超急性期(<24 小时):为长 T_1、长 T_2 信号,T_1 加权像上血肿呈略低或等信号,T_2 加权像为高或混合信号。此期核心层和核外层表现相仿,但无边缘层的信号减低带,早期阶段可无水肿带,数小时后出现轻度水肿,与脑梗死、水肿不易鉴别。

②急性期(2~7 天):为等 T_1、短 T_2 信号,此期血肿周围有较明显的血管源水肿。

③亚急性期(8 日至 28 天):为短 T_1、长 T_2 信号,T_1 加权像上周围水肿带可不甚明显或为一低信号带,T_2 加权像上绕一高信号的周围水肿带。

④慢性期(>4 周):为长 T_1、长 T_2 信号,T_1 加权像为均匀一致的高信号,不显示边缘层,无周围带。T_2 加权像上边缘层显示低信号,组织水肿不明显或无水肿,此种情况可持续数周或更长,此后形成囊腔,T_1 加权像和 T_2 加权像均为低信号。

3.实验室检查　脑出血患者常规实验室检查包括血常规、血液生化、凝血功能、心电图检查和胸部 X 线摄片检查。血糖升高能是机体的应激反应或脑出血严重性的反应;外周白细胞计数可暂时升高;尿素氮水平也可暂时升高,凝血活酶时间和部分凝血活酶时间异常,提示有凝血功能障碍。在没有条件时可进行腰椎穿刺协助诊断,但脑脊液正常者不能否定脑出血的诊断。颅内压增高、脑干受压者禁忌腰椎穿刺。非高血压性脑出血,应注意血液学、免疫学及颅内血管的检查以明确病因。

(三)治疗关键

1.气道保护和呼吸功能维护　保持患者时呼吸道通畅,清理呼吸道分泌物。有明显呼吸困难、窒息时,可采用气管插管或机械通气以保障通气;呕吐或上消化道出血的患者,应及时吸出呕吐物,保持气道通畅,预防吸入性肺炎;对缺氧者予以吸氧,必要时应辅以机械通气。

2.心脏功能监测　应常规检查心电图。有严重的心律失常、心力衰竭或心脏缺血时应及时进行处理,必要时请心内科医师会诊。

3.血压调控　调控血压时应考虑患者的年龄、有无高血压史、有无颅内高压、出血原因及发病时间等因素。若颅内压增高时,应先降低颅内压,再根据血压情况决定是否进行降压治疗。一般对原血压正常又无严重颅内压增高的患者,将血压控制在出血前原有水平或略高;原有高血压者将血压控制在 150~160mmHg/90~100mmHg 为宜;当血压<180/105mmHg 时,可暂不使用降压药。收缩压在 180~200mmHg 或舒张压 100~110mmHg 之间时,需密切监测血压;即使应用降压药治疗,也需避免应用强降压药,防止因血压下降过快引起脑低灌注;收缩压<90mmHg,有急性循环功能不全征象,应及时补充血容量,适当给予升压药治疗,维持足够的脑灌注。

4.需紧急处理的情况　如严重脑水肿、高颅压、高血压、消化道出血、血糖异常等,需紧急处理。

四、救治方案

脑出血一旦确诊后,下一步是治疗开始前对脑出血原因的认识。危及生命的血肿是否能做手术,患者有无肝衰竭导致的凝血机制障碍或是否曾服用抗凝药物。其次,要考虑患者是否像脑血管淀粉样变的脑出血,因为其在血肿手术后易发生另一处新的脑出血。治疗原则为安静卧床、脱水降低颅内压、调整血压、防止继续出血,并强护理防治并发症,以挽救生命,降低死亡率、残疾率和减少复发。

(一)一般治疗

1.一般应卧床 2～4 周,保持安静,避免情绪激动和血压升高。

2.严密观察体温、脉搏、呼吸和血压等生命征,注意瞳孔变化和意识改变。

3.维持水、电解质平衡,保持大小便通畅,预防和及时治疗压疮、泌尿道和呼吸道感染等。

4.血糖过高或过低者应及时纠正,维持血糖水平在 6～9mmol/L。

5.明显头痛、过度烦躁不安者;可酌情适当给予镇静止痛剂。

6.有昏迷或肢体瘫痪者,应勤翻身,早期行床上肢体功能活动,按摩,以防压疮或下肢静脉血栓形成。注意口腔清洁;保持大小便通畅。

(二)降低颅内压

较大的脑内血肿周围会出现脑水肿,多于出血后 3～4d 到达高峰,严重时造成颅内压过高和脑疝,可危及生命。积极控制脑水肿、降低颅内压是脑出血急性期治疗的重要环节。

降低颅内压的主要治疗措施包括、有控制的过度通气、渗透性利尿剂和静脉注射巴比妥酸盐。如果需要手术治疗,这些措施可以为手术争取时间。目前仍不推荐使用糖皮质激素。

1.过度通气　是最有效的快速降低颅内压的方法之一,血管对 CO_2 的反应是其作用机制。实验证明血管对 CO_2 的反应是非常明显的,是通过改变细胞外液的 pH 来实现的。尽管此方法有效,但治疗同时可造成 CBF 下降,治疗效应也较为短暂,限制了此方法的应用。过度通气的 CO_2 水平的目标值为 30～35mmHg,不推荐更低水平的 CO_2。

2.临床上有指征使用脱水剂时,必须根据颅内压增高的程度和心、肾功能等全身情况来考虑选用脱水剂及其剂量。

(1)20%甘露醇:最常用,它可使水从水肿或非水肿的脑组织中渗透到血管中。此外,它能提高心脏的前负荷及脑灌注压,因此通过自身调节降低颅内压。通常 125～250mL,静脉滴注,每 6～8h 1 次,注意尿量、血钾及心、肾功能;如有脑疝形成征象可快速加压静脉滴注或静脉注射;冠心病、心肌梗死、心力衰竭和肾功能不全者慎用。

(2)甘油果糖:500mL 静脉滴注,每日 1～2 次,3～6h 滴完,脱水、降低颅内压作用较甘露醇缓和,用于轻、重症患者的病情好转期和肾功能不全患者。

(3)利尿剂:呋塞米较常用,每次 20～40mg,每日 2～4 次静脉注射,常与甘露醇交替使用可增强脱水效果,用药过程中应注意监测肾功能和水电解质平衡。

(4)20%人血白蛋白:10～20g,每日 1 次,对低蛋白血症患者更适用,作用较持久,有条件情况下可使用。

脱水时要注意血浆渗透压的变化,若临床脱水效果不好,可适当增加用药剂量,一旦收敛,应维持高渗透状态。为避免脑细胞肿胀和颅内压反跳性增加,使用脱水剂时应逐渐减量,一般需用 1～2 周。

(三)调整血压

脑出血急性期的血压多增高;对血压高的处理应个体化,应参照患者原来有无高血压、有无颅内压增高、年龄、发病时间、原发疾病与合并疾病具体而定。若颅内压高时,应先降颅内压,再根据血压情况决定是否进行降血压治疗。处理时,过高血压有可能使破裂的小动脉继续出血或再出血而导致血肿扩大;而过低的血压又会使脑灌注压降低和加重脑损害,应权衡利弊慎重处理。

一般对原血压正常又无严重颅内压增高的患者,将血压控制在出血前原有水平或略高。原有高血压者将血压控制在 150~160mmHg/90~100mmHg 为宜。血压≥200/110mmHg 时,在降颅内压的同时可慎重平稳地降血压治疗/使血压维持在高于发病前水平或 180/105mmHg 左右;收缩压在 170~200mmHg 或舒张压 100~110mmHg 时,暂可不用降压药,先脱水降颅内压,并密切观察血压情况,必要时再用降压药。血压增高是因颅内压增高引起时,应以积极降低颅内压治疗为主。收缩压<165mmHg 或舒张压<95mmHg 时,不宜降血压治疗。脑出血患者偶可见血压低应积极寻找原因,并适当给予升压处理。

(四)控制体温

体温降低后脑代谢降低,耗氧量减少,有利于脑细胞恢复和减轻脑水肿。但对脑出血,应用药物做冬眠降温时不良反应很多,如冬眠合剂中的哌替啶可抑制呼吸,氯丙嗪可降低血压等。全身降温可影响心脏功能,易发生肺炎等并发症,故临床多用冰毯或冰帽物理降温。头颅局部降温是脑出血的重要治疗措施,但体温不宜低于 34℃,并发肺炎及其他部位感染时常造成体温增高,应积极抗感染治疗。近来亚低温疗法的应用,可能有一定效果,但不推荐常规应用。

(五)止血治疗

已经尝试使用各种止血药物如 6-氨基己酸、氨甲苯酸、巴曲酶(立止血)等治疗脑出血,但作用不大。如果有凝血功能障碍,可针对性地给予止血药物治疗,例如肝素治疗并发的脑出血可用鱼精蛋白中和,华法林治疗并发的脑出血可用维生素 K_1 拮抗。

(六)癫痫发作的预防和处理

早期癫痫发作提示脑叶出血和再出血等神经系统并发症,目前尚不推荐所有患者早期预防性给予抗癫痫治疗,但是可以选择性应用于脑叶出血的患者。如出现癫痫发作,应给予苯妥英钠或卡马西平等二线抗癫痫药处理。

(七)并发症的处理

1.感染 重症脑出血,尤其是意识障碍、吞咽困难的患者,口腔或气管内分泌物不易及时清除,易导致吸入性肺炎。原先患有慢性支气管炎、肺气肿等的老年人脑出血后更易继发肺部感染,或因导尿等易合并尿路感染;可给予预防性抗生素治疗;如果已经出现系统感染,可根据经验或痰培养、尿培养及药物敏感试验结果选用抗生素;尿潴留者要留置导尿管,必要时进行膀胱冲洗。

2.消化道出血 重症自发性脑出血常合并胃肠道出血,病死率明显升高,其原因多归于胃肠道应激性糜烂、溃疡。用抗酸剂 H_2 受体拮抗药的预防治疗,可明显降低危重患者临床出血发生率,已证明 H_2 受体拮抗药在降低临床出血方面优于抗酸剂;一旦出血应按上消化道出血的治疗常规进行处理,可给予质子泵抑制剂,还可应用冰盐水洗胃及局部止血药等。

3.抗利尿激素分泌异常综合征 又称稀释性低钠血症;因经尿排钠增多,血钠降低,加重脑水肿,应限制水摄入量在 800~1000m/d,补钠 9~12g/d。低钠血症宜缓慢纠正;否则可导致脑桥中央髓鞘溶解症。

4.其他 有些脑出血患者可出现心功能损害、肺栓塞或水肿、痫性发作、中枢性高热及下肢深静脉血栓形成,应注意及时相应的治疗。

（八）手术治疗

首先确定能否手术,年龄已不是手术禁忌,血肿危及生命、内科治疗不能有效地控制颅内压增高时,应手术治疗。但临床上已出现了不可逆的变化时手术效果不佳。抗凝剂所致的脑出血和血管淀粉样变会诱发其他部位脑组织再出血要慎重手术,且手术难奏效。

1.手术治疗目的　脑出血外科治疗主要是清除血肿、降低颅内压、挽救生命,早期减少卒中对周围脑组织的压迫,降低致残率。同时针对脑出血的病因进行治疗。主要采取的方法有传统开颅手术、小骨窗开颅血肿清除术、内镜辅助下血肿吸除术、微创颅内血肿清除术和脑室穿刺引流术等。

2.手术适应证　目前对于外科手术适应证、方法和时机的选择尚无一致性意见,一般认为手术宜在超早期(发病后 6～24h 内)进行。以下情况可考虑手术治疗。

(1)基底节区中等量出血(壳核出血≥30mL,丘脑内出血≥15mL):根据病情及出血部位,选择合适时机进行微创穿刺血肿清除术,及时清除血肿;大量出血或有脑疝形成者,多需采用去骨瓣减压血肿清除术来挽救生命。

(2)小脑非动脉瘤出血:如果出血量≥10mL,或者血肿直径>2cm,出现神经系统功能障碍或影像学提示幕下脑脊液传导通路闭塞,应考虑手术治疗。

(3)脑叶出血:高龄患者常为淀粉样血管病出血,除血肿较大危及生命或者由血管畸形引起的脑出血需外科手术治疗外,多行内科保守治疗。

(4)脑室出血:因血凝块常阻塞导水管,发生脑积水很常见,故应保持导水管通畅。通过脑室外引流,使用尿激酶或 rt-PA 进行脑室内溶栓是有效的。但还需要更多的试验来证实。

（九）康复

脑出血患者只要生命征平稳、病情不再进展,应给予早期康复治疗,除非有颅内压升高的表现。对于有神经功能损伤的患者应早期行康复治疗,遵循个体化原则,制定短期和长期治疗计划,分阶段、因地制宜地选择治疗方法,对患者进行针对性体能和技能训练,降低致残率,促进神经功能恢复,提高生活质量。

（汪宇扬）

第三节　脑梗死

脑梗死是指脑部供血中断,有无充分侧支循环代偿供血时导致的脑组织缺血、缺氧性坏死和脑软化,而产生的神经系统症状群。不包括全脑性缺血和缺氧性坏死,如窒息和心跳、呼吸暂停引起的全脑病损。脑梗死的主要临床表现可分为前循环和后循环,或称颈动脉系统和椎-基底动脉系统症状。

①颈动脉系统脑梗死:主要表现为病变对侧肢体瘫痪或感觉障碍;主半球病变常伴不同程度的失语,非主半球病变可出现失用或认知障碍等高级皮质功能障碍。其他少见的临床表现包括意识障碍、共济失调、不随意运动及偏盲等。

②椎-基底动脉系统脑梗死:累及枕叶可出现皮质盲、偏盲;累及颞叶内侧海马结构,可出现近记忆力下降;累及脑干或小脑可出现眩晕、复视、吞咽困难、霍纳综合征、双侧运动不能、交叉性感觉及运动障碍、共济失调等;累及脑干上行网状激活系统易出现意识障碍。

一、救治流程

脑梗死是神经科常见的急症,在急诊时,即应尽快采集病史、完成必要的检查、作出正确诊断、及时进行抢救或收住院治疗。

1.主诉 偏瘫、偏身感觉障碍、失语、共济失调等局灶性神经功能缺损的症状。

2.病史 多数静态或少数动态下急性起病,既往有高血压、糖尿病、冠心病等病史。

3.体征 局灶性神经功能缺损体征。

4.急救措施 ①保持呼吸道通畅。②建立静脉液路。

5.辅助检查 ①头颅CT:24h可显示低密度梗死灶,发病后2～15d可见均匀片状或楔形明显低密度灶,大面积脑梗死有脑水肿和占位效应,出血性梗死呈混杂密度。②头颅MRI平扫:梗死灶T_1呈低信号、T_2呈高信号,DWI呈亮信号。

6.诊断 根据临床表现、辅助检查即可确诊。

7.制订详细的治疗方案 ①一般处理及对症治疗。②改善脑血循环。③减轻脑水肿,降低颅内压。

二、救治关键

(一)病情判断

1.多数在静态下急性起病,动态起病者以心源性脑梗死多见,部分病例在发病前可有TIA发作。

2.病情多在几小时或几日内达到高峰,部分患者症状可进行性加重或波动。

3.临床表现决定于梗死灶的大小和部位,主要为局灶性神经功能缺损的症状和体征,如偏瘫、偏身感觉障碍、失语、共济失调等部分可有头痛、呕吐、昏迷等全脑症状。

因此,临床病史仍然是诊断的重要依据。典型者是突然发病,迅速进展的脑部受损的征象,如意识障碍、局灶体征。而进行神经系统检查时,重点是发现脑部受损征象,如偏瘫、失语、意识障碍、颅内高压、脑膜刺激征等。同时应排除其他系统疾病。为了避免延误治疗时间,应尽快进行病史采集和体格检查。

(二)急诊检查

除非有其他原因不能检查或患者条件不允许搬动;所有疑为卒中的患者都应尽快(45min内)进行头部影像学(CT/MRI)检查,观察有无脑梗死、脑出血或蛛网膜下隙出血。

脑的影像学检查可以直观地显示脑梗死的范围、部位、血管分布、有无出血、陈旧和新鲜梗死灶等,帮助临床判断组织缺血后是否可逆、血管状况,以及血流动力学改变。帮助选择溶栓患者评估继发出血的危险程度。

1.头颅计算机断层扫描(CT) 头颅CT平扫是最常用的检查。但是对超早期缺血性病变和皮质或皮质下小的梗死灶不敏感,特别是颅后窝的脑干和小脑梗死更难检出。

在超早期阶段(发病6h内),CT可以发现一些轻微的改变,如大脑中动脉高密度征、皮层边缘(尤其是岛叶)以及豆状核区灰白质分界不清楚、脑沟消失等。

2.磁共振(MRI) 标准的MRI序列(T_1、T_2和质子相)对发病几个小时内的脑梗死不敏感。弥散加权成像(DMI)可以早期显示缺血组织的大小、部位,甚至可显示皮层下、脑干和小脑的梗死灶。早期梗死的诊断敏感性达到88％～100％,特异性达到95％～100％。

灌注加权成像(PW)是静脉注射顺磁性造影剂后显示脑组织相对血流动力学改变的成像,灌注加权改变的区域较弥散加权改变的区域范围大,目前认为弥散-灌注不匹配区域为半暗带。

3.病因检查

(1)血液成分:包括血常规、红细胞沉降率、凝血象、血生化等。根据患者的临床情况可适当地增加相应的检查项目,如抗心磷脂抗体、蛋白G、蛋白S、抗凝血酶M、血红蛋白电泳、血清电泳和同型半胱氨酸测定。

(2)心脏:首先可做心电图、超声心动图检查,必要时可做24h心电监测,了解心脏节律的变化,若既往有心房颤动、附壁血栓或本次怀疑脑栓塞者在条件允许时可做经食管超声心动图检查,以了解反常栓子的来源。

(3)脑动脉和脑血流检查:可做颈部多普勒超声、经颅多普勒超声(TCD)、CTA、磁共振血管造影(MRA或MRV)等。必要时可行数字减影脑血管造影(DSA),明确梗死血管。

4.全身情况检查　心脏、血生化、血气、各种免疫指标、胸部X线片及腹部B超等。了解患者其他系统,器官功能情况。

(三)救治关键

1.基本生命支持

(1)气道和呼吸

①确保患者的气道通畅:呕吐或上消化道出血的患者,应及时吸出呕吐物,预防吸入性肺炎。

②有明显呼吸困难、窒息时,可采用气管插管或机械通气以保障通气。

(2)心脏功能:脑卒中患者应观察心脏情况,常规检查心电图。有严重的心律失常、心力衰竭或心脏缺血时应及时进行处理,必要时请心脏内科医师会诊。

(3)血压调控:原则上如收缩压在185~210mmHg或舒张压在115~120mmHg,可不必急于降血压治疗,但应严密观察血压变化:如果高于220/120mmHg,则应给予缓慢降血压治疗,并严密观察血压变化,尤其防止血压降得过低。

2.需紧急处理的情况　如严重高颅压、消化道出血、癫痫、血糖异常、发热等,需紧急对症处理。

三、救治方案

脑梗死的治疗不能一概而论,应根据不同的病因、发病机制、临床类型、发病时间等确定针对性强的治疗方案,实施以分型、分期为核心的个体化治疗。在一般内科支持治疗的基础上,可酌情选用改善脑循环、脑保护、抗脑水肿降低颅内压等措施。通常按病程可分为急性期(1个月)、恢复期(2~6个月)和后遗症期(6个月以后)。重点是急性期的分型治疗,腔隙性脑梗死不宜脱水,主要是改善循环;大、中梗死应积极抗脑水肿降低颅内压,防止脑疝形成。在3~6h的时间窗内有适应证者可行溶栓治疗。

(一)一般治疗

1.一般护理　床头抬高30°~45°,防止吸入性肺炎,保持呼吸道通畅,减轻脑缺氧,监测血气;加强全身和皮肤护理,防治压疮、呼吸道感染及尿路感染、肺栓塞、下肢深静脉血栓形成等;保证充足的热量及均衡的营养,保持正常的水、电解质及酸碱平衡。

2.控制血糖　急性期血糖过高或过低对脑组织皆有害,可参考原先血糖情况给予相应的处理,一般维持血糖在 6.7mmol/L(120mg/dl)水平为宜。

3.控制体温　无论任何原因引起的体温增高,都应积极处理,维持体温在正常范围。亚低体温治疗的效果和不良反应有争论,不宜常规应用。

4.抗癫痫　大脑主干动脉梗死造成的脑梗死常有痫性发作。有癫痫发作者可用抗癫痫药,如苯妥英钠和卡马西平。

6.调整血压　应特别注意血压的调控。脑血管病患者多伴血压升高,由于合并高血压的机制及相关因素比较复杂,在处理高血压时,难以有一个统一的方案,必须进行个体化治疗,才能达到较理想的血压水平,有利于脑血管病的总体治疗和康复。

(1)脑血管病合并高血压的处理原则:①积极平稳地控制过高的血压。②防止降血压过低、过快。③严密监测血压变化,尤其在降血压治疗过程中。④降血压宜缓慢进行,因为此类患者的血压自动调节功能差,急速大幅降血压则易导致脑缺血。⑤降血压要个体化治疗,因为每个患者的基础血压不同,对原有降血压药物敏感性不同,以及合并其他不同的疾病等。⑥维持降血压效果的平稳性,一般主张采用长效降血压药物。⑦在降血压过程中应注意对靶器官的保护,尤其是脑、心、肾。

(2)在选择降血压药物方面,无统一规范应用的药物。应用降血压药物的原则是既要有效、持久地降低血压,又不至于影响重要器官的血流量。血压控制的具体方法和维持水平依不同类型的脑血管病而有所不同,具体如下:

①早期脑梗死:许多脑梗死患者在发病早期,其血压均有不同程度的升高,且其升高的程度与脑梗死病灶大小、部位及病前是否患有高血压病有关。脑梗死早期的高血压处理取决于血压升高的程度及患者的整体情况和基础血压。如收缩压在 185～210mmHg 或舒张压在 115～120mmHg 之间,也可不必急于降血压治疗,但应严密观察血压变化;如果血压>220/120mmHg,则应给予缓慢降血压治疗,必要时可静脉使用短效药物并严密观察血压变化,尤其防止血压降得过低。

常用的药物有:拉贝洛尔 10～20mg,5～10min,静脉注射,每 10min 可重复 1 次或双剂量,最大剂量不超过 300mg。尼卡地平 5mg/h,静脉注射,逐步加量,每 5～15min 增加 2.5mg/h,最大量 15mg/h。当控制到目标血压时,减少至 3mg/h。硝普钠 0.5μg/(kg·min)静脉滴注维持。

②出血性脑梗死:多见于脑栓塞,大片脑梗死和溶栓治疗后。一旦发生脑梗死,可静脉使用短效药物(如拉贝洛尔、尼卡地平等)使收缩压≥180mmHg 或舒张压≤105mmHg。

③溶栓治疗前后:在溶栓治疗前后,如果收缩压>180mmHg 或舒张压>105mmHg,则应及时降血压治疗,以防止发生继发性出血。

④脑梗死恢复期:脑梗死进入恢复期后,均按高血压病的常规治疗要求,口服病前所用的降血压药或重新调整降血压药物,使血压缓慢平稳下降,一般应使血压控制在正常范围以内或可耐受的水平,以尽可能预防脑梗死复发。

6.伴发疾病和并发症的处理　可伴发急性或慢性心脏病、糖尿病、慢性阻塞性肺疾病、睡眠呼吸暂停综合征、肥胖、肾病以及某些使脑血流量下降的疾患,如对低血压、休克、心力衰竭等均应积极进行相应处理。

（二）减轻脑水肿、降低颅内高压

脑水肿一般在发病后 3～5d 达到高峰。脑水肿的处理原则：减轻颅内压，维持足够的脑血液灌注，避免缺血恶化，预防脑疝。脑梗死急性期应限制液体入量，5%葡萄糖液可能加重脑水肿，故应慎用。对可能增加颅内压的某些因素（如缺氧、高二氧化碳血症及高热等）应予以纠正。

1.一般处理

（1）卧床，避免头颈部过度扭曲。

（2）避免引起颅内压增高的其他因素，如：激动、用力、发热、癫痫、呼吸道不通畅、咳嗽、便秘等。

（3）有条件情况下给予亚低温治疗。

2.脱水治疗　必须根据颅内压增高的程度和心肾功能状况选用脱水剂的种类和剂量。

（1）甘露醇：是最常使用的脱水剂，其渗透压约为血浆的 4 倍，用药后血浆渗透压明显增高，使脑组织的水分迅速进入血液中，经肾排出。一般约每 8g 甘露醇可带出 100mL 水分。一般用药后 10min 开始利尿，2～3h 作用达高峰，维持 4～6h，有反跳现象。可用 20%甘露醇125～250mL 快速静脉滴注，6～8h 1 次，一般情况应用 5～7d 为宜；颅内压增高明显或有脑疝形成时；可加大剂量，快速静脉注射，使用时间也可延长。

（2）丁呋塞米：一般用 20～40mg，静脉注射，6～8h 1 次，与甘露醇交替使用可减轻两者的不良反应。

（3）甘油果糖：也是一种高渗脱水剂，其渗透压约相当于血浆的 7 倍，起作用的时间较慢，约 30min，但持续时间较长（6～12h）。可用 250～500mL，静脉滴注，每日 1～2 次，脱水作用温和，一般无反跳现象，并可提供一定的热量，肾功能不全者也可考虑使用。甘油盐水溶血作用较多，不推荐使用。

（4）其他：①应用七叶皂甙钠，该药具有抗感染、抗渗出及消除肿胀的作用，常用量为 10～20mg 加入生理盐水 100mL 中静脉滴注，每日 1～2 次。②糖皮质激素虽可减轻脑水肿，但易引起感染、升高血糖、诱发应激性溃疡等，故多不主张使用。③大量白蛋白（20g，每日 2 次），可佐治脱水，但价格较贵，可酌情考虑使用。

在使用脱水药物时，应注意心肾功能，特别是老年患者大量使用甘露醇易致心肾衰竭，应记出入量，观察心律及心率变化；甘油盐水滴注过快时可导致溶血；呋塞米易致水电解质紊乱，特别是低血钾，均应高度重视。

3.外科治疗　若经内科治疗效果不理想时，可请脑外科会诊，给予外科治疗。对于大脑半球的大面积脑梗死，可采用开颅减压术和（或）部分脑组织切除术；较大的小脑梗死或小脑出血，尤其是影响到脑干功能或引起脑脊液循环阻塞的，可行颅后窝开颅减压和（或）直接切除部分梗死的小脑，以解除脑干压迫；伴有脑积水或具有脑积水危险的患者应进行脑室引流。

（三）改善脑血液循环

脑梗死是由缺血所致，恢复或改善缺血组织的灌注成为治疗的重心，应贯彻于全过程，以保持良好的脑灌注压。临床常用的措施可归纳为下列几方面：

1.溶栓治疗　梗死组织周边存在半暗带是缺血性卒中现代治疗的基础。即使是脑梗死早期，病变中心部位已经是不可逆性损害。但是，及时恢复血流和改善组织代谢就可以抢救梗死周围仅有功能改变的半暗带组织,避免形成坏死。大多数脑梗死是血栓栓塞引起的颅内动脉闭塞。因此,血管再通复流是最合理的治疗方法。

(1)禁忌证:①既往有颅内出血,包括可疑蛛网膜下隙出血;近3个月有头颅外伤史;近3周内有胃肠或泌尿系统出血;近2周内进行过大的外科手术;近1周内有不可压迫部位的动脉穿刺。②近3个月有脑梗死或心肌梗死史,但陈旧小腔隙未遗留神经功能体征者除外。③严重心、肾、肝功能不全或严重糖尿病史。④体检发现有活动性出血或外伤(如骨折)的证据。⑤已口服抗凝药,且 INR>1.5;48h 内接受过肝素治疗(APTT 超出正常范围)。⑥血小板计数低于 $100×10^9$/L,血糖<2.7mmol/L。⑦收缩压>180mmHg,或舒张压>100mmHg。⑧妊娠。⑨不合作。

(2)溶栓药物治疗方法

①尿激酶:100 万~150 万 U,溶于生理盐水 100~200mL 中,持续静脉滴注 30min。

②rt-PA:剂量为 0.9mg/kg(最大剂量 90mg),先静脉注射 10%(1min),其余剂量连续静脉滴注,60min 滴完。

(3)溶栓治疗时的注意事项

①将患者收到 ICU 或者卒中单元进行监测。

②定期进行神经功能评估,在静脉点滴溶栓药物过程中 15min 1 次;随后 6h 内,30min 1 次;此后 60min 1 次,直至 24h。

③患者出现严重的头痛、急性血压增高、恶心或呕吐,应立即停用溶栓药物,紧急进行头颅 CT 检查。

④血压的监测:溶栓的最初 2h 内每 15min 1 次,随后 6h 内为 30min 1 次,此后 60min 1 次,直至 24h。如果收缩压≥185mmHg 或者舒张压≥105mmHg,更应多次检查血压。可酌情选用 β-受体拮抗药,如拉贝洛尔、乌拉地尔等。如果收缩压>230mmHg 或舒张压>140mmHg,可静脉滴注硝普钠。

⑤静脉溶栓后,继续综合治疗,根据病情选择个体化方案。

⑥溶栓治疗后 24h 内不用抗凝、抗血小板药,24h 后无禁忌证者可用阿司匹林 300mg/d,共 10d,以后改为维持量 75~100mg/d。

⑦不要太早放置鼻胃管、导尿管或动脉内测压导管。

(4)选择溶栓治疗的原则

①对经过严格选择的发 3h 内的急性缺血性脑卒中患者应积极采用静脉溶栓治疗。首选 rt-PA,无条件采用 rt-PA 时,可用尿激酶替代。

②发病 3~6h 的急性缺血性脑卒中患者可应用静脉尿激酶溶栓治疗,但选择患者应该更严格。

③对发病 3~6h 的急性缺血性脑卒中患者,在有经验和有条件的单位,可以考虑进行动脉内溶栓治疗研究。

④基底动脉血栓形成的溶栓治疗时间窗和适应证可以适当放宽。

⑤超过时间窗溶栓多不会增加治疗效果,且会增加再灌注损伤和出血并发症,不宜溶栓,恢复期患者应禁用溶栓治疗。

2.降纤治疗 很多证据显示脑梗死急性期血浆中纤维蛋白原和血液黏滞度增高。蛇毒制剂可以显著降低血浆纤维蛋白原水平,尚有增加纤溶活性及抑制血栓形成作用,更适用于合并高纤维蛋白原血症患者。脑梗死早期(特别是 12h 以内)可选用降纤治疗。

(1)巴曲酶:国内已应用多年,积累了一定临床经验。

(2)降纤酶:发病 6h 内效果更佳。值得注意的是纤维蛋白原降至 130mg/dl 以下时增加了出血倾向。

(3)其他降纤制剂:如尿激酶等临床也有应用。

3.抗凝治疗 抗凝治疗的目的主要是防止缺血性卒中的早期复发、血栓的延长及防止堵塞远端的小血管继发血栓形成,促进侧支循环。但急性期抗凝治疗虽已广泛应用多年,但一直存在争议。目前,不作为首选。

(1)下列情况若无禁忌证(如出血倾向、有严重肝肾疾病、血压>180/100mmHg)时,可考虑选择性使用抗凝剂。

①心源性梗死(如人工瓣膜、心房颤动、心肌梗死伴附壁血栓、左心房血栓形成等)患者,容易复发卒中。

②缺血性卒中伴有蛋白 C 缺乏、蛋白 S 缺乏、活性蛋白 C 抵抗等易栓症患者;症状性颅外夹层动脉瘤患者;颅内外动脉狭窄患者。

③卧床的脑梗死患者可使用低剂量肝素或相应剂量的 LMW 预防深静脉血栓形成和肺栓塞。

(2)治疗方法

①肝素:100mg 加入生理盐水 500mL 中静脉滴注,20～30 滴/min,紧急时可用 50mg,静脉注射。当达到肝素化后,再用 50s mg 静脉滴注,8～15 滴/min。每日至少测定一队部分凝血活酶时间[APTT,根据 APTT 调整剂量,维持治疗前 APTT 值的 1.5～2.5 倍(100mg/d 以内)],5d 后可用低分子肝素 4000～5000U 皮下注射,每日 2 次;腹壁皮下注射,连用 7～10d。

②低分子肝素:4000～5000U 皮下注射,每日 2 次;腹壁皮下注射,连用 7～10d。

③华法林:6～12mg/d,口服,3～5d 后改为 2～6mg/d 维持,逐步调整 INR,使之控制在 2.0～3.0 之间。不能使用华法林时,可用抗血小板药物氯吡格雷 75mg/d。

静脉溶栓后使用肝素,可以增加血管再通率,但是出血并发症也增加,对防止血管再闭塞的作用尚需进行更多的临床试验。溶栓后 24h 内不主张使用抗凝治疗。使用抗凝治疗时,应该密切监测,使用抗凝剂量要因人而异,因此抗凝仅作为辅助治疗。

4.抗血小板制剂 多数无禁忌证的不溶栓患者应在卒中后尽早(最好 48h 内)开始使用阿司匹林。溶栓的患者应在溶栓 24h 后使用阿司匹林,或阿司匹林与双嘧达莫缓释剂的复合制剂。

(1)发病后尽早口服阿司匹林 150～300mg/d。急性期后可改服预防剂量 50～150mg/d。

(2)对阿司匹林不能耐受者可选用氯吡格雷,75mg/d。

(3)也可使用小剂量阿司匹林(25mg)加双嘧达莫缓释剂(200mg)的复合制剂(片剂或胶囊),每日 2 次。

5.扩容 对一般缺血性脑梗死患者而言,目前尚无充分的随机临床对照研究支持扩容升压可改善预后。但对于脑血流低灌注所致的急性脑梗死;如分水岭梗死可酌情考虑扩容治疗,用低分子右旋糖酐 500mL 静脉滴注。但应注意可能加重脑水肿、心力衰竭等并发症。

6.中药治疗 动物实验已经显示一些中药单成分或者多种药物组合,如丹参、川芎嗪、三

七、葛根素、银杏叶制剂等可以降低血小板聚集、抗凝、改善脑血流、降低血黏滞度等作用。临床经验也显示对缺血性卒中的预后有帮助。但是,目前没有大样本、随机对照研究显示临床效果和安全性。

7.神经保护剂　已经进行了许多实验及临床研究,探讨了各种神经保护剂的效果,目前常用的有胞磷胆碱、都可喜、脑复康、钙通道阻滞药等,尚缺乏有说服力的大样本临床观察资料,确切疗效有待研究。亚低温和高压氧可能是有前途的治疗方法,有关研究正在进行。

总之,使用神经保护剂可能减少细胞损伤、加强溶栓效果,或者改善脑血流;但是目前尚没有成功的临床试验的结果。

8.外科治疗　国际上对缺血性脑血管病的外科治疗始于 20 世纪 50—60 年代,包括颈动脉内膜切除术(CEA)和一度进行的颅内－外动脉搭桥手术等。国内有关单位自 20 世纪 70 年代始相继开展了这方面的工作,并纳入了国家"九五"攻关课题。缺血性脑血管病的外科治疗是现代神经外科的重要组成部分,CEA 是治疗颈动脉狭窄性疾病的重要手段,应予以重视。

(1)颈动脉内膜切除术(CEA)的适应证:①反复发作性(在 4 个月以内)的大脑半球或视网膜短暂性缺血发作(TIA),或轻度无残疾的完全性卒中;病变同侧颈动脉狭窄程度<70%者;全身状况较好,无症状性的颈动脉狭窄程度>70%者。②双侧颈动脉狭窄者:有症状的一侧先手术;症状严重的一侧伴发明显血流动力学改变先手术。③一侧颈动脉闭塞,另一侧出现狭窄者应慎重选择手术治疗。④紧急颈动脉内膜切除术适用于已证实的颈动脉闭塞急性发作,伴有以往明显的颈动脉杂音消失或颈动脉近端严重狭窄(>90%)或完全闭塞者;但此种手术时间窗限于 3h 以内,风险较大,疗效尚未确定,目前不宜常规应用。

(2)动脉血管成形术(PTA)的适应证:①有症状的老年(≥75 岁)患者,伴有其他外科手术的高度风险。②复发的颈动脉狭窄或因放射引起的狭窄。③进行性脑卒中伴有严重的系统性疾病,配合溶栓治疗。

(3)开颅去骨片减压术的适应证:开颅去骨片减压术能增加颅脑容积,减轻颅内高压,增加脑组织的有效灌注和改善缺血。对于顽固性的大脑或小脑半球梗死经内科治疗无效者,可能有一定疗效。此类患者均有明显的颅内高压,发生早期脑疝或脑干压迫症状,CT 表现为大面积梗死和水肿。其疗效目前尚缺乏系统性评价结论。

9.血管内介入治疗

(1)颈动脉支架放置术:支架放置术治疗颈动脉粥样硬化狭窄性疾病,是近年新问世的技术,目前尚缺乏大宗病例的长期随访结果,故应慎重选择。Wholey 发表了欧美和亚洲地区 36 个医疗中心的 5210 例颈动脉支架放置术的调查结果,30 日围术期的死亡率为 0.86%,严重脑卒中 1.49%;轻度脑卒中 2.72%,6 个月和 12 个月的再狭窄率分别为 1.99%和 3.46%。该结果仍明显优于颈动脉内膜切除术。从目前的资料看,颈动脉支架放置术同颈动脉内膜切除术相比有以下几个方面的优势。

①支架放置术无脑神经损伤的危险,而颈动脉内膜切除术所造成的脑神经损伤为 2%～12.5%。

②可治疗手术难以到达的病变,如颅内段动脉狭窄。

③不需要全麻,操作过程中可随时观察患者的神经功能状况,一旦出现意外情况可随时终止治疗。

④术后恢复快。

（2）适应证

①颈动脉狭窄：颈动脉狭窄＞70％，患者有与狭窄有关的神经系统症状；有与狭窄有关的脑实质缺血影像学表现；少数颈动脉狭窄＜70％，但出现明显的相关神经系统症状者，有条件的医院也可考虑行血管内介入治疗术。

②椎动脉颅外段血管成形术：椎基底动脉系统缺血症状或反复发作的后循环脑卒中，内科抗凝或抗血小板治疗无效；一侧椎动脉开口狭窄程度超过70％，另外一侧发育不良或完全闭塞；双侧椎动脉开口狭窄超过50％。

（3）禁忌证：①狭窄部位伴有软血栓。②合并Ehlers—Danlos综合征（一种罕见的遗传性结缔组织病，特征为血管脆弱伴出血倾向）。③严重血管迂曲。④凝血障碍或造影剂过敏。⑤合并严重的全身器质性疾病，如心、肝、肾功能障碍。⑥双侧颈动脉闭塞或双侧椎动脉闭塞。⑦CT或MRI显示严重的梗死灶。⑧3周之内有严重的卒中发作。⑨严重的神经功能障碍。

（4）治疗方法

①颈动脉狭窄可在局麻下手术，而椎动脉狭窄一般在全麻下手术。

②选择适当的指引导管放置在颈总动脉或椎动脉，将相应的指引导丝通过狭窄部位，沿指引导丝将选择的支架放置在狭窄部位；位置满意后，释放支架，造影评价治疗效果。

③支架放置术的具体操作规程尚未统一。支架植入术前即给予氯吡格雷和阿司匹林联用，持续至术后至少3个月，之后单独使用氯吡格雷至少12个月。

（5）并发症及处理

①脑梗死：多由于动脉粥样硬化斑块脱落所致。支架放置前先放置保护伞可减少其发生率。可进行溶栓治疗。

②脑出血：多由于正常灌注压突破所致。狭窄严重并伴有高血压着，支架放置后应给予适当降压治疗。

③急性血管闭塞：必要时，进行球囊扩张。

④心动过缓、血压下降：给予阿托品，必要时给予升压药。

（汪宇扬）

第四节　脑栓塞

脑栓塞是各种栓子随血流进入颅内动脉使血管腔急性闭塞，引起相应供血区脑组织缺血坏死及脑功能障碍。栓塞性脑梗死占脑梗死的15％～20％。只要产生栓子的病原不消除，脑栓塞就有反复发病的可能。2/3的复发均发生在第1次发病后的1年之内。

一、救治流程

1. 主诉　患者主诉多为面瘫、上肢单瘫、偏瘫、失语、抽搐等症状。

2. 病史　大多数患者有风湿性心脏病史。

3. 体征　多表现为完全性卒中，意识清楚或轻度意识模糊。

4. 急救措施　应积极脱水、降颅压治疗，必要时需行去骨瓣减压术。

5.辅助检查　发病3～5d内复查CT可早期发现继发梗死后出血。

6.诊断　根据临床表现及辅助检查即可确诊。

7.制订详细的治疗方案　①一般治疗。②抗凝治疗。

二、救治关键

(一)病情判断

大多数患者伴有风湿性心脏病、冠心病和严重心律失常、心脏手术、长骨骨折、血管内介入治疗等栓子来源,以及肺栓塞(气急、发绀、胸痛、咯血和胸膜摩擦音等)、肾栓塞(腰痛、血尿等)、肠系膜栓塞(腹痛、便血等)、皮肤栓塞(出血点或瘀斑等)等体征。

1.一般特点　脑栓塞可发生于任何年龄,以青壮年多见。多在活动中急性发病,无前驱症状,局灶性神经体征在数秒至数分钟达到高峰,多表现为完全性卒中,意识清楚或轻度意识模糊,颈内动脉或大脑中动脉主干栓塞导致大面积脑梗死,可发生严重脑水肿、颅内压增高,甚至脑疝和昏迷,常见痫性发作;椎-基底动脉系统栓塞常发生昏迷。个别病例局灶性体征稳定或一度好转后又出现加重提示栓塞再发或继发出血。

2.临床类型

(1)约4/5的脑栓塞发生于前循环,特别是大脑中动脉,出现偏瘫、偏身感觉障碍、失语或局灶性癫痫发作等,偏瘫以面部和上肢较重。

(2)栓子进入一侧或两侧大脑后动脉导致同向性偏盲或皮质盲,基底动脉主干栓塞导致突然昏迷、四肢瘫或基底动脉尖综合征。

(二)急诊检查

1.CT、MRI检查　可显示缺血性梗死或出血性梗死改变,合并出血性梗死高度支持脑栓塞诊断。许多患者继发出血性梗死临床症状并未加重,发病3～5d内复查CT可早期发现继发梗死后出血,应及时调整治疗方案。

2.心电图、彩色多普勒、超声心动图检查　心电图应作为常规检查,是确定心肌梗死、风湿性心脏病、心律失常的依据。脑栓塞作为心肌梗死首发症状并不少见,更须注意无症状性心肌梗死。超声心动图检查可证实存在心源性栓子。颈动脉超声检查可评价颈动脉管腔狭窄程度及动脉斑块,对证实颈动脉性栓塞有提示意义。

(三)治疗关键

1.早期预防干预　是指一开始就要针对栓塞危险因素如风湿性心脏病、心房颤动、骨折等及时采取预防性干预,减少病残率和复发率。

2.脑保护治疗　包括降低脑代谢、控制脑水肿,防止脑疝形成,保护脑细胞等。

3.个体化原则　根据患者基础疾病、栓子类型、病情程度等采取最适当的治疗。

4.整体化观念　要考虑脑与心、肺及其他器官功能的相互联系,如脑栓塞和心肌梗死同时发生、脑栓塞和肺梗死同时发生等,治疗上要同时兼顾。

三、救治方案

1.一般治疗　包括治疗原发病、维持生命功能和处理并发症。一般治疗与脑血栓形成相同,颈内动脉或大脑中动脉栓塞可导致大面积脑梗死,引起严重脑水肿和继发脑疝,小脑梗死也易发生脑疝,应积极脱水、降颅压治疗,必要时需行大颅瓣切除减压术。心房颤动患者可用抗心律失常药物治疗；心源性脑栓塞发病后数小时内可用血管扩张剂罂粟碱或烟酸 600～900mg，静脉滴注，可能收到较满意疗效；也可采用脑保护性治疗。

2. 抗凝治疗　预防随后发生的栓塞性卒中，心房颤动或有再栓塞风险的心源性病因、动脉夹层或高度狭窄的患者可用肝素预防再栓塞或栓塞继发血栓形成，栓塞复发的高度风险可完全抵消发生出血的风险。最近证据表明，脑栓塞患者抗凝治疗导致梗死区出血很少给最终转归带来不良影响。治疗中要定期监测凝血功能并调整剂量。抗血小板聚集药阿司匹林也可试用，可能预防再栓塞。

3. 气栓处理时　患者应取头低、左侧卧位，如为减压病应尽快行高压氧治疗，减少气栓，增加脑含氧量，气栓常引起癫痫发作，应严密观察并抗癫痫治疗。脂肪栓处理可用扩容剂、血管扩张剂静脉滴注。感染性栓塞需选用足量有效的抗生素治疗。

（汪宇扬）

第五节　短暂脑缺血发作

短暂性脑缺血发作（TA）是局灶性脑和视网膜缺血导致的突发短暂性、可逆性神经功能障碍。发作持续数分钟，通常在 30min 内完全恢复，超过 2h 常遗留轻微神经功能缺损表现或 CT 及 MRI 显示脑组织缺血征象。传统 TIA 定义时限为 24h 内恢复。

一、救治流程

1. 主诉　患者主诉多为语言不利、肢体麻木、无力、眩晕、黑蒙、跌扑。

2. 病史　患者可有高血压、糖尿病、心脏病和高脂血症等。

3. 体征　因缺血部位不同，可有不同临床表现，如意识障碍、吞咽困难、遗忘、感觉障碍、视力障碍、共济失调等。

4. 急救措施　①控制引起卒中的危险因素。②建立静脉通路。

5. 辅助检查　心电图及超声心动图检查可以发现动脉粥样硬化斑块、心脏瓣膜病变及心肌病变。

6. 诊断根据临床表现及辅助检查即可确诊。

7. 制订详细的治疗方案　①病因治疗。②药物治疗。③手术治疗。

二、救治关键

（一）病情判断

1. 一般特点　TIA 多发于中老年人（50～70 岁），男性较多。发病突然，迅速出现局限性神经功能缺失症状体征，数分钟达到高峰，持续数分钟或十余分钟缓解，不留后遗症；反复发作，每次发作症状相似。

2. 临床症状

（1）颈内动脉系统 TIA：通常持续时间短，发作频率少，较多进展为脑梗死。

①常见症状：对侧单肢无力或轻偏瘫，可伴对侧面部轻瘫，为大脑中动脉供血区或大脑中动脉前动脉皮质支分水岭区缺血表现。

②特征性症状：a. 眼动脉交叉瘫（病变侧单眼一过性黑蒙、对侧偏瘫及感觉障碍）和

Horner 征交叉瘫(病变侧 Horner 征、对侧偏瘫)。b. 主侧优势半球受累出现失语症(Broca 失语、Wernicke 失语及传导性失语),为大脑中动脉皮质支缺血累及大脑外侧裂周围区。

③可能出现的症状:对侧偏身麻木或感觉减退,为大脑中动脉供血区或大脑中一后动脉皮质支分水岭区缺血;对侧同向性偏盲,较少见,为大脑中、后动脉皮质支或大脑前中后动脉皮质支分水岭区缺血使顶一枕一颞交界区受累所致。

(2)椎一基底动脉系统 TIA:持续时间长,发作频繁,进展至脑梗死机会少。

①常见症状:眩晕平衡障碍,大多不伴耳鸣(脑干前庭系统缺血),少数伴耳鸣(内听动脉缺血使内耳受累)。

②持续性症状:a. 跌倒发作:患者转头或仰头时下肢突然失去张力而跌倒,无意识丧失,可很快自行站起(脑干网状结构缺血);b. 短暂性全面性遗忘症(TGA),发作性短时间记忆缺失,持续数分钟至数十分钟,患者对此有自知力,伴时间、地点定向障碍,谈话、书写和计算能力正常(大脑后动脉颞支缺血累及颞叶内侧、海马);c. 双眼视力障碍(双侧大脑后动脉距状支缺血累及枕叶视皮质)。

③可能出现的症状:a. 急性发生的吞咽困难、饮水呛咳及构音障碍(椎动脉或小脑后下动脉缺血导致短暂的真性球麻痹);b. 小脑性共济失调(椎基底动脉小脑分支缺血导致小脑或小脑一脑干联系纤维受损);c. 意识障碍伴或不伴瞳孔缩小(高位脑干网状结构缺血累及网状激活系统及交感神经下行纤维);d. 一侧或双侧面、口周麻木及交叉性感觉障碍(病侧三叉神经脊束核及对侧已交叉的脊髓丘脑束受损,小脑后下动脉或椎动脉缺血导致延髓背外侧综合征);e. 眼外肌麻痹及复视(脑干旁正中动脉缺血累及动眼、滑车及展神经核);f. 交叉性瘫痪(一侧脑干缺血典型表现,如 Weber Foville 综合征等)。

(二)急诊检查

1. CT 或 MRI 检查　大多正常,部分患者(发作时间超过 20min)在 MRI 弥散加权图像上(DMI)可显示片状缺血灶;数字减影血管造影(DSA)可见颈内动脉粥样硬化斑块、狭窄等。

2. 彩色经颅多普勒(TCD)脑血流检查　可显示血管狭窄、动脉粥样硬化斑,发作频繁的 TIA 患者可行微栓子监测。

3. 单光子发射计算机断层扫描(SPECT)　可发现局部脑灌流减少程度及缺血部位,正电子发射断层扫描(PET)可显示局灶性代谢障碍。

4. 血常规、血脂及血液流变学、血液成分及流变学的关系。

5. 颈椎 X 线检查　颈椎病变对椎动脉的影响。

(三)治疗关键

消除病因,减少及预防复发,保护脑功能。对短时间内反复发作的病例尤其应采取积极、有效治疗,防止脑梗死发生。

三、救治方案

1. 病因治疗　病因明确者应针对病因治疗,控制卒中危险因素,如动脉粥样硬化、高血压、心脏病、糖尿病、高脂血症和颈椎病等,消除微栓子来源和血流动力学障碍,戒除烟酒,坚持体育锻炼等。

2. 药物治疗　预防进展或复发,防止 TIA 后再灌注损伤,保护脑组织。

(1)抗血小板聚集药:可减少微栓子及 TIA 复发。

①阿司匹林:75～150mg/d,晚餐后服用,仍有 TIA 时可加大剂量;不良反应包括消化不良、恶心、腹痛、腹泻、皮疹、消化性溃疡、胃炎及胃肠出血等。

②盐酸噻氯匹定:250mg/d,预防 TIA 和卒中较阿司匹林有效,不良反应为皮疹、腹泻,偶可发生严重但可逆的中性粒细胞减少症,用药后 3 个月应定期检查血象。

③氯吡格雷:75mg/d,口服,通过不可逆地结合血小板表面二磷腺苷(ADP)受体抑制血小板聚集,减少缺血性卒中发病率;腹泻、皮疹等不良反应较阿司匹林常见。

④阿司匹林＋双嘧达莫联合应用,药理上胜过单独制剂,几乎是阿司匹林、双嘧达莫的两倍,且耐受性好。

(2)抗凝药物:用于心源性栓子引起 TIA、预防 TIA 复发和一过性黑矇发展为卒中。首选肝素 100mg 加入生理盐水 500mL 静脉滴注,每分 20～30 滴,紧急时可用 50mg 静脉注射,达到快速肝素化,再用 50mg,静脉滴注,滴速每分 8～15 滴;每日至少测定部分凝血活酶时间(APTT),根据 APTT 调整剂量,维持治疗前 APTT 值 1.5～2.5 倍(100mg/d 以内)。5d 后可用低分子肝素 4000～5000U,每日 2 次,腹壁皮下注射,连用 7～10d。华法林 6～12mg,每晚 1 次口服,3～5d 改为 2～6mg 维持;剂量调整至每晨凝血酶原时间(PT)为对照组 1.5 倍或国际标准化比值(INR)2.0～3.0,用药 4～6 周逐渐减量,可用于长期治疗;消化性溃疡病或严重高血压为禁忌证。

(3)血管扩张药:如脉通或烟酸 600～900mg,静脉滴注;扩容药低分子右旋糖酐 500mL,静脉滴注,可扩充血容量、稀释血液和改善微循环。中成药川芎嗪注射液、复方丹参注射液、通心络胶囊等可根据病情辩证选用。

(4)高纤维蛋白原血症可选用降纤药改善血液高凝状态,如巴曲酶、安克洛和蚓激酶等。

(5)脑保护治疗:缺血再灌注使钙离子大量内流引起细胞内钙超载,可加重脑组织损伤,可用钙通道拮抗药(如尼莫地平、氟桂利嗪等)治疗。

3. 手术治疗　TIA 频繁发作,经以上治疗效果不佳且患者血管造影证实为中至重度(50%～99%)狭窄病变,可考虑手术治疗。手术方法有颈动脉内膜切除术、血管成形术和血管内支架植入术等,均宜慎重选择。

4. 预防　TIA 复发应重视高血压、糖尿病、高胆固醇血症和心脏病等致病因素的治疗,纠正不良生活习惯(如吸烟、过量饮酒),适当运动。已发生 TIA 的患者或高危人群如无特殊禁忌可长期服用抗血小板药,如阿司匹林或噻氯匹定。

(汪宇扬)

第六节　颅内感染性疾病

一、化脓性脑膜炎

化脓性脑膜炎(简称化脑),系由各种化脓菌感染,以急骤寒战高热、剧烈头痛、呕吐、抽搐、昏迷为主要临床表现的脑部感染性疾病。

(一)救治流程

1. 主诉　非新生儿:急起高热、畏寒、上呼吸道感染及全身不适,剧烈头痛、呕吐以及意识障碍。新生儿:少吃、少哭、少动、反应低下、体温不升、体重不增、黄疸加重。

2.病史　有受凉或身体其他部位感染或免疫力低下。

3.体征　脑膜刺激征阳性:颈强直、Kerning 征及 Brudzinski 征阳性,儿童易出现角弓反张,新生儿可表现为前囟饱满。

4.急救措施

(1)吸氧:成人:间断或持续吸氧,氧流量 2～4L/min;新生儿:间断或持续吸氧。

(2)降温:物理降温或双氯芬酸钠塞肛。

(3)抗生素:病原菌未明者选用氨苄西林:成人 6～12g/d,分 4～6 次静脉滴注;儿童 100～200mg/(kg.d),分 4～6 次静脉滴注。

(4)如有颅内高压症状或体征:20%甘露醇,每次 125mL,每日 3～4 次。

5.辅助检查　血常规检查显示白细胞计数明显升高。脑脊液检查对于中枢神经系统感染具有诊断的特异性,并可以判断感染的类型。

6.诊断　根据典型的临床表现、血常规、特征性脑脊液改变以及脑脊液、血培养定性诊断。

7.制订详细的治疗方案

(1)一般治疗。

(2)抗感染治疗。

(3)并发症治疗。

(4)康复治疗。

(二)救治关键

1.病情判断　大部分患者表现为高热、头痛、意识障碍以及典型的脑膜刺激症状,甚至昏迷。少数患者,尤其新生儿首发症状不典型,接诊医师应明确什么样的临床表现要怀疑化脓性脑膜炎。

2.急诊检查

(1)周围血象:白细胞计数增高,中性粒细胞占 80%～90%。

(2)脑脊液检查:脑脊液压力增高,外观浑浊或呈脓性,白细胞计数在 5×10^6/L,蛋白含量增高,急性期糖和氯化物降低;细胞学检查:以中性粒细胞为主。

(3)头颅 CT:早期可正常,病情严重时可见脑水肿。

3.治疗关键　化脓性脑膜炎患者病情危重,预后与临床急救关系密切。对于危重患者,首先应积极给予广谱抗生素抗感染,吸氧,降温,同时根据患者情况进行降颅内压和激素治疗。

(三)救治方案

1.控制感染

(1)病原菌未明者:首选氨苄西林,成人 6～12g/d,分 4～6 次静脉滴注;儿童 100～200mg/(kg·d),分 4～6 次静脉滴注,疗程不少于 2 周。还可以选用青霉素加氯霉素静脉滴注,氯霉素剂量为 30～50mg/(kg·d),青霉素剂量为 20 万～0 万 U/(kg·d),分次静脉滴注5～7d,并密切注意防止氯霉素对骨髓的抑制作用。

(2)病原菌已明者

①脑膜炎球菌性脑膜炎:a. 首选磺胺嘧啶,成人首次剂量为 40～80mg/kg,静脉缓慢注射,继以 80～160mg/(kg·d),分 4 次静脉注射;儿童 75～100mg/(kg·d)。疗程一般为 5

日,重症者可以适当延长。停药以临床症状和体征的消失以及脑脊液检查正常为依据。b.青霉素及氯霉素:青霉素成人日剂量为 800 万～1200 万 U,静脉持续滴注;儿童剂量为 20 万 U/kg 分次或持续静脉滴注。对青霉素过敏者,可改用氯霉素,成人日剂量为 50mg/kg,分次口服或静脉滴注,小儿日剂量为 30～50mg,静脉滴注,疗程 5～7d,用药中应密切关注氯霉素对骨髓的抑制作用。

②肺炎球菌脑膜炎:首选青霉素,一般成人日剂量为 1600 万～2000 万 U,分 4～6 次静脉滴注,待症状好转和脑脊液接近正常时改为 800 万 U/d。儿童为 20 万～40 万 U/kg。持续用药至体温及脑脊液正常为止,疗程不短于 2 周。急性期还可以用氯霉素或氨苄西林,剂量同上。如患者对青霉素及氨苄西林过敏,可选用氯霉素或红霉素。红霉素的成人日剂量为 1.5～2.0g,小儿日剂量为 30～50mg/kg,静脉滴注。由于红霉素的胃肠道反应较重,静脉滴注的最佳浓度为 1mL 液体内加 1mg 红霉素,同时加适量维生素 B_6(100～300mg)于液体中,可减免反应。

③流行性感冒嗜血杆菌性脑膜炎:首选氯苄西林,小儿首次剂量为 100mg/kg,继以每日 300mg/kg,分 4 次静脉注射,疗程 10～14d;成人 6～12g/d,分 4～6 次。其次可选用氯霉素,小儿开始剂量每日 30～50mg/kg 静脉滴注,待病情好转时改为口服并减量。重症患着两种药物可以合用。对于新生儿及 2 个月以内的婴幼儿一般不用氯霉素。

④金黄色葡萄球菌性脑膜炎,首选苯唑西林钠,成人日剂量为 12g,分次肌内注射或静脉滴注,4 周为 1 个疗程;青霉素过敏者可用万古霉素,剂量为每日 2g。

⑤革兰阴性杆菌性脑膜炎:以大肠埃希菌最多见,其次肺炎杆菌、铜绿假单胞菌。首选氯苄西林,并用庆大霉素或卡那霉素。庆大霉素成人日剂量为 24～32 万 U。儿童为 0.5 万 U/kg,静脉滴注。卡那霉素成人日剂量为 1g,分 2 次肌内注射,小儿为 20～30mg/kg,分 2 次肌内注射或静脉滴注。还可以选用头孢噻啶联用庆大或卡那霉素。头孢噻啶成人日剂量为 0.5～1.0g,分 3～4 次肌内注射或静脉注射。

2. 激素　使用激素的目的在于抗休克、抗脑水肿、抗粘连、抗蛛网膜下隙炎症反应,从而减少并发症及其后遗症。应在充分抗感染的基础上使用。急性期首选地塞米松,成人日剂量 10～20mg,静脉滴注;小儿为 0.2～0.3mg/kg。还可用氢化可的松,成人日剂量 2～3mg,静脉注射。一般用药 4～7d,病情好转后可逐渐减量直至停药。

3. 脑水肿、颅内高压的处理　对于有明显的颅内高压症状的患者,需要采取降低颅内压的措施。

(1)脱水剂的应用:选用高渗性脱水剂,常用 20％甘露醇,每次 125mL,快速静脉滴注,每 6～8h 1 次,必要时加用利尿剂,呋塞米 20～40mg 肌内或静脉注射,每日 2～4 次。

(2)手术减压:严重颅内高压或脑疝早期,应用脱水剂效果不佳,可考虑手术减压。

4. 对症和支持疗法

(1)注意补充每日生理所需水分、电解质及维生素。

(2)酌情输注新鲜血浆或全血。

(3)出现昏迷和呼吸衰竭时,保持呼吸道通畅,充足供氧,必要时早气管切开、给呼吸兴奋剂。

(4)高热者,降温退热;抽搐着抗癫痫治疗,可选用:①地西泮,每次 0.2～0.3mg/kg 静脉注射。②苯巴比妥钠,每次 5～7mg/kg,肌内注射。③10％水合氯醛,每次 0.3～0.5mL/kg,

灌肠。

5.颅内并发症的处理

(1)脑积水:颅骨钻孔穿刺导管引流降压,必要时行脑室-腹腔分流术降压。

(2)脑脓肿:脓肿穿刺抽脓或脓肿切除术。术前抗菌治疗不应少于2~4周。

(3)硬膜下积脓、积液:可行硬膜下穿刺。

6.康复治疗　如伴发瘫痪、失语等脑损害症状时,应早期进行康复治疗。

二、结核性脑膜炎

结核性脑膜炎(TBM)是由结核杆菌引起的脑膜非化脓性炎性疾病。TBM是结核杆菌引起的最常见的中枢神经系统炎症。常继发于粟粒性结核或体内其他器官结核病后。好发于幼儿及青年人,冬春季多见。其主要病理特点是脑膜弥漫性炎性渗出。

(一)救治流程

1.主诉　起病隐袭,多有发热、头痛、呕吐,严重者出现神志不清、癫痫发作或瘫痪。

2.病史　多数患者有新近感染结核的病史或有结核病的密切接触史。

3.体征　可有结核中毒症状、脑膜刺激征、颅内高压症及脑实质、脑神经损害等。

4.急救措施

(1)吸氧:持续低流量给氧,2~4L/min。

(2)降低颅内压:20%甘露醇5~10mL/(kg·h)快速静脉注射,必要时每4~6h 1次。

(3)出现抽搐的患者给予抗癫痫治疗。

(4)体温超过38.5℃,给予物理降温或药物降温。

(5)维持水、电解质平衡。

(6)一旦确诊,尽早给予抗结核治疗。

5.辅助检查　脑脊液中找到或者培养出结核杆菌。

6.诊断　根据结核病接触史,典型的临床表现及脑脊液改变可明确诊断。

7.制订详细的治疗方案

(1)一般治疗。

(2)抗结核药物治疗。

(3)激素治疗。

(4)鞘内注药治疗。

(5)对症治疗。

(二)救治关键

1.病情判断　结核性脑膜炎一般起病缓慢,有低热、盗汗,食欲缺乏、消瘦等全身中毒症状;累及脑膜出现脑膜刺激征和头痛、呕吐、视盘水肿等颅高压表现,脑实质损害可表现为萎靡、淡漠、谵妄、妄想等精神症状或意识障碍或癫痫发作,或者出现偏瘫、交叉瘫、截瘫等,以及损害脑神经出现相应体征;自主神经受损表现为皮质-内脏联合损害,如呼吸、循环、胃肠道和体温调节紊乱等,也可出现肥胖、尿崩症或抗利尿激素增高综合征;有些患者还有低钠血症的表现。接诊医师应明确什么样的临床表现要怀疑结核性脑膜炎。

2.急诊检查

(1)脑脊液:脑脊液压力增高,外观清亮或毛玻璃样或微显混浊,放置数小时后可有纤维蛋白薄膜形成。细胞数一般为$(11\sim500)\times10^6$/L,淋巴细胞占优势。糖和氯化物含量降低、蛋白中度增高;直接涂片染色可找到结核杆菌。

(2)影像学:CT、MRI可显示脑基底池渗出及脑实质病变,也可出现结核球、脑积水所致的脑室扩大,以及血管病变所致的脑梗死病灶。

(3)结核菌素试验:阳性对诊断有帮助,但阴性结果亦不能排除本病。

(4)外周血象:可见白细胞计数及中性粒细胞比例升高,轻度贫血,红细胞沉降率可增快。

(5)多普勒超声和脑电图检查:多普勒超声检测时发现脑动脉血流速度和脉动指数值均显著增高;脑电图可出现广泛θ波、β波活动。脑电图异常率为80.65%。

3.治疗关键　结核性脑膜炎部分患者病情危重,预后与临床救治关系密切。对于结核性脑膜炎患者,一旦确诊,尽早给予抗结核治疗。

(三)救治方案

1.一般治疗

(1)心电监测:密切监测血压、心率、呼吸、血氧饱和度,使其维持在正常范围。

(2)休息:早期应住院治疗,卧床休息。

(3)吸氧:结核性脑膜炎患者可有不同程度的脑损害,予以鼻导管持续低流量吸氧,氧流量为2~4L/min。

(4)镇静:有烦躁不安、精神紧张、休息不佳者可口服地西泮2.5~5mg,每日3次,必要时肌内注射5~10mg。禁吸烟和饮用咖啡等刺激性食物。

(5)建立静脉通道,维持水电解质平衡。

2.抗结核药物治疗

(1)抗结核治疗原则:一方面要遵循早期、联合、适量、规律、全程的化疗原则;另一方面要选择具有杀菌作用且能透过血－脑脊液屏障,在脑脊液中有较高浓度的药物。

(2)常用的抗结核药物:我国规定的基本抗结核药有异烟肼(H)、利福平(R)、吡嗪酰胺(Z)、乙胺丁醇(E)、链霉素(S)、异烟胺(TH)、利福喷汀(L)、对氨基水杨酸钠(P)。异烟肼、利福平、吡嗪酰胺复合剂(WHO推荐)、异烟肼、利福平复合片剂,异烟肼、对氨基水杨酸钠复合片剂。如有耐药尚可选用下列药物:阿米卡星、氧氟沙星、左氧氟沙星、卷曲霉素、环丝氨酸、利福布汀。

1)异烟肼(H):对于胞内、外代谢活跃连续繁殖或近乎静止的结核菌均有杀菌作用,早期杀菌作用最强,易透过血－脑脊液屏障,是单剂治疗结核病的最有效药物。成人剂量为10~20mg/(kg·d),儿童为10mg/(kg·d),静脉滴注或顿服。其最主要的不良反应是神经病变和肝损害,尤其是酗酒患者。可用维生素$B_6$120mg/d,预防神经病变;出现肝炎或肝功能异常的患者应停用异烟肼。

2)利福平(R):为广谱抗生素,对胞内、外代谢旺盛和偶尔繁殖的结核菌均有杀菌作用,但不能或不易透过血－脑脊液屏障,只有部分通过炎性血－脑脊液屏障,CSF是血中浓度的10%~20%,但已超过最低抑菌浓度。利福平的通常剂量是成人600mg/d,儿童15mg/(kg·d),空腹顿服。其主要不良反应:肝、肾功能损害、胃肠道反应、流行性感冒(流感)样综合征及白细胞、血小板减少。

3)吡嗪酰胺(Z):能自由通过血－脑脊液屏障,对处于酸性环境中缓慢生长的吞噬细胞内的结核杆菌来说;Z是目前最佳杀菌药物,这种特性是其他药物不具有的。因耐Z的结核菌为数不多,故可全程应用 Z,可明显提高疗效。成人 1.5g/d,儿童 10~20mg/(kg·d),分 3 次口服。主要不良反应为肝损害及尿酸增高致关节痛、皮疹、胃肠不适等。

4)链霉素(S):对碱性环境下细胞外结核菌有杀灭作用,不易透过血-脑脊液屏障,脑膜炎时 CSF 是血中浓度的 20%。成人 0.75~1.0g/d,儿童 15mg(kg·d),一次肌内注射。主要不良反应为听神经损害及肾损害。

5)乙胺丁醇(E):抑菌药,结脑时 CSF 中浓度是血液浓度的 10%~50%。通常剂量是成人 750mg/d,儿童为 15~20mg/(kg·d),顿服。主要不良反应为球后视神经的损害。

6)氨硫脲(T):在一些发展中国家属一线药,其优点是价廉、适宜口服。可阻碍结核菌的核酸合成,还可能与铜生成一种活性复合物起抑菌作用。一般多用于对 H、S 耐药的患者,剂量成人为 100~150mg/d,分 2~3 次口服,儿童 50mg/d。常见的不良反应有消化道反应、溶血性贫血、粒细胞减少、神经炎和肝肾损害等。

(3)目前常用的抗结核治疗联合用药方案:2HSR/4HSE/6HE,即为先用 2 个月异烟肼、链霉素和利福平,继之用 4 个月异烟肼、链霉素和乙胺丁醇,最后用 6 个月异烟肼和乙胺丁醇。常用的抗结核治疗联合用药方案有 2HSRZ/10HE、2HSRZ/10HE、2EHRZ/4HR、2SHRZ/6TH、2SHRZ/4HR 等。

(4)注意事项:口服异烟肼时,应同时给予维生素 B_6。以预防该药导致的周围神经病。用链霉素治疗时应每月进行听力检查,出现前庭毒性症状时立即停药。治疗期间监测肝酶水平,因为异烟肼、利福平、吡嗪酰胺都有肝毒性,但即便肝酶水平升高,只要患者无肝受损的临床表现,仍应继续服药。使用乙胺丁醇时定期检查视敏度及红绿色辨别力,一旦发生视神经炎需停药,并给予维生素 B_6。烟酰胺和血管扩张药。抗结核治疗的疗程一般为 1~1.5 年,或脑脊液检查正常后不少于半年。

3.激素治疗

(1)作用机制:已给予充足抗结核药物治疗基础上可以加用皮质类固醇治疗,可以减少脑膜的渗出和脑水肿;促进脑膜和脑实质炎症的消散和吸收、防止纤维组织增生,同时能缓解中毒症状,修复受损的血-脑脊液屏障;减轻继发性脑血管炎、脑软化和视神经根炎,抑制炎症反应,减少结核性渗出物;使脑底的渗出物明显减少,降低脑神经受损及脑脊液循环通路梗阻的发生率;减轻Ⅳ型变态反应,抑制结缔组织增生/减少粘连及瘢痕形成。

(2)用药指征

1)须内压升高。

2)结核性脑膜炎合并脑积水、血管炎或蛛网膜炎。

3)脑脊液中蛋白浓度极高,有可能形成凝块造成椎管堵塞。

4)结核球伴周围水肿。

5)视觉损伤。

6)肾上腺功能不全时的替代疗法。

7)患者严重虚弱,但病原体对抗结核药物敏感。

8)有中重度毒血症症状患者或伴有意识障碍者。

9)已给予充足抗结核药物治疗。

(3)一般用法用量

1)地塞米松:轻型 5~10mg/d,维持 3~4 周;重型 10mg/d,维持 3~4 周,静脉滴注;危重型 2～2.5mg,维持 2～3 周,鞘内注射。

2)泼尼松龙:1.5～2mg/(kg・d),维持 6～8 周。

3)泼尼松:30～40mg/d,维持 6～8 周。

4)氢化可的松:成人 150～200mg/d,静脉滴注,维持 1～2 周;儿童 7mg/(kg・d),维持 1～2 周。

(4)临床上应用激素应注意:①使用激素前已给予充足的抗结核治疗。②剂型宜选择生理作用强,对下丘脑－垂体－肾上腺轴抑制作用小,对脑水肿有显著疗效的地塞米松。③应选择达到发挥其疗效而不良反应最小的适宜剂量为妥,临床上一般 10mg/d,采用晨间静脉 1次给药为好,一般首剂 3～5 周开始减量,总疗程 6～8 周。④应用激素的同时应补充维生素D 和钙剂。

总之,激素对于结脑治疗的作用是肯定的,但在激素减量过程中,必须仔细观察病情变化,尽量避免减量过早过快,防止临床症状的复出和颅内压增高的反弹现象。

4.鞘内注药治疗　为了提高脑脊液药物浓度,改善杀菌环境,提高药效以及治疗脑脊膜粘连,可考虑应用鞘内注射。注药前,宜放出与药液等量的脑脊液。

(1)适应证

1)顽固性颅内压增高且脱水药无效者。

2)脑脊髓膜炎有早期椎管内阻塞者。

3)病情严重伴昏迷者。

4)肝功能异常致部分抗结核药停用者。

5)常规治疗 1 个月无好转且脑脊液变化加重者。

6)晚期慢性复发或有耐药性患者。

(2)常用药物及疗程

1)异烟肼:0.1g,每周 3～5 次,病情好转可改为 1 次/周,维持 10～15 次。

2)地塞米松:3～5mg,每周 3～5 次,病情好转可改为 1 次/周,维持 10～15 次。

3)异烟肼＋激素:异烟肼 50mg＋地塞米松 2mg,2～3 次/周,维持 10～15 次;或异烟肼50mg＋氢化可的松 25～50mg,2～3 次/周,维持 10～15 次;或异烟肼 50mg＋醋酸泼尼松龙5mg,2～3 次/周,维持 10～15 次。

4)透明脂酸酶:500U,1 次/周,维持 15 次;或 50～1500U,2 次/周,维持 10 次。

5)其他:α－糜蛋白酶 4000U,2 次/周,维持 10～15 次,鞘内注射。

5.对症治疗

(1)颅内高压及脑积水的治疗

1)高渗液的应用:其作用原理为当静脉快速滴入高渗液后,由于血与脑脊液之间渗透压之差而产生降低颅内压作用。常用的高渗液有 20％甘露醇、30％尿素、25％山梨醇、50％葡萄糖液或尿素和甘露醇混合液,剂量为每次 1～1.5g/kg,于 30min 内快速静脉注入,必要时可每日 3～4 次,此外,亦可应用 50％甘油糖浆口服,每次 1～1.5g/kg,每日可服 3～4 次,但效果较差。

2)乙酰唑胺:为碳酸酐酶抑制剂,可能由于抑制脑室脉络丛中碳酸酐酶的作用,从而使脑脊液生成减少,降低颅内压,作用较慢,剂量为 20～40mg/(kg・d),分 2～3 次口服,服用 3d、停 4d,疗程宜长,可数周至半年,配合侧脑室引流或高渗液静脉滴注治疗之前后应用,以弥补两者不能长期应用之不足,对慢性脑积水其他降压措施不易坚持时,更为适用,其不良反应可发生代谢性酸中毒,少见的不良反应有血尿伴腹痛,停药后很快恢复,最严重的不良反应是无尿及急性肾衰竭,亦属少见,但要引起注意。

3)侧脑室引流:适用于急性脑积水用其他降低颅内压措施无效,或疑有脑疝形成时,持续引流时间 2～3 周,一般做 1～2 次即可控制,引流量每日可达 50～200mL,引流时应注意固定好侧脑室穿刺针,以免损伤脑组织,并经常观察脑脊液压力,防止压力过低引起脑出血,特别注意防止继发感染,对慢性进行性脑积水只可起到缓解症状的作用,而难于根本解决问题。

4)分流手术:如果由于脑底脑膜粘连梗阻致发生梗阻性脑积水时;以上疗法均难以奏效,长期应用侧脑室引流只起到对症治疗的作用,而且难以长期坚持,此时在抗结核药物治疗,炎症基本控制的情况下,可考虑采用脑室脑池分流术。

(2)对于体温超过 38.5℃的患者给予物理降温或给药,大量出汗、退热时应预防虚脱。

(3)有头痛、癫痫者应予止痛、抗癫痫治疗。

(4)脑血管病变者,依病情予抗血栓、止血及脑循环代谢改善剂治疗。

(5)脑神经、脑实质病损者,可予以神经营养药物及脑循环代谢改善剂治疗,必要时可行康复治疗。

(6)合并其他病原菌感染时予以抗感染治疗。

三、隐球菌性脑膜炎

隐球菌性脑膜炎是由新型隐球菌感染所引起的亚急性或慢性脑膜炎,是深部真菌中较常见的一种类型,以 30～60 岁成人发病率最高。30％～50％的该病患者有较严重的全身疾病。

(一)救治流程

1.主诉　间歇性头痛、恶心及呕吐,持续性精神异常、躁动不安、意识障碍,伴低热、周身不适、精神不振。

2.病史　患者长期大量应用抗生素、免疫抑制剂及患免疫低下性疾病。

3.体征　部分患者可出现偏瘫、抽搐、失语等局灶性脑组织损害症状,高颅压表现、脑膜刺激征为早期最常见的阳性体征,晚期可出现眼底水肿。

4.急救措施　①吸氧。②脱水降颅压:20％甘露醇 250mL 快速静脉滴注,每 6～8h 1 次。③镇痛。

5.辅助检查　脑脊液检查对于中枢神经系统感染具有诊断的特异性,并可以判断感染的类型。

6.诊断　根据临床表现及辅助检查即可确诊。

7.制订详细的治疗方案　①抗真菌治疗。②对症及支持治疗。

(二)救治关键

1.病情判断

(1)根据患者颅内压情况,可适当调整给药时间,对于顽固性高颅压;在应用大剂量甘露醇仍不能降低颅内压或者因为肾功能受损无法应用甘露醇情况下,可考虑给予白蛋白,必要时手术治疗,采取骨片减压术和脑室穿刺引流术。

(2)大剂量脱水降颅内压治疗时需注意水、电解质平衡。

(3)保护视神经及防止脑疝形成。

2.急诊检查

(1)脑脊液检查:外观微混或呈淡黄色。明显的"三高一低",即压力增高、以淋巴细胞为主的细胞数增高、蛋白含量增高而糖含量降低。墨汁染色可直接发现隐球菌。

(2)免疫学检查:乳胶凝集(LA)试验抗原阳性滴度>1:8。

3.救治关键　隐球菌性脑膜炎患者病情危重,预后与临床急救关系密切。对于危重患者,首先应积极给予广谱抗生素抗感染、吸氧、降温,同时根据患者情况进行降颅内压和激素治疗。

(三)救治方案

1.抗真菌治疗

(1)两性霉素 B:仍是月前公认的首选药,可破坏真菌的代谢和抑制生长,有严重的毒副反应,常采用静脉滴注,特殊情况可选用鞘内注射,方法如下。

1)静脉滴注:成人首次剂量 1mg/d,根据患者的耐受程度,按照每次增加 2~5mg 的剂量逐渐达到每日 0.5~1mg/kg 的治疗量,疗程视病情而定,可长达 3~6 个月,总剂量达到 3.0~4.0g。药物溶于 5%葡萄糖液 500mL 中、避光、缓慢静脉滴注 4~6h 以上。该药静脉滴注中常出现发热;寒战、呕吐等不良反应,可在用药前半小时给予解热镇痛药口服或在静脉滴注同时加地塞米松 2~5mg。其他常见不良反应有低血钾、贫血、皮疹、心肌及肝、肾功能损害等,故应定期作血清钾、肝肾功能、血常规和心电图等检查。

2)鞘内注射:首次剂量为 0.05~0.1mg,以后每次增加 0.1mg,直到每次 0.5~1mg,每周2~3 次,总剂量 20mg。注射前,先溶于注射用水 1~2mL 中,可加用地塞米松 2~4mg。注射时用 3~5mL 脑脊液反复稀释药物,缓慢推注。鞘内注射治疗比单独静脉注射效果好,但应慎用,特别颅内压增高者。

(2)氟康唑:通过抑制细胞色素 P 依赖酶,抑制细胞膜麦角固醇的生物合成而发挥杀菌作用,该药易通过血-脑脊液屏障,脑脊液中浓度可达血浆中 80%左右;可口服或静脉滴注,首次剂量 400mg,以后每日 200~400mg,不良反应较轻,主要为恶心、呕吐及肝损伤。因其作用部位与两性霉素 B 作用部位相同,不宜与两性霉素 B 合用。

(3)5-氟胞嘧啶:通过阻断核酸合成,抑制真菌生长。该药易透过血-脑脊液屏障,毒副反应比两性霉素 B 少,可出现食欲缺乏,白细胞或血小板减少,肝肾功能损害,精神症状和皮疹等,但单独应用易产生耐药,与两性霉素 B 并用有协同作用,可提高疗效。口服和静脉给药剂量为每日 100~150mg/kg,分 3~4 次口服或 2~3 次静脉滴注。

抗真菌治疗强调联合用药和多途径用药。抗真菌类药物不良反应较大,应用过程中需严密观察患者不良反应。一旦出现毒副反应须减少药物剂量,或暂时停药,待症状好转后再继续给药。

2.对症及支持治疗　脱水降低颅内压、镇痛、保护视神经和防止脑疝发生是隐球菌性脑膜炎最重要的对症治疗。当甘露醇、甘油果糖、呋塞米等降低颅内压的药物不能控制颅内压增高时,应考虑手术治疗。另外,还应注意水、电解质平衡。维生素 B_1、维生素 B_6、维生素 B_{12} 可助隐球菌繁殖,故在治疗时应禁用。

(1)20%甘露醇注射液:根据患者颅内压力增高情况,给予 250mL 快速静脉滴注,每 6~8h 1 次,病情稳定后可改为每 12h 1 次。

(2)10%甘油果糖注射液:给予 250~500mL 静脉滴注,每 12h 1 次。

(3)10%人血白蛋白注射液:对于严重的顽固性高颅压,在应用最大剂量甘露醇仍不能降低颅内压或者因为肾功能受损无法应用甘露醇的情况下,可考虑给予白蛋白。人血白蛋白注射液 10～20g,根据病情每日或隔日 1 次。

(4)乙酰唑胺:为碳酸酐酶抑制剂,可减少脑脊液分泌,达到降低颅内压的作用。每次口服 0.25g,每日 3 次。

四、单纯疱疹病毒性脑炎

单纯疱疹病毒性脑炎是单纯疱疹病毒引起的急性中枢神经系统感染性疾病,又称急性坏死性脑炎、急性包涵体脑炎。以发热、口唇疱疹、头痛呕吐、偏瘫、抽搐、精神异常、意识障碍为主要表现。脑脊液可检出单纯疱疹病毒抗原或特异性抗体。

(一)救治流程

1.主诉 流感样前驱症状,发热、头痛、抽搐。

2.病史 上呼吸道感染症状、发热、抽搐、精神运动性发作、精神异常、意识障碍、头痛。

3.体征 肌张力增高,记忆力减退;视盘水肿;神经系统体征:病理反射阳性,偏瘫,颈强直,克氏征阳性,共同偏视,失语等。

4.急救措施 ①保持呼吸道畅通。②维持体液、电解质平衡。③合并癫痫发作者,予以抗癫痫药治疗。④使用 20%甘露醇降颅压,减轻脑水肿。⑤控制体温。

5.辅助检查 需完善血常规、脑脊液相关检查/并完善头颅 MRI 等检查,必要时行病原体检测。

6.诊断 根据有前期症状、临床表现、脑脊液、头颅 MRI 及实验室等检测可以诊断病毒性脑炎,根据病原体检测可以确定病原体类型。

7.制订详细的治疗方案。

(二)救治关键

1.病情判断 有上呼吸道感染症状等前驱症状,症状主要包括有发热、抽搐、精神运动性发作、精神异常、意识障碍、头痛;合并有神经系统体征。

2.急诊检查

(1)血常规、红细胞沉降率:白细胞计数正常或降低,分类淋巴细胞比例增高,红细胞沉降率正常或加快。

(2)脑电图:广泛的慢波化,当脑功能异常并伴有异常放电时可出现棘波、尖波、棘尖慢波综合和高幅慢波。

(3)脑脊液:CSF 检查外观清亮,压力可增高,细胞数大多在(1～500)×10^6/L,早期以中性粒细胞为主,后期以淋巴细胞为主,糖和氯化物一般在正常范围。

(4)头颅 CT 及 MRI 检查:病灶广泛,常呈多个病灶,以侵及脑灰质为主,主要位于额叶、颞叶皮质及边缘系统。

(5)病原学检测:聚合酶链反应(PCR)、微量免疫荧光法、酶联免疫吸附法、抗病毒 IgM 抗体检测、微量细胞培养法等。

3.治疗关键 有效抗病毒治疗或免疫治疗能够停止或逆转病程进展;控制脑炎并发症;预防一些继发或晚期并发症;面罩输氧,注意液体和能量代谢平衡;对有意识障碍的患者评估吞咽功能;治疗并发症如肺炎。

（三）救治方案

1.抗病毒治疗　在临床表现和初始脑脊液和（或）影像学资料基础上，怀疑病毒性脑炎的患着，尽快给予阿昔洛韦治疗。同时兼顾病毒和细菌颅内感染。流行季节和地区，注意乙脑感染。可给予阿昔洛韦，剂量为每次 10mg/kg，每 8h 1 次，静脉滴注；新生儿每次 20mg/kg，每 8h 1 次，静脉滴注。治疗急性播散性脑脊髓炎推荐大剂量肾上腺糖皮质激素，替换治疗包括血浆置换及静脉注射丙种球蛋白。急性出血性白质脑炎、全身病毒感染伴弥散性脑病，可以进行免疫调节治疗，先用大剂量肾上腺糖皮质激素，根据病情可继用静脉丙种球蛋白、血浆置换或继续用糖皮质激素治疗。有时抗病毒治疗和糖皮质激素可同时使用。

2.辅助对症治疗　颅内高压和脑肿胀可以使用甘露醇、糖皮质激素治疗。脑肿胀不明显者，抬高头部，头部保持与躯干成直线，以免影响血液心脏回流；保持正常有效通气使动脉二氧化碳分压较低。严重脑肿胀还可以通过外科手术进行一侧性颅脑外科减压手术。为防止深部静脉血栓或肺栓塞，在明确无出血倾向时预防性给予肝素治疗。防止压疮、肺部和泌尿系感染、肢体挛缩。病情稳定后给予全面心理评估，并给予相应治疗。

3.惊厥的治疗　病毒性脑炎常合并惊厥，有时惊厥是全身性或部分性，有时是非惊厥性发作（脑电惊厥）。频繁或持续惊厥会导致严重病理生理紊乱，加重颅内高压，故应积极治疗。必要时气管插管，加大抗惊厥药的剂量，维持正常生命征。抗惊厥药物可选巴比妥类、苯二氮䓬类、丙戊酸、卡马西平、左乙拉西坦等。有条件的单位应进行持续脑电、脑功能监测。慢性期患者可能发生癫痫，5 年累积发生率可达 10%；急性期有惊厥者 5 年累积发生率达 20%。

五、神经性梅毒

神经梅毒系由苍白密螺旋体感染人体后出现的大脑、脑膜或脊髓损害的一组临床综合征，是晚期（Ⅲ期）梅毒全身性损害的重要表现。梅毒早期损害皮肤和黏膜，晚期则侵犯中枢神经系统及心血管系统、梅毒的主要传播方式是不正当的性行为，男同性恋者是神经梅毒发病率最高的人群。约 10% 未经治疗的早期梅毒患者最终发展为神经梅毒，在感染人类免疫缺陷病毒（HIV）的人群中，约有 15% 的人梅毒血清学检查为阳性，另有约 1% 的人患有神经梅毒。20 世纪 50 年代以后神经梅毒在我国几乎绝迹，但 70 年代后发病率又有上升趋势，目前在世界范围内艾滋病的流行使得神经梅毒患者有所增加。

（一）救治流程

1.主诉　原发性梅毒感染 1 年内出现发热、剧烈头痛、喷射性呕吐、颈强直及痫性发作，或 5～30 年内急起偏瘫、偏麻、偏盲、失语、脊髓结核或截瘫；痴呆或内脏危象等。

2.病史　患者较年轻，有性紊乱、梅毒或先天性梅毒感染史，有持续数周的头痛或人格改变等前驱症状。

3.体征　脑膜、脑实质和脑血管损害体征，特别是阿—罗瞳孔、下肢深感觉和腱反射消失。

4.急救措施　①降低颅内压：20% 甘露醇注射剂 125mL 快速静脉注射，每 4～6h 1 次。②抗梅毒治疗：青霉素 1200 万～2400 万 U/d，每 4h 1 次，静脉滴注，疗程 10～14d。

5.辅助检查　脑脊液检查淋巴细胞增多、血清和脑脊液梅毒试验（华氏补体结合试验和康氏试验）阳性等，进行头部 CT、MRI 检查见脑萎缩、脑室扩大。

6.诊断　根据性紊乱、梅毒或先天性梅毒感染史，神经系统受损的临床表现，特别是阿—

罗瞳孔,脑脊液检查淋巴细胞增多,血清和脑脊液梅毒试验阳性。

7.制订详尽的治疗方案 ①一般治疗。②驱梅治疗。③控制颅内高压、癫痫。④其他药物治疗。

(二)救治关键

1.病情判断 患者有性紊乱、先天或后天梅毒感染史,出现颅内高压症、脑膜刺激征、播散性脑实质损害和急性脑血管病等神经系统受损害的症状、体征,特别是出现阿一罗瞳孔,接诊医师应考虑神经梅毒。

性生活后梅毒螺旋体进入人体,一般经过2~4周,在进入部位如阴茎、阴唇、阴道口等处发生炎症反应,称为硬下疳,又称一期梅毒。若一期梅毒未治疗或未彻底治疗,则在硬下疳出现后6~8周,螺旋体侵犯全身各组织器官,皮疹是常见的,此期称为二期梅毒。一、二期梅毒多发生在螺旋体进入人体2年之内亦称为早期梅毒。若二期梅毒未经治疗或未彻底治疗,经过10年左右会发生皮肤、骨骼、内脏、神经、五官等各种损害,称为三期梅毒,亦称为晚期梅毒。三期梅毒60%左右呈树胶样肿,可以出现在全身各器官,以下肢部位多见,形成皮肤、黏膜大面积的溃烂,出现大量树胶样分泌物、最后变硬、瘢痕形成,器官组织被穿孔,神经及心血管系统严重损害,危及生命。如果怀孕妇女得了梅毒,则会使胎儿在子宫内被感染而出现胎传梅毒,又称先天梅毒。以2岁为界,分为早期和晚期,胎传梅毒没有硬下疳的表现。

2.急诊检查

(1)脑脊液:淋巴细胞为主的单个核细胞数显著增多,可有少量浆细胞和单核细胞;蛋白含量可增高,糖含量减低或正常。

(2)血清及脑脊液:VDRL反应和FTA－ABS(荧光密螺旋体抗体吸附试验)阳性。

(3)羊水检测:采用羊膜穿刺术抽取羊水,以抗螺旋体单克隆抗体检测梅毒螺旋体;可提供胎传梅毒的产前诊断依据。

(4)MRI:脑梗死、脑膜强化等。

3.治疗关键 使用大剂量青霉素,对于有症状或无症状的梅毒患者均是安全有效的。颅内压增高者可用20%甘露醇快速静脉注射。对于闪电样疼痛或癫痫患者可口服卡马西平口服等。

(三)救治方案

1.一般治疗

(1)心电监测:连续心电示波和观察心电图,同时监测血压、心率、呼吸、体温,一般监护5~7d。

(2)休息:伴颅内高压或癫痫的患着,宜卧床1~2d之后视病情变化适当进行床上或床旁活动,并逐渐增加室内活动,直至恢复常规活动。病情稳定无并发症者,住院4~6周可出院,继续休息3~6个月。有严重并发症者,可适当延长卧床休息时间。

(3)吸氧:伴颅内高压或癫痫的患者可伴有轻、中度缺氧,宜早吸氧以提高氧分压,改善脑供氧、防治继发性脑损害。住院后患者持续吸氧3~5d,病情平稳后亦可采用间断吸氧或停止吸氧,以鼻导管或鼻塞吸氧为主,氧流量为3~6L/min。

(4)镇静:有烦躁不安、精神紧张、休息不佳者可口服地西泮2.5~5mg,每日3次,必要时肌内注射5~10mg。禁吸烟和饮用咖啡等刺激性食物。

(5)建立静脉通道:伴颅内高压或癫痫的患者前3d必须持续静脉补液,以保证急救时静脉给药。一般每日给液量控制在 2000～3000mL,速度以每分钟 2～3mL(40～60 滴)为宜,可给极化液、低分子右旋糖酐或葡萄糖液等。

2.大剂量抗生素治疗　强调早诊断、早治疗,疗程规则、剂量足够;治疗后定期临床和实验室随访,性伙伴同查同治。青霉素如水剂青霉素、普鲁卡因青霉素、苄星青霉素等为首选药物。对青霉素过敏者可选四环素、红霉素等。部分患者青霉素治疗之初可能发生吉海反应(J－HR,是大量螺旋体死亡导致的机体过敏反应),可由小剂量开始并在注射青霉素前一日口服泼尼松,每次 20mg,每日 1 次,连续 3d 加以预防。梅毒治疗后第一年内应每 3 个月复查血清 1 次,以后每 6 个月 1 次,共 3 年,末次复查包括检查脑脊液。神经梅毒和心血管梅毒应随访终生。

(1)青霉素:为治疗各种类型梅毒的首选药物,可安全有效地治疗有或无症状的梅毒患者,并可预防神经梅毒的发生。剂量为 1200 万～2400 万 U/d,每 4h 1 次,静脉滴注,疗程 10～14d 或普鲁卡因青霉素 120 万 U/d,肌内注射,每日 4 次,连续 14d,加服丙磺舒 500mg,每日 2～4 次,减少肾排泄以增加青霉素的血药浓度。

(2)苄星青霉素:240 万 U/d,肌内注射,疗程同前;可口服丙磺舒 2g/d。

(3)青霉素过敏者可改用头孢曲松 1g,肌内注射,每日 1 次,连用 14d;或多西环素 200mg,每日 2 次,连用 30d;或四环素,0.5g 口服,每日 4 次,30d。也可用红霉素类抗生素。

治疗后,须在第 3、6、12 个月及 2、3 年进行临床检查和血清、脑脊液梅毒试验,在第 6 个月脑脊液细胞数仍不正常者、血清 VDRL 实验或脑脊液特异抗体滴度未见降低或呈 4 倍增加者,仍可静脉注射大剂量青霉素重复治疗。

(四)对症治疗

针对神经梅毒可能出现的颅内高压、癫痫、闪电样疼痛、内脏危象,可进行相关的对症治疗。

1.控制颅高压

(1)颅内压增高的指征:头痛、呕吐、视盘水肿,血压升高、脉压增大,呼吸缓慢。

(2)降低颅内压的措施:可用 20% 甘露醇 125mL,静脉滴注,每 6～8h 1 次;10% 甘油果糖 250mL,静脉滴注,每日 1 次;地塞米松注射剂 20mg,静脉滴注,每日 1 次。

2.抗癫痫

(1)惊厥性全身性癫痫持续状态:最常见,表现为全身性抽搐连续发生,意识始终不清,不及时控制可造成多脏器损害;危及生命;其次为强直性、阵挛性、肌阵挛性等。

①对症处理:a.首先保持呼吸道通畅,鼻导管或面罩吸氧,必要时作气管切开;放置床挡以防坠床;有牙关紧闭者应放置牙垫,防止舌咬伤;b.进行心电、血压、呼吸监护,定时进行血气、血化学分析;查找诱发癫痫状态的原因并治疗;c.防止脑水肿可给予 20% 甘露醇快速静脉滴注,亦可用地塞米松 10～20mg,静脉滴注;d.控制感染或预防性应用抗生素,防止并发症,高热可给予物理降温;e.纠正发作引起的代谢紊乱,如低血糖、低血钠、低血钙、高渗性状态及肝性脑病,纠正酸中毒,维持水及电解质平衡,并给予营养支持治疗。

②从速控制发作:是治疗的关键,可酌情选用以下药物。

a.地西泮:静脉注射对成人或儿童各型持续状态均为最有效的首选药物。成人剂量通常为 10～20mg,单次最大剂量不超过 20mg,儿童用量为 0.3～0.5mg/kg,5 岁以上儿童 5～10mg,5 岁以下每岁 1mg 可控制发作。以每分钟 3～5mg 的速度静脉注射。15min 后如复发可重复给药,或用 100~200mg 地西泮溶于 5% 葡萄糖盐液中,于 12h 内缓慢静脉滴注。地西泮可抑制呼吸,则需加注意。

b. 苯妥英钠:可迅速通过血—脑脊液屏障,负荷量可使脑中很快达到有效浓度,无呼吸抑制,不减低觉醒水平。但起效慢,约 80% 患者 20~30min 内停止发作,作用时间长(半衰期 10~15h)。成人剂量 15~18mg/kg,儿童 18mg/kg,溶于生理盐水中静脉注射,静脉注射速度不超过 50mg/min。可致血压下降及心律失常,需密切监控。有心功能不全、心律失常、冠心病及高龄者宜慎用或不用。

c. 异戊巴比妥钠:0.5g 溶于注射用水 10mL 中静脉注射,1~4 岁的儿童每次 0.1g,5 岁以上儿童每次 0.2g。速度不超过每分钟 0.05g,至控制发作为止;0.5g 内多可控制发作。

d. 10% 水合氯醛:成人 25~30mL 加等量植物油保留灌肠。

e. 水合氯醛:8~10mL 肌内注射或 15~30mL 用植物油稀释保留灌肠。可引起剧咳,故有呼吸疾病者勿用。

f. 利多卡因:用于地西泮静脉注射无效者,2~4mg/kg 加入 10% 葡萄糖液内,以 50mg/h 速度静脉滴注,有效或复发时均可重复应用。心脏传导阻滞及心动过缓者慎用。

g. 氯硝西泮:药效是地西泮的 5 倍(半衰期 22~32h)。成人首次剂量 3mg 静脉注射/数分钟奏效,对各型癫痫状态疗效俱佳,以后每日 5~10mg,静脉滴注。对呼吸及心脏抑制较强,需加注意。

h. 其他:上述方法均无效者,可用硫喷妥钠静脉注射或乙醚吸入麻醉控制发作。

③维持治疗:癫痫发作控制后,应立即使用长效抗癫痫药,苯巴比妥 0.1~0.2g,肌内注射,每 6~8h 1 次,维持疗效;同时鼻饲卡马西平或苯妥英钠,待口服药达到稳态血浓度后可逐渐停用苯巴比妥。

(2)非惊厥性全身性癫痫持续状态:主要为失神发作持续状态,发作可持续数小时,表现为意识障碍、失语、精神错乱等。首选地西泮静脉注射,继之口服丙戊酸钠或乙琥胺,或两者合用。预后较好,一般不导致死亡,但治疗不及时可留有智能障碍等后遗症。

(3)单纯部分性发作持续状态:单纯部分性运动发作持续状态可扩展为继发性全身性发作,发作终止后可遗留发作部位 Todd 麻痹。此型较难控制,可首选苯妥英钠以较大负荷剂量(20mg/kg)静脉滴注,然后再用常规剂量,可辅以苯巴比妥或卡马西平口服。

(4)复杂部分性发作持续状态:用地西泮或苯妥英钠静脉注射控制发作,继之以苯巴比妥肌内注射、口服苯妥英钠维持疗效。恢复时间较失神发作要长;部分患者可出现发作后记忆减退;记忆缺损可能成为永久性损害,故应尽快控制发作。

①控制闪电样疼痛:卡马西平片 0.1g,每 6~8h 口服 1 次。

②控制内脏危象。

六、脑囊虫病

脑囊虫病是猪带状绦虫(猪绦虫)的幼虫寄生子人脑引起的疾病,是我国最常见的中枢神经系统寄生虫病之一。多见于脑膜、大脑皮质,也见于脑室、脑白质和脊椎管内。60%~96% 的囊虫病发生于脑内。主要流行在我国华北;东北和西部地区,长江以南发病率低;好发于青壮年。有内在自身感染、外源性自身感染和外源性感染等感染方式,外源性感染的发生率较高。

（一）救治流程

1.主诉 突然或缓慢出现的头痛、呕吐、痫性发作,也可偏瘫、感觉缺失、偏盲、失语、共济失调或截瘫。可持续数周或数月。

2.病史 曾居住在流行病区,摄入受虫卵污染的食物,虫卵在体内孵化的囊尾蚴进入并寄生于中枢神经系统。

3.体征 颅内高压症,脑膜刺激征、单或双侧锥体束征等脑实质受损表现。

4.急救措施 ①建立静脉通道。②20％甘露醇注射剂125mL,静脉滴注,即刻。

5.辅助检查 头部CT检查见脑部灰白质交界处大量直径为0.5～1cm、呈环形强化的异常改变,对于脑囊虫病的诊断具有重要意义。

6.诊断 曾在流行病区居住,出现癫痫发作、颅内高压症、脑膜刺激征、单或双侧锥体束征等脑实质受损表现,结合实验室检查即可确诊。

7.制订详细的救治方案 ①一般治疗。②抗囊虫治疗。③控制颅高压、癫痫。④其他药物治疗。

（二）救治关键

1.病情判断 大部分患者表现为头痛、癫痫发作、颈强直,并可有意识障碍、精神症状及局灶性脑实质损害、脑膜刺激征和颅内高压症,甚至脑疝形成。有些患者首发症状不典型,表现为精神失常、急性或亚急性智能下降、脑神经损害等症状,也可突然死亡。对于流行区有绦虫史或食用米猪肉史而有上述表现者,宜考虑脑囊虫病。

2.急诊检查

(1)血常规、粪常规:血嗜酸性粒细胞增多,粪便中可见绦虫卵。

(2)脑脊液:压力、细胞数均可增高,淋巴细胞增多为主,嗜酸性粒细胞增多。

(3)血清和脑脊液囊虫抗体试验、皮下结节的囊虫活检(＋)。

(4)脑电图:可见弥漫性或局灶性异常脑电波。

(5)头部CT、MRI检查:可见大量直径为0.5～1cm、呈环形强化、多见于脑部灰白质交界处的异常改变。

(6)脑组织活检:可发现囊虫。

（三）治疗关键

脑囊虫病患者若发生颅内高压或癫痫持续状态则病情危重,预后与临床急救关系密切。此时,首先应保持呼吸道通畅,建立静脉通路、吸氧;并根据患者情况进行脱水降颅内压或急诊脑室引流、控制癫痫的治疗。

（四）救治方案

1.一般治疗

(1)心电监测:连续心电示波和观察心电图,同时监测血压、心率、呼吸、体温,对有颅内高压或意识障碍者监测生命征、观察瞳孔和意识状态极为重要,一般监护5～7d;若昏迷加深、血压显著增高、呼吸节律紊乱和双侧瞳孔不等大或散大,宜考虑脑疝形成而紧急脱水降低颅内压。

(2)休息:有颅内高压者一般绝对卧床,之后视病情演变情况决定是否活动。病情稳定无并发症者可出院继续休息。有严重并发症者,可适当延长卧床休息时间。

(3)吸氧:有颅内高压或癫痫发作后无论有无并发症均伴有轻、中度缺氧,故宜早吸氧。

吸氧可增加脑组织氧含量,提高氧分压,有利于保护受损害的脑组织。住院后患者持续吸氧3～5d,病情平稳亦可采用间断吸氧或停止吸氧。以鼻导管或鼻塞吸氧为主,氧流量为3～6L/min。

(4)镇静:有烦躁不安、精神紧张、休息不佳者可口服地西泮2.5～5mg,每日3次,必要时肌内注射5～10mg。禁吸烟和饮用咖啡等刺激性食物。

(5)建立静脉通道:颅内高压或癫痫发作后3d,必须持续静脉补液,以保证急救时静脉给药。一般每日给液量控制在2000～3000mL,可给极化液、低分子右旋糖酐或葡萄糖液等。

2.药物治疗

(1)主要治疗猪绦虫及囊尾蚴。常用药物有吡喹酮和阿苯达唑。

1)吡喹酮:是广谱抗寄生虫药,成人总剂量为300mg/kg,脑囊虫患者应先从小量开始,每日剂量为200mg,分2次口服,根据用药反应可逐渐加量,每日剂量不超过1g,达到总剂量即为1个疗程;囊虫数量少、病情较轻者,加量可较快;囊虫数量多、病情较重者,加量宜缓慢;2～3个月后再进行第二疗程的治疗,共治疗3～4个疗程。

2)阿苯达唑(丙硫咪唑):广谱抗寄生虫药,成人总剂量亦为300mg/kg,与吡喹酮相似,从小量开始;而后逐渐加量,达到总剂量为1个疗程,1个月后再进行第二疗程,共治疗3～4个疗程。

(2)降低颅内压:用抗寄生虫药物后,死亡的囊尾蚴可引起严重炎症反应和脑水肿,可导致颅内压急骤增高,并可引起脑疝,用药过程中必须严密监测,同时应给予皮质类固醇或脱水剂治疗。

1)颅内压高的指征:头痛、呕吐、视盘水肿,血压升高、脉压增大、呼吸缓慢。

2)降低颅内压的措施:可视情况选用20%甘露醇125mL,静脉滴注,每6～8h 1次;10%甘油果糖注射剂250mL,静脉滴注,每日1次;地塞米松注射剂20mg,静脉滴注,每日1次,或呋塞米注射剂20～40mL,静脉滴注,每6～8h 1次。

(3)抗癫痫治疗:有癫痫者可使用抗癫痫药物控制发作。

3.手术治疗

(1)大脑单发囊虫摘除术:适用于对单个囊虫病灶或多囊虫密集于某一脑叶引起顽固性癫痫者。

(2)颞肌下减压术:适用于弥漫性脑实质囊虫,伴有颅内高压、脑水肿,经脱水、激素、驱虫剂治疗后仍进行性视力下降者。

(3)分流术:适用于囊虫致蛛网膜粘连、交通性脑积水及顽固性颅内高压者。

(4)脑室内囊虫摘除术:适用于脑室内囊虫、梗阻性脑积水者。

(5)眼内囊虫可行手术取虫。

4.治疗原则

(1)病因治疗:驱肠道绦虫,防止自身感染;弥散性病变合并严重颅内压增高和视力减退者,应行一侧或双侧颞肌下减压手术。

(2)皮质部囊虫引起局限性癫痫发作,脑室内囊虫出现阻塞症状及脑底葡萄状虫体造成交通性脑积水者,应手术治疗,并反复用生理盐水将虫体碎片冲出,以解除脑底粘连和梗阻。

5.用药原则

(1)肠道绦虫患者选择驱虫药中一种药物治疗。

（2）各型囊虫病均可应用吡喹酮治疗。

（3）颅内压增高者使用降低颅内压药物治疗，如甘露醇、呋塞米。

（4）使用抗癫痫药治疗和预防癫痫发作；疗程3～6个月以上。

6.预防常识 脑囊虫病多由食用了受猪绦虫卵污染时食物而得病，真正是"病从口入"，所以治疗绦虫病及脑囊虫病的关键是以预防为主，开展爱国卫生运动；搞好饮食卫生宣传工作；不吃未煮熟的蔬菜和猪肉，生吃的蔬菜特别注意清洗消毒，加强人畜粪便管理和屠宰检疫工作。患有绦虫病者，应及早治疗。如果有不洁饮食史，粪便有绦虫节或查有虫卵者，皮下有结节，且有颅内压增高症状、神经损害及精神症状等，应找专科医师就诊，一般做头颅CT扫描或MRI检查，符合囊虫病征象者，则考虑本病。治疗除肠道驱虫外，各型囊虫病均可用吡喹酮治疗。部分患者要手术治疗，一般预后良好。

（汪宇扬）

第七节 癫痫持续状态

癫痫持续状态（SE）是神经内科常见急危重症，是癫痫连续发作之间意识未完全恢复又频繁发作，或发作持续30min以上不自行停止。过去定义为"癫痫全身性发作在两次期间意识不清楚，或是单次发作持续30min以上及短时间内连续发作"。国际抗癫痫联盟在2001年提出了新定义："超过大多数这种发作类型患者的发作持续一段时间后，发作依然没有停止的临床征象，或反复的癫痫发作，在发作期间中枢神经系统功能没有恢复到正常基线"。

SE与普通癫痫的区别在于普通癫痫每次发作能自行停止，SE常发生很长时间或者反复持续发作。SE主要分为全面性发作持续状态和部分性发作持续状态两种类型，其中全面性强直-阵挛发作持续状态是最常见也是最危重的发作方式，如不及时治疗，不仅导致脑功能受损，还可引起并发症导致患者死亡。

一、救治流程

1.主诉 呼吸异常、肢体抽搐、意识障碍。

2.病史 大多数患者有癫痫病史。

3.体征 眼球凝视、瞳孔扩大，颈肌和咽喉肌的收缩可导致患者缺氧。

4.急救措施 ①清除气道异物，保持气道通畅，吸痰。②建立静脉通道。③维持内环境稳定，纠正酸中毒。

5.辅助检查 血气分析、血糖、血常规、肝肾功能、电解质、凝血功能。

6.诊断 根据临床表现及辅助检查即可确诊。

7.制订详细的治疗方案 ①一般治疗。②控制发作。③并发症处理。

二、救治关键

（一）病情判断

1.紧急评估 包括病情评价和身体状况评价。观察患者发作形式，了解病情和病史，明确SE的诊断；同时评估心肺功能，维持呼吸道通畅，必要时给予药物或设备支持，维持生命征稳定。

2.判断发作类型　按照国际抗癫痫联盟 2001 年的分类,癫痫持续状态主要分为全面性发作持续状态和局灶性发作持续状态两种类型。

(1)全面性发作持续状态

①全面性强直－阵挛发作持续状态:是临床常见的危险的癫痫状态,强直－阵挛发作反复发生,在发作间期意识障碍无恢复,或一次发作持续 30min 以上。此类型 SE 发作前常有数小时前驱期,表现为癫痫发作活动频率和程度较以前增加。

②强直性发作持续状态:表现为短暂、频繁的强直性肌肉收缩,不伴阵挛。部分患者伴有眼球凝视、瞳孔扩大,颈肌和咽喉肌的收缩可导致患者缺氧和面色发绀。患者出现意识障碍,严重的肌肉收缩还可导致粉碎性骨折和截瘫。

③阵挛性发作持续状态:儿童 SE 中常见。表现为头颈、肢体或躯干抽动,反复发作的双侧肌阵挛,双侧表现可不对称。

④肌阵挛性发作持续状态:表现为局灶或多灶性肌阵挛,表现节律性反复肌阵挛发作,肌肉呈跳动样抽动,连续数小时或数日,一般没有意识障碍。

⑤失神性发作持续状态:主要表现有思维、表情缓慢,活动减少。还有患者表现为理解、思维、记忆、注意、认识及应用等能力下降。

(2)部分性发作持续状态

①单纯部分性运动发作持续状态:表现为身体某部分如颜面或口角、个别手指或单侧肢体的肌阵挛,持续数小时或数日,无意识障碍,以远端肢体和上肢多见。可合并遗留发作部位的偏瘫。

②持续性先兆:多表现为非运动性症状,如躯体感觉和特殊感觉的异常、自主神经症状、精神症状等。

③边缘叶性癫痫持续状态:又称精神运动性癫痫状态,常表现为行为异常和精神症状早期。早期常表现为幻觉,患者可出现紧张、焦虑、恐惧、急躁、冲动行为,部分患者还可表现为妄想和神游。

④伴有轻偏瘫的偏侧抽搐状态:多发生于幼儿,表现为一侧抽搐,头眼转向一侧,患者在抽搐后伴发一过性或永久性同侧肢体瘫痪。

(二)急诊检查

急查血糖、电解质和肝肾功能、血常规、凝血功能、抗癫痫药物血药浓度、血氨等。控制发作后,尽快完成头部影像学检查以排除出血、肿瘤、血管畸形等疾病 ECG 检查排除心脏原因导致的大脑缺血缺氧。

(三)治疗关键

1.及早终止癫痫发作　SE 的预后与持续时间有密切关系。持续时间越长,控制发作越难,并发症越多,病死率也越高。因此,明确诊断后应立即选用足量、快速、有效的药物尽快终止发作。控制发作后也应监测药物浓度;并维持药物有效浓度。

2.寻找可能病因癫痫　连续状态的病因治疗关系到治疗效果和预后,应尽快明确病因并加以治疗。常见病因为 AED 药物的突然停用及换药和中枢神经系统感染,其他还有各种脑病、低血糖、脑外伤、脑血管病、药物中毒、肿瘤等,也有个别患者原因不明。

3.处理并发症　常见并发症为脑缺血、缺氧,脑水肿,肺部感染,电解质紊乱。酸碱平衡失调,呼吸循环衰竭,肝肾功能异常等,均需及时处理。严重的并发症可能导致患者死亡或留下脏器功能障碍。

三、救治方案

（一）一般治疗

1.对于呼吸心跳停止的患者及时进行心肺复苏，并监测生命征。

2.保持呼吸道通畅　患者仰卧，头转向一侧，取出义齿。如有气道堵塞应清除口腔内呕吐物、气道异物和分泌物，及时吸痰。必要时做气管插管或切开。

3.维持心血管系统正常功能　SE患者早期常表现为高血压，如非血压特别高可不做处理；SE持续时间长的患者常见血压降低，可给予升压药物维持血压。

4.以2L/min或更大流量给氧，必要时面罩给氧。

5.加强保护，包裹纱布的压舌板放于患者臼齿上以免发生舌唇咬伤，患者病床周围应加护栏以免患者坠落摔伤，强直阵挛患者约束不当可能出现骨折。

6.开放静脉通道　随时准备使用抢救药物和终止发作的药物。对于无法静脉给药的患者或者幼儿要准备其他给药途径，如口腔、直肠等。

7.处理病因和诱发因素　询问可疑药物使用史，如毒品、鼠药等，还应注意使用氨茶碱、可卡因、利多卡因、异烟肼及三环类抗抑郁药等可诱发痫性发作。停用可疑药物，毒物中毒可用对抗药物或行血液灌流。

8.低血糖可引起SE，如有低血糖马上给予20%高糖溶液静脉滴注，并以5%葡萄糖液维持，监测血糖。

9.癫痫患者自行停药或减药可导致SE，如有抗癫痫药物使用史的患者还应查抗癫痫药物的血药浓度。

（二）控制发作

1.在确诊SE后应马上开始终止发作的治疗。药物应选择能迅速起效，快速通过血—脑脊液屏障，不良反应小，作用时间长，对意识、呼吸和血压抑制作用小的药物。一线药物首选静脉给药方式，在患者能口服或置鼻胃管后加用口服药物，如果一线用药效果不佳，马上开始二线药物治疗。全面性强直阵挛发作持续状态最为危重，应及时终止发作（入院10min内）。

（1）保障呼吸和循环。

（2）在监护仪监护的条件下控制发作

①地西泮：为控制SE的首选药物，对多数的SE控制有效。按每次10mg或按0.2mg/kg的剂量静脉缓慢注射，速度应低于5mg/min，同时观察患者呼吸。此药2min左右起效，起效迅速。此药脂肪结合率高，进入体内后有效浓度很快（约20min）下降，故15～20min后可再次给药，或者按剂量溶入液体中静脉维持。地西泮可直肠内给药，因此可用于儿童或无法静脉用药的患者。肌内注射地西泮起效缓慢，需1h后才能达到有效浓度，故不用于控制SE发作。使用地西泮治疗时，偶尔会出现呼吸抑制，应暂时停药，必要时给予呼吸兴奋剂。

②替代药物可选用劳拉西泮：每次4mg或按0.1mg/kg剂量，以小于2mg/min的速度静脉注射，注射速度过快可能抑制呼吸。此药脂肪结合少，故作用时间较长（12h）（半衰期为8～25h）。有研究认为，劳拉西泮可替代地西泮作为控制SE发作的首选药物。

③氯硝西泮：以每次1mg或按0.025mg/kg的剂量静脉注射，数分钟内起效。此药对呼吸和心脏的抑制作用较强，应注意在监护仪的监护下使用。药效为地西泮的5倍（半衰期20h

左右),如使用一次控制不佳,可在 5min 左右后再次静脉注射,也可按剂量溶入液体中静脉滴注维持。美国 FDA 未批准此药用于 SE,但是欧洲各国已批准使用。

④如果无法静脉给药或患者为儿童,可以经口腔或鼻腔给予咪达唑仑,剂量为 0.1～0.2mg/kg。

2. 如发作控制,则转入 NICU 观察及进一步诊疗;如没有控制,进入以下治疗(入院 10～30min)。

(1)苯妥英钠:为常用的二线药物。以 5～10mg/kg 剂量静脉滴注,速度不应超过 50mg/min,一般为 25mg/min;10～20min 后脑脊液内达到最大浓度(半衰期 24h 左右)。对呼吸的抑制作用较小,半衰期较长(可达 24h);但起效稍慢(0.5～1h),可与快速起效的地西泮合用。此药与葡萄糖液溶解易发生沉淀,老年患者需要减慢输注速度,使用过程中患者需要进行呼吸、血压、心电活动、血氧饱和度的监护;有心律失常、冠心病或低血压的患者应谨慎使用。

(2)磷苯妥因:为水溶性苯妥因前体,以 150mg/min 剂量静脉滴注。不良反应同苯妥英钠。

(3)苯巴比妥:以 15mg/kg 剂量静脉注射;速度不应超过 30mg/min。20～40min 起效;如果发作未控制,20min 后可再静脉注射 0.1～0.2g。24h 总量不应超过 1g,使用时应注意检测血压。

3. 如发作得到控制,则转入 ICU 观察及进一步诊疗采用口服抗癫痫药物(苯妥英钠、丙戊酸钠、苯巴比妥)继续治疗,口服糖皮质激素。如有控制,进入以下治疗(入院>30min 以上)。

(1)咪达唑仑:以 0.15～0.2mg/kg 剂量静脉输注,也曾有人报道用到 0.5mg/kg,然后以 0.1～0.6mg/(kg·h)的速度静脉滴注。此药半衰期约为 2h,连续使用 24～48h 可产生耐受,性,需加大使用剂量,故不推荐长期使用。

(2)丙戊酸钠:对多种形式的癫痫发作有效,为失神和肌阵挛 SE 的首选药物。无呼吸、循环系统的抑制作用,不需要在监测下使用。首次 400～800mg 静脉注射,然后以 1mg/(kg·h)的速度静脉滴注。禁忌证:活动性肝炎、胰腺炎、线粒体疾病。

(3)丙泊酚:以 2mg/kg 剂量静脉注射,之后以 2～10mg/(kg·h)剂量静脉维持;半衰期短,为 1～2h,可以快速滴定和撤换。禁忌证:代谢性酸中毒、高三酰甘油血症、线粒体疾病。儿童长时间大剂量输注丙泊酚可能产生严重并发症丙泊酚输注综合征(PRIS),其主要特征为:严重的代谢性酸中毒、横纹肌溶解、急性肾衰竭、难治性心力衰竭及血脂紊乱等。使用时检测血清乳酸可以及早发现 PRS 的出现。还可用硫喷妥钠 50～100mg,静脉滴注。

必要时请麻醉科医师,在呼吸支持及监护下采用麻醉药物和肌松剂控制发作。

4. 其他治疗　失神性 SE 和肌阵挛性 SE 控制发作首选地西泮或氯硝西泮,辅以丙戊酸钠控制复发;连续部分性 SE 可选地西泮和咪达唑仑、劳拉西泮控制发作。

(三)并发症处理

1. 酸中毒　可给予 5% 碳酸氢钠 100～250mL,静脉滴注。癫痫发作控制后酸中毒多可自行改善,一般重症酸中毒患者才使用。

2. 防治脑水肿　抽搐发作时患者常有窒息,可引起脑缺氧,继发的血管扩张致脑水肿,后者又加重抽搐。如无心血管疾患,肾功能正常的患者可使用 20% 甘露醇 125mL,快速滴注,根据病情每日 3～4 次;如脑水肿严重,可加用甘油果糖 250mL,每日 1～2 次。

3. 防治呼吸道和泌尿系感染　可预防性使用抗生素。注意患者呕吐情况,保持呼吸道通畅,若痰液或分泌物较多应经常抽吸,气管切开患者应注意对切开伤口和开放气道的保护,避免呕吐物引起吸入性肺炎。

4.高热者可使用物理降温。

5.留置鼻胃管,给予肠道营养支持及口服抗癫痫药物。

6.SE 患者多半意识不清,需进行导尿及相关治疗;可用 500mL 呋喃西林溶液冲洗防止感染,每日 1～2 次。保持尿道清洁,定时更换尿管。如果出现泌尿系统感染,做尿培养和药敏试验选用敏感抗生素。恢复阶段可进行膀胱功能锻炼,每日夹闭尿管 4h 后放开,锻炼膀胱逼尿肌功能。

7.发作控制后应尽快送入神经内科监护室(NICU),进行后期诊疗。

8.加强护理、翻身,防止压疮等并发症发生。保持床面平坦、整洁、柔软。避免局部受压,每 2h 翻身 1 次;保持皮肤清洁干燥,对大小便失禁及时清理或导尿。

(张梅茹)

第八节　重症肌无力危象

重症肌无力(myasthenia gravis,MG)是一种神经－肌肉接头传递功能障碍的获得性自身免疫性疾病。主要由神经－肌肉接头突触后膜上乙酰胆碱受体(AChR)受损引起的一种抗体介导、补体参与的获得性自身免疫性疾病,多由于胸腺发育异常或其他原因导致机体产生乙酰胆碱受体抗体,进而破坏骨骼肌运动终板突触后膜上的乙酰胆碱受体,导致出现一系列骨骼肌无力的临床症状。

一、救治流程

1.主诉　肌肉活动后疲劳无力。

2.病史　隐袭起病,晨轻暮重。

3.体征　眼外肌或受累骨骼肌疲劳试验阳性,严重时出现呼吸肌麻痹。

4.辅助检查

(1)常规肌电图检测摹本正常,神经传导速度正常。

(2)重复电刺激:为常用的具有确诊价值的检查方法,典型改变为动作电位波幅第 5 波比第 1 波在低频刺激时递减 10％以上,或高频刺激递减 30％以上,90％的重症肌无力患者低频刺激时为阳性。

(3)单纤维肌电图检查:表现为间隔时间延长。

(4)AChR 抗体滴度的检测:对重症肌无力的诊断有特征性意义,85％以上全身型重症肌无力患者血清中 AChR 抗体浓度明显升高,但眼肌型患者升高不明显,抗体滴度高低与临床症状的严重程度不一致。

(5)胸腺 CT、MRI 检查,发现胸腺增生和肥大。

(6)其他检查:5％患者有甲状腺功能亢进症,部分患者甲状腺抗体和抗核抗体阳性。

5.诊断　MG 患者受累肌肉的分布与某一运动神经受损后出现肌无力不相符,临床特点为受累肌肉在活动后出现疲劳无力,休息或胆碱酯酶抑制剂治疗可以缓解,肌无力表现为"晨轻暮重"的波动现象。结合药物试验、肌电图以及免疫学等检查的典型表现可以作出诊断。

6.制订详细的治疗方案　①呼吸机辅助呼吸。②免疫治疗。③抗感染治疗。④糖皮质激素治疗。⑤胸腺切除。

7.急救措施　①气管切开,呼吸机辅助呼吸。②血浆置换、大剂量静脉滴注免疫球蛋白。③糖皮质激素治疗。

二、救治关键

(一)病情判断

1.一般特点　重症肌无力起病隐袭,部分或全身骨骼肌易疲劳,呈波动性肌无力,具有活动后加重、休息后减轻和晨轻暮重等特点。

2.临床类型

(1)首发症状:最早受到侵犯的是眼外肌,表现为一侧或双侧的眼外肌麻痹,如眼睑下垂;斜视和复视,重者眼球运动明显受限。甚至眼球固定,但瞳孔括约肌一般不受累,双侧眼症状多不对称。10岁以下小儿眼肌受损较为常见。

(2)脑神经所支配的肌群受累,如面肌受累表现为皱纹减少。表情动作困难、表情淡漠、苦笑面容;咀嚼肌受损影响连续咀嚼经常中断;咽喉和舌部肌群受累时,出现吞咽困难、饮力呛咳、讲话语音减弱、声音嘶哑或带鼻音等。

(3)颈肌受损时抬头困难,肢体肌群也可受累,如肩胛带肌无力,上臂不能持久抬举,下肢多为髋部的屈肌无力,一般上肢较下肢为重;近端较远端为重。依症状出现先后顺序一般是眼外肌、咽喉肌、咀嚼肌、肩胛带肌、躯干骨骼肌和呼吸肌等。

(4)呼吸肌受累可出现咳嗽无力、呼吸困难,需呼吸机辅助呼吸,重症可因呼吸肌麻痹或继发吸入性肺炎而死亡,心肌偶可受累,常引起突然死亡。一般平滑肌和括约肌均不受累。

(5)患者如急骤发生呼吸肌严重无力,以致不能维持换气功能为危象。发生危象后如不及时抢救可危及生命;危象是 MG 常见的死因。肺部感染或手术(包括胸腺切除术)、精神紧张、全身疾病等可诱发危象,情绪波动和系统性疾病可使症状加重。

(二)急诊检查

1.AChR-抗体检测　滴度增高支持 MG 的诊断,特异性可高达99%,敏感性为88%,但滴度正常不能排除诊断,且一般基层医院不能开展此项检查。

2.重复神经电刺激　为常用的具有诊断价值的检查方法。应在停用胆碱醋酶抑制剂17h后检查,神经重复电刺激试验,低频衰减10%以上或高频递减30%以上为阳性,且与病情轻重相关。

3.疲劳试验　受累肌肉重复活动后肌无力症状明显加重。

4.抗胆碱酯酶药物试验

(1)新斯的明试验:新斯的明0.5～1mg 肌内注射,20min 后肌力改善为阳性,可持续2h;同时阿托品0.5mg 肌内注射,可拮抗流涎增多、腹泻和恶心等毒蕈碱样反应。

(2)依酚氯铵试验:依酚氯铵10mg 用注射用水稀释至1mL,静脉注射,先给予2mg 试验剂量,观察20s,如无出汗、唾液增多等不良反应,注射其余8mg。1min 观察肌力的改善,并持续约10min,症状迅速缓解为阳性。

5.胸腺 CT 或 X 线检查　可发现胸腺瘤、胸腺增生等,常见于40岁以上患者。

6.血、尿和脑脊液常规检查均正常。

（三）治疗关键

1.纠正通气功能　出现危象时，最重要的救治措施是确保呼吸道通畅；人工辅助呼吸；维持呼吸功能。

2.胆碱酯酶抑制剂治疗不能根本改变病程。

3.免疫抑制治疗　血浆置换和免疫球蛋白静脉滴注能够辅助改善症状及缓解病情。

4.糖皮质激素冲击治疗　可抑制自身免疫反应，减少 AChR 抗体生成，适用于各类 MG，在大剂量冲击治疗时，必须在已行气管切开、呼吸机辅助呼吸前提下进行，长期应用注意激素的不良反应。

5.胸腺治疗

（1）胸腺切除：适用于伴有胸腺肥大或者胸腺瘤、高 AChR 抗体效价及年轻女性全身型 MG 患者。

（2）胸腺放射治疗：不适合行胸腺手术者可行胸腺深部 MG 放射治疗。

三、救治方案

（一）辅助呼吸

一旦发生危象，应立即进行气管切开，人工呼吸机辅助呼吸。所有存在呼吸肌麻痹的患者均应在重症监护病房治疗。在呼吸衰竭的早期，患者可仅表现为呼吸急促、动脉血氧分压轻度下降（低于 85mmHg）；随着症状加重，出现心动过速、出汗、烦躁不安和呼吸急促。患者的肺活量下降到 20mL/kg 以下，或动脉氧分压低于 70mmHg 时应尽早行气管切开。尤其注意要积极控制肺部感染，选用有效、足量和对神经－肌肉接头无阻滞作用的抗生素。

呼吸机的管理至关重要，应根据患者临床表现及血气分析结果，适当调节通气量和压力，通气量不足或者压力过大均影响气体交换，甚至危及生命。呼吸器湿化和吸痰是保证辅助呼吸成功的关键需要加强护理，保持呼吸道通畅，定时翻身拍背、雾化吸入和吸痰，预防呼吸道感染。应根据呼吸功能恢复情况决定何时脱机，如患者肺活量逐渐恢复，能够正常呼吸后可考虑脱机。

（二）抗胆碱酯酶治疗

抗胆碱酯酶药物仍然是目前重症肌无力治疗的一个十分重要的手段，服药剂量、时间、次数、间歇时间均应个体化。抗胆碱酯酶药物通过抑制胆碱酯酶的活性，使乙酰胆碱在突触间隙内蓄积，在一定程度上可迅速改善肌无力症状，但不能阻止病情的进展。常用者为溴吡斯的明、溴新斯的明等口服给药，从小剂量开始，逐步加量。若症状以咀嚼肌无力为主，影响进食，则可在饭前 30～40min 服用，出现毒蕈碱样反应时可加用阿托品对抗。

出现肌无力危象时，处理方法可用甲基硫酸新斯的明 1～2mg 肌内注射或 0.5～1mg 静脉注射，每次总量一般不超过 6mg。若出现胆碱能危象，则应立即停用抗胆碱酯酶药物，同时肌内注射或静脉注射阿托品 0.5～2mg，15～30min 重复一次，直至毒蕈碱样症状减轻或消失。对抗烟碱样症状常用解磷定 400～500mg 加入 5％葡萄糖液或生理盐水中静脉滴注，直至肌肉松弛。

（三）免疫抑制治疗

MG 是一种自身免疫性疾病，抑制自身免疫反应是治疗本病的根本措施，免疫抑制治疗能够去除或封闭循环自身抗体和炎性因子。目前证明有效的免疫抑制治疗方法包括两种，即血浆置换和免疫球蛋白静脉滴注。

1.血浆置换 通过正常人血浆或血浆代用品置换患者血浆,能清除 MG 患者血浆中 AChR 抗体、补体、免疫复合物。每次交换量为 2000mL 左右;每周 1～3 次,连用 3～8 次。起效快,持续时间短,仅维持 1 周至 2 个月,易复发且不良反应大,仅适用于危象及难治性 MG。血浆交换需要在有经验的中心进行,因为交换的液体量很大,通常需要锁骨下动脉或颈内动脉置管,置管的并发症包括气胸、感染和出血。与血浆置换有关的并发症包括低血压、出血倾向、心律失常、低钙血症、血栓形成、亚急性细菌性心内膜炎,因此如患者存在严重自主神经功能障碍,使用 PE 时应特别谨慎。如果使用新鲜冰冻血浆作为交换液体,则还可能发生肝炎和艾滋病的传播。血浆置换禁忌证为严重心律失常、心力衰竭、凝血功能障碍等。

2.免疫球蛋白静脉滴注(IVIG) 免疫球蛋白静脉滴注是另一种证明有效的免疫疗法,推荐剂量为 0.4g/(kg·d),连用 5d。目前认为免疫球蛋白中含有大量非特异性抗体,能够中和患者血清中的乙醚胆碱受体抗体,免疫球蛋白静脉滴注不需要深静脉插管,给药更方便,更安全,不良反应也较少,最主要的不良反应是过敏反应,一般症状较轻,主要表现为荨麻疹和皮肤瘙痒,罕见危及生命的过敏反应。另外,免疫球蛋白静脉滴注会增加血黏度,诱发静脉血栓形成和肺动脉栓塞、导致肾衰竭等。因此具有血栓形成高危因素的患者使用免疫球蛋白静脉滴注时应严密监测血栓相关的不良反应。先天性 IgA 缺乏的患者接受免疫球蛋白静脉滴注会导致过敏反应,应禁用。

(四)糖皮质激素

糖皮质激素可抑制自身免疫反应,减少 AChR 抗体的生成,增加突触前膜乙酰胆碱的释放量以及促进运动终板的再生和修复,改善神经-肌肉接头的传递功能。适用于各种类型的 MG。

大剂量激素冲击治疗后,有 56% 的患者会发生早期一过性肌无力加重,高峰期多出现在治疗后第 1～7d,持续 1～18d;另有 6% 的患者出现危象;需用呼吸机辅助呼吸。发生机制尚不清楚。

另外,对于有高血压、糖尿病、溃疡病而不能使用激素,或不能耐受激素治疗,或对激素疗效不佳者,可考虑使用环磷酰胺、硫唑嘌呤、环孢素等免疫抑制剂。不良反应有周围血白细胞、血小板减少、脱发、胃肠道反应、出血性膀胱炎等。

(五)胸腺切除

胸腺切除治疗 MG 的机制:①切除了提供抗原刺激的肌样细胞和胸腺瘤细胞。②切除了胸腺内生发中心内的抗体生成细胞。③切除了记忆 T 细胞和辅助 T 细胞产生和成熟的基地。④切断了胸腺素的来源,解除其对乙酰胆碱合成和释放的抑制。围术期及手术后常需联合激素及抗胆碱酯酶药物等治疗,且肌无力症状控制 1～3 个月后手术可提高疗效和降低死亡率。术前较长时间需联合内科治疗是因为存在于二级淋巴系统中的 T 淋巴细胞需要相当长一段时间才能消失,一般术后 2～3 年症状才能明显缓解。

(张梅茹)

第七章　心血管系统重症监护

第一节　循环功能监测

一、无创血压监测

血压指血管内的血液对于单位面积血管壁的侧压力,即压强,通常所说的血压是指动脉血压。血压主要反映心排出量和外周血管总阻力,并与血容量、血管壁弹性、血液黏滞度等因素有关,还间接反映组织器官的灌注、心脏的氧供需平衡及微循环等。动脉压监测有间接测压方法和直接测压方法两种。间接测压方法即无创血压监测,是指应用对机体没有机械损害的方法而获得血压,使用安全方便,常用的有人工袖带测压法和电子自动测压法;直接测压方法即有创血压监测,通过动脉穿刺置管,可直接测得被测部位血管的收缩压、舒张压和平均动脉压。

（一）听诊器测量方法

听诊器测量方法,即听诊法,是人工袖带测压法中最常用的一种。袖套充气后放气,听到第一声柯氏音即为收缩压,至柯氏音变音(第 4 相)音调变低或消失为舒张压。听诊法是最基本的测量血压方法。

（二）振荡测压法

振荡测压法,是电子自动测压法中常用的一种。用微型电动机使袖套自动充气,袖套内压高于收缩压,然后自动放气,当第一次动脉搏动的振荡信号传到仪器内的传感器,经放大和微机处理,即可测得舒张压,振荡幅度达到峰值时为平均动脉压,袖套内压突然降低时为舒张压。本法可按需自动定时(2min、5min、10min、15min、30min 和 1h)或手动测压,有脉率和血压(收缩压、舒张压和平均动脉压)显示或打印,并可设定上下限警报。此法常应用于监护仪中。

综上所述,两种测压方法均需要使用袖带,故容易导致尺神经损伤、肱二头肌肌间隙综合征以及输液受阻、指脉氧饱和度监测中断。同时为了尽可能使测定的血压准确,尚需要注意以下事项:

1.选择合适的袖带测量时应根据患者上肢的情况选择袖带,袖带的宽度应为肢周长的40%。袖套偏小,血压偏高,袖套过大,血压偏低。肥胖患者即使用标准宽度的袖套,血压读数仍偏高,与部分压力作用于脂肪组织有关。

2.袖套包裹适宜袖套松脱时血压偏高,过紧时血压偏低。

3.注意袖带位置　袖带应与心脏处于同一水平,即腋中线第四肋间。肢体每高出心脏平面 1cm,需要在测得的血压数值上增加 0.75mmHg 左右,同样,肢体每低于心脏平面 1cm,需要在测得的血压数值上降低 0.75mmHg 左右。

4.选择适合的肢体　避免在进行静脉输液或有动脉插管的肢体上捆绑袖带,因为在袖带充气使注射减慢或阻滞时,易导致导管周围组织的损伤。同时不宜在乳腺癌术后患肢、留置动静脉瘘管肢体测压。

5.对于连续监测无创血压的患者,病情允许时,建议每 6～8h 更换监测部位一次。避免给患者造成不必要的皮肤损伤和该侧肢体静脉回流障碍导致肢体水肿。

6.当无创血压袖带连续使用 72h 以上,请注意袖带的更换、清洁、消毒。

7.患者转出后,应将袖带消毒,避免交叉感染。

8.对于血压不稳定的重症患者、使用活性药物需要动态监测血压的患者需改用有创血压监测,并结合 ECG、SpO$_2$ 等监测项目加以判断。

二、有创动脉血压监测

有创动脉血压监测即通过穿刺技术,将穿刺针放入外周动脉内,通过管道系统与换能器连接,再与监护仪相连,把感知到的动脉内压力变化转换成监护仪上的波形和数值,可直接测得被测部位血管准确、可靠和连续的收缩压、舒张压和平均动脉压,是危重患者的血流动力学监测的主要手段。

(一)适应证

有创血压监测常应用于血流动力学现存或潜在的不稳定患者或根本无法用无创方法测定血压的患者,以及使用血管活性药患者需反复取动脉血样的患者。

(二)穿刺部位

常用的穿刺动脉为桡动脉,也可选用足背动脉、肱动脉、股动脉及腋动脉。

(三)术前准备

在进行桡动脉穿刺置管前,需判断桡动脉侧支循环是否良好,避免因置管导致桡动脉血流受阻使该侧手掌缺血坏死。常用 Allen's 试验法判断来自尺动脉掌浅弓的血流是否足够。具体方法为:

1.抬高前臂,术者用双手拇指分别摸到桡、尺动脉搏动。

2.嘱患者做 3 次握拳和松拳动作,压迫阻断桡、尺动脉血流,直至手部变苍白。

3.放平前臂,只解除尺动脉压迫,观察手部转红的时间。正常为<5～7s;0～7s 表示桡动脉侧支循环良好;8～15s 属可疑;>15s 属桡动脉侧支循环不良,禁忌选用桡动脉穿刺插管。

(四)穿刺方法

动脉穿刺置管常规需准备无菌盘,内置一次性中单,无菌手套,垫高腕部用的垫子(或纱布卷),消毒 PVP,动脉留置针,无菌贴膜,冲洗装置和电子测压装置。冲洗装置包括压力换能器,三通开关,特制的、管壁硬的、长度<100cm 的动脉测压管,5U/mL 的肝素生理盐水稀释液,输液器和加压袋等。加压输液袋的保持压力在 300mmHg,维持 2～4mL/h 肝素稀释液的冲洗,以便保持测压系统通畅。电子测压装置包括压力传感线和监护仪。

(五)穿刺步骤

动脉穿刺置管的操作步骤为选择进针部位、消毒铺巾、进针、连接冲洗和测压装置、固定并记录穿刺日期及时间、校零(换能器平心脏水平,使换能器与大气相通)、测压(使换能器与患者相通)。

(六)波形辨识

正常动脉压波形,可分为收缩相和舒张相。主动脉瓣开放和快速射血入主动脉时为收缩相,动脉压波迅速上升至顶峰,即为收缩压。血流从主动脉到周围动脉,压力波下降,主动脉瓣关闭,直至下一次收缩开始,波形下降至基线为舒张相,最低点即为舒张压。动脉压波下降支出现的切迹称重搏切迹。身体各部位的动脉压波形有所不同,越是远端的动脉,压力脉冲到达越迟,上升支越陡,收缩压越高,舒张压越低,但重搏切迹不明显(图7—1)。

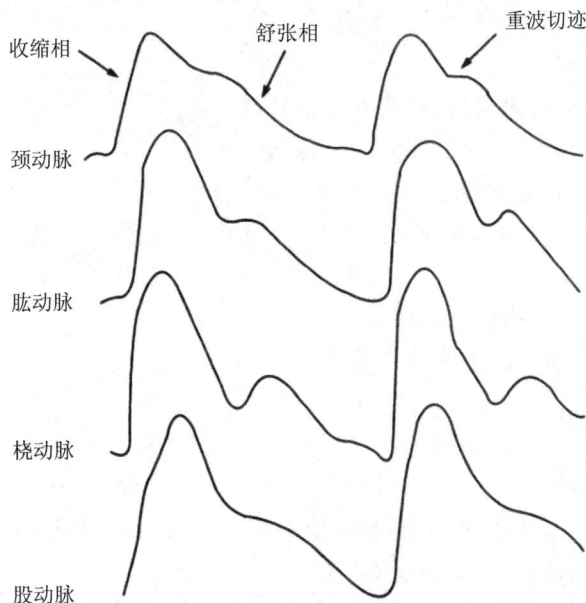

图7—1　正常动脉波形

常见的异常动脉压波形有:

1.圆钝波波幅中等度降低,上升和下降支缓慢,顶峰圆钝,重搏切迹不明显,见于心肌收缩功能低下或容量不足(图7—2)。

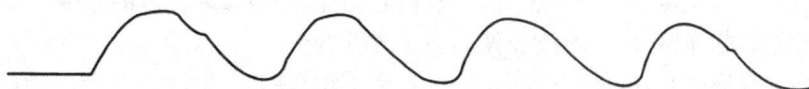

图7—2　圆钝波形

2.不规则波波幅大小不等,早搏波的压力低平,见于心律失常患者(图7—3)。

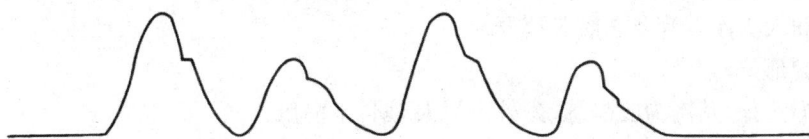

图7—3　房颤二联波形

3.高尖波波幅高耸,上升支陡,重搏切迹不明显,舒张压低,脉压宽,见于高血压及主动脉瓣关闭不全。主动脉瓣狭窄者,下降支缓慢及坡度较大,舒张压偏高(图7—4)。

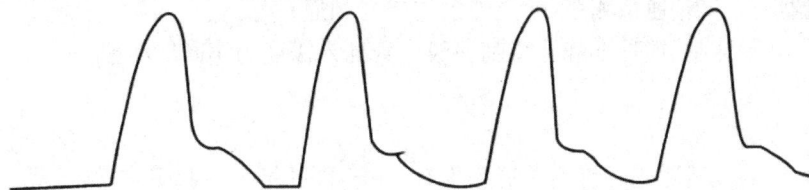

图7—4　高尖波形

(七)拔管后护理

如病情允许,可拔除动脉置管。嘱患者抬高患肢,制动,用特定止血带压迫止血,并注意观察指端血运情况,局部有无血肿。穿刺处手臂术后 1~2d 内避免量血压。

(八)注意事项

在有创血压监测期间,注意防治并发症。

1.防脱落,妥善固定。

2.防堵塞,检查管道有无打折,三通开关要开放。

3.防感染,每日局部消毒,监测体温,及时拔管。

4.防缺血,选针合适,穿刺稳准,固定松紧适当,经常巡视。

5.防血栓,肝素稀释液每 24h 更换,确保 2~4mL/h 的持续冲洗;每次抽血后需要手工冲洗。

6.防血肿,拔管后有效压迫。

7.防气栓,调零、取血要注意回抽气泡。

三、中心静脉压监测

中心静脉压(central venous pressure,CVP)是指血液流经右心房及上下腔静脉胸段时产生的压力。CVP 主要反映右心室前负荷,其值的高低与血管内容量、静脉壁张力和右心功能有关,是评价危重患者血流动力学的重要指征之一。

中心静脉压监测即经皮穿刺中心静脉,主要经颈内静脉和锁骨下静脉,将导管插入到上腔静脉;也可经股静脉或肘静脉,用较长导管插入到上或下腔静脉,监测该部位的中心静脉压。

(一)适应证

1.需要血流动力学监测的危重患者,评价右心功能、全身循环血量的多少。

2.需要开放静脉通路,但又不能经外周静脉置管者。

3.需要静脉输液的患者,如多腔同时输注几种不相容药物;输注有刺激性、腐蚀性或高渗性药液;快速容量复苏等。

4.需要静脉全营养者。

5.需要插入漂浮导管及心脏起搏器者。

(二)穿刺部位

首选颈内静脉,其次为股静脉、颈外静脉及锁骨下静脉。

(三)穿刺步骤

中心静脉穿刺置管的操作步骤为摆好体位、选择进针部位、消毒铺巾、试穿、进针、回抽、放置导引钢丝、扩皮、置管、连接测压装置、固定并记录穿刺日期及时间、校零(换能器平心脏水平,使换能器与大气相通)、测压(使换能器与患者相通)。

成人颈内静脉穿刺、锁骨下静脉穿刺一般导管插入深度为 15cm 为宜,股静脉穿刺置管深度因人而异。

(四)测压方法

1.水压力计测压器测压　将测压管和刻有 cmH_2O 的标尺一起固定,标尺成直角,标尺零点与患者第四肋间腋中线水平(即右心房水平)。接上三通开关,连接管内充满液体,排除空气泡,一端与输液器相连,另一端接中心静脉穿刺导管。测压时,先将三通转向生理盐水和测压管(阻断 CVP 导管),待测压管内充满液体,阻断生理盐水并放松 CVP 导管,使测压管内液体下降,到降至一定水平不再下降时,测压管液面在 CVP 尺上的刻度数即 CVP 值。这种测量 CVP 装置可自行制作,操作简易,结果准确可靠。

2.换能器测压 此法与动脉有创血压监测类似,应用换能器测压可连续记录静脉压和描记静脉压力波形。

(五)临床意义

CVP 的正常值为 $5\sim12cmH_2O$,$<5cmH_2O$ 表示血容量不足,$>15\sim20cmH_2O$ 提示输液过多或心功能不全。

(六)拔管护理

1.如遇穿刺部位有炎症反应、疼痛和原因不明的发热,应拔除导管。

2.不需中心静脉测压或输液时,应拔除导管,拔管后注意局部消毒处理,并稍加压迫。

(七)注意事项

1.防脱落,妥善固定。

2.防堵塞,检查管道有无打折,三通开关要开放,抽回血好,液面随呼吸上下波动。

3.防感染,每日局部消毒,更换敷料,监测体温,及时拔管。

4.防血栓,每天用肝素生理盐水冲洗导管 1 次,抽血后也应冲洗。

5.防血肿,穿刺技术熟练,一旦发生血肿,应作局部压迫,不要急于再穿刺。拔管后有效压迫。

6.防气栓,中心静脉在吸气时可能形成负压,穿刺过程中,更换输液器、导管或接头脱开时,尤其是头高半卧位时,容易发生气栓。预防方法是:穿刺和更换输液器时应取头低位,避免深呼吸和咳嗽,导管接头脱开时应立即接上或暂时堵住;穿刺置管时应尽可能不使中心静脉与空气相通。调零、取血要注意回抽气泡。

7.防穿刺时的并发症

(1)心律失常:为常见并发症,主要原因为钢丝或导管刺激引起。应避免钢丝或导管插入过深,并防止体位变化所致导管移动,操作过程应持续进行 ECG 监测,发生心律失常时可将导管退出 $1\sim2cm$。

(2)气胸和血胸:主要发生在锁骨下静脉穿刺时。因胸膜圆顶突起超过第一肋水平以上 1cm,该处与锁骨下静脉和颈内静脉交界处相距仅 5mm,穿刺过深及穿刺针与皮肤成角太大较易损伤胸膜。所以操作时要倍加小心,有怀疑时听两侧呼吸音,早期发现,并及时应用胸腔引流及输血、补液等措施,以免生命危险。

(3)神经和淋巴管损伤:可损伤臂丛、膈神经、颈交感干、喉返神经和迷走神经等。损伤胸导管可并发乳糜胸。

(4)血管及心脏穿孔:为少见的严重并发症,可发生血胸、纵隔血肿和心包填塞,后者往往致死(死亡率高达80%)。

心脏穿孔的原因为:①导管太硬而插入过深。②穿刺导管被针尖切割而损坏,边缘锐利。③心脏收缩时,心脏壁与导管摩擦。④心脏原有病变,腔壁变薄脆。

预防方法:①导管顶端位于上腔静脉与右心房交界处,不宜太深。②妥善固定导管,尽量不使其移位。③导管不可太硬,用硅化聚乙烯导管者未见并发心脏穿孔。

四、脉波指示剂连续心排血量测定

脉波指示剂连续心排血量(pulse indicator continuous cardiac output,PiCCO)是一种新

的脉波轮廓连续心排血量与经肺温度稀释心排血量联合应用技术。PiCCO技术测量参数较多，可相对全面地反映血流动力学参数与心脏舒缩功能的变化。通过热稀释法可测得心输出量(CO)、全心舒张末期容积(global end diastolic volume，GEDV)、胸腔内血容量(intrathoracic blood volume，ITBV)、血管外肺水(extravascular lung water，EVLW)、全心射血分数(global ejection fraction，GEF)、心脏功能指数(cardiac function index，CFI)。还可通过分析动脉脉搏轮廓并计算出主动脉顺应性，根据校正动脉脉搏轮廓公式，获取个体化的每搏量(continuous cardiac output，CCO)、每搏输出量(stroke volume，SV)和每搏输出量变异(stroke volume variation，SVV)、肺毛细血管通透性指数(pulmonary vascular permeability index，PVPI)，以达到多数据应用监测心排血量变化的目的。具有微创伤、低危险、简便、精确、连续、床边化等优点，是近几年来临床广泛使用的血流动力学监测技术。

(一)PiCCO原理和方法

1.原理

(1)脉波轮廓心排血量法：脉波轮廓心排血量法以动脉压力波形计算心搏量，认为心搏量同主动脉压力曲线的收缩面积成正比，对压力依赖于顺应性及其系统阻力，经过对压力、心率、年龄等影响因素校正后该法得到认可，并逐步转向临床。

(2)单一温度稀释心排血量法：PiCCO中单一温度稀释心排血量技术由温度—染料双指示剂稀释心排血量测定技术发展而来。双指示剂测定法是从中心静脉同时注入温度和染料两种指示剂，在股动脉测定心排血量，还可计算出不透过血管壁的染料(血管内)和透过血管壁的温度容量(血管外腔隙)。单指示剂法与双指示剂测定法基本相同，通过将温度指示剂从中心静脉注入，经过心脏各腔室及大血管，最终到达PiCCO导管温度探头感受器。心脏和肺可看成是由一系列序贯而独立的容积腔组成，股动脉导管监测到的热稀释曲线可看成是每个容积腔稀释曲线的组合，计算机由此计算出包括心排血量在内的一系列血流动力学参数。

2.PiCCO导管和监测方法　PiCCO监测仪只需要一条输液用中心静脉通路，而不需要使用肺动脉漂浮导管(Swan—Ganz导管)，另外再在患者的股动脉放置一条PiCCO专用监测管。测量开始，从中心静脉注入一定量的冰生理盐水(2～15℃)，经过上腔静脉→右心房→右心室→肺动脉→肺静脉→左心房→左心室→升主动脉→腹主动脉→股动脉→PiCCO导管接收端；计算机可以将整个热稀释过程画出热稀释曲线，并自动对该曲线波形进行分析，得出一基本参数；然后结合PiCCO导管测得的股动脉压力波形，得出一系列具有特殊意义的重要临床参数。

监测步骤：

①首先要熟悉仪器与导管规格型号及操作步骤。

②插入中心静脉导管及温度感知接头与压力模块相连接。

③插入动脉导管(一般选股动脉)，连接测压管路。

④动脉导管与压力模块及PiCCO模块相连接。

⑤观察压力波形调整仪器，准备冰生理盐水测定心排血量。

⑥完成三次温度稀释心排血量测定，以校正脉波轮廓心排血量。

(二)参数意义

1.心排血量/心排血指数(CO/CI)　该参数可以反映心肌收缩力，并可间接反映左心室前负荷，常被用作衡量心脏功能的指标。

2.心脏舒张末总容积量(GEDV)　该参数较准确反映心脏前负荷的指标,可以不受呼吸和心脏功能的影响,较好地反映心脏前负荷数值。

GEDV 约占胸腔内血容积的 $2/3\sim3/4$。

3.胸腔内总血容量(ITBV)　胸内血容积是指由指示剂稀释心排血量测定中左右心腔舒张末期容积和肺血容积组成,即注入点到探测点之间胸部心肺血管腔内的血容积,可以很好地反映患者的心脏前负荷,指导临床输液治疗。

4.血管外肺水(EVLW)　总的肺水量是由肺血的含水量和血管外肺水量组成,EVLW 是指分布于肺血管外的液体,该液体由血管滤出进入组织间隙的量,由肺毛细血管内静水压、肺间质静水压、肺毛细血管内胶体渗透压和肺间质胶体渗透压所决定,是目前监测肺水肿较好的量化指标。

任何原因引起的肺毛细血管滤出过多或液体排出受阻都会使 EVLW 增加,导致肺水肿。超过正常 2 倍就会影响气体弥散和肺的功能,出现肺水肿的症状与体征。

5.肺毛细血管通透性指数(PVPI)　PVPI 显示了 EVLW 和肺血容积之间的关系,有助于区分静水压增高和通透性增高这两种原因导致的肺水肿。在静水压增高性肺水肿中,可以发现 EVLW 增加但 PVPI 正常,而在通透性增高型肺水肿中,EVLW 和 PVPI 均明显增加。

6.每搏输出量变异(SVV)　SVV 反映胸腔内压力变化影响回心血量所致的 SV 的变化(%)。SVV 主要由血管内容积决定,当机械通气产生较大的 SVV 时,提示血管内容积不足。

7.其他指标　每搏输出量(SV)、心功能指数(CFI)、心肌收缩指数(dmax/dt)反映心肌收缩力大小,体循环阻力(SVR)可反映心脏后负荷(表 7-1)。

表 7-1　常用参数的正常值范围

参数	正常值	单位
CI	$3.0\sim5.0$	$L/(min\cdot m^2)$
EVLW	$3.0\sim7.0$	mL/kg
CFT	$4.5\sim6.5$	L/min
ITBVI	$850\sim1200$	mL/m^2
PVPI	$1\sim3$	
MAP	$70\sim90$	mmHg
SVRI	$1200\sim2000$	$dyn\cdot s/(cm^5\cdot m^2)$
SVI	$40\sim60$	mL/m^2
SVV	$\leqslant10$	%

(三)PiCCO 的优点和注意事项

PiCCO 监测适合凡需要心血管功能和循环容量状态监测的患者,包括休克、急性呼吸窘迫综合征(ARDS)、急性心功能不全、肺动脉高压、严重创伤等。该项技术可见的优势如下:①使用方便,不需要应用漂浮导管,只用一根中心静脉和动脉通道,就能提供多种特定数据如 CCO、SV、SVV、SVR、CO、ITBV、CFI 等同时反映肺水肿的情况和患者循环功能情况。②将单次心排血量测定发展为以脉波的每搏心输出量为基准的连续心排血量监测,其反应时间快速而直观,为临床能及时地将多种血流动力学数据进行相关比较和综合判断,提供了很大方便。③EVLW 比 PAWP 在监测肺水肿的发生与程度方面有一定准确与合理性。④成人及小儿均可采用,使用方便、持续时间较长(最长可放置 10d),及时准确指导治疗,减缩了患者住院时间与花费。⑤PiCCO 操作简单，损伤小，避免了肺动脉导管的损伤与危险。

PiCCO 技术禁用于穿刺部位有严重烧伤和感染的患者。对存在心内分流、主动脉瘤、主动脉狭窄者及肺叶切除和体外循环等手术者易出现偏差。接受 IABP 治疗的患者，应用脉波轮廓分析方式不能准确反映各项指标。PiCCO 技术在容量状态和肺水肿评价方面有一定优势，但不能替代肺动脉漂浮导管。

（四）护理

1. 心理护理　行 PiCCO 监测前向患者及家属作解释，说明行 PiCCO 监测的意义、方法及配合要求，消除患者恐惧、害怕心理，得到患者的理解和合作。

2. 病情观察

（1）监测过程中注意观察患者意识、生命体征、血氧饱和度及心电图变化，并记录。

（2）观察股动脉压力波形变化，发现异常及时通知医生处理。

3. 穿刺侧肢体护理

（1）患者取平卧位，术侧肢体保持伸直、制动，必要时予约束带约束或药物镇静。

（2）观察穿刺局部有无渗血、渗液、肿胀或瘀斑，保持穿刺部位清洁、干燥，发现渗血、渗液及时更换敷料。

4. 动脉压力监测　动脉导管通路需要连续给予肝素盐水正压冲洗管道，保持管道畅通。肝素配比为 $2 \sim 4U/mL$，加压输液袋压力维持在 $300mmHg（1mmHg=0.133kPa）$。

5. 连续心排量校准　CCO 监测每 8 个小时进行一次校准，校准方法为连续打三次冰生理盐水进行热稀释测量，并保存 CO 校准 CCO。

6. 撤机后护理　患者病情稳定，血流动力学各项指标正常，可考虑拔管。拔除股动脉导管后用力按压患者股动脉穿刺点 $15 \sim 30min$，再局部以弹力绷带加压包扎，并用 1kg 砂袋压迫 6h，彻底止血。同时观察肢体温度、颜色及足背动脉搏动情况，防止穿刺点出血或发生皮下血肿。

五、肺动脉压监测

循环系统的核心是心脏的泵功能，心输出量是考察心脏泵功能的根本指标。心肌收缩力是心输出量的决定因素，而前后负荷则是影响心输出量的重要因素。通常用右心房压、中心静脉压来评估右室前负荷，用左心房压、肺静脉压来评估左室前负荷；用肺动脉压来评估右室后负荷；用主动脉压来评估右室后负荷。肺动脉漂浮导管 Swan—Ganz 导管不仅能测量肺动脉压（PAP）、肺动脉楔压（PAWP）和中心静脉压（CVP）、右房压（RAP）、右室压（RVP），使得血流动力学指标更加系统化；而且可以应用热稀释方法测量心输出量和抽取混合静脉血标本，反馈指导治疗。

（一）标准 Swan—Ganz 导管

成年人最常用的 Swan—Ganz 导管为 7F 四腔漂浮导管，长 110cm，不透 X 线，从导管顶端开始，每隔 10cm 有一黑色环形标志，作为插管深度的指示（图 7—5）。导管的顶端有一个可充入 1.5mL 气体的气囊。导管的近端为 3 个腔的连接端和一根热敏电极的连接导线。这 3 个腔分别为：①开口于导管顶端的肺动脉压力腔，用于测量肺动脉压和采取混合静脉血标本。②开口于距顶端 30cm 的导管侧壁的右心房压力腔，用于测量右房压和测量心排出量时注射指示剂液体。③充盈导管顶端气囊的气阀端，气囊充盈后基本与导管的顶端平齐，但不阻挡导管顶端的开口,有利于导管随血流向前推进,并减轻导管顶端对心腔壁的刺激。热敏电极终止于导管顶端近侧 3.5～4cm 处,可以快速测量局部温度的变化,并通过导线与测量心排出量的热敏仪相连。儿童患者可选用 5F 的肺动脉漂浮导管。

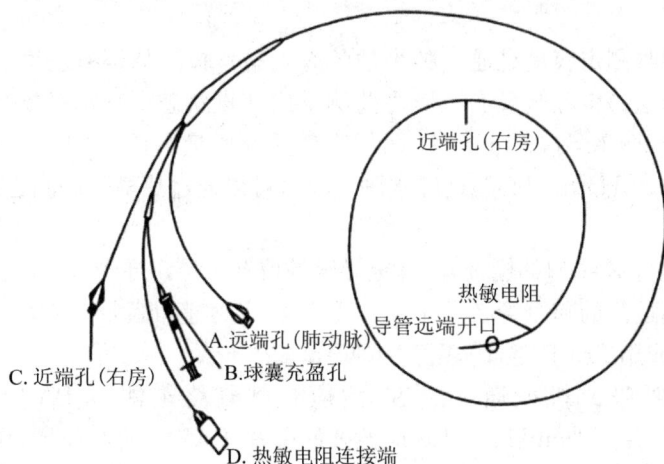

图 7-5　肺动脉漂浮导管

(二)适应证

一般来说,对任何原因引起的血流动力学不稳定及氧合功能改变,或存在可能引起这些改变的危险因素的情况,为了明确诊断和指导治疗都有指征应用 Swan-Ganz 导管(表 7-2)。

表 7-2　血流动力学监测的临床应用

诊断应用	指导治疗
肺水肿的鉴别诊断	指导液体量的管理
休克的鉴别诊断	调节肺水肿时的液体平衡
肺动脉高压	降低充血性心衰患者的前负荷
急性二尖瓣关闭不全	指导休克治疗
右室梗死	指导血容量的调整和液体复苏
调节正性肌力药和血管扩张药的剂量	
增加组织的氧输送	
机械通气时调节容量和正性肌力药	

(三)禁忌证

随着临床对血流动力学监测需求的变化和人们技术水平的提高,应用 Swan-Ganz 导管的禁忌证也在不断改变。Swan-Ganz 导管的绝对禁忌证是在导管经过的通道上有严重的解剖畸形,导管无法通过或导管的本身即可使原发疾病加重。如右心室流出道梗阻、肺动脉瓣或三尖瓣狭窄、肺动脉严重畸形、法洛四联症等。

(四)穿刺部位

首选颈内静脉,其次为股静脉、贵要静脉等。

(五)穿刺步骤

按中心静脉穿刺方法穿刺置管,漂浮导管置入静脉内 45cm 时,将远端孔管与压力转换器相连，经气囊管向气囊内注入 $1.2\sim1.5mLCO_2$，在压力波形的监护和气囊漂浮的协助下，将导管插入肺主动脉，并嵌入肺小动脉，妥善固定导管，如需测定心排量(CO)，则连接热敏监测系统。

(六)临床意义

肺动脉漂浮导管测定容量是通过肺小动脉嵌入压≈肺静脉压≈左房压≈左室舒张末压≈左室舒张末容积这一生理假设实现压力监测反应容量状态。肺动脉楔嵌压(PAWP)的正常参考值为 $8\sim12mmHg$，小于 $5mmHg$ 表示有效循环血量不足，大于 $18mmHg$ 表示即将出现肺瘀血；大于 $30mmHg$ 出现心源性肺水肿。同时可以通过热稀释法测心排量(CO)。

(七)注意事项

1. 置管后应进行 X 线胸部检查，以确定导管的位置。漂浮导管尖端应位于左心房同一水平。因为导管顶端远侧的肺血管必须充满血液，PAWP 才能准确反映左房压(LAP)。若导管高出左心房水平，或用 PEEP 时，PAWP>LAP。

2. 不论自主呼吸或机械通气患者，均应在呼气终末测量 PAWP。PEEP 每增加 $5cmH_2O$，PAWP 将升高 $1mmHg$。肺顺应性好的患者，PAWP 随 PEEP 的增加而明显升高。

3. 保持测压管道妥善固定，尽量缩短漂浮导管的留置时间，避免发生栓塞和感染。定期用肝素冲洗；穿刺插管的皮肤开口处每天消毒和更换敷料，全身应用抗生素。

4. 患者体位变化时及时调整零点的位置，每次操作后重新调整零点。

(八)并发症的防治

1. 静脉穿刺并发症　空气栓塞；动脉损伤；局部血肿；神经损伤；气胸等。

2. 送入导管时的并发症　心律失常；导管打结；扩张套管脱节；肺动脉痉挛等。

3. 保留导管时的并发症　气囊破裂导致异常波形；用热稀释方法测量心输出量时发生心动过缓；心脏瓣膜损伤；导管折断；深静脉血栓形成；心内膜炎；导管移位；肺动脉穿孔；肺栓塞；全身性感染；导管与心脏嵌顿；收缩期杂音；血小板减少；导管行程上发生血栓；动静脉瘘形成等。

4. 严重并发症的防治

(1)心律失常：当导管顶端通过右心时，易发生房性或室性心律失常，据报道，发生率可达30%以上，主要发生在插管的过程中。心律失常多由于导管顶端刺激右心室壁所致，多为偶发性或阵发性室性心律失常。用热稀释法测量心输出量时，快速向右心房内注射冰水也可能导致心律失常。保留导管期间，由于导管的位置发生了变化，可能增加导管对心脏的刺激，诱发心律失常。防治方面应注意插管手法轻柔、迅速。导管顶端进入右心室后应立即将气囊充气，以减少导管顶端对心室的刺激。如果出现心律失常应立即将导管退出少许，心律失常一般可以消失。如果室性心律失常仍然存在，可经静脉给予利多卡因 $1\sim2mg/kg$。为急性心肌梗死患者或其他心律失常高危患者插入 Swan-Ganz 导管时，应预先准备好相应的治疗和抢救装备。如果患者原有完全性左束支传导阻滞，应事先安装临时起搏器或选用带有起搏功能的改良型 Swan-Ganz 导管。

(2)导管打结：Swan-Ganz 导管打结的常见原因是导管在右心室或右心房内缠绕。导管可自身打结，也可和心内结构(乳头肌、腱索)结在一起，或是同心脏起搏器等同时存在的其他导管打结。导管也可能在进入肾静脉或腔静脉的其他分支时发生嵌顿。X 线检查是诊断导管打结的最好方法。打结的处理困难，可在 X 线透视下，放松气囊后退出。若不能解除，由于导管的韧性较好,能将打结拉紧,然后轻轻退出。退管时气囊必须排空,不然易损伤心内结构。在X线直视下进行插管操作可以有效地防止导管的打结。

(3)肺动脉破裂:常发生在高龄、低温和肺动脉高压的患者。主要原因包括,导管插入过深,以致导管的顶端进入肺动脉较小的分支。此时如果给气囊充气或快速注入液体,则容易造成肺动脉破裂;若导管较长时间嵌顿,气囊或导管顶端持续压迫动脉壁,也可能造成肺动脉破裂;如果是偏心气囊,嵌顿时导管的顶端直接摩擦动脉壁,可导致肺动脉破裂;肺动脉高压时,导管很容易被推向肺动脉远端,同时,肺动脉高压亦可造成动脉壁硬化、扩张和变性,容易出现肺动脉破裂。因此不能过度充气,测量PAWP的时间应尽量缩短。

(4)气囊破裂:多见于肺动脉高压和重复使用气囊的患者,应注意检查和保护气囊:①导管储藏的环境不宜>25℃,在高温中乳胶气囊易破裂。②从盒内取出及剥开塑料外套时动作需轻柔。③充气容量不要>1.5mL,间断和缓慢充气。

(5)肺栓塞:常见于导管所致深静脉血栓形成、右心内原有的附壁血栓脱落、导管对肺动脉的直接损伤和导管长时间在肺动脉内嵌顿。所以,每次气囊充气时间不能持续超过30s。Swan-Ganz导管的气囊内不能注入液体。插入Swan-Ganz导管后应持续监测肺动脉压力波形。如果波形发生变化,应及时调整导管位置。持续或间断用肝素盐水冲洗导管,可减少深静脉血栓形成的发生。如已知患者原有心内附壁血栓,应慎用Swan-Ganz导管。

六、心电图监测

心电图即通过体表电极片,感知心肌的电位活动变化,以图的形式表达出来。心电监测是重症监测的基本内容之一,医护人员可以根据监测到的心律、心率、起搏器工作情况判断患者是否有心肌缺血、心肌梗死、电解质紊乱以及心律失常等情况,及早采取相应的措施,处理可能危及生命的恶性事件。

(一)监测步骤

1.监护仪准备　接通心电监测仪电源,监护仪电源指示灯亮,打开监护仪开关,检查监护仪工作状态是否正常。选择患者的类型:成人、儿童或新生儿;输入患者的ID,并确认。导联线与电极片相连。

2.患者准备　患者平卧或半卧位,向患者说明监测的项目和必要性,操作内容及其可能的影响和注意事项。准备患者胸部皮肤:皮肤干燥清洁,必要时用肥皂和水清洁皮肤,去除过多的角质、油脂和毛发。

3.电极片粘贴　根据三导联或五导联心电监测,确定电极片的粘贴位置,贴好电极片。

五导联心电监测,电极片安放位置:右上导联(RA):右锁骨中线第一肋间。右下导联(RL):右锁骨中线剑突水平处。中间导联(C):胸骨左缘第四肋间,或者临床需要的监测胸导联的位置。左上导联(LA):左锁骨中线第一肋间。左下导联(LL):左锁骨中线剑突水平处。

三导联心电监测,电极片安放位置有两种方法,常用右上导联(RA):右锁骨中线第一肋间;左上导联(LA):左锁骨中线第一肋间;左下导联(LL):左锁骨中线剑突水平处。另一种为右上导联(RA):右锁骨中线第一肋间;左上导联(LA):左锁骨中线第一肋间;右下导联(RL):右锁骨中线剑突水平处。

4.导联选择　监护仪屏幕出现心电示波后,选择ECG菜单栏"导联选择",根据临床监测需要选择合适导联。一般选用记数准确的导联(高QRS,P波,T波低于QRS的1/3),如Ⅱ导

联或者 V_1。

5.监测设置　调整波幅大小和波形的清晰度。扫描速度一般为 25mm/s；设置比例一般为 1.0cm/mV；确认是否需要"滤波"；是否为起搏器植入的患者。设置心率报警的最低及最高极限，一般在自身心率±30%，但在心率过快或过慢时要考虑安全因素。设置心律失常报警范围以及报警强度等。

(二)注意事项

1.心电监测导联应选择 P 波显示良好的导联，信号良好，基线平稳。

2.常见引起干扰的原因有导联断裂、导电糊干涸时发生交流电干扰；寒颤、电极片放在肌肉多的部位时发生肌电干扰；患者活动或者电极固定不良时发生基线漂移；其他设备如理疗仪、手机、微波炉干扰。

3.心电监测能够准确的监测心率、心律变化，但当怀疑心肌缺血、心肌梗死以及严重心律失常时，需要做十二导联心电图。

4.注意监护仪保养，监护仪须平放，注意周围通风，保持干燥，避免潮湿；检查监护仪及各输出电缆线是否有损害、破损、故障等问题；清洁仪器时，使用无腐蚀性洗涤剂、表面活性剂、氨基或乙醇基清洁剂。

5.患者转出后，监护仪、导联线、血压袖带、经皮血氧饱和度监测传感器等需进行消毒，以免交叉感染。

(雷静)

第二节　心血管外科术后各系统处理细则

一、肺部及呼吸道的管理细则

肺部及呼吸道的管理细则包括：

1.气管插管必须进行无菌管理："视气管为血管"。

2.入 ICU 的患者，首先用寸带固定气管插管，测量并记录门齿距气管插管接头处的距离。

3.随后照射术后第 1 张 X 线片，判断气管插管的深度是否适当，如不适当，立即处理，根据情况由医师决定是否立即进行 X 线片复查以检查处理结果。

4.吸痰

(1)手术当天返回 ICU 的患者，交接完毕后即刻第 1 次吸痰，以观察气道的分泌物情况和对其整体肺功能的一个判断，一般患者随后每 4h 吸痰一次。

(2)当病情变化、肺部分泌物较多时，需要及时的肺部引流时，应随及时增加吸痰次数。

(3)存在肺部感染、分泌物较多的患者，吸痰次数应相应增加到 1~2h 一次，同时结合体位引流，以保证患者肺部分泌物能够得到充分的引流。

5.体疗

(1)体疗时应根据患者病情，采用能够有利于患者肺部分泌物引流的叩击方式，力度、位置、频率，体疗的目的是促进患者肺部不张的肺泡的复张、分泌物的排出，对患者整体治愈提供有益的支持。

(2)术后当天一般患者每 4h 进行一次体疗。

(3)特殊、复杂、危重患者的肺部体疗,具体情况根据医嘱执行。

(4)拔管后清醒患者,体疗时应注意充分止痛,个别疼痛比较敏感的患者,应在体疗前先给予止痛,以取得较好的治疗效果。

(5)对部分对心率、血压要求比较特殊的患者,体疗要更加注意其手法,必要时可在体疗前适当应用部分止疼药物。

(6)当患者有部分肺不张或相应的改变时,应在体疗以前首先进行体位引流。

(7)病情较重患者应适当使用增加物理体外排痰仪,尽量减少患者在体疗时的不适。

(8)体位引流与局部体疗结合,最大限度保证患者整体治疗效果。

6.机械通气时,应保证吸入气体的充分湿化、过滤、加温功能。

(1)湿化:带管患者,应保证呼吸机湿化罐内的无菌蒸馏水的数量,不足时,随时增加,24h务必更换新的。及时清理呼吸回路中的冷凝水,按照规定及时清除,防止管路造成的新污染。

(2)定期清洗呼吸机的空气过滤装置,保证呼吸机空气过滤的正常。

(3)专人管理,保证呼吸机的加温功能,具体应用时应保证湿化罐加温功能正常,出现报警要及时处理;注意有负反馈测温传感器的湿化罐传感器功能异常,防止加温管道过分加热而造成对患者呼吸道烧伤。

7.无创加压面罩呼吸机通气

(1)选择大小合适的面罩,确保不漏气,患者感到舒适,能够较好的耐受。

(2)固定带的固定,要防止压迫耳朵等压伤,如需,则要垫纱布或改变位置。

(3)保证充分的呼吸机的加湿、加温、过滤功能。

(4)患者明显腹胀,可临时、间断地脱开面罩帮助患者排气,症状明显的患者需要及早下胃管排气。

(5)无创加压通气是一种非常有用的、临时的通气辅助措施。

8.所有与呼吸道相关的操作

(1)吸痰、留取痰标木、冲洗等均需严格无菌操作。

(2)病情复杂的、危重症患者可应用一次性的封闭吸痰管。

(3)吸痰时,接触无菌吸痰管的手要从戴手套、拿吸痰管至随后的吸痰均处于无菌状态,另外一只手用来脱开呼吸机,打水等污染操作,在具体的操作中两只手保持相对的放开,不可互相接触,导致污染。

(4)如在吸痰过程中需要另外一人帮助膨肺,操作者依然同上保持无菌操作,防止此过程中的污染吸痰管。

(5)膨肺者,要求能够准确地掌握不同年龄、体重、肺部情况患者的膨肺特点,适当掌握其频率和潮气量。

(6)一般年龄越小频率越快;体重越大,潮气量越大。

二、术后拔出气管插管指征

术后拔出气管的指征为:

1.神志清晰,对语言指令的反应正确,四肢感觉、运动正常。

2.血流动力学稳定,即使有少量的血管活性药应用。

3.无明显的、潜在的威胁生命危险因素。

4. 无明显的影响生命的电解质紊乱,内环境相对稳定。

5. 胸液不多,出凝血机制正常,即短期内不会二次开胸。

6. 没有明显影响呼吸的胸腔积液,呼吸功能相对稳定。

7. 无明显的恶性心律失常。

8. 无明显的影响呼吸的腹部胀气。

9. 呼吸肌力可满足正常呼吸,减呼吸次数(SIMV 4 次/分)后,呼吸频率小于 20～25 次/分。

10. PEEP 小于 $3cmH_2O$,在 SIMV 频率(成人 COPD 患者 4 次/分,肺水肿患者 5～6 次/分;小儿 6～8 次/分)时,氧合及 CO_2 清除均在允许范围。

11. 氧合指数

(1)$PaO_2/FiO_2 > 150$ 可以考虑拔管。

(2)个别术前呼吸功能不好的,氧合指数 $PaO_2/FiO_2 > 100～120$ 时也可考虑拔管如主动脉夹层患者,但最好等氧合指数稍好一些再拔管。

12. 动脉血 CO_2 一般应在 40mmHg 左右。减呼吸次数后,无明显原因可解释的 CO_2 大于 50mmHg 者,应寻找原因,暂时不拔管。

13. 术后早拔管应 2～3h 后为宜,这样能够充分观察心功能恢复情况,桥的通畅率,有无心电图的改变,血流动力学的变化,尤其是胸液的多少。

14. 患者返回 ICU,早期先不给予镇静药,进行神志判断,正常者,暂时不拔管者继续充分镇静;如有异常尽早应用甘露醇脱水和药物促进恢复。

15. 特殊情况,需讨论后可拔管

(1)神志是嗜睡→昏迷:自主呼吸、循环、内环境均稳定,无明显拔管后影响生命的指征,重点是拔管后的肺部分泌物的引流。

(2)应用大量血管活性药,但血流动力学相对稳定者,呼吸情况好,估计拔管后发生心肺复苏的可能性较小。

(3)同时应用 IABP,但血流动力学稳定,呼吸状况好。

(4)合并消化道出血,但循环稳定,无特殊的止血药应用。

(5)合并脑出血、血栓,呼吸、循环稳定者。

(6)考虑膈神经受损,一侧或双侧,需根据情况而定。

三、术后镇静止痛的管理

患者术后镇静止痛的管理包括:

1. 患者在清醒后,气管插管的极大痛苦、恐惧和不适、疼痛、ICU 的陌生环境、远离亲人的孤独感、对手术恐惧感等,均会导致其明显的焦虑和抑郁。减少术后各种不适及焦虑是术后充分镇静止痛的主要目的。

2. 带气管插管

(1)清醒患者,预计在 2～5h 内拔管的,心功能和呼吸功满意,手术过程顺利,可应用半衰期短的镇静药如异丙酚(连续静脉注射时没有蓄积)镇静,停药后 20min,神志可迅速恢复。或者选择小剂量美托咪啶。

(2)带管时间比较长(如次日晨拔管),可以先应用吗啡、地西泮(安定)、咪达唑仑(咪唑安定)、芬太尼,单次或静脉持续给药。切口大疼痛明显者,应加用适量芬太尼镇痛。

(3)拔管前1～3h,改异丙酚维持,使半衰期较长的阿片类药物充分代谢,尽可能缩短清醒带管时间。

(4)容量不足或处于边缘状态血压稍低时,单次给予镇静药,如安定直接静脉注射,容易导致全身交感神经紧张度下降,外周阻力下降,血压突然下降,搭桥患者非常谨慎,应先补足容量,然后慢慢镇静,让患者有一个平稳过渡。

3.带气管插管患者返回 ICU 前 1～2h,处于初醒时因镇静不足,往往会有一过性血压升高,一般情况,加强镇静即可,不必给降压药。

4.无气管插管清醒患者

(1)充分止痛是第 1 位的。

(2)口服缓释吗啡、静脉或肌内注射吗啡、芬太尼,应用 PCA(自控镇痛)等,根据患者经济情况和病情适当选择。

(3)可选择加用非甾体抗炎药,如布洛芬、凯纷等,但是对于搭桥患者给此类药物应谨慎。

(4)考虑为胸腔引流管导致的疼痛者,如有拔管指征应尽早拔出引流管。

5.术后呼吸功能不全,需要反复咳嗽、充分肺部分泌物引流者:

(1)要在充分止痛的基础上,帮助、鼓励、指导患者充分、有效排出肺部的分泌物。

(2)止痛不充分,患者由于疼痛,往往不敢充分咳嗽甚至正常的呼吸均可能受到限制,给患者强行排背、吸痰会导致心率快、血压升高,咳痰效果不好。

6.拔管后,明显焦虑紧张者,应加用适量抗焦虑药物:舒乐安定、罗拉等;明显的狂躁兴奋者,加用奥氮平、氟哌啶醇、氟哌利多静脉用药。

7.术前严重焦虑而预计术后在 ICU 停留时间明显延长的患者,应从术前更早的时间开始应用度洛西汀、米氮平等,大约在 2 周起效。

术后估计在 ICU 滞留时间很长(如可能大于 2～3 周)伴焦虑者,尽早开始应用抗焦虑、抑郁药物,早期加用小剂量的抗焦虑药,等待度洛西汀、米氮平等药物起作用。

四、术后抗凝的处理细则

术后抗凝主要针对不同疾病的患者采用不同的药物和方法,包括普通肝素、低分子肝素、华法林、阿司匹林等,特殊的药物如阿加曲班等。

1.CABG 手术

(1)阿司匹林:常规 100mg,口服,每日早餐后顿服;特殊的大体重患者(体重>85kg),特殊民族(如维吾尔族、国外其他民族)可适当根据情况增加阿司匹林的用量,具体情况需根据血栓弹力图 AA 抑制率定,理想的情况下阿司匹林的血小板 AA 抑制率>75%。

(2)阿司匹林(拜阿司匹林肠溶片):杂交手术(冠心病),同内科支架,手术后应用 300mg,口服,1 次。

(3)氯吡格雷(波立维):杂交手术(冠心病),同内科支架;75mg,每日 1 次,口服。

(4)肝素(肝素钠注射液):一般在术后的当日 6h 后,胸液连续减少后 3h,给予 0.5mg/kg,q6h,静脉注射,有以下情况时应用:

①合并有颈内动脉内膜剥脱。

②合并有冠状动脉内膜剥脱。

③合并有左房血栓。

④术中示桥的流量不满意。

⑤术后发现有 ECG 改变,考虑有新的心肌供血不足。

⑥确定有心肌供血不足、新出现的心肌梗死。

⑦大血管手术有小于 10mm 的人工血管。

⑧腹主动脉支架植入同时髂动脉分支支架。

⑨杂交全弓置换术后。

⑩全胸腹置换,涉及腹部血管重建。

⑪主动脉手术后出现截瘫。

(5)低分子肝素(速碧林或克赛):CABG 术后第 1d 应用 1～2 次,特殊的大体重患者(体重＞85kg),特殊民族(维吾尔族、国外其他民族),可增加到 0.6mL,q12h。

(6)当 CABG 同时合并瓣膜置换时,华法林＋阿司匹林共同抗凝,但前 1～2d 应叠加肝素。

(7)升主＋全弓置换＋支架象鼻术、杂交全弓置换术后给予华法林抗凝,术后第 1d 重叠普通肝素,INR1.5 左右,持续 3 个月。

2.瓣膜手术

(1)抗凝指标以静脉血的 INR 作为常规监测指标。

(2)INR 比值:机械瓣 1.8～2.5;生物瓣在 1.5～2.0。

①瓣环和主动脉瓣置换在稍低值范围。

②二尖瓣置换、BVR 在稍高值范围。

③三尖瓣置换在较高值范围内。

(3)华法林用法

术后第 1d:首剂,体重＞60kg   4.5mg,口服

体重＜60kg   3mg,口服

恶病质:1.5mg。

依据 INR 比值,第 2d、第 3d 调整华法林剂量。

3～5dINR 比值达到预期的范围。

临床主要根据 INR 比值调整华法林用量。

对于长期瓣膜疾病、恶病质、肝功能异常的患者,原则为宜少不宜多。

3.先心病手术

(1)合并有瓣膜、瓣环的抗凝同"瓣膜手术后抗凝"的用法。

(2)合并有人工血管置换(直径＜0.5rm),阿司匹林 100mg/d。

(3)全腔手术,Fontan 手术等血流缓慢的患者,应用阿司匹林 50～100mg/d。

4.肺动脉血栓取栓术

(1)术后常规在胸液不多时,开始应用肝素 0.5mg/kg,q6h i.v.,或 8～12μg/(kg·h)(相当于 100mg/d,24h 匀速泵入),监测 APTT 在 6s 左右。

(2)病情稳定可以自行进食后,改为华法林终生抗凝,要求 INR 值在 2.5 左右。

(3)部分下肢反复血栓患者,同时加用阿司匹林 100mg,每日 1 次。

5.合并有脑部并发症

(1)脑出血时,禁用抗凝剂。

(2)气栓或脑血栓时,可以根据具体情况应用,包括肝素、冬凌克栓酶、阿司匹林在内的抗凝剂。

(3)是否需要溶栓,应以其范围、时间(4~6h内),仅有栓塞征象,无明显的禁忌证来决定。

6.华法林过量的处理

(1)临床由于各种原因导致INR明显过高,如>3.5时,如有临床出血的风险时,应积极考虑应用对症。

(2)输注新鲜血浆,极个别严重者考虑输注凝血酶复合物迅速补充血液中的不足的凝血因子。

(3)同时静脉注射或肌内注射维生素K_1注射液20~30mg。

(4)更重要的是同时观察INR的比值的变化,及早调整。

五、HITTS的处理和阿加曲班的应用

HITTS的处理包括:

1.HITTS　肝素诱导的血小板减少伴广泛血栓形成综合征,是由肝素导致的机体产生针对自身的PF4抗体,从而诱发的血小板迅速聚集的免疫介导的反应,表现为血小板迅速下降,机体出现全身广泛的血栓形成(与血小板下降作出血正好相反)。

2.临床在体外循环术后,PF4抗体的阳性率可达30%~40%,但发生免疫介导的严重的HIT仅占临床的1%~3%,血栓的表现形式多种多样。

3.心脏术后HIT发生率(1%~3%)较单纯肝素治疗(0.1%~1%)高10倍,普通肝素是低分子肝素的10倍,女性患病风险是男性2倍,HIT5%~10%死于血栓并发症,静脉:动脉(17%~55% vs 3%~10%),心脏术后以动脉血栓为主,国内尚无流行病学数据。

4.HIT临床诊断　以4Ts评分系统为准(血小板减少)、应用肝素与血小板下降相距时间,血栓或其他后遗症,其他引起血小板下降的原因),低分值(0~2)时HIT发生可能性更低(0%~3%)。实验室诊断为检测血小板PF4抗体。

5.HIT治疗　立即停用一切肝素,阿加曲班抗凝(维持APTT为基础值的1.5~2倍,60~80s),抗血小板治疗(阿司匹林或波利维)。

六、术后抗生素治疗的原则

在切皮前30min内给予预防抗生素,术后预防应用抗生素的时间应小于48h,建议选择二代头孢菌素,严禁喹诺酮类药物作为预防用药。青霉素及头孢菌素过敏建议选择万古霉素,必要时联合药物覆盖革兰阴性杆菌。

1.院外获得性感染细菌

(1)时间:在第1周(3~5d)。

(2)多为院外的获得性的感染致病菌,以肺炎球菌、链球菌、流感嗜血杆菌等致病力相对强、对抗生素敏感的细菌为主。

(3)抗生素二代头孢或相应的抗生素。

2.院内获得性感染细菌

(1)第一阶段

1)时间:第 2～第 4 周。

2)多为医源性获得性革兰阴性杆菌条件致病菌,以铜氯假单胞、不动杆菌、肠杆菌为主。

3)抗生素以头胞三代、喹诺酮、氨基糖苷类和碳氢酶烯类为主,根据致病菌的变化而调整抗生素的变化。

(2)第二阶段

1)时间:病程第 4 周。

2)致病菌演变为革兰阳性致病菌,如 MRSE、MRSA、凝固酶阴性葡萄球菌等,部分患者同时合并有革兰阴性杆菌的混合感染。

3)主要以抗革兰阳性球菌的万古霉素和对付革兰阴性杆菌的抗生素为主。

(3)第三阶段

1)时间:病程第 5～7 周。

2)混合感染:细菌、真菌(念珠菌约占 95%)为主。

3)治疗以氟康唑和敏感的抗生素。

4)如为酶菌(丝状真菌)感染,应用伏立康唑、卡泊酚静,注意肝肾功能的损害,及时调整用量。

治疗部引流非常重要,肺部的致病菌数量增加 1 倍,消火同样细菌所需抗生素抗生素的浓度需要增加 16 倍。适当的化痰药及促进呼吸道黏膜功能恢复的药物同样有一定意义。

七、ICU 的营养支持

1.一般患者

(1)心血管外科术后在手术当天或第 1d 拔管后。

(2)如果没有胃肠道功能异常。

(3)没有神经系统功能异常(主要是吞咽反射功能正常)。

即可在拔管后的 1～2h 开始少量进流食。

2.无法经口进食者

(1)吞咽功能障碍,有可能导致误吸的。

(2)神志障碍者。

(3)多脏器功能不全,合并感染,不能经口进食者。

(4)气管插管无法经口进食者。

(5)气管切开不能够经口进食者。

应下胃管,及早行肠内营养正常。

3.完全肠内营养支持

(1)强调:尽早进食,不希望一步到位,但应尽早开始。

(2)食物:完全流质饮食:匀浆、酸奶、米汤、能全力、各种果汁、蔬菜汁及家属自己做的流质饮食,可供选择的种类较多,临床选择时应根据患者的平时口味、习惯以及目前患者的电解质的状态(部分患者由于长期的利尿等原因,会产生高钠等电解质紊乱)适当选择。

(3)数量:总液体量,根据患者静脉必需的液体入量,其余为经胃肠道的流质饮食入量。

(4)非蛋白质热卡:一般患者约为 25～35kcal(kg·d),非感染状态,在适当的低限;感染状态在适当的高限。本院的匀浆、产品能全力大约为 1kcal/mL,一般成年人,一天大约

1500kcal,即 1500mL 即可,其余的经由静脉适当补充。

(5)纤维素:是重要的胃肠饮食的成分,可溶性纤维,作为胃肠道细菌的分解底物,对胃肠道正常菌群的生长有重要的意义;不可溶纤维作为各种代谢产物的载体,对促进胃肠道的蠕动,排出胃肠道的有毒物质有重要作用,临床应用时应注意进食补充(如各种蔬菜的粉碎制品或药品等)。

(6)正常菌群摄入:胃肠道正常菌群,尤其是部分的厌氧菌,它们在靠近肠道壁一侧的正常生长,能够对其他致病菌群起到明显的制约作用,同时也能够明显地抑制它们通过胃道的移位;对于改善胃肠道的酸碱环境及生化环境有积极的作用。进食不足,大量广谱抗生素的应用、胃肠道运动减缓、部分血供减少等均会破坏其平衡。胃肠道饮食患者应:适当增加经口的正常菌群的摄入,裴菲康(双歧杆菌、乳酸杆菌、肠球菌的活菌),地衣芽孢杆菌(也称整肠生,改善胃肠道环境)及部分的乳酸杆菌、双歧杆菌的产品。

(7)谷氨酰胺(双氨氨基酸):是代谢很快的胃肠道黏膜上皮细胞更新的主要底物,它的缺乏,将明显导致胃肠道屏障的完整,阻碍胃肠道黏膜的更新速度。目前有静脉制剂(力肽),口服制剂(麦滋林),因机体不能够合成,必须从外界补充。

4. 部分经胃肠道饮食

(1)如果胃肠道功能允许,尽量以胃肠道饮食为主。

(2)胃肠道营养和胃肠外营养要合理计算,保证患者充分的营养和热量。

(3)从完全肠外饮食,向肠内营养过渡时,应逐渐加量。

5. 胃肠内营养常见问题。

(1)胃肠道胀气:与刚开始胃肠道进食的速度过快、饮食不适应有关,最重要的是缺乏胃肠道及个身的运动。

(2)可能同时伴有明显的胃肠道菌群失调。

(3)部分患者需要同时加用胃肠道的动力药。

(4)腹泻:一般比较少见,可能因饮食不洁,导致感染;患者不适应本饮食;大量应用广谱抗生素时,导致的胃肠道菌群失调(梭状芽孢杆菌感染),化验大便发现明显的球菌、杆菌比例失调。

(5)呕吐:多与单次进食过多有关,应适当拉开进食的数量。

6. 完全胃肠道外营养

(1)适于胃肠道功能不全、不能够进食者:如腹部手术后,胃肠道功能没有恢复者、消化道出血、胃肠道功能障碍、明显的腹胀、腹部感染伴腹泻者。胃肠外营养只是应急之策,条件允许尽快过渡到胃肠内营养,靠胃肠外营养改善患者营养状况是很困难的。

(2)非蛋白质热卡:25～35kcal/(kg·d)非感染状态,在适当的低限,感染状态在适当的高限。

(3)脂肪:糖(非感染状态 1∶2;感染时可增加到 1∶1),呼吸功能障碍,尤其是 CO_2 排出障碍者为 1∶2。感染时适当增加中长链脂肪乳摄入,减少长链脂肪乳的摄入。静脉营养时,应注意脂肪廓清率(即肝脏对于脂肪的应用),原则:甘油三酯<4mmol/L,临床要充分注意此,尤其合并肝功能不全,多脏器功能不全时,甘油三酯的廓清更应引起重视。

(4)氮:0.6～1.0g/(kg·d),感染时适当高些,非感染时适当低些,一般情况满足氮源的供给有一定的困难。氮源的供给并不能扭转负氮平衡。

(5)保障各种维生素和微量元素(安达美、水乐维它、维它利匹特)的摄入。

(6)静脉的谷氨酰胺摄入:危重患者可达到 40g/d。

(7)胃肠道外营养只是权宜之计,条件允许(创造条件)尽可能恢复经胃肠道的饮食,是促进患者彻底康复的重要治疗策略。

八、ICU 血糖处理细则

高血糖有害,低血糖要命。控制血糖有利于整体的康复,但 1000 个高血糖造成的危害抵不过 1 个低血糖的危害。控制高血糖、绝对防止低血糖。

1. 术后高血糖 术前严重糖尿病以及反复应用胰岛素的患者,尤其是大量应用血管活性药(如肾上腺素、去甲肾上腺素、多巴胺等)、应用糖皮质激素等患者,将明显增加术后胰岛素抵抗,使机体部分器官应用血糖能力下降,导致血糖升高,应用降糖措施降低血糖,实际是增加这些器官的葡萄糖利用,对这些器官功能恢复有利。

(1)术后早期,患者多饮食不规律,控制血糖基本胰岛素为主。采取静脉和皮下结合,对较轻患者,少量皮下注射,较重患者采取静脉持续泵入,根据血糖回报结果及时进行反馈调节。

(2)胰岛素控制血糖,让所有的器官都能够得到充分的葡萄糖,控制血糖在 $120\sim160$ mg/dL,对于减轻应激,促进康复,提高脏器功能有积极效果。

(3)术后患者当血糖>$200\sim250$ mg/dL 时,静脉应用胰岛素。

(4)静脉注射:胰岛素 40U+生理盐水 40mL(1:1),或者(2:1、4:1)。

(5)胰岛素用量<5U/h;每小时查血糖 1 次(q1h)。

(6)胰岛素用量<5U/h;每 2h 查血糖 1 次(q2h)。

(7)胰岛素用量大时要注意防止低血糖发生。

2. 术后低血糖 较少发生但后果严重。时间过久,将明显损伤中枢系统和心血管系统的功能,危及患者生命,造成不可逆损伤。

(1)表现为没有明显原因的、无法解释的烦躁,血压升高,末梢发凉,血中乳酸持续增高,多误诊为循环状态不稳定,给予血管活性药(如硝普钠、多巴酚丁胺等)效果不佳。

(2)原因可能有:血糖检查的仪器出现较大偏倚;或用葡萄糖溶液冲洗动脉管道时,经动脉管道抽取的血标本没有冲洗干净,导致标本中混入葡萄糖,出现错误的结果,致使胰岛素应用过量。

(3)大部分发生低血糖的情况,都与较大量应用胰岛素有关。

(4)较大剂量胰岛素应用时,应常规核查血糖的准确性(包括不同采血地点、不同检查方法)。

(5)低血糖时,其他治疗都无效,即刻静脉注射葡萄糖有立竿见影的效果。

(孟庆涛)

第三节　心血管外科术后监护管理流程

一、心血管手术ICU的监护治疗流程

1.术前　了解患者术前存在的高危因素、基础疾病情况,便于术后对比观察。

(1)原发病状况,心功能、瓣膜及冠状动脉病变状况。夹层分支血管累及情况、脏器灌注等。

(2)先心病畸形的详细情况。

(3)既往史:高血压、糖尿病、肝脏功能、胃肠道溃疡/胃肠道出血史、慢性肾脏病史等。既往的手术史,尤其是心血管手术史。

(4)呼吸系统:吸烟史,是否患慢性阻塞性肺疾病(COPD),有无哮喘,血气、肺功能、胸片等。

(5)过敏史。

(6)术前的详细用药:降压药尤其是ACEI、ARB,β受体阻断剂、抗血小板药物停用时间、降血脂药等。

(7)术前心电图。

(8)血小板计数、出凝血功能,有无家族性血友病史。

(9)中枢神经系统陈旧性脑梗死、癫痫、颈动脉狭窄情况。

(10)是否有周围血管病变。

(11)焦虑和抑郁状态,是否应用抗抑郁药物。

2.术中

(1)了解麻醉过程中的血压、心率、静脉压、肺动脉楔压的变化趋势。

(2)手术时间、体外循环和深低温停循环的时间。

(3)麻醉药的用量和时间,有无过敏,给过什么特殊治疗,疗效如何。血管活性药的依赖程度。

(4)体外循环预充量,晶胶比例,血液量,碳酸氢钠用量,尿量;体外循环的最后余血量。

(5)和术者进行良好的沟通,了解术中发生的特殊情况。

3.术后

(1)多功能监测:心脏心率、节律、心律失常、T波、ST段改变、脉搏氧饱和度、呼吸次数,所有在ICU的患者均24h持续监测。有改变时需与术前的对照。

(2)有创动脉血压、至少监测术后24h,根据患者病情增加监测时间。

(3)中心静脉压:所有在ICU的患者必须进行常规中心经脉压的实时监测,特别平稳、住院时间长的个别患者,根据需要拔出。

(4)肺动脉压、肺动脉楔压、持续心排血量(CCO),混合静脉血氧饱和度(SvO_2),S-G导管根据病情需要随时调整。

(5)体温

1)中心温度:术后24h常规监测;另气管插管、留置S-G带管,需要实时监测中心温度(S-G导管中心血温、膀胱温度、肛温之一),一般情况4h记录一次,当低心排血量、中心温度

较高进行降温处理时、病情波动较大、多脏器功能不全时,延长中心温度的实时监测时间,并增加记录次数。

2)外周温度:术后 24h 病情稳定后改为外周温度监测,4h 一次。如遇低心排血量、中心温度较高需要降温时,根据病情随时增加检查次数。低心排血量时需要中心体温和外周体温同时监测。通过两者的温度差别判定心功能的状况。

(6)心电图

1)常规术后当天一次,在患者返回 ICU 后处理交接班完毕后 2h 内完成;有明显心电监护异常时随时、及早做心电图证实。

2)CABG 手术后每天早班、夜班各做一次心电图。

3)当怀疑或确定有心脏供血不足、心律失常、明显传导异常、对临床构成明显影响的心律异常时,根据情况随时增加心电图的次数,用于确诊和证实临床诊断和观察治疗效果;至少每日 2 次(冠心病、瓣膜病、先心病和大血管手术一样)。

(7)心肌酶:当心电图怀疑或诊断有心肌供血不足时,应同时检查心肌酶和心肌蛋白以明确诊断,一般术后的肌钙蛋白升高 100 倍时有明显的意义,大于 400 倍,多考虑围手术期的心肌梗死,预后变差。

(8)X 线片:手术当天和第 1d 晨常规进行床旁 X 线胸片检查,其他时间根据患者心肺功能情况由 ICI 二线医师决定。

(9)血压:心脏手术后常规实时有创动脉血压监测,大血管手术后,需要术前及术后监测四肢血压,以确定有否差异。

(10)血常规、生化电解质(K^+、Na^+、Cl^-、Cr、BG、BUM)。

1)6am,3pm,8pm 常规三次检查(每日)。

2)病情稳定、住院时间长的患者可酌情减少。

3)病情重的患者。根据需要增加化验次数。

(11)尿常规检查:术后当天检查 1 次,之后根据病情决定。

(12)血气生化电解质[血气、血红蛋白;电解质:K^+,Na^+,Cl^-、Mg^{2+}、Ca^{2+}、葡萄糖、乳酸、BUN]的检查。

1)常规患者至少白班、夜班各检查 1 次。

2)病情危重(严重电解质紊乱、心肺复苏、低心排血量、循环不稳定、呼吸功能不全、肾功能不全等)根据情况随时增加。

3)个别非常稳定、住院时间长的患者,可根据病情减少检查次数。

(13)床旁超声:根据病情需要进行床旁检查,包括:

1)怀疑有心功能不全需要判定心脏状态时。

2)怀疑有心包、胸腔积液需要判定或指导临床治疗时。

3)对手术的心脏情况进行术后判定时。

(14)细菌培养

1)痰培养:常规气管插管大于 3d 不拔管的患者;气管切开伴有肺部感染的患者,每天早晨行痰涂片,培养+药敏检查,病情需要时进行细菌、真菌的同时检查。

2)中心静脉导管:大于 5~10d 拔出者;怀疑有中心静脉导管局部感染者,常规进行中心静脉导管尖端和皮下端的细菌培养;怀疑合并中心静脉导管菌血症,同时进行外周血细菌培养。

3)尿管:当怀疑有尿道感染时,行以液细菌培养。

4)血培养:当怀疑有致病菌的血行性感染时,进行外周血的细菌培养。

5)切口:当有局部切口愈合不良怀疑感染时,进行分泌物的细菌培养。

(15)物理检查:物理检查是每一班医师接班后必须检查的项目。

①一般状况、神志、神经系统功能系统评价。

②皮肤末梢灌注状态、切口的状况。引流管的引流情况。

③尿量、颜色。

④心肌、肺部的常规听诊、检查。

⑤胃肠道功能:尤其注意腹胀、肠鸣音、疼痛等。

根据患者的病情随时增加。

二、外科 ICU 血流动力学监测

(一)动脉血压

1. 概念　因心脏和血管之间的相互作用,使血液产生动能和势能,从而产生血压。动脉血压是重要的循环监测指标,心排血量和外周阻力决定动脉压。

2. 临床意义

(1)血压(BP):血压间接反映组织器官的灌注和心血管功能状态,数值由心排血量(CO)和外周血管阻力(SVR)来决定。血压、CO 和 SVR 之间的关系:

$$BP≈CO×SVR$$

(2)平均动脉压(MAP):平均动脉压是估计器官灌注(心脏除外)的最有用参数,而舒张压(DBP)是决定冠状动脉灌注的重要因素。$MAP=(SBP+2DBP)/3$ 或 $MAP=DBP+1/3(SBP-DBP)$,SBP 为收缩压,SBP-DBP 为脉压。

(3)无创性血压:测量时简单、方便和迅速,通常比较准确。测量周期至少需要 1~2,需有波动性血流,不能用于体外循环时的血压检测。在高血压或低血压、心律失常或有外周动脉硬化时,准确性差,因此不适用重症患者的血压监测。

(4)有创性血压:通过外周动脉(特殊需要时通过大血管内)置入导管,直接监测动脉内的压力变化。

1)通过压力换能器,将压力转换为电信号,以直观的血压波形显示,数值更准确、详细。可以提供即时、持续和直观的血压变化。

2)通过观察压力波形,间接估计血容量、心肌收缩力、心排血量等,估计体外循环停机困难程度,是否需要正性肌力药物等。在 ECG 受到干扰时,提供心率和心律变化。

3)脉压可以反映血容量状态和主动脉瓣膜的关闭情况,紧急心包填塞时脉压很小,主动脉瓣关闭不全时脉压增大。

4)血流动力学不稳定者,血压的变化可产生严重不良结果,体外循环期间因无波动性灌注更需要直接动脉内测压。

5)长时间机械通气、酸碱或水电解质失衡、呼吸系统疾病、需要大量血管活性药物、持续血药浓度监测等,需要反复动脉采样,直接动脉内测压提供可靠保障。

3. 无创性血压监测

(1)测量:袖带法压力测量是无创血压监测的标准方法。原理为首先使袖带充气,通过阻塞压迫使动脉搏动消失,再缓慢放气而达到测量目的。有汞柱、弹簧表和各种自动测压装置。最常用部位为左上肢肱动脉。

1)触诊法:袖带缓慢放气直到第 1 次触到脉搏,通过触摸脉搏仅能获得收缩压。用多普勒超声探头或脉搏血氧饱和度仪可以辅助提示。年龄小于 1 岁,当袖带压力小于收缩压时,出现肢体变红。在低血压、休克等导致测量困难时可选用。

2)听诊法:听诊柯氏(Korotkoff)音测量血压。袖带缓慢放气,用听诊器开始听到第 1 个柯氏音,即为收缩压,音调明显变低时为舒张压。在动脉粥样硬化患者因袖带不能完全阻塞动脉,可使收缩压估计过高。而低血压、低血容量性休克和血管收缩药物导致肢体低灌注,使血压估计过低。

3)自动测压装置:袖带周期性自动充气和放气来测量血压,由计算机分析不同袖带压力下的搏动类型,搏动迅速升高时点为 SBP,搏动迅速减低时点 DBP,最大搏动时点为 MAP。在严重低血容量和血管严重收缩时可能导致测量失败。现在大多数装置都采用微处理器控制的振荡测量技术,多普勒血压计的原理是测量血流改变时声波的变化,比听诊或触诊技术更敏感。

(2)袖带:要确保测量的准确性,袖带的最小宽度必须大于被测肢体直径的 20%,小儿为 4~8cm,成人为 10~14cm 之间。袖带的长度应包裹肢端 60%,松紧合适。袖带充气时间过长或频率太快,可能导致组织缺血或神经损伤。袖带太窄或太松、比右房水平低或被测量动脉受到不均衡压迫时,估计值过高。当袖带太宽、高于心脏水平或快速放气时,估计值偏低。袖带每偏离心脏水平 1cm 则增或减 0.1mmHg 以补偿。

(3)血压表:定时校对和准确定标,误差不大于 ±3%。

4.有创性血压监测

(1)压力监测系统:包括血管内导管、动脉延长管、压力传感器、分析和显示几个部分。

(2)测压部位:掌握先外周后中心的原则。以弱利手桡动脉最常用,依次为足背动脉、肱动脉、腋动脉和股动脉等。

(3)桡动脉穿刺术:主要靠手指的正确感觉,有穿透法和直入法。

1)垫高穿刺部位并固定手腕,用胶带固定四指。

2)皮肤消毒。用 2% 的利多卡因 1mL 局部浸润麻醉,防止动脉痉挛。

3)成人选择 20G、小儿选择 22G、婴幼儿选择 24G 号动脉留置针。

4)右手持针与皮肤呈 10°~30°角穿刺,速度稍快,每次进针 1~2mm 至针尾回血,此时再进针 1mm 仍然回血,送入外套管,即为直入法;如果不再回血则已穿透,再进针少许,返出针心,接注射器缓慢回吸后退,当回血通畅,送入外套管,即为穿透法。

5)成功后去掉导管气泡,连接延长管至传感器。

(4)并发症

1)缺血:罕见。选择桡动脉时应作 Allen 实验,让患者抬起手臂,连续握拳数次,驱除手部血液,压住尺动脉和桡动脉,再放开尺动脉,观察手部毛细血管重新恢复血液的时间。正常不超过 5s,超过 15s 为阳性,提示尺动脉供血不足。用脉搏血氧饱和度仪可辅助判断,增加准确性。

2)血栓形成:留置导管时间越长,血栓形成发生率越高,但大部分动脉可以再通,没有明显的不良后果。在糖尿病或严重外周血管疾病,应特别注意。导管需定时用肝素盐水冲洗,肝素盐水的配置一般在 500mL 生理盐水中加肝素 1000～2000U。

3）感染：保留导管时间较长者，感染发生率增加。股动脉穿刺部位的感染发生率较桡动脉多。强调无菌操作，导管留置一般不要超过 1 周，局部出现感染征象时，要及时拔除导管。动脉采样是传导系统细菌污染的重要来源。

4）出血和血肿：肝素化或存在出血性疾病时可能引起出血或形成血肿。因此，拔管后应注意压迫止血。尤其是股动脉穿刺，穿刺过深可以造成后腹膜血肿。

5）神经损伤罕见。反复多次穿刺或形成血肿压迫，可以造成神经损伤，尤其当神经和血管共处一鞘时或局限同肌间隙内。

（5）注意事项

1）不同部位压差：从主动脉到远端动脉，收缩压逐渐升高，而舒张压逐渐降低，脉压相应增宽，而 WAP 略有下降。体外循环后少数可以发生桡动脉收缩压与主动脉收缩压的逆转，即桡动脉收缩压比主动脉收缩压低 10～30mmHg，MAP 低约 5～10mmHg，原因尚不清楚。

2）直接与间接测压比较：直接测得的动脉压较间接法稍高。如果出现间接测压较直接测压高，首先要观察压力波形变化，在排除压力监测系统故障基础上，要相信直接监测的结果。

3）主动脉内球囊反搏（IABP）：桡动脉测得压力 IABP 测压有差别，"真正的"舒张压大于显示的舒张压。

4）外科考虑：主动脉缩窄、胸主动脉瘤手术需要上、下肢分别测压。

5）警惕：采取治疗方案之前，显示的动脉压数值必须与临床情况相联系，以避免潜在的医源性事故。突然的血压增加可能是传感器位置的改变，突然降低可见于管道的打折。

（二）中心静脉压

1. 概念 中心静脉压（CVP）是测量右房或靠近右房的上、下腔静脉的压力。主要决定因素有循环血容量、静脉血管张力和右室功能等。正常值为 6～12cmH$_2$O。

2. 临床意义

（1）估计容量负荷和右室功能：CVP 反映右室功能和回心血量之间的平衡，是对右室充盈压的直接测量，可以指导调节液体输入量和速度。当血容量增加，静脉回流增加，CVP 升高。当右心功能不全时，右心排血功能下降，CVP 增高。

（2）左室充盈压：无肺动脉高压或二尖瓣病变，而左室功能良好（射血分数大于 40%、无室壁运动异常），可以间接反映左室充盈情况。心肺疾病时，正常压力容积发生改变，CVP 不能反映左室的充盈压。

（3）体外循环：指导外科操作，间接反映颅内压的变化。当阻断上腔静脉时，出现持续性升高，提示静脉回路梗阻，患者颜面部会变暗，静脉血管充盈，同时灌注医师会发现回流血液减少，应及时处理，防止脑水肿。

（4）液体和药物治疗：通过 CVP 导管输血和补液，快速给予血管活性药物，或进行静脉高营养。紧急情况下，在不能建立外周静脉时，可以进行中心静脉插管。也是安置心脏起搏器和频繁抽取静脉血样的途径。

（5）波形：正常 CVP 波形包括三个升支波（a 波、c 波和 v 波）和两个降支波（x 波和 y 波）。可以了解右室功能和三尖瓣关闭情况。房颤时 a 波消失。结性心律、房室分离和室性心律失常时，a、c 波分离，因右房收缩时三尖瓣关闭，产生一个"巨大"a 波。在三尖瓣关闭不全时，收缩期血液通过三尖瓣反流，产生心房压升高，出现异常 v 波。当右室衰竭时，v 波增大，接近于右室波形,出现"方形波"。

3.中心静脉通路的建立

(1)静脉选择:右侧颈内静脉和右侧锁骨下静脉最常用。

1)右侧颈内静脉:定位和穿刺容易侧颈内静脉到上腔静脉的路径直,导管到位率可达100%,左侧穿刺容易损伤胸导管,故首选右侧。

2)右锁骨下静脉:逐渐减少趋势优点为穿刺相对容易,便于固定。缺点为血气胸发生率较高,胸廓牵开器可能影响其准确性甚至不通,容易损伤锁骨下动脉,左侧插管可能损伤胸导管,据中国医学科学院車外医院麻醉科调查,成人锁骨下静脉穿刺置管到位率为84%,而小儿到位率不到50%,而其中大部分是进入颈内静脉。

3)股静脉:成人很少使用股静脉。因穿刺容易,成功率高,在小儿或紧急情况下可以选择。

(2)并发症

1)误穿动脉:在发绀型先天性心脏病有时较难鉴别,必要时可通过压力和血气鉴别。

2)血气胸:穿刺针单纯刺破胸腔,可能不会产生严重后果,同时刺破肺尖,形成活瓣,气体逐渐增多,从而产生气胸。误穿动脉的同时刺破胸膜,肝素化后可以形成血气胸。需要及时打开胸腔检查止血。

3)乳糜胸:见于左侧颈内静脉和左侧锁骨下静脉穿刺,此并发症比较严重,需要外科处理。

4)心脏穿孔或填塞:导丝过硬或插入过深,多由导丝质量不佳或导丝反复使用所致。

5)气栓、血栓:在清醒患者穿刺时,尤其患者在半卧位时,注意吸气期静脉可能进气,插管时让患者暂时屏气,作吸气性呼吸道阻塞时,气栓危险性增加。静脉导管保存时间较长形成窦道,拔除导管时要注意进气。血栓多山于抽血后不及时冲洗,或置入导管后不及时拔除导丝所致。

6)其他:感染、周围组织包括神经损伤、霍纳综合征(Horner Syndrome)等。

(三)左房压

1.概念 指直接通过左心房置管来监测左房压力,较通过肺动脉导管监测肺动脉楔压(PCWP)准确。如果患者无二尖瓣病变,左房压基本可以反映左室舒张末期压(LVEDP),是左心室前负荷的更可靠指标。左房压的正常值为6～12mmHg。

2.临床意义

(1)左房压是代表左室前负荷的可靠数据,也能正确反映血容量的变化,灵敏地反映LV-EDP,利于观察病情和指导治疗。

(2)左房压过高,表明左心功能不全,重者出现肺水肿左房压低,表明回左心血容量不足。

3.适应证

(1)左室功能严重损害或巨大心脏在瓣膜置换后循环不稳定,脱离体外循环机困难者。

(2)严重肺动脉高压并右心衰竭,需要通过左心房置管使用收缩血管药物者。

(3)复杂性先心病手术矫治术中、术后,如左心室发育不良、完全性大动脉转位、完全性心内膜垫缺损、完全性肺静脉畸形引流、右心室双出口等。

4.操作技术

(1)在体外循环心脏手术时通过左房插管可以直接估测左房压,但只能保留到鱼精蛋白中和以前。必要时在关胸前经左心耳或右上肺静脉用内径 1mm(20G)导管插入左房,用内荷包缝合固定,经胸壁引出皮肤,连接直接测压装置。

(2)在小儿可以术前通过右颈内静脉或有锁骨下静脉置入足够长(10~15cm)的右房管(18G 或 20G),体外循环结束缝合右房前,通过房间隔放入左房。

5.并发症及其预防

(1)气栓:管道内要持续保持液体且无气泡。

(2)血栓:操作和测压时严防形成血凝块,导管保留时间要短。通过静脉置入的左房管在肝素盐水(3~10mL/h)持续冲洗的情况下,一般不要超过 3~5d。

(3)出血:经左心耳或肺静脉置管者,要在拔除胸腔引流以前拔除导管,以免出血造成心包填塞。

(四)肺动脉导管

1.概念　肺动脉导管(PAC 或称 Swan-Ganz 导管),最初主要用来监测肺动脉压和 PCWP,经过设计的几次重大改进,特别是对尖端的整合和调整,可以增加心排血量、混合静脉血氧饱和度(SvO_2)、右室射血分数和起搏等多项功能。

2.临床意义

(1)估计左室前负荷:与左心室和二尖瓣功能正常时,脉动脉楔压仅比左房压高 1~2mmHg。左室前负荷通常由左室舒张末期压(LVEDP)表示,临床上用 PCWP 代替。因此,肺动脉楔压可用于估计肺循环状态和左心室功能,特别是估计左心室的前负荷。据心脏外科患者同时测试 PCWP 和 LAP,两者相差在±4mmHg 之内。PCWP 的波形有 a 及 v 波,心房收缩产生 a 波,心室收缩后期产生 v 波。若 PCWP 超过肺动脉舒张压,并有高大的 v 波,常提示急性二尖瓣反流。

(2)估计右室前负荷:在心脏病患者只通过右房压来确定容量状态远远不够。通过 PAC 导管将左、右心分开,右房压结合 PCWP,对准确估计血容量有益。

(3)估计左室功能:如果排除其他原因,如缺血、二尖瓣病变,通过 PCWP 可以估计左室功能。左心功能不全时心室顺应性降低,LVEDP 显著升高。当出现体循环低血压、低心排血量,同时肺动脉压和 PCWP 升高,是左心功能不全的标志。患者存在左心室功能不全,CVP不能反映左室功能,PCWP 就起到良好作用。当 PCWP 超过 20mmHg 时,表明左心室功能不全。

(4)估计右心功能:右心室壁薄,属高顺应性心室,当右心衰竭时,表现为右房压增高,MPAP 与 CVP 差距下降。

(5)诊断肺动脉高压:正常肺血管阻力状态,肺动脉舒张压和 PCWP 非常接近,肺动脉舒张压增高,提示肺动脉高压。

(6)估计瓣膜病变:通过测量跨瓣膜压差,可以诊断三尖瓣和肺动脉瓣狭窄。三尖瓣跨瓣膜压差为 CVP 与右室舒张末期压差,肺动脉跨瓣膜压差为右室收缩压和肺动脉收缩压差。二尖瓣病变通过 PCWP 波形的变化可以反映,二尖瓣关闭不全时表现为异常 v 波,代表反流的血液进入到左房,肺静脉压升高,慢性二尖瓣关闭不全,左房顺应性较高,尽管反流量大,也可不表现出很高的 v 波。

(7)发现心肌缺血:心肌缺血时导致心肌顺应性下降,左室舒张末期压(LVEDP)明显增高,心肌缺血与 LVEDP 或 PCWP 升高有明显相关性。通过观察 PCWP 波形和压力,可以早期诊断心肌缺血,波形中用现异常 a、c 波＞15mmHg 或 v 波＞20mmHg 时,提示明显心内膜下缺血,当出现明显透壁心肌缺血时,肺动脉压和 PCWP 升高更明显。

(8)评估循环状态,正确指导用药:通过测量心排血量(CO)和其他衍生参数,评估循环状态,正确指导正性肌力药、血管扩张药和液体治疗。

(9)区别心源性和非心源性肺水肿:肺栓塞、慢性肺纤维化以及任何原因引起肺血管阻力增加时,肺动脉收缩压和舒张压均增高,而 PCWP 正常或降低。肺动脉舒张压和 PCWP 之间的压差达到 6mmHg 以上,表示有原发性肺部病变存在。若再结合动静脉血氧差,就可鉴别心源性抑或肺源性。

(10)评估氧供/需平衡:评估来自肺动脉的混合静脉血,计算混合静脉血氧含量和测量混合静脉血氧饱和度(SvO_2),对于计算肺内和心内分流非常有用,可以间接的评估氧供和氧耗的平衡。

(11)右室射血分数:使用右室射血分数导管,计算右室射血分数和舒张末容积的计算。当怀疑右室功能损害时,推荐使用。

3.插管技术

(1)中心静脉穿刺:消毒铺巾,中心静脉穿刺,置入鞘管。

(2)插入肺动脉导管:根据压力、波形和插管的深度,判断导管所到达的位置。

1)肺动脉导管进入至 20cm 处,相当于右房水平,气囊充气 1.0～1.5mL。缓慢插入导管,并通过依次观察右房压、右室压、肺动脉压、PCWP 的变化判断导管位置。

2)当到达右室时,应避免心律失常。出现跨瓣压力变化,加送 2～3cm,以免导管尖返回。当较难进入右室时,比患者深呼吸增加肺血流,抬高头部或左右调节体位,用冷盐水冲洗管道使其变硬,可能有所帮助。特别困难者暂时放于右房,术中由心脏外科医师协助置入。

3)进入肺动脉后,缓慢进入,嵌顿后放气,观察波形变化,确证进入肺动脉。然后后退 0.5～1.0cm,减低肺动脉破裂危险。在气囊未放气时,禁止后退,以免肺动脉和三尖瓣撕裂、套囊破裂。

4.适应证　大部分患者围手术期并不需要 PAC 监测,选择时权衡利弊。

(1)严重左心功能不良、重要脏器合并症,估计术中血流动力学不稳定的心脏瓣膜病患者。

(2)合并严重肺动脉高压、右心功能不全、慢性肌塞性肺病、肺动脉栓塞患者。

(3)终末期心脏进行心脏移植患者。

(4)缺血性心脏病左室功能差,左室射血分数＜0.4;左室壁运动异常;近期心肌梗死(＜6个月)或有心肌梗死并发症;严重心绞痛;明显左主干狭窄(＞75%);同时合并瓣膜病患者。

(5)多器官功能衰竭患者。

(6)估计术中血流动力学极不稳定的胸腹主动脉瘤手术患者。

5.禁忌证

(1)三尖瓣或肺动脉瓣狭窄:导管不容易通过瓣脱口,造成对血流的阻塞加重。

(2)右房或右室肿物:导管可以造成肿块脱落,引起栓塞。

(3)法洛四联症:因右室流出道阻塞,流出道可能痉挛。

(4)严重心律失常:存在恶性心律失常危险的患者,慎重选用。

(5)新近置入起搏导线:置入或拔出导管对起搏导线造成危害。

6.并发症

(1)心律失常:室性期前收缩(早搏)最多见,发生率约10%。致命性心律失常罕见。PAC对右束支的压迫可以引起暂时性右束支传导阻滞(发生率可高达3%),故合并有左束支传导阻滞,可能引起暂时性完全性房室传导阻滞,备好临时起搏器或插入起搏导管。

(2)肺动脉破裂:发生率为0.064%～0.2%,死亡率高达46%,多发生在抗凝治疗者。临床表现为突然咳嗽,气管内出血。危险因素有高龄、女性、肺动脉高压、二尖瓣狭窄、凝血障碍、导管插入过深和气囊充气过度等。

(3)肺梗死:气栓、血栓和导管阻塞。通常无明显症状,在保留导管期间,如果自动出现PCWP,表示导管头端已嵌顿,及时后退,避免发生肺梗死。

(4)医源性监测并发症:由于导管位置、传感器或监测仪器等错误原因,提供了不正确的信息,致使判断失误,导致临床处理错误。

(5)其他:穿刺并发症、心内血栓形成、导管缠圈和打结、损伤肺动脉瓣或三尖瓣、心内膜炎、心脏穿孔、套囊破裂、出血等。

7.PAC监测及衍生参数

(1)肺动脉压:反映右室功能、肺血管阻力,舒张压可估计左房充盈压。正常收缩压15～30mmHg,舒张压6～12mmHg,平均压(MPAP)10～18mmHg。

(2)PCWP:由气囊充气测得远端的肺动脉楔压,间接反映LAP和LVEDP,估计左室前负荷,正常值为8～12mmHg。

(3)右房压:通过肺动脉导管右房位置侧孔测量。正常值为6～8cmH$_2$O。

(4)CO和心指数(CI):借助Swan-Ganz导管,通过温度稀释法测量,反映整个循环系统的功能状态,正常值4～8L/min。因心排血量与机体的氧耗和代谢相关,故常规用心脏指数代替,反映单位体表面积(BSA)的心排血量,GI=CO/BSA,正常值2.5～4.0L/(m^2·min)。

(5)外周血管阻力(SVR):反映了体循环的血管阻力,SVR=80×(MAP−CVP)/CO。正常值700～1600dyn·s/cm^5。

(6)肺血管阻力(PVR):反映肺循环的血管阻力,PVR=80×(MPAP−PCWP)/CO。正常值40～130dyn·s/cm^5。

(7)每搏量指数(SVI):反映容量和心室收缩力,SVI=CI/HR×1000。正常值40～60mL/(m^2·beat)。

(8)左室每搏功指数(LVSWI):估计左室做功,反映收缩状态,LVSWI=(MAP−PCWP)×SVI×0.0136。正常值45～60(g·m)/m^2。

(9)右室每搏功指数(RVSWI):估计右室做功,反映收缩状态。RVSWI=(MPAP−CVP)×SVI×0.0136。正常值5～10(g·m)/m^2。

(五)心排血量

1.概念 心排血量(CO)是指心脏每分钟输出到体循环或肺循环的血量,反映心脏泵功能的重要指标,受心肌收缩性、心率、前负荷和后负荷等因素影响。正常值4～8L/min。

2.临床意义

(1)评估整个循环系统的功能状态。通过测量或计算的血流动力学指标,指导针对循环系统的各种治疗,使用药物、输血和补液等。因此,特别对危重患者的围手术期治疗很有价值。

（2）心排血量的决定因素为心脏前负荷、后负荷、心率和心肌收缩力。

3. 有创性监测

（1）Fick 法：根据 Fick 原理，机体的氧供等于氧耗，通过测定氧耗量和动静脉氧含量差来测定 CO。前提为机体处于氧代谢的供需平衡状态，机体氧摄取等于肺的氧摄取量。因为重复性和准确性较高，常被看作测量 CO 的金标准。临床上很少应用。

（2）染料稀释法：将无毒染料（吲哚花青绿或亚甲蓝），通过静脉注入，连续动脉采样，测定染料浓度随时间的变化，做出时间－浓度曲线，用微积分法求出曲线下而积，即得出 CO。如果患者存在心内分流，此法在时间－浓度曲线上可以反映出来。存在左向右分流，则曲线峰浓度降低，消失时间延长，再循环峰消失。存在右向左分流，则曲线峰浓度前移。不需要肺动脉导管。

（3）温度稀释法：需要插入 PAC 导管，临床上最常用。将冷盐水（低于血液温度）快速注入心房，盐水随血液流动而稀释，血液温度也随之变化，温度感受器探测到流经肺动脉的盐水温度变化，即温度稀释的过程，得到温度－时间稀释曲线，通过 Steward－Hamilton 方程计算出 CO。临床使用的连续心排血量测定（CCO），基于同样的原理。通过 PAC 在右心房连续向血液内发放小的脉冲能量，而在末端的温度感受器记录血温的变化，发放的能量曲线与血温的变化之间存在相关性，从而得到温度－时间稀释曲线。

影响因素有：

1）注射盐水量：微机对 CO 的计算与注射盐水的量有关，注射容量必须准确。如果注射容量少于微机规定，测量数值可能较高。临床上有 3、5、10mL 多种注入量。在 0℃ 或室温，以 10mL 注入的可重复性最好。

2）注射液温度：围绕注射冰盐水或室温盐水有争议。过去认为注射盐水温度与血液温度之间的差值越大，准确性越高。现在的研究结果不支持这一观点，认为如果测定温度与实际温度有别，则数值较大。例如，升高 1℃，则 CO 可以估计过高达 3%。因此，室温盐水（15～25℃）较冰盐水可能有更高的准确性，目前临床上多采用此法。但注射盐水的温度必须保持准确和恒定。

3）分流：心内存在分流，将导致 CO 值不准确。在右向左分流（如法洛四联症）测得 CO 值偏低，左向右分流无明显影响。肺循环和体循环中存在交通则不能使用。当用温度稀释法测量的 CO 值与临床不符合时，应考虑是否存在分流。

4）准确性及可重复性：准确性指测量值反映真实心排的能力，温度稀释法的技术误差不应超过 10%。可重复性指测量值的稳定性，临床上多采用 3 次注入法，即取曲线相关良好的 3 次数值的平均值，或 5 次注入法，去掉最大和最小值的平均值。

5）呼吸的影响：可以导致 10% 的差别，与肺血流的变化有关。

6）导管位置：肺动脉导管必须到位，否则将得不到准确的曲线。

7）病理因素：患者的不同病理可影响心排血量测定的准确性。在伴有三尖瓣反流或心内双向分流的患者，心排血量的测定值通常偏低，而房颤患者因每搏心排血量的变化很大，应在一段时间内反复多次测定，并取其平均值。

8）其他：如同时输入静脉液体、患者体位、注射速度等。

4. 无创性监测

（1）心阻抗容积图：利用心室射血期间阻抗的搏动性变化，来测定左心室收缩时间并计算出每搏量。特点为简单快速,电极放置不当是错误的重要来源临床上尚未被广泛接受。

(2)超声多普勒法:利用超声波的多普勒效应,无创性地对主动脉血管的血流速度进行检测,同时测量主动脉的横截面积,从而计算出心排血量,即心排血量=平均血流速度×横截面积。通过测量心脏瓣膜的血流量及瓣膜面积也可以计算出心排血量,经瓣膜测量得到的心排血量包括冠状动脉血流量,理论上更接近于实际值。

1)经气管多普勒:连续监测心排血量,若输入平均动脉压和中心静脉压等数值,可以计算外周血管阻力等他血流动力学指标。探头安置在气管导管,将导管固定在气管隆突上方,靠近主动脉弓下方位置,即升主动脉血流速度最大的部位,以获得最佳多普勒信号。最佳信号导管位置的平均深度,男性为21~24cm,女性为20~23cm。缺点为患者必须气管插管;操作要熟练,需要反复调整导管位置,费时;可靠性和敏感性较差;胸骨切开后和心脏手术操作时牵涉到主动脉,影响其准确性。

2)经食管或锁骨上窝超声法:胸骨上窝超声可探测到升主动脉,食管超声可探测到降主动脉。通过测量主动脉截面积及血流速度,计算出心排血量、射血分数和其他许多参数。以经食管超声(TEE)的准确性最好,甚至可以临时代替PAC测量血管内容量状态。

三、外科ICU心电监护管理常规

外科ICU心电监护管理常规包括如下内容。

1.凡在ICU诊治的患者,要求24h实时监测心电示波。

2.心电监护的观察项目包括 心率、心脏节律、心脏传导、T波、ST段改变、Q—T间期。

3.发现有异常情况时应及时判断(包括更换监护导联以排除误差),怀疑有异常时应做心电图,并与术前的心电图对比作出准确的判断。

4.特殊患者 如应用胺碘酮等药物时,需要根据情况观察O—T间期等项目。

5.心电监测 应严格按照要求选择电极的粘贴位置,保证其各监护导联波形的正确、准确、清晰。

6.粘贴电极的导线要顺畅,不打结;不能够让患者背部压住导线,不影响患者的休息和康复。

7.特殊患者 如同时应用IABP或同时进行除颤器监护时,应根据情况合理安排电极位置。

8.电极粘贴位置,应不影响危重患者的抢救,尤其是除颤。

9.所有心电监护导联,必须按照要求放置5个标准位置的电极片。

10.当发现心电监护导联监护效果不佳时,应迅速寻找原因,一般最常见为电极的粘贴松动,如果更换电极后仍然效果不佳,必须迅速寻找相关人员解决。

11.对自己不能立即解决的心电监护问题,应立即更换备用监护仪,或应用除颤器心电监护功能保证心电监护的正常进行。

12.监护电极24h必须更换新的电极片,以保证其监护效果和便于清洁。

13.以上项目为每一班的常规交接班内容,必须进行详细交接班。

操作人员必须熟悉监护导联的构成原理,并能够利用之进行判断。

四、外科ICU动脉置管管理常规

外科ICU动脉置管管理常规包括:

1. 术后 24h 必须进行有创压力监测,之后根据情况延长监测时间。

2. 动脉有创血压是 ICU 的重要监测项目之一,凡是留置动脉置管的患者,常规进行有创压力监测。

3. 动脉压力包的压力保证在 250～300mmHg。

4. 压力包肝素盐水,24h 更换一次,并随时检查剩余量,不足时随时更换。

5. 动脉接头、传感器及传感器相接的三通、注射器应保持无菌状态,每次抽取动脉血后,务必冲洗干净不得有残留的血迹。

6. 三通和注射器相接接口必须有无菌 5mL 注射器相接,绝对不允许空置而导致动脉延长管道污染。

7. 动脉穿刺处:每日早班更换新的辅料,用透气贴膜粘贴固定、同时再用胶布固定 2～3 道,并用笔在贴膜上注明更换日期。

8. 与传感器相接处的三通,每日在无菌条件下更换一次,发现有污染或有血迹无法清除时随时更换。

9. 动脉延长管道走行,在腕关节处开始,绕过拇指、食指处返回于前臂,整个行程应充分固定,防止脱落。其他位置的动脉置管的固定,应该具体情况在保证充分固定的情况下,便于临床操作。

10. 重症患者,进行全封闭管理。

11. 在患者体位发生改变时,应及时进行新的零点校正,同时调整零点平面位置与右心房同一水平,确保监测结果的准确。

五、中心静脉导管的管理细则

中心静脉导管的管理包括如下内容。

1. 中心静脉导管直接与心脏循环相连,应严格无菌,减少由此带来的并发症。

2. 每天早晨,由专门护士仔细查看其穿刺局部的颜色,是否有红肿,是否有分泌物,并用碘伏将局部彻底清洗干净,同时换上新的透气辅料,并在辅料上注明更换的时间。

3. 中心静脉导管局部的情况,是否合并有全身的感染,局部的三通、注射器、管道是否干净为每日交接班的一项内容。

4. 所有在 ICU 的患者常规行中心静脉压实时监测,特别平稳、住院时间长的个别患者,不监测时需经二线医师同意。

5. 原则 深静脉导管大于 7d,感染机会增加,应由二线医生决定是否更换。

6. 导管培养 包括导管尖端和皮下端的细菌培养。

(1)怀疑有中心静脉导管局部感染者。

(2)怀疑合并中心静脉导管菌血症者,同时进行外周血细菌培养。

7. 与中心静脉带管相连三通、输液管道必须严格无菌操作,保持干净清洁。

8. 所有与中心静脉带管相连的三通、输液管道 24h 必须更换(一般在早晨)。

9. 注射器泵的管道、输液管道、给药管道明确标识,严格区分。

10. 特殊患者需要进行封闭管理 即所存经中心静脉的给药均通过留置于其上的肝素帽,在严格消毒、无菌的情况下,用注射器针头穿过肝素帽给药,整个中心静脉导管不开放。

11.中心静脉压

(1)用于测量中心静脉压的异管,应和动脉管道一样,应用压力包及时冲洗,防止静脉前端的血栓形成。

(2)中心静脉压测定应保持管道畅通,压力波形正常。

(3)遇波形不佳时,应随时冲洗,保持其畅通,确保其测量的准确性。

(4)调整患者体位时,应同时校正中心静脉压的零点,调整传感器零点的平面。

12.临时不用的中心静脉压导管 保持严格无菌管理,应用无菌肝素帽密封,6h重新在严格消毒情况下,用注射器注入新的肝素盐水。24h在无菌消毒的情况下更换新的肝素帽。

六、术后心电图的管理细则

ECG是心血管外科术后尤其是冠心病搭桥术后早期有无心脏缺血的重要的监测指标,具有准确、快速的特点;可连续、动态观察;对于早期诊断具有非常重要的意义。

1.术后患者返回ICU后,在与手术室进行完各种交接后。

2.30min内完成第1份ECG,并在ECG上注明姓名和做心电图的时间。

3.常规CABG患者要求每日1次心电图检查。

4.其他如瓣膜病、先心病、大血管手术等每日白班进行一次心电图检查,如同时合并有心电图的异常,则需要随时检查。

5.每份心电图均应仔细观察 心脏节律、心率、T波、ST段改变、传导时相是否正常、Q—T间期时间等相关项目。

6.如有心肌缺血的心电图提示,应在30min后重新复查心电图。同时进行心肌酶学(TnT,其他心肌酶学检查)检查。

七、血气标本的留取及结果观察细则

1.标本的留取

(1)肝素化注射器:用1mL注射器,抽0.9％生理盐水(125mL加入肝素12500单位)0.5mL,然后将其注射出,将注射器内的所有液体彻底冲出,致使注射器内没有残留的可以看得到的液体为准。

(2)取血标本:用5mL的注射器先将动脉延长管中的肝素液体抽出到有全血时,将其排掉;然后再次抽出5mL全血,用肝素化的注射器抽取标本血0.5mL。再将原来的5mL血液重新注入动脉延长管,用肝素化的液体将动脉延长管冲洗干净。

(3)在整个动脉抽血过程中,三通始终保持标本与动脉冲洗液是关闭的。以防止在三通与动脉冲洗液连通时有液体经加压包方向流入预测的标本,从而造成血液标本的稀释和血钠的增加。

2.标本的测定

(1)在将血标本插入血气采样针前,一定要将标本充分遥匀,防止血细胞下沉造成的压积偏少,从而影响整个测量结果。

(2)在血气的测定时,务必输入:

1)患者病案号,如时间过久输入抽取标本时间。

2)吸入氧浓度,如为面罩吸氧:21＋4×氧流量;双吸氧时请在化验结果上注明。

3)标识:动脉、静脉、混合静脉血。

4)抽血时患者的体温。

3. 标本结果的判定

(1)如患者在 2 次化验血红蛋白相差>0.6g/dl 时,如不能除外有出血后的血液稀释,则高度注意在抽血过程(血液稀释);或作血气过程中没有遥匀。如同时伴有其他的电解质指标相应下降,则应注意。如认为必要则重新抽取标本检查。

(2)如患者的血气标本有任何一项结果高于/低于正常,则应通知医生,以决定是否需要处理(在血气结果上会有相应的"﹡",在左边为偏低,在中间为正常值,右边为高于正常)。

· pH	$7.350\sim7.450$
· $PaCO_2$(mmHg)	$35.0\sim45.0$
· PaO_2(mmHg)	$70\sim108$
· SaO_2(%)	$95\sim100$
· HCT(%)	$33\sim45$
· Hb(g/L)	$100\sim150$
· Na^+(mmol/L)	$135.0\sim145.0$
· K^+(mmol/L)	$3.50\sim5.00$
· Cl^-(mmol/L)	$98.0\sim106.0$
· Ca^{2+}(mmol/L)	$1.15\sim1.20$
· Mg^{2+}(mmol/L)	$0.53\sim0.67$
· GLU(mg/dl)	$80.0\sim120.0$
· LAC(mmol/L)	$0.40\sim1.0$
· BUN(mmol/L)	$5.0\sim12.9$
· BE	$-1\sim3$

(孟庆涛)

第八章　心血管系统急危重症

第一节　心力衰竭

一、心力衰竭概述

心力衰竭(简称心衰)亦称为心功能不全,是由于初始的心肌损害和应力作用,包括收缩期或舒张期心室负荷过重和(或)心肌细胞数量和质量的变化(节段性如心肌梗死,弥漫性如心肌炎),引起心室和(或)心房肥大和扩大(心室重塑),继以心室舒缩功能低下,逐渐发展而成,常是各种心脏病的严重阶段和最终结局。由于心脏泵血功能减退,其排出的血量不足以维持机体组织代谢的需要而产生一系列临床症状的病理生理综合征。

心衰迄今尚无统一分类法,按发病的缓急,可分为慢性和急性心衰,前者常称为充血性心衰,后者如由急性心肌梗死所致亦称为急性泵衰竭,而心源性休克可视为泵衰竭的极型。在疾病发生、发展过程中,慢性心衰可急性加剧,同理急性心衰经适当治疗后亦可演变为慢性心衰。按主要受累心腔不同,可分为左侧心力衰竭(简称左心衰竭),包括左心房和(或)左心室衰竭、右侧心力衰竭(简称右心衰竭)[包括右心房和(或)右心室衰竭]和全心衰竭。根据心排血量属于绝对降低或相对不足,可分为低排血量型心衰和高排血量型心衰。因心室充盈受阻或舒张功能障碍所致的心衰则称为顺应性降低型心衰。

近年来,根据血流动力学及病理生理角度进行分类颇为实用,大致可分为以下几类。

1. 原发性心肌收缩力减退和舒张障碍,包括各种原因所致心肌炎、心肌病,以及缺血性心脏病、心肌变性、坏死、中毒、代谢障碍等所致心肌舒缩功能减退。

2. 心室前负荷过重,亦称为舒张期或容量负荷过重,病因包括各种原因所致瓣膜关闭不全、心内和(或)大血管内分流性疾病,如房、室间隔缺损,动脉导管未闭,主动脉窦瘤破裂,动静脉瘘等。

3. 心室后负荷过重,亦称为收缩期或压力负荷过重,包括各种原因所致肺动脉高压,体循环高压(原发或继发性高血压),左、右心室流出道狭窄以及主、肺动脉口狭窄等。

4. 心室前负荷不足,导致左和(或)右心房、体和(或)肺循环淤血,这类疾病包括二尖瓣狭窄、三尖瓣狭窄,心房黏液瘤,心包积液致心脏压塞、缩窄性心包炎和限制型心肌等。

5. 高动力循环状态,包括甲状腺功能亢进、贫血、维生素 B_1 缺乏、体循环动静脉瘘等。

根据心衰时心脏的收缩和舒张功能状态,又可将其分为收缩障碍性心衰及舒张障碍性心衰。前者以心肌收缩功能下降导致肺、体循环淤血为主;后者则表现为心室舒张缓慢、充盈延迟,使心室充盈不足,伴或不伴有左室舒张末压的升高。两者在治疗上均有相异之处,尤其舒张障碍性心衰的治疗已受到普遍重视。此外,尚有收缩舒张功能均有障碍的混合型心衰。

认识上述分类法,使临床上对不同原因所致心衰治疗上会有所侧重,如原发性心肌收缩力减退应着重改善心肌功能;主要由于后负荷过重所致心衰,除按一般心衰治疗原则外,应着重降低血管阻力和减轻心室面对的射血阻抗;相反,以前负荷过重所致心衰,则应从减少静脉回流入手,适当应用静脉扩张剂和利尿剂,以此类推,这样就可避免无论何种原因所致心衰均千篇一律地按常规治疗的倾向。上述有关心衰的分类法本身具有一定的含义,对指导临床工作有一定的实际意义。

二、充血性心力衰竭

充血性心衰亦称为慢性心衰或慢性心功能不全。它是指慢性原发性心肌病变和心室因长期压力或容量负荷过重,致心肌收缩力减弱,心室顺应性降低,导致心排血量降低。早期机体通过各种代偿机制,包括根据 Frank—Starling 定律的内在反射机制,即当心排血量减少导致心室舒张末期容量和室壁张力增加,心腔扩大时,使心肌细胞伸张增加,在适当范围内可使心肌收缩力增加;通过颈动脉窦及主动脉弓压力感受器,反射性地兴奋交感—肾上腺素系统的外在后备机制,提高心率和加强心肌收缩力;通过肾素—血管紧张素—醛固酮系统调整血容量,以及心肌细胞肥大、心腔扩大等一系列代偿机制,使心排血量尚能满足机体需要时称为代偿期。后期即使通过充分代偿机制也不能维持足够的排血,以及神经体液激素过度激活、心脏重塑,使心功能进一步恶化,称为失代偿期。

根据充血性心衰首先或主要发生在那一侧心腔,可分为左心衰竭、右心衰竭和全心衰竭 3 种临床类型。分述如下。

(一)左侧心力衰竭的诊断

左心衰竭是指左心不能将肺静脉回流血液充分排出,引起肺淤血和动脉系统缺血,重要脏器供血不足。左心衰竭可进一步分为左心房衰竭和左心室衰竭。前者常见病因有二尖瓣狭窄、左心房黏液瘤、左心房巨大血栓或赘生物阻塞二尖瓣口,导致左心室充盈受阻,左心房淤血、扩大,继而导致肺淤血;后者常见病因包括高血压、缺血性心脏病、心肌炎、心肌病、主动脉瓣狭窄和(或)关闭不全、二尖瓣关闭不全、克山病、急性肾小球肾炎,以及室间隔缺损、动脉导管未闭、主动脉缩窄等先天性心脏病。

1.临床表现特点

(1)呼吸困难:是最主要的临床症状,根据病情轻重,由开始仅在剧烈运动或体力劳动后出现呼吸困难,直至轻微活动甚至休息时也感呼吸困难,当肺淤血和肺水肿严重时可出现端坐呼吸或夜间阵发性呼吸困难等。此外,可伴有咳嗽、咯血、咯白色或粉红色泡沫样痰(急性肺水肿)、乏力、发绀、心悸等症状。严重者可出现潮式呼吸,系脑部严重缺血、缺氧所致。

(2)不同病因的心脏病尚有不同病史:并可出现相应的特殊症状,如缺血性心脏病患者可有心绞痛、心肌梗死、乳头肌功能不全等表现;高血压患者有头晕、头痛,甚至脑血管意外的症状;二尖瓣狭窄者可有风湿热史和声音嘶哑;而肥厚型心肌病者可有昏厥史等。

(3)左心室衰竭者常有心浊音界向左下扩大(左心室肥大):心尖区呈抬举性搏动,心率加快,第一心音减弱,出现各种心律失常,心尖区可有收缩期吹风样杂音(左心室扩大,二尖瓣相对关闭不全),常有病理性第三心音、第四心音(奔马律),脉搏强弱交替(即交替脉)。此外,不同心脏病尚可出现相应体征,如主动脉瓣病变可在相应瓣膜区出现收缩期或舒张期杂音;室间隔缺损可在胸骨左缘第三、第四肋间出现 3 级以上收缩期杂音;二尖瓣关闭不全者在心尖区有 3 级以上收缩期反流性杂音等。肺底有小水泡音,可伴哮鸣音,约 1/4 患者有胸腔积液体征。左心房衰竭临床上以二尖瓣狭窄和左房黏液瘤最常见,除有肺水肿体征外,可有第一心音亢进,心尖区舒张期杂音,前者尚有二尖瓣开瓣音,后者可出现肿瘤扑落音。当肺动脉高压时,可出现肺动脉瓣第二音亢进和格雷厄姆·斯蒂尔(Graham Stell)杂音等体征。

2.实验室及其他辅助检查特点

(1)胸部X线检查:常有左心室和(或)左心房扩大,肺淤血或肺水肿征,出现Kerley B线(肺淋巴管扩张,肺小叶间隔变粗所致)。不同病因尚有相应X线表现,如主动脉瓣病变心脏常呈靴型心,主动脉增宽、伸长等;而二尖瓣狭窄常呈梨形心改变,食管吞钡常有左心房局限性压迹等。慢性左心衰竭患者尚可有胸腔积液X线征。

(2)心电图:左心房和(或)左心室肥大、ST-T改变,V_1导联P波终末电势负值增大≤-0.02mm/s。此外,可出现各种心律失常图形,左心房明显扩大者,尤其是二尖瓣狭窄、扩大型心肌病,常出现心房颤动。

(3)超声心动图:除可直接显示瓣膜病变、室间隔缺损和其他先天性畸形外,尚可检测心腔大小和室壁活动情况,并可作有关心功能检查,对确立左心衰竭的病因、衡量病变严重程度和估价心功能状况颇有帮助。

(4)B型利钠肽(BNP):在急诊情况下结合临床评估应用,可有助于鉴别引起呼吸困难的原因是心力衰竭还是其他原因,应用这种方法可减少住院时间与治疗费用。

(5)其他检查:在某些情况下,左心室功能不全程度尚可用左侧、右侧血流导向气囊导管(Swan-Ganz导管)和心血管X线电影造影术等创伤性检查,以及放射性核素扫描、血池显像,收缩时间间期测定、超声多普勒彩色血流显像或频谱分析等无创性方法予以评价。常用指标有容积指数、心排血量、心排血指数、射血分数、肺毛细血管楔嵌压等。

(二)右侧心力衰竭的诊断

右心衰竭是指右心不能将静脉回流血液充分地排出,引起体静脉系统淤血和动脉系统供血不足。常继发于左心衰竭所致肺动脉高压,也可因肺源性心脏病、肺动脉栓塞、肺动脉瓣狭窄或关闭不全、原发性肺动脉高压症、房间隔缺损、法洛四联症、主动脉窦瘤破入右心、心肌炎、心肌病、甲状腺功能亢进性心脏病等疾病所致。

1.临床表现特点

(1)常有尿少,夜尿增多,胃肠道淤血症状如恶心、呕吐、食欲减退等,也可出现心悸、气促、乏力等症状

(2)体循环淤血征象,包括下垂性水肿、胸水、腹水、颈静脉怒张并搏动、肝颈静脉反流征阳性、发绀、腹胀、肝肿大,甚至出现黄疸、心源性肝硬化等。

(3)可有相应心脏病的有关体征,因右心衰竭多继发于左心衰竭基础上,故常有左、右心扩大,心前区抬举性搏动,肝有扩张性搏动,以及三尖瓣听诊区有收缩期杂音(三尖瓣相对性关闭不全)、右心室性和第三心音或奔马律。

2.实验室及其他辅助检查特点

(1)X线检查:可有右心或左、右心扩大,上腔静脉和奇静脉扩张,可伴有双侧或单侧胸腔积液征。

(2)心电图:右心房、右心室肥大、ST-T改变,电轴右偏等。

(3)超声心动图:常有右心房、右心室肥大,右心室流出道增宽,以及相应心脏病改变。

(4)其他:静脉压明显增高。重度右心衰竭时可有肝、肾功能异常。

(三)全心衰竭的治疗

同时伴有肺循环和体循环淤血表现,其临床表现为左、右侧心力衰竭征象的综合,但可以某一侧心衰为主。不少右心衰竭是继发于左心衰竭,一旦出现右心衰竭后,肺淤血和左心衰

竭的症状反而得以部分缓解。

心衰的治疗应包括病因、诱因的防治和心衰本身的治疗两个方面,分述如下。

1.病因的防治　病因的治疗应视为治疗心衰的基本措施。不少心脏病的病因是可以根治或控制的,因此必须认真对待,如多数先天性心脏病若能及时诊断,可以获得手术根治,若迟至发生不可逆性的血流动力学变化时,如原先左向右分流变为右向左分流,则往往会失去手术时机,心衰也难以纠治。先天性或获得性心瓣膜病变可通过介入性球囊导管扩张术、分离术、瓣膜修补成形术或人造瓣膜置换术,使患者心功能状态获得明显改善。脚气性心脏病、贫血性心脏病、甲状腺功能亢进性或甲状腺功能减退性心脏病,若能及时诊治,均可阻止心衰的发生,或使心衰明显好转或消失。高血压患者采用有效的降血压措施,可以有效地控制心衰。缺血性心脏病、心肌炎、心肌病等通过适当的内科治疗,也可使病情改善。因此,针对病因作相应治疗,在防治心衰方面具有重要的价值。

控制或消除心衰的诱因。患者心功能的恶化常常与某些诱因有关,控制或消除这些诱因常能使患者的心功能明显改善,起到事半功倍的作用。临床上心衰最常见诱因包括感染,特别是呼吸道感染、严重心律失常、过度疲劳、风湿活动、情绪激动或忧虑、过度劳累、肺栓塞、妊娠和分娩等,必须针对诱因进行相应治疗,如应用抗生素控制感染、应用抗心律失常药物或电治疗消除心律失常、应用激素或阿司匹林治疗风湿活动等。

2.心力衰竭本身的治疗　包括减轻心脏负荷、提高心肌收缩力、改善心脏泵血功能等。减轻心脏负荷的措施有休息、镇静、限制水钠摄入,应用利尿剂和容量血管扩张剂以降低心脏前负荷,使用阻力血管扩张剂以降低心脏后负荷。提高心肌收缩力的措施主要是应用洋地黄类及其他正性肌力药物,改善心室重塑应使用β受体阻滞剂和血管紧张素转换酶抑制剂,现分述如下。

(1)休息:休息是减轻心脏负荷和能量消耗的重要措施之一,但休息的程度应根据心衰的轻重而定。心功能属于轻度降低者,可根据具体情况允许做一些轻度活动;而心功能3~4级者,则应卧床休息急性左心衰竭者宜采取半坐卧位。但是长期卧床休息易发生静脉血栓、肢体废用性萎缩、食欲减退等症状。因此,待病情改善后应鼓励患者做轻度力所能及的活动,做到劳逸结合,这样有利于康复。必须指出,休息不仅仅局限于体力上的休息,亦应包括脑力、精神上的休息,对于焦虑、烦躁不安、失眠的患者,可酌情应用镇静剂,如地西泮等,同时要做好耐心细致的思想工作,取得患者的配合,树立战胜疾病的坚强信心。

(2)限制水钠摄入:心衰患者的饮食宜清淡和少食多餐,食物应富含维生素和易于消化,并注意热量平衡。对于肥胖、冠心病患者宜低热量、低脂饮食,适当减轻体重。长期营养不良的慢性患者则要保证营养,提高体质。鉴于心衰的水肿与静脉及毛细血管淤血、细胞外液增加有关,而水肿的发生多继发于钠的潴留。因此适当限制钠的摄入对消除水肿有效。一般认为轻度心衰者每日氯化钠摄入应控制在5g以下,中度心衰者2.5g,重度心衰者不超过1.0g,而不加盐的正常人饮食中每日约含氯化钠2~4g。因此,对于重度心衰或顽固性心衰者,必要时应采取戒盐饮食。但是长期的严格戒盐往往会影响患者的食欲,必须权衡利弊。近年来,由于各种利尿剂不断问世,目前过分严格地限制钠盐摄入已无必要,特别是大量利尿时,有时由于钠盐排泄过多会造成低钠血症,而血钠过低亦会影响利尿剂的疗效,应予注意。在限钠情况下,水分一般可不加限制,但重度心衰、明显水肿者,每日水分摄入应控制在2000mL左右。

(3)利尿剂的应用：经适当限制水钠摄入后仍有水肿者,可使用利尿剂,它可消肿、减少血容量和减轻心脏前负荷。此外,利尿剂亦能降低血压而减轻心脏后负荷,从而增加心排血量,改善心功能。

1)噻嗪类：大多数噻嗪类利尿剂口服后迅速吸收,口服 2h 左右达血浓度高峰,作用持续15h 以上,多数以原形药从尿中排出,主要由近曲小管分泌。其作用部位是髓襻升支粗段的皮质部,抑制该段肾小管对氯化物、钠及水的重吸收,从而促进肾脏对氯化钠的排泄而产生利尿作用。同时由于转运到远曲小管钠增加,遂与钾进行交换,促进了钾的分泌和丢失,故长期使用可引起低钠、低氯和低钾血症及碱血症。不良反应除可造成上述电解质紊乱外,尚可引起高尿酸血症,这是由于在近曲小管,噻嗪类可与尿酸竞争同一载体,干扰尿酸分泌,致血中尿酸浓度增高,也可使血糖升高,这是由于噻嗪类能抑制胰岛素的释放及葡萄糖的利用所致。为了减轻上述不良反应,服药期间要补充钾盐或潴钾利尿剂联用。合并糖尿病、痛风的患者应慎用。

常用制剂有以下几种：①氢氯噻嗪 25mg,每日 2～3 次。②苄氟噻嗪 5mg,每日 1～2 次。③环戊氯噻嗪 0.25mg,每日 2 次。④氯噻酮 50～100mg,每日 1 次。

噻嗪类属中效利尿剂,一般适用于轻、中度充血性心衰的治疗,对于急、重度心衰或顽固性心衰。则需与其他利尿剂合用,或改用强利尿剂。长期服用时,使用最小维持量,必要时间歇服用,这样不仅利尿效果较好,且可减少水、电解质紊乱。

2)袢利尿剂：该类药物主要作用于髓襻升支的髓质部及皮质部,抑制其对钠、氯的再吸收,促进钠、氯、钾的排出和影响肾髓质高渗透压的形成,从而干扰尿的浓缩过程。此外,对近曲小管、肾小球滤过率也有作用。本类药物属强利尿剂,视病情可口服或注射,主要适用于急性心衰和重度充血性心衰的患者。

常用制剂有以下几种：①呋塞米：20～40mg,每日 1～3 次,口服后 20～30min 开始利尿,1～2h 达高峰,持续 6～8h;20～40mg,每日 1～2 次,肌内注射或静脉注射,注后 2～5min 开始利尿,30～90min 达高峰,持续 4～6h;对于严重顽固性心衰、明显水肿者,有时可采用冲击剂量,每日用量可达 400～600mg,分次静脉注射或静脉滴注,待利尿和心衰改善后减量,常能取得较好疗效;由于本药属强利尿剂,不良反应包括水、电解质紊乱,低血容量、低血钾、低血氯性碱中毒,长期应用可使听力减退、高尿酸血症和胃肠道症状;为了避免不良反应,一般从小剂量开始,酌情加量,并适当补充钾盐或与潴钾利尿剂联用,以避免水、电解质紊乱。②依他尼酸：其作用机制与呋塞米相似,但毒副反应较大。一般剂量为 25～50mg,每日 1～2 次,服后 30min 开始利尿,2h 达高峰,持续 6～8h;静脉注射 25～50mg,注后 2～10min 开始利尿,1～2h 达作用高峰,持续 2～3h。③布美他尼：其作用与呋塞相似,1～2mg,每日 1～2 次,口服,服后 30min 开始利尿,1～1.5h 达高峰,持续 5～6h;0.5～2mg,每日 1 次,静脉注射,注后10min 开始利尿,30min 后达高峰,持续 2h。其利尿作用强度为呋塞米的 20～25 倍,不良反应较少,可引起水、电解质紊乱,偶可使血糖、血尿酸增高。④天尼酸：一般剂量为 250～500mg,每日 1～2 次,口服 1h 开始利尿,3～5h 达高峰,持续 12～24h。

3)潴钾利尿剂(含醛固酮拮抗剂)：主要作用于远曲小管的远端,有排钠、排氯的作用,对钾则相对潴留,单独应用时其利尿作用弱且起效慢,长期应用可导致血钾增高,临床上常与排钾利尿剂(如噻嗪类和袢利尿剂)联用,这样既可加强利尿作用,又可减轻电解质的紊乱。

常用制剂有以下几种：①螺内酯：尤适用于继发性醛固酮增多性顽固性水肿。常用量为

20～40mg,每日 3～4 次。不良反应少,偶有头痛、嗜睡现象,伴肾功能不全及高血钾者忌用;目前认为,本药除利尿作用外,尚能改善心脏重塑,尤其适用于心功能 Ⅳ 级患者。②氨苯蝶啶:50～100mg,每日 3 次,服后 1h 开始利尿,4～6h 达高峰,持续 12～16h。目前认为,本药并非通过拮抗醛固酮起作用,而是作用于远曲小管和集合管,抑制钠的重吸收和钾的排泄,使尿中钠、氯排出增加而利尿,对 K^+ 则有潴留作用。不良反应较少,偶有嗜睡及胃肠道相关症状。③阿米洛利(氨氯吡咪):其作用机制与氨苯蝶啶相似,一般剂量为 5～10mg,每日 1～2 次。

4)其他利尿剂如汞撒利,由于毒性大,现已少用;碳酸酐酶抑制剂如乙酰唑胺,因利尿作用弱,且易产生耐受性,也很少应用。

(4)血管扩张剂的应用:20 世纪 70 年代以来,各种新型正性肌力药物的问世,血管扩张剂的广泛使用,大大提高了心衰的治疗效果,使不少以往认为是顽固性(难治性)心衰变为可治。血管扩张剂治疗心衰的机制或是降低外周血管阻力和心室排血阻力,减轻心脏的后负荷,或是降低静脉张力,扩张容量血管使回心血量减少,从而降低心室舒张末期容量,减轻心脏的前负荷,减少心肌耗氧,改善心室功能。

血管扩张剂主要适用于心功能 3～4 级的慢性充血性心衰;对于瓣膜反流性心脏病(如二尖瓣、主动脉瓣关闭不全)、室间隔缺损等,可减少反流或分流,增加前向心排血量;但主动脉瓣关闭不全者不宜将血压尤其是舒张压过分降低,以免冠状动脉灌注减少,诱发或加重心绞痛及心肌缺血。对于二尖瓣和(或)主动脉瓣狭窄及左心室流出道梗阻患者,不宜应用动脉扩张剂,可用静脉扩张剂。此外,血容量不足、低血压和肾衰竭者不宜用血管扩张剂。目前认为,单纯血管扩张剂虽可改善临床症状,但长期使用并不能改善心衰的预后。根据血管扩张剂的作用部位和血流动力学反应不同,大致可分为 3 类。

1)扩张静脉为主:代表药物为硝酸酯类,以硝酸甘油应用最广,视疾病情况采用皮肤、舌下、口服或静脉给药。对于急性心衰和危重患者通常选用静脉给药,一般患者可口服或舌下含服。业已证实,本类药物小剂量时主要扩张外周静脉,中等剂量能降低心室前负荷,较大剂量有扩张动脉作用。最理想的患者是经洋地黄和利尿剂治疗后,仍有呼吸困难和端坐呼吸,左室充盈压增高超过 2.7kPa(20mmHg),低心排血量和外周阻力增高的患者。对于左室充盈压<2.7kPa(20mmHg)的患者,因其可引起低血压和心动过速,不仅不能改善心衰,而且反而使心排血量减少,应予注意。一般开始剂量为 2～10μg/min,视病情可每隔 5～15min 递增 2～10μg/min。硝酸酯类不良反应有头胀、头痛、心动过速、面红、恶心等,偶有体位性低血压,适当减量或停药后多能消失。

2)扩张小动脉为主:本类药物主要降低心脏后负荷,对于外周阻力增高为主、心排血量降低的心衰患者最为理想。常用药物包括肼屈嗪、乌拉地尔、血管紧张素转换酶抑制剂。肼屈嗪口服剂量为 25～50mg,每日 3 次,尤其适用于慢性心衰,若与硝酸酯类如硝酸异山梨酯联用,可获最大每搏量。但长期服用本药,可通过肾素-血管紧张素-醛固酮系统导致水钠潴留,可合用利尿剂来克服。此外,长期服用偶可引起红斑狼疮、类风湿关节炎和周围神经病等不良反应,停药后多能消失。

乌拉地尔具有外周和中枢阻断 α 受体的作用,适用于急性肺水肿及难治性心力衰竭,特别是左心衰竭伴外周阻力明显增高者,但急性肺水肿并非首选。静脉使用,开始用量为每分钟 6mg,维持量为每小时 120mg。

血管紧张素转换酶抑制剂已成为防治充血性心衰的基石,除有禁忌外,几乎所有心衰患者均应使用血管紧张素转换酶抑制剂,其禁忌证为低血压、明显肾功能不全和双侧肾动脉狭窄。血管紧张素转换酶抑制剂治疗心衰的作用机制包括:①抑制血管紧张素Ⅰ转变成缩血管活性更强的血管紧张素Ⅱ;抑制缓激肽的降解,增加循环前列环素水平,从而扩张外周小动脉和静脉系统,减轻心脏的前、后负荷。②抑制心脏、血管组织的肾素-血管紧张素系统,可能防止心室和血管重塑。③抑制交感神经系统,降低循环儿茶酚胺水平(其活性水平直接与心衰预后有关),因而血管紧张素转换酶抑制剂扩张血管不伴有反射心动过速和继发性血去甲。肾上腺素升高。此外,可使心衰患者下调的β受体密度上升而改善心室功能。④有助于纠正心衰患者低钾、低镁血症,降低室性心律失常的发生率。血管紧张素转换抑制剂常用制剂有卡托普利6.25~25mg,每8h1次,必要时可增至每日150mg;依那普利2.5~5mg,每日1~2次,可增至10mg,每日2次;培哚普利2~4mg,每日1次;培那普利10~20mg,每日1次;福辛普利5~20mg,每日1次等。

3)动、静脉扩张剂:临床上主要使用的是硝普钠,急性肺水肿时硝普钠常为首选,本药需静脉给药,且需避光使用,应临时新鲜配制,并于4~6h更换1次,开始量为2~10μg/min,每5~10min增加2~10μg,直至获效。使用过程中应密切注意血压、心率和全身情况,对血压偏低者可与多巴胺或多巴酚丁胺合用。不良反应有低血压、嗜睡、恶心、呕吐等。长期用药时,血中代谢产物硫氰化物浓度过高,可引起神经中毒的表现及甲状腺功能低下。

选用血管扩张剂视病情而定,一般选用原则是:急性肺水肿为主,多选用硝普钠,其他则首选硝酸甘油。

(5)增强心肌收缩力:正性肌力性药物大致分为两大类,即洋地黄和非洋地黄类正性肌力药物,现分述如下。

1)强心苷:以洋地黄为代表的强心苷,迄今仍是治疗心衰的主要正性肌力药物。目前认为洋地黄应用的目的在于改善收缩性心衰患者的临床状况,它没有明显降低心衰患者病死率的作用,因而不推荐应用于心功能Ⅰ级患者。它能直接增强心肌收缩力,对功能不全的心脏,心肌净耗氧最明显降低。此外,能减慢心率,减慢房室传导,缩短心肌细胞的复极过程,使周围血管收缩,抑制肾小管对钠的再吸收而产生直接利尿作用。但洋地黄正性肌力作用机制迄今尚未完全阐明。现已证实,钙是启动心肌收缩的关键物质,治疗量的洋地黄能增加兴奋时胞质内Ca^{2+}浓度,从而增强兴奋-收缩耦联过程。目前认为,心肌细胞收缩所需的Ca^{2+},主要不是来自肌浆网或线粒体,而是来自细胞膜外,洋地黄类的强心作用在于它能增加Ca^{2+}进入细胞内,从而促进肌凝蛋白和肌纤维蛋白结合的过程。此外,尚能抑制细胞膜上Na^+-K^+-ATP酶(离子主动运转酶系)的活性,使Na^+-K^+交换系统活性降低,导致细胞内K^+减少而Na^+相对增加,以致细胞内Na^+-Ca^{2+}交换活跃,促进Ca^{2+}内流增加。洋地黄通过直接或间接对自主神经系统的作用,以及心功能的改善,使心率减慢。洋地黄通过减慢心肌细胞动作电位曲线0位相上升速率,降低膜反应性而减慢传导,缩短动作电位间期,缩短不应期,使Q-T间期缩短,改变1、2位相的斜率使ST段偏移,增强4位相舒张期自动除极,可兴奋低位异位起搏点的自律性,导致心律失常。中毒量洋地黄还可直接作用于心脏传导系统,造成部分或完全性传导阻滞。

洋地黄的适应证:①充血性心衰,尤其心功能3~4级收缩性心衰。②心衰伴快速心房颤动(肥厚型心肌病或预激综合征所致者应属禁忌或慎用)。③对于窦性心律的慢性心衰应先用利尿剂和血管扩张剂(包括血管紧张素转换酶抑制剂),只有在上述治疗无效,无低血钾情况下,给予洋地黄。④非洋地黄引起的心律失常,包括快速心室率性心房扑动或颤动、阵发性室上性心动过速(预激综合征所致者慎用)等。⑤曾有心衰史患者或疑有潜在心功能低下者,施行外科手术(包括心脏手术)、妊娠、分娩或并发其他严重疾病时,可预防性酌情应用洋地黄,以预防心衰发生。

下列情况不宜应用洋地黄:①预激综合征合并心房颤动,洋地黄可缩短旁路不应期而导致心室颤动。②二度及三度房室传导阻滞。③病态窦房结综合征(无起搏器保护者),特别是老年人。④单纯舒张功能不全性心衰,如肥厚型心肌病,尤其伴流出道梗阻者。对于急性心肌梗死早期(前24h内)、心肌炎、肺源性心脏病、巨大心脏等情况下合并心衰,洋地黄应慎用,剂量宜小,并应密切观察和作相应治疗。对二尖瓣狭窄(心房颤动合并右心衰竭除外)除能减慢心率外,其他帮助不大。大量心包积液或缩窄性心包炎,洋地黄疗效欠佳。洋地黄中毒所致心肌收缩力减退或引起心律失常是洋地黄绝对禁忌证。此外,室性心动过速亦属洋地黄禁忌。

洋地黄类制剂及用法:根据给药后起效的快慢,大致可分为速效、中效和慢效三种制剂。常用速效制剂有毒毛花苷K、毛花苷C(西地兰)、羊角拗苷、铃兰毒苷、黄夹苷(强心灵)和冰凉花总苷(福寿草总苷)等,经静脉给药后多在5~30min内起效,主要用于急重心衰患者。中效制剂常用的有地高辛、甲基地高辛等,口服后1~2h内起效,为临床上最常用制剂。慢效制剂常用的有洋地黄叶和洋地黄毒苷等。对于慢性心衰一般情况下可选用中效或慢效制剂,危重或急性心衰患者可选用速效制剂,待症状控制后,改用中效或慢效制剂维持。常用洋地黄类药物用法及剂量详见表8-1。

表8-1　常用洋地黄类制剂作用时间及剂量

药物	给药途径	起效时间(min)	作用高峰时间(h)	维持时间(d)	消失时间(d)	半衰期(d)	负荷量(mg)	每日维持量(mg)
毒毛花苷K	静脉注射	5	1~2	1~2	2~5	1~1.5	0.25~0.5	
毛花苷C	静脉注射	10~30	0.5~2	1~2	3~6	1.5	1.2	
羊角拗苷	静脉注射	5~10	1~2	1~2	2~5	1	0.5~1	
铃兰毒苷	静脉注射	20~30	2	1~2	2~3	1	0.2~0.3	0.05~0.1
冰凉花总苷	静脉注射	15~30	2	1~2	2~5	1	1~1.5	0.5
黄夹苷	静脉注射						0.25~0.5	
	口服	60~120	4~8	I~2	3~5周	2	1.5~2	0.25~0.5
地高辛	口服	60~120	4~12	1~2	5~7	1.5~2	1~2	0.25~0.5
	静脉注射	10~30	2~4	3	3~6	2	0.75~1.25	0.25
甲基地高辛	口服	10~30	1	1~2	5~7	1.5~2	0.6~1.2	0.1~0.3
	静脉注射						0.2~0.3	
洋地黄毒苷	口服	120~240	8~12	3~10	2~3周	5~7	0.8~1	0.05~0.1
	静脉注射	30	4~8	12~20			0.5~1	

强心苷给药方法有两种:①速给法:多采用静脉注射速效洋地黄制剂,如毛花苷C可视病情先静脉注射0.2~0.4mg,2~4h后再注0.2~0.4mg;毒毛花苷K首剂0.25mg,2h后再注0.125~0.25mg;铃兰毒苷首剂0.1mg,加入5%葡萄糖液20mL中缓慢静脉注射,2~4h后再

注 0.05～0.1mg；羊角拗苷首剂 0.25～0.5mg，2～4h 后再注 0.25mg。这种在治疗上最初快速给予较大剂量洋地黄类制剂，能迅速发挥最高疗效而又不出现毒副反应所需要的剂量称为洋地黄负荷量或洋地黄化量。目前此法主要用于治疗急性左心衰竭或快速心房颤动伴心衰者，亦适用于危重的充血性心衰患者，有效后改口服维持。②每日维持量疗法：适用于病情不太急的慢性心衰患者。目前临床应用最广的是地高辛 0.125～0.25mg，每日 1 次，口服，心房颤动和个别患者为每日 0.375～0.5mg，有 5 个半衰期（即 1.5×5＝7.5d）后血浓度即可达到治疗水平。现已证实，洋地黄治疗心衰时剂量与心肌的收缩效应呈线性关系，并非全或无，即使用小剂量也可使心肌收缩力增强，随剂量增加收缩力也随之增强，但剂量超过一定限度后，收缩力不仅不再增加甚至下降。因此，盲目增加洋地黄剂量不仅易出现中毒反应，且能加重心衰。因此，传统的先给予饱和量（负荷量），继以维持量疗法，由于易致洋地黄中毒，现已少用，除非属较急或危重的心衰。在一般情况下宜采用每日维持量疗法，其优点是既可降低洋地黄用量，又可减少其毒副反应。

应用洋地黄类药物的注意事项：人尽皆知使用洋地黄应坚持个体化用药的原则，但对每个具体患者确定其最佳治疗剂量并非易事，一般而言，剂量与体重有关，但肥胖者矫正剂量应以标准体重为准，而不是根据实际体重计算。老人、肾功能损害者、消瘦者，以及同时服用增加洋地黄吸收（尤其口服制剂）、提高有效血浓度或延长其半衰期的药物，如口服吗啡类（可待因、罂粟碱等），抗胆碱能药物（阿托品、莨菪碱、丙胺太林等），青霉素、红霉素、氯霉素、新霉素和四环素类抗生素，阿司匹林、吲哚美辛和布洛芬等消炎镇痛药，利血平、胍乙啶等降压药，α 受体阻滞，奎尼丁、维拉帕米、胺碘酮、丙吡胺等抗心律失常药，肾上腺皮质激素和利尿剂等，洋地黄应适当减量，以免血清浓度过高导致毒副反应发生。相反，考来烯胺（消胆胺）甲氧氯普胺（胃复安），抗酸剂如三硅酸镁、氢氧化铝等均能降低地高辛的胃肠道吸收，使其血清浓度降低。而酚妥拉明、硝普钠等血管扩张剂可使地高辛肾小管排泄增加，使血清有效浓度降低，苯马比妥、苯妥英钠和保泰松可加速洋地黄在肝内生物转化过程，也可使血清有效浓度降低。故洋地黄与上述药物联用时，则要适当增加剂量。此外，应用洋地黄过程中应密切监测电解质水平，尤其注意低钾、低镁血症可诱发或加重洋地黄毒性反应。近年来应用放射免疫法测定血液中洋地黄的浓度，对防止洋地黄中毒的监测有一定作用，一般认为，地高辛有效血浓度在 1～1.5μg/L，超过 2μg/L 时易发生中毒。但无中毒者和有中毒者血清洋地黄浓度间仍有明显重叠现象，因此，临床症状的改善及中毒症状的出现与否仍然是调整洋地黄用量的重要依据。

洋地黄的毒副反应：洋地黄治疗量与中毒量仅相差 1.6 倍，两者十分接近，使用不当易发生中毒，常见的诱因包括：①电解质紊乱，特别是低血钾、低血镁和高钙血症。②甲状腺功能减退。③老年患者。④肾功能减退。⑤风湿活动、心肌炎等对洋地黄敏感性增加。⑥肺源性心脏病、严重缺氧、急性心肌梗死、心肌病、心脏极度扩大等对洋地黄的耐受性降低。⑦同时使用可提高洋地黄血浓度的药物等。

洋地黄中毒在心脏方面的毒性主要表现有频率和节律的变化，其中，以室性早搏最常见，可呈二联律、三联律或多源性，其次是伴或不伴有传导阻滞的房性心动过速、非阵发性交界性心动过速，严重中毒者可引起室性心动过速与心室颤动。洋地黄亦可引起心动过缓，包括窦性心动过缓，窦房阻滞或一度、二度、三度房室传导阻滞等。心律失常是洋地黄中毒的主要表现，老年人在充血性心衰治疗过程中若出现缓慢性心律失常，应考虑到洋地黄中毒的可能。

洋地黄心外毒性反应包括胃肠道症状，如厌食、恶心、呕吐、腹泻等；视觉障碍包括视力模糊、色视、出现盲点、复视等；神经系统反应有头痛、忧郁、失眠、乏力等。

洋地黄中毒的治疗：一旦发现中毒应立即停用，一般情况下若属快速性心律失常（无论是室性或室上性），即使血钾不低也可适当补钾，因为血钾正常并不代表细胞内不缺钾，只要血钾不高就可以了。心律失常较轻者可口服 10% 氯化钾 10～15mL，或缓释钾片 1.0g，每 4～6h 1 次，直至心律失常纠正。较重者，尤其伴低钾血症者，应静脉给药，一般用量为 10% 氯化钾 10～20mL，加入 5% 葡萄糖液 250～500mL 中静脉滴注，每小时滴注 0.5g 左右，并用心电监护，直至控制异位心律。在紧急室性心律失常时，也可立即静脉注射利多卡因 50～100mg，必要时隔 5～10min 重复 1 次，但 1h 总量不宜超过 300mg，然后静脉滴注维持。若利多卡因无效，也可改和苯妥英钠，首剂 100mg，加入 20mL 注射用水中，缓慢静脉注射，必要时 5～10min 后重复给药，总量不宜超过 300mg，以免发生低血压、呼吸抑制，待症状改善后改为口服 100mg，每日 3 次。洋地黄中毒致缓慢性心律失常，则不宜在无血钾检查结果时补钾，若同时合并室性早搏，可先用苯妥英钠，待测得血钾结果后再决定是否补钾。高度房室传导阻滞、肾衰竭、少尿者不宜补钾。心动过缓伴阿—斯综合征发作者宜安置临时心脏起搏器，一般情况下可用阿托品类治疗，如阿托品 0.5～1mg 肌内注射，视病情每 4～8h 1 次。病情轻者也可口服。基于低血钾常伴有低镁血症，硫酸镁不仅能纠正低血镁，而且可兴奋受洋地黄抑制的 Na^+-K^+-ATP 酶，制止心肌钾的丢失，也适用于洋地黄中毒所致心律失常。一般剂量为 25% 硫酸镁 10mL，加入 5% 葡萄糖液 250mL 中静脉滴注；当血钾 <3.5mmol/L，加 10% 氯化钾 5～7mL，此为 1 剂之量，每日可给 1～2 剂。心律失常纠正后预防用药为隔日或每日 1 剂。对于严重快速心律失常者，可用 25% 硫酸镁 10mL，加入 5% 葡萄糖液 20mL 中缓慢静脉注射。此外，亦可用门冬氨酸钾镁 20mL（每 10mL 内含镁、钾各 500mg）加入 5% 葡萄糖液 250mL 中静脉滴注。经上述非特异性疗法仍不能控制的严重心律失常，可采用特异性地高辛抗体进行治疗。用法是治疗前即刻记录心电图及有关电解质（钾、钠、钙、镁）检查，常规作地高辛特异的性抗体 F(ab')₂ 皮试：先将 F(ab')₂0.1mL，加生理盐水 0.9mL，作皮试，其观察方法同青霉素皮试。若皮试阴性，在心电图或心电示波器监护下，将地高辛特异性抗体 F(ab')₂800mg，用生理盐水稀释成 20mL，缓慢静脉注射，如 30min 后无任何好转可重复注射 1 次，直至心律失常消失，一般情况下总量为 800～2400mg。必须指出，使用地高辛性特异抗体 F(ab')₂ 之前应肯定为洋地黄中毒才可使用，更不要将洋地黄不足误诊为中毒，因为使用 F(ab')₂ 后有可能使心肌内的地高辛急剧转移到抗体上，使原先的正性肌力作用锐减，导致心衰加重。

在基层若无地高辛特异性抗体 F(ab')₂，而上述抗心律失常药物又无效时，可考虑施行食管心房调搏术或安置临时起搏器，应用超速抑制或通过程序刺激法多能控制心律失常。至于电击复律，一般不主张用于洋地黄中毒所致室性心动过速，以免发生心室颤动。只有在其他方法均无效情况下，采用低能量（5～10J，一般应 <50J）电击。

2）非洋地黄类正性肌力药物：该类药物是近年来发展最为迅速的药物之一，临床上应用较广的包括以下几类。

β受体兴奋剂：目前应用较多的如多巴胺和多巴酚丁胺，两者均能兴奋及心脏 β 受体，激活腺苷环化酶，使腺苷三磷酸（ATP）转化为 cAMP，促进 Ca^{2+} 进入心肌细胞膜，选择性地增强心肌收缩力，增加心排血量和降低肺毛细血管楔嵌压，改善心功能。但前者使血压、体循环血管阻力、左室充盈压、心率增加;后者主要兴奋 β_1 受体,对血压、左室充盈压和心率影响较小,且能降低体循环血管阻力。因此,对于心排血量低、左室充盈压高、体循环血管阻力正常或低下,特别是合并低血压时宜选多巴胺;而心排血量低、左室充盈压高、体循环血管阻力和动脉压在正常范围的患者,应选用多巴酚丁胺。因两药均需静脉给药,故多用于急性心衰或危重患者。基于充血性心衰时,心室肌 β 受体数量减少或调低,持久兴奋不足以维持正性肌力作用,故有人主张本药应与洋地黄交替使用,或采用间歇用药。多巴胺常规用量开始为 $0.5\sim1.0\mu g/(kg \cdot min)$,可逐渐增至 $2\sim10\mu g/(kg \cdot min)$。多巴酚丁胺用量一般为 $2\sim10\mu g/(kg \cdot min)$,每日总量可达 $80\sim240mg$,但滴速不宜过快,以免引起头痛、恶心、呕吐、心悸和心律失常等不良反应。

近年来,应用较广的 $\beta-$受体兴奋剂尚有:①普瑞特罗(对羟苯心安),为 β_1 受体兴奋剂,口服或静脉注射均有效,作用持久,具有明显正性肌力作用,增加心排血量而无收缩血管作用,且能增加洋地黄的正性肌力作用而不引起的心律失常。静脉注射剂量为每次 $2.5\sim5mg$,$5\sim10min$ 达最大作用,作用持续 3h;口服为 $5\sim20mg$,每日 3 次。由于本药不良反应较大,大剂量可引起心肌缺血,近年来已较少使用。②多培沙明通过降低心脏前、后负荷和正性肌力作用,能明显提高每搏量、心排血量和降低心室充盈压;通过增加肝、肾等内脏器官的血流,可改善重要脏器的功能,增加尿量和钠的排泄。此外,多培沙明尚能改善心室顺应性。常规剂量为 $0.25\sim1.0\mu g/(kg \cdot min)$,静脉滴注。若剂量高于 $1.0\mu g/(kg \cdot min)$,可产生心悸、诱发心律失常、心绞痛等不良反应。③吡布特罗(吡丁醇)为 β_2 受体兴奋剂,对 β_1 受体也具兴奋作用。用法为 20mg,每日 3 次。④沙丁胺醇作用与吡布特罗相似,口服剂量为 $4\sim8mg$,每日 $3\sim4$ 次。⑤扎莫特罗属新型 β_1 受体兴奋、保护双重作用的药物。用法为每次 $0.2\mu g/kg$,静脉注射;200mg,每日 2 次,口服。⑥异波帕明(多巴胺异丁酯),一般剂量为 $100\sim200mg$,每日 $2\sim3$ 次。

双异吡啶类:该类药物中,临床应用最广的是氨利酮(氨吡酮)和米利酮(二联吡啶酮)。该类药物主要通过选择性抑制磷酸二酯酶Ⅲc 起作用,抑制 cAMP 降低,使细胞内 cAMP 含量增加,后者通过 3 种途径调节或潜在性激发心肌收缩,即:①通过肌膜 Ca^{2+} 通道磷酸化,促进 Ca^{2+} 跨膜内流增加。②肌质网有关蛋白磷酸化,激活 $Ca^{2+}-ATP$ 酶,使肌质网摄取和释放 Ca^{2+} 增加。③收缩蛋白磷酸化,特别是肌钙蛋白 Ⅰ 和肌球蛋白磷酸化,使心肌收缩力增强和正性松弛作用。血管平滑肌细胞内 cAMP 增加,使平滑肌细胞的肌质网摄取 Ca^{2+} 增加,细胞质 Ca^{2+} 减少,导致血管扩张。本类药物与洋地黄合用时具有协同作用。氨利酮一般推荐首次负荷量为 $0.75mg/kg$,静脉注射,必要时 30min 后重复 1 次,然后每分钟 $5\sim10\mu g/kg$,静脉滴注。口服剂量为 $100\sim200mg$,每日 $2\sim3$ 次,服后 1h 内起作用,最大作用时间 $1\sim3h$,持续 $4\sim6h$。本药若与肼屈嗪联用可明显提高心排血量、降低肺毛细血管楔嵌压,适用于顽固性心衰。不良反应包括胃肠道症状、血小板减少和腹痛等。近年来,氨利酮逐渐被作用更强的米利酮代替。米利酮不仅有明显的正性肌力作用,比氨利酮强 $10\sim40$ 倍,而且能选择性地松弛血管平滑肌,具有扩张周围血管作用,并可改善左心室舒张功能,在改善血流动力学的同时不增加氧耗、不使动脉压下降,是较理想的抗心衰的药物之一。剂量为 $25\sim75\mu g/kg$,静脉注射,从小剂量开始,根据需要递增。口服剂量为 $2.5\sim10mg$,每日 $2\sim4$ 次。

咪唑类化合物:如依诺昔酮(氢甲苯咪酮),具有正性肌力和扩张血管双重作用,其强心作用与心脏磷酸二酯酶同工酶Ⅲ抑制有关,使心肌 cAMP 浓度增高,促进心肌细胞内流,肌浆网

主动摄取 Ca^{2+} 及激活磷酸化酶而使糖原分解增加,ATP 生成增多而使心肌收缩力增强。此外,高浓度时尚能抑制 Na^+-K^+-ATP 酶,使心肌细胞外 Na^+ 浓度降低,细胞内 Na^+ 浓度,通过抑制 Ca^{2+} 与载体结合而减少 Ca^{2+} 外流,以及 Na^+ 促进肌浆网释放 Ca^{2+} 而产生正性肌力作用,其扩血管作用也可能与平滑肌内 cAMP 浓度增加有关。当血管平滑肌内 cAMP 增加,蛋白激酶激活后促进 Ca^{2+} 外运,阻止 Ca^{2+} 内流,使细胞内可和少 Ca^{2+} 浓度降低,平滑肌兴奋—收缩耦联过程受阻,因而外周血管扩张。依诺昔酮剂量为每次 0.5mg/kg,静脉注射,注后 10min 有明显血流动力学效应,作用持续 6h 左右。口服剂量为每次 3mg/kg,视病情可每日 2～3 次。

其他类似药物有:①匹罗昔酮 50mg,每日 2～3 次,口服;静脉注射为 0.5mg/kg。②硫马唑,首剂 0.1～0.4mg/kg,静脉注射,继之以 0.35mg/min,静脉滴注,每 30min 可酌加剂量,但不宜超过 1.4mg/min,连续静脉滴注 72h;口服剂量为 50～200mg,每日 3 次。

鉴于非洋地黄类正性肌力药物仅短期内改善血流动力学效应,长期应用时缺乏持续血流动力学效应,应用不当可诱发严重心律失常,甚至使病死率增加,因此仅适用于充血性心衰急性恶化时,或心衰经利尿剂、ACEI、地高辛和血管扩张剂联合治疗仍无效的患者。

(6)改善心肌代谢和供能:有部分学者认为,对于重症心衰患者虽可酌情应用能量合剂和营养心肌药物,如 ATP、辅酶 A、辅酶 Q10、细胞色素 C 和 1,6-二磷酸果糖(FDP),但无明显疗效的循证医学证据。

(7)血管紧张素转化酶(ACE)抑制剂:ACE 抑制剂应从小剂量开始,并根据血压等情况逐渐增加剂量,同时监测血压和肾功能的变化。

(8)β-受体阻滞剂:病情稳定后从小剂量开始使用。

(9)其他治疗措施:包括吸氧、支持疗法、对症治疗、加强护理等。

三、急性心力衰竭

急性心力衰竭是指心排血量短期内急剧下降,甚至丧失排血能力。常见于严重的急性心肌炎、心肌梗死、严重心瓣膜狭窄、心室流出道梗阻、心房内球瓣样血栓或黏液瘤嵌顿、肺动脉主干或大分支阻塞;急起的心脏容量负荷过重,如外伤、感染性心内膜炎、心肌梗死等所致瓣膜穿孔及损害、腱索断裂、心室乳头肌功能不全、心室间隔穿孔、主动脉窦瘤破入心腔、输流过多或过快;急起的心室舒张受限制,如急性大量心包积液和积血,快速异位心律,严重心律失常如心室颤动、心室停顿、显著心动过缓等。

(一)诊断

按心脏排血功能减退的程度、速度和持续时间、代偿功能的差别,可出现下述表现。

1.临床表现特点

(1)晕厥:指心排血量减少致脑部缺血而发生的短暂性意识丧失,若持续数秒以上,可发生四肢抽搐、呼吸暂停、发绀、心音消失或相应的心律失常。发作大多短暂,发作后意识常立即恢复。

(2)休克:除有心功能不全征象外,尚有休克的临床表现。

(3)心脏骤停。

(4)急性肺水肿:为急性左心衰竭的主要表现。典型者常突然发作,高度气急,呼吸浅速(30～40 次/min)、端坐呼吸、咳嗽、咯白色或粉红色泡沫样痰;若为肺间质水肿,则为干咳,患者面色灰白、口唇及肢端发绀、大汗、烦躁不安、心悸、乏力等。体征包括双肺广泛水疱音和(或)哮鸣音,心率增快,心尖区第一心音低钝,可出现收缩期杂音和奔马律,心界向左下扩大,可有心律失常和交替脉,血压可以升高也可降低,若伴血压下降者往往病情更为严重。此外,不同心脏病尚有相应症状和体征。

2.实验室及其他辅助检查特点

(1)胸部 X 线检查:肺门有蝴蝶形大片阴影并向周围扩展,心界扩大,心尖搏动减弱。此外,不同心脏病尚有相应 X 线征,如高血压、主动脉瓣病变等可呈靴形。心改变;二尖瓣狭窄致左心房衰竭可有梨形心改变。

(2)心电图检查:常有窦性心动过速或各种心律失常,心肌损害,左心房、左心室肥大等。

(3)超声心电图:可显示左心房、左心室肥大,搏动减弱,同时可检出相应心脏病的形态学改变。

(二)治疗

1.心源性晕厥　基于发作多历时短暂,以防治原发病和控制心律失常为主。一般可采用以下措施:轻者可让患者平卧、下肢抬高以增加回心血量;心动过缓者可注射阿托品或山莨菪碱;血压偏低宜用升压药,如间羟胺、多巴胺等。

2.急性肺水肿的治疗　急性肺水肿是心脏急症,应分秒必争,其具体急救措施如下。

(1)体位:将患者置于半坐卧位,双腿下垂,以改善肺活量和减少静脉回流,减轻心脏前负荷。

(2)立即供氧并消除泡沫:可将氧气先通过 50%～70%乙醇湿化瓶后吸入,也可用 1%硅酮溶液代替乙醇,或吸入二甲基硅油去泡气雾剂,以降低泡沫的表面张力使泡沫破裂,改善肺通气功能。一般情况下,可用鼻导管供氧,严重缺氧者亦可采用面罩正压供氧,氧气浓度以 40%～60%为宜,一般流量为 4～6L/min。严重时可无创通气。

(3)镇静:立即用吗啡 2.5～5mg,皮下注射或肌内注射。业已证实,吗啡不仅具有镇静、解除患者焦虑状态的作用,而且能扩张静脉和动脉,从而减轻心脏前、后负荷,改善肺水肿。对于高龄、哮喘、昏迷、严重肺部病变、呼吸抑制和心动过缓、房室传导阻滞者应慎用或禁用。

(4)洋地黄类药物:急性肺水肿宜采用静脉注射快作用洋地黄制剂,常用的有毛花苷 C(西地兰)0.2～0.4mg,必要时 2h 后再注 0.2～0.4mg。对于二尖瓣狭窄所致左心房衰竭,除心动过速、合并快速型心房颤动外,一般可不用强心苷,以免右心排血量增加反而加剧肺水肿。即使应用,剂量宜小,其目的主要用来减慢心室率,以改善左心室舒张期充盈,必要时可合用少量 β 受体滞剂如美托洛尔 2～5mg 静脉注射,以降低心率。

(5)静脉注射袢利尿剂:一般情况下可先静脉注射呋塞米 20～40mg,或由美他尼 1～2mg,必要时隔 4～6h 后再注 1 次,以减少血容量、降低前负荷。

(6)应用血管扩张剂:静脉使用血管扩张剂,常用制剂有硝普钠和硝酸甘油等,常首选硝普钠,按血压水平调整用量。

(7)正性肌力药:必要时选用非洋地黄正性肌力药物,如多巴酚丁胺、氨利酮、米利酮、依若昔酮等。

(8)治疗原发病、消除诱因和纠正心律失常:如高血压所致急性左心衰竭,关键是要采取积极降压措施;二尖瓣严重狭窄者,必要时可施行紧急经皮二尖瓣球囊成形术或二尖瓣分离术等。对于诱因如感染者给予抗生素,有严重心律失常导致血流动力学障碍应给予抗心律失常治疗,包括药物或电治疗等。

四、顽固性心力衰竭

顽固性心衰亦称为难治性心衰,是指症状持续,且对各种治疗反应较差的充血性心衰,它可能是心脏病终末期的表现,但其中一部分是由于考虑不周、治疗措施不力或治疗不当所致。对于这部分患者,经过努力调整治疗方案和悉心治疗后,有可能挽回患者生命,康复出院,变难治为可治。必须指出,不同时期对顽固性心衰的概念和诊断标准不尽相同。近年来,由于心肌力学、心脏血流动力学和心衰的病理生理机制的认识深化,心衰治疗也取得了长足的进步,使以往认为是顽固性心衰变为可治。经典的所谓顽固性心衰是指休息、限制水钠、给予利尿剂和强心剂后,心衰仍难以控制者,而这类心衰目前有可能通过应用血管扩张剂、血管紧张素转换酶抑制剂和非洋地黄类正性肌力药物,以及改善心肌顺应性而控制。因此,目前顽固性心衰的诊断标准应包括上述治疗措施均难以控制的心衰。

(一)诊断前的注意事项

心衰患者疗效不佳时,应深入细致地探索其原因,一般应考虑以下几方面。

1.患者是否真有心衰,有无诊断错误,不要把肺部疾患、代谢性酸中毒和肝、肾疾病等所致呼吸困难或水肿误认为是心衰,特别是器质性心衰患者同时合并有上述疾病时,必须认真加以鉴别。

2.是否存在可以完全或部分矫正的病因,如甲状腺功能亢进、贫血、维生素 B 缺乏症等可以通过内科治疗获得根治或缓解;心瓣膜病、某些先天性心脏病、心肌梗死后室壁瘤等,可能通过介入性治疗技术或手术治疗获得矫正。对上述病因在治疗上是否已作相应治疗。

3.心衰的诱因是否合理去除,如感染(特别是呼吸道感染)、妊娠、心律失常、风湿活动、感染性心内膜炎、肺栓塞、尿路梗阻等。

4.心衰的治疗措施应用是否适当,包括利尿剂、洋地黄、血管扩张剂、ACEI 和 β 受体阻滞剂使用是否合理,有无严格限制水钠摄入,电解质紊乱、酸碱平衡失调有无纠正,有无影响心功能的药物合并使用。如果上述问题都注意到了,能矫正的都矫正了,心衰仍难以控制,则是真正的顽固性心衰。

(二)治疗

顽固性心衰的治疗是迄今尚未解决的难题,现将治疗中可能遇到的实际问题及其对策,简述如下,供临床参考。

1.洋地黄过量与不足　洋地黄仍是治疗心衰最基本和最主要的正性肌力药物。严重心衰患者对洋地黄需要量大而耐受性差,因此,治疗量与中毒量更为接近,使用不当极易发生用量不足或过量,这是治疗中经常遇到的矛盾,在临床实践中,发现多数有用量偏大的倾向,不少医务人员知道洋地黄过量可引起各种心律失常,但不了解过量也可抑制心肌收缩力,使心排血量降低,使一度好转的心衰再度加重,共至呈持续心衰状态,若此时误认为洋地黄不足,继续追加洋地黄必将进一步导致心衰加重和出现严重毒副反应。有条件的单位可监测血清洋地黄浓度来判断,若血清地高辛浓度$>2\mu g/L$,则往往提示过量,宜停药观察。在基层只能通过临床缜密的观察来判断,如果停用洋地黄后心衰反而改善,则可认为是洋地黄过量,对于鉴别困难时可暂停洋地黄 $1\sim2d$,并用其他正性肌力药物代替,或加强其他治疗措施。必须指出,有时洋地黄剂量并不大,由于某些因素的影响,如低血钾、低血镁、高血钙、高龄、肾功能不全，并用某些药物如口服吗啡类、抗胆碱能药物，青霉素、红霉素、氯霉素、新霉素和四环素类抗生素，以及胺碘酮、维拉帕米等抗心律失常药和利尿剂等亦可出现毒副反应，应予注意。此外，或属于舒张功能不全性心衰，洋地黄弊多利少，应用不当反而会加重心衰。

2.顽固性水肿与利尿剂　顽固性水肿之所以难治，其中相当部分是由于合并低钠或低钾血症有关，必须予以纠正，因为无论是缺钠性还是稀释性低钠血症，均能使利尿剂失去利尿作用，前者应口服或静脉补充钠盐，后者必须严格限制水分摄入，唯此才能发挥利尿剂的作用。明显水肿者可选用呋塞米、布美他尼等髓袢利尿剂，视病情采用静脉注射或口服。若仍然无效，可采用呋塞米 40～120mg、多巴胺 20～40mg、酚妥拉明 10～15mg，微泵静脉注射或加入 5％葡萄糖液 250～500mL 中静脉滴注，必要时加用多巴酚丁胺 20～240mg，加于上述补液内，更具有强心利尿作用。此外，若能同时输入少量白蛋白，如 25％白蛋白 50mL，尤其是伴有低血浆蛋白质和低渗透压的患者，其利尿作用更为明显。对于药物治疗无效者，也可考虑采用高渗性腹膜透析或血液净化疗法。必须指出，消除心源性水肿不能太快，短期内过度利尿不仅可引起水、电解质紊乱，增加洋地黄的毒副反应，而且也可造成有效血容量和回心血量明显减少，导致心脏前负荷不足，反而使心排血量降低，达不到治疗目的。

3.正确使用血管扩张剂　该类药物只能降低心脏前、后负荷，并无增强心肌收缩力的作用，有时使用不当反而有害。使用何种血管扩张剂最好，应根据血流动力学监测结果进行选择，并应在足够的有效血容量前提下使用。

4.使用非洋地黄类正性肌力药物　如氨利酮、米利酮、多巴酚丁胺、依诺昔酮等，该类药物亦可与洋地黄联用。一般认为该类药物短期内使用可改善心功能，长期大剂量应用并不能提高心衰生存率，应予注意。

5.酌情使用激素　肾上腺皮质激素可改善衰竭心肌的代谢，纠正长期心衰患者潜在的肾上腺皮质功能不全，抑制醛固酮和抗利尿激素的分泌，对改善症状和消除水肿有效，但不宜长期使用，因激素亦有潴留水钠和排钾的不良反应。一般可用地塞米松，每日 10～20mg，分次静脉注射或静脉滴注，用 2～4d。

6.心脏再同步治疗　1/3 低 EF 和 NYHAⅢ－Ⅳ级的心衰患者 QRS 增宽＞120ms，这种心电图改变提示心室收缩不同步。此外组织多普勒亦可显示心室收缩不同步。收缩不同步可致心室充盈欠佳、左室 dp/dt(心室收缩力或压力的升高速率)下降、二尖瓣反流时间延长，以及室间隔反常运动。心室不同步导致心衰患者死亡率增加。通过使用双心室起搏装置同步刺激左、右心室可治疗不同步收缩，称为心脏再同步化治疗(CRT)，它可提高心室收缩并减少继发性二尖瓣反流的程度，改善心脏功能和血流动力学的同时不增加氧耗，并使衰竭心脏产生适应性生化改变。有充分证据支持 CRT 可改善接受理想药物治疗后仍有症状的心脏不同步患者的症状、运动能力、生活质量、LVEF、生存以及减少住院率。

7.其他治疗措施　视病因采取相应治疗措施，如心肌梗死并室壁瘤所致顽固性心衰，有条件单位可施行室壁瘤切除术和冠状动脉搭桥术；若严重瓣膜病变可作瓣膜置换术，先天性心脏病用手术矫治畸形等。对于极重度心衰也可开展辅助循环，如主动脉内球囊反搏术、左心室辅助泵、双心室辅助泵等，通过机械装置减轻心脏工作负荷或暂时代替心脏工作，使病变心脏得到及时休息，有利于功能恢复。对于终末期患者也可施行同种心脏移植术。

（雷静）

第二节　高血压急症

高血压急症是指短时间内(数小时或数天)血压明显升高,舒张压>16.0kPa(120mmHg)和(或)收缩压>24.0kPa(180mmHg),伴有重要器官组织,如心脏、脑、肾、眼底、大动脉的严重功能障碍或不可逆性损害。高血压急症可以发生在高血压患者,表现为高血压危象或高血压脑病;也可发生在其他许多疾病过程中,主要在心、脑血管病急性阶段,如脑出血、蛛网膜下隙出血、缺血性脑卒中、急性左侧心力衰竭伴肺水肿、不稳定型心绞痛、急性主动脉夹层和急、慢性肾衰竭等情况时。

单纯的血压升高并不构成高血压急症,血压的高低也不代表患者的危重程度;是否出现靶器官损害以及哪个靶器官受累不仅是高血压急症诊断的关键,也直接决定治疗方案的选择。及时正确处理高血压急症,可在短时间内使病情缓解,预防进行性或不可逆性靶器官损害,降低死亡率。根据降压治疗的紧迫程度,高血压急症可分为紧急和次急两类。前者需要采用静脉途径给药在几分钟到1h内迅速降低血压;后者需要在几小时到24h内降低血压,可使用快速起效的口服降压药。

一、发病机制

长期高血压及伴随的危险因素引起小动脉中层平滑肌细胞增殖和纤维化,中动脉、大动脉粥样硬化,管壁增厚和管腔狭窄,导致重要靶器官,如心、脑、肾缺血。在此基础上或在其他许多疾病过程中,因紧张、疲劳、情绪激动、突然停服降压药、嗜铬细胞瘤阵发性高血压发作等诱因,小动脉发生强烈痉挛,血压急剧上升,使重要靶器官缺血加重而产生严重功能障碍或不可逆性损害;或由于过高的血压突破了脑血流自动调节范围,脑组织血流灌注过多引起脑水肿、脑功能障碍。

妊娠时子宫胎盘血流灌注减少,使前列腺素在子宫合成减少,从而促使肾素分泌增加,通过血管紧张素系统使血压升高。

二、临床表现

1. 高血压脑病　常见于急性肾小球肾炎,亦可见于其他原因高血压,但在醛固酮增多症和嗜铬细胞瘤者少见。常表现为剧烈头痛、烦躁、恶心、呕吐、抽搐、昏迷、暂时局部神经体征。舒张压常≥18.7kPa(130mmHg),眼底几乎均能见到视网膜动脉强烈痉挛,脑脊液压力可高达3.9kPa(400mmH$_2$O),蛋白增加。经有效的降压治疗,症状可迅速缓解,否则将导致不可逆脑损害。

2. 急进型或恶性高血压　多见于中青年,血压显著升高,舒张压持续≥18.7kPa(130mmHg),并有头痛、视力减退、眼底出血、渗出和视盘水肿;肾损害突出,持续蛋白尿、血尿与管型尿;若不积极降压治疗,预后很差,常死于肾衰竭、脑卒中、心力衰竭。病理上以肾小球纤维样坏死为特征。

3. 急性脑血管病　包括脑出血、脑血栓形成和蛛网膜下隙出血。

4. 慢性肾疾病合并严重高血压　原发性高血压可以导致肾小球硬化,肾功能损害,在各种原发或继发性肾实质疾病中,包括各种肾小球肾炎、糖尿病肾病、红斑狼疮肾炎、梗阻性肾病等,出现肾性高血压者可达80%～90%,是继发性高血压的主要原因。随着肾功能损害加重,高血压的出现率、严重程度和难治程度也加重。

5.急性左侧心力衰竭　高血压是急性心力衰竭最常见的原因之一。

6.急性冠脉综合征(ACS)　血压升高引起内膜受损而诱发血栓形成致ACS。

7.主动脉夹层　主动脉内的血液经内膜撕裂口流入囊样变性的中层,形成血肿,随血流压力的驱动,逐渐在主动脉中层内扩展。临床特点为急性起病,突发剧烈胸、背部疼痛、休克和血肿压迫相应的主动脉分支血管时出现的脏器缺血症状。多见于中老年患者,约3/4的患者有高血压。超高速CT和MRI能明确诊断,必要时主动脉造影。一旦诊断明确,立即进行解除疼痛、降低血压、减慢心率的治疗。

8.子痫　先兆子痫是指以下三项中有两项者:血压≥21.3/14.7kPa(160/110mmHg);尿蛋白≥3g/24h;伴水肿、头痛、头晕、视物不清、恶心、呕吐等自觉症状。子痫指妊娠高血压综合征的孕产妇发生抽搐。辅助检查:血液浓缩、血黏度升高、重者肌酐升高、凝血机制异常,眼底可见视网膜痉挛、水肿、出血。

9.嗜铬细胞瘤　可产生和释放大量去甲肾上腺素和肾上腺素,常见的肿瘤部位在肾上腺髓质,也可在其他具有嗜铬组织的部位,如主动脉分叉、胸腹部交感神经节等。临床表现为血压急剧升高,伴心动过速、头痛、苍白、大汗、麻木、手足发冷。发作持续数分钟至数小时。通过发作时尿儿茶酚胺代谢产物香草基杏仁酸(VMA)和血儿茶酚胺的测定可以确诊。

高血压次急症,也称为高血压紧迫状态,指血压急剧升高而尚无靶器官损害。允许在数小时内将血压降低,不一定需要静脉用药。包括急进型或恶性高血压无心、肾和眼底损害,先兆子痫,围手术期高血压等。

三、诊断与评估

1.诊断依据

(1)原发性高血压病史。

(2)血压突然急剧升高。

(3)伴有心功能不全、高血压脑病、肾功能不全、视盘水肿、渗出、出血等靶器官严重损害。

2.评估　发生高血压急症的患者基础条件不同,临床表现形式各异,要决定合适的治疗方案,有必要早期对患者进行评估,做出危险分层,针对患者的具体情况制订个体化的血压控制目标和用药方案。

在病情诊断及评估中,简洁但完整的病史收集有助于了解高血压的持续时间和严重性、合并症情况以及药物使用情况;需要明确患者是否有心血管、肾、神经系统疾病病史,检查是否有靶器官损害的相关征象;进行必要的辅助检查:血电解质、尿常规、ECG、检眼镜等。根据早期评估选择适当的急诊检查,如X线胸部平片、脑CT等。一旦发现患者有靶器官急性受损的迹象,就应该进行紧急治疗,绝不能一味等待检查结果。

四、治疗原则

1.迅速降低血压　选择适宜有效的降压药物静脉滴注,在监测下将血压迅速降至安全水平,以预防进行性或不可逆性靶器官损害,避免使血压下降过快或过低,导致局部或全身灌注不足。

2.降压目标　高血压急症降压治疗的第一个目标是在 30～60min 将血压降到一个安全水平。由于患者基础血压水平各异,合并的靶器官损害不一,这一安全水平必须根据患者的具体情况决定。指南建议:

(1)1h 内使平均动脉血压迅速下降但不超过 25%。一般掌握在近期血压升高值的 2/3 左右。但注意对于临床的一些特殊情况,如主动脉夹层和急性脑血管病患者等,血压控制另有要求。

(2)在达到第一个目标后,应放慢降压速度,加用口服降压药,逐步减慢静脉给药的速度,逐渐将血压降低到第二个目标。在以后的 2～6h 将血压降至 21.3/13.3～14.7kPa(160/100～110mmHg),根据患者的具体病情适当调整。

(3)如果这样的血压水平可耐受和临床情况稳定,在以后 24～48h 逐步降低血压达到正常水平,即高血压急症血压控制的第三步。

五、常见高血压急症的急诊处理

(一)高血压脑病

高血压脑病临床处理的关键一方面要考虑将血压降低到目标范围内,另一方面要保证脑血流灌注,尽量减少颅内压的波动。脑动脉阻力在一定范围内直接随血压变化而变化,慢性高血压时,该设定点也相应升高,迅速、过度降低血压可能降低脑血流量,造成不利影响。因而降压治疗以静脉给药为主,1h 内将收缩压降低 20%～25%,血压下降幅度不可超过 50%,舒张压一般不低于 14.7kPa(110mmHg)。在治疗时要同时兼顾减轻脑水肿、降颅压,避免使用降低脑血流量的药物。迅速降压过去首选硝普钠,起始量 20μg/min,视血压和病情可逐渐增至 200～300μg/min。但硝普钠可能引起颅内压增高,并影响脑血流灌注,以及可能产生蓄积中毒,在用药时需对患者进行密切监护。现多用尼卡地平、拉贝洛尔等。其中由于尼卡地平不仅能够安全平稳地控制血压,同时还能较好的保证脑部、心脏、肾等重要脏器的血供。尼卡地平急诊应用于高血压急症时,以静脉泵入为主,剂量为每分钟 0.5～6μg/kg,起始量每分钟 0.5μg/kg,达到目标血压后,根据血压调节点滴速度。拉贝洛尔 50mg 缓慢静脉注射,以后每隔 15min 重复注射,总剂量不超过 300mg,或给初始量后以 0.5～2mg/min 的速度静脉点滴。对合并有冠心病、心功能不全者可选用硝酸甘油。颅压明显升高者应加用甘露醇、利尿药。一般禁用单纯受体阻断药、可乐定和甲基多巴等。二氮嗪可反射性地使心率增快,并可增加心搏量和升高血糖,故有冠心病、心绞痛、糖尿病者慎用。

(二)急性脑血管病

高血压患者在出现急性脑血管病时,脑部血流的调节机制进一步紊乱,特别是急性缺血性脑卒中患者,几乎完全依靠平均动脉血压的增高来维持脑组织的血液灌注。因而在严重高血压合并急性脑血管病的治疗中,需首先把握的一个原则就是"无害原则",避免血流灌注不足。急性卒中期间迅速降低血压的风险和好处并不清楚,因此,一般不主张对急性脑卒中患者采用积极的降压治疗,在病情尚未稳定或改善的情况下,宜将血压控制在中等水平[约21.3/13.3kPa(160/100mmHg)],血压下降不要超过 20%。治疗时避免使用减少脑血流灌注的药物,可选用尼卡地平、拉贝洛尔、卡托普利等。联合使用血管紧张素转换酶抑制药(ACEI)和噻嗪类利尿药有利于减少卒中发生率。

1.脑梗死　许多脑梗死患者在发病早期,其血压均有不同程度的升高,且其升高的程度与脑梗死病灶大小及是否患有高血压有关。脑梗死早期的高血压处理取决于血压升高的程度及患者的整体情况和基础血压来定。如收缩压在 24.0~29.3kPa(180~220mmHg)或舒张压在 14.7~16.0kPa(110~120mmHg),一般不急于降压治疗,但应严密观察血压变化;如血压>29.3/16.0kPa(220/120mmHg),或伴有心肌缺血、心衰、肾功能不全及主动脉夹层等,或考虑溶栓治疗的患者,则应给予降压治疗。根据患者的具体情况选择合适的药物及合适剂量。如尼卡地平 5mg/h 作为起始量静脉点滴,每 5min 增加 2.5mg/h 至满意效果,最大15mg/h。拉贝洛尔 50mg 缓慢静脉注射,以后每隔 15min 重复注射,总剂量不超过 300mg,或给初始量后以 0.5~2mg/min 的速度静脉点滴。效果不满意者可谨慎使用硝普钠。β受体阻断药可使脑血流量降低,急性期不宜用。

2.脑出血 脑出血时血压升高是颅内压增高情况下保持正常脑血流的脑血管自动调节机制,脑出血患者合并严重高血压的治疗方案目前仍有争论,降压可能影响脑血流量,导致低灌注或脑梗死,但持续高血压可使脑水肿恶化。一般认为,在保持呼吸道通畅,纠正缺氧,降低颅内压后,如血压≥26.7/14.7kPa(200/110mmHg)时,才考虑在严密血压监测下使用经静脉降压药物进行治疗,使血压维持在略高于发病前水平或 24.0/14.0kPa(180/105mmHg)左右;收缩压在 22.7~26.7kPa(170~200mmHg)或舒张压在 13.3~14.7kPa(100~110mmHg),暂不必使用降压药,先脱水降颅压,并严密观察血压情况,必要时再用降压药。可选择 ACEI、利尿药、拉贝洛尔等。钙通道阻滞药能扩张脑血管、增加脑血流,但可能增高颅内压,应慎重使用。α受体阻断药往往出现明显的降压作用及明显的直立性低血压,应避免使用。在调整血压的同时,防止继续出血、保护脑组织、防治并发症,需要时采取手术治疗。

(三)急性冠脉综合征

急性冠脉综合征包括不稳定性心绞痛和心肌梗死,其治疗目标在于降低血压、减少心肌耗氧量,但不可影响到冠脉灌注压,从而减少冠脉血流量。血压控制的目标是使其收缩压下降 10%~15%。治疗时首选硝酸酯类药物,如硝酸甘油,开始时以 5~10μg/min 速率静脉滴注,逐渐增加剂量,每 5~10min 增加 5~10μg/min。早期联合使用其他降血压药物治疗,如β受体阻断药、ACEI、α₁ 受体阻断药,必要时还可配合使用利尿药和钙通道阻滞药。另外,配合使用镇痛、镇静药等。特别是尼卡地平能增加冠状动脉血流、保护缺血心肌,静脉点滴能发挥降压和保护心脏的双重效果。拉贝洛尔能同时阻断 α₁ 和 β受体,在降压的同时能减少心肌耗氧量,也可选用。心肌梗死后的患者可选用 ACEI、β受体阻断药和醛固酮拮抗药。此外,原发病的治疗如溶栓、抗凝、血管再通等也非常重要,对 ST 段抬高的患者溶栓前应将血压控制在 20.0/12.0kPa(150/90mmHg)以下。

(四)急性左侧心力衰竭

急性左侧心力衰竭主要是由收缩期高血压和缺血性心脏病导致的。严重高血压伴急性左侧心力衰竭治疗的主要手段是通过静脉用药,迅速降低心脏的前后负荷。在应用血管扩张药迅速降低血压的同时,配合使用强效利尿药,尽快缓解患者的缺氧和高度呼吸困难。就心脏功能而言,应力求将血压降到正常水平。血压被控制的同时,心力衰竭亦常得到控制。血管扩张药可选用硝普钠、硝酸甘油、酚妥拉明等,广泛心肌缺血引起的急性左侧心力衰竭,首选硝酸甘油。在降压的同时以吗啡 3~5mg 静脉缓注,必要时每隔 15min 重复 1 次,共 2~3次,老年患者酌减剂量或改为肌内注射;呋塞米 20~40mg 静脉注射,2min 内推完,4h 后可重复 1 次;并予吸氧、氨茶碱等。洋地黄仅在心脏扩大或心房颤动伴快速心室率时应用。

（五）急性主动脉夹层

3/4 的主动脉夹层患者有高血压，血压增高是病情进展的重要诱因。治疗目标为通过扩张血管、减缓心动过速、抑制心脏收缩、降低血压及左心室射血速度、降低血流对动脉的剪切力，从而阻止夹层血肿的扩展。主动脉夹层在升主动脉及有并发症者尽快手术治疗；主动脉夹层病变局限在降主动脉者应积极内科治疗。患者应绝对卧床休息，严密监测生命体征和血管受累征象，给予有效止痛、迅速降压、镇静和吸氧，忌用抗凝或溶栓治疗。疼痛剧烈患者立即静脉使用较大剂量的吗啡或哌替啶。不论患者有无收缩期高血压，都应首先静脉应用 β 受体阻断药来减弱心肌收缩力，减慢心率，降低左心室射血速度。如普萘洛尔 0.5mg 静脉注射，随后每 3～5min 注射 1～2mg，直至心率降至 60～70/min。心率控制后，如血压仍然很高，应加用血管扩张药。降压的原则是在保证脏器足够灌注的前提下，迅速将血压降低并维持在尽可能低的水平。一般要求在 30min 内将收缩降至 13.3kPa（100mmHg）左右。如果患者不能耐受或有心、脑、肾缺血情况，也应尽量将血压维持在 16.0/10.7kPa（120/80mmHg）以下。治疗首选硝普钠或尼卡地平静脉点滴。其他常用药物有乌拉地尔、艾司洛尔、拉贝洛尔等。必要时加用血管紧张素 Ⅱ 受体拮抗药、ACEI、或小剂量利尿药，但要注意 ACEI 类药物可引起刺激性咳嗽，可能加重病情。肼苯达嗪和二氮嗪因有反射性增快心率，增加心排血量作用，不宜应用。主动脉大分支阻塞患者，因降压后使缺血加重，不宜采用降压治疗。

（六）子痫和先兆子痫

妊娠急诊患者的处理需非常小心，因为要同时顾及母亲和胎儿的安全。在加强母儿监测的同时，治疗时需把握三项原则：镇静防抽搐、止抽搐；积极降压；终止妊娠。①镇静防抽搐、止抽搐。常用药物为硫酸镁，肌内注射或静脉给药，用药时监测患者血压、尿量、腱反射、呼吸，避免发生中毒反应。镇静药可选用冬眠 1 号或地西泮。②积极降压。当血压升高＞22.7/14.7kPa（170/110mmHg）时，宜静脉给予降压药物，控制血压，以防脑卒中及子痫发生。究竟血压应降至多少合适，目前尚无一致意见。注意避免血压下降过快、幅度过大，影响胎儿血供。保证分娩前舒张压在 12.0kPa（90mmHg）以上，否则会增加胎儿死亡风险。紧急降压时可静脉滴注尼卡地平、拉贝洛尔或肼苯达嗪。尼卡地平是欧洲妊娠血压综合征治疗的首选药，它的胎盘转移率低，长时间使用对胎儿也无不良影响，能在有效降压的同时，延长妊娠，有利于改善胎儿结局，尤其适用于先兆子痫患者使用。另外，尼卡地平有针剂和口服两种剂型，适合孕产妇灵活应用。但应注意其可能抑制子宫收缩而影响分娩，在与硫酸镁合用时应小心产生协同作用。肼苯达嗪常用剂量为 40mg 加于 5% 葡萄糖溶液 500mL 静脉滴注，0.5～10mg/h。血压稳定后改为口服药物维持。ACEI、血管紧张素Ⅱ受体拮抗药可能对胎儿产生不利影响，禁用；利尿药可进一步减少血容量，加重胎儿缺氧，除非存在少尿情况，否则不宜使用利尿药；硝普钠可致胎儿氰化物中毒亦为禁忌。③结合患者病情和产科情况，适时终止妊娠。

（七）特殊人群高血压急症的处理

1.老年性高血压急症　老年人患高血压比例较高，容易出现靶器官损害，甚至是多个靶器官损害，高血压急症的发展速度较快，危险度更高。降压治疗可减少老年患者的心脑血管病及死亡率。但是老年高血压患者血压波动大，控制效果差。另外，老年患者多有危险因素和复杂的基础疾病，因而在遵循一般处理原则的同时，需格外注意以下几点：

（1）降压不要太快，尤其是对于体质较弱者。

（2）脏器的低灌注对老年患者的危害更大，建议血压控制目标为收缩压降至 20.0kPa

(150mmHg)，如能耐受可进一步降低。舒张压若<9.3kPa(70mmHg)可能产生不利影响。

（3）大多数患者的药物初始剂量宜降低，注意药物不良反应。

（4）常需要两种或更多药物控制血压。由于尼卡地平具有脏器保护功能的优势，对于老年人高血压急症，建议优先使用。

（5）注意原有的和药物治疗后出现的直立性低血压。

2.肾功能不全患者　治疗原则为在强效控制血压的同时，避免对肾功能的进一步损害，通常需要联合用药，根据患者的具体情况选择合适的降压药物。血压一般以降至20.0～21.3/12.0～13.3kPa(150～160/90～100mmHg)为宜，第1h使平均动脉压下降10%，第2h下降10%～15%，在12h内使平均动脉压下降约25%。选用增加或不减少肾血流量的降压药，首选ACEI和血管紧张素Ⅱ受体拮抗药，常与钙通道阻滞药、小剂量利尿药、β受体阻断药联合应用；避免使用有肾毒性的药物；经肾排泄或代谢的降压药，剂量应控制在常规用量的1/3～1/2。病情稳定后建议长期联合使用降压药，将血压控制在<17.3/10.7kPa(130/80mmHg)。

六、常用于高血压急症的药物评价

高血压急症的降压治疗除了选择起效迅速、作用持续时间短、停药后作用消失较快、不良反应小的静脉用药外，为增强降压作用、减少不良反应、保护重要脏器血流，以及出于特殊人群的需要，常需联合使用口服降压药，并且在血压控制后逐步减少静脉用药，转而用口服降压药物长期维持治疗。选择药物时应充分权衡血压与组织灌注、心脏负荷、血管损害、出凝血等的关系，合理控制降压的幅度与速度，考虑各种降压药物的作用和不良反应。

临床上用于降低血压的药物主要分为钙通道阻滞药、ACEI、血管紧张素Ⅱ受体拮抗药、α受体阻断药、β受体阻断药、利尿药及其他降压药7类，其中，常用于高血压急症的静脉注射药物为：硝普钠、尼卡地平、乌拉地尔、二氮嗪、肼苯达嗪、拉贝洛尔、艾司洛尔、酚妥拉明等。其他药物则根据患者的具体情况酌情配合使用，如紧急处理时可选用硝酸甘油、卡托普利等舌下含服；ACEI、血管紧张素Ⅱ受体拮抗药对肾功能不全的患者有很好的肾保护作用受体阻断药可用于前列腺增生的患者；在预防卒中和改善左心室肥厚方面，血管紧张素Ⅱ受体拮抗药均优于β受体阻断药；心衰时需采用利尿药联合使用ACEI、β受体阻断药、血管紧张素Ⅱ受体拮抗药等药物。

部分常用药物比较如下。

1.硝普钠　能直接扩张动脉和静脉，降压作用迅速，停药后效果持续时间短，可用于各种高血压急症。但是由于快速降低血压的同时也带来一系列不良反应，从而使硝普钠在临床的应用具有一定的局限性。如其控制血压呈剂量依赖性，同时还可以降低脑血流量，增加颅内压；对心肌供血的影响可引起冠脉缺血，增加急性心肌梗死早期的死亡率。静脉滴注时需密切观察血压，以免过度降压，造成器官组织血流灌注不足。长期或大剂量应用时可导致血中氰化物蓄积中毒，引起急性精神病和甲状腺功能低下等。小儿、冠状动脉或脑血管供血不足、肝肾或甲状腺功能不全者禁用；代偿性高血压、动静脉并联、主动脉狭窄和孕妇禁用。高血压急症伴急性冠状动脉综合征、高血压脑病、急性脑血管病或严重肾功能不全者使用时应谨慎。

2.尼卡地平　尼卡地平为二氢吡啶类钙通道阻滞药，是世界上第一个取得抗高血压适应证的钙通道阻滞药。尼卡地平主要扩张动脉，降低心脏后负荷，对椎动脉、冠状动脉、肾动脉和末梢小动脉的选择性远高于心肌，在降低血压的同时，能改善脑、心脏、肾的血流量，并对缺血心肌具有保护作用。另外,它还具有利尿作用,也不影响肺部的气体交换。基于以上机制,尼卡地平在治疗高血压急症时具有以下特点:降压作用起效迅速、效果显著、血压控制过程平稳、血压波动性小;能有效保护靶器官;不易引起血压的过度降低,用量调节简单、方便;不良反应少且症状轻微,停药后不易出现反跳,长期用药也不会产生耐药性,安全性很好。与硝普钠相比降压效果上近似,而其安全性及对靶器官的保护作用明显优于硝普钠,因而尼卡地平不仅是治疗高血压的一线药物,也是急诊科在处理大多数高血压急症的理想选择。

3.乌拉地尔 选择性 α_1 受体阻断药,具有外周和中枢双重降压作用,起效快,效果显著,不影响心率,无反跳现象,对嗜铬细胞瘤引起的高血压危象有特效。暂不提倡与 ACEI 类药物合用;主动脉峡部狭窄、哺乳期妇女禁用;妊娠妇女仅在绝对必要的情况下方可使用;老年患者需慎用,初始剂量宜小,在脏器供血维持方面欠佳。

4.拉贝洛尔 对 α_1 和 β 受体均有阻断作用,能减慢心率,减少心排血量,减小外周血管阻力。其降压作用温和,效果持续时间较长。特别适用于妊娠高血压。充血性心力衰竭、房室传导阻滞、心率过缓或心源性休克、肺气肿、支气管哮喘、脑出血禁用;肝、肾功能不全、甲状腺功能低下等慎用。

5.艾司洛尔 选择性 β_1 受体阻断药,起效快,作用时间短。能减慢心率,减少心排血量,降低血压,特别是收缩压。支气管哮喘、严重慢性阻塞性肺病、窦性心动过缓、二至三度房室传导阻滞、难治性心功能不全、心源性休克及对本品过敏者禁用。

(高鹏)

第三节 心绞痛

心绞痛是心肌血氧供求不平衡所致,以心前区发作性疼痛、憋闷或不适为主要表现的临床综合征。这是冠心病的常见类型,但也见于重度主动脉瓣病变(狭窄或关闭不全)、肥厚性心肌病、二尖瓣脱垂等。

心肌耗氧量增加和(或)心肌供血减少是心绞痛发作的主要发病机制。临床上常用心率和收缩压的乘积作为估计心肌耗氧量的指标,而心肌的血供则取决于冠状动脉狭窄的程度,有无冠状动脉痉挛参与,以及侧支循环的多少等因素。各种易患因素导致血管内膜损伤、前列环素(PGI_2)生成减少和脂质渗入与沉积常是动脉粥样硬化发生的始动机制,血小板随之黏附、聚集于局部,释出血栓素 A_2(TxA_2),则明显使病变加速、病情加重。心绞痛发作与 TxA_2/PGI_2 比值失调密切相关。冠状动脉 α 受体兴奋性增高,平滑肌细胞内 Ca^{2+} 浓度增加即是冠状动脉痉挛的主要机制。

心绞痛发作乃由于心肌无氧代谢产物刺激心脏内传入神经末梢,并常传播到相同脊髓段的皮肤浅表神经,引起不同程度的痛觉和相应的放射。心肌急性或严重血氧供求失衡,也导致心电生理和心泵功能的异常变化。

一、诊断

(一)临床表现特点

1.典型心绞痛发作 有如下特点。

(1)胸骨后或心前区发作性疼痛、憋闷或不适,可放射至左肩、左上肢、右肩、颈部、背部、下颌部、牙齿、咽喉部、舌头、鼻、耳垂、乳突、上腹部等。

（2）发作频率不定，随病情轻重而异。发作持续时间多在1～5min内，但少数严重患者可持续较长时间。

（3）多发生于劳累、情绪激动、饱餐、受冷等情况，但也有发生于平卧位等休息情况。

（4）休息或舌下含服硝酸甘油数分钟常可缓解。但病情重笃者常需进一步积极治疗方能控制。

2.体检　多无特殊体征，部分患者特别是在心绞痛发作时，可出现以下体征。

（1）心率加快、血压升高。

（2）第三和（或）第四心音。应注意患者心功能情况。

（3）心尖区收缩期杂音，多提示乳头肌功能不全。

（4）心律失常，以室性早搏较常见。

（二）实验室检查及其他辅助检查特点

1.心电图检查

（1）平静心电图：呈现ST段下移，T波倒置。由于冠状动脉具有较大储备力，其血流量要减少到30%～60%，平静心电图才有明确变化，故1/2～2/3的患者在平静时心电图正常。异常者也以心绞痛发作时的动态改变意义较大。

（2）运动负荷试验：包括双倍二级梯运动试验、活动平板运动试验及踏车运动试验，敏感性高，但仍有一定的假阳性（特别是在非易患人群和40～60岁年龄组的女性中更易出现）、假阴性（多见于自发性心绞痛患者），在判断时除应注意结合临床情况（如有无心绞痛发作、心率及收缩压降低等），注意ST段、T波的缺血性变化外，尚宜注意运动前后R波振幅、室间隔Q波、U波及室内阻滞等资料的综合分析，以提高检查的敏感性和特异性。

（3）动态心电图（Holter监测）：可以随身佩带磁带式记录器对患者进行24h连续心电图检查，从而了解心电图异常的频率、规律及其症状、诱因的关系。但从动态心电图上判断ST－T变化应该慎重，因为在日常活动情况下易受一些非缺血性因素（如过度换气，心脏位置变化等）影响。

2.超声心动图检查　可见室壁节段性运动减弱，与正常心肌段相比较，呈现鲜明对比（"阶梯征"），这在心绞痛发作或运动负荷试验时有较高阳性率。

3.放射性同位素检查

（1）运动负荷^{201}Tl或^{99m}Tc标记甲氧基异丁基异腈（^{99m}Tc－MIBI）心肌灌注显像：心肌内^{201}Tl的分布与冠状动脉血流密切相关，如有心肌缺血存在，即可见血流的不均匀分布与摄取缺损（"冷区"），平静时心肌灌注显像检出率低，"冷区"主要见于心肌梗死后的瘢痕部位，运动负荷即能明显地提示冠状动脉供血不足的心肌部位而大大提高检出率，比单纯运动负荷试验心电图检查为优。

（2）"首次通过"放射性核素心血管造影（FPRA）及门电路心脏血池显像（GCBPI）：冠心病患者由于区域性心肌灌注减低，从而产生左心室壁节段性缺血和运动异常，同时引起左心室射血分数（EF）下降，运动试验时EF不增加或反而降低。方法较简便，需时较短，花费也较小，且能同时提供左心室功能的资料，若与^{201}Tl心肌灌注显像三者联合应用，可检出大多数冠心病患者。

4.冠状动脉造影　不能直接反映胸痛是否为心绞痛，但可以了解冠状动脉狭窄或阻塞性病变的程度、分布范围及侧支循环建立情况，明确一些少见的情况（如冠状动脉起源畸形、冠状动静脉瘘、冠状动脉的夹层血肿等），从而对冠心病具有直接确诊的意义。对于病变较轻或小冠状动脉病变，则造影常不能显示。

5.心肌活检　有助于诊断小冠状动脉病（指冠状动脉分支直径小于 1mm 的血管，这些血管供应窦房结、房室结、希氏束、乳头肌以及大冠状动脉营养血管，且行经心房肌和心室肌的全层，并构成正常的动、静脉的吻合支。小冠状动脉病变时可发生心绞痛和冠心病的各类型表现，大多预后良好，少数预后较差），也有助于心肌硬化型冠心病（缺血性心肌病）与其他心肌病的鉴别。

（三）鉴别诊断

心绞痛发作呈典型表现者，诊断常不难确立，但对不典型者应除外以下情况。

1.胸壁病变　如肋软骨炎，疼痛表浅在胸壁，且局部有肿起、压痛。

2.纵隔病变　如食管裂孔疝，疼痛与进食有关，多发生于饱餐后平卧时，作卧位的胃肠钡餐检查可明确诊断。

3.心脏神经症　如 β 受体高敏综合征，普萘洛尔（心得安）常有比较好的诊断和治疗作用。

依据患者的年龄（40 岁以上）、易患因素、必要的心脏检查（体检及辅助检查），常可除外非冠状动脉病变（如主动脉瓣病变、肥厚型心肌病和二尖瓣脱垂等）引起的心绞痛。对剧烈和（或）持续较长的心绞痛患者，应注意心电图监测和血清酶学检查，与急性心肌梗死鉴别。

二、分型

由于心绞痛发作的机制不同，取决的因素各异，临床上依据患者发作的诱因、发作的程度和规律作出分型，但目前尚无统一意见，长期习用的国际分型还是十分可取的，因为这种分型较能代表着各自的病理基础和临床表现特点，对指导治疗和评价预后有着明确的临床意义。

（一）稳定型心绞痛

指普通常见的由体力劳动或其他增加心肌耗氧量的因素（如情绪激动、饱餐等）可诱发的心绞痛。其发作的程度和规律在 3 个月内基本相仿，即发作和心肌耗氧量的增加有固定关系。患者冠状动脉病变相对较轻和（或）有较良好的侧支循环，病情相对较稳定，发展较慢，部分可转变为不稳定型。

（二）不稳定型心绞痛

包括几种不同的亚型。

1.初发型心绞痛　指过去未发生过或近数月未发作过心绞痛的患者，在最近 1 个月内出现的心绞痛。

2.恶化型心绞痛　指原有的慢性劳力型心绞痛发作的程度和规律在最近 3 个月内突然加重或加速发展。

3.卧位型心绞痛　指平卧 1h 以上发生的心绞痛。患者有较长的劳力性心绞痛病史和（或）不同程度的心脏扩大，心绞痛发作前常有心率、血压增加，部分患者肺毛细血管楔嵌压正常，即使稍有增高，也不超过 2.4kPa（18mmHg），心排血量增加，也有部分患者肺毛细血管楔嵌压急剧升高超过正常范围，少数可超过 2.4kPa（18mmHg）而呈现肺淤血，严重者出现肺水肿。胸痛、胸闷常较剧烈且持续时间长而需坐起甚或站立，此与平卧位回心血量增加、心室壁张力增加有关，但也可能提示患者有潜在以至明显的心功能不全。

4.梗死后心绞痛　指急性心肌梗死后 1 周～3 个月内发生的心绞痛,提示另一支冠状动脉的病变在发生、发展。

不稳定型心绞痛是介于慢性稳定型心绞痛和急性心肌梗死之间的一个临床综合征,为一种暂时状态,可转变为稳定型,也可随症状消失而自然缓解,20％～40％可演变为急性心肌梗死,也有猝死于室性心律失常者。由于不稳定型心绞痛患者的冠状动脉病变发展较快或较严重,而又未能建立较好的侧支循环,故本病有不可预料性特征。研究证明,当患者心绞痛发作时,流经心肌的 TxA_2 明显增加,从而可导致狭窄的冠状动脉部位发生进一步痉挛和(或)一过性血小板聚集"填塞",如不及时消除,则最终发展至心肌梗死。对此型心绞痛患者冠状动脉造影时,常发现可能是构成病变加速发展的新鲜血栓的形成。

(三)变异型心绞痛

1959 年,Prinzmetal 等描述的一种自发性心绞痛,冠状动脉痉挛为发病的主要机制。其临床特点如下。

1.自发性　休息时发作,发作不伴心肌耗氧增加。

2.恒时性　常在一日的下半夜或清晨或其他固定时间发作。

3.透壁性　发作主要是冠状动脉大支痉挛,引起相应区域的整个心室壁厚度急性心肌缺血,故发作时心电图某些导联出现 ST 段抬高。此时需除外急性心肌梗死,并与急性心包炎、室壁瘤、心室肥厚及早期复极综合征等鉴别。若患者平静心电图检查原有 ST 段下移、T 波倒置,则发作时检查常示 ST 段、T 波恢复"正常"("伪善"),故诊断时应前后对照,心绞痛发作缓解后 ST 段、T 波常迅速恢复至发作前平静心电图图型。

4.扩冠性　治疗用药主要以硝酸酯类、钙通道阻滞剂等扩张冠状动脉,改善心肌供血,不宜单独应用或慎用 β 受体阻滞剂,以免增加 α 受体的兴奋性,加重血管痉挛。

三、治疗

治疗包括终止和预防心绞痛发作、病因治疗及消除总缺血负荷。心绞痛发作频繁剧烈或持续时间较长,特别是不稳定型心绞痛患者应住院观察及积极治疗。

(一)一般治疗

1.给予合理饮食、合理作息的指导如低动物脂肪、低胆固醇饮食,应戒烟,肥胖患者应限制热量摄入,并适当增加活动量以减轻体重,避免过劳、精神;紧张,给予解释和安慰,消除恐惧心理等。重症者应卧床休息。

2.检出和治疗易患因素对高血压患者应积极治疗,适当应用降压药,力求血压平稳于合理水平。对高血脂、高胆固醇血症患者应用降胆固醇、降血脂药物。糖尿病应积极控制。

3.防治各种可能诱发和加重心绞痛发作的疾病如贫血、甲状腺功能亢进、心衰和心律失常等。

(二)抗心绞痛药物

由于不同患者发病机制不一,对药物的敏感性和耐受量各异,故选择药物和给予剂量均应个别化,因人而异和酌情调节。为了求得最佳有效剂量而又避免不良反应,可考虑联合用药,特别是混合型心绞痛患者(既有耗氧增加,也有供血不足)和病情较重者,但需注意各药的不良反应和配伍禁忌。

1.扩张冠状动脉,改善心肌供血药物

(1)硝酸酯类:扩张冠状动脉及其侧支循环;扩张周围血管(对静脉作用大于动脉),减少回心血量,从而降低心肌耗氧量。是防治心绞痛发作的基础药物,目前常用的有硝酸甘油和硝酸异山梨酯。

硝酸甘油:有多种剂型,用于终止发作的有舌下含服的片剂及雾化吸入的气雾剂,作用快速,$0.3\sim0.6mg$,舌下给药,$1\sim2min$ 即可奏效,作用持续 30min。用于预防发作的有硝酸甘油缓释膜或 $1\%\sim2\%$ 硝酸甘油软膏,贴或涂于皮肤上使之逐步吸收,作用可持续 $6\sim8h$ 甚或 12h。用于频繁发作或严重心绞痛者可用硝酸甘油注射液,以 $10\sim25mg$,溶于 5% 葡萄糖液 500mL 中,从 4 滴/min 开始进行静脉滴注,每 5min 观察心率和血压情况,如无明显变化则增加 4 滴,至能有效控制病情则用维持量,一般不超过 $200\mu g/min$。不良反应有头胀、头痛、头晕、心率增快,个别可引起血压下降甚或虚脱,对伴有低血容量的患者尤应注意。青光眼患者等禁用。

硝酸异山梨酯(消心痛):每次 $5\sim10mg$,舌下含服,可于 $2\sim3min$ 内终止发作,持续 2h。$5\sim20mg$,口服,30min 内起效,持续 $4\sim5h$,常用于预防发作。不良反应除与硝酸甘油的不良反应相似外,尚有恶心、上腹不适等胃肠道症状,减量后则自行消失。

单硝酸异山梨酯(异乐定):作用及不良反应与硝酸异山梨酯相似,每次 20mg,每日 $2\sim3$ 次。长效制剂为每次 $40\sim50mg$,每日 1 次。

(2)钙通道阻滞剂:拮抗 Ca^{2+} 进入细胞,故可扩张冠状动脉大支及小动脉,也可扩张循环中的小动脉,降低周围血管阻力。增加冠状动脉血流量的作用较硝酸甘油强而持久,故常用于防治变异型心绞痛。目前常用的有硝苯地平、地尔硫草(硫氮草酮)和维拉帕米。

硝苯地平:扩张血管作用强,有降血压作用,为目前常用的降压药,故有血压过高或偏高的心绞痛患者尤为适用,而血压偏低者则应慎用。对有心室功能不良者可减轻左室舒张末压,改善舒张期功能。舌下含服亦常能迅速终止发作,但多用于口服,每次 $10\sim20mg$,每日 3 ~4 次。孕妇禁用。

地尔硫草:无增快心率的作用,甚至可减慢心率和抑制房室传导功能。每次 $30\sim60mg$,每日 $3\sim4$ 次,口服。

维拉帕米:因其对 Ca^{2+} 进入心肌的抑制较明显,减慢房室结的传导,偶可引起心衰,而扩张小动脉的作用并不比上两种药物优越,常用于心率偏快、合并心房颤动、室上性心动过速又无心衰的患者。每次 $40\sim80mg$,每日 $3\sim4$ 次,口服;长效制剂为 $120\sim240mg$,1 次顿服。

2.减慢心率、降低心肌耗氧药物

(1)β受体阻滞剂:通过减慢心率,减弱心肌收缩强度,从而减少心肌耗氧,增加运动耐量,使心绞痛得到缓解。适用于劳力型心绞痛;而自发型心绞痛,即不论其为变异型心绞痛,还是卧位型心绞痛,均应慎用,以免其加重冠状动脉痉挛或诱发心功能不全。目前常用的制剂如下。

普萘洛尔:为非选择性β受体阻滞剂,对 β_1 和 β_2 受体均有阻滞作用,无内在拟交感活性,对心脏有较明显的抑制作用。除治疗心绞痛外,还常用于高血压和快速型心律失常的患者。由于个体的吸收、血液白蛋白结合和肝内代谢率的不同,故剂量个体差异甚大,宜从小剂量开始,按反应逐步增大至获效,一般每次 $10\sim40mg$,每日 $3\sim4$ 次。本药有抑制心肌收缩、抑制房室传导、增加呼吸系统阻力、促使支气管痉挛的作用,故心衰、房室传导阻滞、支气管哮喘或阻塞性肺气肿者应予禁用。

纳多洛尔(萘羟心安):也是一种非选择性β受体阻滞剂,但作用时间较长,用药每日 1 次

（40～320mg），简便有效，且对心肌的抑制作用较弱而较为安全。

美托洛尔（甲氧乙心安、美多心安）：为 β_1 受体选择性阻滞剂，亦无内在拟交感活性，在治疗剂量范围内一般不易引起支气管痉挛或其他区受体阻滞的不良反应，但应注意个体敏感性的差异。每次 50～100mg，每日 1～3 次，口服。

阿替洛尔（氨酰心安）：作用同美托洛尔，每次 25～100mg，每日 2 次，口服。

3. 血栓防治制剂 血小板局部的黏附聚集、高凝状态和血栓形成在冠心病心绞痛的发生、发展病程中起着十分重要的作用。冠状动脉内膜损伤、痉挛和血小板激活之间相互作用可导致冠状动脉血栓形成。在多数情况下，动脉粥样硬化病变是自幼年开始的一种缓慢发展过程，但一旦伴有血栓形成则常迅速发展，斑块上血栓形成可能和局部纤溶系统［如抗凝血酶Ⅲ（AT－Ⅲ）］缺陷有关，在血栓形成过程中，由于凝血酶的催化反应，最终使可溶性纤维蛋白原转化为不溶性纤维蛋白，由纤维蛋白单体聚合成一种复杂的网状组织，后者网罗血液成分而形成血栓。故对冠心病患者，特别是心绞痛发作频剧者，应不同层次地选择有关药物防止血栓形成及病变发展。

（1）抗血小板药物：常用的有阿司匹林、银杏黄酮制剂、噻氯匹定（抵克力得）和双嘧达莫（潘生丁）。

阿司匹林：目前多数认为小剂量阿司匹林（每日 50～300mg）可降低血小板集聚度，降低 TxA_2/PGI_2 比值，但如剂量增大则可明显地同时抑制 PGI_2 的产生，后果适得其反。长期用药有可能对胃黏膜产生刺激和损伤，甚或引起胃出血，故最好用肠溶性阿司匹林。

噻氯匹定：通过抑制纤维蛋白原与血小板膜的腺苷二磷酸（ADP）依赖性结合，有效地抑制血小板聚集和血小板因子释放。每次 0.25g，每日 1 次，口服。

银杏黄酮制剂：具有抗血小板聚集和防止血栓形成的作用，并可抑制细胞脂质过氧化反应，保护局部缺血的心肌。国内常用的有银杏叶制剂（天保宁），每次 40～80mg，每日 3 次，口服。

双嘧达莫：本药可扩张冠状动脉，改善心肌供血，但目前临床应用主要考虑其能延长血小板寿命，抑制血小板凝集，若与阿司匹林合用则更有协同作用。每次 25～50mg，每日 3 次，口服。少数患者服后可有头痛、头晕、胃肠道反应等。

（2）抗凝药物：可静脉滴注右旋糖酐 40，每日给予 500mL，有抗凝血作用。对症状明显和频发的心绞痛患者，有学者主张及早应用肝素，皮下注射或静脉注射，临床随机试验表明可明显降低急性心肌梗死的发生率，一般可用 100～200mg，加入 1000mL 液体中缓慢静脉滴注，根据凝血时间（试管法）调整用药时间及浓度，治疗要求是使凝血时间维持在 15～30min 之内。

（3）溶栓药物：能溶解已形成的血栓，改善冠状动脉循环，增加心肌血供，对新鲜血栓效果较好。有报道在一组大量的不稳定型心绞痛患者冠状动脉造影资料中，发现 1.3％有血栓形成，但实际上发生率要高得多，一部分患者可因此一直持续至发生心肌梗死。故有学者主张对一些经上述疗法无效的心绞痛患者采取溶栓疗法，以终止病情的进一步恶化。目前常用的药物有链激酶、尿激酶，用法当以小剂量静脉滴注为宜，如尿激酶，每日 2 万 U，10～20d 为一疗程，链激酶有抗原性，用前应皮试和静脉注射地塞米松，用药期间要注意出血倾向。

（三）降脂药

降低血总胆固醇（尤其是低密度脂蛋白胆固醇）对延缓动脉粥样斑块的进展或使斑块消

退、降低心脏事件和病死率起重要作用。根据多中心研究结果,心肌梗死后如血总胆固醇高于5.2mmol/L,就应长期服用降脂药。临床常用他丁类,如辛伐他丁,每次5～10mg,每日1次,或普伐他丁,每次10mg,每日1次,晚上服。

（四）辅助治疗

1. 体外反搏治疗　为一种无创性治疗方法,可提高患者冠状动脉灌注压,改善心肌缺血、缺氧的辅助循环,有利于患者症状、心电图异常和血液流变学的改善,以及侧支循环的开放。具体做法是在肢体外及臀部套上气囊,通过微机化控制,当心脏舒张时气囊充气,加压于肢体及臀部,压迫血反流回主动脉,使主动脉内舒张压增高;当心脏收缩时气囊放气,肢体及臀部外压力迅速解除,该部位的血管随之开放,接纳从主动脉流出的血液,使收缩压下降,从而减轻心脏后负荷。禁忌证为:①严重主动脉瓣关闭不全。②肺栓塞或四肢静脉血栓形成。③活动性脑出血。④血压超过24.0/16.0kPa(180/120mmHg)。

2. 高压氧治疗　提高血氧含量和血氧分压,使血氧弥散增加,从而改善心肌缺氧状态。

（五）介入治疗

1. 经皮腔内冠状动脉成形术（PTCA）　冠状动脉狭窄及阻塞性病变是粥样斑块形成和(或)血栓性物质所致,可被加压球囊压缩至血管壁周围,使管腔通畅。其中以药物不能控制的心绞痛,近端孤立型、单支非钙化性病变,冠状动脉狭窄而未完全阻塞,但左心室功能尚好的患者为最佳适应证。成功率高达85%～95%。且对患者创伤小,术后如再狭窄,可多次重复施行,并可安置冠状动脉内支架。

2. 冠状动脉内膜切除术　包括定向冠状动脉内膜旋切术和经皮腔内旋磨术等。前者为用旋切刀将血管内壁斑块从血管壁上分离下来,并将切除下来的组织带出体外;后者为利用宝石晶体的圆头,快速旋转切除血管内的狭窄组织。尤其适用于偏心、血管开口处的病变。

3. 激光治疗

（1）激光血管成形术:激光对冠状动脉内导致狭窄以至完全阻塞的物质(血栓或有钙化的斑块)有气化清除作用。

（2）心肌血运重建术:应用高速激光将左心室打成许多直径为几微米的孔道(无血液渗出),其后这些孔道保持通畅并内皮化,从而改善心肌供血。据报道疗效非常满意,原活动度减弱的心室壁的活动恢复正常。

（六）主动脉－冠状动脉旁路手术

采用患者大隐静脉或乳内动脉等移植至主动脉和冠状动脉之间,以增加狭窄或阻塞段冠状动脉远端的血流,改善心肌供血,从而缓解心绞痛,改善心肌功能,减少心肌梗死和猝死的发生。尤适合于合并心绞痛的心室壁瘤切除术、瓣膜置换术、冠状动脉主干病变和弥漫性病变者。

对心绞痛患者的治疗不仅要积极终止发作,还应着力于消除总缺血负荷(指所有心肌缺血发作的总和,无论其是否伴有症状)。现有资料表明,心绞痛的严重程度和心绞痛的有效控制未能影响冠心病患者的远期预后,总缺血负荷与预后密切相关。当无症状心肌缺血发作时间较长,且较严重时,同样有可能发展为心肌梗死,或引起猝死。

（杨焕杰）

第四节　急性心肌梗死

急性心肌梗死是在冠状动脉病变的基础上,冠状动脉血供急剧减少或中断,使相应的心肌发生严重而持久的急性缺血,导致的心肌细胞坏死。临床表现为持久的胸骨后剧烈疼痛、发热、白细胞计数和血清心肌坏死标志物增高以及心电图进行性改变,可发生心律失常:休克、心力衰竭和猝死,属急性冠状动脉综合征的严重类型。

一、病因和发病机制

基本病因是冠状动脉粥样硬化,导致一支或多支冠状动脉管腔狭窄和心肌供血不足,而侧支循环尚未充分建立。在此基础上,在各种生理和病理因素的促发下,不稳定的粥样斑块破裂、出血,激活血、板和凝血系统,形成富含血小板的血栓或形成以纤维蛋白和红细胞为主的闭塞性血栓(红色血栓),从而造成冠状动脉血流明显减少或中断,使心肌发生严重而持久性的急性缺血达 30min 以上,即可发生心肌梗死。

促使粥样斑块破裂出血及血栓形成的诱因如下。

1. 晨起 6~12 时交感神经活动增加,机体应激反应增强,心肌收缩力、心率、血压增高,冠状动脉张力增高。

2. 在饱餐特别是进食多量脂肪后,血脂增高、血黏度增高。

3. 重体力活动、情绪激动、血压剧增或用力大便时,使左心室负荷明显加重。

4. 休克、脱水、出血、严重心律失常或外科手术,致心排血量骤降,冠状动脉灌注锐减。急性心肌梗死可发生在频发心绞痛的患者,也可发生在从无症状者。急性心肌梗死后发生的严重心律失常、休克或心力衰竭,均可使冠状动脉灌流量进一步减少,心肌坏死范围扩大。

二、病理变化

(一)冠状动脉病变

绝大多数急性心肌梗死患者冠状动脉内可在粥样斑块的基础上有血栓形成,使管腔闭塞,而由冠状动脉痉挛引起管腔闭塞者,个别可无严重粥样硬化病变。

1. 左冠状动脉前降支闭塞,引起左心室前壁、心尖部、下侧壁、前间壁和二尖瓣前乳头肌梗死。

2. 右冠状动脉闭塞,引起左心室膈面(右冠状动脉占优势时)、后间壁和右心室梗死,并可累及窦房结和房室结。

3. 左冠状动脉回旋支闭塞,引起左心室高侧壁、膈面(左冠状动脉占优势时)和左心房梗死,可累及房室结。

4. 左冠状动脉主干闭塞,引起左心室广泛梗死。

(二)心肌病变

1. 坏死心肌　冠状动脉闭塞后 20~30min,局部心肌即有少数坏死。1~2h 绝大部分心肌呈凝固性坏死,心肌间质充血、水肿,伴有多量炎症细胞浸润。以后,坏死的心肌纤维逐渐溶解,形成肌溶灶,随后逐渐有肉芽组织形成。大面积心肌梗死累及心室壁全层或大部分者常见,心电图上相继出现 ST 段抬高、T 波倒置和 Q 波,称为 Q 波性心肌梗死(透壁性心肌梗死)。可累及心包而致心包炎症,累及心内膜而致心腔内附壁血栓。当冠状动脉闭塞不完全或自行再通形成小面积心肌梗死呈灶性分布,急性期心电图上仍有 ST 段抬高,但不出现 Q 波的称为非 Q 波性心肌梗死,较少见。缺血坏死仅累及心肌壁的内层,不到心肌壁厚度的一半,伴有 ST 段压低或 T 波变化,心肌坏死标志物增高者过去称为心内膜下心肌梗死,现已归类为非 ST 段抬高心肌梗死。在心腔内压力作用下,坏死心肌向外膨出,可产生心脏破裂,心室游离壁破裂则形成心脏压塞或逐渐形成室壁瘤;室间壁破裂则形成室间隔穿孔;乳头肌断裂则造成二尖瓣反流。坏死组织 1~2 周后开始吸收,并逐渐纤维化,6~8 周形成瘢痕而愈合,称为陈旧性心肌梗死。

2.顿抑心肌 指梗死心肌周围急性严重缺血或冠状动脉再灌注后尚未发生坏死的心肌,虽已恢复血供,但引起的心肌结构、代谢和功能的改变,需要数小时、数天乃至数周才能恢复。某些心肌梗死患者,恢复期出现左心室功能进行性改善,可能与梗死周围濒死的顿抑心肌功能逐渐恢复有关。

3.冬眠心肌 指慢性持久的缺血心肌,其代谢需氧量亦随之减少而保持低水平,维持脆弱的心肌代谢平衡,即维持在功能的最低状态。一般认为,这是心肌的一种保护性机制,一旦供血改善则心肌功能可完全恢复。

三、病理生理

1.心功能改变 急性心肌梗死,尤其透壁性心肌梗死发生后,常伴有不同程度的左心功能舒张和收缩功能障碍和血流动力学的改变,主要包括心脏收缩力减弱,室壁顺应性减低,心肌收缩不协调,致泵衰竭。前向衰竭者,导致每搏量和心排血量下降,出现低血压或休克;后向衰竭者,左心室射血分数减低,左心室舒张末压增高,左心室舒张期和收缩末期容量增加,导致肺淤血、肺水肿。

2.心律失常 急性心肌缺血可导致细胞膜电学不稳定,引起严重心律失常,甚至心室颤动而猝死。

3.右心室梗死 在心肌梗死患者中少见,其主要病理生理改变是急性右心衰竭的血流动力学变化,右心房压力增高,高于左心室舒张末压,心排血量减低,血压下降。

四、临床表现

与心肌梗死面积的大小、部位、侧支循环情况有关。

(一)前驱症状

50%~81.2%患者在发病前数日有乏力、胸部不适、心悸、烦躁、心绞痛等前驱症状,其中,以不稳定型心绞痛为突出。心绞痛发作较以往频繁、性质加剧、持续时间长、硝酸甘油疗效差。疼痛时伴有恶心、呕吐、大汗和心动过缓,或伴有心功能不全、严重心律失常、血压大幅度波动等,同时心电图有 ST 段明显抬高或减低、T 波倒置或增高等。

(二)症状

1.疼痛 是最早出现的症状,多发生于清晨,疼痛部位和性质与心绞痛相同,但多无明显诱因,且常发生于安静时,程度较重,持续时间较长,可达数小时或数天,休息和含用硝酸甘油均不能缓解。患者常烦躁不安、出汗、恐惧或有濒死感,少数患者无疼痛,尤其老年人、糖尿病患者,一开始即表现为休克或急性心力衰竭。部分患者疼痛不典型,表现为上腹痛、颈部痛、背部上方痛、肢体痛等。

2.全身症状 有发热、心动过速、白细胞增高和红细胞沉降率增快等,由坏死物质吸收引起。一般在发病后 24～48h 出现,程度与梗死范围成正相关,体温一般在 38℃ 左右,持续 1 周。

3.胃肠道症状 多见于下壁心肌梗死,尤其在发病早期及疼痛剧烈时,表现为频繁恶心、呕吐和上腹部胀痛,与迷走神经张力增高或组织灌注不足有关。

4.心律失常 见于 75%～90% 的患者,多发生在起病 1～2d,而以 24h 内最多见。各种心律失常中以室性心律失常最多,尤其是室性期前收缩,它可以频发(每分钟 5 次以上)、成对出现或呈短阵、多源性室性心动过速或 R on T 型,常为心室颤动先兆。心室颤动是急性心肌梗死早期,特别是入院前主要的死因。下壁梗死多见房室传导阻滞,前壁梗死常易发生室性心律失常及室内束支传导阻滞。如发生房室传导阻滞,则表示病变范围广泛,病情严重。

5.低血压和休克 疼痛剧烈时血压下降和血容量不足时血压降低均未必是休克,纠正以上情况后收缩压仍然低于 10.7kPa(80mmHg),有烦躁不安、面色苍白、皮肤湿冷、脉搏细速、大汗淋漓、尿量减少(<20mL/h)、神志反应迟钝甚至晕厥者,则为休克表现。休克多在病后数小时至 1 周内发生,主要为心源性(心肌梗死面积>40% 以上),其次有血容量不足或神经反射引起的周围血管扩张等因素参与。

6.心力衰竭 主要是急性左侧心力衰竭,可在起病最初几天内发生,或在疼痛、休克好转阶段出现,为梗死后心脏收缩力显著减弱或不协调所致,发生率为 32%～48%。出现呼吸困难、咳嗽、发绀、烦躁等症状,严重者可发生肺水肿,后期也可出现右侧心力衰竭。右心室梗死可在病初即出现右侧心力衰竭表现,并伴有血压下降。

急性心肌梗死引起的心力衰竭称为泵衰竭,按 Killip 分级法分为:Ⅰ级,尚无明显心力衰竭;Ⅱ级,有左侧心力衰竭,肺部啰音<50% 肺野;Ⅲ级,有急性肺水肿,全肺大、小、干、湿啰音;Ⅳ级,有心源性休克,伴有或不伴有急性肺水肿。

(三)体征

1.心脏体征 心脏浊音界可正常也可轻度至中度增大;心率多增快,少数也可减慢;心尖部第一心音减弱;可出现第四心音(心房性)奔马律,心功能不全时常出现第三心音(心室性)奔马律;10%～20% 的患者在病后第 2～3d 出现心包摩擦音,为纤维素性心包炎所致;心尖部可出现粗糙的收缩期杂音或伴有收缩中晚期喀喇音,为二尖瓣乳头肌功能失调或断裂所致。可有各种心律失常。

2.血压 除极早期有血压增高外,几乎所有患者血压均有所降低。

3.其他 可有与心律失常、心力衰竭及休克相应的体征。

五、实验室及其他检查

(一)心电图

1.特征性改变 ST 段抬高心肌梗死者心电图特点为:①ST 段抬高呈弓背向上型,在面向坏死区周围心肌损伤区的导联出现。②深而宽的 Q 波,在面向心肌坏死区的导联出现。③T 波倒置,在面向损伤区周围心肌缺血区的导联出现。

在背向梗死区的导联则出现相反的改变,即 R 波增高、ST 段压低和丁波直立并增高。

非 ST 段抬高心肌梗死者心电图有 2 种类型:①无病理性 Q 波,有普遍性 ST 段压低≥

0.1mV,但 aVR 导联(有时还有 V_1 导联)ST 段抬高,或有对称性 T 波倒置,为心内膜下心肌梗死所致。②无病理性 Q 波,也无 ST 段变化,仅有 T 波倒置改变。

2.动态改变　ST 段抬高心肌梗死改变如下。

(1)超急性期改变:起病数小时内,可尚无异常或出现异常高大、两肢不对称的 T 波。

(2)急性期改变:起病数小时后,ST 段明显抬高,弓背向上,与直立的 T 波相连,形成单相曲线。数小时至 2d 出现病理性 Q 波,同时 R 波降低。Q 波在 3～4d 稳定不变。

(3)亚急性期改变:在早期不进行治疗干预,ST 段抬高持续数天至 2 周左右,逐渐回到基线水平,T 波则变为平坦、倒置。

(4)慢性期改变:数周至数月后,T 波呈 V 形倒置,两肢对称,波谷尖锐。T 波倒置可永久存在,也可在数月或数年内逐渐恢复。

非 ST 段抬高心肌梗死:上述的类型①先是 ST 段普遍压低(除 aVR 导联,有时 V_1 导联外),继而 T 波倒置加深呈对称性。ST−T 改变持续数日或数周后恢复。类型②T 波改变在 1～6 个月恢复。

3.定位诊断　可根据特征性的改变来判定(表 8−2)。

表 8−2　ST 段抬高心肌梗死的心电图定位诊断

导联	前间壁	局限前壁	前侧壁	广泛前壁	下壁	下间壁	下侧壁	高侧壁	正后壁
V_1	+			+		+			
V_2	+			+		+			
V_3	+	+		+		+			
V_4		+		+					
V_5		+	+				+		
V_6			+				+		
V_7			+				+		
V_8									+
aVR							+		
aVL		±	±	±	−	−	−	+	
aVF					+	+	+		−
Ⅰ		±	±	±	−		−	+	
Ⅱ					+	+	+		−
Ⅲ					+	+	+		−

注:为"+"正面改变,表示典型 ST 段抬高、Q 波及 T 波变化;"−"为反面改变,表示 QRS 主波向上,ST 段压低及与"+"部位的 T 波方向相反的 T 波;"±"为可能有正面改变。

(二)超声心动图

二维和 M 型超声心动图也有助于了解室壁运动、室壁瘤和左心室功能,尤其对心肌梗死的合并症如乳头肌断裂、室间隔穿孔、心室游离壁破裂、室壁瘤等诊断的敏感性与特异性都相当高。

(三)实验室检查

1.白细胞计数　升高至$(10\sim20)\times10^9/L$,中性粒细胞增多,红细胞沉降率增快,C 反应蛋白增高,均可持续 1～3 周。

2.血清心肌坏死标志物测定

(1)肌红蛋白(Mb)起病后 2h 内升高,12h 内达高峰,24～48h 恢复正常。

(2)肌钙蛋白 I(cTnI)或 T(cTnT)起病 3～4h 后升高,cTnI 于 11～24h 达高峰,7～10d 降至正常;cTnT 于 24～48h 达高峰,10～14d 降至正常。这些心肌结构蛋白含量的增高是诊断心肌梗死的敏感指标。

(3)肌酸激酶同工酶 CK－MB 升高,起病后 4h 内增高,16～24h 达高峰,3～4d 恢复正常,其增高的程度能较准确地反映梗死的范围。其高峰出现时间是否提前有助于判断溶栓治疗是否成功。

肌红蛋白在急性心肌梗死后出现最早,也十分敏感,但特异性不很强。cTnI 和 cTnT 出现稍迟,而特异性很高,在症状出现后 6h 内测定为阴性则 6h 后应再复查,其缺点是持续时间长达 10～14d,对在此期间出现胸痛,判断是否有新的梗死不利。CK－MB 虽不如 cTnI、cTnT 敏感,但对早期(<4h)急性心肌梗死诊断有较重要价值。

六、诊断与鉴别诊断

根据典型的临床表现、心电图特征性的改变和动态演变及血清心肌坏死标志物测定,诊断本病并不困难。老年患者突然发生严重心律失常、休克、心力衰竭而原因未明,或突然发生较重而持久的胸闷或胸痛者,都应考虑本病可能。宜先按急性心肌梗死来处理,短期内进行心电图、血心肌坏死标志物测定等动态观察以确定诊断。对非 ST 段抬高心肌梗死,血肌钙蛋白测定的诊断价值更大。鉴别诊断要考虑以下一些疾病。

1.心绞痛　胸痛性质及部位与心肌梗死相似,但程度较轻,持续时间较短,休息或含化硝酸甘油可迅速缓解,发作常有明显诱因,无发热、呼吸困难、休克、心力衰竭等表现,心电图改变为一过性,无 ST－T 演变,也无血清心肌坏死标志物变化。

2.主动脉夹层动脉瘤　以剧烈的胸痛起病,类似急性心肌梗死。但疼痛一开始即达高峰,常放射至背、肋、腹、腰和下肢,两上肢血压、脉搏可有明显差别,少数有主动脉瓣关闭不全,可有下肢暂时性瘫痪或偏瘫,但无血清心肌坏死标志物升高。X 线检查示主动脉影明显增宽,CT 或磁共振主动脉断层显像以及超声心动图探测到主动脉夹层内的血液,可确立诊断。

3.急性心包炎　尤其是急性非特异性心包炎可有较剧烈而持久的心前区疼痛。但心包炎的疼痛与发热同时出现,呼吸与咳嗽时加剧,早期即有心包摩擦音,疼痛和心包摩擦音在心包腔内出现渗液时均消失;全身症状一般不如心肌梗死严重;心电图除 aVR 导联外,其余导联均有 ST 段呈弓背向下的抬高,伴 T 波低平或倒置、QRS 波群低电压,但无异常 Q 波。

4.急性肺动脉栓塞　可发生胸痛,常伴有咯血、呼吸困难和休克,并伴有右心室负荷急剧加重的表现,如肺动脉第二音亢进、颈静脉充盈、肝大以及特异性心电图改变等可资鉴别。

5.急腹症　急性胰腺炎、消化性溃疡穿孔、急性胆囊炎、胆石症等,均有上腹部疼痛。仔细询问病史和进行体格检查,行血清心肌坏死标志物测定及心电图检查可协助鉴别。

七、并发症

1.乳头肌功能失调或断裂　发生率可高达 40%～50%。乳头肌因缺血、坏死而致功能障碍,导致二尖瓣关闭不全,心尖部出现收缩中晚期喀喇音和吹风样收缩期杂音,可引起心力衰竭。轻者可以恢复,杂音也可消失;重者多发生在乳头肌断裂患者,常因下壁心肌梗死累及后乳头肌所致,心力衰竭严重,预后不佳。

2. 心脏破裂 较少见,常在起病后 1 周内出现,多为心室游离壁破裂,造成心包积血、心脏压塞而猝死。也有心室间隔破裂而穿孔,在胸骨左缘 3～4 肋间出现Ⅱ级以上收缩期杂音,并伴有震颤,可引起心力衰竭和休克,可在起病数天至 2 周内死亡。

3. 栓塞 发生率为 1%～6%,见于起病后 1～2 周,为左心室附壁血栓脱落所致,可引起脑、肾或四肢等动脉栓塞。由下肢静脉血栓部分脱落则产生肺栓塞。

4. 心室膨胀瘤 主要见于左心室,发生率为 5%～20%。体格检查可有左侧心界扩大,心脏冲动范围较广,可有收缩期杂音,心音较低钝。心电图 ST 段持续抬高。超声心动图、放射性核素检查及心血管造影均可确诊。

5. 梗死后综合征 发生率 10%。于心肌梗死后数周或数月出现,可反复发生,表现为心包炎、胸膜炎或肺炎,有发热、胸痛等症状,可能为机体对坏死物质的变态反应。

八、急诊处理

治疗原则:改善心肌供血,挽救濒死心肌,防止心肌梗死面积扩大,缩小心肌缺血范围,维护心脏功能,及时处理严重心律失常、泵衰竭和各种并发症,防止猝死。

(一)院前急救

流行病学调查发现,50% 的患者发病后 1h 内在院外猝死,死因主要是可救治的心律失常。因此,院前急救的基本任务是将急性心肌梗死患者安全、迅速地转送到医院,以便尽早开始再灌注治疗。重点是缩短患者就诊延误的时间和院前检查、处理、转运所用时间。

1. 诊断评估

(1)测量生命体征。

(2)通过对疼痛部位、性质、持续时间、缓解方式、伴随症状的询问确定缺血性胸痛,查明心、肺、腹、血管等有无异常体征。

(3)描记 18 导联心电图。

(4)根据缺血性胸痛病史和心电图特点迅速进行简明的鉴别诊断、作出初步诊断。一旦确诊或可疑急性心肌梗死时应及时转送并给予紧急处理。

2. 紧急处理及转运

(1)吸氧,嘱患者停止任何主动性活动和运动。

(2)迅速建立至少两条静脉通路。静脉点滴硝酸甘油或立即含服硝酸甘油 1 片,每 5min 可重复使用。

(3)镇静止痛:吗啡 5～10mg 皮下注射或哌替啶 50～100mg 肌内注射。

(4)口服水溶性阿司匹林或嚼服肠溶阿司匹林 300mg。

(5)持续监测心电、血压和血氧饱和度。除颤仪应随时处于备用状态。

(6)有频发、多源室性期前收缩或室性心动过速者,静脉注射利多卡因 50～100mg,5～10min 后可重复 1 次,必要时 10min 后可再重复 1 次,然后按 1～3mg/min 静脉滴注。有心动过缓者,如心率<50/min,可静脉注射阿托品 1mg,必要时每 3～5min 可重复使用,总量应<2.5mg。

(7)对心搏骤停者,立即就地心肺复苏,待心律、血压、呼吸稳定后再转送入院。

（8）对有低血压、心动过速、休克或肺水肿体征者,可直接送至有条件进行冠状动脉血管重建术的医院。

（9）有条件可在救护车内进行静脉溶栓治疗。

（10）对于转诊途中可能发生的意外情况应向家属交代,并签署转诊同意书。

（二）ST 段抬高或伴左束支传导阻滞的急性心肌梗死院内急诊处理

急诊医师应力争在 10min 内完成病史采集、临床检查、18 导联心电图描记,尽快明确诊断,对病情作出基本评价并确定即刻处理方案;送检血常规、血型、凝血系列、血清心肌坏死标志物、血糖、电解质等;建立静脉通路,保持给药途径畅通。对有适应证的患者在就诊后 90min 内进行急诊经皮冠状动脉介入治疗（PCI）或 30min 内在急诊科或 CCU 开始静脉溶栓治疗。

1. 监护和一般治疗　急性心肌梗死患者来院后应立即开始一般治疗,并与诊断同时进行,重点是监测和防治急性心肌梗死的不良事件或并发症。

（1）监测:持续心电、血压和血氧饱和度监测,及时发现和处理心律失常、血流动力学异常和低氧血症。必要时还可监测肺毛细血管楔压和静脉压。

（2）卧床休息:可降低心肌耗氧量,减少心肌损害。对血流动力学稳定且无并发症的患者一般卧床休息 1～3d,对病情不稳定及高危患者卧床时间应适当延长。

（3）镇痛:剧烈胸痛使患者交感神经过度兴奋,产生心动过速、血压升高和心肌收缩功能增强,从而增加心肌耗氧量,并易诱发快速室性心律失常,应迅速给予有效镇痛。可给吗啡 5～10mg 皮下注射或哌替啶 50～100mg 肌内注射,必要时 1～2h 后再注射 1 次,以后每 4～6h 可重复。不良反应有恶心、呕吐、低血压和呼吸抑制。一旦出现呼吸抑制,可每隔 3min 静脉注射纳洛酮 0.4mg(最多 3 次)以拮抗之。

（4）吸氧:持续鼻导管或面罩吸氧,有严重左侧心力衰竭、肺水肿和有机械并发症的患者,应加压给氧或气管插管行机械通气。

（5）硝酸甘油:以 10μg/min 开始静脉滴注,每 5～10min 增加 5～10μg,直至症状缓解,血压正常者动脉收缩压降低 1.3kPa（10mmHg）或高血压患者动脉收缩压降低 4.0kPa（30mmHg）为有效剂量,最高剂量以不超过 100μg/min 为宜。在静脉滴注过程中如心率明显加快或收缩压≤12.0kPa（90mmHg）,应减慢滴速或暂停使用。该药的禁忌证为急性心肌梗死合并低血压[收缩压≤12.0kPa（90mmHg）]或心动过速(心率＞100/min),下壁梗死伴右心室梗死时即使无低血压也应慎用。急性心肌梗死早期通常给予硝酸甘油静脉滴注 24～48h。也可静脉滴注二硝基异山梨酯。静脉用药后可使用二硝基异山梨酯或 5－单硝山梨醇酯口服。

（6）抗血小板治疗:①阿司匹林,所有急性心肌梗死患者只要无禁忌证均应口服水溶性阿司匹林或嚼服肠溶阿司匹林 300mg,1/d,3d 后改为 75～150mg,1/d,长期服用。②二磷酸腺苷受体（ADP）拮抗药:常用的有氯吡格雷和噻氯匹定,由于噻氯匹定导致粒细胞减少症和血小板减少症的发生率高于氯吡格雷,在患者不能应用氯吡格雷时再选用噻氯匹定替代。对于阿司匹林过敏或不能耐受的患者,可使用氯吡格雷替代,或与阿司匹林联合用于置入支架的冠心病患者。初始剂量 300mg 口服,维持量每日 75mg。循证医学显示对 ST 段抬高的急性心肌梗死患者,阿司匹林与氯吡格雷联用的效果优于单用阿司匹林。

2. 再灌注治疗　再灌注治疗可使闭塞的冠状动脉再通,心肌得到再灌注,挽救濒死的心肌,缩小梗死范围,改善心功能,降低死亡率,是一种积极的治疗措施。

(1)经皮冠状动脉介入(PCI)治疗:经皮冠状动脉介入治疗与溶栓治疗相比,梗死相关血管再通率高,再闭塞率低,缺血复发少,且出血(尤其脑出血)的危险性低,目前已被公认为首选的安全有效的恢复心肌再灌注的治疗手段。包括直接 PCI、转运 PCI 和补救性 PCI。

1)直接 PCI:是指对所有发病 12h 以内的 ST 段抬高急性心肌梗死患者采用介入手段直接开通梗死相关动脉的方法。对于 ST 段抬高的急性心肌梗死患者直接 PCI 是最有效降低死亡率的治疗。

直接 PCI 适应证:①所有 ST 段抬高心肌梗死患者,发病 12h 以内,就诊—球囊扩张时间 90min 以内。②适合再灌注治疗而有溶栓治疗禁忌证者。③发病时间＞3h 的患者更趋首选 PCI。④心源性休克患者,年龄＜75 岁,心肌梗死发病＜36h,休克＜18h。⑤对年龄＞75 岁的心源性休克患者,如心肌梗死发病＜36h,休克＜18h,权衡利弊后可考虑 PCI。⑥发病 12～24h,仍有缺血证据,或有心功能障碍或血流动力学不稳定或严重心律失常者。应注意:①对发病 12h 以上无症状,血流动力学和心电稳定患者不推荐直接 PCI。②患者血流动力学稳定时,不推荐直接 PCI 干预非梗死相关动脉。③要由有经验者施术,以免延误时机。有心源性休克者宜先行主动脉内球囊反搏术,待血压稳定后再施行 PCI。

2)转运 PCI:转运 PCI 是直接 PCI 的一种,主要适用于患者所处医院无行直接 PCI 的条件,而患者有溶栓治疗的禁忌证,或虽无溶栓治疗的禁忌证但发病已＞3h,＜12h,尤其为较大范围心肌梗死和(或)血流动力学不稳定的患者。

3)补救性 PCI:是指溶栓失败后梗死相关动脉仍处于闭塞状态,而针对梗死相关动脉所行的 PCI。溶栓剂输入后 45～60min 的患者,胸痛无缓解和心电图 ST 段无回落临床提示溶栓失败。

补救性 PCI 适应证:①溶栓治疗 45～60min 后仍有持续心肌缺血症状或表现者。②合并心源性休克年龄＜75 岁,心肌梗死发病＜36h,休克＜18h 者。③心肌梗死发病＜12h,合并心力衰竭或肺水肿者。④年龄＞75 岁的心源性休克患者,如心肌梗死发病＜36h,休克＜18h,权衡利弊后可考虑补救性 PCI。⑤血流动力学或心电不稳定的患者。

4)溶栓治疗再通者的 PCI:溶栓治疗成功的患者,如无缺血复发表现,可在 7～10d 后行冠状动脉造影,如残留的狭窄病变适宜 PCI 可行 PCI 治疗。

(2)溶栓治疗。

1)适应证:①两个或两个以上相邻导联 ST 段抬高,在肢体导联≥0.1mV、胸导≥0.2mV,或新出现的或可能新出现的左束支传导阻滞,发病时间＜12h,年龄＜75 岁。②ST 段显著抬高的心肌梗死患者,年龄＞75 岁,经慎重权衡利弊仍可考虑溶栓治疗。③ST 段抬高,发病时间 12～24h,有进行性胸痛和 ST 段广泛抬高患者,仍可考虑溶栓治疗。④高危心肌梗死,就诊时收缩压≥24.0kPa(180mmHg)和(或)舒张压≥14.7kPa(110mmHg),经认真权衡溶栓治疗的益处与出血性卒中的危险性后,应首先镇痛、降低血压(如应用硝酸甘油静脉滴注、β 受体阻断药等),将血压降至≤20.0/12.0kPa(150/90mmHg)时再考虑溶栓治疗(若有条件应考虑直接 PCI)。

下列情况首选溶栓:①不具备 24h 急诊 PCI 治疗条件或不具备迅速转运条件或不能在 90min 内转运 PCI,符合溶栓的适应证及无禁忌证者。②具备 24h 急诊 PCI 治疗条件,患者就诊早(发病≤3h 而且不能及时进行心导管治疗)。③具备 24h 急诊 PCI 治疗条件,但是就诊一球囊扩张与就诊一溶栓时间相差超过 60min、就诊一球囊扩张时间超过 90min。④对于再梗死的患者应该及时进行血管造影并根据情况进行血运重建治疗,包括 PCI 或冠状动脉旁路移植术(CABG)。如不能立即(症状发作后 60min 内)进行血管造影和 PCI,则给予溶栓治疗。

2)禁忌证:①有出血性脑卒中或 1 年内有缺血性脑卒中(包括 TIA)。②颅内肿瘤。③近期(2~4 周)内有活动性出血(消化性溃疡、咯血、痔、月经来潮、出血倾向)。④严重高血压,血压>24.0/14.7kPa(180/110mmHg),或不能除外主动脉夹层动脉瘤。⑤目前正在使用治疗剂量的抗凝药。⑥近期(<2 周)曾穿刺过不易压迫止血的深部动脉。⑦近期(2~4 周)创伤史,包括头部外伤、创伤性心肺复苏或较长时间(>10min)的心肺复苏。⑧近期(<3 周)外科大手术。

3)溶栓药物的应用:以纤溶酶原激活药激活纤溶酶原,使转变为纤溶酶而溶解冠状动脉内的血栓。

溶栓药物主要有:①尿激酶:150 万 U(2.2 万 U/kg)溶于 100mL 0.9%氯化钠液中,30min 内静脉滴入。溶栓结束 12h 皮下注射肝素 7500U 或低分子肝素,2/d,共 3~5d。②链激酶或重组链激酶:150 万 U 溶于 100mL 0.9%氯化钠液中,60min 内静脉滴入。溶栓结束 12h 皮下注射肝素 7500U 或低分子肝素,2/d,共 3~5d。③阿替普酶:首先静脉注射 15mg,继而 30min 内静脉滴注 50mg,其后 60min 内再静脉滴注 35mg。④瑞替普酶:10MU 溶于 5~10mL 注射用水中静脉注射,时间>2min,30min 后重复上述剂量。⑤替奈普酶:一般为 30~50mg 溶于 10mL 生理盐水中静脉注射。根据体重调整剂量:如体重>60kg,剂量为 30mg;体重每增加 10kg,剂量增加 5mg,直至体重>90kg,最大剂量为 50mg。

用阿替普酶、瑞替普酶、替奈普酶前先用肝素 60U/kg(最大量 4000U)静脉注射,用药后以每小时 12U/kg(最大量 1000U/h)的速度持续静脉滴注肝素 48h,将 APTT 调整至 50~70s;以后改为 7500U,2/d,皮下注射,连用 3~5d(也可用低分子肝素)。

4)溶栓再通临床指征:①心电图抬高的 ST 段于在 2h 内回降>50%。②胸痛在 2h 内基本消失。③2h 内出现再灌注性心律失常。④血清 CPK-MB 酶峰值提前出现(14h 内),肌钙蛋白峰值提前到 12h 内。

3.消除心律失常 首先应加强针对急性心肌梗死、心肌缺血的治疗。溶栓、急诊 PCI、β受体阻断药、纠正电解质紊乱均可预防或减少心律失常发生。

(1)急性心肌梗死并发室上性快速心律失常的治疗。

房性期前收缩:与交感神经兴奋或心功能不全有关,本身无须特殊治疗。

心房颤动:常见且与预后有关。血流动力学不稳定的患者应迅速行同步电复律。血流动力学稳定的患者,以减慢心室率为目标。常选用美托洛尔、维拉帕米、地尔硫草、洋地黄制剂或胺碘酮治疗。

(2)急性心肌梗死并发室性快速心律失常的治疗。

心室颤动、持续多形性室性心动过速:立即非同步电复律。

持续单形性室性心动过速:伴心绞痛、肺水肿、低血压,应予同步电复律;不伴上述情况,可首先给予药物治疗,如胺碘酮 150mg 于 10min 内静脉注射,必要时可重复,然后 1mg/min 静脉滴注 6h,再 0.5mg/min 维持静脉滴注;亦可应用利多卡因。

频发室性期前收缩、成对室性期前收缩、非持续性室性心动过速:可严密观察或利多卡因治疗(使用不超 24h)。

偶发室性期前收缩、加速性室性自主心律：严密观察，不予特殊处理。

(3)缓慢心律失常的治疗。

无症状窦性心动过缓：可暂作观察，不予特殊处理。

症状性窦性心动过缓、二度Ⅰ型房室传导阻滞、三度房室传导阻滞伴窄 QRS 波逸搏心律，患者常有低血压、头晕、心功能障碍、心动过缓<50/min 等，可先静脉注射阿托品 0.5mg，3～5min 重复 1 次，至心率达 60/min 左右。最大可用至 2mg。

二度Ⅱ型房室传导阻滞；三度房室传导阻滞伴宽 QRS 波群逸搏心律、心室停搏；症状性窦性心动过缓、二度Ⅰ型房室传导阻滞、三度房室传导阻滞伴窄 QRS 波群逸搏心律经阿托品治疗无效及双侧束支传导阻滞患者需行临时起搏治疗。

4.其他治疗

(1)β受体阻断药：通过减慢心率，降低体循环血压和减弱心肌收缩力使心肌耗氧量减少，对改善缺血区的氧供需失衡，缩小心肌梗死面积，降低急性期病死率有肯定的疗效。在无禁忌证的情况下应及早常规使用。用药过程中需严密观察，使用剂量必须个体化。常用美托洛尔 25～50mg，口服，2～3/d；或阿替洛尔 6.25～25mg，口服，2/d。前壁急性心肌梗死伴剧烈胸痛或高血压者，可静脉注射美托洛尔 5mg，间隔 5min 后可再给予 1～2 次，继之口服维持。

(2)血管紧张素转换酶抑制药(ACEI)：近年研究认为，心肌梗死时应用血管紧张素转换酶抑制药有助于改善恢复期心肌的重构，降低心力衰竭的发生率，从而降低死亡率。前壁心肌梗死伴有心功能不全的患者获益最大。在无禁忌证的情况下，溶栓治疗后血压稳定即可开始使用，但剂量和时限应视患者情况而定。通常应从小剂量开始，逐渐增加剂量。如卡托普利 6.25mg，口服，作为试验剂量，一天之内可加至 12.5mg 或 25mg，次日加至 12.5～25mg，2～3/d。有心力衰竭的患者宜长期服用。

(3)羟甲基戊二酸单酰辅酶 A 还原酶抑制药：近年的研究表明，本类调脂药可以稳定斑块，改善内皮细胞的功能，建议早期使用，如辛伐他汀 20～40mg/d，普伐他汀 10～40mg/d，氟伐他汀 2.0～40mg/d，阿托伐他汀 10～80mg/d。

(4)葡萄糖-胰岛素-氯化钾(GIK)溶液：研究结果提示，在急性心肌梗死的早期使用 GIK 静脉滴注及进行代谢调整是可行的。目前不主张常规补镁治疗。

5.右室心肌梗死的院内急诊处理　治疗措施与左心室梗死略有不同。右心室心肌梗死引起右侧心力衰竭伴低血压，而无左侧心力衰竭的表现时，宜扩张血容量。在血流动力学监测下静脉滴注输液，直到低血压得到纠正或肺毛细血管压达 2.0～2.4kPa(15～18mmHg)。如输液 1～2L 低血压未能纠正可用正性肌力药，以多巴酚丁胺为优。不宜用利尿药。伴有房室传导阻滞者可予临时起搏。

6.非 ST 段抬高的急性心肌梗死院内急诊处理

(1)危险性分层：对非 ST 段抬高的急性心肌梗死进行危险性分层的主要目的是为迅速作出治疗决策提供依据。临床上主要根据症状、体征、心电图以及血流动力学指标对其进行危险性分层。

1)低危患者：无合并症、血流动力学稳定、不伴有反复缺血发作的患者。

2)中、高危患者(符合以下一项或多项)：①心肌坏死标识物升高。②心电图有 ST 段压低(<2mm)。③强化抗缺血治疗 24h 内反复发作胸痛。④有心肌梗死病史。⑤造影显示冠状动脉狭窄病史。⑥PCI 或 CABG 后。⑦左心室射血分数<40%。⑧糖尿病。⑨肾功能不全

（肾小球滤过率＜60mL/min）。

3)极高危患者(符合以下一项或多项)：①严重胸痛持续时间长、无明显间歇或＞30min，濒临心肌梗死表现。②心肌坏死物标识物显著升高和(或)心电图 ST 段显著压低(≥2mm)持续不恢复或范围扩大。③有明显血流动力学变化,严重低血压、心力衰竭或心源性休克表现。④严重恶性心律失常：室性心动过速、心室颤动。

非 ST 段抬高的急性心肌梗死多是非 Q 波性,此类患者不宜溶栓治疗。低危患者以阿司匹林和肝素尤其是低分子肝素治疗为主。对中、高危患者行早期 PCI(72h 内)。对极高危患者行紧急 PCI(2h 内)。其他治疗与 ST 段抬高的患者相同。

（杨焕杰）

第五节　主动脉夹层

主动脉夹层指主动脉腔内的血液通过内膜的破口进入主动脉壁中层而形成的血肿。急性主动脉夹层是一种不常见、但有潜在生命危险的疾病,如不予以治疗,早期死亡率很高。及时进行适当的药物和(或)手术治疗,可明显提高生存率。

一、病因与发病机制

任何破坏中层弹性或肌肉成分完整性的疾病都可使主动脉易患夹层分离。中层胶原及弹性硬蛋白变性所致的中层退行性变是首要的易患因素。囊性中层退行病变是多种遗传性结缔组织缺陷(马凡和 Ehlers Danlos 综合征)的内在特点。年龄增长和高血压可能是中层退行病变两个重要因素。主动脉夹层的好发年龄为 60～70 岁,男性为女性发病率的 2 倍。某些其他先天性心血管畸形,如主动脉瓣单瓣畸形和主动脉缩窄也易并发主动脉夹层。另外,动脉内导管术及主动脉球囊反搏等诊疗操作也可能引起主动脉夹层。

主动脉夹层开始于主动脉内膜撕裂,血液穿透病变中层,将中层平面一分为二,主动脉壁即出现夹层。由于管腔压力不断推动,分离过程沿主动脉壁推进,典型的为顺行推进,即被主动脉血流向前的力推动,有时也可见从内膜撕裂处逆向推进。主动脉壁分离层之间被血液充盈的空间成为一个假腔,剪切力可能导致内膜进一步撕裂,为假腔内的血流提供出口或额外的进口。假腔可由于血液充盈而扩张,引起内膜突入真腔内,使血管腔狭窄变形。

二、分类

绝大多数主动脉夹层起源于升主动脉和/或降主动脉。主动脉夹层有三种主要的分类方法,对累及的主动脉的部位及范围进行定义(表 8－3,图 8－1)。考虑预后及治疗的不同,所有这三种分类方法都是基于主动脉夹层是否累及升主动脉而定。一般而言,夹层分离累及升主动脉有外科手术指征,而对那些未累及升主动脉的夹层分离可考虑药物保留治疗。

表 8-3　常用的主动脉夹层分类方法

分类	起源和累及的主动脉范围
DeBakey 分类法	
Ⅰ 型	起源于升主动脉,扩展至主动脉弓或其远端
Ⅱ 型	起源并局限于升主动脉
Ⅲ 型	起源于降主动脉沿主动脉向远端扩展
Stanford 分类法	
A 型	所有累及升主动脉的夹层分离
B 型	所有不累及升主动脉的夹层分离
解剖描述分类法	
近端	包括 DeBakey Ⅰ 型和 Ⅱ 型,Stanford 法 A 型
远端	包括 DeBakey Ⅲ 型,Stanford 法 B 型

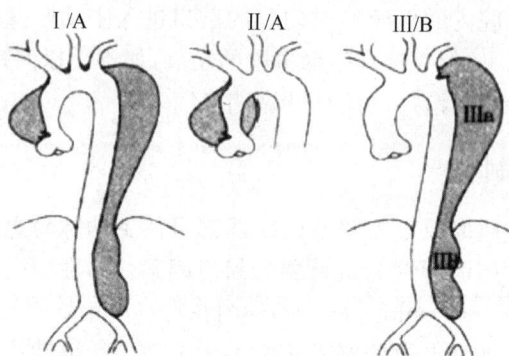

Ⅰ/A:DeBakey Ⅰ 型/StanfordA 型;Ⅱ/A:DeBakey Ⅱ 型/StanfordA 型;Ⅲ/B:DeBakey Ⅲ 型/StanfordB 型

图 8-1　主动脉夹层分类

三、诊断

(一)临床表现特点

1.症状　急性主动脉夹层最常见的症状是剧烈疼痛,而慢性夹层分离多数可能并无疼痛。典型的疼痛突然发生,开始时即为剧痛。患者主诉疼痛呈撕裂、撕扯或刀刺样。当夹层分离沿主动脉伸展时,疼痛可沿着夹层分离的走向逐步向其他部位转移。疼痛部位对判断主动脉夹层的部位有帮助,因为局部的症状通常反应累及的主动脉。如胸痛只在前胸部,或最痛之处在前胸部,提示夹层绝大多数累及升主动脉。如胸痛只在肩胛之间,或最痛之处在肩胛之间,则绝大部分累及降主动脉。颈、喉、颌、面部的疼痛强烈提示夹层累及升主动脉。另外,疼痛在背部的任何部位,或腹部和下肢,强烈提示累及降主动脉。

其他一些不常见情况包括充血性心力衰竭、晕厥、脑血管意外、缺血性周围神经病变、截瘫、猝死等。急性充血性心力衰竭几乎均由近端主动脉夹层所致的严重主动脉瓣反流引起。无神经定位体征的晕厥占主动脉夹层的 4%～5%,一般需紧急外科手术。

2.体征　在一些患者中,单纯的体检结果就足以提示诊断,而在另外一些情况下,即使存在广泛的主动脉夹层,相应的体征也不明显。远端主动脉夹层患者 80%～90% 以上存在高血压,但在近端主动脉夹层患者中高血压较少见。近端主动脉夹层患者与远端主动脉夹层患者相比更易发生低血压。低血压通常是由于心脏压塞、胸腔或腹腔内动脉破裂所致。与主动脉夹层相关的最典型体征如脉搏短缺、主动脉反流杂音、神经系统表现更多见于近端夹层分离。急性胸痛伴脉搏短缺(减弱或缺如)强烈提示主动脉夹层。近端主动脉夹层分离中的50%有脉搏短缺,而远端主动脉夹层中只占15%。

主动脉瓣反流是近端主动脉夹层的重要并发症,一些患者可听到主动脉瓣反流杂音。与近端主动脉夹层相关的主动脉瓣膜反流杂音常呈乐音样,胸骨右缘比胸骨左缘听诊更清晰。根据反流的严重程度不同,可能存在其他主动脉瓣关闭不全的周围血管征象,如水冲脉和脉压增宽。

许多疾病的表现可酷似主动脉夹层,包括急性心肌梗死或严重心肌缺血,非主动脉夹层引起的急性主动脉反流,非夹层分离引起的胸主动脉瘤、腹主动脉瘤、心包炎、肌肉骨骼痛或纵隔肿瘤。

(二)实验室和其他辅助检查特点

临床上,一旦诊断上已怀疑主动脉夹层,必须迅速并准确地确定诊断。目前可用的诊断方法包括主动脉造影、造影增强CT扫描、磁共振成像(MRI)、经胸或经食管的心脏超声。

1.胸片 最常见的异常是主动脉影变宽,占患者的80%～90%,局限性的膨出往往出现于病变起源部位。一些患者可出现上纵隔影变宽。如见主动脉内膜钙化影,则可估测主动脉壁的厚度,正常为2～3mm,如主动脉壁厚度增加到10mm以上,高度提示主动脉夹层(图8－2)。虽然绝大多数患者有一种或多种胸片的异常表现,但相当部分患者胸片改变不明显。因此,正常的X线胸片绝不能排除主动脉夹层。

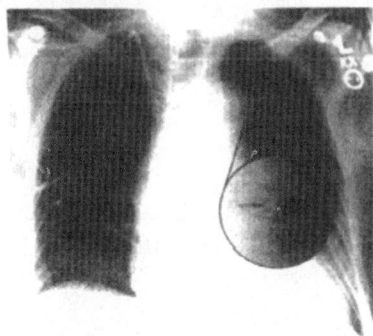

钙化影与主动脉影外侧缘相距10mm以上

图8－2 主动脉夹层,胸片可见主动脉内膜

2.主动脉造影 逆行主动脉造影是主动脉夹层的最可靠诊断技术,如考虑行手术治疗或血管内支架治疗,术前须行主动脉造影。血管造影诊断主动脉夹层的直接征象包括主动脉双腔或分离内膜片,提示夹层分离的间接征象包括主动脉腔变形、主动脉壁变厚、分支血管异常,以及主动脉瓣反流。主动脉造影的主要优点在于能明确主动脉夹层和累及的分支血管范围,也能显示主动脉夹层的一些主要并发症,如假腔内血栓和主动脉瓣反流。

3.计算机体层摄影(CT) 增强CT扫描时,如发现内膜片分割或以造影剂密度差来区分的两个明显的主动脉腔时即可诊断主动脉夹层。与主动脉造影不同,CT扫描的优点在于它是无创的,但需要使用静脉内造影剂。CT还有助于识别假腔内的血栓,发现心包积液。但CT扫描不能可靠地发现有无主动脉瓣反流和分支血管病变。

4.磁共振成像(MRI) MRI特别适用于诊断主动脉夹层,能显示主动脉夹层的真假腔、内膜的撕裂位置、剥离的内膜片和可能存在的血栓等。MRI是无创性检查,也不需使用静脉内造影剂从而避免了离子辐射。虽然MRI以其高度的准确性成为目前无创性诊断主动脉夹层的主要标准,但它存在一些缺点,如对已植入起搏器、血管夹、人工金属心脏瓣膜和人工关节患者禁忌。MRI也仅提供有限的分支血管图像,不能可靠地识别主动脉瓣反流的存在。另外,由于显影所需时间较长,急性主动脉夹层患者行MRI有风险。

5.超声心动图(UCG) 对诊断升主动脉夹层具有重要意义,且易识别并发症(如心包积血、主动脉瓣关闭不全和胸腔积血等)。在M型超声中可见主动脉根部扩大,夹层分离处主动脉壁由正常的单条回声带变成两条分离的回声带。在二维超声中可见主动内分离的内膜片呈内膜摆动征,主动脉夹层形成主动脉真假双腔征。有时可见心包或胸腔积液。多普勒超声不仅能检出主动脉夹层管壁双重回声之间的异常血流,而且对主动脉夹层的分型、破口定位及主动脉瓣反流的定量分析都具有重要的诊断价值。经食管超声心动图(TEE)克服了经胸廓UCG的一些局限性。它可以采用更高频率的超声检查,从而提供更好的解剖细节。

几种影像方法都各有其特定的优缺点。在选择时,必须考虑各种检查的准确性、安全性和可行性(表8-4)。

表8-4 几种影像学方法诊断主动脉夹层的性能

诊断性能	ANGIO	CT	MRI	TEE
敏感性	++	++	+++	+++
特异性	+++	+++	+++	++/+++
内膜撕裂部位	++	+	+++	+
有无血栓	+++	++	+++	+
有无主动脉关闭不全	+++	−	+	+++
心包积液	−	++	+++	+++
分支血管累积	+++	+	++	+
冠状动脉累及	++	−	−	++

注:+++极好,++好,+一般,−无法检测。ANGIO:主动脉造影;CT:计算机体层摄影;MRI:磁共振成像;TEE:经食管超声心动图。

四、治疗

治疗主动脉夹层的主要目的在于阻止夹层分离的进展。那些致命的并发症并不是内膜撕裂本身,而是随之而来的主动脉夹层的并发症,如分离主动脉破裂、急性主动脉瓣关闭不全、急性心包压塞等。如果不进行及时、适当的治疗,主动脉夹层有很高的死亡率。

1.紧急内科处理 所有高度怀疑有急性主动脉夹层的患者必须予以监护。首要的治疗目的在于解除疼痛并将收缩压降至$13.3\sim14.7$kPa($100\sim110$mmHg)[平均动脉压为$8.0\sim9.3$kPa($60\sim70$mmHg)]。无论是否存在疼痛和高血压,均应使用β受体阻滞剂以降低dp/dt。对可能要进行手术的患者要避免使用长效降压药物,以免使术中血压控制变得复杂。疼痛本身可以加重高血压和心动过速,可静脉注射吗啡以缓解疼痛。

硝普钠对紧急降低动脉血压十分有效。开始滴速$20\mu g/mim$然后根据血压反应调整滴速,最高可达$800\mu g/min$。当单独使用时,硝普钠可能升高dp/dt,这一作用可能潜在地促进夹层分离的扩展。因此,同时使用足够剂量的β受体阻滞剂十分必要。

为了迅速降低 dp/dt,应静脉内剂量递增地使用 β 受体阻滞剂,直至出现满意的 β 受体阻滞效应(心率 60～70 次/min)。超短效 β 受体阻滞剂艾司洛尔对动脉血压不稳定准备行手术治疗的患者十分有用,因为如果需要可随时停用。当存在使用 β 受体阻滞剂的禁忌证,如窦缓,二度或三度房室传导阻滞,充血性心力衰竭,气管痉挛,应当考虑使用其他降低动脉压和 dp/dt 的药物,如钙通道阻滞剂。

当分离的内膜片损害一侧或双侧肾动脉时,可引起肾素大量释放,导致顽固性高血压。在这种情况下可静脉内注射血管紧张素转化酶(ACE)抑制剂。

如果患者血压正常而非高血压,可单独使用 β 受体阻滞剂降低 dp/dt,如果存在禁忌证,可选择使用非二氢吡啶类钙阻滞剂,如地尔硫䓬或维拉帕米。

如果可疑主动脉夹层的患者表现为严重低血压,提示可能存在心脏压塞或主动脉破裂,应快速扩容。如果迫切需要升压药治疗顽固性低血压,可使用去甲肾上腺素。

治疗后一旦患者情况稳定,应立即进行诊断检查。如果病情不稳定,优先使用 TEE,因为它能在急诊室或重症监护病房床边操作而不需停止监护和治疗。如果一个高度可疑夹层分离的患者病情变得极不稳定,很可能发生了主动脉破裂或心脏压塞,患者应立即送往手术室而不是进行影像学诊断。在这种情况下可使用术中 TEE 确定诊断,同时指导手术修补。

2.心脏压塞的处理 急性近端主动脉夹层经常伴有心脏压塞,这是患者死亡的最常见原因之一。心脏压塞往往是主动脉夹层患者低血压的常见原因。在这种情况下,在等待外科手术修补时通常应进行心包穿刺以稳定病情。

3.外科手术治疗 主动脉夹层的手术指征见表 8-5。应该尽可能在患者就诊之初决定是否手术,因为这将帮助选择何种诊断检查方法。手术日的包括切除最严重的主动脉病变节段,切除内膜撕裂部分,通过缝合夹层分离动脉的近端和远端以闭塞假腔的入口。下列因素增加患者的手术风险:高龄、伴随其他严重疾病(特别是肺气肿)、动脉瘤破裂、心脏压塞、休克、心肌梗死、脑血管意外等。

表 8-5 主动脉夹层外科手术和药物治疗的指征

手术指征	药物治疗指征
1.急性近端夹层分离	1.无并发症的远端夹层分离
2.急性远端夹层分离伴下列情况之一	2.稳定的孤立的主动脉弓夹层分离
·重要脏器进行性损害	3.稳定的慢性夹层分离
·主动脉破裂或接近破裂	
·主动脉瓣反流	
·夹层逆行进展至升主动脉	
·马凡综合征并发夹层分离	

4.血管内支架技术 使用血管内介入技术可治疗主动脉夹层的高危患者。如夹层分离累及肾动脉或内脏动脉时手术死亡率超过 50%,血管内支架置入可降低死亡率。带膜支架植入血管隔绝术主要适用于 StanfordB 型夹层。

五、长期治疗和随访

主动脉夹层患者晚期并发症包括主动脉反流、夹层分离复发、动脉瘤形成或破裂。无论住院期间采用手术还是药物治疗,长期药物治疗以控制血压和 dp/dt 对所有主动脉夹层存活患者都适用。主动脉夹层患者随访评估包括反复认真的体格检查,定期胸片检查和一系列影像学检查包括 TEE,CT 扫描或 MRI。患者刚出院的 2 年内危险性最高,后危险性逐步降低。因此,早期经常的随访十分重要。

(杨焕杰)

第六节　急性病毒性心肌炎

急性病毒性心肌炎是指嗜心性病毒感染引起的,以心肌非特异性间质性炎症为主,伴有心肌细胞变性、溶解或坏死病变的心肌炎。病变可累及心脏传导和起搏系统,亦可累及心包膜。临床上以肠道病毒(如柯萨奇病毒 B 组 2、4 两型最多见,其次为 5、3、1 型及 A 组的 1、4、9、16、23 型,艾柯病毒和脊髓灰质炎病毒等)和流感病毒较为常见。此外,麻疹、腮腺炎、乙型脑炎、肝炎和巨细胞病毒等也可引起心肌炎。

一、发病机制

病毒如何引起心肌损伤的机制迄今尚未阐明,可能途径包括:

1.病毒直接侵犯心肌　病毒感染后可引起病毒血症,经血流直接侵犯心肌,导致心肌纤维溶解、坏死、水肿及炎性细胞浸润。有人认为,急性暴发性病毒性心肌炎和病毒感染后 1~4 周内猝死者,病毒直接侵犯心肌可能是主要的发病机制。

2.免疫变态反应　对于大多数病毒性心肌炎,尤其是慢性心肌炎,目前认为,主要是通过免疫变态反应而致病。参与免疫反应可能是病毒本身,也可能是病毒-心肌抗体复合物。既有体液免疫参与,又有细胞免疫参与。此外,患者免疫功能低下在发病中也起重要作用。

二、诊断

(一)临床表现特点

1.起病前 1~3 周内常有上呼吸道或消化道感染史。

2.心脏受累表现　心悸、气促、心前区疼痛等。体检,轻者心界不扩大,重者心浊音界扩大,心率增快且与体温升高不相称,可出现舒张期奔马律,心律失常以频发早搏多见,亦可表现为房室传导阻滞,以至出现心动过缓、心尖区第一心音低钝。可闻及收缩期吹风样杂音。重症患者可短期内出现心衰或心源性休克,少数因严重心律失常而猝死。

3.老幼均可发病,但以儿童和年轻人较易发病。

(二)实验室检查及其他辅助检查特点

1.心电图常有各种心律失常表现,以心室性早搏最常见,其次为房室传导阻滞、束支及室内阻滞、心动过速等。心肌损害可表现为 ST 段降低、T 波低平或倒置、Q-T 间期延长等。暴发性病毒性心肌炎可有异常 Q 波、阵发性室性心动过速、高度房室传导阻滞,甚至心室颤动等。心电图改变对心肌炎的诊断并无特异性。

2.血清酶学检查可有 CK 及其同工酶(CK-MB)、AST 或 LDH 及其同工酶(LDH1)增高。

3.X 线、超声心动图检查示心脏轻至中度增大,搏动减弱,有时可伴有心包积液,此时称心肌心包炎。

4.血白细胞可轻至中度增多,血沉加速。

5.从咽拭、尿、粪、血液及心包穿刺液中分离出病毒,且在恢复期血清中同型病毒抗体滴度较初期或急性期(第一份)血清升高或下降4倍以上,可认为是新近有病毒感染。

诊断病毒性心肌炎必须排除可能引起心肌损害的其他疾病,常见的如风湿性心肌炎、中毒性心肌炎、结缔组织和代谢性疾病所致心肌损害,以及原发性心肌病等。

三、治疗

目前,对急性病毒性心肌炎尚缺乏特异性治疗方法,但多数患者经过一段时间休息及对症治疗后能自行痊愈,少数可演变为慢性心肌炎或遗留不同程度心律失常表现,个别暴发型重症患者可导致死亡。本病主要治疗措施如下。

1.充分休息,防止过劳　本病一旦确诊,应卧床休息,进食易消化和富含维生素、蛋白质的食物。充分休息在急性期应列为主要治疗措施之一。早期不重视卧床休息,可能会导致心脏进行性增大和带来较多的后遗症,一般需休息3个月左右。心脏已经扩大或曾出现过心功能不全者应延长至半年,直至心脏不再缩小、心功能不全症状消失后,在密切观察下逐渐增加活动量,恢复期仍应适当限制活动3~6个月。

2.酌情应用改善心肌细胞营养与代谢的药物　辅酶A 50~100U或肌苷200~400mg,每日1~2次,肌内注射或静脉注射;细胞色素C 15~30mg,每日1~2次,静脉注射,该药应先皮试,无过敏者才能注射。ATP或三磷酸胞苷(CTP)20~40mg,每日1~2次,肌内注射,前者尚有口服或静脉制剂,剂量相同。辅酶Q10,每日30~60mg,口服;或10mg,每日2次,肌内注射及静脉注射。FDP 5~10g,每日1~2次,静脉滴注,对重症病毒性心肌炎可能有效。一般情况下,上述药物视病情可适当搭配或联合应用2或3神即可,10~14d为一疗程。此外,极化液疗法:氯化钾1~1.5g,普通胰岛素8~12U,加入10%葡萄糖液500mL内,每日1次,静脉滴注,尤适用于频发室性早搏者。在极化液基础上再加入25%硫酸镁5~10mL,对快速型心律失常疗效更佳,7~14d为一疗程。大剂量维生素C,每日5~10g静脉滴注,以及丹参酮注射液40~80mg,分2次加入50%葡萄糖液20mL内静脉注射或稀释后静脉滴注,连用2周,也有一定疗效。

3.肾上腺皮质激素　激素有抑制炎性反应、降低血管通透性、减轻组织水肿及抗过敏作用,但可抑制免疫反应和干扰素的合成、促进病毒繁殖和炎症扩散、加重心肌损害,因此,应用激素有利有弊。为此,多数学者主张病毒性心肌炎急性期,尤其是最初2周内,病情并非危重者不用激素。但短期内心脏急剧增大、高热不退、急性心衰、严重心律失常、休克、全身中毒症状严重合并多脏器损害或高度房室传导阻滞者,可试用地塞米松,每日10~30mg,分次静脉注射,或用氢化可的松,每日200~300mg,静脉滴注,连用3~7d,待病情改善后改口服,并迅速减量至停,一般疗程不宜超过2周。若用药1周仍无效,则停用。激素对重症病毒性心肌炎有效,其可能原因与抑制了心肌炎症、水肿,消除过度、强烈的免疫反应和减轻毒素作用有关。

4.抗生素　急性病毒性心肌炎可使用广谱抗生素,如氨苄西林、头孢菌素等,以防止继发性细菌感染,因后者常是诱发病毒感染的条件,特别是流感、柯萨奇及腮腺炎病毒感染,且可加重病毒性心肌炎的病情。

5.抗病毒药物　疗效不肯定,因为病毒性心肌炎主要是免疫反应的结果。即使是由于病毒直接侵犯所致,但抗病毒药物能否进入心肌细胞内杀灭病毒也尚有疑问。流感病毒所致心肌炎可试用吗啉胍(ABOB)100～200mg,每日3次;金刚胺100mg,每日2次。疱疹病毒性心肌炎可试用阿糖胞苷和利巴韦林(三氮唑核苷),前者剂量为每日50～100mg,静脉滴注,连用1周;后者为100mg,每日3次,视病情连用数日至1周,必要时亦可静脉滴注,剂量为每日300mg。此外,中草药如板蓝根、连翘、大青叶、黄连、黄芩、虎杖等也具抗病毒作用。

6. 免疫调节剂

(1)人白细胞干扰素1.5万～2.5万U,每日1次,肌内注射,7～10d为一疗程,间隔2～3d,视病情可再用1～2个疗程。

(2)应用基因工程制成的干扰素100万U,每日1次,肌内注射,2周为一疗程。

(3)聚肌胞(Ploy:C),每日1～2mg,每2～3d1次,肌内注射,2～3个月为一疗程。

(4)简化胸腺素10mg,每日肌内注射1次,共3个月,以后改为10mg,隔日肌内注射1次,共半年。

(5)免疫核糖核酸(IRNA)3mg,每2周1次,皮下注射或肌内注射,共3个月,以后每月肌内注射3mg,连续6～12个月。

(6)转移因子(TF)1mg,加注射水2mL,每周1～2次,于上臂内侧或两侧腋部皮下或臀部肌内注射。

(7)黄芪有抗病毒及调节免疫功能,对干扰素系统有激活作用,在淋巴细胞中可诱生γ干扰素,还能改善内皮细胞生长及正性肌力作用,可口服、肌内注射或静脉内给药。用量为黄芪口服液(每支含生黄芪15g)1支,每日2次,口服;或黄芪注射液(每支含生黄芪4g/2mL)2支,每日1～2次,肌内注射;或在5%葡萄糖液500mL内加黄芪注射液4～5支,每日1次,3周为一疗程。

7. 纠正心律失常 基本上按一般心律失常治疗。对于室性早搏、快速型心房颤动可用胺碘酮0.2g,每日3次,1～2周后或有效后改为每日0.1～0.28维持。阵发性室性心动过速、心室扑动或颤动,应尽早采用直流电电击复律,亦可迅速静脉注射利多卡因50～100mg,必要时隔5～10min后再注,有效后静脉滴注维持24～72h。心动过缓可用阿托品治疗,也可加用激素。对于莫氏Ⅱ型和Ⅲ度房室传导阻滞,尤其有脑供血不足表现或有阿—斯综合征发作者,应及时安置人工心脏起搏器。

8. 心衰和休克的防治 重症急性病毒性心肌炎可并发心衰或休克。有心衰者应给予低盐饮食、供氧,视病情缓急可选用口服或静脉注射洋地黄类制剂,但剂量应控制在常规负荷量的1/2～2/3,必要时可并用利尿剂、血管扩张剂和非洋地黄类正性肌力药物,同时注意水、电解质平衡。

(李忠娟)

第七节　重型心律失常

心律失常是指心脏冲动的频率、节律、起源部位、传导速度或激动次序的异常。正常心脏冲动起源于窦房结,先后经结间束、房室结、希氏束、左和右束支及浦肯野纤维至心室。心律失常的发生是由于多种原因引起心肌细胞的自律性、兴奋性、传导性改变,导致心脏冲动形成和(或)传导异常。临床上根据发作时心率的快慢,可将心律失常分为快速心律失常和缓慢心律失常。前者包括期前收缩、心动过速、心房颤动、心室颤动等,后者包括窦性缓慢心律失常、房室传导阻滞等。心律失常发生在无器质性心脏病者,大多病程短,可自行恢复,对血流动力学无明显影响,一般不增加心血管死亡危险性。发生于严重器质性心脏病或离子通道病的心律失常,病程较长,常有严重血流动力学障碍,可诱发心绞痛、休克、心力衰竭、昏厥甚至猝死,称重症心律失常。常见的病因为急性冠脉综合征、陈旧性心肌梗死、慢性充血性心力衰竭(射血分数<40%)、各类心肌病、长 Q-T 间期综合征、预激综合征等。

心律失常的诊断应从详尽采集病史入手,病史通常能提供对诊断有用的线索。心电图检查是诊断心律失常最重要的一项无创性检查技术,应记录 12 导联心电图,并记录清楚显示 P 波导联的心电图长条以备分析,通常选择 V_1 或 Ⅱ 导联。系统分析应包括:心房与心室节律是否规则,频率各为若干? P-R 间期是否恒定? P 波与 QRS 波群是否正常? P 波与 QRS 波群的相互关系等。在确定心律失常类型后,对重症心律失常患者,在院前和院内对其进行急救时首先要判断有无严重血流动力学障碍,并建立静脉通道,给予吸氧、心电监护,使用电击复律和(或)抗心律失常药物迅速纠正心律失常。在血流动力学稳定、心律失常已纠正的情况下再分析、判断导致心律失常的病因和诱因,并给予相应的处理。

一、阵发性室上性心动过速

阵发性室上性心动过速,简称室上速,是一种阵发性、规则而快速的异位心律。根据起搏点部位及发生机制的不同,包括窦房折返性心动过速、心房折返性心动过速、自律性房性心动过速、房室结内折返性心动过速等。此外,利用隐匿性房室旁路逆行传导的房室折返性心动过速习惯上也归属于室上性心动过速的范畴。由于心动过速发作时频率很快,P 波往往埋伏于前一个 T 波中,不易判定起搏点的部位,故常统称为阵发性室上性心动过速。在全部室上速患者中,房室结内折返性心动过速和房室折返性心动过速占 90% 以上。

(一)病因

阵发性室上性心动过速常见于正常的青年,情绪激动、疲劳或烟酒过量常可诱发。亦可见于各种心脏病患者,如冠心病、风湿性心脏病、慢性肺源性心脏病、甲状腺功能亢进性心脏病等。

(二)发病机制

折返是阵发性室上性心动过速发生的主要机制。由触发活动、自律性增高引起者为数甚少。在房室结存在双径路、房室间存在隐匿性房室旁路、窦房结细胞群之间存在功能性差异、心房内三条结间束或心房肌的传导性能不均衡或中断的情况下,两条传导性和不应期不一致的传导通路如形成折返环,其中,一条传导通路出现单向传导阻滞时,适时的期前收缩或程序刺激在非阻滞通路上传导的时间使单向传导阻滞的通路脱离不应期,冲动在折返环中沿着一定的方向在折返环中运行,即可形成阵发性室上性心动过速。

(三)临床表现

心动过速发作突然起始与终止,持续时间长短不一。症状包括心悸、胸闷、焦虑不安、头晕,少数患者可出现晕厥、心绞痛、心力衰竭、休克。症状轻重取决于发作时心室率快速的程度、持续时间以及有无血流动力学障碍,亦与原发病的严重程度有关。体检心尖区第一心音强度恒定,心律绝对规则。

（四）诊断

1. 心电图特征

（1）心率 150～250/min，节律规则。

（2）QRS 波群形态与时限正常，发生室内差异性传导或原有束支传导阻滞时，QRS 波群形态异常。

（3）P 波形态与窦性心律时不同，且常与前一个心动周期的 T 波重叠而不易辨认。

（4）ST 段轻度下移，T 波平坦或倒置（图 8－3）。

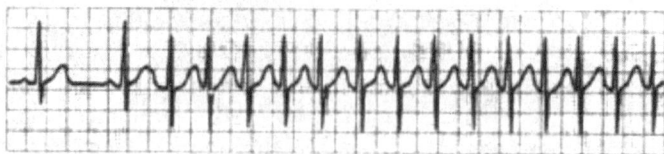

图 8－3　阵发性室上性心动过速

2. 评估

（1）判断有无严重的血流动力学障碍、缺氧、二氧化碳潴留和电解质紊乱。

（2）判断有无器质性心脏病、心功能状态和发作的诱因。

（3）询问既往有无阵发性心动过速发作，每次发作的持续时间、主要症状及诊治情况。

（五）急诊处理

在吸氧、心电监护、建立静脉通路后，根据患者基础的心脏状况、既往发作的情况、有无血流动力学障碍以及对心动过速的耐受程度作出处理。

1. 同步直流电复律　当患者有严重的血流动力学障碍时，需要紧急电击复律。抗心律失常药物治疗无效亦应施行电击复律。能量一般选择 100～150J。电击复律时如患者意识清楚，应给予地西泮 10～30mg 静脉注射。应用洋地黄者不应电复律治疗。

2. 刺激迷走神经　如患者心功能与血压正常，可先尝试刺激迷走神经的方法。颈动脉窦按摩（患者取仰卧位，先行右侧，每次 5～10s，切不可两侧同时按摩，以免引起脑缺血）、Valsal-Va 动作（深吸气后屏气、再用力作呼气）、诱导恶心、将面部浸没于冰水中等方法可使心动过速终止。

3. 腺苷与钙通道阻滞药　首选治疗药物为腺苷，6～12mg 静脉注射，时间 1～2s。腺苷起效迅速，不良反应有胸部压迫感、呼吸困难、面部潮红、窦性心动过缓、房室传导阻滞等。由于其半衰期短于 6s，不良反应即使发生亦很快消失。如腺苷无效可改用维拉帕米，首次 5mg 稀释后静脉注射，时间 3～5min，无效间隔 10min 再静脉注射 5mg。亦可使用地尔硫草 0.25～0.35mg/kg。上述药物疗效达 90％以上。如患者合并心力衰竭、低血压或为宽 QRS 波心动过速，尚未明确室上性心动过速的诊断时，不应选用钙通道阻滞药，宜选用腺苷静脉注射。

4. 洋地黄与 β 受体阻断药　毛花苷 C（西地兰）0.4～0.8mg 稀释后静脉缓慢注射，以后每 2～4h 静脉注射 0.2～0.4mg，24h 总量在 1.6mg 以内。目前洋地黄已较少应用，但对伴有心功能不全患者仍为首选。

β 受体阻断药也能有效终止心动过速，但应避免用于失代偿的心力衰竭患者，并以选用短效 β 受体阻断药（如艾司洛尔）较为合适，剂量 50～200μg/(kg·min)。

5. 普罗帕酮　1～2mg/kg（常用 70mg）稀释后静脉注射，无效间隔 10～20min 再静脉注射 1 次，一般静脉注射总量不超过 280mg。由于普罗帕酮有负性肌力作用及抑制传导系统作用,且个体间存在较大差异,对有心功能不全者禁用,对有器质性心脏病、低血压、休克、心动过缓者等慎用或禁用。

6.其他　合并低血压者可应用升压药物,通过升高血压反射性地兴奋迷走神经,终止心动过速。可选用间羟胺 10～20mg 或甲氧明 10～20mg,稀释后缓慢静脉注射。有器质性心脏病或高血压者不宜使用。

二、室性心动过速

室性心动过速简称室速,是指连续 3 个或 3 个以上的室性期前收缩,频率>100/min 所构成的快速心律失常。

(一)病因

室速常发生于各种器质性心脏病,以缺血性心脏病为最常见;其次为心肌病、心力衰竭、二尖瓣脱垂、瓣膜性心脏病等;其他病因包括代谢紊乱、电解质紊乱、长 Q－T 间期综合征、Brugada 综合征、药物中毒等。少数室速可发生于无器质性心脏病者,称为特发性室速。

(二)发病机制

1.折返　折返形成必须具备两条解剖或功能上相互分离的传导通路、部分传导途径的单向阻滞和另一部分传导缓慢这三个条件。心室内的折返可为大折返、微折返,前者具有明确的解剖途径;后脊为发生于小块心肌甚至于细胞水平的折返,是心室内的折返最常见的形式。心肌的缺血、低血钾及代谢障碍等引起心室肌细胞膜电位改变,动作电位时间、不应期、传导性的非均质性,使心肌电活动不稳定而诱发室速。

2.自律性增高　心肌缺血、缺氧、牵张过度均可使心室异位起搏点 4 相舒张期除极坡度增加、降低阈电位或提高静息电位的水平,使心室肌自律性增高而诱发室速。

3.触发活动　由后除极引起的异常冲动的发放。常由前一次除极活动的早期后除极或延迟后除极所诱发。它可见于局部儿茶酚胺浓度增高、心肌缺血－再灌注、低血钾、高血钙及洋地黄中毒时。

(三)临床表现

室速临床症状的轻重视发作时心脏基础病变、心功能状态、频率及持续时间等不同而异,而有很大差别。非持续性室速的患者通常无症状。持续性室速常伴有明显的血流动力学障碍与心肌缺血。临床症状包括心悸、气促、低血压、心绞痛、少尿、晕厥等。听诊心律轻度不规则,第 1、2 心音分裂。室速发生房室分离时,颈静脉搏动出现间歇性 a 波,第 1 心音响度及血压随每次心搏而变化;室速伴有房颤时,则第 1 心音响度变化和颈静脉搏动间歇性 a 波消失。部分室速蜕变为心室颤动而引起患者猝死。

(四)诊断与鉴别诊断

1.心电图特征

(1)3 个或 3 个以上的室性期前收缩连续出现。

(2)QRS 波群宽大、畸形,时间>0.12s,ST－T 波方向与 QRS 波群主波方向相反。

(3)心室率通常为 100～250/min,心律规则,但亦可不规则。

(4)心房独立活动与 QRS 波群无固定关系,形成房室分离;偶尔个别或所有心室激动逆传夺获心房。

(5)通常发作突然开始。

（6）心室夺获与室性融合波：室速发作时少数室上性冲动可下传心室，产生心室夺获，表现为在 P 波之后提前发生一次正常的 QRS 波群。室性融合波的 QRS 波群形态介于窦性与异位心室搏动之间，其意义为部分夺获心室。心室夺获与室性融合波的存在对确立室速的诊断有重要价值（图 8－4）。

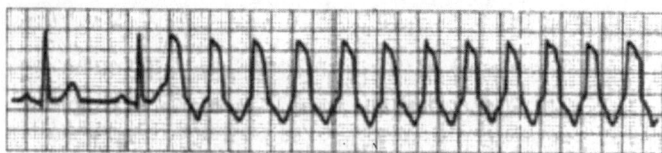

图 8－4　室性心动过速

2.室速的分类

（1）按室速发作持续时间的长短分为：①持续性室速，发作时间 30s 以上，或室速发作时间未达 30s，但出现严重的血流动力学异常，需药物或电复律始能终止。②非持续性室速，发作时间短于 30s，能自行终止。

（2）按室速发作时 QRS 波群形态不同分为：①单形性室速，室速发作时，QRS 波群形态一致。②多形性室速，室速发作时，QRS 波群形态呈 2 种或 2 种以上形态。

（3）按室速发时血流动力学的改变分为：①血流动力学稳定性室速。②血流动力学不稳定性室速。

（4）按室速持续时间和形态的不同分为：①单形性持续性室速。②单形性非持续性室速。③多形性持续性室速。④多形性非持续性室速。

3.鉴别诊断　室速与阵发性室上性心动过速伴束文传导阻滞或室内差异性传导或合并预激综合征的心电图十分相似，但各自的临床意义及治疗完全不同，因此应进行鉴别。

（1）阵发性室上性心动过速伴室内差异性传导：室速与阵发性室上性心动过速伴室内差异性传导酷似，均为宽 QRS 波群心动过速，二者应仔细鉴别。下述诸点有助于阵发性室上性心动过速伴室内差异性传导的诊断：①每次心动过速均由期前发生的 P 波开始。②P 波与 QRS 波群相关，通常呈 1∶1 房室比例。③刺激迷走神经可减慢或终止心动过速。

（2）预激综合征伴心房颤动：预激综合征患者发生心房颤动，冲动沿旁道下传预激心室表现为宽 QRS 波，沿房室结下传表现为窄 QRS 波，有时二者融合 QRS 波介于二者之间。当室率较快时易与室速混淆。下述诸点有助于预激综合征伴心房颤动的诊断：①心房颤动发作前后有预激综合征的心电图形。②QRS 时限＞0.20s，且由于预激心室程度不同 QRS 时限可有差异。③心律明显不齐，心率多＞200/min。④心动过速 QRS 波中有预激综合征心电图形时有利于预激综合征伴心房颤动的诊断。

4.评估

（1）判断血流动力学状态、有无脉搏：当心电图显示为室性心动过速或宽 QRS 波心动过速时，首先要判断患者血流动力学是否稳定、有无脉搏。

（2）确定室速的类型、持续时间。

（3）判断有无器质性心脏病、心功能状态和发作的诱因。

（4）判断 Q－T 间期有无延长、是否合并低血钾和洋地黄中毒等。

（五）急诊处理

室速的急诊处理原则是：对非持续性的室速，无症状、无晕厥史、无器质性心脏病者无须治疗;对持续性室速发作,无论有无器质性心脏病均应迅速终止发作,积极治疗原发病;对非持续性室速,有器质性心脏病患者亦应积极治疗。

1. 吸氧 室性心动过速的患者,常有器质性心脏病,发作时间长时即有明显缺氧,应该注意氧气吸入。

2. 直流电复律 无脉性室速、多形性室速应视同心室颤动,立即进行复苏抢救和非同步直流电复律,首次单相波能量为360J,双相波能量为150J或200J。伴有低血压、休克、呼吸困难、肺水肿、心绞痛、晕厥或意识丧失等严重血流动力学障碍的单形性持续性室性心动过速者,首选同步直流电复律;药物治疗无效的单形性持续性室性心动过速者,也应行同步直流电复律。首次单相波能量为100J,如不成功,可增加能量。如血流动力学情况允许应予短时麻醉。洋地黄中毒引起的室性心动过速者,不宜用电复律,应给予药物治疗。

3. 抗心律失常药物的使用

(1)胺碘酮:静脉注射胺碘酮基本不诱发尖端扭转性室速,也不加重或诱发心衰。适用于血流动力学稳定的单形性室速、不伴Q−T间期延长的多形性室速、未能明确诊断的宽QRS心动过速、电复律无效或电复律后复发的室速、普鲁卡因胺或其他药物治疗无效的室速。在合并严重心功能受损或缺血的患者,胺碘酮优于其他抗心律失常药,疗效较好,促心律失常作用低。首剂静脉用药150mg,用5%葡萄糖溶液稀释后,于10min注入。首剂用药10~15min后仍不能转复,可重复静脉注射150mg。室速终止后以1mg/min速度静脉滴注6h,随后以0.5mg/min速度维持给药,原则上第一个24h不超过1.2g,最大可达2.2g。第二个24h及以后的维持量一般推荐720mg/24h。静脉胺碘酮的使用剂量和方法要因人而异,使用时间最好不要超过3~4d。静脉使用胺碘酮的主要不良反应是低血压和心动过缓,减慢静脉注射速度、补充血容量、使用升压药或正性肌力药物可以预防,必要时采用临时起搏。

(2)利多卡因:近年来,发现利多卡因对起源自正常心肌的室速终止有效率低;终止器质性心脏病或心衰中室速的有效率不及胺碘酮和普鲁卡因胺;急性心肌梗死中预防性应用利多卡因,室颤发生率降低,但死亡率上升;此外终止室速、室颤复发率高;因此,利多卡因已不再是终止室速、室颤的首选药物。首剂用药50~100mg,稀释后3~5min内静脉注射,必要时间隔5~10min后可重复1次,至室速消失或总量达300mg,继以1~4mg/min的速度维持给药。主要不良反应有嗜睡、感觉迟钝、耳鸣、抽搐、一过性低血压等。禁忌证有高度房室传导阻滞、严重心衰、休克、肝功能严重受损等。

(3)苯妥英钠:它能有效地消除由洋地黄过量引起的延迟性后除极触发活动,主要用于洋地黄中毒引起的室性和房性快速心律失常。也可用于长Q−T间期综合征所诱发的尖端扭转性室速。首剂用药100~250mg,以注射用水20~40mL稀释后5~10min内静脉注射,必要时每隔5~10min重复静脉注射100mg,但2h内不宜超过500mg,1d不宜超过1000mg。治疗有效后改口服维持,第二、三天维持量100mg,5/d;以后改为每6h1次。主要不良反应有头晕、低血压、呼吸抑制、粒细胞减少等。禁忌证有低血压、高度房室传导阻滞(洋地黄中毒例外)、严重心动过缓等。

(4)普罗帕酮:用法,1~2mg/kg(常用70mg)稀释后以10mg/min静脉注射,无效间隔10~20min再静脉注射1次,一般静脉注射总量不超过280mg。由于普罗帕酮有负性肌力作用及抑制传导系统作用,且个体间存在较大差异,对有心功能不全者禁用,对有器质性心脏病、低血压、休克、心动过缓者等慎用或禁用。

(5)普鲁卡因胺:用法,100mg 稀释后 3～5min 内静脉注射,每隔 5～10min 重复 1 次,直至心律失常被控制或总量达 1～2g,然后以 1～4mg/min 的速度维持给药。为避免普鲁卡因胺产生的低血压反应,用药时应有另外一个静脉通路,可随时滴入多巴胺,保持在推注普鲁卡因胺过程中血压不降。用药时应有心电图监测。应用普鲁卡因胺负荷量时可产生 QRS 增宽,如超过用药前 50% 则提示已达最大耐受量,不可继续使用。

(六)特殊类型的室性心动过速

1.尖端扭转性室速　是多形性室速的一个特殊类型,因发作时 QRS 波群的振幅与波峰呈周期性改变,宛如围绕等电位线连续扭转而得名。往往连续发作 3～20 个冲动,间以窦性冲动,反复出现,频率 200～250/min(图 8-5)。在非发作期可有 Q-T 间期延长。当室性期前收缩发生在舒张晚期、落在前面 T 波的终末部分可诱发室速。由于发作时频率过快可伴有血流动力学不稳定的症状,甚至心脑缺血表现,持续发作控制不满意可恶化为心室颤动和猝死。临床见于先天性长 Q-T 间期综合征、严重的心肌损害和代谢异常、电解质紊乱(如低血钾或低血镁)、吩噻嗪和三环类抗抑郁药及抗心律失常药物(如奎尼丁、普鲁卡因胺或丙吡胺)的使用时。

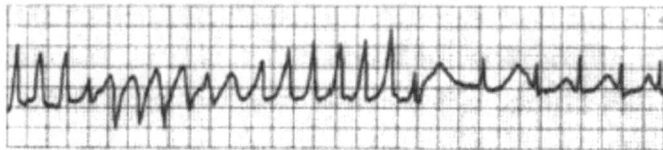

图 8-5　尖端扭转性室速

药物终止尖端扭转性室速时,首选硫酸镁,首剂 2g,用 5% 葡萄糖溶液稀释至 40mL 缓慢静脉注射,时间 3～5min,然后以 8mg/min 的速度静脉滴注。Ⅰ A 类和Ⅲ类抗心律失常药物可使 Q-T 间期更加延长,故不宜应用。先天性长 Q-T 间期综合征治疗应选用 β 受体阻断药。对于基础心室率明显缓慢者,可起搏治疗,联合应用 β 受体阻断药。药物治疗无效者,可考虑左颈胸交感神经切断术,或置入埋藏式心脏复律除颤器。

2.加速性室性自主心律　又称非阵发性室速、缓慢型室速。心电图常表现为连续发生 3～10 个起源于心室的 QRS 波群,心室率通常为 60～110/min。心动过速的开始与终止呈渐进性,跟随于一个室性期前收缩之后,或当心室异位起搏点自律性高于窦性频率时发生。由于心室与窦房结两个起搏点轮流控制心室节律,融合波常出现于心律失常的开始与终止时,心室夺获亦很常见。

加速性室性自主心律常发生于心脏病患者,特别是急性心肌梗死再灌注期间、心脏手术、心肌病、风湿热与洋地黄中毒。发作短暂或间歇。患者一般无症状,亦不影响预后。通常无需治疗。

三、心房扑动

心房扑动简称房扑,是一种快速而规则、药物难以控制的心房异位心律,较心房颤动少见。

(一)病因

心房扑动常发生于器质性心脏病,如风湿性心脏病、冠心病、高血压性心脏病、心肌病等。此外,肺栓塞、慢性充血性心力衰竭、二、三尖瓣狭窄与反流导致心房扩大,亦可出现心房扑动。其他病因有甲状腺功能亢进症、酒精中毒、心包炎等，亦可见于一些无器质性心脏病的患者。

（二）发病机制

心脏电生理研究表明，房扑系折返所致。因这些折返环占领了心房的大部分区域，故称之为"大折返"。下腔静脉至三尖瓣环间的峡部常为典型房扑折返环的关键部位。围绕三尖瓣环呈逆钟向折返的房扑最常见，称典型房扑（Ⅰ型）；围绕三尖瓣环呈顺钟向折返的房扑较少见，称非典型房扑（Ⅱ型）。

（三）临床表现

心房扑动往往有不稳定的倾向，可恢复为窦性心律或进展为心房颤动，亦可持续数月或数年，按摩颈动脉窦能突然成比例减慢心房扑动者的心室率，停止按摩后又恢复至原先心室率水平。令患者运动、施行增加交感神经张力或降低迷走神经张力的方法，可促进房室传导，使心房扑动的心室率成倍数增加。

房扑患者常有心悸、呼吸困难、乏力或胸痛等症状。有些房扑患者症状较为隐匿，仅表现为活动时乏力。如房扑伴有极快的心室率，可诱发心绞痛、心力衰竭。体检可见快速的颈静脉扑动。房室传导比例发生改变时，第一心音强度也随之变化。未得到控制且心室率极快的房扑，长期发展会导致心动过速性心肌病。

（四）诊断

1. 心电图特征

（1）反映心房电活动的窦性P波消失，代之以规律的锯齿状扑动波称为F波，扑动波之间的等电位线消失，在Ⅱ、Ⅲ、avF或V$_1$导联最为明显，典型房扑在Ⅱ、Ⅲ、avF导联上的扑动波呈负向，V$_1$导联上的扑动波呈正向，移行至V$_6$导联时则扑动波演变成负向波。心房率为250～350/min。非典型房扑，表现为Ⅱ、Ⅲ、avF导联上的正向扑动波和V$_1$导联上的负向扑动波，移行至V$_6$导联时则扑动波演变正向扑动波，心房率为340～430/min。

（2）心室率规则或不规则，取决于房室传导比例是否恒定。当心房率为300/min，未经药物治疗时，心室率通常为150/min（2∶1房室传导）。使用奎尼丁、普罗帕酮等药物，心房率减慢至200/min以下，房室传导比例可恢复1∶1，导致心室率显著加速。预激综合征和甲状腺功能亢进症并发房扑，房室传导比例如为1∶1，可产生极快的心室率。不规则的心室率是由于房室传导比例发生变化，如2∶1与4∶1传导交替所致。

（3）QRS波群呈室上性，时限正常。当合并预激综合征、室内差异性传导和束支传导阻滞时，QRS波增宽、畸形（图8—6）。

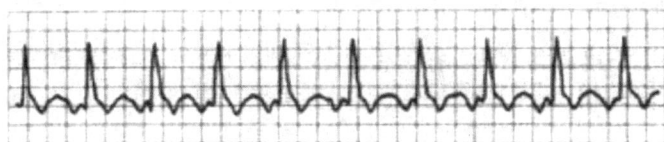

图8—6　心房扑动

2. 评估

（1）有无严重的血流动力学障碍。

（2）判断有无器质性心脏病、心功能状态和发作的诱因。

（3）判断房扑的持续时间。

（五）急诊处理

心房扑动常发生于器质性心脏病，在吸氧、心电监护、建立静脉通路后，根据患者基础的心脏状况、有无血流动力学障碍作出处理。房扑急诊处理的目的是在对原发病进行治疗的基础上将其转复为窦性心律，预防复发或单纯减慢心率以缓解临床症状。

1. 心律转复

（1）直流电同步复律：是终止房扑最有效的方法。房扑发作时有严重的血流动力学障碍或出现心衰，应首选直流电复律；对持续性房扑药物治疗无效者，亦宜用电复律。大多数房扑仅需 50J 的单相波或更小的双相波电击，即能成功地将房扑转复为窦性心律。成功率为 95%～100%。

（2）心房快速起搏：适用于电复律无效者，或已应用大剂量洋地黄不适宜复律者。成功率为 70%～80%。对典型房扑（Ⅰ型）效果较好而非典型房扑（Ⅱ型）无效。对于房扑伴 1：1 传导或旁路前向传导，由于快速心房起搏可诱发快速心室率甚至心室颤动，故为心房快速起搏禁忌。将电极导管插至食管的心房水平，或经静脉穿刺插入电极导管至右心房处，以快于心房率 10～20/min 开始，当起搏至心房夺获后突然终止起搏，常可有效地转复房扑为窦性心律。当初始频率不能终止房扑时，在原来起搏频率基础上增加 10～20/min，必要时重复上述步骤。终止房扑最有效的起搏频率一般为房扑频率的 120%～130%。

（3）药物复律：对房扑复律有效的药物有以下几种。

伊布利特：转复房扑的有效率为 38%～76%，转复时间平均为 30min。研究证实，其复律成功与否与房扑持续时间无关。严重的器质性心脏病、Q－T 间期延长或有窦房结病变的患者，不应给予伊布利特治疗。

普罗帕酮：急诊转复房扑的成功率为 40%。

索他洛尔：1.5mg/kg 转复房扑成功率远不如伊布利特。

2. 药物控制心室率　对血流动力学稳定的患者，首先以降低心室率为治疗目的。

（1）洋地黄制剂：是房扑伴心功能不全患者的首选药物。可用毛花苷 C（西地兰）0.4～0.6mg 稀释后缓慢静脉注射，必要时于 2h 后再给 0.2～0.4mg，使心率控制在 100/min 以下后改为口服地高辛维持。房扑大多数先转为房颤，如继续使用或停用洋地黄过程中，可能恢复窦性心律；少数从心房扑动转为窦性心律。

（2）钙通道阻滞药：首选维拉帕米，5～10mg 稀释后缓慢静脉注射，偶可直接复律，或经房颤转为窦性心律，口服疗效差。静脉应用地尔硫草亦能有效控制房扑的心室率。主要不良反应为低血压。

（3）β 受体阻断药：可减慢房扑之心室率。

（4）对于房扑伴 1：1 房室传导，多为旁道快速前向传导。可选用延缓旁道传导的普罗帕酮、胺碘酮、普鲁卡因胺等，禁用延缓房室传导、增加旁道传导而加快室率的洋地黄和维拉帕米等。

3. 药物预防发作　多非利特、氟卡尼、胺碘酮均可用于预防发作。但ⅠC 类抗心律失常药物治疗房扑时必须与受体阻断药或钙通道阻滞药合用，原因是ⅠC 类抗心律失常药物可减慢房扑频率，并引起 1：1 房室传导。

4. 抗凝治疗　新近观察显示，房扑复律过程中栓塞的发生率为 1.7%～7.0%，未经充分抗凝的房扑患者直流电复律后栓塞风险为 2.2%。房扑持续时间超过 48h 的患者，在采用任何方式的复律之前均应抗凝治疗。只有在下列情况下才考虑心律转复:患者抗凝治疗达标(INR 值为 2.0~3.0)、房扑持续时间少于 48h 或经食管超声未发现心房血栓。食管超声阴性者,也应给予抗凝治疗。

四、心房颤动

心房颤动亦称心房纤颤,简称房颤,指心房丧失了正常的、规则的、协调的、有效的收缩功能而代之以 350~600/min 的不规则颤动,是一种十分常见的心律失常。绝大多数见于器质性心脏病患者,可呈阵发性或呈持续性。在人群中的总发病率约为 0.4%,65 岁以上老年人发病率为 3%~5%,80 岁后发病率可达 8%~10%。合并房颤后心脏病病死率增加 2 倍,如无适当抗凝,脑卒中增加 5 倍。

(一)病因

房颤常发生于原有心血管疾病者,常见于风湿性心脏病、冠心病、高血压性心脏病、甲状腺功能亢进、缩窄性心包炎、心肌病、感染性心内膜炎以及慢性肺源性心脏病等。房颤发生在无心脏病变的中青年,称为孤立性房颤。老年房颤患者中部分是心动过缓-心动过速综合征的心动过速期表现。

(二)发病机制

目前得到公认的是多发微波折返学说和快速发放冲动学说。多发微波折返学说认为:多发微波以紊乱方式经过心房,互相碰撞、再启动和再形成,并有足够的心房组织块来维持折返。快速发放冲动学说认为:左右心房、肺静脉、腔静脉、冠状静脉窦等开口部位,或其内一定距离处(存在心房肌袖)有快速发放冲动灶,驱使周围心房组织产生心房颤动,由多发微波折返机制维持,快速发放冲动停止后心房颤动仍会持续。

(三)临床表现

房颤时心房有效收缩消失,心排血量比窦性心律时减少 25% 或更多。症状的轻重与患者心功能和心室率的快慢有关。轻者可仅有心悸、气促、乏力、胸闷;重者可致急性肺水肿、心绞痛、心源性休克甚至昏厥。阵发性房颤者自觉症状常较明显。房颤伴心房内附壁血栓者,可引起栓塞症状。房颤的典型体征是第一心音强弱不等,心律绝对不规则,脉搏短绌。

(四)诊断

1.心电图特点

(1)各导联中正常 P 波消失,代之以形态、间距及振幅均绝对不规则的心房颤动波(f 波),频率 350~600/min,通常在 II、III、aVF 或 V_1 导联较为明显。

(2)R—R 间期绝对不规则,心室率较快;但在并发完全性房室传导阻滞或非阵发性交界性心动过速时,R—R 规则,此时诊断依靠 f 波的存在。

(3)QRS 波群呈室上性,时限正常。当合并预激综合征、室内差异性传导和束支传导阻滞时,QRS 波群增宽、畸形,此时心室率又很快时,极易误诊为室速,食管导联心电图对诊断很有帮助。

(4)在长 R—R 间期后出现的短 R—R 间期,其 QRS 波群呈室内差异性传导(常为右束支传导阻滞型)称为 Ashman 现象;差异传导连续发生时称为蝉联现象(图 8—7)。

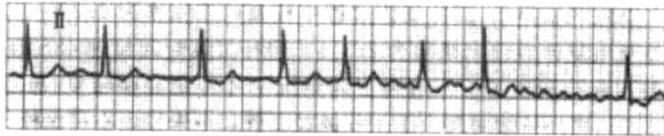

图8-7 心房颤动

2.房颤的分类

(1)阵发性房颤:持续时间<7d(通常在48h内),能自行终止,反复发作。

(2)持续性房颤:持续时间>7d,或以前转复过,非自限性,反复发作。

(3)永久性房颤:终止后又复发,或患者无转复愿望,持久发作。

3.评估

(1)根据病史和体格检查确定患者有无器质性心脏病、心功能不全、电解质紊乱,是否正在使用洋地黄制剂?

(2)心电图中是否间歇出现或持续存在δ波?如存在则表明为WPW,洋地黄制剂和维拉帕米为禁忌药物。

(3)紧急复律是否有益处?如快速心室率所致的心肌缺血、肺水肿、血流动力学不稳定。

(4)复律后是否可维持窦律?如甲状腺疾病、左心房增大、二尖瓣疾病。

(5)发生栓塞并发症的危险因素有哪些?即是否需要抗凝治疗?

(五)急诊处理

房颤急诊处理的原则及目的:①恢复并维持窦性心律。②控制心室率。③抗凝治疗预防栓塞并发症。

1.复律治疗

(1)直流电同步复律:急性心肌梗死、难治性心绞痛、预激综合征等伴房颤患者,如有严重血流动力学障碍,首选直流电同步复律,初始能量200J。初始电复律失败,保持血钾在4.5～5.0mmol/L,30min静脉注射胺碘酮300mg(随后24h静脉滴注900～1200mg),尝试进一步除颤。血流动力学稳定、房颤时心室率快(>100/min),用洋地黄难以控制,或房颤反复诱发心力衰竭或心绞痛,药物治疗无效,也需尽快电复律。

(2)药物复律:房颤发作在7d内的患者药物复律的效果最好。大多数这样的患者房颤是第一次发作,不少患者发作后24～48h可自行复律。房颤时间较长的患者(>7d)很少能自行复律,药物复律的成功率也大大减少。复律成功与否与房颤的持续时间的长短、左心房大小和年龄有关。已证实有效的房颤复律药物有:胺碘酮、普罗帕酮、氟卡尼、伊布利特、多非利特、奎尼丁。

普罗帕酮:用于≤7d的房颤患者,单剂口服450～600mg,转复有效率可达60%左右。但不能用于75岁以上的老年患者、心力衰竭、病态窦房结综合征、束支传导阻滞、QRS≥0.12s、不稳定心绞痛、6个月内有过心肌梗死、二度以上房室传导阻滞者等。

胺碘酮:可静脉或口服应用。口服用药住院患者1.2～1.8g/d,分次服,直至总量达109,然后0.2～0.4g/d维持;门诊患者0.6～0.8g/d,分次服,直至总量达10g后0.2～0.4g/d维持。静脉用药者为30～60min内静脉注射5～7mg/kg,然后1.2～1.8g/d持续静脉滴注或分次口服,直至总量达10g后0.2～0.4g/d维持。转复有效率为20%～70%。

伊布利特:适用于7d左右的房颤。1mg静脉注射10min,若10min后未能转复可重复1mg。应用时必须心电监护4h。转复有效率为20%～75%。

2.控制心室率

(1)短期迅速控制心室率:血流动力学稳定的患者最初治疗目标是迅速控制心室率,使患者心室率≤100/min,保持血流动力学稳定,减轻患者症状,以便赢得时间,进一步选择最佳治疗方案。初次发作且在24~48h的急性房颤或部分阵发性患者心室率控制后,可能自行恢复为窦性心律。

1)毛花苷 C(西地兰):是伴有心力衰竭、肺水肿患者的首选药物。0.2~0.4mg 稀释后缓慢静脉注射,必要时于 2~6h 后可重复使用,24h 内总量一般不超过 1.2mg。若近期曾口服洋地黄制剂者,可在密切观察下给毛花苷 C 0.2mg。

2)钙通道阻滞药:地尔硫草 15mg,稀释后静脉注射,时间 2min,必要时 15min 后重复 1次,继以 15mg/h 维持,调整静脉滴注速度,使心室率达到满意控制。维拉帕米 5~10mg,稀释后静脉注射,时间 10min,必要时 30~60min 后重复 1 次。应注意这两种药物均有一定的负性肌力作用,可导致低血压,维拉帕米更明显,伴有明显心力衰竭者不用维拉帕米。

3)β 受体阻断药:普萘洛尔 1mg 静脉注射,时间 5min,必要时每 5min 重复 1 次,最大剂量至 5mg,维持剂量为每 4 小时 1~3mg;或美托洛尔 5mg 静脉注射,时间 5min,必要时每 5min重复 1 次,最大剂量 10~15mg;艾司洛尔 0.25~0.5mg/kg 静脉注射,时间>1min,继以50μg/(kg·min)静脉滴注维持。低血压与心力衰竭者忌用受体阻断药。

上述药物应在心电监护下使用,心室率控制后应继续口服该药进行维持。地尔硫草或 β受体阻断药与毛花苷 C 联合治疗能更快控制心室率,且毛花苷 C 的正性肌力作用可减轻地尔硫草和 β 受体阻断药的负性肌力作用。

4)特殊情况下房颤的药物治疗。

预激综合征伴房颤:控制心室率避免使用 β 受体阻断药、钙通道阻滞药、洋地黄制剂和腺苷等,因这些药物延缓房室结传导、房颤通过旁路下传使心室率反而增快。对心功能正常者,可选用胺碘酮、普罗帕酮、普鲁卡因胺或伊布利特等抗心律失常药物,使旁路传导减慢从而降低心室率,恢复窦律。胺碘酮用法:150mg(3~5mg/kg),用 5% 葡萄糖溶液稀释,于 10min 注入。首剂用药 10~15min 后仍不能转复,可重复 150mg 静脉注射。继以 1.0~1.5mg/min 速度静脉滴注 1h,以后根据病情逐渐减量,24h 总量不超过 1.2g。

急性心肌梗死伴房颤:提示左心功能不全,可静脉注射毛花苷 C 或胺碘酮以减慢心室率,改善心功能。

甲状腺功能亢进症伴房颤:首先予积极的抗甲状腺药物治疗。应选用非选择性 β 受体阻断药(如卡维地洛)。

急性肺疾患或慢性肺部疾病伴房颤:应纠正低氧血症和酸中毒,尽量选择钙拮抗药控制心室率。

(2)长期控制心室率:持久性房颤的治疗目的为控制房颤过快的心室率,可选用 β 受体阻断药、钙通道阻滞药或地高辛。但应注意这些药物的禁忌证。

3.维持窦性心律　房颤心律转复后要用药维持窦性心律。除伊布利特外,用于复律的药物也用于转复后维持窦律,因此,常用普罗帕酮、胺碘酮和多非利特,还可使用阿奇利特、索他洛尔。

4.预防栓塞并发症　慢性房颤(永久性房颤)患者有较高的栓塞发生率。过去有栓塞病史、瓣膜病、高血压、糖尿病、老年患者、左心房扩大、冠心病等使发生栓塞的危险性增大。存在以上任何一种情况,均应接受长期抗凝治疗。口服华法林,使凝血酶原时间国际标准化比率(INR)维持在 2.0～3.0,能安全而有效的预防脑卒中的发生。不宜应用华法林的患者以及无以上危险因素的患者,可改用阿司匹林(每日 100～300mg)。房颤持续时间不超过 2d,复律前无需做抗凝治疗。否则应在复律前接受 3 周的华法林治疗,待心律转复后继续治疗 4 周。紧急复律治疗可选用静脉注射肝素或皮下注射低分子肝素,复律后仍给予 4 周的抗凝治疗。在采取上述治疗的同时,要积极寻找房颤的原发疾病和诱发因素,给予相应处理。对房颤发作频繁、心室率很快、药物治疗无效者可施行射频消融、外科手术等。

五、心室扑动与心室颤动

心室扑动和心室颤动是最严重的心律失常,简称室扑和室颤。前者心室有快而微弱的收缩,后者心室各部分肌纤维发生快而不协调的颤动,对血流动力学的影响等同于心室停搏。室扑常为室颤的先兆,很快即转为室颤。而室颤则是导致心脏性猝死的常见心律失常,也是临终前循环衰竭的心律改变。原发性室颤为无循环衰竭基础上的室颤,常见于冠心病,及时电除颤可逆转。在各种心脏病的终末期发生的室扑和室颤,为继发性室扑和室颤,预后极差。

(一)病因

各种器质性心脏病及许多心外因素均可导致室扑和室颤,以冠心病、原发性心肌病、瓣膜性心脏病、高血压性心脏病为最常见。原发性室颤则好发于急性心肌梗死、心肌梗死溶栓再灌注后、原发性心肌病、病态窦房结综合征、心肌炎、触电、低温、麻醉、低血钾、高血钾、酸碱平衡失调、奎尼丁、普鲁卡因胺、锑剂和洋地黄等药物中毒、长 Q－T 间期综合征、Brugada 综合征、预激综合征合并房颤等。

(二)发病机制

室颤可以被发生于心室易损期的期前收缩所诱发,即"R on T"现象。然而,室颤也可在没有"R on T"的情况下发生,故有理论认为当一个行进的波正面碰到解剖障碍时可碎裂产生多个子波,后者可以单独存在并作为高频率的兴奋起源点触发室颤。多数学者认为,心室肌结构的不均一是形成自律性增高和折返的基质,而多个研究都提示起源于浦肯野系统的触发活动在室颤发生起始阶段的重要作用。

(三)诊断

1.临床特点 典型的表现为阿－斯(Adams－Stokes)综合征:患者突然抽搐,意识丧失,面色苍白,几次断续的叹息样呼吸之后呼吸停止;此时心音、脉搏、血压消失、瞳孔散大。部分患者阿－斯综合征表现不明显即已猝然死亡。

2.心电图

(1)心室扑动:正常的 QRS－T 波群消失,代之以连续、快速、匀齐的大振幅波动,频率150～250/min,一般在发生心室扑动后,常迅速转变为心室颤动,但也可转变为室性心动过速,极少数恢复窦性心律。室扑与室性心动过速的区别在于后者 QRS 与 T 波能分开,波间有等电位线,且 QRS 时限不如室扑宽。

(2)心室颤动:QRS－T 波群完全消失,代之以形状不同、大小各异、极不均匀的波动,频率 250～500/min,开始时波幅尚较大,以后逐渐变小,终于消失。室颤与室扑的区别在于前者波形及节律完全不规则,且电压极小(图 8－8)。

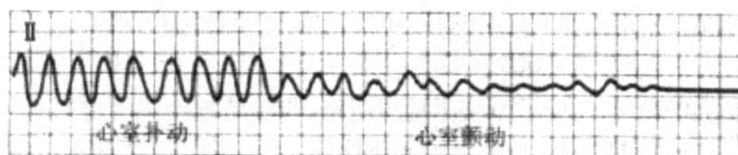

图 8-8　心室扑动与心室颤动

3.临床分型

(1)据室颤波振幅分型：①粗颤型：室颤波振幅＞0.5mV，多见于心肌收缩功能较好的患者，心肌蠕动幅度相对粗大有力，张力较好，对电除颤效果好。②细颤型：室颤波振幅＜0.5mV，多见于心肌收缩功能较差的情况。对电除颤疗效差。

(2)据室颤前心功能分型：①原发性室颤：又称非循环衰竭型室颤。室颤前无低血压、心力衰竭或呼吸衰竭，循环功能相对较好。室颤的发生与心肌梗死等急性病变有关。除颤成功率为80％。②继发性室颤：又称循环衰竭型室颤。室颤前常有低血压、心力衰竭或呼吸衰竭，常同时存在药物、电解质紊乱等综合因素，除颤成功率低(＜20％)。③特发性室颤：室颤发生前后均未发现器质性心脏病，室颤常突然发生，多数来不及复苏而猝死，部分自然终止而幸存。室颤幸存者常有复发倾向，属于单纯的心电疾病。④无力型室颤：又称临终前室颤。临终患者有50％可出现室颤，室颤波频率慢，振幅低。

(四)急诊处理

1.非同步直流电击除颤　心室扑动或心室颤动一旦发生，紧急给予非同步直流电击除颤1次，单相波能量选择360J，双相波选择150～200J。电击除颤后不应检查脉搏、心律，应立即进行胸外心脏按压，2min或5个30：2按压/通气周期后如仍然是室颤，再予除颤1次。

2.药物除颤　2～3次电击后仍为室颤首选胺碘酮静脉注射，无胺碘酮或有Q－T间期延长，可使用利多卡因，并重复电除颤。

3.病因处理　由严重低血钾引起的室颤反复发作，应静脉滴注大量氯化钾，一般用2～3g氯化钾溶于5％葡萄糖溶液500mL内，在监护下静脉滴注，最初24h内常需给氯化钾10g左右，持续到心电图低血钾表现消失为止。由锑剂中毒引起的室颤反复发作，可反复用阿托品1～2mg静脉注射或肌内注射，同时亦需补钾。由奎尼丁或普鲁卡因胺引起的室颤不宜用利多卡因，需用阿托品或异丙肾上腺素治疗。

4.复苏后处理　若经以上治疗心脏复跳，但仍有再次骤停的危险，并可能继发脑、心、肾损害，从而发生严重并发症和后遗症。因此应积极的防治发生心室颤动的原发疾患，维持有效的循环和呼吸功能及水、电解质和酸碱平衡，防治脑水肿、急性肾衰竭和继发感染。

六、房室传导阻滞

房室传导阻滞又称房室阻滞，是指房室交界区脱离了生理不应期后、冲动从心房传至心室的过程中异常延迟、传导部分中断或完全被阻断。房室传导阻滞可为暂时性或持久性。根据心电图上的表现分三度：一度房室传导阻滞，指 P－R 间期延长，如心率＞50/min 且无明显症状，一般不需要特殊处理，但在急性心肌梗死时要观察发展变化；二度房室传导阻滞指心房冲动有部分不能传入心室，又分为Ⅰ型(莫氏Ⅰ型即文氏型)与Ⅱ型(莫氏Ⅱ型)；三度房室传导阻滞指房室间传导完全中断，可引起严重临床后果，要积极治疗。

二度以上的房室传导阻滞，由于心搏脱漏，可有心动过缓及心悸、胸闷等症状；高度或完全性房室传导阻滞时严重的心动过缓可致心源性晕厥,需急诊抢救治疗。

（一）病因

正常人或运动员可发生二度 I 型房室传导阻滞,与迷走神经张力增高有关,常发生于夜间。导致房室传导阻滞的常见病变为:急性心肌梗死、冠状动脉痉挛、病毒性心肌炎、心肌病、急性风湿热、钙化性主动脉瓣狭窄、心脏肿瘤（特别是心包间皮瘤）、原发性高血压、心脏手术、电解质紊乱、黏液性水肿等。

（二）发病机制

一度及二度 I 型房室传导阻滞,阻滞部位多在房室结,病理改变多不明显,或仅有暂时性房室结缺血、缺氧、水肿、轻度炎症。二度 II 型及三度房室传导阻滞,病理改变广泛而严重,且常持久存在,包括传导系统的炎症或局限性纤维化、急性前壁心肌梗死及希氏束、左右束支分叉处或双侧束支坏死、束支的广泛纤维性变。先天性完全性房室传导阻滞,可见房室结或希氏束的传导组织完全中断或缺如。

（三）临床表现

一度房室传导阻滞常无自觉症状。二度房室传导阻滞由于心搏脱漏,可有心悸、乏力等症状,亦可无症状。三度房室传导阻滞的症状决定于心室率的快慢与伴随病变,症状包括疲倦、乏力、头晕、晕厥、心绞痛、心力衰竭。如合并室性心律失常,患者可感到心悸不适。当一度、二度突然进展为三度房室传导阻滞,因心室率过缓,每分钟心排血量减少,导致脑缺血,患者可出现暂时性意识丧失,甚至抽搐,称为阿-斯综合征,严重者可引起猝死。往往感觉疲劳、软弱、胸闷、心悸、气短或晕厥,听诊心率缓慢规律。

一度房室传导阻滞,听诊时第一心音强度减弱。二度 I 型房室传导阻滞的第一心音强度逐渐减弱并有心搏脱漏。二度 II 型房室传导阻滞亦有间歇性心搏脱漏,但第一心音强度恒定。三度房室传导阻滞的第一心音强度经常变化。第二心音可呈正常或反常分裂,间或听到响亮亢进的第一心音。凡遇心房与心室同时收缩,颈静脉出现巨大的 a 波（大炮波）。

（四）诊断

1. 心电图特征

（1）一度房室传导阻滞:每个心房冲动都能传导至心室,仅 P-R 间期 $>0.20s$,儿童 $>0.16\sim0.18s$（图 8-9）。房室传导束的任何部位传导缓慢,均可导致 P-R 间期延长。如 QRS 波群形态与时限正常,房室传导延缓部位几乎都在房室结,极少数在希氏束。QRS 波群呈现束支传导阻滞图形者,传导延缓可能位于房室结和（或）希氏束-浦肯野系统。希氏束电图记录可协助确定部位。

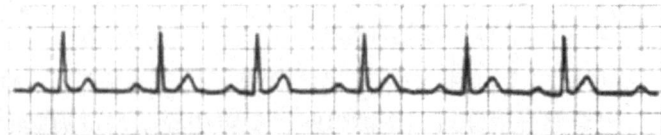

图 8-9 一度房室传导阻滞

（2）二度 I 型房室传导阻滞:是最常见的二度房室传导阻滞类型。表现为 P-R 间期随每一心搏逐次延长,直至一个 P 波受阻不能下传心室,QRS 波群脱漏,如此周而复始;P-R 间期增量逐次减少;脱漏前的 P-R 间期最长,脱漏后的 P-R 间期最短;脱漏前 R-R 间期逐渐缩短,且小于脱漏后的 R-R 间期（图 8-10）。最常见的房室传导比率为 3:2 和 5:4。在大多数情况下,阻滞位于房室结,QRS 波群正常,极少数位于希氏束下部,QRS 波群呈束支传导阻滞图形。二度 I 型房室传导阻滞很少发展为三度房室传导阻滞。

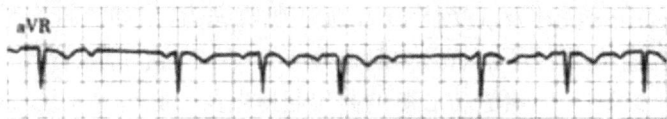

图 8-10　二度 I 型房室传导阻滞

(3)二度 II 型房室传导阻滞:P-R 间期固定,可正常或延长,QRS 波群呈周期性脱漏,房室传导比例可为 2：1、3：1、3：2、4：3、5：4 等。房室传导比例呈 3：1 或 3：1 以上者称为高度房室传导阻滞。当 QRS 波群增宽、形态异常时,阻滞位于希氏束-浦肯野系统。若 QRS 波群正常,阻滞可能位于房室结(图 8-11)。

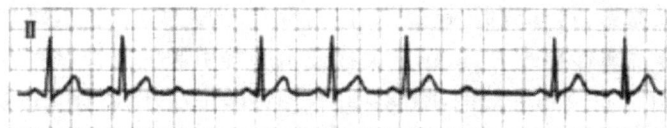

图 8-11　二度 II 型房室传导阻滞

(4)三度房室传导阻滞:又称完全性房室传导阻滞。全部 P 波不能下传,P 波与 ORS 波群无固定关系,形成房室脱节。P-P 间期<R-R 间期。心室起搏点在希氏束分叉以上或之内为房室交界性心律,QRS 波群形态与时限正常,心室率 40～60/min,心律较稳定;心室起搏点在希氏束以下,心室率 30～40/min,心律常不稳定(图 8-12)。

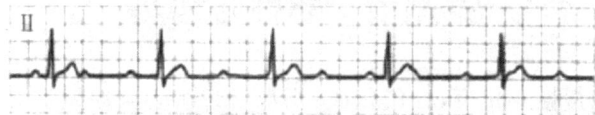

图 8-12　三度房室传导阻滞

2.评估

(1)据病史、体格检查、实验室和其他检查判断有无器质性心脏病、心功能状态和诱因。

(2)判断血流动力学状态。

(五)急诊处理

病因治疗主要针对可逆性病因和诱因。如急性感染性疾病控制感染,洋地黄中毒的治疗和电解质紊乱的纠正等。应急治疗可用药物和电起搏。

1.二度 I 型房室传导阻滞　常见于急性下壁心肌梗死,阻滞是短暂的。若心室率>50/min,无症状者不必治疗,可先严密观察,注意勿发展为高度房室传导阻滞。当心室率<50/min,有头晕、心悸症状者可用阿托品 0.5～1.0mg 静脉注射,或口服麻黄碱 25mg,3/d。异丙肾上腺素 1～2mg 加入生理盐水 500mL,静脉滴注,根据心室率调节滴速。

2.二度 II 型房室传导阻滞　可见于急性前壁心肌梗死,病变范围较广泛,常涉及右束支、左前分支、左后分支或引起三度房室传导阻滞,病死率极高。经用上述药物治疗不见好转,需安装临时起搏器。

3.洋地黄中毒的治疗　洋地黄中毒可停用洋地黄;观察病情,非低钾者一般应避免补钾;静脉注射阿托品;试用抗地高辛抗体。

4.药物应急治疗的选择

(1)异丙肾上腺素:为肾上腺能 β 受体兴奋药。兴奋心脏高位节律点窦房结和房室结,增快心率,加强心肌的收缩力,改善传导功能,提高心律的自律性,适用于三度房室传导阻滞伴阿-斯综合征急性发作、病态窦房结综合征。心肌梗死、心绞痛患者禁用或慎用。

(2)肾上腺素:兴奋 α 受体及 β 受体,可增强心肌收缩力,增加心排血量,加快心率;扩张冠状动脉,增加血流量,使周围小血管及内脏血管收缩(对心、脑、肺血管收缩作用弱);松弛平滑肌,解除支气管及胃肠痉挛;可兴奋心脏的高位起搏点及心脏传导系统,故心脏停搏时肾上腺素是首选药物。可用于二度或三度房室传导阻滞者。

(3)麻黄碱:为间接及直接兼有作用的拟肾上腺素药,对 α 受体、β 受体有兴奋作用,升压作用弱而持久,有加快心率作用,适用于二度或三度房室传导阻滞症状较轻的患者。

(4)阿托品:主要是解除迷走神经对心脏的抑制作用,使心率加快。适用于治疗各种类型的房室传导阻滞、窦性心动过缓、病态窦房结综合征。

(5)肾上腺皮质激素:具有消炎、抗过敏、抗内毒素、抑制免疫反应,减轻机体对各种损伤的病理反应,有利于房室传导改善,适用于炎症或水肿等引起的急性获得性完全性心脏传导阻滞。5%碳酸氢钠或 11.2%乳酸钠,除能纠正代谢性酸中毒外,还有兴奋窦房结的功能。适用于酸中毒、高血钾所致完全性房室传导阻滞及心脏停搏。

5.起搏 适用于先天性或慢性完全性心脏传导阻滞。通常选用永久按需起搏器,急性获得性完全性心脏传导阻滞可选用临时按需起搏器。

(张兴凯)

第八节 急性心包病

心包疾病包括急、慢性心包炎,心包积血、积水、积气,心包原发性和继发性肿瘤,心包囊肿及先天性心包缺如等。心包疾病病因颇多,可为原发病,但多为全身疾病的一部分。急性心包病中以各种原因引起的急性心包炎与急性心包填塞最常见。

一、急性心包炎

急性心包炎是由各种病因所致的心包脏层和壁层的急性炎症。其病理变化可限于心包本身,但大多数是全身疾病的一种表现或并发症。因此诊断急性心包炎时,必须明确病因,以利于制订治疗计划及估计预后。

(一)病因

急性心包炎的常见病因分为:

1.感染性心包炎 包括病毒性、结核性、化脓性、真菌性及螺旋体、衣原体等。

2.非感染性心包炎 包括非特异性心包炎、自身免疫性疾病、过敏性疾病、内分泌代谢性疾病、肿瘤等。

(二)诊断要点

1.临床表现

(1)心前区疼痛:常于体位改变、深呼吸、咳嗽、吞咽、卧位尤其左侧卧位时加重;坐位或前倾位时减轻。疼痛常局限于胸骨下或心前区,可放射至左肩、背部、颈部或上腹部。

(2)呼吸困难:与心包积液多少有关。无积液或少量积液而无心包填塞时可无呼吸困难或很轻。大量心包积液出现心包填塞时,呼吸困难明显,常伴烦躁不安、发绀,上腹涨满及水肿等。

（3）全身症状：感染性心包炎可引起发冷、发热、心悸、乏力、出汗等。

（4）体征：出现奇脉，吸气时脉搏减弱或消失，呼气时脉搏恢复正常。心排血量减少，收缩压下降使脉压变小。胸骨左缘 3～4 肋间可触到心包摩擦感，听到心包摩擦音。卧位叩诊心底部加宽。大量心包积液时左肩胛角下叩诊呈浊音，可听到支气管呼吸音，叫做 Ewarf 征。心音遥远。急性心包填塞时可发生休克。

2.实验室和辅助检查

（1）化验检查：急性心包炎时外周血象中白细胞是否增加，依病因而定。化脓性心包炎时白细胞增多，以中性粒细胞为主。结核性心包炎时白细胞总数可正常或轻度增加，血沉增快。血清谷草转氨酶、磷酸肌酸激酶和乳酸脱氢酶正常或仅轻度增高。这些酶升高提示心外膜下心肌受累。

（2）心电图检查：S－T 段弓背向下的抬高，继之 T 波低平或倒置。QRS 波电压降低或电交替。急性心包炎时不出现病理性 Q 波。

（3）X 线肺片：心包液大于 300mL，心影普遍增大，心脏搏动减弱；大量积液超过 1000mL心缘正常轮廓消失，呈烧瓶状，卧位时心底部增宽。

（4）超声心动图：对诊断心包积液有特异性。少量积液，前后心包液性暗区 0.5cm，液量小于 200mL；中量积液，暗区 0.5～1.0cm，液量在 200～500mL；大量积液，暗区 1.0～1.5cm，液量在 500～1000mL；前后心包暗区在 2.0cm 以上，积液量大于 1000mL。

（5）心包穿刺术：心包液中量以上可行心包穿刺术。心包液可有助于鉴别心包炎的病因。

（三）急救与治疗

1.对胸痛患者应常规给予心电监护及吸氧。卧床休息至疼痛消失，体温正常。

2.镇静，止痛治疗：主要用非甾体类抗炎药如阿司匹林、消炎痛、布洛芬等。剧烈疼痛时可用强痛定、吗啡等肌注。皮质激素多能迅速缓解疼痛，但停用时容易出现反跳现象。如应用强的松每日 60～80mg，5～7d 后减量，在 1～2 周后停用。

3.急性心包填塞时常需立即行心包穿刺。

4.病因治疗

（1）结核性心包炎：抗结核治疗，早期、足量、全程、联合用药。可同时用皮质激素 1～6周。当积液不减少或虽减少但静脉压升高时，应尽早行心包切除术，以防止心包缩窄。

（2）化脓性心包炎：足量、有效的抗生素治疗，至感染控制后两周。心包切开引流排脓及冲洗，一经确诊尽早行此手术。

（3）特发性心包炎：主要是镇静、止痛及对症治疗。反复发作者可行心包切除术。

（4）风湿性心包炎：常是风湿活动的表现，应加强抗风湿治疗。

（5）肿瘤性心包炎：除抗肿瘤药物化疗及全身支持治疗外，主要是行心包穿刺留置导管引流，可心包内注射抗肿瘤药等。

（6）尿毒症性心包炎：以透析治疗为主。

二、急性心包填塞

急性心包填塞心包积液、积血，使心包内压力急剧增加，使心脏舒张充盈受限，而出现心排血量下降等血液动力学变化，称为心包填塞，可导致休克、心跳骤停甚至死亡。心包填塞的病死率决定于心包积液的量,尤其是心包积液的生成速度。

（一）病因

急性心包填塞常见病因:急性感染性心包炎、心包转移癌、心脏血管破裂、心脏创伤、心包切开综合征等。

（二）诊断要点

1. 临床表现

（1）症状:面色苍白或发绀,心悸,呼吸困难,端坐呼吸。

（2）体征:临床三大特征:血压下降,颈静脉怒张,心音低弱遥远。急性心包填塞时动脉收缩压突然下降,舒张压不变,脉压减小,可出现休克征象伴奇脉。静脉压显著增高,吸气时颈静脉不仅不塌陷,反而更膨出。

2. 特殊检查

（1）心电图:低电压,电交替,窦性心动过速,严重心包填塞可出现窦性心动过缓。

（2）胸片:急性心包填塞时心影可不扩大。心脏搏动可减弱。

（3）超声心动图:可见心包积液。右心房舒张期塌陷,右心室舒张早期塌陷。左心房舒张早期塌陷。吸气时右室面积异常增大,而左心室面积异常缩小。心脏呈摇摆运动。

（4）血流动力学检查:心包腔内压力明显升高,心包压,右房压 $0.4 \sim 0.5$ kPa（$3 \sim 4$ mmHg）可确诊。中心静脉压升高。Swan－Gane 导管测压,右房压＝右室舒张压＝肺动脉压＝肺动脉嵌压,该四种压力基本相等。但此项检查在急性心包填塞时较难施行。

（三）急救与治疗

1. 处理原则

（1）心脏破裂可致心包填塞,短时间内出现休克,应纠正休克,尽早开胸手术治疗。

（2）心包积血出现心包填塞,无严重的血流动力学障碍,先心包穿刺置管减压,70％以上患者不需开胸手术。

（3）急性化脓性心包炎发生心包填塞,宜心包开窗引流。

2. 一般处理

（1）吸氧:大流量持续吸氧,但不能正压给氧,否则影响大静脉回流,使心包填塞加重。

（2）积极扩容:首选血浆、电蛋白等胶体液体,次选生理盐水和 706 代血浆等。速度应先快后慢,有效指标是心排血量增加,尿量增多。禁用快速利尿剂。

（3）纠正休克:首选多巴胺每分 $5 \sim 10 \mu g/kg$ 静滴,疗效不好时可加用间羟胺。

3. 心包减压术　心包填塞最有效的治疗方法是行心包减压术,尤其是急性心包填塞发生血流动力学改变时,任何药物均不能替代心包放液减压治疗。方法有心包穿刺术、心包置管引流术及心包开窗引流术,注意急性心包填塞时,心包抽液要慢,减压过快可发生肺水肿。首次抽液不应超过 100mL。心包积液量较多或有继续出血情况,最好心包置管引流。

（李忠娟）

第九节　高血压脑病

高血压脑病是指血压急剧升高引起急性脑循环功能障碍,导致脑水肿和神经功能障碍的一种临床综合征。

一、病因

1.原发性高血压,由于某种诱因血压急剧升高。

2.急进型或恶性高血压,尤其并发肾衰竭者。

3.妊娠高血压综合征。

4.嗜铬细胞瘤,库欣综合征,醛固酮增多症。

5.铅中毒,促肾上腺皮质激素中毒也可引起高血压脑病。

6.肾脏疾病及肾动脉狭窄引起的高血压。

二、发病机制

(一)血压升高

高血压脑病患者均有全身性动脉压增高及脑病发作前动脉压显著增高。动脉压增高本身不会引起脑病的症状,而是因血压增高时引起脑小动脉舒缩功能紊乱,导致脑病的症状。

(二)脑内小动脉痉挛

高血压脑病是因脑内小动脉痉挛而使毛细血管的血流减少而导致脑组织缺血及水肿。血压迅速且极度升高时,脑血管的自身调节作用加强而引起脑部小动脉的痉挛,导致进入毛细血管床的血流量减少,使毛细血管和神经元缺血,毛细血管壁通透性增加,血管内液外渗到细胞间隙,造成脑水肿。另外,由于缺血性小梗死,造成脑组织的坏死,病变可相当广泛,最后出现严重的神经损害。

(三)脑血管自身调节能力的崩溃

在正常情况下脑血流量多能"自主调节",如在一定范围内血压升高或降低,则脑血管通过收缩与扩张来维持恒定的血流量。但脑血管的自身调节能力是有限的。如血压过低,则脑血流减少,脑灌注不足导致脑缺氧;如血压过高,超过了脑小动脉收缩极限,一般认为当平均动脉压大于160mmHg时,脑血管"自主调节"功能丧失。原来收缩的脑血管由于不能承受过高的压力,致使脑血管发生被动强制性扩张,脑血流灌注增加,部分毛细血管可损伤、变性、坏死甚至破裂,产生脑水肿及斑点状出血和小灶性梗死等。

总之,高血压脑病的发病机制是复杂的,目前多数学者认为动脉压急剧增高是重要的因素,脑内小动脉痉挛及脑血管自身调节的崩溃可能均起作用。

三、病理变化

高血压脑病患者均有不同程度的脑水肿,脑外表苍白,脑回变平,脑沟变浅。皮层表面有淤点,表浅部位的动、静脉及毛细血管扩张。其特征性病变是脑实质微血栓及斑点状出血,血管病变的特征是小动脉局限性纤维素样坏死和非特异性小动脉玻璃样变性,中层肥厚和粥样硬化等。因此,高血压脑病的病理基础是脑血管纤维素样坏死,脑实质的微梗死和纤维蛋白性血栓。

四、临床表现

高血压脑病起病急剧,病情发展迅速,症状多于12～24h达高峰。发病前先有血压显著升高并有严重头痛、精神错乱、周身浮肿等前驱症状。若在前驱症状出现时,令患者卧床休息,给予适当处理血压迅速降低后,脑病可以阻滞不发。若血压继续升高则可转变为高血压脑病。

（一）高血压脑病的主要临床表现

1.头痛 为高血压脑病突出的症状,在短期内进行性加重。头痛可限于后枕部,也可为全头部,严重者可伴有恶心和呕吐。头痛与血压升高及颅内压增高有关,用降压药或相应治疗后头痛可缓解。

2.血压显著升高 高血压患者,在起病前血压必定再度增高,舒张压往往升至 120mmHg 以上,平均动脉压常在 150～200mmHg,有的可高达 250/140mmHg 以上。

3.惊厥 是常见的症状之一。发作时似癫痫样,神志丧失、两眼上翻、口吐白沫、呼吸停止、皮肤发绀、肢体痉挛、瞳孔散大,并可有舌头咬破及大小便失禁等。肢体痉挛多为全身性,亦可为局限性,历时 1～2min 后痉挛停止,进入昏睡状态。

4.颅内压增高 由脑水肿引起,表现为剧烈头痛、喷射性呕吐等。有的患者可伴有颈项强直。

5.视力和眼底 视力障碍,如视力模糊、偏盲或黑矇也是常见的症状,可由视网膜病变、小动脉痉挛及视盘水肿引起,也可由枕叶脑水肿、大脑后动脉和大脑中动脉痉挛引起。眼底改变常有视盘水肿,可有火焰状出血、绒毛状出血和动脉痉挛等改变,形成高血压性视网膜病变。

6.呼吸困难 少数人可出现呼吸困难,可能是由于呼吸中枢血管痉挛、局部缺血及局部酸中毒引起。

7.脑功能障碍 有些患者可出现暂时性的失语、偏瘫、偏身麻木、听力障碍及精神错乱等症状。昏迷是本病严重的表现。

上述症状一般只持续数分钟、数小时也可达数日或更长时间。若抢救及时,常可在数小时至 1～2d 内缓解。严重的患者也可因发生癫痫持续状态、心力衰竭或呼吸衰竭而死亡。

（二）辅助检查

脑脊液压力多数显著增高,少数患者可正常。脑脊液成分多为正常,但可含有少量红细胞或白细胞;有些患者可有蛋白质增高。头颅超声波、脑放射性核素扫描及头颅平片等检查均为正常。急性期脑电图可出现两侧同步的尖、慢波,而且常有枕部的节律性尖波和慢性活动。

五、诊断与鉴别诊断

（一）诊断依据

发病急剧,发病前有血压显著增高,伴剧烈头痛、惊厥、意识改变、眼底有高血压性视网膜病变,血压降低后神经症状消失,不留后遗症,病程短暂,症状与体征多在数小时内消失。

（二）鉴别诊断

1.脑出血、脑血栓形成及脑栓塞所出现的体征多是偏瘫,病程长,不易与本病混淆,此时行头颅 CT 检查价值最大。

2.妊娠毒血症所致的高血压脑病于妊娠后六个月发生,有明显的水肿与蛋白尿,不难与其他病因鉴别。

3.铅中毒引起的惊厥,可依据患者有铅接触史并出现贫血、红细胞嗜碱性点彩、齿龈铅线、蛋白尿、尿中排出过量铅质而确诊。

4.肾上腺皮质肿瘤或增殖可有血压增高。但库欣综合征有向心性肥胖及皮质醇分泌过多;嗜铬细胞瘤患者多出现血压极度增高时常伴有苍白、出汗、心动过速、心绞痛等症状;原发性醛固酮增多症有醛固酮分泌过多、血钾过低及肌肉软弱无力等;垂体瘤引起的肢端肥大症患者,除有高血压外,常有特殊面容和肢端肥大以及蝶鞍扩大和视野缺损等。

六、治疗及预后

高血压脑病是急重症,必须争分夺秒进行抢救,争取在不可逆脑损害发生之前及时正确地处理,预后良好。高血压脑病的抢救治疗应包括:尽快降压,制止惊厥,降低颅内压,预防呼吸衰竭和心力衰竭等。具体措施如下。

（一）降低血压

这是高血压脑病患者最主要的治疗。降压治疗应掌握如下原则。

1.理想的降压治疗目标　既能使血压迅速下降到安全水平,以预防进行性不可逆靶器官损害,又不能使血压下降过低,避免引起全身及局部脏器灌注不足,一般在几分钟至几小时内使平均动脉压降低 20%~25%。

2.逐步控制性降压　最初 48h 内血压下降幅度应掌握在收缩压不低于 160mmHg,舒张压不低于 100mmHg。血压降到最初治疗目标后,应维持数天,在以后的 1~2 周内逐渐将血压降至正常水平。

3.合理选择降压药　药物选择应根据高血压脑病患者血压升高的病因及药物作用的起始、高峰与维持时间,药物的血流动力学效应以及药物的不良反应。开始要采用静脉点滴用药降压。常用的静脉用降压药(表 8-6)。硝普钠、硝酸甘油和酚妥拉明作用开始快,持续时间短,可随时调整剂量,所以比较理想,其中硝普钠为首选药物。

表 8-6　治疗高血压脑病常用注射降压药物

药名	剂量	起效	不良反应
Ⅰ.血管扩张剂			
硝普钠	0.25~5μg/(kg·min)静滴	立即	恶心、呕吐、肌肉抽搐、出汗、硫氰酸盐中毒
硝酸甘油	5~100μg/min 静滴	2~5min	心动过速、面红、头痛、呕吐、亚铁血红蛋白症
二氮嗪	50~100mg 静注,以后重复静注或 15~30mg/min 静滴	2~4min	心、低血压、面红、心动过速、胸痛
尼卡地平	2~10mg/h 静滴	5~10min	心动过速、头痛、面红、局部静脉炎
肼苯达嗪	10~20mg 静注 10~20mg 肌注	10~20min 20~30min	心动过速、面红、头痛、心绞痛
Ⅱ.肾上腺素能抑制剂			
酚妥拉明	5~15mg 静注	1~2min	心动过速、面红
三甲噻酚	0.5~5mg/min 静滴	1~5min	肠和膀胱麻痹、立位性低血压、视觉模糊、口干
艾司洛尔	500μg/(kg·min)静注历时 1min,后 50~300μg/(kg·min)静滴	1~2min	低血压、心动过缓、心功不全加重
拉贝洛尔	20~80mg 静注,每 10min 2mg/min 静滴	5~10min	呕吐、头皮刺麻、咽部烧灼感、体位性低血压、头晕、恶心

4.避免使用的药物　利血平是以往常用药物,但该药急性给药疗效差,并引起嗜睡、心率

减慢、心输出量减少、肾血流降低,所以不推荐使用。β—阻滞剂除了合并主动脉夹层外不宜使用,因为其对血流动力学有不利的影响,包括体循环阻力增加,肺毛细血管楔压升高,心率减慢,心输出量下降,肾血流量和脑血流量减少等。

(二)控制惊厥

对于癫痫持续状态或癫痫发作频繁者,可用安定 10～20mg 静脉缓慢注射,若不能控制,可继用安定 40～50mg 加入 10％或 25％葡萄糖溶液 250mL 中静滴。

(三)降低颅内压

可选用 20％甘露醇 250mL、25％山梨醇 250mL、50％葡萄糖溶液 60mL 中的一种药物静脉滴注,最好在半小时内滴入,每 4～6h 一次。利尿酸和速尿有降低血压、利尿、减轻脑水肿和降低颅内压的作用,亦可应用。利尿酸一次静脉注射量为 25～50mg,速尿为 40～80mg。

(四)其他治疗

因为本病的发生可能是因血压太高,脑血管自身调节机制崩溃而导致血管扩张引起脑水肿而发病,所以应禁用血管扩张剂。有心力衰竭者,应给速尿及洋地黄治疗,吗啡对呼吸中枢有抑制作用,在颅内压增高时不宜应用。及早开始口服降压药物,使血压控制在正常水平。

高血压脑病的预后视致病的原因而定。发病时出现的症状虽然非常危重,但若能及时加以急救处理,一般预后都是良好的。恶性高血压所引起的脑病,也是可以恢复的。但惊厥发作频繁者,为预后不良之先兆,如不及时正确地处理,往往会演变成脑出血,严重者很快陷入昏迷死亡。

(李忠娟)

第十节　感染性心内膜炎

感染性心内膜炎(infectiveendocarditis,IE)为心脏内膜表面微生物感染导致的炎症反应。IE 最常累及的部位是心脏瓣膜,包括自体瓣膜(native valves)和人工瓣膜(prosthetic valves),也可累及心房或心室的内膜面。近年来随着诊断及治疗技术的进步,IE 的致死率和致残率显著下降,但诊断或治疗不及时的患者,死亡率仍然很高。

一、流行病学

由于疾病自身的特点及诊断的特殊性,很难对 IE 进行注册或前瞻性研究,没有准确的患病率数字。每年的发病率为 1.9/10 万～6.2/10 万。近年来,随着人口老龄化、抗生素滥用、先天性心脏病存活年龄延长以及心导管和外科手术患者的增多,IE 的发病率呈增加的趋势。

二、病因与诱因

(一)患者因素

1.瓣膜性心脏病　瓣膜性心脏病是 IE 最常见的基础病。近年来,随着风湿性心脏病发病率的下降,风湿性心脏瓣膜病在 IE 基础病中所占的比例已明显下降,占 6％～23％。与此对应,随着人口老龄化,退行性心脏瓣膜病所占的比例日益升高,尤其是主动脉瓣和二尖瓣关闭不全。

2.先天性心脏病　由于介入封堵和外科手术技术的进步,成人先天性心脏病患者越来越多,在此基础上发生的 IE 也较前增加,室间隔缺损、法洛四联症和主动脉缩窄是最常见的原因。主动脉瓣二叶钙化也是诱发 IE 的重要危险因素。

3. 人工瓣膜　人工瓣膜置换者发生 IE 的危险是自体瓣膜的 5~10 倍,术后 6 个月内危险性最高,之后在较低的水平维持。

4. 既往 IE 病史　既往 IE 病史是再次感染的明确危险因素。

5. 近期接受可能引起菌血症的诊疗操作　各种经口腔(如拔牙)、气管、食管、胆道、尿道或阴道的诊疗操作及血液透析等,均是 IE 的诱发因素。

6. 体内存在促非细菌性血栓性赘生物形成的因素　如白血病、肝硬化、癌症、炎性肠病和系统性红斑狼疮等可导致血液高凝状态的疾病,也可增加 IE 的危险。

7. 自身免疫缺陷　包括体液免疫缺陷和细胞免疫缺陷,如 HIV。

8. 静脉药物滥用　静脉药物滥用者发生 IE 的危险可升高 12 倍。赘生物常位于血流从高压腔经病变瓣口或先天缺损至低压腔产生高速射流和湍流的下游,如二尖瓣关闭不全的瓣叶心房面、主动脉瓣关闭不全的瓣叶心室面和室间隔缺损的间隔右心室侧,可能与这些部位的压力下降及内膜灌注减少,有利于微生物沉积和生长有关。高速射流冲击心脏或大血管内膜可致局部损伤,如二尖瓣反流面对的左心房壁、主动脉瓣反流面对的二尖瓣前叶腱索和乳头肌及动脉导管未闭射流面对的肺动脉壁,也容易发生 IE。在压差较小的部位,例如房间隔缺损、大室间隔缺损、血流缓慢(如心房颤动或心力衰竭)及瓣膜狭窄的患者,则较少发生 IE。

(二)病原微生物

近年来,导致 IE 的病原微生物谱也发生了很大变化。金黄色葡萄球菌感染明显增多,同时也是静脉药物滥用患者的主要致病菌;而草绿色链球菌感染明显减少。凝固酶阴性的葡萄球菌以往是自体瓣膜心内膜炎的次要致病菌,现在是人工瓣膜心内膜炎和院内感染性心内膜炎的重要致病菌。此外,绿脓杆菌、革兰阴性杆菌及真菌等以往较少见的病原微生物,也日渐增多。

三、病理

IE 特征性的病理表现是在病变处形成赘生物,由血小板、纤维蛋白、病原微生物、炎性细胞和少量坏死组织构成,病原微生物常包裹在赘生物内部。

(一)心脏局部表现

1. 赘生物本身的影响　大的赘生物可造成瓣口机械性狭窄,赘生物还可导致瓣膜或瓣周结构破坏,如瓣叶破损、穿孔或腱索断裂,引起瓣膜关闭不全,急性者最终可发生猝死或心力衰竭。人工瓣膜患者还可导致瓣周漏和瓣膜功能不全。

2. 感染灶局部扩散　产生瓣环或心肌脓肿、传导组织破坏、乳头肌断裂、室间隔穿孔和化脓性心包炎等。

(二)赘生物脱落造成栓塞

1. 右心 IE　右心赘生物脱落可造成肺动脉栓塞、肺炎或肺脓肿。

2. 左心 IE　左心赘生物脱落可造成体循环动脉栓塞,如脑动脉、肾动脉、脾动脉、冠状动脉及肠系膜动脉等,导致相应组织的缺血坏死和(或)脓肿;还可能导致局部动脉管壁破坏,形成动脉瘤。

(三)菌血症

感染灶持续存在或赘生物内的病原微生物释放入血,形成菌血症或败血症,导致全身感染。

（四）自身免疫反应

病原菌长期释放抗原入血，可激活自身免疫反应，形成免疫复合物，沉积在不同部位导致相应组织的病变，如肾小球肾炎（免疫复合物沉积在肾小球基底膜）、关节炎、皮肤或黏膜出血（小血管炎，发生漏出性出血）等。

四、分类

既往习惯按病程分类，目前更倾向于按疾病的活动状态、诊断类型、瓣膜类型、解剖部位和病原微生物进行分类。

（一）按病程分类

分为急性 IE（病程＜6 周）和亚急性 IE（病程＞6 周）。急性 IE 多发生在正常心瓣膜，起病急骤，病情凶险，预后不佳，有发生猝死的危险；病原微生物以金黄色葡萄球菌为主，细菌毒力强，菌血症症状明显，赘生物容易碎裂或脱落。亚急性 IE 多发生在有基础病的心瓣膜，起病隐匿，经积极治疗预后较好；病原微生物主要是条件性致病菌，如溶血性链球菌、凝固酶阴性的葡萄球菌及革兰阴性杆菌等，这些病原微生物毒力相对较弱，菌血症症状不明显，赘生物碎裂或脱落的比例较急性 IE 低。

（二）按疾病的活动状态分类

分为活动期和愈合期，这种分类对外科手术治疗非常重要。活动期包括：术前血培养阳性及发热，术中取血培养阳性，术中发现病变组织形态呈炎症活动状态，或在抗生素疗程完成之前进行手术。术后 1 年以上再次出现 IE，通常认为是复发。

（三）按诊断类型分类

分为明确诊断（definite IE）、疑似诊断（suspected IE）和可能诊断（possible IE）。

（四）按瓣膜类型分类

分为自体瓣膜 IE 和人工瓣膜 IE。

（五）按解剖部位分类

分为二尖瓣 IE、主动脉瓣 IE 及室壁 IE 等。

（六）按病原微生物分类

按照病原微生物血培养结果分为金黄色葡萄球菌性 IE、溶血性链球菌性 IE、真菌性 IE 等。

五、临床表现

（一）全身感染中毒表现

发热是 IE 最常见的症状，除有些老年或心、肾衰竭的重症患者外，几乎均有发热，与病原微生物释放入血有关。亚急性者起病隐匿，体温一般＜39℃，午后和晚上高，可伴有全身不适、肌痛/关节痛、乏力、食欲不振或体重减轻等非特异性症状。急性者起病急骤，呈暴发性败血症过程，通常高热伴有寒战。其他全身感染中毒表现还包括脾大、贫血和杵状指，主要见于亚急性者。

（二）心脏表现

心脏的表现主要为新出现杂音或杂音性质、强度较前改变，瓣膜损害导致的新的或增强的杂音通常为关闭不全的杂音,尤以主动脉瓣关闭不全多见。但新出现杂音或杂音改变不是IE 的必备表现。

（三）血管栓塞表现

血管栓塞表现为相应组织的缺血坏死和(或)脓肿。

（四）自身免疫反应的表现

自身免疫反应主要表现为肾小球肾炎、关节炎、皮肤或黏膜出血等,非特异性,不常见。皮肤或黏膜的表现具有提示性,包括:①淤点,可见于任何部位。②指/趾甲下线状出血。③Roth 斑,为视网膜的卵圆形出血斑,中心呈白色,多见于亚急性者。④Osler 结节,为指/趾垫出现的豌豆大小红色或紫色痛性结节,多见于亚急性者。⑤Janeway 损害,为手掌或足底处直径 1～4mm 无痛性出血性红斑,多见于急性者。

六、辅助检查

1. 血培养　血培养是明确致病菌最主要的实验室方法,并为抗生素的选择提供可靠的依据。为了提高血培养的阳性率,应注意以下几个环节。

（1）取血频次:多次血培养有助于提高阳性率,建议至少送检 3 次,每次采血时间间隔至少 1h。

（2）取血量:每次取血 5～10mL,已使用抗生素的患者取血量不宜过多,否则血液中的抗生素不能被培养液稀释。

（3）取血时间:有人建议取血时间以寒战或体温骤升时为佳,但 IE 的菌血症是持续的,研究发现,体温与血培养阳性率之间没有显著相关性,因此不需要专门在发热时取血。高热时大部分细菌被吞噬细胞吞噬,反而影响了培养效果。

（4）取血部位:前瞻性研究表明,无论病原微生物是哪一种,静脉血培养阳性率均显著高于动脉血。因此,静脉血培养阴性的患者没有必要再采集动脉血培养。每次取血应更换穿刺部位,皮肤应严格消毒。

（5）培养和分离技术:所有怀疑 IE 的患者,应同时做需氧菌培养和厌氧菌培养;人工瓣膜置换术后、长时间留置静脉导管或导尿管及静脉药物滥用患者,应加做真菌培养。结果阴性时应延长培养时间,并使用特殊分离技术。

（6）取血之前已使用抗生素患者的处理:如果临床高度怀疑 IE 而患者已使用了抗生素治疗,应谨慎评估,病情允许时可以暂停用药数天后再次培养。

2. 超声心动图　所有临床上怀疑 IE 的患者均应接受超声心动图检查,首选经胸超声心动图(TTE);如果 TTE 结果阴性,而临床高度怀疑 IE,应加做经食管超声心动图(TEE);TEE 结果阴性,而仍高度怀疑,2～7d 后应重复 TEE 检查。如果是有经验的超声医师,且超声机器性能良好,多次 TEE 检查结果阴性基本可以排除 IE 诊断。

超声心动图诊断 IE 的主要证据包括:赘生物,附着于瓣膜、心腔内膜面或心内植入物的致密回声团块影,可活动,用其他解剖学因素无法解释;脓肿或瘘;新出现的人工瓣膜部分裂开。

临床怀疑 IE 的患者,其中约 50％经 TTE 可检出赘生物。在人工瓣膜,TTE 的诊断价值通常不大。TEE 有效弥补了这一不足,其诊断赘生物的敏感度为 88％～100％,特异度达91％～100％。

3.其他检查　IE患者可出现血白细胞计数升高,核左移;血沉及C反应蛋白升高;高丙种球蛋白血症,循环中出现免疫复合物,类风湿因子升高,血清补体降低;贫血,血清铁及血清铁结合力下降;尿中出现蛋白和红细胞等。心电图和胸片也可能有相应的变化,但均不具有特异性。

七、诊断和鉴别诊断

(一)诊断

首先应根据患者的临床表现筛选出疑似病例。

1.高度怀疑

(1)新出现杂音或杂音性质、强度较前改变。

(2)来源不明的栓塞事件。

(3)感染源不明的败血症。

(4)血尿、肾小球肾炎或怀疑肾梗死。

(5)发热伴以下任何一项:①心内有植入物。②有IE的易患因素。③新出现的室性心律失常或传导障碍。④首次出现充血性心力衰竭的临床表现。⑤血培养阳性(为IE的典型病原微生物)。⑥皮肤或黏膜表现。⑦多发或多变的浸润性肺感染。⑧感染源不明的外周(肾、脾和脊柱)脓肿。

2.低度怀疑　发热,不伴有以上任何一项。对于疑似病例应立即进行超声心动图和血培养检查。

1994年Durack及其同事提出了Duke标准,给IE的诊断提供了重要参考。后来经不断完善形成了目前的Duke标准修订版,包括2项主要标准和6项次要标准。具备2项主要标准,或1项主要标准＋3项次要标准,或5项次要标准为明确诊断;具备1项主要标准＋1项次要标准,或3项次要标准为疑似诊断。

(1)主要标准包括:①血培养阳性:2次血培养结果一致,均为典型的IE病原微生物如溶血性链球菌、牛链球菌、HACEK菌、无原发灶的社区获得性金黄色葡萄球菌或肠球菌。连续多次血培养阳性,且为同一病原微生物,这种情况包括:至少2次血培养阳性,且间隔时间≥12h;3次血培养均阳性或≥4次血培养中的多数均阳性,且首次与末次血培养间隔时间至少1h。②心内膜受累证据。超声心动图阳性发现赘生物:附着于瓣膜、心腔内膜面或心内植入物的致密回声团块影,可活动,用其他解剖学因素无法解释;脓肿或瘘;新出现的人工瓣膜部分裂开。

(2)次要标准包括:①存在易患因素:如基础心脏病或静脉药物滥用。②发热:体温＞38℃。③血管栓塞表现:主要动脉栓塞,感染性肺梗死,霉菌性动脉瘤,颅内出血,结膜出血及Janeway损害。④自身免疫反应的表现:肾小球肾炎、Osler结节、Roth斑及类风湿因子阳性。⑤病原微生物证据:血培养阳性,但不符合主要标准;或有IE病原微生物的血清学证据。⑥超声心动图证据:超声心动图符合IE表现,但不符合主要标准。

(二)鉴别诊断

IE需要和以下疾病鉴别,包括心脏肿瘤、系统性红斑狼疮、Marantic心内膜炎、抗磷脂综合征、类癌综合征、高心排量肾细胞癌、血栓性血小板减少性紫癜及败血症等。

八、治疗

（一）治疗原则

1.早期应用　连续采集 3～5 次血培养后即可开始经验性治疗，不必等待血培养结果。对于病情平稳的患者可延迟治疗 24～48h，对预后没有影响。

2.充分用药　使用杀菌性而非抑菌性抗生素，大剂量，长疗程，旨在完全杀灭包裹在赘生物内的病原微生物。

3.静脉给药为主　保持较高的血药浓度。

4.病原微生物不明确的经验性治疗　急性者首选对金黄色葡萄球菌、链球菌和革兰阴性杆菌均有效的广谱抗生素，亚急性者首选对大多数链球菌（包括肠球菌）有效的广谱抗生素。

5.病原微生物明确的针对性治疗　应根据药物敏感试验的结果选择针对性的抗生素，有条件时应测定最小抑菌浓度（minimum inhibitory concentration，MIC）以判定病原微生物对抗生素的敏感程度。

6.部分患者需要外科手术治疗。

（二）病原微生物不明确的经验性治疗

治疗应基于临床及病原学证据。病原微生物未明确的患者，如果病情平稳，可在血培养 3～5 次后立即开始经验性治疗；如果过去的 8d 内患者已使用了抗生素治疗，可在病情允许的情况下延迟 24～48h 再进行血培养，然后采取经验性治疗（图 8－13）。2004 年欧洲心脏协会（ESC）指南推荐的方案以万古霉素和庆大霉素为基础（表 8－7）。我国庆大霉素的耐药率较高，而且庆大霉素的肾毒性大，多选用阿米卡星（丁胺卡那霉素）替代庆大霉素，0.4～0.6g 分次静脉给药或肌注。万古霉素费用较高，也可选用青霉素类，如青霉素 320 万～400 万单位静脉给药，每 4～6h 一次；或萘夫西林 2g 静脉给药或静脉给药，每 4h 一次。

病原微生物未明确的治疗流程图见图 8－13，经验性治疗方案见表 8－7。

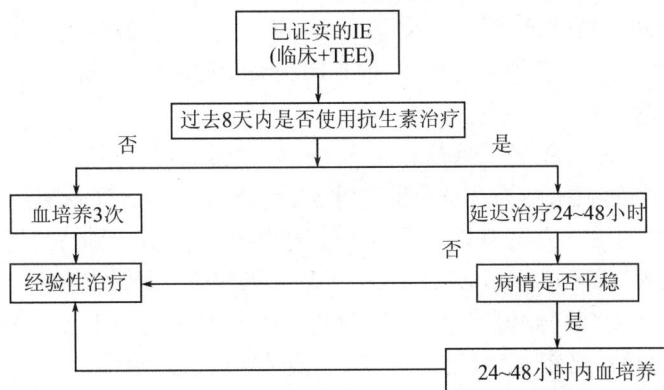

图 8－13　病原微生物未明确的治疗流程图

表 8－7　经验性治疗方案

自体瓣膜 IE	剂量	疗程
万古霉素	15.0mg/kg 静脉给药,每 12h 一次	4～6 周
＋庆大霉素	1.0mg/kg 静脉给药,每 8h 一次	2 周
人工瓣膜 IE		
万古霉素	15.0mg/kg 静脉给药,每 12h 一次	4～6 周
＋利福平	300～450mg 口服,每 8h 一次	4～6 周
＋庆大霉素	1.0mg/kg 静脉给药,每 8h 一次	2 周

注:＊每日最大剂量 2g,需要监测药物浓度,必要时可加用氨苄西林。

(三)病原微生物明确的针对性治疗

1.链球菌感染性心内膜炎　根据药物的敏感性程度选用青霉素、头孢三嗪、万古霉素或替考拉宁。

(1)自体瓣膜 IE 且对青霉素完全敏感的链球菌感染(MIC≤0.1mg/L):年龄≤65 岁,血清肌酐正常的患者,给予青霉素 1200 万～2000 万单位/24h,分 4～6 次静脉给药,疗程 4 周;加庆大霉素 24h 3mg/kg(最大剂量 240mg/24h),分 2～3 次静脉给药,疗程 2 周。年龄>65 岁,或血清肌酐升高的患者,根据肾功能调整青霉素的剂量,或使用头孢三嗪 2g/24h,每日 1 次静脉给药,疗程均为 4 周。对青霉素和头孢菌素过敏的患者使用万古霉素 24h30mg/kg,每日 2 次静脉给药,疗程 4 周。

(2)自体瓣膜 IE 且对青霉素部分敏感的链球菌感染(MIC 0.1～0.5mg/L)或人工瓣膜 IE:青霉素 2000 万～2400 万单位/24h,分 4～6 次静脉给药,或使用头孢三嗪 2g/24h,每日 1 次静脉给药,疗程均为 4 周;加庆大霉素 24h 3mg/kg,分 2～3 次静脉给药,疗程 2 周;之后继续使用头孢三嗪 2g/24h,每日 1 次静脉给药,疗程 2 周。对这类患者也可单独塞选用万古霉素,24h 30mg/kg,每日 2 次静脉给药,疗程 4 周。

(3)对青霉素耐药的链球菌感染(MIC>0.5mg/L):治疗同肠球菌。

替考拉宁可作为万古霉素的替代选择,推荐用法为 10mg/kg 静脉给药,每日 2 次,9 次以后改为每日 1 次,疗程 4 周。

2.葡萄球菌感染性心内膜炎　葡萄球菌感染性心内膜炎约占所有 IE 患者的 1/3,病情危重,有致死危险。90%的致病菌为金黄色葡萄球菌,其余 10%为凝固酶阴性的葡萄球菌。

(1)自体瓣膜 IE 的治疗方案有以下几种。①对甲氧西林(新青霉素)敏感的金黄色葡萄球菌(methicillin－susceptible staphylococcus aureus,MSSA)感染:苯唑西林 8～12g/24h,分 4 次静脉给药,疗程 4 周(静脉药物滥用患者用药 2 周);加庆大霉素 24h 3mg/kg(最大剂量 240mg/24h),分 3 次静脉给药,疗程至少 3～5d。②对青霉素过敏患者 MSSA 感染:万古霉素 24h 30mg/kg,每日 2 次静脉给药,疗程 4～6 周;加庆大霉素 24h 3mg/kg(最大剂量 240mg/24h),分 3 次静脉给药,疗程至少 3～5d。③对甲氧西林耐药的金黄色葡萄球菌(methicillin－resistant staphylococcus aureus,MRSA)感染:万古霉素 24h 30mg/kg,每日 2 次静脉给药,疗程 6 周。

(2)人工瓣膜 IE 的治疗方案有以下几点。①MSSA 感染:苯唑西林 8～12g/24h,分 4 次静脉给药,加利福平 900mg/24h,分 3 次静脉给药,疗程均为 6～8 周;再加庆大霉素 24h3mg/kg(最大剂量 240mg/24h),分 3 次静脉给药,疗程 2 周。②MRSA 及凝固酶阴性的葡萄球菌感染:万古霉素 24h 30mg/kg,每日 2 次静脉给药,疗程 6 周;加利福平 300mg/24h,分 3 次静脉给药,再加庆大霉素 24h 3mg/kg(最大剂量 240mg/24h),分 3 次静脉给药,疗程均为 6～8 周。

3.肠球菌及青霉素耐药的链球菌感染性心内膜炎 与一般的链球菌不同,多数肠球菌对包括青霉素、头孢菌素、克林霉素和大环内酯类抗生素在内的许多抗生素耐药。甲氧嘧啶—磺胺异噁唑及新一代喹诺酮类抗生素的疗效也不确定。

(1)青霉素 MIC≤8mg/L,庆大霉素 MIC＜500mg/L:青霉素 1600 万～2000 万单位/24h,分 4～6 次静脉给药,疗程 4 周;加庆大霉素 24h 3mg/kg(最大剂量 240mg/24h),分 2 次静脉给药,疗程 4 周。

(2)青霉素过敏或青霉素/庆大霉素部分敏感的肠球菌感染:万古霉素 24h 30mg/kg,每日 2 次静脉给药,加庆大霉素 24h 3mg/kg,分 2 次静脉给药,疗程均 6 周。

(3)青霉素耐药菌株(MIC＞8mg/L)感染:万古霉素 24h 30mg/kg,每日 2 次静脉给药,加庆大霉素 24h 3mg/kg,分 2 次静脉给药,疗程均 6 周。

(4)万古霉素耐药或部分敏感菌株(MIC 4～16mg/L)或庆大霉素高度耐药菌株感染:需要寻求微生物学家的帮助,如果抗生素治疗失败,应及早考虑瓣膜置换。

4.革兰阴性菌感染性心内膜炎 约 10％自体瓣膜 IE 和 15％人工瓣膜 IE,尤其是瓣膜置换术后 1 年发生者多由革兰阴性菌感染所致。其中 HACEK 菌属最常见,包括嗜血杆菌(Haemophilus)、放线杆菌(Actinobacillus)、心杆菌(Cardiobacterium)、埃肯菌(Eikenella)和金氏杆菌(Kingella)。常用治疗方案为头孢三嗪 2g/24h 静脉给药,每日 1 次,自体瓣膜 IE 疗程 4 周,人工瓣膜 IE 疗程 6 周。也可选用氨苄西林 12g/24h,分 3～4 次静脉给药,加庆大霉素 24h 3mg/kg,分 2～3 次静脉给药。

5.立克次体感染性心内膜炎 立克次体感染性心内膜炎可导致 Q 热,治疗选用强力霉素 100mg 静脉给药,每 12h 一次,加利福平。为预防复发,多数患者需要进行瓣膜置换。由于立克次体寄生在细胞内,因此术后抗生素治疗还需要至少 1 年,甚至终生。

6.真菌感染性心内膜炎 近年来,真菌感染性心内膜炎有增加趋势,尤其是念珠菌属感染。由于单独使用抗真菌药物死亡率较高,而手术的死亡率下降,因此真菌感染性心内膜炎首选外科手术治疗。药物治疗可选用两性霉素 B 或其脂质体,1mg/kg,每日 1 次,连续静脉滴注有助减少副作用。

(四)外科手术治疗

手术指征包括以下几点。

1.急性瓣膜功能不全造成血流动力学不稳定或充血性心力衰竭。

2.有瓣周感染扩散的证据。

3.正确使用抗生素治疗 7～10d 后,感染仍然持续。

4.病原微生物对抗生素反应不佳,如真菌、立克次体、布鲁杆菌、里昂葡萄球菌、对庆大霉素高度耐药的肠球菌、革兰阴性菌等。

5.使用抗生素治疗前或治疗后 1 周内,超声心动图探测到赘生物直径＞10mm,可以活动。

6.正确使用抗生素治疗后,仍有栓塞事件复发。

7.赘生物造成血流机械性梗阻。

8.早期人工瓣膜 IE。

九、预后

影响预后的因素不仅包括患者的自身情况及病原微生物的毒力,还与诊断和治疗是否正确、及时有关。总体而言,住院患者出院后的长期预后尚可(10 年生存率 81%),其中部分开始给予药物治疗的患者后期仍需要手术治疗。既往有 IE 病史的患者,再次感染的风险较高。人工瓣膜 IE 患者的长期预后较自体瓣膜 IE 患者差。

(张兴凯)

第十一节　慢性缩窄性心包炎

慢性缩窄性心包炎是由于心包壁层及脏层的慢性炎症病变,引起心包纤维化及增厚、粘连,甚至钙化,使心脏的舒张和收缩受限,从而降低心脏功能,造成全身血液循环障碍的疾病。

一、病因

几乎任何一种心包炎均可能进一步导致心包的慢性纤维化和增厚。多数病例急性阶段症状不明显,待缩窄性心包炎的表现明显时往往已失去原有疾病的病理特征。慢性缩窄性心包炎的主要病因是结核菌感染。但许多病例因为长期抗结核药物治疗,在发生心包缩窄时,结核病变的证据已经消失,即使将切除的心包做病理检查和细菌学检查,能证实为结核的大约也仅为 30%。其次是化脓性感染。外伤性及非外伤性心包积血引起缩窄性心包炎者约占10%。近年来,心脏手术后并发本病者有所增加。风湿性心包炎很少引起心包缩窄。

二、病理改变

早期心包腔可有积液,心外膜上附着一层很薄的纤维素或纤维组织。随着病情进展,心包脏层和壁层广泛粘连、增厚和钙化,之间无明显分界面,心包腔闭塞成为一个纤维瘢痕组织外壳,紧紧包裹和压迫整个心脏和大血管根部,也可以局限在心脏表面的某些部位,如在房室沟或主动脉根部形成环状缩窄,及在腔静脉入口处形成狭窄环。心包厚度常为 0.2~0.5cm,也可厚达 1cm 以上,而在心室及膈面,瘢痕往往更坚厚。瘢痕组织主要由致密的胶原纤维构成,呈斑点状或片状玻璃样变性,有时瘢痕组织内有结核性干酪样物质、脓液、肉芽组织。心包病变常累及贴近其下的心肌,可呈斑块嵌入心肌内。缩窄的心包影响心脏的活动和代谢,有时导致心肌萎缩、纤维变性、脂肪浸润和钙化。早期缩窄性心包炎出现心外膜下心肌萎缩,晚期广泛性萎缩,心室壁厚度明显比正常薄。也可由于慢性炎症浸润,发生局灶性心肌炎,造成部分心肌纤维化。

三、病理生理

缩窄性心包炎主要的病理生理变化是由于缩窄的心包限制双侧心室的正常活动。在心室舒张期间,由于心脏受到增厚坚硬的心包所束缚,明显地限制了心脏的舒张,心室内压快速升高,心脏的充盈血量减少,静脉血液回流受阻,体静脉系统压力增高,使身体各脏器淤血。同时,由于心脏充盈血量减少,心脏长期受瘢痕组织束缚使心肌萎缩,心肌收缩力降低,心排血量减少,引起各脏器动脉供血不足。在体力活动时或在严重缩窄时,主要靠增加心率来维持每分钟心排血量。由于肾血流量减少,造成肾对钠和水的潴留,使血容量增加,导致静脉压进一步增加,出现颈静脉怒张、肝大、腹水、胸腔积液、水肿等一系列体征,少数患者出现脾肿大。腹水和周围水肿的程度不呈比例是本病的一大特点。在房室沟及大血管根部出现环形缩窄时,可产生相应部位瓣膜的功能障碍。

四、临床表现和诊断

缩窄性心包炎的起病隐匿,进展缓慢,常不自觉地出现症状,病程长短不一,长者可达十余年。多数患者在出现主要症状及明确诊断时,已有1年半至2年的病史。体征常比症状显著,即使在后期,已有明显的循环功能不全的患者亦可能仅有轻微的症状。

1.症状 主要临床表现为进行性呼吸困难和疲乏。劳累后呼吸困难常为缩窄性心包炎的最早期症状。后期可因大量的胸腔积液、腹水将膈抬高和肺部充血,以致休息时也发生呼吸困难,甚至出现端坐呼吸。有时腹水为首发症状,大量腹水和肿大的肝脏压迫腹内脏器,产生腹部膨胀感。此外可有乏力、胃纳减退、眩晕、衰弱、心悸、咳嗽、上腹疼痛、水肿等。阵发性夜间呼吸困难和急性肺水肿少见。

2.体征 心浊音界正常或稍增大。心尖搏动减弱或消失,心音轻而遥远。部分患者在胸骨左缘第3、4肋间可听到舒张早期额外音(心包叩击音)。心率常较快,一般是窦性,可出现房性期前收缩、心房颤动或心房扑动等。绝大多数患者有颈静脉怒张,且随吸气明显(Kussmaul征)。可见浅静脉充盈,部分患者口唇发绀。静脉压可升高至$20\sim40cmH_2O$,出现肝大、腹水、胸腔积液、下肢水肿等。约10%的患者出现脾肿大。缩窄性心包炎的腹水较皮下水肿出现得早,且多属大量,皮下水肿出现较迟和较轻,且主要分布于下肢及腰骶部。此外,心排血量减少使动脉收缩压降低,静脉淤血,反射性引起周围小动脉痉挛使舒张压升高,因此脉压变小。有时出现奇脉。

3.实验室检查 部分患者可发现有低蛋白血症,并有贫血改变。个别病例可有肝功能异常及黄疸。

4.X线检查 心影正常或稍大,心脏轮廓不规则、僵直。肺门影增大,肺血增多,有时可见结核病灶。50%~90%的患者可见胸腔积液,如单侧胸腔积液而无纵隔移位则是缩窄性心包炎的重要征象。心包钙化也是X线改变的主要证据,与临床特征共存即可明确诊断。

5.心电图 所有患者都有心电图异常,但无特异性改变。多数患者表现为QRS低电压,T波低平或倒置,P波增宽且有切迹。部分患者有房性心律失常,其中多数为房颤。

6.超声心动图检查 可显示心包增厚、粘连或积液,舒张中晚期心室舒张受限,室间隔和左心室壁的反常活动,腔静脉增宽。

7.CT及磁共振 可明确显示心包增厚及钙化的程度和部位,心包增厚达4mm即可诊断,多数病例超过6mm。高速CT(UFCT)更为准确。磁共振是诊断缩窄性心包炎的最佳无创性检查,可准确测量心包厚度以及右心房扩张与右心室缩小的程度(图8-14)。

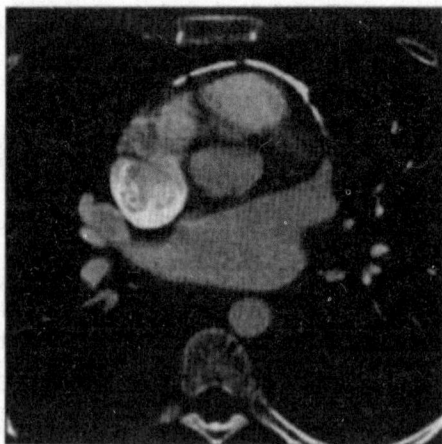

图 8-14　缩窄性心包炎的 CT 表现

8.心导管检查　如无创性检查方法未能明确诊断时,可行右心导管检查。右心房、肺动脉及左心房在舒张末期压力相等是诊断本病的标志。右心室内压在舒张早期迅速下降,随后快速升高,继而在舒张中、晚期压力呈平高线,称之为"平方根征",也支持本病的诊断。

根据病史和临床体征,结合超声心动图和 CT 或磁共振等检查,大多数患者的诊断并无困难。局灶性心包钙化并不是缩窄性心包炎的特异性表现,尚需结合外周静脉压升高($>$20mm)确诊。少数病例为了明确诊断需要施行心导管检查。缩窄性心包炎需与肝硬化、结核性腹膜炎、充血性心力衰竭和心肌病等相鉴别。

五、治疗

缩窄性心包炎的首选处理为外科手术,适用于任何可耐受手术的有症状患者。手术目的是剥除增厚的心包膜和钙化的斑块,解除它对心脏的压迫,使心脏恢复舒缩功能。应及早施行心包剥离术,病程过久,心肌常有萎缩和纤维变性,将影响手术的效果。

1.手术的适应证与禁忌证　缩窄性心包炎诊断明确,即应手术治疗。患者情况较差时,如进食少,腹水严重,肝肾功能差,血浆蛋白低下,心率在 120 次/分以上,血沉快等,应保守治疗。待病情稳定及情况好转,再行心包剥脱术。老年患者伴有严重心肺疾病不能耐受手术者为禁忌。

2.手术前准备　术前应加强全身支持,给予低盐及高蛋白饮食,补充维生素。对严重贫血、低蛋白血症者,应多次少量输血和血浆或输注白蛋白。肝功能减退有明显出血倾向者,可口服维生素 K_1。肝大、腹水和周围水肿明显者,应给予利尿剂并注意水电解质平衡。经过治疗胸腔积液及腹水量仍较多时,应行胸腹腔穿刺放水,以增加肺活量及减轻腹腔内压力,有利于膈肌的呼吸运动。心率过快者可酌情小剂量应用洋地黄类药物。除明确为非结核性缩窄性心包炎之外,抗结核治疗,应不少于 6 周,最好为 3 个月。

3.手术方法

(1)手术径路:①胸骨正中切口:此手术入路能够充分显示心脏前面及右侧面,有利于剥离和直接切除上下腔静脉和左右心室前方增厚的心包,尤其是右房室沟部的瘢痕组织。术后对呼吸功能影响小,目前绝大多数病例采用此切口。其缺点是,左心室膈神经后的心包部分及心尖部分显露较差,但有学者认为膈神经后的心包不必切除。②左胸前外侧切口:患者仰卧,左背垫高 20°,左臂向上悬吊。作左前胸第 5 肋间切口进入胸腔。分离、切断、结扎左侧胸廓内血管并横断胸骨。此种切口的优点是单侧开胸,创伤小,对呼吸功能的影响也小。左心显露好,右室及上、下腔静脉显露较差。③双侧胸前横切口:经双侧第 4 肋间切口,横断胸骨。切断结扎两侧胸廓内血管进入胸腔。此切口优点是手术野暴露良好,可兼顾心脏左右两侧,能彻底切除心包,术中有意外发生也便于处理。其缺点是切口较长,创伤较大,术后肺功能影响大,并发症较多,恢复慢,较少采用。

(2)心包切除范围及顺序:心包切除范围应包括上下腔静脉、心房、心室和大血管区域,并切除心外膜的缩窄病变部分。心肌萎缩不严重者,左右应超过两侧膈神经并注意保护膈神经;上方至大血管基部;下方至心尖部并切除一部分膈面心包膜。上下腔静脉入口处纤维组织坚厚造成腔静脉环形狭窄,必须切断该处环形狭窄的心包膜以松解之。心肌萎缩者彻底切除心包后可能出现低心排综合征。切除时应按照先流出道后流入道的循序。切除顺序是:心尖、左室前壁和侧壁、右室前壁、右室流出道及心底大血管根部、右房室沟、上下腔静脉。

(3)心包剥脱方法:剥离应由左心室部位开始。在接近心尖区作一小切口,用刀片逐次划开增厚的心包,增厚的心包与外膜之间常常有层疏松结缔组织为正确剥离心包的分界面。切开增厚心包后可见红润的心肌向外膨出,有明显搏动。沿此分界面交替运用锐性和钝性的方法剥离心包(图 8-15)。助手轻轻用饼子提起心包片,术者以左手轻压在心脏表面可充分显露。如粘连较疏松,可用手指套纱布或花生米钳子以钝性分离,分离时的用力部位应在心包面上,动作须轻柔。遇到条索或条带状粘连或粘连致密时,需用剪刀或手术刀片锐性分离。如粘连过分紧密,应放弃原来的分离部位而在其他位置重新切开分离。因纤维索沉积不均,粘连松紧不一,粘连甚紧处可暂绕过以后再作处理。随着心包剥离范围的扩大,心脏跳动会逐步增强。心包膜已分出一定范围时可作十字形切口,不必急于切除,以便于遇到心肌撕破出血时可用心包缝盖止血。

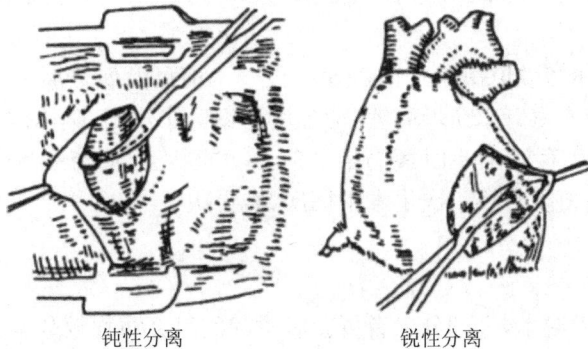

钝性分离　　　　　　　　锐性分离

图 8-15　心包剥脱方法

剥离心包膜时既需彻底剥除纤维组织,又应避免损伤心肌和冠状血管。心包膜已有钙化时剥离应特别小心。有时钙化心包包绕房室沟,宜松解切断钙化环,消除对房室沟压迫。如钙化斑块嵌入心肌内,勉强剥离极易撕破心肌。这时可切除斑块周围的纤维组织留下钙化斑块,对心功能无重大影响。如心肌水肿或萎缩,需分期切除心包,初期小范围剥离仅限左右心室面,以免招致急性心室扩大,心力衰竭。

心包机化良好且非常易于剥离者,心包应完全剥离切除。如术中出现心律失常,循环不稳定或心肌颜色发白,心脏扩大,心肌收缩无力,剥离操作需适可而止,主要部位(左、右心室面及下腔静脉缩窄环)剥脱即可。同时应用地高辛及利尿制剂,尽快完成手术,以提高手术安全性。术后必要时给多巴胺等正性肌力药物。

4.手术并发症

(1)低心排:在心包剥离过程中,由于心室快速充盈、膨胀,产生急性低心排。因此,术中应限制液体入量,应用呋塞米排除过多液体以减轻心脏负担并注意电解质平衡。在左心室解除缩窄后,给予毛花苷丙快速洋地黄化强心。术后 $12\sim48h$ 之内,应用多巴胺等儿茶酚胺类药物。如对药物反应较差,低心排不能纠正,可使用主动脉内气囊反搏。

(2)心室颤动及心搏骤停:是术中最危险的情况。剥离心包时操作应细致轻柔,避免过度牵拉和压迫。发生心律不齐或心跳减弱时,应暂时停止手术片刻,并静脉滴注 1% 利多卡因溶液控制。一旦发生心室颤动,应即予电击除颤,必要时建立体外循环。

(3)膈神经损伤:如损伤膈神经,可造成膈肌的矛盾呼吸运动,影响气体交换,不利于呼吸道分泌物的排出。所以术中应尽可能随同膈神经多保留脂肪及软组织。

(4)冠状动脉损伤:在分离前室间沟和房室沟时,要格外注意,勿损伤冠状动脉。遇到该部位有局限的钙化斑块时,可以留置不予处理,不可勉强切除。

(5)心肌破裂:对于嵌入心肌的钙化病灶,可作岛形保留,不可勉强剥除。当界限不清,严重粘连时,可将增厚的心包作井字切开,部分地解除心肌表面束缚。万一发生心肌破裂时,可以利用游离的心包片缝盖在破裂口的周围。

5.手术后处理

(1)一般处理:常规吸氧,密切观察血压、呼吸、脉搏、心率及尿量变化。注意保持引流管的通畅,如渗血较多者,可适量输血。

(2)强心利尿:术后严格控制输液量,继续给予利尿药物,减轻水钠潴留。心包剥脱后心功能改善,尿量增加,常发生低钾血症,应注意补钾。给予洋地黄制剂强心治疗。

(3)预防性应用抗生素:除常规应用抗生素外,对于结核性心包炎,术后半年至 1 年内应维持正规抗结核药物治疗。

6.手术效果　手术疗效取决于术前病变程度。术前病变属进展期、心功能为Ⅲ～Ⅳ级、严重腹水、周围水肿和右室舒末压增高者,均预后不良。住院死亡率约为 $4\%\sim6\%$,疗效满意者达 80%。影响晚期生存的主要因素仍是术前心功能状态,而与手术入路无明显关系。约 2% 患者缩窄性心包炎复发或第一次手术不彻底,需再次手术。

六、预后

如及早进行心包剥脱术,大部分患者可获满意的效果。病程较久者因心肌萎缩和心源性肝硬化,预后较差。如不经手术治疗,病情将恶化。少数病例长期带病,生活和工作都受到严重限制。

(孟庆涛)

第十二节　动脉导管未闭

动脉导管未闭(patent ductus arteriosus,PDA)是一种常见的先天性心血管畸形,占先天性心脏病的 $12\%\sim15\%$。发病率约为 1/2000,早产儿较高,女性多于男性。该病可以是单发的病变,约有 10% 合并有其他心血管畸形。

正常动脉导管是胎儿时期沟通肺动脉和降主动脉之间的通道。胎儿期由于肺血管阻力较大,右心室排出的静脉血,大都不能进入肺内循环进行氧合,而是经过动脉导管流入到降主动脉。随着婴儿出生啼哭后,肺泡膨胀,肺血管阻力下降,肺动脉血流直接进入肺循环进行气体交换,而不流经动脉导管,使其形成生理性闭合。之后由于导管平滑肌收缩,管壁黏性物质凝固,内膜垫凸入管腔,形成弥漫性纤维增生,完全封闭管腔,最终形成动脉导管韧带。据统计,88% 的婴儿在出生后 2 个月内导管即闭合,98% 在 8 个月内已闭合。如果出生后 3 个月,动脉导管持续开放,则认为是动脉导管未闭(图 8-16)。

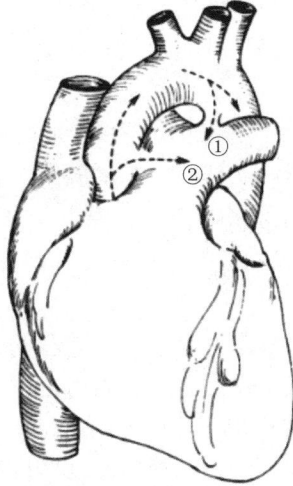

图 8-16　动脉导管未闭和主-肺动脉隔缺损示意图
①示介于降主动脉与左肺动脉基部之间的动脉导管;②示介于升主动脉与肺总动脉之间的主-肺动脉隔缺损

一、病理解剖和病理生理

动脉导管一般位于左肺动脉起始部和降主动脉近端。其上缘与降主动脉交成锐角,下缘形成钝角,长度一般为 5～10mm,直径由数毫米至 1～2cm。其主动脉端开口往往大于肺动脉端开口。导管的位置可多变,从解剖形状上可分为:①管状:外形如圆管或圆柱,最为常见。②漏斗状:导管的主动脉侧比较粗大,肺动脉侧较狭细,呈漏斗状,也较多见。③窗状:管腔较粗大但缺乏长度,似主-肺动脉窗,较少见。④哑铃状:导管中段细,主、肺动脉两侧扩大,外形像哑铃,很少见。⑤动脉瘤状:导管呈瘤状膨大,壁薄而脆。

动脉导管未闭的病理生理改变取决于导管的粗细和主、肺动脉压力阶差。出生后由于肺血管阻力和肺动脉压力下降,体循环阻力则因脐动脉的结扎而上升,因此未闭合的动脉导管血流发生逆转,由压力高的主动脉流向压力较低的肺动脉,即所谓自左向右分流。导管越粗,动脉压力阶差越大则分流量越大,反之则分流量越小。由于体循环压力大于肺循环压力,在心脏的收缩期和舒张期持续存在左向右分流,临床上可听到连续性杂音。随着病程的进展,肺动脉压升高至降主动脉压力时,则血液分流仅在收缩期,临床上仅能及收缩期杂音。晚期患者可发生肺小动脉管壁增厚、硬化,管腔变细,肺血管阻力增加,左向右分流逐渐消失,甚至逆转,临床上出现发绀,收缩期杂音减弱,甚至消失,称为艾森曼格(Eisenmenger)综合征。细小的动脉导管未闭产生比较小的左向右分流。粗大的动脉导管未闭产生大量的左向右分流,容易出现充血性心力衰竭。长期的血流冲击,可使导管壁变薄、变脆,以至发生动脉瘤样扩张或钙化,并容易招致感染,发生导管内膜炎。近端肺动脉可因为压力增高而扩张。

二、临床表现和诊断

动脉导管未闭的症状取决于导管的粗细、分流量的大小、肺血管阻力的高低、患者年龄以及合并的心内畸形。细小的动脉导管未闭多无明显症状,仅在体检中发现心脏杂音获得诊断。足月患婴虽导管粗大,但由于此时肺动脉阻力较高,要在出生后 6~8 周,肺血管阻力下降后才出现症状。主要症状包括气促、心动过速和急性呼吸困难等。中等粗细的动脉导管未闭患者一般都无症状,直至 20 多岁以后才出现活动后心悸、气促等心功能不全表现。有肺动脉高压者可伴有活动后发绀(下半身发绀明显)。若并发心内膜炎,则有发热、食欲缺乏、出汗等全身症状。

分流量大的患者,可出现左侧胸廓隆起,心尖搏动增强。典型的体征是在胸骨左缘第 2 肋间听到响亮的连续性机器样杂音,伴有震颤,肺动脉第 2 音亢进。分流量大者,在心尖区可以听到相对性二尖瓣狭窄所产生的舒张期杂音。患者动脉收缩压升高,舒张压降低,出现周围血管体征,如颈动脉搏动增强、水冲脉、指甲床或皮肤内有毛细血管搏动现象以及股动脉枪击音等。

心电图检查,轻者可以正常,分流量大时出现电轴左偏、左心室高电压或左心室肥厚。肺动脉高压者则示左、右心室肥大,晚期以右心室肥大为主。

超声心动图是首选的诊断方法,可以显示未闭的动脉导管,并能测量长度、内径和分流量,可以显示各房、室扩大以及发现其他心血管畸形,可以估测肺动脉压力(图 8—17)。

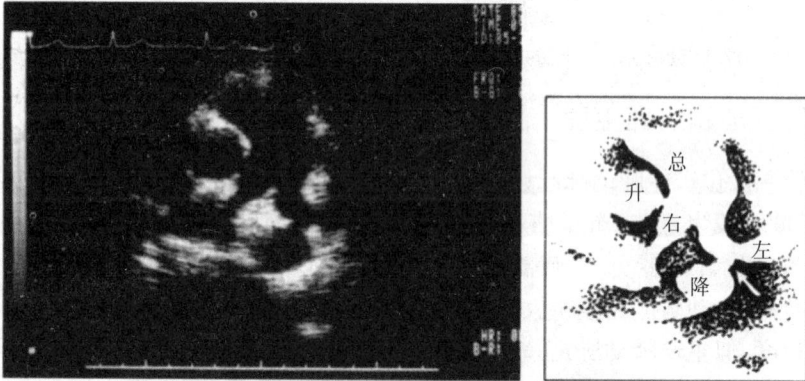

图 8—17 超声显像所示动脉导管未闭情况

↑=动脉导管 总=肺总动脉 左=左肺动脉
右=右肺动脉 升=升主动脉 降=降主动脉

胸部 X 射线检查,可示心脏影增大,早期为左心室增大,晚期右心室亦增大。升主动脉和主动脉弓阴影增宽。肺门血管影增粗,搏动增强,肺动脉干轻至重度增宽。肺野纹理增粗(图 8—18)。

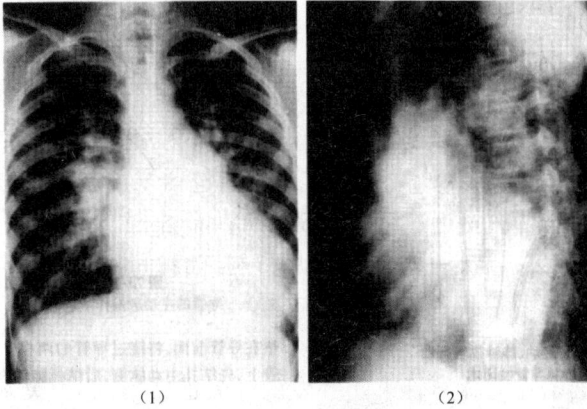

图 8－18　动脉导管未闭患者胸部 X 线摄片

(1)后前位胸片示两肺充血,心影扩大,尤以左心室增大为甚,主动脉结增宽,肺总动脉扩大膨出;(2)左前斜位胸片示左心室明显增大,左心房、右心室也增大

　　心导管检查适用于诊断不明确或者病情严重、需要测量肺动脉压力、计算肺血管阻力等。肺动脉血氧含量如高于右心室 0.5Vol％以上,提示肺动脉有左向右分流。如心导管通过动脉导管进入降主动脉至横膈水平,更能明确诊断(图 8－19)。升主动脉逆行造影可以显示主动脉峡部和动脉导管的形态(图 8－20)。

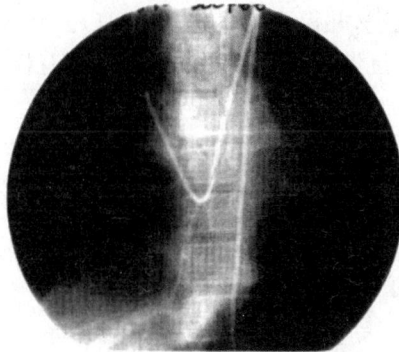

图 8－19　动脉导管未闭

右心导管检查,心导管从右上肢静脉插入,经上腔静脉、右心房、右心室、肺动脉及动脉导管,最后进入降主动脉

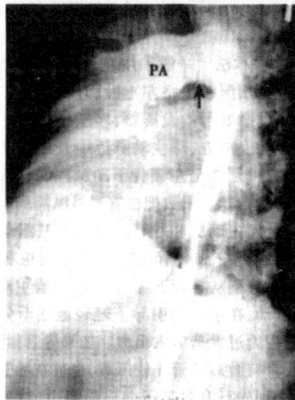

图 8－20

经股动脉插管作主动脉造影,图示对比剂自主动脉经粗大的动脉导管(↑)进入肺动脉(PA)

三、鉴别诊断

凡在胸骨左缘第 2、3 肋间听到响亮的连续性机器样杂音、外周血管体征，结合心电图、胸片和超声心动图检查，一般可初步诊断。对于杂音不典型，超声心动图示重度肺动脉高压者应行心导管检查，计算肺血管阻力。主要的鉴别诊断包括多种左向右分流的心内畸形，在胸骨左缘都可听到连续性杂音或接近连续的双期心脏杂音者，主要有高位室间隔缺损合并主动脉瓣脱垂、主动脉窦瘤破裂、冠状动脉瘘和主动脉－肺动脉间隔缺损等。

四、治疗

1.药物治疗　主要治疗动脉导管未闭并发的呼吸道感染、心力衰竭、心内膜炎等。心力衰竭的治疗主要是强心药物的使用、控制入液量和加强利尿，多数患者心功能可获得改善。早产儿可观察 2～3 个月，部分患儿可自行闭合。对早产患婴可试行药物闭合导管，即采用非甾体类抗炎药吲哚美辛阻止前列腺素合成，促使导管收缩闭合。一般首次剂量为 $0.1\sim0.2mg/kg$，静脉滴注或口服均可，隔 24h 再给药 1 次，共 3 次。吲哚美辛的副作用比较大，主要对肾脏、肝脏和血小板功能的影响。

2.介入性治疗　1966 年 Porstman 成功地利用心导管经动脉将聚乙烯海绵塞子填塞未闭的动脉导管，开创了介入性疗法。1979 年 Rashkind 提倡用右心导管推送两侧伞形塞子填塞导管。各种装置不断获得改进，并得到推广（图 8－21）。介入法不需要开胸，简便安全，患者恢复迅速，住院时间短，已经逐渐取代手术疗法。并发症有栓子脱落、股动脉出血和血栓形成等。

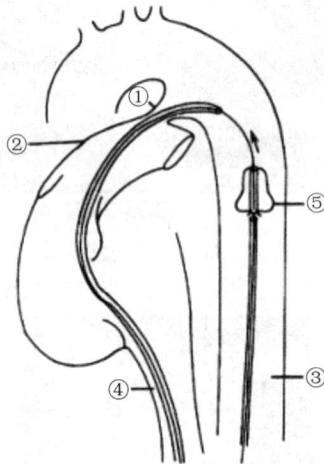

图 8－21　经动、静脉插管行动静脉导管栓闭术
①动脉导管；②肺动脉；③降主动脉；④下腔静脉；⑤海绵栓

3.手术治疗　所有诊断明确的婴幼儿或成人，无论有无症状，如无禁忌证均可考虑手术。早产儿可先试用药物闭合，如无效改用手术。伴有心力衰竭和呼吸衰竭，经内科和药物疗法无效，应行抢救手术。足月患婴如出现心力衰竭或心脏扩大，应及早手术。合并肺动脉高压者，只要是以左向右分流为主，应予手术，术中行肺动脉漂浮导管计算肺血管阻力。感染性心内膜炎者，给予抗生素治疗 4～6 个月再进行手术，对于感染不能控制者应争取手术。

严重肺动脉高压，以右向左分流为主，临床上出现发绀，静止状态血氧饱和度低于 90%，右心导管检查肺血管阻力大于10Wood单位,则不宜手术。

五、手术方法与技术

手术方法有经胸加垫结扎、切断缝合,正中切口体外循环等。

1.经胸手术法 一般采用左后外切口,第4肋间进入胸膜腔。用湿纱垫将左上叶肺向下推压,显露上纵隔。在肺动脉处可扪及震颤,轻压导管可减轻或消失。沿迷走神经后方、降主动脉近中线处纵形打开纵隔胸膜,上方可延伸至左锁骨下动脉。如有肋间静脉横跨可予切断结扎。用数把血管钳将纵隔胸膜的边缘提起,锐性分离主动脉和导管前方的疏松组织。贴近主动脉仔细解剖分离导管上缘和下缘的束状纤维组织,用直角钳分别从导管下缘和上缘,沿着主动脉壁向导管后壁滑动,在手指的引导下轻轻地逐渐分离导管后壁,切忌用力过大造成大出血。如果导管粗短,肺动脉扩张者,直接游离导管比较困难,也可在导管上下的降主动脉分别先行套过带子向内侧牵引,然后游离降主动脉后壁。导管游离后,根据具体情况、器械条件和手术医师的技术和经验,选择不同的闭合方法,在闭合导管时要使用控制性降压,使动脉血压降至70～90mmHg。

(1)导管结扎术:又分为单纯结扎法和加垫结扎法。

1)单纯结扎法:一般选用两根10号丝线绕过导管结扎,或在两根结扎线之间附加贯穿缝合结扎。适用于导管细长而富有弹性者(图8-22)。

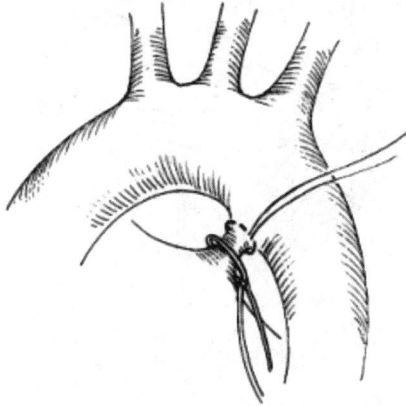

图8-22 动脉导管结扎术
导管的主动脉端作荷包缝合,两线尚未扎紧

2)加垫结扎法:用宽如导管长度的涤纶布条卷成柱形垫圈,将其游离缘与卷体缝固,并保留布卷中段作结后的线备用,缝拢布卷两端以防其松散。将布卷垫在导管前面,将绕过导管的两根丝线将其结扎在导管上,先结扎主动脉侧,后结扎肺动脉侧,用力要均匀,结扎完成后肺动脉侧的震颤应消失(图8-23)。此法系结扎线着力于线卷上将导管腔压闭,防止结扎线损伤导管后壁。该法适用于导管粗大、管壁弹性较差的患者。

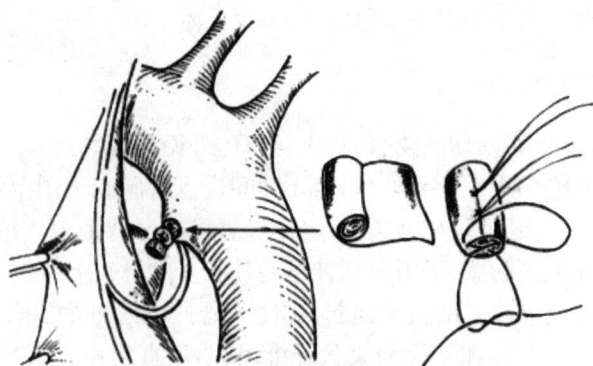

图 8－23　动脉导管加垫结扎全貌

右侧为卷垫制作示意图

（2）导管切断缝合术：用两把 Potts 无损伤钳，分别钳夹已完全游离的导管主动脉端和肺动脉端，切断导管，用 4～0 无损伤聚丙烯缝线缝闭。也可边切边缝，先缝合主动脉端，后缝合肺动脉端（图 8－24）。这种方法适用于各种类型的导管，优点是术后不会再通，但血管缝合技术较高，术中有大出血的危险。

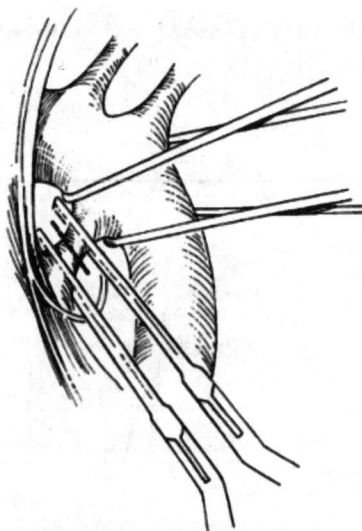

图 8－24　动脉导管切断缝合术

两把导管钳分别夹在导管的两端，虚线示准备切断处。导管处近、远端主动脉套置纱带，以备不测时控制出血。导管切断后缝闭两切端

（3）导管钳闭术：适用于直径在 2cm 以内、血管弹性较好的导管。用特制的动脉导管钳闭器，于导管的主动脉端和肺动脉端各钳闭一次（图 8－25）。由于局部操作空间较小，妥帖安放钳闭器有时会遇到困难，甚至会导致导管壁损伤出血，目前已很少使用。

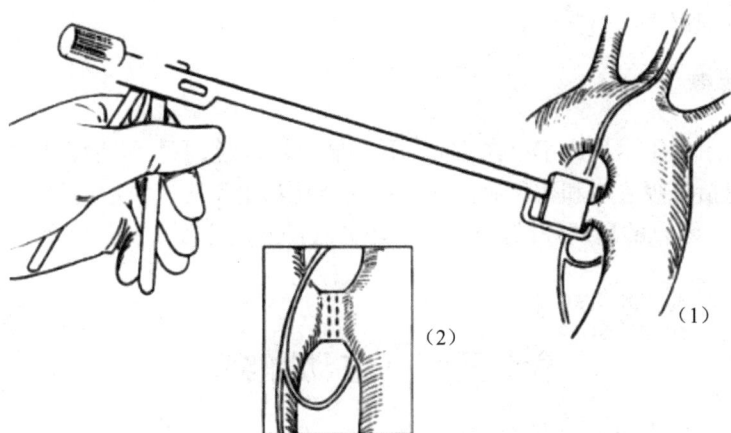

图 8-25　动脉导管钳闭术

(1)钳闭器已置于导管上;(2)导管已钳闭(可见两排钛钉)

2.体外循环手术法　该方法虽然可用于各种类型的动脉导管未闭,但不能作为常规的手术方法。采用前胸正中胸骨劈开切口,肝素化后经升主动脉、上腔静脉、右心房分别插入动脉供血管和腔静脉引血管,经右上肺静脉插左心引流管,建立体外循环,并行转流降温。心搏停跳后立刻纵行切开肺动脉,用手指堵住导管开口,进一步降温待肛温下降至 28℃左右,置头低脚高位,降低转流量至 5~10mL/(kg·min)。将心内吸收器放入左肺动脉内,显露动脉导管开口,用 4~0 带毛毡的无损伤缝线作褥式缝合数针,拉紧缝线,恢复正常体外循环流量,然后作结。如果导管开口比较粗大,不能直接缝合,可将一带球囊导尿管从动脉导管插入降主动脉,球囊充水后回拉,堵住导管,然后用 4~0 带法的无损伤缝线作褥式缝合一圈,选择合适大小的补片进行修补。

六、手术并发症

1.大出血　是动脉导管未闭手术最严重的并发症,可致患者死亡。撕裂部位多在导管后壁上角。出现大出血时,迅速用手指按压出血部位,暂时止血,在导管上下缘的降主动脉套带,阻断降主动脉,同时用无损伤钳夹住导管,吸净手术野血液,寻找破口,用 4~0 带毡无损伤聚丙烯缝线修补。如破口较大或无法显露破口,应立即肝素化,紧急建立体外循环,分别在降主动脉或左股动脉插入动脉供血管,切开心包于右心室流出道插入静脉引流管,建立转流,然后进行修补。

2.左喉返神经麻痹　多是手术中损伤或牵拉所致,造成术后声音嘶哑,在喝水或进流质时呛咳。可短期给予激素。水肿所致可于 2~3 周内消退恢复。如果是手术损伤,需要对侧声带移位代偿。

3.导管再通　多发生于导管结扎术后,主要由于结扎线松脱或垫圈移位所致。表现为术后早期或一段时间后又出现典型的心脏杂音,行超声心动图检查可以证实。治疗方法可选择导管封堵或在体外循环下经肺动脉进行导管缝闭。

4.假性动脉瘤　比较少见,主要是由于局部感染或手术损伤导管所造成。临床表现为发热、声音嘶哑或咯血,胸部 X 线摄片示肺动脉段突出呈现块状阴影。手术应在体外循环下进行,用人造织物修补或行人造血管替换手术。

5.乳糜胸　很少见,主要是由于解剖主动脉弓降部和左锁骨下动脉根部时损伤胸导管,如在术后早期发现可再次进胸缝扎。

七、手术结果

动脉导管未闭的手术死亡率可在1％以下。早产儿、紧急手术和高龄患者的死亡率较高，主要死亡原因包括呼吸衰竭和大出血。导管单纯结扎和钳闭法有再通的可能，其再通率一般在1％以上。导管闭合的远期效果，视术前有否肺血管继发性改变及其程度。

（孟庆涛）

第十三节　主动脉缩窄

主动脉缩窄是一种较多见的先天性主动脉畸形，其发病率约为0.06％左右，约占先天性心血管畸形的5％～8％。主动脉缩窄可发生于主动脉的任何部位，Gross报道其最常见部位为主动脉峡部和左锁骨下动脉分叉处，约占98％。本病的主要危害是产生缩窄近段高血压，及缩窄远段血供不足。手术治疗可获得良好效果。

一、病因

主动脉缩窄的发病机制尚未明确。由于98％病例的缩窄段位于主动脉峡部，因此推论可能与胚胎时期血液循环的特殊形式有关。胎儿时期，由左心室输出的血液，供应头臂部，右心室输出的血液则经动脉导管供应躯体及下肢。而位于左锁骨下动脉及动脉导管之间的主动脉峡部，处于相对无血流通过的状态（图8—26）。其腔径可比动脉导管还细，如此处腔径不能随发育而增大甚或退缩，则可产生缩窄。1972年，Rudolph指出主动脉狭窄是正常峡部过度狭窄的结果，与出生前动脉血流减少密切相关。认为凡是出生前造成动脉血流减少的任何情况，必将导致通过动脉导管的血流量增加，从而使经过主动脉峡部的血流量相应减少，形成主动脉狭窄。引起动脉血流减少的疾病（如主动脉瓣狭窄或闭锁，二尖瓣狭窄或关闭不全），主动脉缩窄发生率明显增高，而在肺动脉狭窄或闭锁、法洛四联症和三尖瓣闭锁中，发病率极低。Abrams于1956年曾以逆行主动脉造影证实，正常婴儿有时主动脉峡部仍较狭，随着发育方逐渐增宽。此一发现支持上述推论。此外，有人认为缩窄可能由于动脉导管的闭合过程涉及主动脉峡部所致。但许多主动脉缩窄患者，其动脉导管并未闭合，故后一设想似难以被人接受。

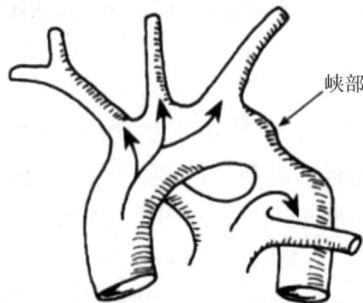

图8—26　胎儿时期，主动脉血流分布情况

二、病理解剖及病理生理

主动脉缩窄可发生于主动脉的任何部位,最常见部位为主动脉峡部和左锁骨下动脉分叉处,约占98%。位于升主动脉及主动脉弓者极少,个别病例位于降主动脉,偶见缩窄部位是多发的。

Bonnet 于 1903 年,根据患者的生命期限,结合缩窄部位与动脉导管(或韧带)的相互关系,将主动脉缩窄分为成人型和婴儿型,曾被沿用多年。1951 年 Johnson 等根据缩窄部位在动脉导管的远端或近端将其分为导管后型和导管前型。成人型称为导管后型,而婴儿型则为导管前型。又由于成人型缩窄病例,其动脉导管多已闭合,且甚少合并其他严重的心血管畸形,故又可称其为单纯型。而婴儿型者多合并动脉导管未闭,并常伴有其他严重的心血管畸形,可称为复杂型(图 8-27)。

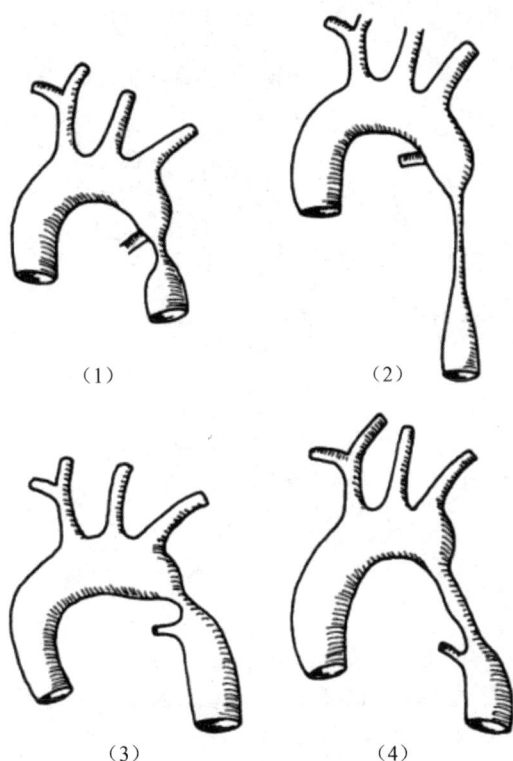

(1)　　　　　　　　　　(2)

(3)　　　　　　　　　　(4)

图 8-27　主动脉缩窄分型
(1)(2)导管后型(单纯型、成人型);(3)(4)导管前型(复杂型、婴儿型)

1.导管后型(单纯型、成人型)　此型比较常见。典型的病例主动脉缩窄段位于左锁骨下动脉起点处远端的峡部主动脉,多数病例动脉导管已闭合。缩窄病变短而局限位于动脉韧带的远端或紧邻部位,除其外径较其近、远段主动脉缩小外,主要是内径狭小,一般均在 5mm 以下,有时见缩窄部呈隔膜状,仅留一小孔容血流通过。少数病例其管腔完全闭锁。缩窄处近端的主动脉及其分支,均有某种程度的扩大,甚至延长或迂曲。邻近缩窄处远端的主动脉,由于流体力学的影响,多亦扩大,因而形成葫芦状外貌。由于缩窄近、远端血流量不同及阻力的差异,因而产生明显的压力阶差。近段高血压,以及继发性血管病变,使管壁脆性增加,可能产生主动脉破裂或颅内出血。此外,亦易导致动脉内膜炎或心内膜炎。机体为了增加缩窄部以下的血液供应,在发育过程中逐渐形成广泛的侧支循环(图 8-28)。主要由锁骨下动脉的颈肋干、肩胛下动脉、颈横动脉、胸廓内动脉、与缩窄段以下的肋间动脉、腹壁动脉等组成。侧支循环的多少与缩窄的程度成正比。由于肋骨下缘长期受扩大、迂曲和强烈搏动的肋间动脉的侵蚀,故可产生肋骨压迹。由于缩窄近段高血压,使心脏负荷增加,因而可导致左心室肥大及劳损。缩窄远段血供不足,则可导致下肢发育不良,及肌力较差等。导管后型缩窄患者一般不合并其他严重的心血管畸形,但主动脉瓣呈二叶畸形者约占 25%~40%。多数患者可活至成年,此即成人型命名之由来。

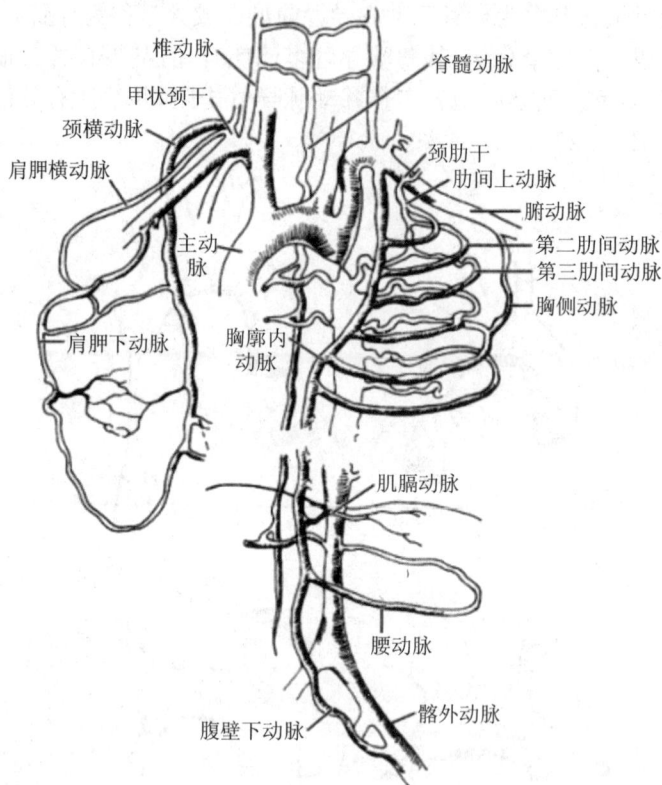

图 8-28 主动脉缩窄的侧支循环

2. 导管前型(复杂型、婴儿型) 此型比较少见。缩窄段位于动脉韧带或动脉导管的近端,缩窄段可能较长,甚至波及左锁骨下动脉起点处或部分主动脉弓。动脉导管多未闭合。由于胚胎发育过程中,下半身的血液可经动脉导管充分供应而不受缩窄的影响,故其侧支循环并未发展。出生后,如导管闭合,势必造成急剧的左心负荷过重,缩窄近段高血压,以及缩窄远段的血供不足。加之该型患者多合并其他严重的心血管畸形(如间隔缺损、瓣膜病变及大血管错位等),因而多于出生后不久即死亡,此即婴儿型命名之由来。若出生后导管仍未闭合,且侧支循环又未发展,则下半身的血供仍来自血氧含量较低的肺动脉,因而可出现下肢发绀。由于其心血管病变复杂,多合并左、右心室负荷过重。

三、临床表现和诊断

1. 导管后型(成人型)缩窄 多数患者幼年时无明显症状,除非合并有其他畸形。一般在体检时发现心底部杂音,或上肢高血压时方引起注意。待成年时症状逐渐明显,可出现头昏、头痛、眩晕、视力模糊、头颈部跳动感、心悸、气急、心功能失代偿等由于高血压引起的症状。有些患者主诉胸痛,可能由于扩大的侧支血管压迫前神经丛及相对性冠状动脉供血不足所致。

(1)体检:体检时可发现桡动脉搏动甚强,股动脉及足背动脉搏动减弱,以致摸不清。上肢血压明显高于下肢,并随着病变严重程度和年龄的增加而显著。应当强调,凡上肢高血压的初诊患者,特别是年轻者,应对比其桡、股动脉搏动,对可疑者应分别测定上、下肢血压,这对发现无明显主诉的主动脉缩窄患者,有极重要意义。对缩窄波及左锁骨下动脉的病例,可发现该侧上肢脉搏较对侧弱,血压亦较对侧低。由于缩窄近段高血压,可见过颈部及锁骨上窝有明显的动脉搏动。上肢及肩部的肌肉可能特别发达。眼底检查可发现视网膜动脉迂曲或呈螺旋状。于背部肩胛间区,可能扪到扩大的侧支动脉产生的搏动及震颤。有时在适当的光线下,可见到该处有异常搏动。听诊可发现由此而产生的收缩期甚或连续性杂音。在心底部和背部第6、第7胸椎左旁可听到血流通过缩窄处产生的收缩期杂音。此种异常搏动、震颤和杂音,在患者取弯腰及垂臂姿势时可更为明显,可能系因肋锁间隙扩大,使来自锁骨下动脉的侧支循环阻力减低,血流增加之故。合并动脉导管未闭或主动脉瓣关闭不全者,尚可听到舒张期杂音。叩诊可发现心脏有某些程度的增大。如过分增大,应考虑合并其他心血管畸形。

(2)胸部X线检查:可见到由于心室肥厚引起的心影增大和锁骨下动脉的扩大引起的上纵隔阴影增宽。由于左锁骨下动脉和缩窄近、远段主动脉的扩大,以及缩窄处形成的凹迹,可构成左上纵隔外缘特征性影像,呈一"3"字的图形。扩大的肋间动脉造成的肋骨后段下缘的压迹,乃是X线检查的一个重要特征,此征象约见于60%～80%的病例,但年龄在7岁以下者较少见。压迹一般以第3～9肋最显著,称Roesler征。如果压迹见于位置较低的肋骨,提示缩窄位置较低。如仅见单侧肋骨压迹,则应考虑到一侧锁骨下动脉已被累及。

(3)心电图检查:可正常或有明显的左心室肥大,这取决于缩窄与高血压的程度。此项检查对年长患者尤为重要。如示有心肌损害、心律失常,特别是频发性室性期前收缩,预示病情危笃手术危险性较大。童年期病例心电图检查可无异常发现,合并有其他心脏血管病变者,则可显示双心室肥大或右心室肥大。

(4)超声心动图和多普勒彩色血流显像检查:对主动脉缩窄的诊断有较高的敏感性,是确诊该症的首选检查方法。经颈根部胸骨上切迹处探测,特别是经食管超声探测,可获知主动脉缩窄的部位和范围以及与其邻近血管情况,同时可估测其跨缩窄处压力阶差,及发现有无合并其他的心血管畸形。

(5)磁共振成像(MRI)检查(图8-29):可明确了解缩窄及其邻近血管情况。就对本症的诊断价值而言,MRI基本上可取代主动脉造影。

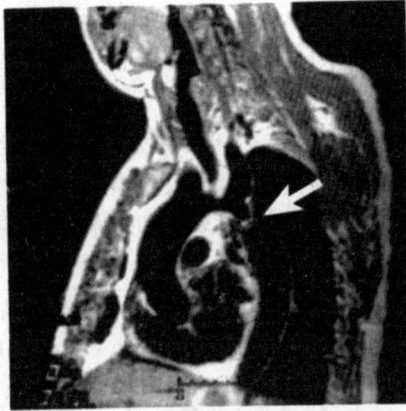

图 8-29 磁共振主动脉成像
箭头所指为缩窄处

(6)CT 成像检查：特别是螺旋 CT 成像以及三维重建技术，可全面显示主动脉缩窄的病理解剖状况，包括缩窄本身和侧支循环等改变，弥补了断层图像的不足。不仅有利于诊断，而且可以指导手术方案的制订和术后的随访观察，值得推广应用。

(7)主动脉造影(图 8-30)：在 MRI 和螺旋 CT 等无创性检查方法问世之前，是确诊本症的主要手段，并有助于手术方案的制订。当前，已不用作常规检查方法。

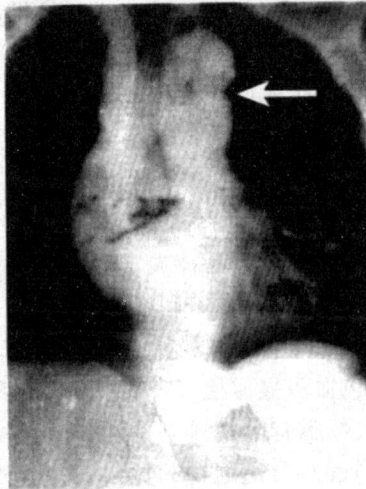

图 8-30 主动脉造影示缩窄情况

2.导管前型(婴儿型)缩窄 由于其侧支循环甚少，又多合并其他严重的心血管畸形，于婴儿早期即出现难以控制的心力衰竭，患儿可有明显发绀，但严重的高血压较少见。体检、心电图及 X 线检查均可发现心脏明显扩大。超声心动图、MRI、CT 等项检查可显示缩窄及动脉导管未闭等其他的心血管畸形情况。

四、预后

Abbott 于 1928 年分析 142 例典型的导管后型主动脉缩窄的尸体解剖资料，发现其平均寿命为 32 岁。又据 Crafoord 于 1948 年统计，25％患者死于 20 岁前，50％死于 40 岁前，90％死于 50 岁前。Reifenstein 于 1942 年分析 104 例导管后型患者的尸体解剖资料，示主要死因是充血性心力衰竭（26%）、细菌性心内膜炎（25%）、自发性主动脉破裂（21%）和颅内出血（13%）。

导管前型患者的预后更差，Glass 于 1960 年分析 108 例，发现 90% 于 1 岁内死于心力衰竭。

导管后型主动脉缩窄各种外科治疗的手术死亡率一般低于 3%，常见的死亡原因为心力衰竭和技术操作不当，血管或动脉瘤破裂大量出血。1 岁以下婴幼儿由于病情严重，手术死亡率比 1 岁以上的患者高。伴有心室间隔缺损者，手术死亡率为 20%～30%。伴有其他严重心脏血管畸形者，手术死亡率则高达 50%～70%。

单纯导管后型主动脉缩窄病例术后 15 年随诊生存率在 90% 以上；伴有心室间隔缺损者，则仅为 80%；伴有其他严重心脏血管畸形者，则下降至 40%。手术时年龄在 20 岁以上的病例远期生存率亦降低，常见的远期死亡原因有：心肌梗死、主动脉瓣病变、动脉瘤破裂以及残留狭窄或再狭窄导致的高血压和心力衰竭。因此，单纯导管后型主动脉缩窄病例诊断明确后，均应施行手术治疗。3～4 岁以上的病例应尽早施行手术。上肢血压超过 20kPa（150mmHg）或呈现心力衰竭内科治疗未能控制者，宜立即手术。伴有其他严重先天性心脏血管畸形、肺功能不全、充血性心力衰竭、心电图显示心肌损害或传导阻滞、主动脉壁呈现广泛粥样硬化或钙化病变，以及冠状动脉供血不足等情况，则对手术治疗应持慎重态度。

五、治疗

手术治疗是彻底解除主动脉缩窄、重建畅通主动脉血流通道的根本方法。Crafoord、Gross 等分别于 1945 年报道对局限性缩窄行缩窄段切除及主动脉对端吻合获得成功。以后随着外科技术和围术期处理不断改进，适用于各种不同病例的新型手术方法的创用、质优人造血管的问世以及对侧支循环发育不良的患者，术中阻断主动脉时采用动脉血转流法，以确保远段主动脉血供等有效措施的临床应用，使手术效果不断提高，手术死亡率逐渐下降。

导管前型缩窄严重的婴儿，其下半身的血供依赖于未闭的动脉导管，一旦导管闭合，其侧支循环又不足，极易发生急性充血性心力衰竭。又因下半身缺血，产生肾功能不全、酸中毒，以致失去手术时机。针对此情，应及时给予静脉滴注前列腺素 E $0.1\mu g/(kg \cdot min)$ 以延缓动脉导管闭合，结合应用正性肌力药物（多巴胺、多巴酚丁胺等）、气管插管及辅助呼吸等，约 80% 的病婴给药后病情迅速改善，出现股动脉搏动。待病情改善 6～12h 后，再行手术治疗。对给药后未收效的病例则宜立即施行手术。

导管后型缩窄患者，若症状不显著，上肢高血压程度较轻，可延至 6～8 岁之后施行手术。因此时其主动脉已有相当的口径，高血压导致的血管壁继发性病变尚不明显，血管柔顺性好，在此基础上施行手术，操作比较方便，安全度大。未来因再狭窄而手术的几率可因此减低，术后晚期较少再发生高血压。但对上肢血压较高、左心功能受损较明显的患者，应适时手术。有些患者虽就诊时年龄已较大，只要有手术条件，仍应争取手术。已出现明显的心肌损害或传导系统障碍者，提示手术危险性较大。缩窄近段主动脉及其分支呈普遍明显扩大、延伸及迂曲的晚期病例，提示可能已有广泛性主动脉壁退行性病变，难以安全地度过血管吻合或成形术时的出血关。

主动脉缩窄矫治手术中，有的需要在暂时阻断主动脉血流的情况下完成。因此患者的侧支循环丰富与否，直接关系到手术是否会导致脊髓缺血性截瘫的问题。对提示侧支循环不良者(如上肢血压升高不显著、下肢脉搏减弱或血压降低不明显、肋骨压迹不清楚等),手术前应作好血液转流方面的准备工作。常用的转流方式有三种:①股动静脉转流法。②缩窄近、远段主动脉插管(搭桥)转流法。③左心房-降主动脉(或股动脉)转流法。既往低温麻醉曾被用于预防主动血流阻断导致脊髓缺血性损伤,取得了较好的效果。Du-bost 曾报道手术治疗主动脉缩窄 900 多例,对疑有侧支循环不足者,手术时采用低温麻醉,全组仅 1 例发生短暂性脊髓受损表现。近些年来,转流法已逐渐取代低温法,因前者简易、实用、效果可靠。另外对主动脉缩窄范围较广的病例,术前需要行多排螺旋 CT 血管成像检查了解根大动脉(the artery of adamkiewicz)的位置,避免手术中误扎或误伤。

六、手术方法

气管插管全身麻醉,右侧桡动脉置测压管。左胸侧后标准剖胸切口,离断背阔肌但保留前锯肌,经第 4 肋间或骨衣内切除第 5 肋进入胸腔。对切口中扩大的侧支循环血管,须认真结扎或缝扎,防止损伤肋间血管。将肺推向前方,仔细审视缩窄段及其近、远段血管情况,结合手术前影像学资料,选用合宜的手术方式。切开缩窄处的纵隔胸膜并向前牵拉,游离并保护迷走神经和喉返神经。试行阻断缩窄近端主动脉血流,穿刺测缩窄远段降主动脉压力,如其平均压低于 45mmHg,则需要建立血液转流通道,备主动脉血流阻断时启用。对不需要转流者,当主动脉阻断期间,麻醉师应注意通过扩容、正性肌力药物应用及调整麻醉深度等方法来保持其上肢动脉压力不低于阻断前水平,以保证侧支循环的作用。压力过高时,酌用扩血管降压药。常用的缩窄纠治技术分述如下。

1. 主动脉缩窄段切除和对端吻合术(图 8-31)此种技术首先由 Crafoord 等报道。用于缩窄段较局限、切除长度在 2cm 以内且对端吻合处具有正常口径者。纵向剪开缩窄处纵隔胸膜,向上延长到左锁骨下动脉及最上肋间动脉,向下延伸至缩窄段平面以下 4cm 左右。解剖并充分游离该段主动脉,将迷走神经推向前方以防阻断主动脉时伤及,必要时左锁骨下动脉亦需游离并绕以塑料带或纱绳,以利届时与主动脉分别阻断。但在一般情况下,应尽量保持其通畅,以利其发挥侧支循环作用。切断动脉导管或韧带,置缩窄近、远端阻断钳,在此范围内需保留的肋间动脉,以弹性血管夹予以暂时钳闭,以防切开主动脉时出血。必要时可结扎切断 1~2 对肋间动脉。切除缩窄处连同其近、远端口径狭小段血管,以 3~0 或 4~0 单股聚丙烯(Prolene)缝线作血管对端吻合。此时应由助手将两个阻断钳相互凑近并保持稳定,以减少吻合处张力和防止血管撕裂。如使用双钳并合固定器则更好。对年幼患者,吻合口后半部用连续缝合,前半部作间断缝合,以求部分吻合口能随发育而相应增大,防止日后吻合口相对性狭窄。缝合完成后,首先开启远端阻断钳,排出血管腔内气体,必要时辅助间断缝合以止血,然后缓慢松开近端阻断钳。此时麻醉师应注意补充血容量,保持血压平稳。

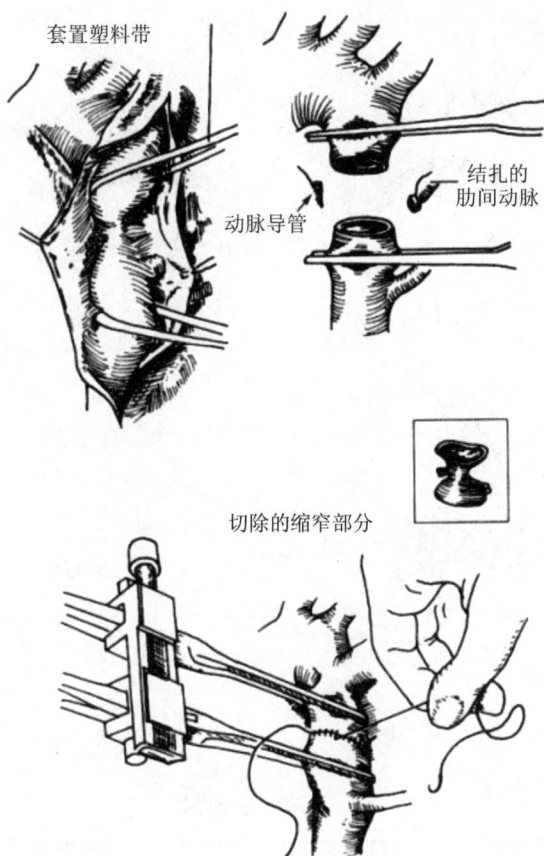

图 8-31　缩窄段切除,主动脉对端吻合

　　缩窄段切除及对端吻合法,用于大龄儿童及成年患者疗效较好。1 岁内婴儿采用此手术的远期再狭窄率可高达 50％以上。其他影响术后再狭窄的相关因素尚有:使用的缝线种类(丝线效果差,可吸收缝线较优,聚丙烯线尚可),狭窄段切除是否充分(狭窄段超过 2cm 者不宜采用此术式)及缝合技术等。随着现代缝线和微血管技术的发展,该手术方式的术后再狭窄率已进一步降低。

　　2.缩窄段补片扩大术(图 8-32)　主要由于缩窄段切除、对端吻合技术的术后再狭窄发生率较高,Vosschulte 于 1957 年创用了缩窄段补片扩大术。该手术方式的优点是方法简单,吻合口足够大。其最初介绍的技术细节是:置主动脉阻断钳之后,纵向切开缩窄处及其邻近的近、远段主动脉,切除缩窄处突起的纤维隔膜,然后取聚四氟乙烯或涤纶人工血管,按照测量并计算出的所需宽度和长度,剪取大小适度的椭圆形补片,以单股聚丙稀缝线,将补片和主动脉切缘作连续环周缝合,以解除缩窄。

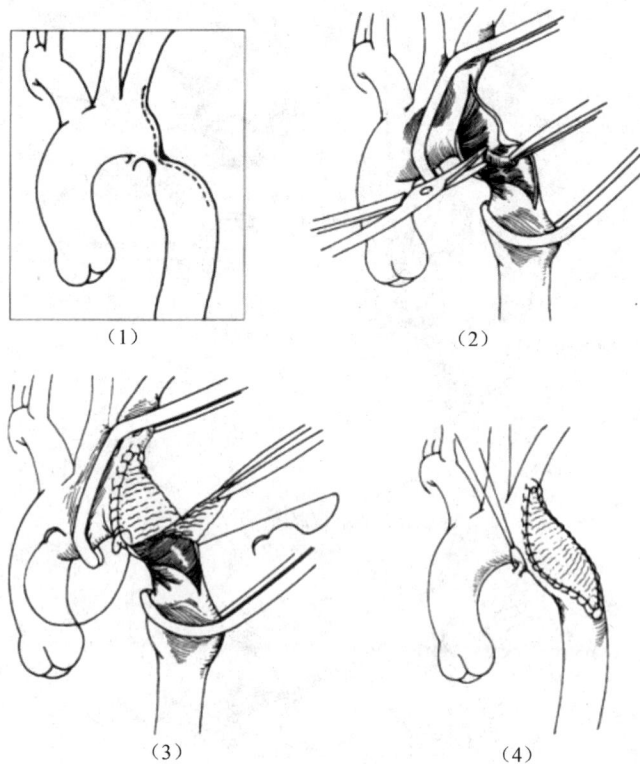

图 8-32　主动脉缩窄段扩大术

(1)缩窄段切口;(2)切除增厚的内膜;(3)用涤纶人工血管片缝补扩大缩窄段主动脉;(4)缩窄段管腔已扩大

　　补片扩大术较其他缩窄纠治技术有其优点:①缩窄段不需广泛解剖、游离,所需主动脉阻断时间较短。②相关的肋间动脉均可保留。③不受缩窄及狭窄段长短的限制,特别适用于主动脉峡部长段发育不良者。④补片缝合就位时无张力,易于操作。⑤由于保留了自身的主动脉壁,有助于其随发育而增长。因此,年龄在 1 岁以上的患者,采用此技术效果较好。但是人们发现采用此种手术的患者,术后会在缩窄处发生动脉瘤,据 Hehrlein 等报道其发生率为5%~13%。因此后人主张对缩窄处腔内突起的膜状物(嵴)不作彻底切除,以免破坏血管内膜的完整性,导致管壁薄弱,而日后发生动脉瘤。此外,应强调补片扩大应充分,特别是面对缩窄处补片的宽度,应接近目标腔径的 3 倍,以免造成残留狭窄。

　　3.锁骨下动脉瓣主动脉成形术(图 8-33)　Waldhausen 等于 1966 年介绍利用左锁骨下动脉瓣翻转修补扩大缩窄的成形手术,适用于婴幼儿的主动脉缩窄。操作要点:显露与解剖左锁骨下动脉、缩窄段及近、远端主动脉(包括部分主动脉弓),切断、结扎或缝合动脉韧带或导管。于左锁骨下动脉近端的弓部和缩窄远端降主动脉阻断主动脉血。于胸顶部锁骨下动脉干远端,紧邻椎动脉分出处结扎、切断锁骨下动脉,远切端附加缝扎。该动脉切断后,上肢血供靠其远段分支丰富的侧支循环维持,而不致引起缺血性改变。沿近段左锁骨下动脉侧壁将其纵行切开,并延伸切口至主动脉峡部,缩窄部及其远端狭窄处。对缩窄处腔内突起的嵴不予切除,以免破坏该处管壁的完整性,导致日后发生动脉瘤。将锁骨下动脉瓣下翻,并针对缩窄段扩大需求,修剪动脉瓣片,以 4~0 或 3~0 Prolene 缝线将动脉瓣与需扩大的主动脉壁切缘作连续缝合。术毕测量近端和远端的降主动脉压力,压差应小于10mmHg。

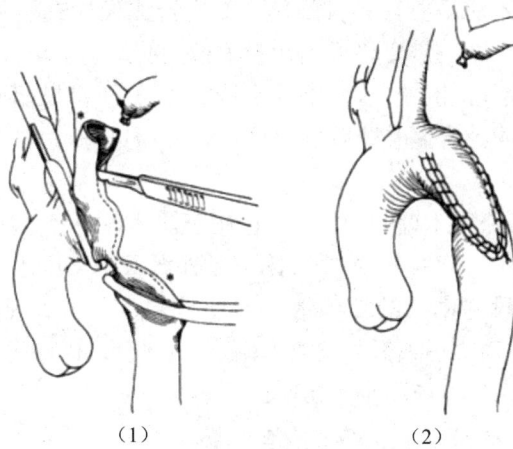

(1)　　　　　　　　　　(2)

图8—33　应用锁骨下动脉瓣作主动脉成形术

(1)切断左锁骨下动脉,纵向切开其全长和主动脉缩窄段;(2)将左锁骨下动脉瓣向下翻转,修剪后缝合在主动脉切口上

该成形技术的优点:方法简便易行,所需主动脉血流阻断时间较短。因补片系自身材料,因而易于控制吻合处出血,成形处管腔可随发育而增大。加之为非环周性吻合,因而日后再狭窄的发生率较缩窄段切除对端吻合法低。缺点是偶有术后发生左锁骨下动脉窃血综合征者,需行颈动脉—左锁骨下动脉吻合纠治。

4.缩窄段切除和人工血管间置术(图8—34)　此法适用于缩窄段较长或主动脉壁有退行性变,切除后无法行对端吻合,且已属发育成熟阶段的患者。因人工血管不能随年龄、体重增长而相应扩大,故不适用于未成年者。

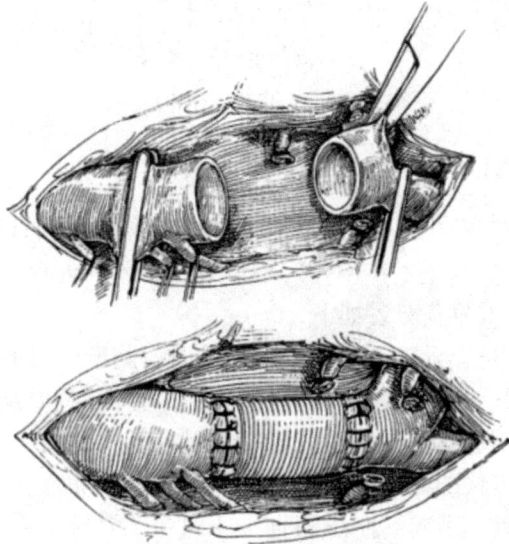

图8—34　缩窄段切除,人工血管间置术

该手术方法系解剖、游离缩窄段血管,结扎、切断动脉韧带或导管,阻断近、远端主动脉后,切断、结扎相应的肋间动脉,切除缩窄段血管。取已作预凝处理、口径相当的人工血管,间置于近、远端之间,以4～0或3～0 Prolene缝线,分别作环周吻合。完成吻合后,先开放远端

阻断钳,排出腔内气体,作必要的补加缝合后,缓慢放松近端阻断钳。此时麻醉师宜注意调整血压、补足血容量。另外术前需要行多排螺旋 CT 血管成像检查了解根大动脉的位置,如果其在缩窄段主动脉范围内,则一定要将根大动脉附近的肋间动脉与人工血管行吻合。

该手术法的缺点是操作范围较广,手术创伤较大,需在主动脉阻断下完成两处吻合,且需切断的肋间动脉较多,易导致脊髓和肾脏缺血性损伤。最近,此法被补片扩大术或缩窄近、远段血管旁路手术取代。

5.缩窄近远段血管旁路手术(图 8-35) 适用于前述各手术方法不能完美地重建畅通的血流通道者,例如缩窄段较长且复杂、缩窄段附近粘连严重分离困难、缩窄段周围感染等。手术方法视缩窄及其近、远段主动脉的具体情况而定。旁路人工血管的近端可与降主动脉首段、左锁骨下动脉根部、主动脉弓或升主动脉作端一侧吻合。远端可与口径正常的降主动脉吻合。所选用的人工血管,口径应不小于 16mm。

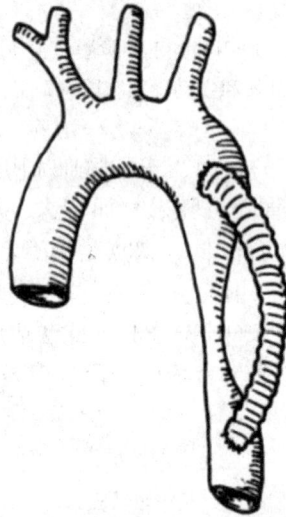

图 8-35 缩窄近、远段人工血管旁路手术

七、手术并发症的防治

主动脉缩窄纠治手术中及手术后可能发生的并发症与多种因素有关,主要因素为手术适应证的把握、手术方案的选定、手术技术的运用以及围手术的处理等。应强调预防为主和积极处理。较常见而重要的并发症分述如下。

1.出血 手术中仔细操作,防止副损伤,如进胸时对胸壁切口的出血点认真止血以及满意的吻(缝)合等都很重要。如果采用血液转流技术,一旦停用,应及时给予鱼精蛋白以中和肝素。手术后应仔细观察胸管引流量,如关胸后每小时引流量超过 300mL,且连续观察无减少倾向,或引流量突然增多伴随血压下降等,应及时剖胸探查止血。

2.高血压 按常理,针对引起高血压的直接原因——主动脉缩窄施行纠治手术后,高血压应得以纠正,因此人们把术后早期高血压称作矛盾性或反常性高血压。其发生机制可能有两种解释:其一,当纠治手术毕、开放主动脉阻断钳后,突然的减压刺激了颈动脉和主动脉弓的压力感受器,因而引起反应性高血压(强调纠治术毕缓慢放松主动脉阻断钳)。这种高血压多出现在手术后数小时,待压力感受器适应新的情况后,血压逐渐趋向正常。其二,高血压

（主要是舒张压升高）出现在术后 48～72h 之内，约见于上述术后数小时即表现为高血压患者中的三分之一，经检验其血中肾素和血管紧张素水平升高，这可能与手术造成肾血流量改变有关。

若手术后疏于观察血压和及时予以调整，会引起灾难性后果。比如术前肠系膜动脉已适应于低血压状态，手术后血压突然升高，会导致肠系膜小动脉急性反应性炎症改变，肠系膜动脉炎继发肠系膜缺血，引起剧烈腹痛、腹胀和压痛，偶见重者发生肠坏死，需紧急剖腹行肠切除术。所以对术后出现高血压的患者，应及时给予扩血管药物的治疗。术后反应性高血压多在 2 周内或略后逐渐消退。持续性高血压应排除残留性狭窄或再狭窄。

但是 Presbitero 及 O'Sullivan 等对主动脉缩窄术后患者 10～30 年的随访结果提示，约有 20%～40%仍患有高血压，病因尚不明确。因此主动脉缩窄的患者，即使在术后，对高血压的治疗也是长期的。高血压的治疗应包括生活习惯的改变（如控制饮食和体重、适当的锻炼等）及药物治疗。另外还须定期做超声心动图检查，了解高血压对患者的主动脉瓣膜及左心室的影响。

3. 截瘫 Bing 等首先于 1948 年报道主动脉缩窄纠治术后发生截瘫这一严重而可怕的并发症。Brewer 等于 1972 年综合 12532 例手术患者，截瘫发生率为 0.41%。导致该并发症的相关因素为主动脉血流阻断时间过长，特别是侧支循环发育不良者。因此强调手术中应预先测知阻断后的远段主动脉压力，如果平均压低于 45mmHg，应在血液转流条件下行纠治术。对不需要转流者，阻断主动脉期间应保持近段主动脉压在较高水平（150～200mmHg），以确保侧支循环发挥作用。另外如果要行主动脉缩窄段切除和人工血管间置术，术前一定要行多排螺旋 CT 血管成像检查，了解根大动脉的位置。如果其在缩窄段主动脉范围内，术中要将根大动脉附近的肋间动脉与人工血管行吻合。

4. 动脉瘤和假性动脉瘤形成 手术后远期发生动脉瘤主要见于接受缩窄段补片扩大术者，动脉瘤源于补片对侧保留的缩窄处动脉壁。其病理成因有三种解释：①缩窄处动脉壁组织结构异常，呈退行性改变。②该处动脉壁与其对侧的涤纶补片相对而言，张力耐受性较差，这是因为涤纶补片接受血流冲击波时无伸缩表现，而缩窄处动脉壁承受的切应力较大。③缩窄处动脉壁的腔内侧多有嵴样突起隔膜，如手术时为求管腔平整和扩大腔径而将嵴切除和整平，会破坏内膜结构完整性，削弱管壁压力耐受性。结合上述前两个因素，说明动脉瘤多在此处形成的原因。Hehrlein 等于 1986 年报道 317 例行补片扩大术病例中，18 例（6%）术后远期发生动脉瘤，其中 14 例资料完整者，12 例手术时曾广泛切除该处嵴状物。其他学者亦有相同经验和见解。动脉瘤一经确诊应及时手术，以防止破裂出血致死。一般需行动脉瘤段切除和人工血管置换术。另外人工补片感染也会导致动脉瘤的发生，其死亡率可高达 80%。一旦发生应及早手术清除感染补片及感染组织，用自体组织做补片修补或行人工血管置换术。

假性动脉瘤主要发生于血管吻合补片处局部出血，形成包裹性囊腔。手术中仔细、认真地操作，提高手术质量是其关键。确诊后应及时手术，视各例具体情况，采用局部修补或人工血管置换术。

5. 残留狭窄和再狭窄 用以治疗主动脉缩窄的任一手术方式或方法，均会发生残留狭窄或再狭窄。形成的因素是复杂而多方面的，不同的手术医师和不同级别的医院施行的手术，其发生率有相当差异。易发因素包括：手术时年龄小于 2～3 个月、体重不足 5kg、缩窄处病理解剖特点、所选用的纠治方法和技术运用不当等。

诊断方面,应先对比测定上、下肢血压,如收缩期压力阶差超过 20mmHg,则需要进一步做 MRI 或 CT 以明确之。

当前,以介入法球囊扩张术作为治疗残留狭窄或再狭窄的首选方法,具有相当的成功率和较低的并发症发生率。但球囊扩张术会造成血管内膜和中层撕裂,故此法一般不作为治疗主动脉缩窄的首选方法。对球囊扩张失败或不适合行球囊扩张者,应再次手术。由于原手术区粘连紧密,广泛解剖、游离病变处血管相当困难,因此常用的再手术方法为补片扩大、人工血管置换或狭窄近远端人工血管旁路术。

(孟庆涛)

第十四节　心肌梗死并发症的外科治疗

一、左室室壁瘤

约 10%～38% 的心肌梗死病例,左心室室壁心肌全层坏死,逐渐被纤维瘢痕组织所代替,丧失活动能力,心脏收缩时病变区薄层的心室壁向外膨出或呈现反常运动,形成室壁瘤。据报道室壁瘤 5 年死亡率为 53%,10 年为 88%。1955 年 Likoff 和 Bailey 利用精制侧壁钳开展室壁瘤闭式切除术。1958 年 Cooley 在体外循环下利用切线位褥式缝合施行首例室壁瘤切除术获得成功。1985 年 Jatene 利用涤纶补片修补心室壁,维持左心室几何形态,避免了心室腔变形。Dor 利用圆形室壁瘤瘢痕化内膜修补室壁瘤。

（一）病理学

50% 左心室室壁瘤通常发生于急性心肌梗死后 48h,其余患者发生在两周内。多数由于前降支严重栓塞引起大面积心肌梗死,约 85% 位于前外侧靠近心尖区,少数病例可位于心脏膈面。病变区域心室壁变薄,呈现为白色纤维瘢痕,边界清晰,局部心外膜与心包膜紧密黏着。约半数病例心内膜面有附壁血栓,有时呈现钙化。在正常心肌和室壁瘤之间有一交界区域,含有瘢痕组织和活的心肌细胞,心电活动在该区域易形成折返,从而引起致命性室速或室颤。冠状动脉梗阻病变大多局限于左前降支,但亦可累及数支血管。左心室腔容量增大,正常部分心肌肥厚。单纯室壁瘤较少破裂,但心脏底部室壁瘤可与膈肌摩擦,在破裂前与膈肌粘连,形成假性室壁瘤,当室壁瘤累及二尖瓣后乳头肌时,可造成二尖瓣关闭不全。

（二）病理生理

左心室壁肌性结构较为特殊,具有走行方向相反的浅层和深层肌束,深层肌束还呈螺旋状,与二尖瓣环、乳头肌连成一体,发挥最佳的收缩排血效益。心肌梗死后,肌层被瘢痕替代,残存肌肉收缩使左心室腔向纵向和横向扩张。左心室收缩时,由于心室内压高,室壁瘤张力低,室壁瘤部分向外膨出,心室射血减少。在心室舒张时,室壁瘤回缩,影响了左心充盈,形成心室壁反常运动,从而搏血效率降低,引起心功能不全。左心室室壁瘤使病变区心肌收缩能力丧失,并可产生反向搏动。当心室收缩时室壁瘤向外膨出,舒张时回缩,致左心排出量减少。正常的心肌收缩力加强,张力增大,心肌需氧量增多。室壁瘤容量超过左心室舒张末期容量 15% 以上时,左心室舒张末期压力升高。由于左心室排血功能受到损害导致左心衰竭并逐渐加重。室壁瘤内血栓一旦脱落,即可产生体循环栓塞。

（三）临床表现和诊断

1.临床症状　轻重程度与室壁瘤的大小和左心室正常部分心肌的数量和功能状况有密切关系。左心室室壁瘤最常见的临床表现为充血性心力衰竭。心绞痛也是常见的症状之一，是由于非梗死血管有严重狭窄引起的，发生率为44%～98%。再次表现为严重室性心律失常，发生率在大的室壁瘤患者为20%，在小的室壁瘤患者占3%。室壁瘤内血栓脱落可导致体循环动脉栓塞。

2.体格检查　有心衰的体征和表现。在前壁室壁瘤患者，心尖区可扪到弥散的收缩期抬举或双搏动。听诊检查可能听到第三心音或第四心音。若合并二尖瓣关闭不全，心尖区可听到收缩期杂音。

3.胸部X线检查　显示心脏左缘心尖部局部膨出，搏动减弱或呈现反向搏动，肺野淤血，左心房、左心室扩大。

4.心电图检查　常显示心脏前壁陈旧性心肌梗死，束支传导阻滞和ST段抬高。

5.二维超声心动图检查　左室长轴切面显示病变区心肌局部膨出隆起，心脏舒缩时瘤壁与正常左心室呈反常运动。并能发现有无纤维附壁血栓。彩色多普勒能确定二尖瓣关闭不全程度。经食管多普勒超声(TEE)能作出更加明确的判断。

6.选择性左心室造影　可显示室壁瘤部位、体积和瘤体内是否含有血栓，并可测定和计算左心室舒张末期压力、喷血分数和舒张末期容积等。在室壁瘤有附壁血栓的病例，应当避免左室造影，以防血栓脱落栓塞。

7.选择性冠状动脉造影术　可显示冠状动脉分支的病变部位和程度，为制订外科治疗方案提供重要资料。

（四）外科治疗

对于无症状的小室壁瘤，可考虑药物治疗，但应进行心动超声和核素检查随访。如果室壁瘤扩大，左室射血分数(LVEF)下降，则考虑手术。外科手术切除通常适应于有症状的患者，包括室壁瘤直径大于5cm、心室扩张射血分数下降、充血性心力衰竭，室壁瘤内附壁血栓或有栓塞并发症，有室性心律失常，合并的冠心病需行冠状动脉旁路移植术时。只要肺动脉压力不是太高($<40mmHg$)，心指数不是很低$[>2L(min \cdot m^2)]$，即使LVEF在20%左右，手术也是安全的。如果存在整体心室或弥漫性纤维化，或LVEF严重低下，则为手术禁忌证，因为即使手术切除，远期效果并不佳，而且增加手术死亡率。应成为心脏移植候选者。

由于左心室的复杂结构，单纯切除室壁瘤，将两侧纤维组织缝合，改变了左心室的几何形态，并不能完全改善心脏功能。因此在切除室壁瘤时，必须恢复并维持左心室的正常形态，消除心室扩张，使该部位室壁成为梗死的无收缩区域，可称为左心室重建或室壁瘤内膜固定术(endo－aneurysmorrhaphy)。术中必须注意：①在切开左心室腔前确定室壁瘤范围。②仔细取出血栓。③决定切除范围。④消除室间隔反常运动。⑤若有必要，利用补片重建左心室。

外科手术技术：前胸正中切口，纵向锯开胸骨，切开心包。注意在建立体外循环后分离心包粘连，以防附壁血栓脱落。经右心房、右心耳切口插入上、下腔静脉引流管，升主动脉插入灌注管，开始体外循环。室壁瘤与心包之间粘连疏松者可予以分离，但如室壁瘤与心包膜粘连紧密、分离困难，则可将部分瘤体留于心包。阻断主动脉，沿室壁瘤长轴并行于前降支切开左心室，即使前降支完全闭塞的病例，也不要跨越前降支和房间沟。吸除心室内血液，仔细检查,若瘤体内有血块或附壁血栓,先清除血栓,左室腔内填以盐水纱布,以防碎屑脱落引起栓塞。明确瘤体范围、室壁瘤颈部和切除范围后,开放主动脉,一则可减少心肌缺血损伤,二则在心脏跳动下,术者的示指和拇指在瘤体内外侧,很容易辨认室壁瘤与正常心肌交界。室壁瘤病变累及部分心室间隔组织的病例,为了防止术后心室间隔反常运动,需同期加固或缝补纤维化薄弱的心室间隔,可用间断缝线折叠缝合薄弱区,或用织片缝合加固心室间隔薄弱区(图8—39)。接着最重要的手术步骤是关闭左室切口:小的室壁瘤,在离瘤体与正常心肌交界1cm处修剪,切除瘤体,用2～0 Prolene 带毡片连续两道直接缝合。大的室壁瘤,则需利用补片行左心室重建。Cooley 利用一椭圆形涤纶片,用3～0 Prolene 连续缝合修补瘤体颈部。而Dor 则在补片修补前,先用2～0 Prolene 在瘤体颈部作一道荷包缝线,使瘤颈缩小到正常梗死区大小,然后用戊二醛处理的自体心包、或涤纶布、或瘢痕化心内膜修补缺损。在放置荷包线时勿损伤前降支,或穿透至右室使之变形。在补片连续缝线打结时,要求麻醉师鼓肺排气。瘤体颈部补片修补后,再修剪瘤体组织,最后以2～0 Prolene 连续缝合关闭左室切口,可加用也可不加用毡片(图8—36)。

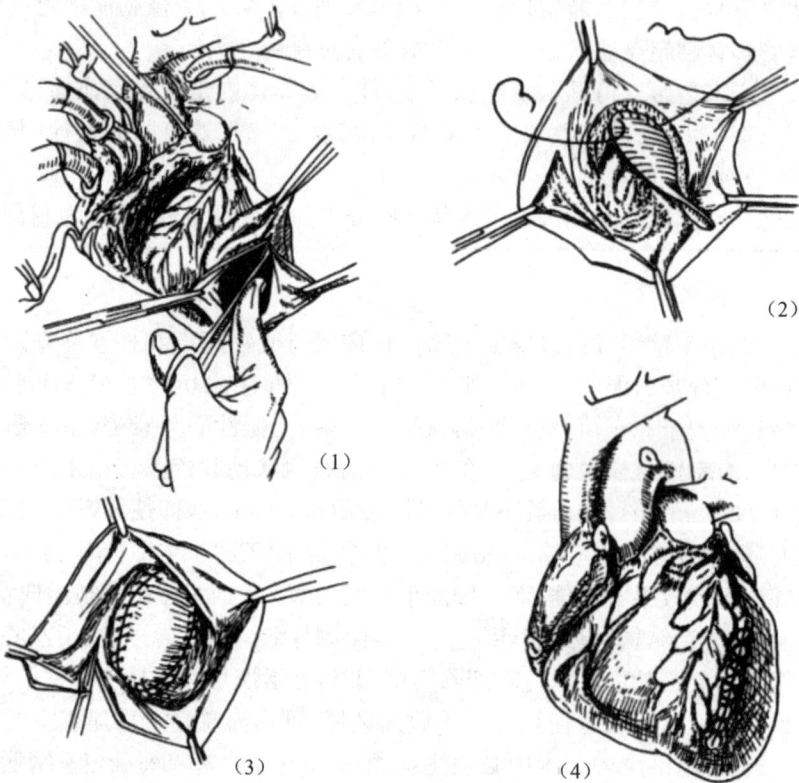

图8—36　腔内修补室壁瘤

(1)暴露室壁瘤后,从心尖延最薄处纵向切开室壁瘤;(2)编制的 Dacron 片剪切成椭圆形并合适缺损大小;(3)连续2～0 或 3～0 prolene 缝线将织片缝于缺损处;(4)心室切口以连续3～0 缝线关闭。因为修补处并不承受腔内压力故不需要用垫片

需同期施行冠状动脉分流移植术的病例,开胸后提取乳内动脉和大隐静脉备用。切除室壁瘤后,可在心脏冷停跳下,或在体外循环心脏跳动下作冠状动脉旁路移植术,将乳内动脉移植至前降支。若前降支闭塞,可移植至粗大的对角支或中间支,将静脉移植至其他血管。若

合并缺血性二尖瓣关闭不全,则可通过左室切口作二尖瓣替换术,或经房间沟外作二尖瓣成形术。术后有的患者需正性肌力药物,甚至主动脉内球囊反搏支持。

(五)结果

外科治疗效果:近年来手术死亡率已降到10％以下,主要手术后早期死亡原因为急性心力衰竭、低排综合征、严重心律失常和脑血管栓塞。术后症状明显改善,7年生存率为60％～80％。冠状动脉单支病变术后生存率比多支病变高。

手术死亡率和远期效果与心功能损害程度、存活心肌多少、是否合并冠状动脉阻塞等密切有关。手术死亡率各家报道差异较大,从4％到50％。Jatene等报道1977—1987年10年间进行室壁瘤切除1381例,其中只有25％为单支血管病变,手术死亡率仅5.8％,远期死亡率4.5％。由于采用补片方法,手术死亡率近年大大下降,DiDonato报道心室内补片成形的手术死亡率为3.5％～6.5％,而单纯切除线性缝合的手术死亡率为2％～2.3％。而且Kowata证实补片技术能明显改善术后心功能。

二、缺血性二尖瓣关闭不全

缺血性二尖瓣关闭不全约占所有冠状动脉造影术的3％,冠状动脉旁路移植术患者的4％～5％。它是继退行性变和风湿性之后的第三位引起二尖瓣关闭不全的原因,约占二尖瓣手术的10％。与其他二尖瓣疾病相比,缺血性二尖瓣关闭不全手术死亡率更高,远期生存效果更差。近年随着对缺血性二尖瓣关闭不全机制的深刻了解,保存瓣下结构能更好地维护左心室功能的概念,术中食管超声监测的广泛应用,二尖瓣修补技术的改进和更好的心肌保护技术,使缺血性二尖瓣关闭不全的外科疗效大大提高。

(一)病理解剖及病理生理

二尖瓣前内与后内乳头肌的顶端各自发出腱索,连接于二尖瓣瓣叶边缘,每个乳头肌分别负责二尖瓣两个瓣叶前半部或后半部的腱索功能。在心室收缩时拉紧二尖瓣防止瓣叶边缘向左心房翻转产生关闭不全,前后瓣叶的接触面为5～10mm。前外乳头肌的血供来自左前降支的对角支和回旋支的边缘支,而后内乳头肌的血供则来自右冠状动脉的后降支,在冠心病患者中,后内乳头肌较前外乳头肌更易发生缺血性病变。

急性心肌梗死造成的乳头肌坏死断裂的发生率为0.1％,在急性心肌梗死后3～7d发生,约80％发生在后内乳头肌。由于急骤产生二尖瓣关闭不全,心室收缩时大量血液从左心室反流入左心房,左心排血量减少,血压降低,严重者呈现休克,同时肺血管充血,出现肺水肿。

对于急性心肌梗死非乳头肌部分断裂引起的二尖瓣关闭不全,过去认为是乳头肌(尤其是后乳头肌)缺血引起功能失调,心室收缩时二尖瓣瓣叶可脱垂入左心房。但近年利用不透X线心肌标记物进行二尖瓣结构三维重建和微声纳阵列定位仪研究证明,急性心肌梗死缺血性二尖瓣关闭不全的机制是由于乳头肌附着的心室壁梗死后,心脏收缩时左室心腔向下、向外扩张,从而牵拉乳头肌、腱索向下、向外移位,二尖瓣叶接触面积减少,造成关闭不全(图8—37)。其他的机制可能还包括二尖瓣环前后径扩大和马鞍形形态变平或消失。

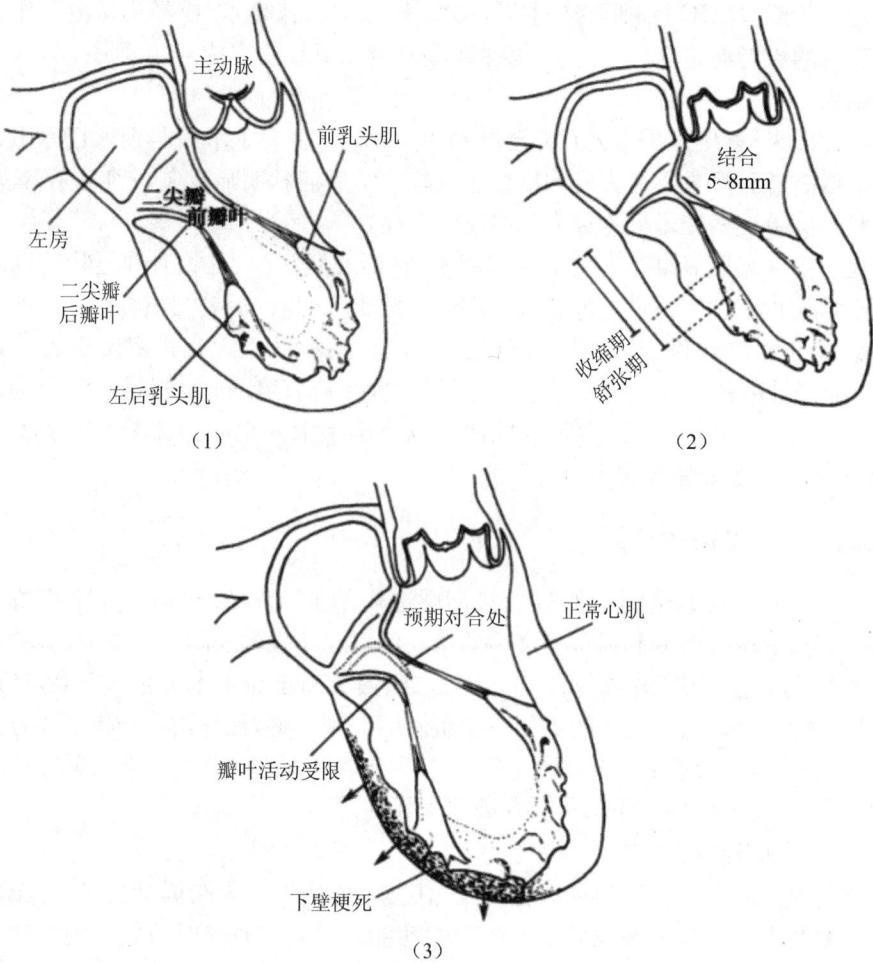

图 8－37　缺血性二尖瓣关闭不全

(1)舒张期左心室、二尖瓣和乳头肌；(2)正常心脏收缩时二尖瓣环和乳头肌基底部距离缩短，瓣叶有 5～8mm 接触面；(3)左室下基底部梗死造成乳头肌和所附室壁向下移位，瓣叶活动受限

慢性缺血性二尖瓣关闭不全主要是由于乳头肌腱索过长，二尖瓣脱垂瓣叶运动过度(Caipentier Ⅱ型)，二尖瓣瓣环的扩大是第二位原因。但有时二尖瓣黏液样变性和冠心病可同时存在。

乳头肌断裂或功能失调导致二尖瓣关闭不全的病例，常伴有心室游离壁心肌梗死，梗死的范围和受累的心肌厚度颇多差异，可为透壁梗死或梗死病变仅限于心内膜下区，严重者与心室间隔穿破、心室游离壁穿破或室壁瘤合并存在。

(二)临床表现和诊断

乳头肌断裂可在急性心肌梗死起病后数小时至 2 周内突然呈现急性肺水肿，低血压和心源性休克，一般情况迅速恶化。心尖区可闻及新的收缩期杂音，传导到腋部，乳头肌部分断裂者杂音更易听到，心尖区常可听到第三心音。胸部 X 线检查显示肺水肿，但心脏和左心房增大不常见。

慢性乳头肌缺血导致的二尖瓣关闭不全常在发生心肌梗死后数月呈现二尖瓣关闭不全的症状和体征。病变早期症状可断续出现，然后二尖瓣关闭不全的程度逐渐加重。心室及左心房明显扩大,心脏功能减退并呈现心力衰竭。

超声心动图检查可显示二尖瓣叶运动异常,心室收缩时前后两个瓣叶边缘未能对合;并可区别乳头肌断裂和乳头肌功能失调。前者心室收缩时,病变区腱索及部分二尖瓣瓣叶翻转入左心房,前、后瓣叶未能对合,心室舒张时又随血流返入左心室,有时还可见到断裂的远段乳头肌附着于腱索,随同瓣叶上下翻动。乳头肌功能失调病例则显示乳头肌收缩功能减低,心室收缩时二尖瓣瓣叶边缘对合不良,二尖瓣脱垂呈连枷样,心肌游离壁亦显示运动失常。

右心 Swan-Ganz 漂浮导管检查,显示左心房压力升高,压力曲线呈高而尖的 V 波,但心室水平无左向右分流,可以排除心室间隔穿破。

选择性左心室造影可明确诊断,判定二尖瓣关闭不全的轻重程度,了解左心室壁运动功能异常的部位和程度,查明有无室壁瘤并可排除心室间隔穿破。但对病情危重的病例宜采取慎重态度,不宜常规进行此项检查。

选择性冠状动脉造影术可了解冠状动脉解剖和病变部位,有助于同期施行冠状动脉分流移植术。

(三)治疗

手术指征:对于左室造影、心动超声和其他检查提示的中－重度二尖瓣关闭不全,必须行外科手术治疗。左房扩大,肺动脉压力升高,左室收缩末期容积指数(LVESVI)$\geqslant$80mL/m^2,或反流分流超过前向射血分数的 50%,均提示缺血性二尖瓣关闭不全,需行修补术。患者年龄较轻,心功能较差,为了保证远期疗效,也应倾向于二尖瓣修补术。如果必须行二尖瓣替换术,则应尽量保留二尖瓣瓣下结构以维持左室几何形态和功能。急性心肌梗死后乳头肌断裂的患者,应立即插入 IABP,并准备作急症冠状动脉造影和外科手术。

急性心肌梗死后,非乳头肌断裂的二尖瓣关闭不全,应首先对有关血管行急症 PTCA 术。如果二尖瓣关闭不全没有消失或明显减轻,则需行外科手术修补。

对于轻中度缺血性二尖瓣关闭不全,患者以心绞痛症状为主。心肌再灌注显像提示后侧壁心肌缺血可逆转,则仅需行冠状动脉旁路移植术。

手术操作技术:气管插管全麻。常规插入 Swan-Ganz 导管。术中必须使用经食管超声,以保证最佳的疗效。升主动脉插动脉灌注管,上下腔静脉分别插入大号静脉引流管(34～36F)以保证引流良好。应用离心栗、膜肺。整个手术过程仅单次阻断主动脉,应用 4:1 冷停跳液保护心肌。

冠状动脉旁路移植术先于二尖瓣手术。因为二尖瓣成形或换瓣后,较难搬动心脏显露冠状动脉吻合口,而且容易导致人工瓣环缝线撕脱或左室破裂。远端吻合口完成后,可以通过血管移植物灌注心脏冷停跳液,更好地保护心脏。首先完成冠状动脉远端吻合口,应尽量使用乳内动脉。所有远端吻合口必须牢靠固定。

(1)急性乳头肌体部断裂:为心肌梗死严重并发症,常可引起心源性休克。通常需瓣膜置换术,切除相应脱垂的二尖瓣叶,但应尽量保留剩余的瓣叶和瓣下结构(图 8－38)。用 2～0 带垫褥式缝线穿过二尖瓣环、瓣叶游离缘,然后缝于人工瓣缝圈。如果前瓣叶较大,则中心部分作新月形切除,并按上述方法放置缝线。70 岁以下患者需用双叶机械瓣膜,70 岁以上需用人工生物瓣膜。

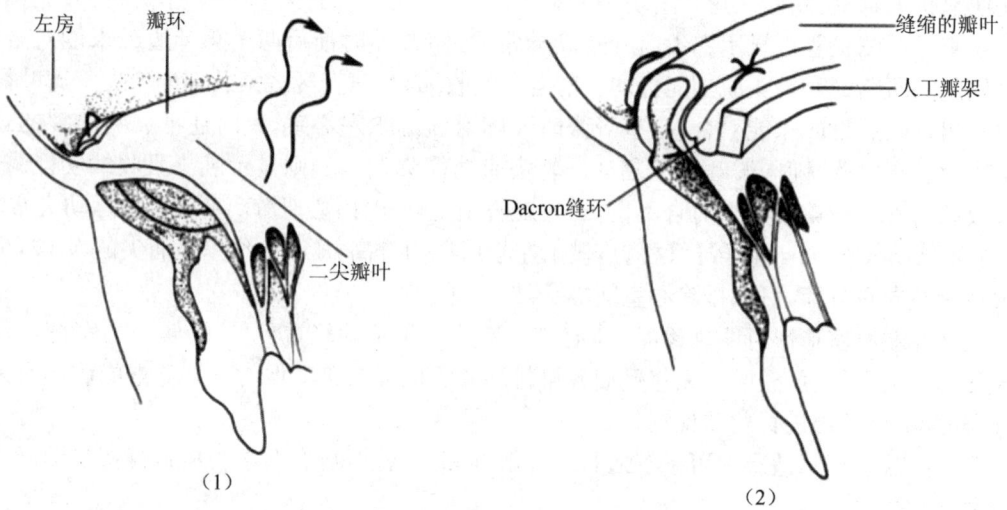

图 8－38　保留瓣下机构二尖瓣替换术

（1）以 2～0 Dacron 间断外翻水平褥式加 Teflon 垫片，缝针穿过瓣叶和腱索连接处，当缝线收紧打结时可将腱索位置抬高至瓣环处；（2）人工瓣环作为附加垫将保留的腱索向左室后壁和瓣叶方向固定

（2）乳头肌头部断裂：如果梗死局限于断裂的乳头肌头部，而邻近乳头肌头部和乳头肌体部存活，则可进行修补。用 4～0 Prolene 缝线带 Teflon 或自体心包垫片，将断裂的乳头肌头部和相应的腱索重新固定于乳头肌体部。在断端应用生物胶可增加牢固度。如果对复杂瓣膜修补富有经验，可利用后瓣腱索转至或 PTFE 人造腱索修补二尖瓣（图 8－39）。

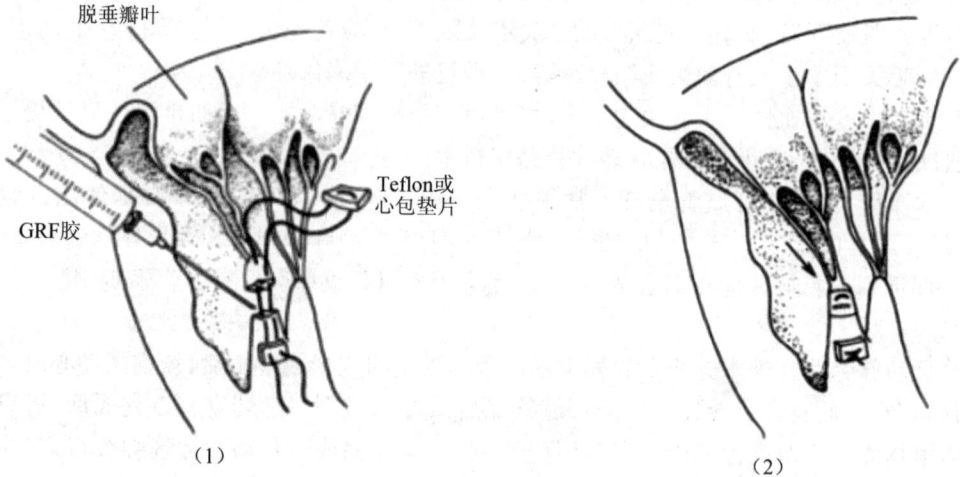

图 8－39　乳头肌头部断裂

（1）前乳头肌头部破裂造成前叶脱垂，4～0 Prolene 双头针缝线加垫并用 GRF 胶加固；（2）修补后脱垂纠正

（3）急性心肌梗死后缺血性二尖瓣关闭不全：该情形下乳头肌无断裂。如果对梗死的冠状动脉行急症 PTCA 后二尖瓣关闭不全无改善，则应行急症二尖瓣替换术。虽然二尖瓣修补的早期疗效满意，但中长期随访发现，由于左室重构或梗死对乳头肌及其邻近心室壁的远期影响，二尖瓣关闭不全易复发。

（4）慢性缺血性二尖瓣关闭不全：心肌梗死后由于二尖瓣环或左室扩张，后乳头肌移位，下壁收缩功能不良,瓣叶活动受限等原因所致的中重度二尖瓣关闭不全,二尖瓣修补术是最佳的治疗方法。人工瓣环可选用标准 Carpentier 环、生理环(physio ring),Duran 和 Cosgrove C 形软环。现主张应用硬质或半硬质全封闭成形环,有的已塑形,如马鞍形环(Sadale Ring, St. Jude Medical,USA)、ETiologic 环(Edward lifescience,USA)。并采用限制性瓣环成形技术,即选择小一号的人工瓣环。由于左房相对小,仅需在原瓣环放置缝线,可缩短主动脉阻断时间,故 C 形软环较适合于缺血性二尖瓣关闭不全的修补。根据前瓣面积及其宽度决定人工瓣环的大小。水平褥式缝线须缝于二尖瓣环,宽约 5~6mm,才不至于撕脱。呈放射状穿过人工瓣环,使瓣环缩短并向中心靠拢,增加前后瓣接触面积(图 8-40)。虽然交界 U 形褥式缝合或 8 字缝合也能使前后瓣接近,但远期疗效不明确。

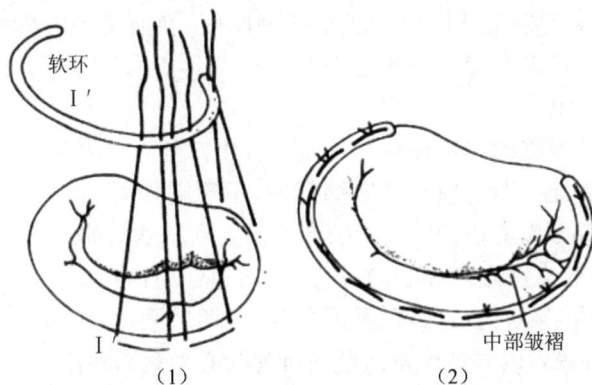

图 8-40 人工瓣环用于二尖瓣修补术

(1)缝线穿过成形环,折叠自右纤维三角至游离壁中点的中后部,使后瓣环缩至成形环相应区域 40% 大小;(2)修复完成后瓣环直径恢复正常

(5)室壁瘤合并二尖瓣关闭不全:前壁心肌梗死致左心室室壁瘤,前乳头肌缺血或纤维化引起的二尖瓣关闭不全,应通过左房切口进行保留瓣下结构的二尖瓣替换术。下壁或后壁室壁瘤合并的二尖瓣关闭不全,应争取二尖瓣修补术。

手术疗效:缺血性二尖瓣关闭不全外科手术的危险因素有急性心肌梗死并发乳头肌断裂、术前充血性心力衰竭、左室射血分数低于 40%、冠脉病变支数的多少、年龄>65 岁和肺动脉高压。轻度二尖瓣关闭不全伴有心绞痛可逆性灌注缺损。冠状动脉旁路移植术的手术死亡率(<30d)为 3%~5%。慢性缺血性二尖瓣关闭不全,同期冠状动脉旁路移植术和二尖瓣成形或换瓣术,手术死亡率达 10%,有个别报道达 33%。急性心肌梗死乳头肌断裂,手术死亡率为 20%~50%。术后 5 年生存率主要取决于术前心功能和术后有无残余二尖瓣关闭不全。单纯搭桥术后 5 年生存率 85%,同期搭桥和二尖瓣修补术 70%,同期搭桥和二尖瓣换瓣手术 60%~65%。远期疗效还受抗凝剂的应用、人工瓣血栓栓塞、能否保留瓣下结构等因素的影响。

三、心室间隔穿破

心室间隔穿破是急性心肌梗死后的严重并发症之一。发生在心肌梗死后 1~7d,通常 2~4d,发生率为 1.0%~2.0%,好发于女性和粗大的前降支单支病变,及第一次心肌梗死时。如果不及时手术,1 周内死亡率高达 50%,6 周内 87%。由于对外科解剖和血流动力学恶化过程的进一步了解,在合适的时机选用合适的外科手术才能挽救患者的生命。

（一）病理生理

室间隔穿破病例中单支冠状动脉病变占 64％，二支血管病变 7％，三支血管病变 29％。在缺乏间隔支侧支循环的病例，粗大的前降支完全闭塞，易引起前壁广泛心肌梗死，并发室间隔穿破。心室间隔穿破的部位最常见（60％）于心室间隔的前方，靠近心尖区。穿破部位在心室间隔的后方者约占 20％，由于冠状动脉后降支病变导致下壁心肌梗死。前降支和后降支均有梗阻性病变时，则心室间隔可多处发生穿破，先后间隔数日内出现。心室间隔后方穿破的病例常伴有乳头肌梗死或功能失常，产生二尖瓣关闭不全。心室间隔穿破的口径小者仅数毫米，大者可达 3～4cm。边缘组织不整齐。室间隔穿破可突然对已损害的心脏增加负荷，左向右分流（平均肺循环/体循环血流量 3：1），可造成左心室容量负荷过重、肺高压，继而造成右室后负荷增加。心室间隔穿孔可扩大心肌梗死周围区，使血流动力学恶化。出现心源性休克，少尿和肺间质水肿，患者在短期内死亡。

（二）临床表现和诊断

心室间隔穿破的典型临床表现是在心肌梗死后数日至两周出现新的收缩期杂音，胸痛复发和血流动力学突然恶化。杂音通常是收缩期的，位于胸骨左缘下方，可传导至腋部。约半数患者伴有震颤。一部分患者在开始呈现杂音前感觉到剧烈胸痛。杂音出现的同时，临床过程迅速恶化，伴有急性充血性心衰和心源性休克。心衰以右心衰竭为重，而肺水肿较二尖瓣乳头肌断裂引起的急性左心衰少见。患者面色苍白，四肢厥冷，脉搏细弱，血压降低，尿量减少，呼吸困难。约 50％患者因病情严重短期内可死于心力衰竭和休克。

胸部 X 线检查：显示肺血管纹理增多。

心电图检查：可显示心肌梗死的部位。透壁心肌梗死部位通常是室间隔穿孔部位。1/3患者可有不同程度的房室传导阻滞。

经胸和经食管超声心动图：尤其是彩色多普勒检查，可提示室间隔穿孔的存在与部位。灵敏度和准确率均高达 100％。核素心肌扫描也有助于判定心肌梗死的部位和程度。

右心导管检查：肺动脉较右房血氧增高 9％，提示心室水平分流，肺循环血流量与体循环血流量之比在 1.4～8：1，肺动脉压及肺毛细血管楔压升高。

术前是否行左心导管和选择性冠状动脉造影检查尚有争议。虽然有助于了解冠状动脉分支病变的数目和程度，左心室壁运动和心脏瓣膜功能等重要资料，但心血管造影既费时又可增加病情不稳定的患者死亡危险。故有的单位不进行术前左心导管检查，有的单位选择性地进行。由于前间隔穿孔多数为单支血管病变，可不常规做。而后间隔穿孔常为两支或三支血管病变，故应尽量进行。多数学者认为术中同时冠状动脉旁路术并不增加手术危险，反而可改善远期生存，故建议应作冠状动脉造影并对狭窄血管行旁路术。

心室间隔穿破后需与心肌梗死后乳头肌断裂导致的二尖瓣关闭不全相鉴别。两者病史、临床症状和体征相似，但急性二尖瓣关闭不全常引起肺水肿的临床症状，产生的杂音常位于心尖区传导到腋部，很少伴有震颤，心电图检查常显示后外侧心肌缺血征象，右心导管检查在心室水平无左向右分流，肺毛细血管楔压显示左心房压力增高，压力曲线呈现高尖的 V 波。但也必须注意，心肌梗死后室间隔穿孔和二尖瓣乳头肌断裂可同时发生。

（三）治疗

由于心室间隔穿破造成急骤的血流动力学恶化，严重威胁患者生命，常在发病后短期内导致死亡。虽然早期手术死亡率较高，但尚能挽救一部分患者的生命。故一旦心肌梗死后室间隔穿孔诊断明确,应行急症手术。延迟手术可能会扩大心肌梗死区,出现致命性心律失常和多器官功能衰竭。多器官功能衰竭可使患者的全身情况进一步恶化。以前的学术观点认为手术需在心肌梗死后 6 周进行,以便手术更安全,室间隔缺损修补更牢固,复发率更低,但仅有少数患者能等到这个时间。目前认为需在 24h 内手术修补,只有以下极少数情况下才可推迟手术:①梗死灶小,室间隔缺损小,患者没有心衰症状,冠状动脉病变不严重。②大面积心肌梗死伴心源性休克,但室间隔缺损较小,患者在室间隔穿孔前早已出现心衰,分流比例小于 1.5:1。③少数高龄患者,不能耐受手术。

心室间隔穿破病情危急,应立即进行主动脉内球囊反搏,暂时改善心脏排血功能,稳定血流动力学。正性肌力药物对这类患者改善心输出量的作用不大,反而会增加心肌氧耗和引起心律失常。快速将患者转移至手术室非常重要。

手术操作:心室间隔穿破缝补术需应用体外循环,32~34℃低温。由于患者近期有心肌梗死,通常伴有心源性休克,因此妥善的心肌保护极为重要。应采取顺行和逆行灌注冷血停跳液保护心肌。阻断主动脉前避免插入左心引流管和搬动心脏,以防附壁血栓脱落。

多支病变患者在室间隔修补前,应先行冠状动脉旁路移植术。前降支梗死伴室间隔前部破裂或后降支梗死伴室间隔后部破裂者,可不必做旁路移植术。

心肌梗死后室间隔穿孔的外科修补主要采用 David 的梗死区隔离法。

1. 室间隔前部破裂　室间隔前部破裂通常位于室间隔上半部分远端。自左心室心尖部心肌梗死区作切口,向心脏底部延长,切口平行于左前降支,旁开 1cm。在切口边缘缝合数针牵引线,固定于无菌单,暴露室间隔,然后检查梗死心肌范围,确定破口位置。

将戊二醛处理过的心包片修剪成梗死区形状(通常为卵圆形),但要比梗死区大 1~2cm,通常为 4~6cm 大小。用大针 3~0 Prolene 缝线自室间隔心底部向心尖作连续缝合,将心包片缝至室间隔正常组织,用缝线另一头将心包片与左心室前壁缝合。操作必须小心,避免心肌撕裂。在室间隔上进针深度为 5~7mm,间距为 4~5mm,进针点距心包片边缘 6~7mm。缝至室间隔和左心室前壁交界处时,暂停缝合,仔细检查左心室侧壁心内膜:若梗死未累及前乳头肌基底,补片的前或外侧部分用 3~0 Prolene 线自室间隔基底向心尖连续缝于外侧心室壁的内侧。缝合完毕时,两线头打结。如梗死累及乳头肌基底部,则补片不能将梗死心肌完全隔离在左心室腔外。这种情况下,安全的操作方法为将褥式缝线穿过补片和全层心室壁至心外膜,在心外膜衬垫长条 Teflon 毡片或牛心包片,每 2~3 针打结。

左心内膜补片修补完成后,用大针 2~0 Prolene 缝线垫以长条 Teflon 毡片或牛心包片褥式加连续缝合关闭左室切口。手术过程中未做梗死心肌切除,破裂的室间隔及大部分梗死心肌被隔离于左室腔之外。

2. 室间隔后部破裂　室间隔后部破裂通常位于后室间隔靠心底部。在左室后壁心尖与基底中点,后降支外侧 1~2mm,作一切口进入左心室腔。切口应靠近室间隔,避免损伤后乳头肌。切口向心脏基底延长至距二尖瓣环 1cm 以内,注意不要伤及冠状静脉窦,同时向心尖和后乳头肌基底延长。在室间隔后部破裂时,心尖和后乳头肌有不同程度的梗死。为了更好地显露左心室腔及二尖瓣,在心尖部大针粗线缝合一针牵引缝线固定于胸骨切口上部,同时在心肌切口边缘缝合数针牵引缝线固定于两侧手术单。

将戊二醛固定的牛心包片修剪成三角形,约 4~7cm 大小,先以 3~0 Prolene 线与二尖瓣环连续缝合,自二尖瓣后瓣中点缝向二尖瓣后内交界。当缝至室间隔中部时,按需要修剪补片中间部分大小,从心底部向心尖方向用3~0线将心包片缝至正常室间隔心肌组织。然后,将补片另一侧缝至左室后壁,若补片太宽,应仔细修剪。一般来讲,后室间隔破裂者左室后壁往往已梗死,补片的外侧部分应与左室后壁贯穿缝合,心外膜衬垫长条 Teflon 毡片或牛心包,每2~3针打结。最后,左心室切口两侧衬垫长条 Teflon 毡片或牛心包片,粗针线褥式加连续缝合,关闭心肌切口(图8-41)。

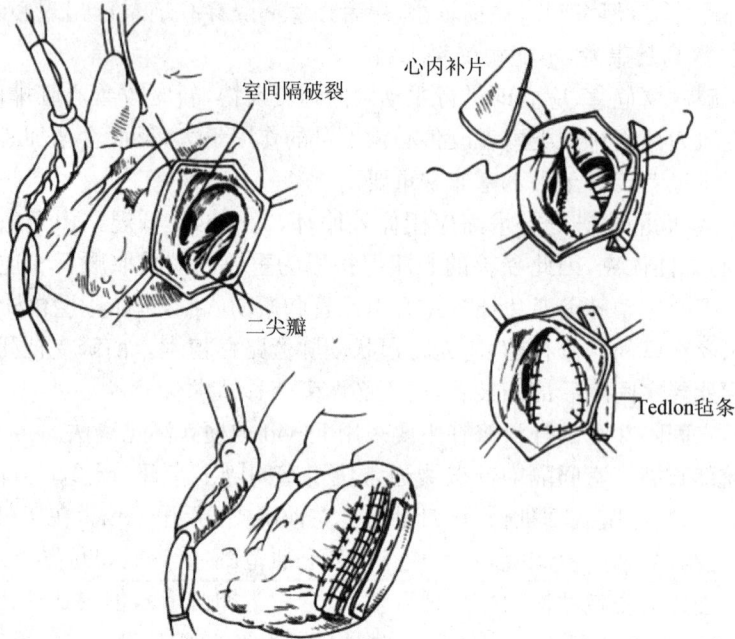

图 8-41 室间隔后部破裂

以心内补片修复后室间隔破裂并隔开梗死区。将三角形心包片分别缝于二尖瓣瓣环,室间隔和左室后壁上,左室后壁和心外膜用 Teflon 毡条或牛心包片固定作连续褥式缝合

治疗结果:过去心室间隔缺血性穿破外科治疗的早期死亡率达35%左右。近15年来由于采用左心室切口途径和手术前后应用主动脉内气囊反搏支持心脏排血功能,早期手术死亡率已下降到25%以下。而 David 利用心肌梗死隔离技术修补心肌梗死后室间隔穿破44例,死亡率为4%,有心源性休克者为20%,术前血流动力学稳定的5例患者无一例死亡。术前右心室功能下降、心源性休克和肾衰竭是独立的术后死亡率预测因素。术后5年生存率为75%~89%,心功能明显改善。术后随诊约10%~25%的患者心室水平仍有残余的左至右分流或心室间隔破口缝后再次破裂,分流量较多者需再次施行手术。

(孟庆涛)

现代临床危急重症诊疗学

（下）

马　健等◎主编

吉林科学技术出版社

第九章 呼吸系统急危重症

第一节 急性上呼吸道感染

急性上呼吸道感染(简称上感)为外鼻孔至环状软骨下缘包括鼻腔、咽或喉部急性炎症的总称。70%～80%由病毒引起,20%～30%为细菌所致。通常病情较轻、病程短、可自愈,预后良好。但少数急性病毒性心肌炎的早期或前驱期的表现与上感相似,首诊医生应警惕,以免漏误诊。

一、诊断要点

1.临床表现特点 根据病因不同,临床表现可有不同的类型。

(1)普通感冒:为病毒感染引起,俗称"伤风",又称急性鼻炎或上呼吸道卡他。起病较急,主要表现为鼻部症状,如喷嚏、鼻塞、流清水样鼻涕,也可表现为咳嗽、咽干、咽痒或灼热感,甚至鼻后滴漏感。2～3d后鼻涕变稠。可伴咽痛、头痛、流泪、味觉减退、呼吸不畅、声嘶等。有时由于咽鼓管炎使听力减退。严重者有发热、轻度畏寒和头痛等。检查可见鼻腔黏膜充血、水肿、有分泌物,咽部轻度充血。如无并发症,一般经5～7d痊愈。

(2)急性病毒性咽炎和喉炎:①急性病毒性咽炎多由鼻病毒、腺病毒、流感病毒、副流感病毒以及肠道病毒、呼吸道合胞病毒等引起。临床特征为咽痒和灼热感,咽痛不明显。咳嗽少见。当吞咽疼痛时,常提示有链球菌感染。流感病毒和腺病毒感染时可有发热和乏力。体检咽部明显充血和水种,颌下淋巴结肿大且触痛。腺病毒咽炎可伴有眼结合膜炎。②急性病毒性喉炎多由流感病毒、副流感病毒及腺病毒等引起。临床特征为声嘶、讲话困难、咳嗽时疼痛,常有发热、咽痛或咳嗽。体检可见喉部水肿、充血,局部淋巴结轻度肿大和触痛,有时可闻及喉部的喘息声。

(3)急性疱疹性咽峡炎:常由柯萨奇病毒A引起,表现为明显咽痛、发热,病程约1周。检查可见咽充血,软腭、悬雍垂、咽及扁桃体表面有灰白色疱疹及浅表溃疡,周围有红晕,以后形成疱疹。多于夏季发作,多见于儿童,偶见于成人。

(4)急性咽结膜炎:主要由腺病毒、柯萨奇病毒等引起。临床表现有发热、咽痛、畏光、流泪,咽及结膜明显充血。病程4～6d,常发生于夏季,由游泳传播。儿童多见。

(5)急性咽扁桃体炎:多由溶血性链球菌,次为流感嗜血杆菌、肺炎球菌、葡萄球菌等引起。起病急、明显咽痛、畏寒、发热、体温可达39℃以上。检查可见咽部明显充血,扁桃体肿大、充血,表面有黄色脓性分泌物,颌下淋巴结肿大、压痛,肺部无异常体征。

2.诊断注意事项 根据鼻咽部的症状和体征,结合周围血象和阴性胸部X线检查可作出临床诊断,一般无须病因诊断。特殊情况下可行细菌培养或病毒分离,或病毒血清学检查等确定病原体。但须与初期表现为感冒样症状的其他疾病鉴别:①过敏性鼻炎:临床上很像"伤风",所不同者起病急骤、鼻腔发痒、喷嚏频繁、鼻涕呈清水样,无发热,咳嗽较少。多由过敏因素如螨虫、灰尘、动物皮毛、低温等刺激引起。如脱离过敏原,数分钟至1～2h内症状即消失。检查:鼻黏膜苍白、水肿,鼻分泌物涂片可见嗜酸性粒细胞增多。②流行性感冒:常有明显的流行。起病急,全身症状较重,高热、全身酸痛、眼结膜炎症明显,但鼻咽部症状较轻。病毒分离或血清学诊断可供鉴别。③急性传染病前驱期症状:如麻疹、脊髓灰质炎、脑炎、肝炎等在患病初期常有上呼吸道症状,在这些病的流行季节或流行区应密切观察,并进行必要的实验室检查,以资鉴别。

二、治疗要点

1.对症治疗 病情较重或年老体弱者应卧床休息,忌烟、多饮水,室内保持空气流通。如有发热、头痛,可选用复方阿司匹林、吲哚美辛(消炎痛)、索米痛片(去痛片)等药;咽痛可用各种喉片如溶菌酶片、健民咽喉片,或中药六神丸等口服;声音嘶哑,可用超声雾化治疗;鼻塞、流涕可用1%麻黄碱滴鼻。

2.抗菌药物治疗 普通感冒无须用抗菌药物,除非有白细胞升高、咽部脓苔、咳黄痰和流鼻涕等细菌感染证据。常选口服青霉素、第一代头孢菌素、大环内酯类或喹诺酮类。极少需要根据病原菌选用敏感的抗菌药物。

3.抗病毒药物治疗 对于无发热、免疫功能正常、发病超过两天一般无须应用。对于免疫缺陷患者,可早期常规使用。①利巴韦林(病毒唑):10～15mg/(kg·d)分2次静脉滴注;或0.8～1.0g/d分3～4次口服。孕妇和即将怀孕的妇女禁用。②奥司他韦:75mg口服,每日2次,共5d。利巴韦林和奥司他韦有较广的抗病毒谱,对流感病毒、副流感病毒和呼吸道合胞病毒等有较强的抑制作用,可缩短病程。

(张梅茹)

第二节 急性气管－支气管炎

急性气管－支气管炎(acute tracheobronchitis)是由生物、物理、化学刺激或过敏等因素引起的气管－支气管黏膜的急性炎症。多为散发,无流行倾向,年老体弱者易感。症状主要有咳嗽和咳痰。常发生于寒冷季节或气候突变之时。也可由急性上呼吸道感染蔓延而来。

一、诊断要点

1.临床表现特点 起病较急,全身症状轻,仅有轻度畏寒、发热、头痛及全身酸痛等。初为干咳或少量黏液痰,随后痰量增多,咳嗽加剧,偶伴痰中带血。剧咳时可伴恶心呕吐或胸腹肌痛。当伴发支气管痉挛,可出现程度不等的气促,伴胸骨后发紧感。咳嗽、咳痰可延续2～3周,如迁延不愈,可演变为慢性支气管炎。体检两肺呼吸音增粗,散在干、湿性啰音。啰音的部位常不恒定,咳嗽后可减少或消失。

2.辅助检查 血白细胞计数多无明显改变。继发感染较重时,白细胞可升高。痰涂片或培养可发现致病菌。X线胸片检查大多数正常或肺纹理增粗。

3.诊断注意事项 根据病史、咳嗽和咳痰等症状,两肺散在干、湿性啰音等体征,结合血象和X线胸片,可作出临床诊断。病毒和细菌检查有助于病因诊断。本病主要应与流行性感冒、急性上呼吸道感染等相鉴别。此外,支气管肺炎、肺结核、肺癌、肺脓肿、麻疹、百日咳等多种肺部疾病可有类似的咳嗽、咳痰表现,应详细检查,以资鉴别。

二、治疗要点

1. 对症治疗　有全身症状时应适当休息,注意保暖,多饮水。咳嗽无痰或少痰,可用喷托维林(咳必清)25mg、右美沙芬 10～30mg 或可待因 15～30mg,每日 3 次口服。痰稠不易咳出时,可服氨溴索 15～30mg,或溴己新(必嗽平)8～16mg,每日 3～4 次;或用生理盐水超声雾化吸入。较为常用的为兼顾止咳和化痰的复方甘草合剂,也可选用其他中成药止咳化痰。出现哮鸣音时,可服用氨茶碱 0.1g,特布他林(博利康尼)2.5mg,或沙丁胺醇(舒喘灵)2.4mg,每日 3 次。高热可用复方阿司匹林等。

2. 抗菌药物治疗　仅在有细菌感染证据时应用。一般咳嗽 10d 以上,细菌、支原体、肺炎衣原体等感染的几率较大。可首选新大环内酯类、青霉素类,亦可选用头孢菌素类或喹诺酮类等药物。美国 CDC 推荐服用阿奇霉素(0.5g/d)5d,克拉霉素(0.5～1.0g/d,分 2 次口服)7d 或红霉素(1～2.0g/d,分 3～4 次用)14d。多数患者口服给药即可,症状较重者可经肌内注射或静脉滴注给药。少数患者需要根据病原体培养结果来指导用药。

(张梅茹)

第三节　支气管哮喘

支气管哮喘(bronchial asthma,简称哮喘)是由多种细胞(如嗜酸性粒细胞、肥大细胞、T淋巴细胞、中性粒细胞、气道上皮细胞等)和细胞组分参与的气道慢性炎症性疾病。临床上表现为反复发作性喘息、气急、胸闷或咳嗽等症状,常在夜间和(或)清晨发作、加剧,多数患者可自行缓解或经治疗缓解。

一、诊断要点

1. 症状　典型症状为发作性伴有哮鸣音的呼气性呼吸困难。严重者被迫采取坐位或呈端坐呼吸,干咳或咳大量白色泡沫痰,甚至出现发绀等。发作时常有焦虑或烦躁,大汗淋漓。症状可在数分钟内发作,并持续数小时至数天,经用支气管舒张药治疗后缓解或自行缓解。在夜间及凌晨发作和加重是哮喘的特征之一。有些患者尤其是青少年,哮喘症状表现为在运动时出现胸闷、咳嗽和呼吸困难,称为运动性哮喘。临床上还存在没有喘息症状的不典型哮喘,患者可表现为发作性咳嗽、胸闷或其他症状。对以咳嗽为唯一症状的不典型哮喘称为咳嗽变异性哮喘(cough variant asthma,CVA)。对以胸闷为唯一症状的不典型哮喘称为胸闷变异性哮喘(chest tightness variant asthma,CTVA)。

2. 体征　发作时典型的体征是双肺可闻及广泛的哮鸣音,呼气音延长。但在非常严重哮喘发作,哮鸣音反而减弱,甚至完全消失,表现为"沉默肺",是病情危重的表现。心率增快、奇脉、胸腹反常运动和发绀常出现在严重哮喘患者中。非发作期体检可无异常。

3. 辅助检查

(1)动脉血气分析:发作时 PaO_2 下降,$PaCO_2$ 下降,呈呼吸性碱中毒;重症哮喘 $PaCO_2$ 升高呈呼吸性酸中毒并常伴有代谢性酸中毒。

(2)X 线检查:哮喘本身胸部 X 线检查除双肺过度充气外一般无特殊发现,但如果患者情况许可应常规进行以除外气胸、纵隔气肿、肺不张或肺炎的存在。

(3)床旁肺功能测定:1s用力呼气容积(FEV₁)、呼气峰流速(PEF)可客观反映气道阻塞的严重性。

(4)支气管激发试验(BPT):用以测定气道反应性。⑤支气管舒张试验(BDT):用以测定气道的可逆性改变。

4.诊断标准

(1)反复发作喘息、气急、胸闷或咳嗽,多与接触变应原、冷空气、物理、化学性刺激、病毒性上呼吸道感染、运动等有关。

(2)发作时在双肺可闻及以呼气相为主的哮鸣音,呼气相延长。

(3)上述症状可经支气管舒张药治疗后缓解或自行缓解。

(4)除外其他疾病所引起的喘息、气急、胸闷或咳嗽。

(5)临床表现不典型者(如无明显喘息或体征)应有下列3项中至少1项阳性:①BPT阳性。②BDT阳性。③昼夜PEF变异率≥20%。符合1～4条或4、5条者,可以诊断为哮喘。

5.哮喘严重程度分级 哮喘可分为急性发作期、非急性发作期。哮喘急性发作期是指喘息、气急、胸闷或咳嗽等症状突然发生或症状加重,常因接触变应原等刺激物或治疗不当所致。其严重程度分为轻、中、重和危重4度,见表9-1。应注意,诊断重症哮喘的关键不在于其发作持续时间的长短,而在于其严重程度。

表9-1 哮喘急性发作期病情严重程度分级

临床特点	轻度	中度	重度	危重
气短	步行、上楼时	稍事活动	休息时	
体位	可平卧	喜坐位	端坐呼吸	
讲话方式	连续成句	常有中断	单字	不能讲话
精神状态	可有焦虑/尚安静	时有焦虑或烦躁	常有焦虑、烦躁	嗜睡或意识模糊
出汗	无	有	大汗淋漓	
呼吸频率	轻度增加	增加	常>30次/min	
三凹征	常无	可有	常有	胸腹矛盾运动
哮鸣音	散在,呼吸末期	响亮、弥漫	响亮、弥漫	减弱,乃至无
脉率	<100次/min	100～120次/min	>120次/min	>120次/min或脉率慢或不规则
奇脉	无,<10mmHg	有,10～25mmHg	常有,>25mmHg	无
使用β₂受体激动剂后PEF占预计值%	>80%	60%～80%	<60%或<100L/min或作用时间<2h	
PaO₂	正常	60～80mmHg	<60mmHg	
PaCO₂	<40mmHg	≤45mmHg	>45mmHg	
SaO₂	>95%	91%～95%	≤90%	
PH	—	—	降低	降低

6.鉴别诊断 哮喘主要应与下列疾病鉴别:

(1)左心衰竭引起的呼吸困难。若一时难以鉴别,可雾化吸入β₂受体激动剂或静脉注射氨茶碱缓解症状后进一步检查。忌用肾上腺素或吗啡。

(2)慢性阻塞性肺疾病(COPD)。

(3)上气道阻塞:中央型支气管肺癌、气管支气管结核、复发性多软骨炎等气道疾病或异物气管吸入,导致支气管狭窄或伴发感染时,可出现喘鸣或类似哮喘样呼吸困难。依据病史,尤其是出现吸气性呼吸困难,结合胸部影像、支气管镜检查等,可明确诊断。

(4)变态反应性支气管肺曲菌病(ABPA):常以反复哮喘发作为特征,可咳出棕褐色黏稠痰块或咳出树枝状支气管管型。痰镜检或培养可查及曲菌。胸部 X 线或 CT 检查有相应改变。血清总 IgE 显著升高。

二、治疗要点

(一)确定并减少危险因素接触

部分哮喘患者可找到引起发作的变应原或其他非特异性刺激因素,使患者脱离并长期避免接触这些危险因素是防治哮喘最有效方法。

(二)哮喘药物治疗

哮喘治疗药物可分为两类。

第一类控制性药物:指需要长期使用的药物,主要用于治疗气道慢性炎症,使哮喘维持临床控制,亦称抗炎药。包括:①吸入型糖皮质激素(ICS):倍氯米松、布地奈德、氟替卡松、环索奈德、莫米松等。②白三烯调节剂:孟鲁司特、扎鲁司特等。③长效 β_2 受体激动剂(LABA,不单独使用):沙美特罗、福莫特罗等。④缓释茶碱。⑤色甘酸钠。⑥抗 IgE 抗体。

第二类缓解性药物:指按需使用的药物,通过迅速解除支气管痉挛从而缓解哮喘症状,亦称解痉平喘药。包括:①短效 β_2 受体激动剂(SABA):沙丁胺醇、特布他林等。②短效吸入型抗胆碱能药物(SAMA):异丙托溴铵。③短效茶碱。④全身用糖皮质激素。

1.肾上腺皮质激素　激素是当前控制哮喘最有效的药物。常分为吸入、口服和静脉用药。

(1)吸入:吸入型糖皮质激素(ICS)因其局部抗炎作用强、全身不良反应少,是目前哮喘长期治疗首选药物。常用的有倍氯米松、布地奈德、氟替卡松、环索奈德、莫米松等。通常需规律吸入 1～2 周以上方能起效。依哮喘病情选择吸入不同 ICS 剂量:在轻度持续者一般 200～500μg/d,中度 500～1000μg/d,重度>1000μg/d(不宜>2000μg/d)(氟替卡松剂量减半)。为减少吸入大剂量激素的不良反应,可采用低、中剂量 ICS 与 LABA、白三烯调节剂或缓释茶碱联合使用。布地奈德还有雾化用混悬液制剂,雾化吸入起效快,适用于轻、中度哮喘急性发作的治疗。

(2)口服:常用泼尼松和泼尼松龙。用于吸入激素无效或需要短期加强治疗的患者。初始 30～60mg/d,症状缓解后逐渐减量至≤10mg/d,然后停用或改用吸入剂。不主张口服激素长期用于维持哮喘控制的治疗。

(3)静脉:重度或危重哮喘发作时应及早静脉给予激素。常静脉应用琥珀酸氢化可的松 100～400mg/d,注射后 4～6h 起作用;或甲泼尼龙(甲基强的松龙,80～160mg/d)起效时间更短(2～4h)。地塞米松在体内半衰期较长、不良反应较多,宜慎用,一般 10～30mg/d。无激素依赖倾向者,可在 3～5d 内停药;有激素依赖倾向者应适当延长给药时间,症状缓解后逐渐减量,然后改口服和吸入制剂维持。口服常用泼尼松或泼尼松龙,起始 30～60mg/d,症状缓解后逐渐减量至≤10mg/d,然后停用,或改用吸入剂。

2.β₂受体激动剂　分为SABA(维持4～6h)和LABA(维持10～12h)两类,LABA又可分为快速起效(数分钟起效)和缓慢起效(30min起效)两种。

(1)短效β₂受体激动剂:SABA是控制哮喘急性发作的首选药物。有吸入、口服和静脉3种制剂,首选吸入给药。常用的有沙丁胺醇、特布他林和非诺特罗,作用时间约为4～6h。吸入剂包括定量气雾剂(MDI)、干粉剂和雾化溶液。沙丁胺醇或特布他林MDI,每喷100μg,每日3～4次,每次1～2喷。通常5～10min见效,维持4～6h。持续雾化吸入多用于重症和儿童患者,如沙丁胺醇5mg稀释在5～20mL生理盐水中雾化吸入。沙丁胺醇或特布他林一般口服用法为2.4～2.5mg,每日3次。注射用药仅用于严重哮喘,沙丁胺醇0.5mg溶于100mL液体内,滴速2～4μg/min或在30～60min内滴完,每6～8h重复1次,易引起心悸,只在其他疗法无效时使用。SABA应按需间歇使用,不宜长期、单一使用。不良反应主要有心悸、骨骼肌震颤、低钾血症等。

(2)长效β₂受体激动剂:LABA与ICS联合是目前最常用的哮喘控制性药物。但LABA不能单独用于哮喘的治疗。常用的有福莫特罗(口服:成人每次40～80μg,每日2次。气雾吸入:成人每次4.5～9μg,每日2次)和沙美特罗(粉雾或气雾吸入:成人每次50μg,儿童每次25μg,每日2次)。福莫特罗属快速起效的LABA,也可按需用于哮喘急性发作的治疗。常用ICS加LABA的制剂有氟替卡松/沙美特罗吸入干粉剂、布地奈德/福莫特罗吸入干粉剂。

3.白三烯(LT)调节剂　是目前除ICS外唯一可单独应用的哮喘控制性药物,可作为轻度哮喘ICS的替代治疗药物和中、重度哮喘的联合用药,尤适用于阿司匹林哮喘、运动性哮喘和伴有过敏性鼻炎哮喘患者的治疗。常用孟鲁司特10mg,每日1次;或扎鲁司特20mg,每日2次口服。

4.茶碱类药物　是治疗哮喘的有效药物之一。①口服:用于轻、中度哮喘急性发作及哮喘的维持治疗。制剂包括氨茶碱和缓释茶碱,常用剂量每日6～10mg/kg。口服缓释茶碱尤适用于夜间哮喘症状的控制。②静脉:静脉给药主要应用于重症、危重症哮喘。氨茶碱首次剂量4～6mg/kg体重,注射速度不超过0.25mg/(kg·min),静脉滴注维持量为0.6～0.8mg/(kg·h)。每日最大用量一般不超过1.0g(包括口服和静脉给药)。

茶碱的主要不良反应包括恶心、呕吐、心律失常、血压下降及尿多,偶可兴奋呼吸中枢,严重者可引起抽搐乃至死亡。静注速度过快可引起严重反应,甚至死亡。其安全有效血药浓度为6～15mg/L。发热、妊娠、小儿或老年,患者有肝、心、肾功能不全及甲亢者尤须慎用。合用西咪替丁、喹诺酮类、大环内酯类药物等可影响茶碱代谢而使其排泄减慢,应减少用量。

5.抗胆碱药　分为SAMA(维持4～6h)和长效抗胆碱药(LAMA,维持24h)。常用的SAMA异丙托溴铵有MDI和雾化溶液两种剂型。SAMA主要用于哮喘急性发作的治疗,多与β₂受体激动剂联合应用,有协同作用,尤其适用于夜间哮喘及多痰的患者。异丙托溴铵MDI,每日3～4次,每次40～80μg气雾吸入,或用100～150μg/mL的溶液持续雾化吸入。约10min起效,维持4～6h。LAMA噻托溴铵干粉吸入剂主要用于哮喘合并慢性阻塞性肺疾病以及慢性阻塞性肺疾病患者的长期治疗。

6.抗IgE抗体　是一种人源化的重组鼠抗人IgE单克隆抗体,具有阻断游离IgE与IgE效应细胞表面受体结合的作用,但不会诱导效应细胞的脱颗粒反应。主要用于经ICS和LABA联合治疗后症状仍未控制且血清IgE水平增高的重症哮喘患者。用法为每2周皮下注射1次,持续至少3～6个月。

（三）哮喘急性发作期的治疗　哮喘急性发作期的治疗目的是尽快缓解气道阻塞,纠正低氧血症,恢复肺功能,预防进一步恶化或再次发作,防止并发症。一般根据病情的分度进行综合性治疗。

1.氧疗　低氧血症是导致哮喘死亡的主要原因,应尽早给予氧疗。可用鼻导管或面罩吸氧,吸氧浓度40%～60%。对伴有CO_2潴留的患者,则以24%～28%的吸氧浓度为宜。监测血气或SaO_2,使$PaO_2>60mmHg$,$SaO_2\geqslant90\%$。

2.依哮喘发作严重程度选择用药

（1）轻度哮喘:经MDI吸入SABA,在第1h内每20min吸入1～2喷。随后调整为每3～4h吸入1～2喷。效果不佳时可加缓释茶碱片,或加SAMA气雾剂吸入。

（2）中度哮喘:吸入SABA(常用雾化吸入),第1h内可持续雾化吸入。联合应用雾化吸入SAMA、激素混悬液。也可联合静脉应用茶碱类。若效果不佳,尤其是在控制性药物治疗的基础上发生的急性发作,应尽早口服激素,同时吸氧。

（3）重度至危重度哮喘:持续雾化吸入SABA,联合雾化吸入SAMA、激素混悬液以及静脉应用茶碱类药物。吸氧。尽早静脉应用激素,待病情得到控制和缓解后改为口服给药。

3.抗生素　若有细菌感染的依据或哮喘持续时间较长,可使用抗生素。常用大环内酯类抗生素如阿奇霉素。

4.纠正水、酸碱失衡和电解质紊乱　每日适当补充液体,有助于纠正脱水、稀释痰液和防治痰栓形成。当pH<7.20时,且合并代谢性酸中毒时,可适当补碱。

5.机械通气的应用　机械通气的适应证有:①患者意识进行性恶化,出现谵妄、昏迷。②呼吸困难进行性加重,自主呼吸微弱甚至停止。③呼吸肌衰竭,导致通气不足、二氧化碳潴留,$PaCO_2>45mmHg$。④经积极治疗病情无好转仍呈进行性恶化趋势。其中,①、②属于绝对适应证,必须尽快行气管插管机械通气治疗,③、④为相对适应证,需结合实际情况而定。对部分中度哮喘患者,在自主呼吸条件下,可采用经鼻面罩持续气道正压(CPAP)进行无创通气,可起到机械性扩张支气管和缓解喘息症状的目的。

对所有急性发作的患者都要制订个体化的长期治疗方案。

（张梅茹）

第四节　慢性阻塞性肺疾病

慢性阻塞性肺疾病(chronic obstructive pulmonary diseases,COPD)简称慢阻肺,是以持续气流受限为特征的可以预防和治疗的疾病,其气流受限多呈进行性发展,与气道和肺组织对香烟烟雾等有害气体或有害颗粒的异常慢性炎症反应有关。肺功能检查可确定气流受限。在吸入支气管扩张剂后,第一秒用力呼气容积(FEV_1)/用力肺活量(FVC)(FEV_1/FVC)<70%表明存在持续气流受限。

慢性支气管炎是指在除外慢性咳嗽的其他已知原因后,患者每年咳嗽、咳痰3个月以上并连续两年者。肺气肿是指肺部终末细支气管远端气腔出现异常持久的扩张,并伴有肺泡壁和细支气管的破坏,而无明显的肺纤维化。当慢性支气管炎、肺气肿患者肺功能检查出现持续气流受限时,则可诊断为COPD,若患者无持续气流受限,则不能诊断为COPD。一些已知病因或具有特征病理表现的疾病也可导致持续气流受限,如支气管扩张症、肺结核纤维化病变、严重的间质性肺疾病、弥漫性泛细支气管炎和闭塞性细支气管炎等，但均不属于慢阻肺。

一、诊断要点

1. 病史

(1)危险因素：吸烟史、职业性或环境有害物质接触史。

(2)既往史：包括哮喘史、过敏史、儿童时期呼吸道感染及其他呼吸系统疾病。

(3)家族史：慢阻肺有家族聚集倾向。

(4)发病年龄和好发季节：多于中年以后发病，症状好发于秋冬寒冷季节，常有反复呼吸道感染及急性加重史，随着病情进展，急性加重逐渐频繁。

2. 临床表现特点　COPD 的特征性症状是慢性和进行性加重的呼吸困难、咳嗽和咳痰。慢性咳嗽和咳痰常先于气流受限多年而存在。

(1)呼吸困难：是 COPD 最重要的症状，也是患者体能丧失和焦虑不安的主要原因。患者常描述为气短、气喘和呼吸费力等。早期仅在劳力时出现，之后逐渐加重，以致日常活动甚至休息时也感到气短。

(2)慢性咳嗽：通常为首发症状，初起咳嗽呈间歇性，早晨较重，以后早晚或整晚均有咳嗽，但夜间咳嗽并不显著，少数病例咳嗽不伴有咳痰，也有少数病例虽有明显气流受限但无咳嗽症状。

(3)咳痰：咳嗽后通常咳少量黏液性痰，部分患者在清晨较多，合并感染时痰量增多，常有脓性痰。

(4)喘息和胸闷：不是 COPD 的特异性症状，部分患者特别是重症患者有明显的喘息，听诊有广泛的吸气相或呼气相哮鸣音，胸部紧闷感常于劳力后发生，与呼吸费力和肋间肌收缩有关。

(5)其他表现：在 COPD 的临床过程中，特别是程度较重的患者可能会发生全身性症状，如体重下降、食欲减退、外周肌肉萎缩和功能障碍、精神抑郁和(或)焦虑等，长时间的剧烈咳嗽可导致咳嗽性晕厥。

(6)COPD 后期出现低氧血症和(或)高碳酸血症，可合并慢性肺源性心脏病和右心衰竭。

3. 辅助检查

(1)肺功能检查：是判断持续气流受限的主要客观指标。患者吸入支气管舒张剂后的 $FEV_1/FVC < 70\%$，可以确定为持续存在气流受限，是诊断 COPD 的必备条件。肺总量(TLC)、功能残气量(FRC)和残气量(RV)增高，肺活量(VC)减低，表明肺过度充气。

(2)胸部 X 线检查：对确定肺部并发症及与其他疾病(如肺间质纤维化、肺结核等)鉴别具有重要意义。COPD 早期 X 线胸片可无明显变化，以后出现肺纹理增多和紊乱等非特征性改变。

(3)胸部 CT 检查：不作为常规检查。但在鉴别诊断时，CT 检查有益，高分辨率 CT 对辨别小叶中心型或全小叶型肺气肿及确定肺大疱的大小和数量，有很高的敏感性和特异性。

4. 鉴别诊断　COPD 应与哮喘、支气管扩张症、充血性心力衰竭、肺结核和弥漫性泛细支气管炎等相鉴别，尤其要注意与哮喘进行鉴别。虽然哮喘与 COPD 都是慢性气道炎症性疾病，但两者的发病机制不同，临床表现及对治疗的反应性也有明显差别。大多数哮喘患者的气流受限具有显著的可逆性，这是其不同于 COPD 的一个关键特征。但是，部分哮喘患者随着病程延长,可出现较明显的气道重塑,导致气流受限的可逆性明显减小,临床很难与 COPD 相鉴别。COPD 多于中年后起病,而哮喘则多在儿童或青少年期起病;COPD 症状缓慢进展,逐渐加重,而哮喘则症状起伏较大;COPD 多有长期吸烟史和(或)有害气体和颗粒接触史,而哮喘常伴有过敏体质、过敏性鼻炎和(或)湿疹等,部分患者有哮喘家族史。COPD 和哮喘可以发生于同一位患者,且由于两者都是常见病、多发病,这种概率并不低。

5.COPD 的评估　COPD 评估是根据患者的临床症状、急性加重风险、肺功能异常的严重程度及并发症情况进行综合评估,其目的是确定疾病的严重程度,包括气流受限的严重程度,患者的健康状况和未来急性加重的风险程度,最终目的是指导治疗。

(1)症状评估:可采用改良版英国医学研究委员会呼吸困难问卷(mMRC 问卷)对呼吸困难严重程度进行评估(表 9—2)。

表 9—2　改良版英国医学研究委员会呼吸问卷

呼吸困难评价等级	呼吸困难严重程度
0 级	只有在剧烈活动时感到呼吸困难
1 级	在平地快步行走或步行爬小坡时出现气短
2 级	由于气短,平地行走时比同龄人慢或者需要停下来休息
3 级	在平地行走约 100m 或数分钟后需要停下来喘气
4 级	因为严重呼吸困难而不能离开家,或在穿脱衣服时出现呼吸困难

(2)肺功能评估:应用气流受限的程度进行肺功能评估,即以 FEV_1 占预计值%为分级标准。慢阻肺患者气流受限的肺功能分级分为 4 级(表 9—3)。

表 9—3　气流受限严重程度的肺功能分级

肺功能分级	气流受限程度	FEV_1 占预计值%
Ⅰ级	轻度	≥80%
Ⅱ级	中度	50%～79%
Ⅲ级	重度	30%～49%
Ⅳ级	极重度	<30%

注:为吸入支气管舒张剂后的 FEV_1 值

(3)急性加重风险评估:上一年发生≥2 次急性加重史者,或上一年因急性加重住院 1 次,预示以后频繁发生急性加重的风险大。

(4)COPD 的综合评估:综合评估(表 9—4)的目的是改善 COPD 的疾病管理。目前临床上采用 mMRC 分级或采用 COPD 患者自我评估测试(COPD assessment test,CAT)问卷评分作为症状评估方法,mMRC 分级>2 级或 CAT 评分≥10 分表明症状较重,通常没有必要同时使用两种评估方法。临床上评估 COPD 急性加重风险也有两种方法:①常用的是应用气流受限分级的肺功能评估法,气流受限分级Ⅲ级或Ⅳ级表明具有高风险。②根据患者急性加重的病史进行判断,在过去 1 年中急性加重次数>2 次或上一年因急性加重住院≥1 次,表明具有高风险。当肺功能评估得出的风险分类与急性加重史获得的结果不一致时,应以评估得到的风险最高结果为准,即就高不就低。

表 9-4　慢阻肺的综合评估

| 组别 | 特征 | | 肺功能分级(级) | 急性加重(次/年) | 呼吸困难分级(级) | CAT 评分(分) |
	风险	症状				
A组	低	少	I～II	<2	<2	<10
B组	低	多	I～II	<2	≥2	≥10
C组	高	少	III～IV	≥2	<2	<10
D组	高	多	III～IV	≥2	≥2	≥10

6. COPD 的病程分期　COPD 的病程可分为急性加重期和稳定期:①急性加重期:患者呼吸道症状超过日常变异范围的持续恶化,并需改变药物治疗方案,在疾病过程中,患者常有短期内咳嗽、咳痰、气短和(或)喘息加重,痰量增多,脓性或黏液脓性痰,可伴有发热等炎症明显加重的表现。②稳定期:患者的咳嗽、咳痰和气短等症状稳定或症状轻微,病情基本恢复到急性加重前的状态。

7. COPD 急性加重期　慢阻肺急性加重是指患者以呼吸道症状加重为特征的临床事件,其症状变化程度超过日常变异范围并导致药物治疗方案改变。

(1)COPD 急性加重的原因:最常见的有气管、支气管感染,主要为病毒、细菌感染。部分病例急性加重的原因难以确定,一些患者表现出急性加重的易感性,每年急性加重≥2 次,被定义为频繁急性加重。环境、理化因素改变,稳定期治疗不规范等均可导致急性加重。肺炎、充血性心力衰竭、心律失常、气胸、胸腔积液和肺血栓栓塞症等的症状酷似慢阻肺急性发作,需要仔细加以鉴别。

(2)COPD 急性加重的诊断和严重程度评价:COPD 急性加重的诊断主要依靠患者急性起病的临床过程,其特征是呼吸系统症状恶化超出日间的变异,并由此需要改变其药物治疗。主要表现有气促加重,常伴有喘息、胸闷、咳嗽加剧、痰量增加、痰液颜色和(或)黏度改变及发热等,也可出现全身不适、失眠、嗜睡、疲乏、抑郁和意识不清等症状。当患者出现运动耐力下降、发热和(或)胸部影像学异常时也可能为 COPD 急性加重的征兆。气促加重,咳嗽、痰量增多及出现脓性痰常提示有细菌感染。

COPD 急性加重的评价基于患者的病史、反映严重程度的体征及实验室检查。病史包括慢阻肺气流受限的严重程度、症状加重或出现新症状的时间、既往急性加重次数(总数/住院次数)、合并症、目前治疗方法和既往机械通气使用情况。与急性加重前的病史、症状、体征、肺功能测定、动脉血气检测结果和其他实验室检查指标进行对比,对判断慢阻肺急性加重及其严重程度评估甚为重要。对于严重慢阻肺患者,意识变化是病情恶化和危重的指标,一旦出现需及时送医院救治。是否出现辅助呼吸肌参与呼吸运动,胸腹矛盾呼吸、发绀、外周水肿、右心衰竭和血流动力学不稳定等征象,也有助于判定慢阻肺急性加重的严重程度。急性加重期间不推荐进行肺功能检查,因为患者无法配合且检查结果不够准确。动脉血气分析示 $PaO_2 < 60mmHg$ 和(或)$PaCO_2 > 50mmHg$,提示有呼吸衰竭。如 $PaO_2 < 50mmHg$,$PaCO_2 > 70mmHg$,pH<7.30 提示病情严重,需进行严密监护或入住 ICU 行无创或有创机械通气治疗。

二、治疗要点

(一)COPD 稳定期的处理

目标是:①减轻当前症状:包括缓解症状、改善运动耐量和改善健康状况。②降低未来风险:包括防止疾病进展、防止和治疗急性加重及减少病死率。

1.教育和劝导患者戒烟,避免或防止吸入粉尘、烟雾及有害气体等。

2.药物治疗 药物治疗用于预防和控制症状,减少急性加重的频率和严重程度,提高运动耐力和生命质量。根据病情的严重程度不同,选择的治疗方法也有所不同。COPD 稳定期分级治疗药物推荐方案见表 9—5。

表9—5 慢阻肺稳定期起始治疗药物推荐方案

组别	首选方案	次选方案	替代方案
A组	SAMA(需要时)或 SABA(需要时)	LAMA 或 LABA 或 SAMA 和 SABA	茶碱
B组	LAMA 或 LABA	LAMA 和 LABA	SABA 和(或)SAMA 茶碱
C组	ICS＋LABA 或 LAMA	LAMA 和 LABA	PDE－4 抑制剂 SABA 和(或) SAMA 茶碱
D组	ICS＋LABA 或 LAMA	ICS 和 LAMA 或 ICS＋LABA 和 LAMA 或 ICS＋LABA 和 PDE－4 抑制剂或 LAMA 和 LABA 或 LAMA 和 PDE－4 抑制剂	羧甲司坦 SABA 和(或)SAMA 茶碱

注:SAMA:短效抗胆碱药;SABA:短效 β_2－受体激活剂;LAMA:长效抗胆碱药;LABA:长效 β_2－受体激活剂;ICS:吸入激素;PDE－4:磷酸二酯酶－4;替代方案中的药物可单独应用或与首选方案和次选方案中的药物联合应用;各栏中药物并非按照优先顺序排序

(1)支气管舒张剂:支气管舒张剂可松弛支气管平滑肌、扩张支气管、缓解气流受限,是控制 COPD 症状的主要治疗措施。短期按需应用可缓解症状,长期规则应用可预防和减轻症状,增加运动耐力,但不能使所有患者的 FEV_1 得到改善。与口服药物相比,吸入剂的不良反应小,因此多首选吸入治疗。联合应用不同作用机制与作用时间的药物可以增强支气管舒张作用,减少不良反应。联合应用 β_2 受体激动剂、抗胆碱药物和(或)茶碱,可以进一步改善患者的肺功能与健康状况。①β_2 受体激动剂:主要有沙丁胺醇和特布他林等,为短效定量雾化吸入剂,数分钟内起效,15~30min 达到峰值,疗效持续 4~5h,每次剂量 100~200μg(每喷100μg),24h 内不超过 8~12 喷。主要用于缓解症状,按需使用。福莫特罗(formoterol)为长效定量吸入剂,作用持续 12h 以上,较短效 β_2 受体激动剂更有效且使用方便,吸入福莫特罗后 1~3min 起效,常用剂量为 4.5~9μg,每日 2 次。茚达特罗(indacaterol)是一种新型长效 β_2 受体激动剂,2012 年 7 月已在我国批准上市,该药起效快,支气管舒张作用长达 24h,每日 1 次吸入 150 或 300μg 可以明显改善肺功能和呼吸困难症状。②抗胆碱药:短效制剂有异丙托溴铵(ipratropium)气雾剂,定量吸入,起效较沙丁胺醇等短效 β_2 受体激动剂慢,但其持续时间长,30~90min 达最大效果,可维持 6~8h,使用剂量为 40~80μg(每喷 20μg),每日 3~4 次,不良反应小。噻托溴铵(tiotropium)是长效抗胆碱药,可以选择性作用于 M_1 和 M_2 受体,作用长达 24h 以上,吸入剂量为 18μg,每日 1 次。③茶碱类药物:茶碱缓释或控释片,0.2g,每 12h 1 次;氨茶碱 0.1g,每日 3 次。

(2)激素:对高风险 COPD 患者(C 组和 D 组患者),长期吸入激素与长效 β_2 受体激动剂的联合制剂可增加运动耐量、减少急性加重发作频率、提高生活质量。目前常用剂型有氟地卡松/沙美特罗、布地奈德/福莫特罗。不推荐对 COPD 患者采用长期口服激素及单一吸入激素治疗。

(3)祛痰药:常用药物有盐酸氨溴索 30mg,每日 3 次,N—乙酰半胱氨酸 0.2g,每日 3 次,或羧甲司坦 0.5g,每日 3 次。

(4)中医治疗:某些中药具有祛痰、支气管舒张和免疫调节等作用,可用于 COPD 治疗。

3.氧疗　长期氧疗的目的是使患者在静息状态下达到 $PaO_2 \geqslant 60mmHg$ 和(或)使 SaO_2 升至 90%。COPD 稳定期患者进行长期家庭氧疗(LTOT),可以提高有慢性呼吸衰竭患者的生存率,对血流动力学、血液学特征、运动能力、肺生理和精神状态都会产生有益的影响。LTOT 应在极重度慢阻肺患者中应用,具体指征:①$PaO_2 \leqslant 55mmHg$ 或 $SaO_2 \leqslant 88\%$,有或无高碳酸血症。②PaO_2 为 55~60mmHg 或 $SaO_2 < 89\%$,并有肺动脉高压、心力衰竭水肿或红细胞增多症(血细胞比容 > 0.55)。LTOT 一般是经鼻导管吸入氧气,流量 1.0~2.0L/min,每日吸氧持续时间 > 15h。

4.通气支持　无创通气已广泛用于极重度慢阻肺稳定期患者。无创通气联合长期氧疗对某些患者,尤其是在日间有明显高碳酸血症的患者或许有一定益处。无创通气可以改善生存率但不能改善生命质量。慢阻肺合并阻塞性睡眠呼吸暂停综合征的患者,应用持续正压通气在改善生存率和住院率方面有明确益处。

5.康复治疗　康复治疗对进行性气流受限、严重呼吸困难而很少活动的慢阻肺患者,可以改善其活动能力,提高生命质量。康复治疗包括呼吸生理治疗、肌肉训练、营养支持、精神治疗和教育等多方面措施。

6.其他措施　①免疫调节剂:该类药物对降低 COPD 急性加重的严重程度可能具有一定作用,但尚未得到确证,不推荐作为常规使用。②疫苗:流行性感冒(流感)疫苗有灭活疫苗和减毒活疫苗,应根据每年预测的流感病毒种类制备,该疫苗可降低慢阻肺患者的严重程度和病死率,可每年接种 1 次(秋季)或 2 次(秋、冬季)。肺炎球菌疫苗含有 23 种肺炎球菌荚膜多糖,虽已用于慢阻肺患者,但尚缺乏有力的临床观察资料。

(二)COPD 急性加重期的处理

COPD 急性加重的治疗目标为最小化本次急性加重的影响,预防再次急性加重的发生。根据急性加重期的原因和病情严重程度,决定患者院外治疗或住院治疗。多数患者可以使用支气管舒张剂、激素和抗生素在院外治疗。COPD 急性加重可以预防,减少急性加重及住院次数的措施有戒烟、接种流感和肺炎疫苗、掌握吸入装置用法等与治疗有关的知识、吸入长效支气管舒张剂或联合应用吸入激素、使用 PDE—4 抑制剂。

1.院外治疗　COPD 急性加重早期、病情较轻的患者可以在院外治疗,但需注意病情变化,及时决定送医院治疗的时机。院外治疗包括适当增加以往所用支气管舒张剂的剂量及频度,单一吸入短效 β_2 受体激动剂或联合应用吸入短效 β_2 受体激动剂和短效抗胆碱药物。对较严重的病例可给予较大剂量雾化治疗数日,如沙丁胺醇 $2500\mu g$、异丙托溴铵 $500\mu g$,或沙丁胺醇 $1000\mu g$ 加用异丙托溴铵 $250 \sim 500\mu g$ 雾化吸入,每日 2~4 次。症状较重及有频繁急性加重史的患者除使用支气管舒张剂外,还可考虑口服激素,泼尼松龙 30~40mg/d,连用 10~14d,也可用激素联合 SABA 雾化吸入治疗。慢阻肺症状加重,特别是有脓性痰液时应积极给予抗生素治疗。抗生素的选择应依据患者急性加重的严重程度及常见的致病菌,结合患者所在地区致病菌及耐药菌的流行情况,选择敏感的抗生素,疗程为 5~10d。

2.住院治疗　病情严重的慢阻肺急性加重患者需要住院治疗,到医院就医或住院治疗的指征:①症状明显加重,如突然出现静息状况下呼吸困难。②重度慢阻肺。③出现新的体征或原有体征加重(如发绀、意识改变和外周水肿)。④有严重的伴随疾病(如心力衰竭或新近发生的心律失常)。⑤初始治疗方案失败。⑥高龄。⑦诊断不明确。⑧院外治疗无效或条件欠佳。COPD急性加重患者收入ICU的指征:①严重呼吸困难且对初始治疗反应不佳。②意识障碍(如嗜睡、昏迷等)。③经氧疗和无创机械通气低氧血症(PaO_2<50mmHg)仍持续或呈进行性恶化,和(或)高碳酸血症($PaCO_2$>70mmHg)无缓解甚至恶化,和(或)严重呼吸性酸中毒(pH<7.30)无缓解,甚至恶化。

(1)低流量吸氧:氧流量调节以改善患者的低氧血症、保证88%~92%氧饱和度为目标,氧疗30~60min后应进行动脉血气分析,以确定氧合满意而无二氧化碳潴留或酸中毒。

(2)抗菌药物:抗菌药物治疗的指征:①呼吸困难加重、痰量增加和脓性痰是3个必要症状。②脓性痰在内的2个必要症状。③需要有创或无创机械通气治疗。临床上应用何种类型的抗菌药物要根据当地细菌耐药情况选择,对于反复发生急性加重、严重气流受限和(或)需要机械通气的患者应进行痰培养。药物治疗途径(口服或静脉给药)取决于患者的进食能力和抗菌药物的药代动力学特点,最好给予口服治疗。呼吸困难改善和脓痰减少提示治疗有效。抗菌药物的治疗疗程为5~10d。临床上选择抗生素要考虑有无铜绿假单胞菌感染的危险因素:①近期住院史。②经常(>4次/年)或近期(近3个月内)抗菌药物应用史。③病情严重(FEV_1占预计值%<30%)。④应用口服类固醇激素(近2周服用泼尼松>10mg/d)。

初始抗菌治疗的建议:①对无铜绿假单胞菌危险因素者,主要依据急性加重严重程度、当地耐药状况、费用和潜在的依从性选择药物,病情较轻者推荐使用青霉素、阿莫西林加或不加用克拉维酸、大环内酯类、氟喹诺酮类、第1代或第2代头孢菌素类抗生素,一般可口服给药,病情较重者可用β—内酰胺类/酶抑制剂、第2代头孢菌素类、氟喹诺酮类和第3代头孢菌素类。②有铜绿假单胞菌危险因素者如能口服,则可选用环丙沙星,需要静脉用药时可选择环丙沙星、抗铜绿假单胞菌的β—内酰胺类,不加或加用酶抑制剂,同时可加用氨基糖苷类药物。③应根据患者病情的严重程度和临床状况是否稳定选择使用口服或静脉用药,静脉用药3d以上,如病情稳定可以改为口服。

(3)支气管舒张剂:药物同稳定期。短效支气管舒张剂雾化吸入治疗较适用于慢阻肺急性加重期的治疗,对于病情较严重者可考虑静脉滴注茶碱类药物。联合用药的支气管舒张作用更强。

(4)激素:住院的慢阻肺急性加重患者宜在应用支气管舒张剂基础上,口服或静脉滴注激素,激素剂量要权衡疗效及安全性,建议口服泼尼松30~40mg/d,连续用10~14d后停药,对个别患者视情况逐渐减量停药;也可以静脉给予甲泼尼龙40~80mg,每日1次,3~5d后改为口服。

(5)辅助治疗:在监测出入量和血电解质的情况下适当补充液体和电解质,注意维持液体和电解质平衡,注意补充营养,对不能进食者需经胃肠补充要素饮食或给予静脉高营养;对卧床、红细胞增多症或脱水的患者,无论是否有血栓栓塞性疾病史,均需考虑使用肝素或低分子肝素抗凝治疗。此外,还应注意痰液引流,积极排痰治疗(如刺激咳嗽、叩击胸部、体位引流和湿化气道等),识别及治疗合并症(如冠心病、糖尿病和高血压等)及其并发症(如休克、弥散性血管内凝血和上消化道出血等)。

(6)机械通气:可通过无创或有创方式实施机械通气,在此条件下,通过药物治疗消除慢阻肺急性加重的原因,使急性呼吸衰竭得到逆转。进行机械通气的患者应有动脉血气监测。

1)无创通气:COPD 急性加重期患者应用无创通气可降低 $PaCO_2$,降低呼吸频率、呼吸困难程度,减少呼吸机相关肺炎等并发症和住院时间,更重要的是降低病死率和插管率。适应证:具有下列至少 1 项:①呼吸性酸中毒[动脉血 pH≤7.35 和(或)$PaCO_2$≥45mmHg]。②严重呼吸困难且具有呼吸肌疲劳或呼吸功增加的临床征象,或两者皆存在,如使用辅助呼吸肌、腹部矛盾运动或肋间隙凹陷。禁忌证(符合下列条件之一):①呼吸抑制或停止。②心血管系统功能不稳定(低血压、心律失常和心肌梗死)。③嗜睡、意识障碍或患者不合作。④易发生误吸(吞咽反射异常、严重上消化道出血)。⑤痰液黏稠或有大量气道分泌物。⑥近期曾行面部或胃食管手术。⑦头面部外伤,固有的鼻咽部异常。⑧极度肥胖。⑨严重胃肠胀气。

2)有创通气:在积极的药物和无创通气治疗后,患者的呼吸衰竭仍进行性恶化,出现危及生命的酸碱失衡和(或)意识改变时,宜用有创机械通气治疗,待病情好转后,可根据情况采用无创通气进行序贯治疗,具体应用指征:①不能耐受无创通气,或无创通气失败,或存在使用无创通气的禁忌证。②呼吸或心搏骤停。③呼吸暂停导致意识丧失或窒息。④意识模糊、镇静无效的精神运动性躁动。⑤严重误吸。⑥持续性气道分泌物排出困难。⑦心率<50 次/min 且反应迟钝。⑧严重的血流动力学不稳定,补液和血管活性药无效。⑨严重的室性心律失常。⑩危及生命的低氧血症,且患者不能耐受无创通气。在决定终末期慢阻肺患者是否使用机械通气时,还需充分考虑到病情好转的可能性,患者本人及家属的意愿,以及强化治疗条件是否许可。使用最广泛的 3 种通气模式包括同步间歇指令通气(SIMV)、压力支持通气(PSV)和 SIMV 与 PSV 联合模式。由于慢阻肺患者广泛存在内源性呼气末正压,导致吸气功耗增加和人机不协调,因此,可常规加用适度的外源性呼气末正压,压力约为内源性呼气末正压的 70%~80%。

(张梅茹)

第五节　肺血栓栓塞症

肺血栓栓塞症(pulmonary thromboembolism,PTE)为来自静脉系统或右心的血栓阻塞肺动脉或分支所致的以肺循环和呼吸功能障碍为主要临床和病理生理特征的疾病。肺栓塞(pulmonary embolism,PE)是以各种栓子阻塞肺动脉系统为其发病原因的一组疾病或临床综合征的总称,包括 PTE、脂肪栓塞综合征、羊水栓塞、空气栓塞等。PTE 为 PE 最常见的类型,通常所称的 PE 即指 PTE。PTE 常发生于右肺和下肺叶。引起 PTE 的血栓主要来源于深静脉血栓形成(deep venous thrombosis,DVT)。DVT 与 PTE 实质上为一种疾病过程在不同部位、不同阶段的表现,两者合称为静脉血栓栓塞症(venous thromboembolism,VTE)。

一、诊断要点

(一)危险因素

导致血栓形成的危险因素(包括任何可以导致静脉血液淤滞、静脉系统内皮损伤和血液高凝状态的因素)均为 PTE 的病因。这些危险因素包括原发性及获得性危险因素,原发性危险因素一般指的是血液中一些抗凝物质及纤溶物质先天性缺损,如蛋白 C 缺乏、蛋白 S 缺乏、抗凝血酶Ⅲ(ATⅢ)缺乏等,常以反复静脉血栓形成和栓塞为主要临床表现。获得性危险因素临床常见有:高龄、长期卧床、长时间旅行、动脉疾病(含颈动脉及冠状动脉病变)、近期手术史、创伤或活动受限如脑卒中、肥胖、真性红细胞增多症、管状石膏固定患肢、VTE病史、急性感染、抗磷脂抗体综合征、恶性肿瘤、妊娠、口服避孕药或激素替代治疗等。心血管有创诊疗技术的广泛开展，也增加了PTE的发生。重视上述危险因素将有助于对PTE的早期识别。

(二)临床表现特点

PTE症状多样，缺乏特异性，可从无症状，到血流动力学不稳定，甚或猝死。常见症状有：①不明原因的呼吸困难及气促，尤以活动后明显，为PTE最常见症状。②胸痛，包括胸膜炎性胸痛及心绞痛样胸痛。③晕厥，可为PTE首发或唯一的临床症状。④咯血，常为少量咯血，大咯血少见。⑤烦躁不安、惊恐甚至濒死感。⑥咳嗽、心悸等。各病例可出现以上症状的不同组合。临床上有时出现所谓"三联征"，即同时出现呼吸困难、胸痛及咯血，但仅见于20%的患者。

常见体征有：①呼吸系统：呼吸急促最常见；发绀；肺部有时可闻及哮鸣音和(或)细湿啰音；合并肺不张和胸腔积液时出现相应的体征。②循环系统：心动过速，主要表现为窦性心动过速，也可发生房速、房颤/房扑或室性心律失常；多数患者血压可无明显变化，大面积PTE可有血压下降，甚至休克；颈静脉充盈、怒张，或搏动增强；肺动脉瓣区第二心音亢进或分裂，三尖瓣可闻收缩期杂音。③其他：可伴发热，多为低热。

DVT的症状与体征：下肢DVT的主要表现为患肢肿胀、周径增粗、疼痛或压痛、皮肤色素沉着，行走后患肢易疲劳或肿胀加重。但半数以上的下肢DVT患者无自觉症状和明显体征。应测量双侧下肢的周径来评价其差别，进行大、小腿周径的测量点分别为髌骨上缘以上15cm处，髌骨下缘以下10cm处。双侧相差>1cm即考虑有临床意义。

(三)PTE的诊断程序

PTE的临床表现多样，有时隐匿，缺乏特异性，确诊需特殊检查。检出PTE的关键是提高诊断意识。PTE诊断程序一般包括疑诊、确诊、求因3个步骤。

1.根据临床情况疑诊PTE(疑诊)　如患者出现上述临床表现特点，尤其是存在危险因素的病例出现不明原因的呼吸困难、胸痛、晕厥、休克，或伴有单侧或双侧不对称性下肢肿胀、疼痛等，应进行如下检查。

(1)血浆D-二聚体(D-dimer)：敏感性高而特异性差。急性PTE时常>500μg/L,若<500μg/L有重要的排除诊断价值。

(2)动脉血气分析：常表现为低氧血症、低碳酸血症，肺泡-动脉血氧分压差$P_{(A-a)}O_2$增加(>15mmHg)。

(3)心电图：常见的ECG改变是电轴右偏；肺型P波；$S_IQ_{III}T_{III}$(Ⅰ导联S波变深，S波>1.5mm，Ⅲ导联有Q波和T波倒置)；右心前区导联及Ⅱ、Ⅲ、aVF导联T波倒置；RBBB等。

(4)X线胸片：可显示：①肺动脉阻塞征：区域性肺血管纹理纤细、稀疏或消失，肺野透亮度增加。②肺动脉高压征及右心扩大征：右下肺动脉干增宽或伴截断征，肺动脉段膨隆以及右心室扩大。③肺组织继发改变：肺野局部片状阴影，尖端指向肺门的楔形阴影，肺不张或膨胀不全，肺不张侧可见膈肌抬高，有时合并胸腔积液。

(5)超声心动图：对提示PTE和除外其他心血管疾病以及进行急性PTE危险度分层有重要价值。对于严重的PTE病例，可以发现右心室功能障碍(right ventricular dysfunction, RVD)的一些表现，可提示或高度怀疑PTE。若在右房或右室发现血栓，同时患者临床表现符合PTE，可作出诊断。偶可因发现肺动脉近端的血栓而直接确诊。超声心动图检查符合下述两项指标即可诊断 RVD：①右心室扩张。②右心室壁运动幅度降低。③下腔静脉扩张，吸气时不萎陷。④三尖瓣反流压差＞30mmHg。

（6）下肢深静脉超声检查：为诊断 DVT 最简便的方法。

2. 对疑诊病例进一步明确诊断（确诊）　在临床表现和初步检查提示 PTE 的情况下，应安排 PTE 的确诊检查，包括以下 4 项，其中 1 项阳性即可明确诊断。

（1）螺旋 CT：是目前最常用的 PTE 确诊手段。对怀疑 PTE 患者行 CT 肺动脉造影（CT-PA），能够准确发现段以上肺动脉内的血栓。①直接征象：肺动脉内的低密度充盈缺损，部分或完全包围在不透光的血流之间（轨道征），或者呈完全充盈缺损，远端血管不显影。②间接征象：肺野楔形密度增高影，条带状高密度区或盘状肺不张，中心肺动脉扩张及远端血管分支减少或消失。

（2）放射性核素肺通气/血流灌注（V/Q）显像：典型征象是呈肺段分布的肺血流灌注缺损，并与通气显像不匹配。高度可能的征象为至少两个或更多肺段的局部灌注缺损，而该部位通气良好或 X 线胸片无异常。V/Q 显像对于远端 PTE 诊断价值更高，且可用于肾功能不全和碘造影剂过敏患者。新近开展的 V/Q 断层显像（V/Q SPECT）诊断 PTE 的准确性更高。

（3）磁共振显像（MRI）：MRI 肺动脉造影（MRPA）可以直接显示肺动脉内的栓子及 PTE 所致的低灌注区，可确诊 PTE。

（4）肺动脉造影：为诊断 PTE 的经典与参比方法，属于有创性检查，不作为 PTE 诊断的常规检查方法。其影像特点为：血管腔内充盈缺损，肺动脉截断，栓塞区域血流减少及肺动脉分支充盈及排空延迟。肺动脉造影可显示直径 1.5mm 的血管栓塞。

3. 寻找 PTE 的成因和危险因素（求因）　对某一病例只要疑诊 PTE，无论其是否有 DVT 症状，均应进行体检，并行下肢深静脉检查（包括下肢深静脉血管超声多普勒检查、放射性核素下肢深静脉造影、CT 静脉造影、MRI 静脉造影、肢体阻抗容积图等），以帮助明确是否存在 DVT 及栓子的来源。同时要注意患者有无易栓倾向，尤其是对于年龄＜40 岁，复发性 PTE 或有突出 VTE 家族史的患者，应考虑易栓症的可能性，应做易栓症方面的相关检查。对不明原因的 PTE 患者，应对隐源性肿瘤进行筛查。

（四）急性 PTE 的危险分层

1. 高危（大面积）PTE　定义为存在血流动力学障碍或伴有低血压状态。临床上以休克和低血压为主要表现，即收缩压＜90mmHg，或较基础值下降幅度≥40mmHg，持续 15min 以上或需要血管活性药物维持。须除外新发生的心律失常、低血容量或感染中毒症等其他原因所致的血压下降。2011 年 AHA 补充了无脉或持续心动过缓（心率＜40 次/min 伴有休克症状或体征）。此型患者病情变化快，预后差，临床病死率＞15%。

2. 中危（次大面积）PTE　定义为血流动力学稳定，但存在右心功能不全和（或）心肌损伤。右心功能不全的诊断标准：临床上出现右心功能不全的表现，超声心动图检查提示存在 RVD，或脑钠肽（BNP）升高（＞90pg/mL）或 N 末端脑钠肽前体（NT－proBNP）升高（＞500pg/mL）。心肌损伤：心电图 ST 段升高或压低，或 T 波倒置；肌钙蛋白 I（cTNI）升高（＞0.4ng/mL）或肌钙蛋白 T（cTNT）升高（＞0.1ng/mL）。此型患者可能出现病情恶化，临床病死率 3%～15%，需密切监测病情变化。

3. 低危（非大面积）PTE　定义为血流动力学稳定，无右心功能不全和心肌损伤。临床病死率<1%。

（五）鉴别诊断

由于PTE的症状和体征均缺乏特异性,还可同时见于其他多种疾病,故人们常称PTE为具有多种临床表现的潜在致死性疾病,因此PTE应与下述常见疾病进行鉴别:冠心病、急性冠脉综合征、心肌炎、肺炎、胸膜炎、主动脉夹层、支气管哮喘、肺不张、慢性阻塞性肺气肿、原发性肺动脉高压及急性呼吸窘迫综合征（ARDS）等疾病进行鉴别。在临床实践过程中,如熟知PTE的临床表现特点,并将PTE作为鉴别诊断的主要考虑内容,就会大大减少PTE的误诊率及漏诊率。

二、治疗要点

（一）一般性治疗与呼吸循环支持治疗

包括:①密切监测呼吸、血压、心率、心电图及血气等变化。②绝对卧床休息2~3周,保持大便通畅,以防血栓脱落。③对症治疗:如胸痛、烦躁给予吗啡;缺氧予以吸氧;休克应用多巴胺、多巴酚丁胺、去甲肾上腺素等;心力衰竭按心力衰竭治疗等。

（二）溶栓治疗

溶栓治疗是高危PTE患者的一线治疗方案。对于高危PTE患者,只要不存在溶栓治疗绝对禁忌证,均应给予静脉溶栓治疗;对于部分中危PTE患者,若无禁忌证可考虑溶栓,但其溶栓适应证仍有待确定;对于低危PTE患者,不建议行溶栓治疗。溶栓的时间窗为PTE症状发生后14d内,但越早越好。溶栓治疗主要并发症为出血。最严重的是颅内出血,发生率1%~2%,近半数死亡。用药前应充分评估出血的危险性,必要时应配血,做好输血准备。溶栓前宜留置外周静脉套管针,以方便溶栓中取血监测,避免反复穿刺血管。

1.溶栓禁忌证

（1）溶栓治疗绝对禁忌证有活动性内出血和近期（14d内）自发性颅内出血。

（2）溶栓治疗相对禁忌证有:10d内胃肠道出血;15d内严重创伤;2周内大手术、分娩、器官活检或不能压迫止血部位的血管穿刺;1个月内神经外科或眼科手术;未控制的高血压≥180/110mmHg;创伤性心肺复苏;感染性心内膜炎（SBE）;心包炎或心包积液;严重肝、肾功能不全;妊娠、分娩期;出血性疾病,血小板计数<100×10⁹/L;抗凝过程中（如正在用华法林）;糖尿病出血性视网膜病变;3个月内的缺血性脑卒中;高龄（>75岁）等。对于致命性大面积PTE,上述绝对禁忌证亦应被视为相对禁忌证。

2.国内常用溶栓药物及治疗方案

（1）重组组织型纤溶酶原激活剂（rt-PA）:首选药物。用法:rt-PA50mg（国外常用100mg）加入注射用水100mL,持续静滴2h。

（2）尿激酶:①尿激酶2h方案:2万IU/kg加入生理盐水100mL中持续静滴2h。②尿激酶12h方案:负荷量4400IU/kg,加生理盐水20mL,静注10min,随后2200IU/（kg·h）,加入生理盐水250~500mL持续静滴12h。

（三）抗凝治疗

抗凝疗法为PTE和DVT的基本治疗方法,可有效防止血栓再形成和复发,同时可使自身纤溶机制溶解已存在的血栓,有效阻止静脉血栓的进展。当临床疑诊PTE时,若无禁忌证,即应开始抗凝治疗。常用的抗凝药物有普通肝素（UFH）、低分子肝素（LMWH）、磺达肝癸钠及华法林等。在治疗初期先用普通肝素或低分子肝素,然后以华法林维持治疗。

使用尿激酶溶栓期间不同时使用肝素治疗;但以 rt－PA 溶栓时,在 rt－PA 注射结束后即可使用肝素治疗。溶栓治疗结束后,应每 2～4h 测定一次活化部分凝血活酶时间(APTT),当其水平降至正常值的 2 倍时,即应开始规范的肝素治疗。

抗凝治疗前应测定基础 APTT、凝血酶原时间(PT)及血常规(含血小板计数、血红蛋白),评估是否存在抗凝的禁忌证。

1.抗凝治疗绝对禁忌证　①脑出血、消化系统出血急性期。②恶性肿瘤。③动静脉畸形。

2.抗凝治疗相对禁忌证　①既往有出血性疾病。②血压未控制≥180/110mmHg。③2周内的大手术、创伤、活组织检查。④产后。⑤严重肝、肾功能不全。

3.抗凝药物用法

(1)普通肝素(UFH):首剂负荷量 80U/kg(3000～5000U)静脉注射,随后以 18U/(kg·h)持续静脉滴注。在开始治疗后的最初 24h 内每 4～6h 测定 APTT,依 APTT 来调整肝素的用量,尽快使 APTT 达到并维持于正常值的 1.5～2.5 倍,达到稳定治疗水平后改为每日测定 APTT 1 次。肝素亦可用皮下注射方式给药,一般先予静注负荷量 3000～5000U,然后按 250U/kg 剂量每 12h 皮下注射 1 次。调节注射剂量,使注射后 6～8h 的 APTT 达到治疗水平。肝素一般用 7～10d。因可能引起肝素诱导的血小板减少症(HIT),在使用 UFH 时,第 1 周每 1～2d、第 2 周起每 3～4d 必须复查血小板计数 1 次,以防出现肝素诱导的血小板减少症(HIT)。如出现血小板迅速或持续降低达 30% 以上,或血小板计数<$100×10^9$/L,应停用 UFH,一般在肝素停用后 10d 左右,血小板可逐渐恢复。在应用肝素过程中如发生大出血,可用全量鱼精蛋白对抗,即 1mg 鱼精蛋白对抗 100IU 肝素。

(2)低分子肝素(LMWH):LMWH 具有生物利用度好、无须检测 APTT 和调整剂量、HIT 发生率低、安全等优点。国内常用的 LMWH 有:达肝素(法安明,100U/kg)、依诺肝素(克赛,100U/kg)和那曲肝素(速避凝,0.01mL/kg),均为每日 2 次皮下注射,疗程 7～10d。由于 LMWH 由肾脏清除,对于肾功能不全,尤其肌酐清除率<30mL/min 者慎用,应选用 UFH 治疗。

(3)磺达肝癸钠:通过与抗凝血酶特异结合,介导对 Ⅹa 因子的抑制作用,无 HIT 作用。可用于 VTE 的初始治疗,也可替代肝素用于出现 HIT 患者的治疗。用法:5mg(体重<50kg)、7.5mg(体重 50～100kg)、10mg(体重>100kg)皮下注射,每日 1 次。

(4)华法林:在肝素/磺达肝癸钠开始应用后的第 1d 即可加用口服抗凝剂华法林,初始剂量为 3.0～5.0mg/d。由于华法林需要数天才能发挥全部作用,因此与肝素(或 LMWH)需至少重叠应用 5d,当国际标准化比值(INR)达到 2.5(2.0～3.0)时,或 PT 延长至正常值的 1.5～2.5 倍时,持续至少 24h,方可停用肝素,单用华法林抗凝治疗。华法林抗凝目标 INR 范围在 2.0～3.0 之间。初始服用华法林因 INR 未达标,故需每日监测 INR,达标后开始 2 周监测 2～3 次,以后如 INR 趋于稳定,则每周测 1 次,以后半月查 1 次 INR,如 INR 均趋于稳定可 4 周查 1 次 INR。妊娠期禁用华法林,可用 UFH 或 LMWH 治疗。产后和哺乳期妇女可用华法林。华法林的主要并发症是出血,可用维生素 K 拮抗。

抗凝治疗的持续时间因人而异,一般口服华法林的疗程至少为 3 个月。部分病例的危险因素短期可以消除,如服雌激素或临时制动,疗程可能为 3 个月即可;对于栓子来源不明的首发病例,需至少 6 个月;对复发性 VTE、或危险因素长期存在者,如合并恶性肿瘤或复发性静脉血栓栓塞症,并发肺心病或肺动脉高压者需长期(1 年以上)或终生抗凝治疗。

新型抗凝血药物包括直接凝血酶抑制剂阿加曲班(argatroban)、达吡加群酯(dabigatran)以及直接 Xa 因子抑制剂利伐沙班(rivaroxaban)、阿派沙班(apixaban)等。

（四）其他治疗方法

1. 肺动脉导管碎解和抽吸血栓　　对于肺动脉主干或主要分支的高危 PTE,存在以下情况:①溶栓治疗禁忌。②经溶栓或积极的内科治疗无效。③或在溶栓起效前(在数小时内)很可能会发生致死性休克。若有条件,可采用导管辅助去除血栓(导管碎解和抽吸肺动脉内巨大血栓),一般局部小剂量溶栓和机械碎栓联合应用。

2. 肺动脉血栓摘除术　　仅适用于经积极的内科治疗或导管介入治疗无效的紧急情况,如致命性肺动脉主干或主要分支堵塞的高危 PTE,有溶栓治疗禁忌证,或在溶栓起效前(在数小时内)很可能会发生致死性休克。但手术风险大,需较高的技术条件。

3. 放置腔静脉滤器　　下腔深静脉血栓为 PTE 重要的血栓来源,为防止血栓脱落及 PTE 再发,在下肢放置下腔静脉滤器。因滤器只能预防 PTE 复发,并不能治疗深静脉血栓形成,因此需严格掌握适应证,其适应证为:①下肢近端静脉血栓,但抗凝治疗禁忌或抗凝治疗出现并发症者。②下肢近端静脉大块血栓溶栓治疗前。③经充分抗凝治疗后 PTE 复发者。④伴有血流动力学不稳定的大块 PTE。⑤行导管介入治疗或肺动脉血栓剥脱术者。⑥伴严重肺动脉高压或肺源性心脏病患者。研究表明,植入永久型滤器后能减少 PTE 的发生,但并发症发生率较高。早期滤器植入部位血栓形成的发生率为 10%,晚期 DVT 发生率约 20%,5 年闭塞率约 22%,9 年闭塞率约 33%。为避免腔静脉滤器长期留置体内带来的血栓并发症,可选择植入可回收滤器,能有效预防 PTE 再发。待下肢静脉血栓消失或无血栓脱落风险时,可考虑在 12~14d 内将腔静脉滤器回收取出。

（五）慢性血栓栓塞性肺动脉高压(CTEPH)的治疗

CTEPH 为肺动脉内反复栓塞及血栓形成致肺血管阻力增加,表现为栓塞性肺动脉高压及右心功能不全。发病多隐匿、缓慢。内科以口服华法林治疗为主。有指征时可行肺动脉血栓内膜剥脱术,或放置下腔静脉滤器。必要时行肺移植术。

（张梅茹）

第六节　肺性脑病

肺性脑病(pulmonary encephalopathy)是由慢性胸肺疾病伴有呼吸衰竭,出现缺氧与二氧化碳(CO_2)潴留而引起以精神及神经系统症候群为主要表现的一种综合征。突出表现为严重呼吸性酸中毒、自主呼吸减弱及中枢神经系统功能障碍的精神神经症状。

肺性脑病是我国独特应用的疾病诊断名同,相当于国际文献所称的"二氧化碳麻醉(carbon dioxide narcosis)",主要病因是由于严重的 CO_2 潴留。其发病机制尚未完全阐明,但目前认为低氧血症、CO_2 潴留和酸中毒 3 个因素共同损伤脑血管和脑细胞是最根本的发病机制。

一、诊断要点

1.病因与诱因　慢性肺心病为肺性脑病的主要基础病因。常见诱因有：①急性呼吸道与肺部感染，严重支气管痉挛，气道内痰液阻塞，使原已受损的肺通气功能进一步下降致体内 CO_2 潴留。②医源性因素，如镇静剂应用不当，高浓度吸氧，导致呼吸抑制而加重 CO_2 麻醉状态；不适当应用脱水剂及利尿剂，致痰液黏稠而加重气道阻塞。③慢性阻塞性肺疾病伴有右心衰竭时，由于脑血流量减少，加重脑缺氧及脑代谢功能紊乱。

2.临床表现特点

(1)基础疾病的表现：有慢性胸肺疾病伴有呼吸衰竭的表现。

(2) CO_2 潴留的神经系统表现：症状与 $PaCO_2$ 上升的速度及 pH 下降程度密切相关。早期轻症患者有头痛、头胀、烦躁、恶心呕吐，视力、记忆力和判断力减退；睡眠规律改变(白天嗜睡不醒，夜间失眠、惊醒)；继之有神志恍惚、谵语、幻觉、精神错乱、抓空摸床、无意识动作和抽搐、扑翼样震颤，逐渐出现昏迷，眼底视神经乳头水肿，眼球突出，球结合膜充血水肿，出现锥体束征，对各种刺激无反应，脑疝形成等。

(3)缺氧的神经系统表现：可引起注意力不集中、定向力减退、头痛、兴奋，继而烦躁、谵妄、肌肉抽搐，神经肌腱反射亢进；中枢神经系统受抑制，伴有神志恍惚、昏迷。

(4)血气分析：示 $PCO_2 > 70mmHg$，pH 常 < 7.25。

3.临床分型与分级

(1)临床分型：根据其神经精神症状，可将肺性脑病分为 3 型：①抑制型：以神志淡漠、嗜睡、昏迷等中枢神经抑制状态为主。②兴奋型：以烦躁不安、谵妄、多语等神经兴奋症状为主。③不定型：抑制与兴奋症状交替出现。

(2)临床分级：①轻型：神志恍惚、淡漠、嗜睡、精神异常或兴奋、多语而无神经系统异常体征者。②中型：浅昏迷、谵妄、躁动，肌肉轻度抽动或语无伦次，对各种刺激反应迟钝、瞳孔对光反应迟钝而无上消化道出血或 DIC 等并发症。③重型：昏迷或出现癫痫样抽搐，对各种刺激无反应、反射消失或出现病理性神经体征；可合并上消化道出血、DIC 或休克。

4.诊断注意事项　对慢性胸肺疾病，临床病程中出现神经精神症状时，首先应考虑肺性脑病。但出现精神障碍的神经症状者并不全是肺性脑病，临床极易混淆，故应注意与感染中毒性脑病、严重电解质紊乱、脑出血、DIC、脑动脉硬化、单纯性碱中毒等相鉴别。一律或盲目按肺性脑病处理，必然会造成严重后果。

二、治疗要点

1.正确氧疗　氧疗目标是使 SaO_2 上升至 90％以上或 $PaO_2 > 60mmHg$，同时不使 PaO_2 上升 $> 10mmHg$ 或 $pH < 7.25$。若氧疗方法和给氧浓度掌握不当，会导致病情加重，甚至危及生命。肺性脑病因呼吸性酸中毒，有严重高碳酸血症，呼吸中枢对 CO_2 刺激不敏感，此时靠低氧刺激颈动脉窦及主动脉弓的化学感受器以兴奋呼吸。若突然吸入高浓度氧，则可使上述化学感受器不敏感，反而致使呼吸抑制，通气量减少，CO_2 潴留更多，加重呼吸衰竭和肺性脑病病情。因此，对未行机械通气的患者给氧原则仍以持续性、低浓度、低流量为准。一般吸氧浓度为 28％～30％，氧流量为 1～2L/min。

2.保持呼吸道通畅、增加通气量、改善 CO_2 潴留　积极改善通气，纠正缺 O_2 和 CO_2 潴留是抢救肺性脑病的关键性措施。

(1)清除痰液:①痰液黏稠者:可用祛痰剂如溴己新(必嗽平)8mg,每日 3 次;氨溴索 30mg,每日 3 次;鲜竹沥液 10～20mL,每日 3 次;10％氯化铵 10mL,每日 3 次;棕色合剂 10mL,每日 3 次。氨溴索静脉、肌内及皮下注射,成人每次 15mg,每日 2 次;亦可加入液体中静滴。②无效或积痰干结者:可用药物雾化吸入或超声热蒸气雾化吸入治疗。③咳痰无力者:可采用翻身、拍背、体位引流等措施帮助排痰。必要时可在给氧情况下,通过纤支镜吸引气管、支气管内的分泌物。

(2)解除支气管痉挛:以茶碱类、皮质激素和 β_2 受体兴奋剂最常用。①氨茶碱:0.1～0.2g每日 3 次口服;或用 0.125～0.25g 加入 25％葡萄糖液 20mL 中缓慢静注。注射速度≤0.25mg/(kg·min),静脉滴注维持量为 0.6～0.8mg/(kg·h),日注射量一般≤1.0g。②皮质激素可用甲泼尼龙 80～160mg 或氢化可的松 300～500mg 加入液体中静滴。③β_2 受体兴奋剂:常用的有沙丁胺醇(舒喘灵)、特布他林(喘康速)、福莫特罗等,可酌情选用。

(3)呼吸兴奋剂的应用:呼吸兴奋剂可刺激呼吸中枢或主动脉弓、颈动脉窦化学感受器,在气道通畅的前提下提高通气量,从而纠正缺氧和促进 CO_2 的排出,减轻 CO_2 潴留,尚能使患者暂时清醒,有利于咳痰、排痰。其应用原则是:①必须保持气道通畅,否则会促发呼吸肌疲劳,加重 CO_2 潴留。②脑缺氧或脑水肿未纠正而出现频繁抽搐者慎用。③患者的呼吸肌功能基本正常。④若停用呼吸兴奋剂最好逐渐减量或延长给药间隔,使患者呼吸中枢兴奋性逐步恢复,不可突然停药。⑤应严格掌握呼吸兴奋剂的适应证:它常用于慢性阻塞性肺病伴有呼吸中枢敏感性降低,或应用镇静催眠药、氧疗使低氧刺激消失后引起的呼吸抑制,或肺性脑病氧疗过程中以及机械呼吸撤离前后配合应用;对以肺换气功能障碍为主所导致的呼衰患者不宜使用。既往常用尼可刹米、洛贝林,用量过大可引起不良反应,现已基本不用。取而代之的有多沙普仑(doxapram),常用 20～50mg 加入液体中静滴,该药对镇静催眠药过量引起的呼吸抑制和 COPD 并发急性呼吸衰竭有显著的呼吸兴奋效果。

纳洛酮是阿片受体阻断剂,有兴奋呼吸中枢作用,可行肌肉或静脉注射,每次 0.4～0.8mg,静脉滴注 1.2～2.8mg 加入 5％葡萄糖液 250mL 中静脉滴注。

3.控制感染 控制感染是缓解肺性脑病病情发展和降低病死率的重要环节。抗感染治疗抗生素的选择参见本章第四节"慢性阻塞性肺疾病"。

4.其他治疗

(1)脑水肿的治疗:对重症者可以采取轻度或中度脱水,并以缓慢的或中等速度利尿为宜,再辅以冰帽、降温等物理措施。常用制剂为 20％甘露醇 1～2g/kg,快速静滴,每日 1～2次。也可使用 β—七叶皂苷钠 5～10mg 静注,每日 1～2 次,或 20mg/d 加入液体中静滴。肾上腺皮质激素对缺氧所致的脑水肿也有良好的作用。

(2)镇静剂的应用:对肺性脑病患者的谵妄、狂躁不安和精神症状,在排除代谢性碱中毒后,应着重改善肺泡通气,避免用能加重呼吸抑制的镇静剂,如吗啡、哌替啶、巴比妥类药物、氯丙嗪等,必要时可用东莨菪碱 0.3～0.6mg 肌注,或地西泮 10mg 肌注。亦可用中成药醒脑静注射液(安宫牛黄注射液)2～4mL 肌注。

(3)脑细胞代谢与保护剂的应用:如细胞色素 C、辅酶 A、ATP、胞磷胆碱、脑活素、纳洛酮等。

(张梅茹)

第七节　呼吸衰竭

呼吸衰竭(respiratory failure)是指各种原因引起的肺通气(肺泡气与外界气体交换)和(或)肺换气(肺泡气与血液之间气体交换)功能严重障碍,以致在静息状态下亦不能维持足够的气体交换,导致低氧血症伴(或不伴)高碳酸血症,进而引起一系列病理生理改变和相应临床表现的综合征。其诊断依赖于动脉血气分析:在海平面、静息状态、呼吸空气的条件下,动脉血氧分压(PaO_2)<60mmHg,伴或不伴有动脉血二氧化碳分压($PaCO_2$)>50mmHg,并排除心内解剖分流和原发于心排血量降低等因素。

根据起病缓急,呼吸衰竭可分为:①急性呼吸衰竭:由于某些突发的致病因素,如严重肺疾病、创伤、休克、电击、溺水、急性气道阻塞等,使肺通气和(或)换气功能迅速出现严重障碍,在短时间内发生呼吸衰竭,因机体不能很快代偿,若不及时抢救,会危及患者生命。②慢性呼吸衰竭:多继发于慢性阻塞性肺疾病(COPD)、肺结核、间质性肺疾病、神经肌肉病变等,造成呼吸功能的损害逐渐加重,经过较长时间发展为呼吸衰竭。早期虽有低氧血症或伴高碳酸血症,但机体通过代偿适应,生理功能障碍和代谢紊乱较轻,pH 在正常范围。另一种临床较常见的情况是在慢性呼吸衰竭的基础上,因合并呼吸系统感染、气道痉挛或并发气胸等情况,病情急性加重,在短时间内出现 PaO_2 显著下降和 $PaCO_2$ 显著增高,称为慢性呼吸衰竭急性加重,其病理生理改变和临床情况兼有急性呼吸衰竭的特点。

按照动脉血气分析,呼吸衰竭可分为:①Ⅰ型呼吸衰竭:即低氧性呼吸衰竭。PaO_2<60mmHg,$PaCO_2$ 正常或低于正常。主要见于肺换气功能障碍(通气/血流比例失调、弥散功能损害、肺动-静脉分流等),如严重肺部感染性疾病、间质性肺疾病、急性肺栓塞等。②Ⅱ型呼吸衰竭:即高碳酸性呼吸衰竭。PaO_2<60mmHg,$PaCO_2$>50mmHg。系肺泡通气不足所致。单纯通气不足,低氧血症和高碳酸血症的程度是平行的,若伴有换气功能障碍,则低氧血症更为严重,如 COPD。

按照发病机制可分为通气性呼吸衰竭和换气性呼吸衰竭,也分为泵衰竭(pump failure)和肺衰竭(lung failure):①泵衰竭:驱动或调控呼吸运动的中枢神经系统、外周神经系统、神经肌肉组织(包括神经-肌肉接头和呼吸肌)以及胸廓统称为呼吸泵,这些部位的功能障碍引起的呼吸衰竭称为泵衰竭。通常泵衰竭主要引起通气功能障碍,表现为Ⅱ型呼吸衰竭。②肺衰竭:气道阻塞、肺组织和肺血管疾病引起的呼吸衰竭称为肺衰竭。肺实质和肺血管疾病常引起换气功能障碍,表现为Ⅰ型呼吸衰竭。严重的气道阻塞性疾病如 COPD 影响通气功能,造成Ⅱ型呼吸衰竭。

一、诊断要点

呼吸衰竭的确诊主要靠动脉血气分析。其临床表现因原发病的影响而有很大差异,但均以缺氧和(或)CO_2 潴留为基本表现,出现典型的症状和体征。

1.临床表现特点

(1)呼吸困难:是呼吸衰竭最早出现的症状。患者主观感到空气不足,客观表现为呼吸用力,伴有呼吸频率、深度与节律的改变。辅助呼吸肌多参与呼吸运动,出现点头或提肩呼吸。有时可见鼻翼扇动、端坐呼吸。上呼吸道疾病常表现为吸气性呼吸困难,可有三凹征。呼气性呼吸困难多见于下呼吸道不完全阻塞如支气管哮喘等。胸廓疾病、重症肺炎等表现为混合性呼吸困难。呼吸肌疲劳时会出现呼吸浅快、腹式反常呼吸,如吸气时,腹壁内陷。呼吸衰竭并不一定有呼吸困难,如镇静药中毒,呼吸匀缓、表情淡漠或昏睡。

(2)发绀:是缺氧的典型体征,表现为耳垂、口唇、口腔黏膜、指甲呈现青紫色的现象。但应注意,因发绀是由血液中还原血红蛋白的绝对值增多引起,故重度贫血患者即使有缺氧也并不一定有发绀;而红细胞增多者发绀更明显。

(3)神经精神症状:急性呼吸衰竭的神经精神症状较慢性明显。急性严重缺氧可出现谵妄、抽搐、昏迷。慢性者则可有注意力不集中、智力或定向功能障碍。CO_2 潴留出现头痛、肌肉不自主的抽动或扑翼样震颤,以及中枢抑制之前的兴奋症状如失眠、睡眠习惯的改变、烦躁等,后者常是呼吸衰竭的早期表现。

(4)循环系统症状:缺氧和 CO_2 潴留均可导致心率增快、血压升高。严重缺氧可出现各种类型的心律失常,甚至心脏停搏。CO_2 潴留可引起表浅毛细血管和静脉扩张,表现为多汗、球结膜充血和水肿、颈静脉充盈等。长期缺氧引起肺动脉高压、慢性肺心病、右心衰竭,出现相应体征。

(5)其他脏器的功能障碍:严重缺氧和 CO_2 潴留可导致肝肾功能障碍。临床出现黄疸、肝功能异常、上消化道出血;血尿素氮、肌酐增高,尿中出现蛋白、管型等。

(6)酸碱失衡和水、电解质紊乱:因缺氧而通气过度可发生呼吸性碱中毒。CO_2 潴留则表现为呼吸性酸中毒。严重缺氧多伴有代谢性酸中毒及电解质紊乱。

2.血气分析　呼吸衰竭时,$PaO_2 < 60mmHg$,和(或)$PaCO_2 > 50mmHg$。

二、治疗要点

呼吸衰竭总的治疗原则是:加强呼吸支持,包括保持呼吸道通畅、纠正缺氧和改善通气等;呼吸衰竭病因和诱因治疗;加强一般支持治疗和对其他重要脏器功能的监测与支持。

(一)急性呼吸衰竭的治疗

1.保持呼吸道通畅　对任何类型的呼吸衰竭,保持呼吸道通畅是最基本、最重要的治疗措施。保持呼吸道通畅的方法主要有:①若患者昏迷应使其处于仰卧位,头后仰,托起下颌并将口打开。②清除气道内的分泌物和异物。③必要时需及时建立人工气道。人工气道的建立一般有简便人工气道、气管插管、气管切开 3 种方法。简便人工气道主要有口咽通气道、鼻咽通气道和喉罩,是气管内导管的临时替代方式。气管插管和气管切开是重建呼吸道最为可靠的方法。若患者有支气管痉挛,应积极使用支气管扩张药。

2.氧疗　是改善缺氧的重要手段。给氧方法有:①鼻导管或鼻塞给氧:为常用吸氧工具。鼻导管经鼻孔缓慢插入,直达软腭水平(离鼻孔 8～10cm)。导管前段应有 4～6 个小孔,使氧气流分散,减少气流对黏膜的刺激,并可避免分泌物堵塞。鼻塞一端与输氧管连接,另一端塞入鼻前庭约 1cm 即可,该法较鼻导管舒服。吸入氧浓度(FiO_2)的计算可参照经验公式:FiO_2(%)$= 21 + 4 \times$氧流量(L/min)。此两种给氧方法的主要缺点是 FiO_2 不稳定,随着患者呼吸深度和频率的变化而异;高流量时对局部黏膜有刺激,氧流量不能大于 7L/min。②面罩给氧:适用于 PaO_2 明显降低,对氧流量需求较大的患者。③正压给氧:适用于主要因肺内分流量增加引起的缺氧患者。通过间歇正压通气(IPPV)、呼气末正压通气(PEEP)或持续气道正压通气(CPAP)给氧。此法不仅限于提高吸入氧浓度,而且有维持一定的肺泡通气量及改善肺换气功能作用。

3.增加通气量、改善 CO_2 潴留

(1)呼吸兴奋剂的应用:参见本章第六节"肺性脑病"。

(2)机械通气:当机体出现严重的通气和(或)换气功能障碍时,以人工辅助通气装置(有创或无创呼吸机)来改善通气和(或)换气功能,称为机械通气。呼吸衰竭时应用机械通气能维持必要的肺泡通气量,降低 $PaCO_2$;改善肺的气体交换效能;使呼吸肌得以休息,有利于恢复呼吸肌功能。急性呼吸衰竭患者昏迷逐渐加深,呼吸不规则或出现暂停,呼吸道分泌物增多,咳嗽和吞咽反射明显减弱或消失时,应行气管插管使用机械通气。机械通气过程中应根据血气分析和临床资料调整呼吸机参数。机械通气的主要并发症有:通气过度,造成呼吸性碱中毒;通气不足,加重原有的呼吸性酸中毒和低氧血症;血压下降、CO_2 下降、脉搏增快等循环功能障碍;气道压力过高或潮气量过大导致气压伤如气胸、纵隔气肿或间质性肺气肿等。

若患者具备以下基本条件,可行无创正压通气:①清醒能够合作。②血流动力学稳定。③不需要气管插管保护(即患者无误吸、严重消化道出血、气道分泌物过多且排痰不畅等情况)。④无影响使用鼻/面罩的面部创伤。⑤能够耐受鼻/面罩。

4.病因治疗 针对不同病因,采取相应的措施是治疗急性呼吸衰竭的根本所在。上述各种治疗的目的也在于为原发病的治疗争取时间和创造条件。

5.一般支持治疗 包括应用抗生素防治感染、维持水电解质酸碱平衡、营养支持等。

(二)慢性呼吸衰竭的治疗

慢性呼吸衰竭的治疗原则是改善和纠正缺氧、CO_2 潴留以及代谢功能紊乱,提高生活质量;预防或减轻并发症的发生及其程度;积极治疗基础疾病中的可逆性病变成分。

(张梅茹)

第八节　急性呼吸窘迫综合征

急性呼吸窘迫综合征(acute respiratorry distress syndrome,ARDS)是指由各种肺内外致病因素导致的急性弥漫性肺损伤和进而发展的急性呼吸衰竭。主要病理特征是炎症导致的肺微血管通透性增高,肺泡腔渗出富含蛋白质的液体,进而导致肺水肿及透明膜形成,常伴肺泡出血。主要病理生理改变是肺容积减少、肺顺应性降低和严重通气/血流比例失衡。临床表现为呼吸窘迫、顽固性低氧血症和呼吸衰竭,肺部影像学表现为双肺渗出性病变。

1994 年的美欧 ARDS 共识会议(AECC)提出了急性肺损伤(acute lung injury,ALI)/ARDS 的概念。ALI 和 ARDS 为同一疾病过程的两个阶段,ALI 代表早期和病情相对较轻的阶段,而 ARDS 代表后期病情较严重的阶段,55% 的 ALI 会在 3d 内进展为 ARDS。鉴于用不同名称区分严重程度可能给临床和研究带来困惑,2012 年在 JAMA 发表的 ARDS 柏林诊断标准取消了 ALI 命名,将本病统称为 ARDS,原 ALI 基本相当于现在的轻症 ARDS。

一、诊断要点

1.病因与诱因 引起 ARDS 的原因或危险因素很多,可分为肺内因素(直接因素)和肺外因素(间接因素)。

(1)直接肺损伤因素:严重肺感染、胃内容物吸入、肺挫伤、吸入有毒气体、淹溺、氧中

毒等。

（2）间接肺损伤因素：脓毒症、严重的非胸部创伤、重症胰腺炎、大量输血、体外循环、弥散性血管内凝血（DIC）等。

2.临床表现特点 ARDS大多于原发病起病3d内发生，几乎不超过7d。除原发病的症状与体征外，最早出现的症状是呼吸加快，并呈进行性加重的呼吸困难、发绀，常伴有烦躁、焦虑、出汗等。其呼吸困难的特点是呼吸深快、费力，患者常感到胸廓紧束、严重憋气，即呼吸窘迫，不能用通常的吸氧疗法改善，亦不能用其他原发心肺疾病（如气胸、肺气肿、肺不张、肺炎、心力衰竭等）解释。早期体征可无异常，或仅在双肺闻及少量细湿啰音；后期多可闻及水泡音，可有管状呼吸音。

3.ARDS柏林诊断标准 满足以下4项条件方可诊断ARDS：

（1）明确诱因下1周内出现的急性或进展性呼吸困难。

（2）胸部X线/CT检查：示两肺浸润阴影，不能完全用胸腔积液、肺叶/全肺不张和结节影解释。

（3）呼吸衰竭不能完全用心力衰竭和液体负荷过重解释。若临床无危险因素，则需用客观检查（如超声心动等）来评价心源性肺水肿。

（4）低氧血症：根据氧合指数（PaO_2/FiO_2）确立ARDS诊断，并按其严重程度分为轻度、中度和重度ARDS。应注意的是上述氧合指数中PaO_2的监测均是在机械通气参数PEEP/CPAP不低于$5cmH_2O$的条件下测得；所在地海拔$>1000m$时，需对PaO_2/FiO_2进行校正，校正后的$PaO_2/FiO_2 = (PaO_2/FiO_2) \times$（所在地大气压值/760）。$PaO_2/FiO_2$正常值为$400 \sim 500mmHg$，$\leqslant 300mmHg$是诊断ARDS的必要条件。轻度ARDS：$200mmHg < PaO_2/FiO_2 \leqslant 300mmHg$。中度ARDS：$100mmHg < PaO_2/FiO_2 \leqslant 200mmHg$。重度ARDS：$PaO_2/FiO_2 \leqslant 100mmHg$。

4.诊断注意事项 上述ARDS的诊断标准是非特异性的，建立诊断时必须排除大片肺不张、心源性肺水肿、高原肺水肿、弥漫性肺泡出血、急性PTE等。

二、治疗要点

治疗原则与一般急性呼吸衰竭相同。主要治疗措施包括积极治疗原发病、氧疗、机械通气以及调节液体平衡等。

1.原发病治疗与控制感染 是治疗ARDS首要原则和基础，应积极寻找原发病灶并予以彻底治疗。感染是导致ARDS的常见原因，也是ARDS的首位高危因素；而ARDS又易并发感染，所以对于所有患者都应怀疑感染的可能，除非有确定的其他原因存在。治疗上宜选择广谱抗生素。

2.纠正缺氧 一般需高浓度给氧。氧疗目标是使$PaO_2 \geqslant 60mmHg$或$SaO_2 \geqslant 90\%$。轻症者可使用面罩给氧，但多数患者需使用机械通气。

3.机械通气与呼吸监护 一旦诊断为ARDS，应尽早行机械通气。轻度ARDS患者可试用无创正压通气，无效或病情加重时尽快气管插管或切开行有创机械通气。ARDS机械通气的关键在于：复张萎陷的肺泡并使其保持在开放状态，以增加肺容积和改善氧合，同时避免肺泡随呼吸周期反复开闭所造成的损伤。推荐采用肺保护性通气策略，主要措施包括给予合适水平的呼气末正压（PEEP）和小潮气量。

(1)PEEP 的调节:①从低水平开始,先用 $5cmH_2O$,逐渐增加至合适的水平,争取维持 $PaO_2 > 60mmHg$ 而吸入氧浓度(FiO_2)< 0.6。一般 PEEP 水平为 $8 \sim 18cmH_2O$。②对血容量不足的患者,应补充足够的血容量以代偿回心血量的不足,同时不能过量,以免加重肺水肿。

(2)小潮气量:即 $6 \sim 8mL/kg$,旨在将吸气平台压控制在 $30 \sim 35cmH_2O$ 以下,防止肺泡过度扩张。为保证小潮气量,可允许一定程度的 CO_2 潴留和呼吸性酸中毒(pH7.25 $\sim$ 7.30)。合并代谢性酸中毒时需适当补碱。

对 ARDS 患者,压力控制通气可以保证气道吸气压不超过预设水平,避免呼吸机相关肺损伤,因而较容量控制通气更常用。其他可选的通气模式包括双相气道正压通气、反比通气、压力释放通气等,并可联合肺复张法、俯卧位通气等以进一步改善氧合。

4. 液体管理　应合理限制液体入量,在血压稳定和保证组织器官灌注前提下,液体出入量宜轻度负平衡,可使用利尿药促进水肿消退。每日摄取液体量应限制在 $1400 \sim 1600mL$。在 ARDS 早期,除非有低蛋白血症,不宜输注胶体液。

5. 营养支持　提倡全胃肠营养,不仅可避免静脉营养的不足,而且能够保护胃肠黏膜,防止肠道菌群异位。

6. 药物治疗

(1)肾上腺皮质激素:对脂肪栓塞或急性胰腺炎并发 ARDS 患者,有一定疗效。但必须早期、大剂量和短疗程使用。其他原因引起的 ARDS 患者,激素治疗价值尚不确定,应列为慎用或忌用。

(2)其他药物:包括非皮质醇类抗炎药物(布洛芬、吲哚美辛)、氧自由基清除剂、血管扩张剂(山莨菪碱、吸入 NO、己酮可可碱、PGE_1)、肺表面活性物质、抗 TNF-α 单克隆抗体、白介素-1 受体阻断剂(IL-1ra)、LPS 抗体等均无肯定效果。

(张梅茹)

第十章 消化系统急危重症

第一节 胃炎

胃炎(gastritis)是指任何病因引起的胃黏膜炎症。胃黏膜对损害的反应涉及上皮损伤(damage)、黏膜炎症(inflammation)和上皮细胞再生(regeneration)3个过程,但有时可仅有上皮损伤和细胞再生,而无明显的胃黏膜炎症,此时一般应称为胃病(gastropathy)。但临床上常将一些本属于"胃病"的情况也归入"胃炎"中。

一、急性胃炎

急性胃炎一般指各种病因引起的胃黏膜急性炎症,病理学上指胃黏膜有大量中性粒细胞浸润。

急性胃炎主要有下列3种:

1.急性糜烂出血性胃炎(acute erosive & hemorrhagic gastritis)。

2.急性幽门螺杆菌(Helicobacter pylori,简称 H. pylori)胃炎。

3.除 H. pylori 以外的急性感染性胃炎。

由于人群中 H. pylori 感染率很高,而且发病时多数患者症状较轻或无症状,因此临床上很难作出急性 H. pylori 胃炎的诊断。

本节重点讨论急性糜烂出血性胃炎。

(一)病因和发病机制

1.急性应激

可由严重创伤、大手术、大面积烧伤、脑血管意外和严重脏器功能衰竭、休克、败血症等所引起。严重应激情况下机体的代偿功能不足以维持胃黏膜微循环的正常运行,造成黏膜缺血、缺氧,上皮细胞黏液和碳酸氢盐分泌减少,局部前列腺素合成不足。由此导致黏膜屏障破坏和氢离子反弥散,后者使黏膜内 pH 下降,进一步损伤了黏膜血管和黏膜,引起糜烂和出血。除多灶性糜烂外,少数可发生急性溃疡(acute ulcer),其中烧伤所致者称 Curling 溃疡,中枢神经系统病变所致者称 Cushing 溃疡。

2.化学性损伤

(1)药物:最常见的是非甾体类抗炎药(non—steroidal anti—inflammatory drugs,NSAIDs),包括阿司匹林,其机制主要是抑制环氧合酶(cyclooxygenase,COX)的作用而抑制了前列腺素的产生。这类药物可引起黏膜糜烂和出血,病变除胃黏膜外,也可累及十二指肠。其他药物如氯化钾、某些抗生素或抗肿瘤药等也可刺激或损伤胃黏膜。

(2)乙醇:乙醇具有亲酯性和溶酯能力,高浓度乙醇可直接引起上皮细胞损伤,破坏胃黏膜屏障,导致黏膜水肿、糜烂和出血。

(二)临床表现

多数患者症状不明显,或症状被原发疾病所掩盖。有症状者主要表现为轻微上腹不适或隐痛。该病突出的临床表现是上消化道出血,患者可以突然呕血和/或黑便为首发症状。在所有上消化道出血的病例中，急性糜烂出血性胃炎所致者占 10%～30%，仅次于消化性溃疡。

（三）诊断

有应激或化学性损伤因素者表现为上消化道出血时应怀疑该病，但确诊依赖于在出血后 12～48h 内进行的急诊胃镜检查（emergency endoscopy），镜下可见到以多发性糜烂、浅表溃疡和出血灶为特征的急性胃黏膜病损（图 10—1）。一般急性应激所致的胃黏膜病损以胃体、胃底部为主，而 NSAIDs 或酒精所致的则以胃窦部为主。

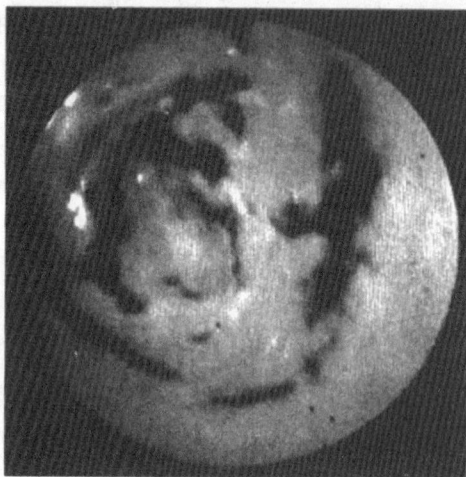

图 10—1　急性糜烂出血性胃炎

（四）治疗和预防

针对原发疾病和病因采取防治措施。对有上述严重疾病处于应激状态的患者，除积极治疗原发疾病外，应常规预防性给予抑制胃酸分泌的 H_2－受体拮抗剂或质子泵抑制剂，或胃黏膜保护剂硫糖铝。对服用 NSAIDs 的患者应视情况应用质子泵抑制剂或米索前列醇（misoprostol）预防。对已发生上消化道大出血者，按上消化道出血治疗原则采取综合措施进行治疗，质子泵抑制剂静脉给药抑制胃酸分泌，提高胃内 pH 有助于止血和促进病变愈合。

二、慢性胃炎

慢性胃炎是由多种病因引起的胃黏膜慢性炎症，主要由 H. pylori 感染所引起。胃黏膜层以淋巴细胞和浆细胞浸润为主，部分患者在后期可出现胃黏膜固有腺体萎缩（atrophy）和化生（metaplasia）。

（一）流行病学

大多数慢性胃炎患者无任何症状，因此本病在人群中的确切患病率（prevalence）不完全清楚。H. pylori 感染是慢性胃炎主要病因（80%～95%），H. pylori 感染几乎无例外地引起胃黏膜炎症，感染后机体一般难以自行将其清除，而造成慢性感染。据此估计，人群中的 H. pylori 感染率大致相当于慢性胃炎的患病率。我国人群中的 H. pylori 感染率为 40%～60%，感染率随年龄增加而升高，因此估计人群中成人慢性胃炎患病率约为 50%，发病率随年龄增加而升高。自身免疫性胃炎在北欧较多见，我国仅有少数病例报道。

（二）分类

慢性胃炎的分类方法很多，我国"慢性胃炎共识意见"（2006 年和 2012 年）采纳了国际上新悉尼系统(updated Sydney system)。该方法将慢性胃炎分成非萎缩性(non-atrophic)、萎缩性(atrophic)和特殊类型(special forms)胃炎三大类,萎缩性胃炎又分成多灶性(multifo-cal)和自身免疫性(autoimmune)萎缩性胃炎。

(三)病因和发病机制

1. H. pylori 感染

(1)H. pylori 感染与慢性胃炎的关系符合 Koch 提出的必要条件(Koch postulates):即符合确定病原体为疾病病因的 4 项条件:①该病原体存在于所有患该病的患者中。②该病原体的分布与体内病变分布一致。③清除病原体后疾病可好转。④在动物模型中该病原体可诱发与人相似的疾病。大量研究表明:①80%~95%的慢性活动性胃炎患者胃黏膜中有 H. pylori 感染,5%~20%的阴性率反映了慢性胃炎病因的多样性。②H. pylori 相关胃炎者中,H. pylori 分布以胃窦为主,与炎症在胃内的分布完全一致。③根除 H. pylori 可使胃黏膜炎症消退,其中中性粒细胞消退较快。④志愿者和动物模型中已证实 H. pylori 感染可引起胃炎。另一种同样属于螺杆菌属的海尔曼螺杆菌(helicobacter heilmannii)感染也被证实可引起慢性胃炎,其在慢性胃炎患者中的感染率约为 0.15%~0.2%。

(2)引起慢性胃炎的机制:包括:①H. pylori 尿素酶分解尿素产生的氨以及其产生的毒素(如空泡毒素等)、酶等,直接损伤胃黏膜上皮细胞。②H. pylori 诱导上皮细胞释放 IL-8,诱发炎症反应,后者损伤胃黏膜。③H. pylori 通过抗原模拟或交叉抗原机制诱发免疫反应,后者损伤胃黏膜上皮细胞。

(3)H. pylori 感染所致慢性胃炎的演变:H. pylori 感染后几乎无例外地引起组织学胃炎。长期感染(约 5~25 年)后,部分患者可有胃黏膜萎缩和化生。H. pylori 相关胃炎胃黏膜萎缩和肠化生发生率在不同国家或同一国家不同地区之间存在很大差异,其发生率高低大体与胃癌发病率相平行。如印度 H. pylori 感染率很高,胃癌发生率低,胃黏膜萎缩/肠化生发生率低;日本 H. pylori 感染率高,胃癌发生率很高,胃黏膜萎缩/肠化生发生率很高。我国胃癌高发地区与低发地区相比,也存在类似情况。因此 H. pylori 感染后胃黏膜萎缩/肠化生的发生是 H. pylori 与其他因素,包括宿主(遗传)和环境因素协同作用的结果。

2. 自身免疫机制和遗传因素　胃体萎缩为主的慢性胃炎发生在自身免疫基础上,又称为自身免疫性胃炎,或称 A 型萎缩性胃炎。患者血液中存在自身抗体即壁细胞抗体(parietal cell antibody,PCA)和内因子抗体(intrinsic factor antibody,IFA)。前者使壁细胞总数减少,导致胃酸分泌减少或缺乏;后者使内因子缺乏,引起维生素 B_{12} 吸收不良,导致恶性贫血(pernicious anemia)。本病可伴有其他自身免疫性疾病,如桥本氏甲状腺炎、白癜风等。

恶性贫血具有遗传背景,家庭成员中萎缩性胃炎、低酸或无酸、维生素 B_{12} 吸收不良的患病率以及 PCA,IFA 阳性率很高。

近年发现 H. pylori 感染者中也存在着自身免疫反应,其血清抗体能和宿主的胃黏膜上皮起交叉反应,其机制主要与 H. pylori 抗原模拟有关。

3. 其他因素

(1)十二指肠液反流:由于幽门括约肌功能不全,胆汁、胰液和肠液大量反流入胃,削弱胃黏膜屏障功能,使胃黏膜遭到消化液损伤,产生炎症、糜烂、出血和黏膜上皮化生等变化。吸烟也可影响幽门括约肌功能,引起反流。

(2)胃黏膜损伤因子:一些外源性因素,如长期摄食粗糙或刺激性食物、酗酒、高盐饮食、长期服用 NSAIDs 等药物,可长期反复损伤胃黏膜,造成炎症持续不愈。慢性右心衰竭、肝硬化门静脉高压症可引起胃黏膜瘀血缺氧。这些因素可各自或与 H. pylori 感染协同起作用损伤胃黏膜。

(四)病理

慢性胃炎病理变化是胃黏膜损伤和修复这对矛盾长期作用的结果,组织学上表现为炎症、萎缩和化生。在慢性炎症过程中,胃黏膜也有反应性增生变化,如胃小凹上皮过形成、黏膜肌增厚、淋巴滤泡形成、纤维组织增生等。无论炎症还是萎缩或肠化,开始时均呈灶性分布,随着病情发展,灶性病变逐渐融合成片。一般,慢性胃炎的病理变化胃窦重于胃体,小弯侧重于大弯侧;当萎缩和肠化生严重时,炎症细胞浸润反而减少。5 种形态学变量(H. pylori、炎症、活动性、萎缩和化生)的程度可分成无、轻度、中度和重度 4 级。

1. H. pylori 主要见于黏液层和胃黏膜上皮表面或小凹间,也可见于十二指肠的胃化生黏膜,而肠化黏膜上皮上罕见。H. pylori 在胃内分布不均匀,一般胃窦密度比胃体高,H. pylori 数量与炎性细胞浸润程度成正比。

2. 炎症 黏膜层有以淋巴细胞、浆细胞为主的慢性炎症细胞浸润。H. pylori 根除后慢性炎症细胞一般要一年或更长时间才能完全消失。

3. 活动性 指黏膜中存在中性粒细胞,多见于固有膜、小凹上皮和腺管上皮之间,可形成小凹脓肿。中性粒细胞浸润是提示 H. pylori 感染存在的敏感指标。

4. 萎缩 指胃固有腺体(幽门腺或泌酸腺)数量减少,是由于长期慢性炎症引起腺体破坏所致。由于腺体数量减少,黏膜层变薄,内镜下呈现胃黏膜血管网显露。但萎缩常伴有化生以及纤维组织、淋巴滤泡和黏膜肌增厚等增生变化,此时胃黏膜层不变薄,反而呈粗糙、细颗粒状外观。

5. 化生 有两种类型:肠化生(intestinal metaplasia)和假幽门腺化生(pesudopyloric metaplasia)。前者指肠腺样腺体替代了胃固有腺体;后者指胃体泌酸腺区域颈黏液细胞增生,形成幽门腺样腺体,它与幽门腺在组织学上一般难以区别,需根据活检部位判断。通常所称的胃黏膜化生指肠化生。根据肠化生细胞黏液性质等,可将肠化生分成若干亚型:小肠型和大肠型,完全型和不完全型。曾认为大肠型或不完全型肠化生与胃癌发生关系更密切,但目前认为与胃癌风险关系更密切的是胃内肠化生分布范围(extent)和严重程度而不是其亚型。已建立了根据肠化生范围和严重程度评估胃癌发生风险的 OLGIM 系统。

6. 异型增生(上皮内瘤变) 异型增生(dysplasia)和上皮内瘤变(intraepithelial neoplasia)可作为同义词,前者分为轻度和重度,后者分为低级别和高级别。异型增生是细胞再生过程中过度增生和丧失分化,在结构和功能上偏离正常轨道的结果,其形态学上表现为细胞异型性和腺体结构紊乱。内镜下异型增生并无特征性表现,可发生于隆起、平坦或凹陷病变中。异型增生是胃癌的癌前病变(precancerous lesion)。

(五)临床表现

约 70%~80%的患者可无任何症状。有症状者主要表现为非特异性消化不良,如上腹疼痛或不适,这些症状一般无明显节律性,进食可加重或减轻。此外也可有食欲缺乏、嗳气、反酸、恶心等症状。这些症状的有无和严重程度与慢性胃炎的内镜所见和组织病理学分级程度无明显相关性。胃黏膜有显著糜烂者可有上消化道出血,长期少量出血可引起缺铁性贫血。恶性贫血者常有疲软、舌炎和轻微黄疸,而消化道症状则较少见。慢性胃炎的体征多不明显,有时可有上腹轻压痛。

（六）实验室和辅助检查

1. 胃液分析　非萎缩性胃炎胃酸分泌常正常或增高；萎缩性胃炎病变主要在胃窦时，胃酸可正常或稍降低；自身免疫性萎缩性胃炎胃酸降低，严重者可无胃酸。

2. 血清胃泌素 G17、胃蛋白酶原 I 和 II 测定　有助判断胃黏膜萎缩是否存在及其分布部位和程度。胃体萎缩者血清胃泌素 G17 水平显著升高、胃蛋白酶原 I 和（或）胃蛋白酶原 I/II 比值下降；胃窦萎缩者血清胃泌素 G17 水平下降，胃蛋白酶原 I 和胃蛋白酶原 I/II 比值正常；全胃萎缩者则两者均低。

3. 自身抗体　A 型萎缩性胃炎的血清 PCA 常呈阳性。血清 IFA 阳性率比 PCA 低，但如果胃液中检测到 IFA，对诊断恶性贫血帮助很大。

4. 血清维生素 B_{12} 浓度和维生素 B_{12} 吸收试验　正常人空腹血清维生素 B_{12} 的浓度为 300～900ng/L，<200ng/L 肯定有维生素 B_{12} 缺乏。Schilling 试验能检测维生素 B_{12} 吸收情况，判断维生素 B_{12} 吸收障碍的原因。Schilling 试验呈现内因子缺乏所致的维生素 B_{12} 吸收障碍有助于恶性贫血诊断。

（七）诊断

确诊主要依赖内镜检查和胃黏膜活检组织学检查，尤其是后者。H. pylori 检测有助于病因诊断，怀疑自身免疫性萎缩性胃炎者应检测血清胃泌素和相关的自身抗体等。

1. 内镜检查　悉尼分类将胃炎的胃镜诊断定为 7 种类型：充血渗出性、平坦糜烂性、隆起糜烂性、萎缩性、出血性、反流性和皱襞增生性胃炎，这些类型可单独或多种并存。国内 2006 年慢性胃炎研讨会上将慢性胃炎的内镜诊断分为非萎缩性胃炎和萎缩性胃炎，如同时存在平坦糜烂、隆起糜烂或胆汁反流，则诊断为非萎缩性或萎缩性胃炎伴糜烂，或伴胆汁反流。内镜下非萎缩性胃炎的诊断依据是红斑（点、片状、条状），黏膜粗糙不平，出血点/斑；萎缩性胃炎的依据是黏膜呈颗粒状，黏膜血管显露，色泽灰暗，皱襞细小（图 10—2）。内镜观察要描述病变分布范围（胃窦、胃体或全胃）。

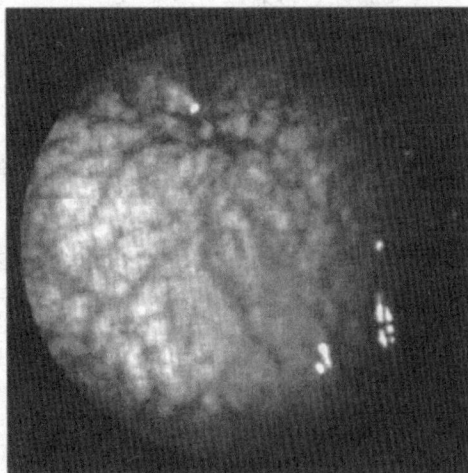

图 10—2　慢性萎缩性胃炎

2. 组织病理学检查

（1）活检取材：用于临床诊断建议取 3 块（胃窦大、小弯侧各 1 块和胃体小弯侧 1 块）；用于科研时按悉尼系统要求取 5 块（胃窦和胃体的大小弯侧取各 1 块，胃角小弯侧取 1 块）。内镜医师应向病理医师提供活检部位、内镜所见和简要病史等资料，以提高诊断正确性。

（2）病理诊断报告：诊断要包括部位特征和形态学变化程度，有病因可见的要报告病因，如 H. pylori。病理要报告每块活检材料的组织学变化，以便临床医师结合内镜所见作出正确诊断。

（八）治疗

慢性胃炎的治疗目的是缓解症状和改善胃黏膜组织学，治疗应尽可能针对病因，遵循个体化原则。无症状、无黏膜糜烂和无 H. pylori 感染的非萎缩性慢性胃炎不需要治疗。

1. 消除或削弱攻击因子

（1）根除 H. pylori

1）对象：有胃黏膜糜烂或萎缩，或有消化不良症状。

2）方案：见本章第二节"消化性溃疡"。

（2）抑酸或抗酸治疗：适用于有胃黏膜糜烂或以胃灼热、反酸、上腹饥饿痛等症状为主者。根据病情或症状严重程度，选用抗酸剂、H_2 受体拮抗剂或质子泵抑制剂。

（3）针对胆汁反流、服用 NSAIDs 等作相应治疗和处理：动力促进剂多潘立酮、莫沙必利、伊托必利等可消除或减少胆汁反流，咪索前列醇、质子泵抑制剂可减轻 NSAIDs 对胃黏膜的损害。

2. 增强胃黏膜防御　适用于有胃黏膜糜烂或症状明显者。药物包括胶体铋、铝碳酸镁制剂、硫糖铝、瑞巴派特、替普瑞酮、吉法酯、依卡倍特等。

3. 动力促进剂　适用于以上腹饱胀、早饱等症状为主者。

4. 其他

（1）伴胃黏膜异型增生的处理：轻度异型增生可加强随访观察，重度异型增生确认后应内镜下治疗或手术治疗。

（2）抗抑郁药、镇静药：适用于睡眠差、有明显精神因素者。

（3）维生素 B_{12}：适用于 A 型萎缩性胃炎有恶性贫血者。

（4）抗氧化剂：维生素 C、维生素 E、β—胡萝卜素和微量元素硒等抗氧化剂可清除感染炎症所产生的氧自由基和抑制胃内亚硝胺化合物形成，对预防胃癌有一定作用。

（九）预后

由于绝大多数慢性胃炎是 H. pylori 相关性胃炎，而 H. pylori 自发清除少见，因此慢性胃炎可持续存在，但多数患者并无症状。少部分慢性非萎缩性胃炎可发展为慢性多灶萎缩性胃炎；后者中的极少数经长期演变可发展为胃癌。根除 H. pylori、补充抗氧化剂等综合治疗可在一定程度上预防胃黏膜萎缩、肠化的发生和发展，部分患者胃黏膜萎缩可以逆转，但肠化生难以逆转。大约 15%～20% 的 H. pylori 相关性胃炎可发生消化性溃疡，以胃窦炎症为主者易发生十二指肠溃疡，而多灶萎缩者易发生胃溃疡。

三、特殊类型胃炎

（一）化学性或反应性胃炎（病）

十二指肠—胃反流、服用 NSAIDs 或其他对胃黏膜损害物质等因素的长期刺激，可引起以胃小凹增生为主、炎症细胞浸润很少为组织学特征的反应性胃黏膜病变。胃大部分切除术后失去了幽门的功能,含胆汁、胰酶的十二指肠液可长期大量反流入胃,由此而引起的残胃炎和残胃吻合口炎是典型的化学性胃炎(病)。十二指肠胃反流所致的化学性胃病可予促胃肠动力药和吸附胆汁药物(如硫糖铝、铝碳酸镁或考来烯胺)治疗,严重者可考虑行 Rous-en-Y 转流术。

(二)感染性胃炎

由于胃酸的强力抑菌作用,除 H. pylori 从之外的细菌很难在胃内存活,因此一般人很少患除 H. pylori 之外的感染性胃炎。进食被微生物和(或)其毒素污染的不洁食物以及普通肠道病毒感染引起的急性胃肠炎,以肠道炎症为主,有关论述详见传染病学。当机体免疫力显著下降时,如患艾滋病、长期大量应用免疫抑制剂、严重疾病晚期等,可发生其他细菌(非特异性细菌和特异性细菌,后者包括结核、梅毒)、真菌或病毒(如巨细胞病毒)所引起的感染性胃炎。其中急性化脓性胃炎(acute suppurative gastritis)病情凶险,也可发生于内镜下胃黏膜切除术后,该病常见致病菌为甲型溶血性链球菌和金黄色葡萄球菌,化脓性炎症常起源于黏膜下层,并扩展至全层胃壁,可发生穿孔,内科治疗效果差,常需紧急外科手术。

(三)Menetrier 病

Menetrier 病(Menetrier disease)的特点是:①内镜下胃体、胃底黏膜皱襞粗大、肥厚,扭曲呈脑回状。②胃黏膜组织病理学见胃小凹延长、扭曲、囊样扩张,伴壁细胞和主细胞减少。③胃酸分泌减少。④低蛋白血症(蛋白质从异常胃黏膜丢失所致)。本病多见于 50 岁以上男性。诊断时须注意排除胃泌素瘤引起的胃黏膜增生、胃黏膜癌性浸润、胃淋巴瘤及胃淀粉样变性等。本病病因未明,目前无特效治疗。有溃疡形成时予抑酸治疗;伴有 H. pylori 感染者宜予以根除治疗;有巨细胞病毒感染者予抗病毒治疗;蛋白质丢失持续而严重者可考虑胃切除术。

(马健)

第二节 消化性溃疡

消化性溃疡(peptic ulcer)或消化性溃疡病(peptic ulcer disease)泛指胃肠道黏膜在某种情况下被胃酸/胃蛋白酶自身消化(self-digestion)而造成的溃疡。消化性溃疡可发生于食管、胃或十二指肠,也可发生于胃-空肠吻合口附近或含有胃黏膜的 Meckel 憩室内。因为胃溃疡(gastric ulcer,GU)和十二指肠溃疡(duodenal ulcer,DU)最常见,故一般所谓的消化性溃疡,是指 GU 和 DU。溃疡的胃或十二指肠壁缺损超过黏膜肌层(muscularis mucosae),有别于糜烂(erosion)。幽门螺杆菌(Helicobacter pylori,H. pylori)感染和非甾体类抗炎药(non-steroidal anti-inflammatory drugs,NSAIDs)摄入,特别是前者,是消化性溃疡最主要的病因。

一、流行病学

消化性溃疡是全球性的多发病,但在不同国家、不同地区,其患病率(prevalence)存在很大差异。据估计,大约 10% 的人一生中患过消化性溃疡(life time prevalence)。人口为基础、内镜检查证实的流行病学调查可获得时点患病率(point prevalence),若干报道的患病率为 4%~17.2%。DU 和 GU 均好发于男性,DU 比 GU 多见。溃疡可发生于不同年龄,但 DU

多见于青壮年,而 GU 则多见于中老年,前者的发病高峰一般比后者早 10～20 年。

近 20 余年来,全球消化性溃疡总体发病率呈下降趋势。随着幽门螺杆菌感染率下降,与此相关溃疡的发病率下降;但服用 NSAID(包括阿司匹林)的人群在扩大,与此相关溃疡的发病率在上升。此外,非幽门螺杆菌－非 NSAID 溃疡,即特发性(idiopathic ulcer)溃疡的比率在上升。上述趋势在发达国家尤为明显。自 80 年代以来,消化性溃疡者中老年人的比率呈增高趋势。

二、病因和发病机理

胃十二指肠黏膜除了接触有强侵蚀力的高浓度胃酸和能水解蛋白质的胃蛋白酶外,还可受到微生物、胆盐、酒精、药物和其他有害物质的侵袭。但在正常情况下,胃十二指肠黏膜能够抵御这些侵袭因素的损害作用,维持黏膜的完整性。这是因为胃十二指肠黏膜具有一系列防御和修复机制,包括黏液/碳酸氢盐屏障、黏膜屏障、丰富的血流、上皮细胞更新、前列腺素和表皮生长因子等。消化性溃疡的发生是由于对胃十二指肠黏膜有损害作用的侵袭因素(aggressive factors)与黏膜自身防御/修复因素(defensive/repairing factors)之间失去平衡的结果。这种失平衡可能是由于侵袭因素增强,亦可能是防御/修复因素减弱,或两者兼之。GU 和 DU 在发病机理上有不同之处,前者主要是防御/修复因素减弱,后者主要是侵袭因素增强。消化性溃疡是由多种病因所致的异质性疾病群,即患者之间溃疡发生的病因、发病机理可不相同。

(一)幽门螺杆菌感染

大量研究充分证明,H. pylori 感染是消化性溃疡的主要病因。

1.临床观察证据

(1)消化性溃疡患者胃黏膜中 H. pylori 检出率高:DU 患者的 H. pylori 感染率为 90％～100％,GU 为 80％～90％。

(2)H. pylori 感染者中发生消化性溃疡的危险性显著增加:前瞻性研究显示,10 年中约 15％～20％的 H. pylori 感染者会发生消化性溃疡。

(3)根除 H. pylori 可促进溃疡愈合:根除 H. pylori 而无抗酸分泌作用的治疗方案可有效愈合溃疡;常规治疗疗效不理想的难治性溃疡(refractory ulcer),在有效根除 H. pylori 治疗后,得到痊愈;应用高效抗 H. pylori 方案治疗 2 周,随后不再给予抗溃疡治疗,疗程结束后 2～4 周复查,溃疡愈合率可与常规抗酸分泌剂连续治疗 4～6 周的愈合率相当。

(4)根除 H. pylori 显著降低溃疡复发率:用常规抗酸分泌剂治疗后愈合的溃疡,停药后溃疡年复发率为 50％～70％。根除 H. pylori 可使 DU、GU 的年复发率降至＜5％以下。此外,根除 H. pylori 还可显著降低消化性溃疡出血等并发症率。

2. H. pylori 感染致溃疡的机制　H. pylori 凭借其毒力因子的作用,在胃型上皮(胃和有胃化生的十二指肠)定植,诱发局部炎症和免疫反应,损害局部黏膜的防御/修复功能。另一方面,H. pylori 感染可增加胃泌素(gastrin)释放和胃酸、胃蛋白酶原分泌,增强了侵袭因素。这两方面的协同作用造成了胃十二指肠黏膜损害和溃疡形成。

(1)损害局部黏膜防御/修复:H. pylori 的毒素、有毒性作用的酶和 H. pylori 诱导的黏膜炎症反应均能造成胃十二指肠黏膜屏障损害。H. pylori 空泡毒素 A(Vac A)蛋白和细胞毒相关基因 A(CagA)蛋白是其主要毒素。H. pylori 尿素酶分解尿素产生的氨除了对其有保护作用外,还能直接和间接造成黏膜屏障损害。H. pylori 的黏液酶降解黏液,促进 H^+ 反弥散;其脂多糖可刺激细胞因子释放;其脂酶和磷脂酶 A 降解脂质和磷脂,破坏细胞膜完整性。

(2)增强侵袭因素:H. pylori 感染可引起高胃泌素血症,其机制包括:①其感染引起的炎症和组织损伤使胃窦黏膜中 D 细胞数量减少,影响生长抑素(somatostatin)产生,使后者对 G 细胞释放胃泌素的反馈抑制作用减弱。②其尿素酶水解尿素产生的氨使局部黏膜 pH 值升高,干扰了胃酸对 G 细胞释放胃泌素的反馈抑制。

(3)H. pylori 感染引起消化性溃疡机制的假说:①"漏屋顶"假说(hypothesis of leaking roof):这是早年有学者针对 H_2 受体拮抗剂(H_2-RA)可愈合溃疡和预防溃疡复发质疑 H. pylori 在溃疡发病中作用而提出的假说。该假说把胃黏膜屏障比喻为"屋顶",保护其下方黏膜组织免受胃酸("雨")损伤。当黏膜受到 H. pylori 损害时(形成"漏屋顶"),就会导致 H^+ 反弥散("下雨"),造成黏膜损伤和溃疡形成("屋内积水")。H_2-RA 抑制胃酸分泌,尽管 H. pylori 感染形成了"漏屋顶",但因为"不下雨",因此"屋内不会积水"(溃疡形成)。这一假说可解释 H. pylori 相关 GU 的发生。②六因素假说:H. pylori 仅特异地定植于胃黏膜上皮,因此十二指肠黏膜胃化生(gastric metaplasia)是其感染导致十二指肠溃疡的先决条件。局部高酸、炎症和遗传因素可导致十二指肠黏膜胃化生。该假说将 H. pylori 感染、高胃泌素血症、胃酸/胃蛋白酶、胃化生、十二指肠炎和碳酸氢盐分泌六个因素综合起来,解释 H. pylori 感染在 DU 发病中作用。胃窦 H. pylori 感染可引起高胃酸分泌,增加十二指肠酸负荷。高酸可损伤十二指肠黏膜上皮,诱发胃化生,为细菌定植创造条件。感染引起十二指肠炎,炎症又促进胃化生,形成恶性循环。局部黏膜碳酸氢盐分泌减少,削弱防御因素;而 H. pylori 感染增强了侵袭因素,两者失平衡而最终导致溃疡发生。

(二)非甾体类抗炎药

一些药物对胃十二指肠黏膜具有损伤作用,其中以 NSAIDs(包括阿司匹林)最为显著。临床观察表明,长期摄入 NSAIDs 可诱发消化性溃疡、妨碍溃疡愈合、增加溃疡复发率和出血、穿孔等并发症发生率。长期服用 NSAIDs 者中,内镜观察约 50% 的患者有胃十二指肠黏膜出血点和/或糜烂,5%~30% 的患者有消化性溃疡。由于摄入 NSAIDs 后与胃黏膜接触的时间较十二指肠黏膜长,因而与 GU 的关系更为密切。溃疡发生的危险性除与服用的 NSAIDs 种类、剂量大小和疗程长短相关外,还与患者年龄(>70 岁)、既往溃疡病史和并发症史、H. pylori 感染、吸烟、同时应用抗凝药物或肾上腺皮质激素等因素密切相关。

NSAIDs 损伤胃十二指肠黏膜的机制包括直接局部作用和系统作用两方面。NSAIDs 在酸性胃液中呈非离子状态,可透过黏膜上皮细胞膜弥散入细胞内;细胞内较高的 pH 环境使药物离子化而在细胞内积聚;细胞内高浓度 NSAIDs 产生毒性作用损伤细胞膜,增加氢离子反弥散,后者进一步损伤细胞,使更多的药物进入细胞内,从而造成恶性循环。NSAIDs 的肠溶制剂和前药(predrug)可在很大程度上克服药物局部作用。但临床研究结果表明,剂型改变并不能显著降低 NSAIDs 相关性溃疡和并发症发生率,提示局部作用不是其主要致溃疡机制。NSAIDs 的系统作用与其抑制环氧合酶(cyclooxygenase,COX),包括 COX-1 和 COX-2,使胃肠道黏膜中经 COX-1 途径产生的具有细胞保护作用的内源性前列腺素(PGs)合成减少,从而削弱胃十二指肠黏膜的防御作用有关。同时服用合成的 $PG E_1$ 类似物米索前列醇(misoprostol)可预防 NSAIDs 引发溃疡是有力佐证。

据估计,西方国家中约 5% 的 DU 和 25% 的 GU 与长期服用 NSAIDs 有关。近些年来,

H. pylori 相关性溃疡的比率随着人群中 H. pylori 感染率下降而降低,使 NSAIDs 相关性溃疡的比率呈现上升趋势。目前国人中长期服用非阿司匹林 NSAIDs 的比例不高,但随着人口老龄化,长期服用低剂量阿司匹林预防心血管事件者的比例在上升。

（三）胃酸和胃蛋白酶

胃蛋白酶在消化性溃疡形成的"自身消化"过程中起主要作用。但由于胃蛋白酶原的激活和胃蛋白酶活性维持依赖胃酸(pH<4.0),因此在探讨消化性溃疡发病机理和治疗措施时,主要考虑胃酸的作用。卓－艾综合征(Zollinger－Ellison Syndrome)或胃泌素瘤患者有大量胃酸分泌,可产生难治性溃疡;无酸情况下罕有溃疡发生;抑制胃酸分泌药物在未去除病因(H. pylori 和 NSAIDs)情况下仍可愈合溃疡和预防溃疡复发。这些证据充分说明,消化性溃疡的最终形成是由于胃酸/胃蛋白酶自身消化所致,这一概念在"H. pylori 和 NSAIDs 时代"仍未改变,也就是说 Schwarz 在 1910 年提出的"无酸,便无溃疡"("No acid,no ulcer")的格言至今仍然正确。

DU 患者往往胃酸分泌增多,主要与下列因素有关:①壁细胞总数增多。②壁细胞对刺激物敏感性增强。③胃酸分泌的生理性反馈抑制机制发生缺陷。④迷走神经张力增高。

（四）其他危险因素

1.吸烟　吸烟者消化性溃疡的发生率比不吸烟者高,吸烟影响溃疡愈合、促进溃疡复发和增加溃疡并发症发生率。吸烟影响溃疡形成和愈合的确切机理不明,可能与吸烟增加胃酸、胃蛋白酶分泌,抑制胰腺分泌碳酸氢盐,降低幽门括约肌张力诱发十二指肠胃反流,减低胃十二指肠黏膜血流和影响前列腺素合成等因素有关。

2.遗传因素　随着 H. pylori 在消化性溃疡发病中重要作用的认识,遗传因素的重要性受到疑问。首先,作为消化性溃疡遗传证据的"家庭群集"(familial clustering)现象被证明是 H. pylori 在家庭内人－人之间传播所致。第二,曾被认为与遗传相关的消化性溃疡亚临床标志(高胃蛋内酶原血症 I 和家族性高胃泌素血症),在根除 H. pylori 后大多可恢复正常。第三,O 型血者发生 DU 危险性较其他血型者高,曾被视为间接"遗传标志",现认为这与 O 型血者胃上皮细胞表达更多黏附受体有利于幽门螺杆菌定植有关。

但遗传因素的作用不能就此否定。孪生儿中的观察表明,单卵双胎同胞发生溃疡的一致性高于双卵双胎;在一些罕见的遗传综合征中,如多发性内分泌腺腺瘤 I 型、系统性肥大细胞增多症等,消化性溃疡为其临床表现一部分。

3.应激和心理因素　急性应激可引起应激性溃疡已是共识。但在慢性溃疡患者,情绪应激和心理因素的致病作用,一直有争论。临床观察表明,长期精神紧张、焦虑或情绪波动的人易患消化性溃疡;DU 愈合后在遭受精神应激时,溃疡容易复发或发生并发症;灾难性事件如地震、海啸发生后,溃疡发病率上升。上述事实提示,心理因素对消化性溃疡特别是 DU 的发生有明显影响。应激和心理因素可通过迷走神经机制影响胃十二指肠分泌、运动和黏膜血流的调控。

4.饮食因素　与消化性溃疡的关系不十分明确。酒、浓茶、咖啡和某些饮料能刺激胃酸分泌,摄入后易产生消化不良症状,但尚无充分证据表明长期饮用会增加溃疡发生的危险性。据称,必需脂肪酸摄入增多与消化性溃疡发病率下降相关,前者通过增加胃十二指肠黏膜中前列腺素前体成分而促进前列腺素合成。高盐饮食被认为可增加 GU 发生危险性,这与高浓度盐损伤胃黏膜有关。

（五）与消化性溃疡相关的疾病

消化性溃疡,特别是 DU 的发病率在一些疾病患者中明显升高,这些疾病包括慢性肺部疾病(可能机制为黏膜缺氧、吸烟)、肝硬化(胃酸分泌刺激物不能被肝脏灭活、胃/十二指肠黏膜血流改变)和慢性肾功能不全(高胃泌素血症)。

三、病理

（一）溃疡的肉眼观察

1. 部位 DU 多发生在球部,前壁比后壁多见。偶尔溃疡位于球部以下,称球后溃疡(postbulbar ulcer)。在十二指肠球部或胃的前后壁相对应处同时发生的溃疡,称为对吻溃疡(kissing ulcers)。胃和十二指肠均有溃疡发生称复合溃疡(combined ulcers)。GU 尤其是 NSAIDs 相关性 GU 可发生于胃任何部位,一般 GU 多发生于胃角或胃窦、胃体小弯侧,而病变在胃体大弯或胃底者罕见。在组织学上,GU 一般发生在幽门腺区(胃窦)与泌酸腺区(胃体)交界处的幽门腺区一侧。幽门腺区黏膜可随年龄增长而扩大(假幽门腺化生和(或)肠化生),结果使与泌酸腺区黏膜之交界线上移,故老年患者发生于胃体中上部高位溃疡的比例较高。

2. 数目 消化性溃疡大多是单发,少数在胃或十二指肠中可有 2 个或 2 个以上溃疡并存,称为多发性溃疡(multiple ulcers)。

3. 大小 溃疡直径一般<2cm,但巨大溃疡(≥2cm)亦非罕见,需与恶性溃疡鉴别。

4. 形态 典型的溃疡呈圆形或椭圆形,但亦有呈不规则形或线形。

5. 深度 浅者仅超过黏膜肌层,深者可贯穿肌层,甚至浆膜层。

6. 并发病变 深的溃疡可穿透浆膜层而引起穿孔。前壁穿孔多引起急性腹膜炎;后壁穿孔往往和邻近器官如胰、肝、横结肠等粘连,而称穿透性溃疡(penetrated ulcer)。深及肌层的溃疡愈合后多遗留瘢痕,同一部位溃疡多次复发,瘢痕收缩可使局部发生畸形,如球部的假憩室形成、胃出口梗阻。合并大出血的溃疡,有时基底部可见裸露的血管。

（二）溃疡的显微镜下观察

由浅及深可分为纤维脓性渗出物、嗜酸性坏死组织、肉芽组织和纤维瘢痕 4 层。

四、临床表现

本病的主要症状是消化不良(dyspepsia),表现为上腹部疼痛或不适。但部分患者可无症状,或以出血、穿孔等并发症为首发症状。

（一）疼痛

上腹部疼痛是主要症状,多位于上腹中部,可偏右或偏左,后壁溃疡特别是穿透性溃疡疼痛可放射至背部。疼痛严重程度不一,可呈隐痛、钝痛、胀痛、烧灼样痛或饥饿样痛。典型的 DU 疼痛常在两餐之间或餐前发生,进食或服用抗酸剂后可缓解,可发生于夜间;GU 疼痛多在餐后 1h 内出现,经 1～2h 后逐渐缓解,直至下餐进食后再复现上述节律。但疼痛对消化性溃疡的诊断缺乏敏感性和特异性,因为无疼痛的患者不在少数,功能性消化不良或甚至胃癌患者也可有类似疼痛,溃疡已愈合的部分患者仍可有上腹疼痛。

（二）其他症状

除上腹疼痛外,尚可有反酸、嗳气、胃灼热、上腹饱胀/不适、恶心、呕吐、食欲减退等症状,这些症状也缺乏特异性。

（三）体征

无并发症的消化性溃疡多无体征。在溃疡活动期,部分患者可有上腹部局限性轻压痛,但缺乏特异性。

五、消化性溃疡的特殊类型和问题

（一）无症状性溃疡(silence ulcer)

约 15%～35%消化性溃疡患者可无任何症状,多在因其他疾病行内镜检查或 X 线钡餐检查时被发现,或当发生出血、穿孔等并发症时,甚至于尸体解剖时始被发现。这类消化性溃疡可见于任何年龄,但以老年人为多见。维持治疗中复发的溃疡半数以上无症状;无症状性溃疡在 NSAIDs 诱发的溃疡中占 30%～40%。

（二）老年人消化性溃疡

近 30 多年来,消化性溃疡者中老年人的比率呈增高趋势。老年消化性溃疡临床表现多不典型,有许多方面与青壮年消化性溃疡不同。老年者中 GU 发病率等于或多于 DU;胃体中上部高位溃疡以及胃巨大溃疡多见,需与胃癌鉴别;无症状或症状不明显者的比率较高;疼痛多无规律,食欲缺乏、恶心、呕吐、体重减轻、贫血等症状较为突出。

（三）胃、十二指肠复合溃疡

指胃和十二指肠同时发生的溃疡,约占全部消化性溃疡的 5%,DU 往往先于 GU 出现。一般认为,GU 如伴随 DU,则其恶性的机会较少,但这只是相对而言。

（四）幽门管溃疡(pyloric channel ulcer)

幽门管位于胃远端,与十二指肠交接,长约 2cm。幽门管溃疡的病理生理与 DU 相似,胃酸一般增多。幽门管溃疡常缺乏典型溃疡的节律性疼痛,餐后上腹痛多见,对抗酸剂反应差,容易出现呕吐等胃出口梗阻症状,穿孔或出血的并发症也较多。

（五）十二指肠球后溃疡

约占 DU 的 3%。溃疡多发生于十二指肠乳头近端。球后溃疡多具有 DU 的临床特点,但夜间疼痛和背部放射痛更为多见,对药物治疗反应稍差,较易并发出血。

（六）难治性溃疡

指正规治疗 8 周(DU)或 12 周(GU)后,经内镜检查确定未愈的消化性溃疡和/或愈合缓慢、复发频繁的消化性溃疡。随着有强烈抑制胃酸分泌作用的 PPI 问世及消化性溃疡病因新认识带来的防治策略的改变,真正难以愈合的消化性溃疡现已很少见。

六、实验室和辅助检查

（一）幽门螺杆菌检测

H. pylori 感染的诊断已成为消化性溃疡的常规检测项目,其方法可分为侵入性和非侵入性两大类,前者需做内镜检查和胃黏膜活检,可同时确定存在的胃十二指肠疾病,后者仅提供有无 H. pylori 感染的信息。目前常用的侵入性试验包括快速尿素酶试验(rapid urease test, RUT)、组织学检查、培养等;非侵入性试验主要有^{13}C－或^{14}C－尿素呼气试验(urea breath test,UBT)、粪便 H. pylori 抗原(H. pylori stool antigen,HpSA)检测和血清学试验等。

RUT 是侵入性试验中诊断 H. pylori 感染的首选方法,操作简便、费用低。组织学检查可直接观察 H. pylori,与常规 H－E 染色相比,Warthin－Starry 等特殊染色能提高检出率。非侵入性试验中^{14}C－UBT 或^{13}C－UBT 检测诊断 H. pylori 感染的敏感性和特异性高,可作为根除治疗后复查的首选方法。HpSA 诊断 H. pylori 感染的敏感性和特异性也很高,正在推广中。定性检测抗 H. pylori 抗体 IgG 的血清学试验不宜作为治疗后 H. pylori 是否根除的证实试验。

（二）胃液分析

GU 患者胃酸分泌正常或低于正常,部分 DU 患者则增多,但与正常人均有很大重叠,故其对消化性溃疡诊断和鉴别诊断帮助不大。目前主要用于胃泌素瘤的辅助诊断。

（三）血清胃泌素测定

一般消化性溃疡患者的血清胃泌素水平可能稍有异常,但无诊断意义,故不应列为常规。但如怀疑胃泌素瘤,则应作此项测定。血清胃泌素水平一般与胃酸分泌呈反比:胃酸减少,胃泌素水平高;胃酸增多,胃泌素水平低。但胃泌素瘤则两者同时升高。

七、诊断

病史分析中,消化不良症状和/或上消化道出血(呕血和/或黑便)是诊断本病主要线索,但不具特异性。确诊主要依靠内镜检查,X 线钡餐检查作用有限。

（一）内镜检查

可对胃十二指肠黏膜直视观察,发现溃疡,取黏膜活检(病理检查和 H. pylori 检测),溃疡出血者还可行再出血风险评估和止血治疗。内镜检查诊断消化性溃疡和鉴别胃良、恶性溃疡的准确性均显著高于 X 线钡餐检查。

1. 内镜下溃疡分期　分成活动期(active stage,A)、愈合期(healing stage,H)和瘢痕期(scar stage,S),其中每一病期又分为两个阶段。

2. 溃疡出血的 Forrest 分类　可预测溃疡再出血风险,指导临床处理。根据溃疡基底所见分类,分成Ⅰa:活动性喷血、Ⅰb:活动性渗血、Ⅱa:血管裸露(未出血)、Ⅱb:黏附血凝块、Ⅱc:平坦色素点和Ⅲ:洁净底。活动性出血、血管裸露和黏附血凝块者,溃疡再出血风险较高。

（二）X 线钡餐检查

随着内镜检查普及,现已少用。钡餐检查发现的胃溃疡均需内镜检查证实和活检,以排除恶性溃疡。检查多采用气钡双重造影,龛影是溃疡的直接征象,局部痉挛、激惹现象、十二指肠球部畸形和局部压痛等是间接征象。

八、鉴别诊断

本病主要临床表现为上腹疼痛或不适等消化不良症状,所以需与其他有消化不良症状的疾病鉴别;胃溃疡必须与胃恶性溃疡鉴别;此外,亦需与表现为消化性溃疡的卓－艾综合征鉴别。

（一）与有消化不良症状的其他疾病鉴别

不少其他疾病,包括胃食管反流病、功能性消化不良(包括慢性胃炎)、胃癌和肝胆胰等器官疾病也可以产生消化不良症状,仅根据症状难以鉴别,内镜检查是确定有无消化性溃疡最可靠手段。

（二）胃溃疡与胃癌鉴别

溃疡型胃癌,特别是早期胃癌的内镜表现易与胃良性溃疡混淆。内镜检查发现的胃溃疡均应取活检，并尽可能在治疗后复查内镜以证实溃疡愈合。晚期溃疡型胃癌内镜下形状多不规则，底凹凸不平，苔污秽，边缘呈结节状隆起，易与胃良性溃疡鉴别。

（三）卓—艾综合征

亦称胃泌素瘤，其分泌的大量胃泌素刺激壁细胞增生和分泌大量胃酸/胃蛋白酶原，使上消化道持续处于高酸环境。因此除了在典型部位（胃、十二指肠球部）发生溃疡外，也可在不典型部位（十二指肠降段、水平段、甚至近端空肠和胃大部切除后的吻合口）发生溃疡。这种溃疡易并发出血、穿孔，具有难治性特点。部分患者可伴有腹泻，这是由于进入小肠的大量胃酸损伤肠黏膜上皮细胞和影响胰脂酶活性等所致。对难治、多发、不典型部位、胃大部切除后迅速复发和/或伴有腹泻的消化性溃疡，和/或内镜检查发现胃黏膜皱襞显著粗大、增生者，应警惕胃泌素瘤可能。胃液 pH 测定（<2.0）、血清胃泌素测定（停服 PPI 2 周，>500ng/L）、血铬粒素 A（chromogranin A）测定以及激发试验（胰泌素试验阳性）有助于胃泌素瘤定性诊断；超声检查（包括超声内镜）、CT、MRI、选择性血管造影、生长抑素受体闪烁显像（somatostatin receptor scintigraphy）等有助于胃泌素瘤定位诊断。

九、并发症

出血、穿孔和胃出口梗阻是消化性溃疡主要并发症。近二十年来，有效抗溃疡药物的不断问世和根除 H. pylori 治疗的广泛开展提高了溃疡愈合率、降低了复发率，因而溃疡并发症发生率也显著下降。

（一）上消化道出血

是消化性溃疡最常见并发症，DU 并发出血的发生率比 GU 高，十二指肠球部后壁溃疡和球后溃疡更易发生出血。约 10%～20%的消化性溃疡患者以出血为首发症状，在 NSAIDs 相关溃疡者中这一比率更高。在上消化道出血的各种病因中，消化性溃疡出血约占 30%～50%。

出血量多少与被溃疡侵蚀的血管大小有关。侵蚀稍大动脉时，出血急而量多；而溃疡基底肉芽组织的渗血或溃疡周围黏膜糜烂出血的量一般不大。溃疡出血轻者只表现为黑便，重者出现呕血以及失血过多所致循环衰竭的临床表现，严重者可发生休克。消化性溃疡患者在发生出血前常有上腹疼痛加重的现象，但一旦出血后，上腹疼痛多随之缓解。部分患者，尤其是老年患者，并发出血前可无症状。

消化性溃疡病史和上消化道出血临床表现，可作为诊断线索。但须与急性糜烂性胃炎、食管或胃底静脉曲张破裂、食管贲门黏膜撕裂症和胃癌等所致的出血鉴别。应争取在出血 12～24h 内行急诊内镜检查。内镜检查的确诊率高，不仅能观察到出血部位、病变和出血状态，还可在内镜下采用注射或喷洒止血药物、止血夹钳夹、激光、微波、热电极等方法止血。

（二）穿孔

溃疡病灶向深部发展穿透浆膜层则并发穿孔。溃疡穿孔在临床上可分为为急性、亚急性和慢性三种类型。急性穿孔的溃疡常位于十二指肠前壁或胃前壁，发生穿孔后胃肠内容物渗入腹膜腔而引起急性腹膜炎。十二指肠后壁或胃后壁的溃疡深达浆膜层时已与邻近组织或器官发生粘连，穿孔时胃肠内容物不致流入腹腔，称之为慢性穿孔或穿透性溃疡。邻近后壁的穿孔或穿孔较小而只引起局限性腹膜炎时，称亚急性穿孔。

溃疡急性穿孔的主要表现为急性腹膜炎。突然出现剧烈腹痛，腹痛常起始于中上腹或右上腹,呈持续性,可蔓延到全腹。患者有腹肌强直、腹部压痛和反跳痛;肠鸣音减弱或消失;肝浊音界缩小或消失,表示有气腹存在。外周血白细胞总数和中性粒细胞增多,腹部 X 线透视时可见膈下游离气体。亚急性或慢性穿孔的临床表现不如急性穿孔严重,可只表现为局限性腹膜炎。后壁溃疡穿透时,原来的疼痛节律往往发生改变,疼痛放射至背部,治疗效果差。

消化性溃疡穿孔须与急性阑尾炎、急性胰腺炎、宫外孕破裂、缺血性肠病等急腹症相鉴别。

(三)胃出口梗阻

80％以上由 DU 引起,其余为幽门管溃疡或幽门前区溃疡所致。产生的原因分两类:一类是溃疡活动期溃疡周围组织炎性充血、水肿或炎症引起的幽门反射性痉挛所致,此类胃出口梗阻属暂时性,内科治疗有效,可随溃疡好转而消失。另一类是由于溃疡多次复发,瘢痕形成和瘢痕组织收缩所致,内科治疗无效,多需内镜下扩张治疗或外科手术。

胃出口梗阻引起胃滞留,临床上主要表现为上腹部饱胀不适和呕吐。上腹饱胀以餐后为甚,呕吐后可减轻,呕吐物量多,内含发酵宿食。呕吐次数一般不多,视幽门通道受阻的程度而定。患者因不能进食和反复呕吐而逐渐出现体弱、脱水和低氯低钾性碱中毒等临床表现。清晨空腹时插胃管抽液量＞200mL,即提示有胃滞留。上腹部空腹振水音和胃蠕动波是胃出口梗阻的典型体征。

十、治疗

治疗目的在于除去病因(幽门螺杆菌、吸烟,尽可能停服 NSAID/阿司匹林)、消除症状、愈合溃疡、防止溃疡复发和避免并发症。消化性溃疡在不同患者的病因不尽相同,发病机制亦可能各异,所以每一病例的处理应个体化。

(一)一般治疗

生活要有规律,注意劳逸结合,避免过度劳累和精神紧张。溃疡活动期应避免辛辣食物和浓茶、咖啡、酒等饮料,吸烟者应尽可能戒除。服用 NSAID/阿司匹林者是否停服,应根据相关病情决定。

(二)药物治疗

20 世纪 70 年代以前本病的治疗主要用抗酸剂和抗胆碱能药物,H₂ —RA 西咪替丁(cimetidine)的问世是消化性溃疡治疗史上的第一次革命(Black 获得 1988 年度诺贝尔医学奖),近三十年来倡导的根除 H. pylori 是治疗史上的第二次革命(Marshall 和 Warren 获得 2005 年度诺贝尔医学奖)。

1. 根除 H. pylori　目前的共识是不论溃疡初发或复发,不论溃疡活动或愈合,不论有无溃疡并发症史,H. pylori 相关性溃疡均应行根除治疗。

(1)治疗方案:因为多数抗生素在胃低 pH 环境下活性降低和不能透过黏液层到达细菌定植处,所以迄今为止尚无单种药物能有效根除 H. pylori。为此,发展了将抗酸分泌剂、抗生素和起协同作用的铋剂联合应用的治疗方案。随着 H. pylori 对克拉霉素、甲硝唑和左氧氟沙星等抗生素耐药率上升,经典三联疗法根除率已显著下降。我国"第四次全国幽门螺杆菌感染处理共识报告"(2012 年)主要推荐 PPI＋铋剂＋两种抗生素的四联疗法,PPI 联合铋剂可在一定程度上克服抗生素耐药,推荐的疗程为 10d 或 14d。四联疗法方案中的抗生素组合和剂量见表 10－1,PPI 剂量见表 10－2,铋剂推荐胶体次枸橼酸铋 220mg bid。

表 10-1 推荐的四联疗法方案中的抗生素组合和剂量

方案	抗生素 1	抗生素 2
1	阿莫西林 1000mg bid	克拉霉素 500mg bid
2	阿莫西林 1000mg bid	左氧氟沙星 500mg qd 或 200mg bid
3	阿莫西林 1000mg bid	呋喃唑酮 100mg bid
4a	四环素 750mg bid	甲硝唑 400mg bid 或 tid
4b	四环素 750mg bid	呋喃唑酮 100mg bid

表 10-2 常用抗酸分泌药物(剂量 mg)

药物	每粒剂量	治疗溃疡标准剂量	根除 H. pylori 标准剂量
PPIs			
奥美拉唑	20	20qd	20bid
兰索拉唑	30	30qd	30bid
潘托拉唑	40	40qd	40bid
*雷贝拉唑	10	10qd	10bid
埃索美拉唑	20	20qd	20bid
H_2-RAs			
西咪替丁	400 或 800	400bid 或 800qn	
雷尼替丁	150	150bid 或 300qn	
法莫替丁	20	20bid 或 40qn	
尼扎替丁	150 或 300	150bid 或 30qn	

* 国际上多推荐 20mg

(2)根除治疗结束后是否继续抗溃疡治疗:DU 如无并发症史、溃疡面积较小和治疗后症状消失者,可不再继续抗溃疡治疗;但有溃疡并发症史、溃疡面积较大或抗 H. pylori 治疗结束时患者症状未缓解者,应在抗 H. pylori 治疗结束后继续用抗酸分泌剂治疗2~3周,总疗程达到约 4 周。GU 在根除 H. pylori 治疗后仍应继续抗酸分泌治疗 4 周。

(3)根除治疗后复查:应在治疗完成后不少于4周时进行,复查前至少停用PPI 2周,以免造成假阴性。因为 GU 需内镜证实溃疡愈合以排除恶性,故可用侵入性方法复查。DU 可用非侵入性的$^{13}C-$或$^{14}C-$尿素呼气试验复查。

2.抗酸分泌 常用的抗酸分泌药物有 H_2-RA 和 PPI 两大类,后者作用于壁细胞胃酸分泌步骤中的关键酶$-H^+-K^+-ATP$ 酶,属于终末抑制,抑制胃酸分泌作用比前者强而持久。碱性抗酸药物中和胃酸,对缓解溃疡疼痛有一定效果,但愈合溃疡率低,现已少用。

溃疡愈合特别是 DU 的愈合与酸分泌抑制强度和抑制时间成正比,故 PPI 的疗效显著高于 H_2-RA(前者愈合率高约 10%~20%)。用 PPI 治疗,一般推荐的疗程为 DU 4 周,GU 6 周,溃疡愈合率可达 90%或以上。

3.保护胃黏膜 目前除胶体次枸橼酸铋用于根除 H. pylori 联合治疗外,胃黏膜保护剂已很少用于消化性溃疡治疗,药物主要有以下 3 种:

(1)硫糖铝(sucralfate):抗溃疡机理主要与其黏附、覆盖在溃疡面上阻止胃酸、胃蛋白酶侵袭溃疡面和促进内源性 PGs 合成等有关,其愈合溃疡的疗效与 H_2-RA 相似,可用于 GU

治疗。便秘是其主要不良反应。

（2）胶体次枸橼酸铋（colloidal bismuth subcitrate,CBS）：除有与硫糖铝相似作用外，还有较强抗 H. pylori 作用，目前主要用于根除 H. pylori 联合治疗。短期服用 CBS 者除了舌发黑外，很少出现不良反应；为避免铋在体内过量积蓄，不宜连续长期服用。

（3）米索前列醇（misprostol）：属于 PG E$_1$ 类似物，主要用于 NSAID/阿司匹林相关溃疡的预防。腹泻是其主要不良反应；可引起子宫收缩，孕妇忌服。

（三）一些特殊溃疡的处理

1. NSAIDs 相关溃疡

（1）治疗：单纯 NSAIDs 相关性溃疡停服 NSAIDs 后，可用常规抗溃疡方案进行治疗。如不能停服 NSAIDs，则应该选用 PPI 进行治疗。

（2）预防：当病情需要继续服用 NSAIDs 时，应尽可能选用对胃肠道黏膜损害较轻的药物或应用选择性 COX－2 抑制剂，但须注意后者对心血管疾病的风险。既往有消化性溃疡病史或有严重疾病、高龄等因素对溃疡及其并发症不能承受者或同时应用抗凝药物、肾上腺皮质激素等药物者，可预防性地同时服用抗溃疡药，如 PPI 或米索前列醇。

（3）伴 H. pylori 感染者的处理：H. pylori 感染和 NSAIDs 摄入是溃疡发生的两个独立危险因素，两者致溃疡机制不同。长期服用 NSAIDs 前根除 H. pylori 可降低 NSAIDs 相关溃疡的发生率。

2. 难治性溃疡的处理

（1）积极寻找溃疡病因：包括是否有 H. pylori 感染，排除 H. pylori 感染假阴性、服用 NSAID/阿司匹林或胃泌素瘤的可能性；排除类似消化性溃疡的恶性溃疡及其他病因如克罗恩病、结核等所致的良性溃疡。吸烟者要戒烟。明确溃疡病因后作相应处理。

（2）优化胃酸抑制：空腹（餐前半小时）服用 PPI 的疗效比餐后服用高。PPI 的代谢或抑酸强度存在个体差异，受到宿主细胞色素 CYP2C19 基因多态性影响。选择受 CYP2CI9 基因多态性影响较小的 PPI 如埃索美拉唑或雷贝拉唑，可减少个体差异，提高疗效。尽管多数消化性溃疡用标准剂量 PPI 每日 1 次治疗即可愈合，但少数患者需要用加倍剂量 PPI 治疗（每日 2 次）才能获得满意的抑酸效果。

（3）酌情延长疗程：溃疡的愈合速度受到溃疡大小的影响，巨大溃疡（直径＞2cm）愈合所需要的时间＞8 周，故应适当延长疗程。

（四）溃疡复发、出血的预防

H. pylori 相关性溃疡在根除 H. pylori 后溃疡复发率显著降低，但下列消化性溃疡患者仍有较高复发率：①难以停服 NSAID/阿司匹林。②非 H. pylori－非 NSAID 溃疡。③H. pylori 难以根除。出血是溃疡最常见并发症，在高龄、伴存其他严重疾病的患者，出血量大时可危及生命，应作为复发预防的重点。预防的主要措施是维持治疗（maintenance therapy），药物包括 PPI 和 H$_2$－RA，目前多推荐用标准剂量 PPI 半量或全量长期维持，对高危患者（不能停服 NSAID/阿司匹林、有溃疡出血史，或高龄、伴存的严重疾病对溃疡复发难以承受者）推荐 PPI 全量维持。

（五）手术治疗

适应证为：①消化性溃疡大出血内镜下治疗和（或）动脉栓塞介入治疗失败。②急性穿孔。③瘢痕性幽门梗阻。④不能排除恶性的胃溃疡。

十一、预后

药物治疗的进展已极大地改善了消化性溃疡预后。目前消化性溃疡死亡率已降至 1% 以下，死亡的主要原因是大出血或急性穿孔，尤其是发生于老年和/或伴存有其他严重疾病的患者。

（马健）

第三节　溃疡性结肠炎

溃疡性结肠炎（ulcerative colitis，UC）是一种病因尚未明确的直肠和结肠慢性非特异性炎症性疾病。病变主要限于大肠黏膜与黏膜下层。临床表现为腹泻、黏液脓血便、腹痛。病情轻重不等，多呈反复发作的慢性病程。

一、病理

病变位于大肠，呈连续性、弥漫性分布。多数在直肠乙状结肠，可扩展至降结肠、横结肠，亦可累及全结肠。约 5% 可累及回肠末端，称"倒灌性回肠炎"。活动期黏膜呈弥漫性炎症反应。固有膜内弥漫性淋巴细胞、浆细胞、单核细胞等浸润是 UC 的基本病变。活动期并有大量中性粒细胞和嗜酸性粒细胞浸润，大量中性粒细胞浸润发生在固有膜、隐窝上皮（隐窝炎）、隐窝内（隐窝脓肿）及表面上皮。当隐窝脓肿融合溃破，黏膜出现广泛的小溃疡，并可逐渐融合成大片溃疡。

肉眼观见黏膜弥漫性充血、水肿，表面呈细颗粒状，脆性增加，糜烂及溃疡。由于结肠病变一般限于黏膜与黏膜下层，很少深入肌层，所以并发结肠穿孔、瘘管或腹腔脓肿少见。少数重症患者病变累及结肠全层，可发生中毒性巨结肠，肠壁重度充血、肠腔膨大、肠壁变薄，溃疡累及肌层甚至浆膜层，常并发急性穿孔。

缓解期由于结肠炎症在反复发作的慢性过程中，黏膜不断破坏和修复，致正常结构破坏。显微镜下见隐窝结构紊乱，表现为腺体变形、排列紊乱、数目减少等萎缩改变，伴杯状细胞减少和潘氏细胞化生。可形成炎性息肉。由于溃疡愈合瘢痕形成及黏膜肌层及肌层肥厚，使结肠变形缩短、结肠袋消失，甚至肠腔缩窄。少数患者发生结肠癌变。

二、临床表现

（一）消化系统表现

多数起病缓慢，少数急性起病，偶见急性暴发起病。多表现为发作期与缓解期交替，少数症状持续并逐渐加重。临床表现与病变范围、病型及病期等有关。

1.腹泻伴黏液脓血便　见于绝大多数患者。腹泻主要与炎症导致大肠黏膜对水钠吸收障碍以及结肠运动功能异常有关，粪便中的黏液脓血则为炎症渗出、黏膜糜烂及溃疡所致。黏液脓血便是本病活动期的重要表现。大便次数及便血的程度反映病情轻重，轻者每日排便 2～4 次，便血少或无；重者可每日 10 次以上，脓血显见，甚至大量便血。粪质亦与病情轻重有关，多数为糊状，重可至稀水样。直肠病变重时可有"里急后重"表现。极少数患者可表现为便秘，常见于病变限于直肠或乙状结肠患者，是病变引起直肠排空功能障碍所致。

2.腹痛　轻型患者可无腹痛或仅有腹部不适。一般诉有轻度至中度腹痛，多为左下腹或下腹的阵痛，亦可涉及全腹。有疼痛－便意－便后缓解/减轻的规律，常有里急后重。若并发中毒性巨结肠或炎症波及腹膜，有持续性剧烈腹痛。

3.其他症状　可有腹胀，严重病例有食欲减退、恶心、呕吐。

4.体征　轻、中型患者仅有左下腹轻压痛，有时可触及痉挛的降结肠或乙状结肠。重型和暴发型患者常有明显压痛和鼓肠。若有腹肌紧张、反跳痛、肠鸣音减弱应注意中毒性巨结肠、肠穿孔等并发症。直肠指检可有触痛及指套带血。

（二）全身表现

一般出现在中、重型患者。中、重型患者活动期常有低度至中度发热，高热多提示有并发症；或见于重症且起病急者。重症或病情持续活动可出现衰弱、消瘦、贫血、低蛋白血症、水与电解质平衡紊乱等表现。

（三）肠外表现

本病可伴有多种肠外表现，包括外周关节炎、结节性红斑、坏疽性脓皮病、虹膜炎、前葡萄膜炎、口腔复发性溃疡等，这些肠外表现在结肠炎控制或结肠切除术后可缓解或恢复；骶髂关节炎、强直性脊柱炎、原发性硬化性胆管炎等，可与溃疡性结肠炎共存，但与溃疡性结肠炎本身的病情变化无关。国内报道肠外表现的发生率低于国外。

（四）临床分型

1.临床类型　①初发型，指无既往史的首次发作。②慢性复发型，临床上最多见，发作期与缓解期交替。

2.病变范围　根据蒙特利尔（Montreal）分型分为直肠型（E_1）、左半结肠型（结肠脾曲以下）（E_2）、广泛结肠型（病变扩展至结肠脾曲以上）（E_3）。

3.病情分期　分为活动期和缓解期。

4.活动期严重程度　多采用改良 Truelove 和 Witts 疾病严重程度分型（表 10-3）和改良的 Mayo 评分系统分型（表 10-4），活动期轻度活动：3～5 分；中度活动：6～10 分；重度活动：11～12 分；临床缓解：评分≤2 分且无单个分项评分＞1 分。后者加入内镜评判标准多用于科研。

表 10-3　改良 Truelove 和 Witts 疾病严重程度分型

项目	轻度	中度	重度
大便（次/d）	＜4	4～6	＞6（血便）
脉搏（次/min）	＜90	＜100	＞100
血细胞比容（%）	正常	30～40	＜30
体重下降（%）	无	＜10	＞10
体温（℃）	正常	＜37.5	＞37.5
ESR（mm/h）	＜20	20～30	＞30
白蛋白（g/L）	正常	30～35	＜30

表 10-4　改良的 Mayo 评分系统

项目	0分	1分	2分	3分
排便次数	正常	比正常增加 1~2 次/d	比正常增加 3~4 次/d	比正常增加 5 次/d 或以上
血便	未见	不到一半时间便中混血	大部分时间便中混血	一直存在出血
内镜发现	正常或无活动病变	轻度病变(红斑、血管纹理减少轻度易脆)	中度病变(明显红斑、血管纹理缺乏易脆、糜烂)	重度病变(自发性出血,溃疡形成)
医师总体评价	正常	轻度病变	中度病变	重度病变

三、并发症

(一)中毒性巨结肠

中毒性巨结肠(toxic megacolon)多发生在重症 UC 患者。国外报道发生率在重症患者中约有 5%。此时结肠病变广泛而严重,累及肌层与肠肌神经丛,肠壁张力减退,结肠蠕动消失,肠内容物与气体大量积聚,引起急性结肠扩张,一般以横结肠最为严重。常因低钾、钡剂灌肠/结肠镜检查、使用抗胆碱能药物或阿片类制剂而诱发。临床表现为病情急剧恶化,毒血症明显,有脱水与电解质平衡紊乱,出现鼓肠、腹部压痛,肠鸣音消失。血常规白细胞计数显著升高。X 线腹部平片可见结肠扩大,结肠袋形消失。本并发症预后差,易引起急性肠穿孔。

(二)直肠结肠癌变

多见于广泛性结肠炎、幼年起病而病程漫长者。国外有报道起病 20 年和 30 年后癌变率分别为 7.2% 和 16.5%。癌变常发生在黏膜下,易漏诊。

(三)其他并发症

肠道大出血在本病发生率约 3%。急性肠穿孔多与中毒性巨结肠有关。肠梗阻少见,发生率远低于 CD。

四、实验室和辅助检查

(一)血液检查

血红蛋白在轻型病例多正常或轻度下降,中、重型病例有轻或中度下降,甚至重度下降。白细胞计数在活动期可有增高。血沉增快和 C-反应蛋白增高是活动期的标志。严重或病情持续的病例血白蛋白下降。

(二)粪便检查

粪便常规检查肉眼观常有黏液脓血,显微镜检见红细胞和脓细胞,急性发作期可见巨噬细胞。粪便病原学检查的目的是排除感染性结肠炎,为本病诊断的一个重要步骤,需反复多次进行,检查内容包括:①常规致病菌培养。排除痢疾杆菌和沙门菌等感染,根据情况选择特殊细菌培养以排除空肠弯曲菌、艰难梭菌、耶尔森菌、真菌等感染。②取新鲜粪便,注意保温,找溶组织阿米巴滋养体及包囊。③有血吸虫疫水接触史者作粪便集卵和孵化以排除血吸虫病。

(三)自身抗体检查

欧美的不少研究报道,血中外周型抗中性粒细胞胞浆抗体(anti-neutrophil cytoplasmic antibodies,p-ANCA)和抗酿酒酵母抗体(anti-saccharomyces cerevisiae antibodies,ASCA)分别为 UC 和 CD 的相对特异性抗体,同时检测这两种抗体有助于 UC 和 CD 的诊断和鉴别诊断,若 P—ANCA＋/ASCA—,对诊断 UC 有帮助,其在亚洲 IBD 患者的诊断价值低于欧美。

（四）结肠镜检查

结肠镜检查是本病诊断与鉴别诊断的最重要手段之一。应作全结肠及回肠末段检查,直接观察肠黏膜变化,取活组织检查,并确定病变范围。UC 病变呈连续性、弥漫性分布、从肛端直肠开始逆行向上扩展,内镜下重要改变有:①黏膜粗糙呈细颗粒状,弥漫性充血、水肿,血管纹理模糊,质脆、出血,可附有脓性分泌物。②病变明显处见弥漫性糜烂或多发性浅溃疡（图10—3）。③慢性病变见假息肉及桥状黏膜,结肠袋往往变钝或消失。

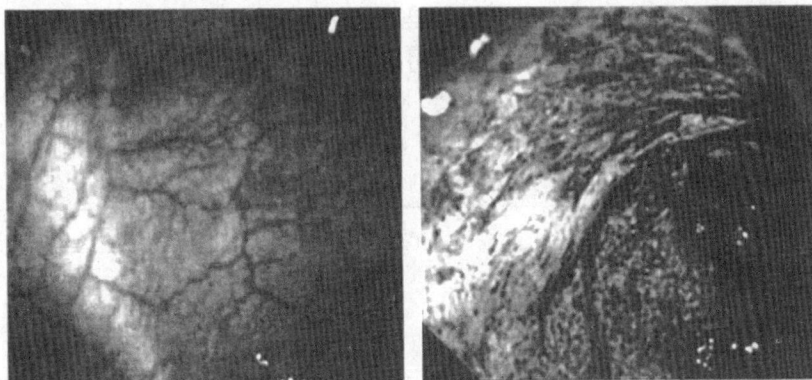

图 10—3　炎症性肠病

（五）X 线钡剂灌肠检查

X 线钡剂灌肠检查所见 X 线征主要有:①黏膜粗乱及（或）颗粒样改变。②多发性浅溃疡,表现为管壁边缘毛糙呈毛刺状或锯齿状以及见小龛影,亦可有炎症性息肉而表现为多个小的圆或卵圆形充盈缺损。③结肠袋消失,肠壁变硬,肠管缩短、变细,可呈铅管状。结肠镜检查比 X 线钡剂灌肠检查准确,有条件宜行结肠镜全结肠检查,检查有困难时辅以钡剂灌肠。重型病例不宜作钡剂灌肠（和结肠镜）,以免加重病情或诱发中毒性巨结肠。

五、诊断和鉴别诊断

（一）诊断

具有持续或反复发作腹泻和黏液脓血便、腹痛、里急后重,伴有（或不伴）不同程度全身症状者,在排除细菌性痢疾、阿米巴痢疾、慢性血吸虫病、肠结核等感染性肠炎及 CD、缺血性肠炎、放射性肠炎等非感染性肠炎基础上,具有上述结肠镜检查重要改变中至少 1 项及黏膜活检组织学所见可以诊断本病（无条件进行结肠镜检查,而 X 线钡剂灌肠检查具有上述 X 线征象中至少 1 项,也可诊断本病,但不够可靠）。如果临床表现不典型而有典型结肠镜检查表现及黏膜活检组织学所见（或典型 X 线钡剂灌肠检查表现）者也可诊断本病;有典型临床表现或典型既往史而目前结肠镜检查或 X 线钡剂灌肠检查无典型改变,应列为"疑诊"随访。特别强调本病并无特异性改变,各种病因均可引起类似的肠道炎症改变,故只有在认真排除各种可能有关的病因后才能作出诊断。一个完整的诊断应包括其临床类型及病变范围、病情分期、病情严重程度及并发症。

（二）鉴别诊断

1.慢性细菌性痢疾　常有急性菌痢病史,粪便检查可分离出痢疾杆菌,结肠镜检查时取黏液脓性分泌物培养的阳性率较高,抗菌药物治疗有效。

2.阿米巴肠炎病变 主要侵犯右侧结肠,也可累及左侧结肠,结肠溃疡较深,边缘潜行,溃疡间的黏膜多属正常。粪便或结肠镜取溃疡渗出物检查可找到溶组织阿米巴滋养体或包囊。血清抗阿米巴滋养体抗体阳性。抗阿米巴治疗有效。

3.血吸虫病 有疫水接触史,常有肝脾大,粪便检查可发现血吸虫卵,孵化毛蚴阳性,直肠镜检查在急性期可见黏膜黄褐色颗粒,活检黏膜压片或组织病理检查发现血吸虫卵。免疫学检查亦有助鉴别。

4.克罗恩病(表10-5) 当CD的病变单纯累及结肠,此时鉴别诊断十分重要,因为,两者在治疗反应和预后上有所差异,最重要的是当需要考虑手术治疗时,术式选择有很大差异。例如全结肠切除加回肠储袋肛管吻合术仅适用于UC而不适用于CD,该术式对前者为根治性治疗,而用于后者则术后回肠吻合口复发率非常高。然而,即使仔细鉴别,仍有少部分(西方报道约10%)结肠IBD无法确定分类,即IC,需要经过长期随访才能作出判断。

表10-5 溃疡性结肠炎与克罗恩的鉴别

	溃疡性结肠炎	克罗恩病
脓血便	多见	无/或少见
病变分布	病变连续	呈节段性
病变范围	结、直肠受累	全消化道
常见受累部位	直肠	回盲部
肠腔狭窄	少见,中心性	多见、偏心性
内镜表现	溃疡浅,黏膜弥漫性充血水肿、颗粒状,脆性增加	纵行溃疡、卵石样外观,病变间黏膜外观正常(非弥漫性)
活检特征	固有膜全层弥漫性炎症、隐窝脓肿、隐窝结构明显异常、杯状细胞减少	裂隙状溃疡、非干酪性肉芽肿、黏膜下层淋巴细胞聚集

5.大肠癌 多见于中年以后,直肠指检常可触到肿块,结肠镜与X线钡剂灌肠检查对鉴别诊断有价值,活检可确诊。须注意UC也可引起结肠癌变。

6.肠易激综合征 粪便有黏液但无脓血,显微镜检查正常,结肠镜检查无器质性病变。

7.其他 其他感染性肠炎(如肠结核、沙门菌结肠炎、耶尔森菌肠炎、空肠弯曲菌肠炎、抗菌药物相关性肠炎、真菌性肠炎等)、缺血性结肠炎、放射性肠炎、胶原性结肠炎、白塞病、结肠息肉、结肠憩室炎等应和本病鉴别。

六、治疗

(一)一般治疗

强调休息、饮食和营养。对活动期患者应有充分休息,以减少精神和体力负担,并予流质饮食,待病情好转后改为富营养少渣饮食。部分患者发病可能与牛乳过敏或不耐受有关,故应注意询问有关病史并限制乳制品摄入。重症患者应住院治疗,及时纠正水、电解质平衡紊乱,贫血者可输血,低蛋白血症者输注入血白蛋白。病情严重应禁食,并予完全胃肠外营养治疗。患者的情绪对病情会有影响,可予以心理治疗。

对腹痛、腹泻的对症治疗,要权衡利弊,使用抗胆碱能药物或止泻药如地芬诺酯(苯乙哌啶)或洛哌丁胺宜慎用,特别是大剂量,在重症患者有诱发中毒性巨结肠的危险。

抗生素治疗对一般病例并无指征。但对重症有继发感染者,应积极抗菌治疗,予以广谱抗生素,静脉给药,合用甲硝唑对厌氧菌感染有效。

（二）药物治疗

1.氨基水杨酸制剂　是治疗 UC 的常用药物。柳氮磺吡啶(简称 SASP)口服后大部分到达结肠,经肠菌分解为 5—氨基水杨酸(简称 5—ASA)与磺胺吡啶,前者是主要有效成分,其滞留在结肠内与肠上皮接触而发挥抗炎作用。其作用机制尚未完全清楚,可能是通过影响花生四烯酸代谢的一个或多个步骤,抑制前列腺素合成;清除氧自由基而减轻炎症反应;抑制免疫细胞的免疫反应等。该药适用于轻、中型患者或重型经糖皮质激素治疗已有缓解者的维持治疗。用药方法为 4g/d,分 4 次口服;病情缓解可减量使用,然后改为维持量 2g/d,分次口服。不良反应分为两类,一类是剂量相关的不良反应如恶心、呕吐、食欲减退、头痛、可逆性男性不育等,餐后服药可减轻消化道反应。另一类不良反应属于过敏,有皮疹、粒细胞减少、自身免疫性溶血、再生障碍性贫血等,因此服药期间必须定期复查血象,一旦出现不良反应,应改其他药物。5—ASA 的特殊制剂,其能到达小肠(个别制剂)、回肠末端、结肠发挥药效,这类制剂有美沙拉嗪(mesalamine),奥沙拉嗪(olsalazine)和巴柳氮(balsalazide)。5—ASA 新型制剂疗效与 SASP 相仿,优点是不良反应明显减少,但价格较 SASP 高。SASP 和 5—ASA 的栓剂以及 5—ASA 灌肠剂,适用于病变局限在直肠患者。

2.糖皮质激素(简称激素)　对急性发作期有较好疗效。基本作用机制为非特异性抗炎和抑制免疫反应。适用于对氨基水杨酸制剂疗效不佳的轻、中型患者,特别适用于中、重型活动期患者。一般予口服泼尼松 0.75mg/kg 体重,40～60mg/d;重症患者先予较大剂量静脉滴注,如氢化可的松 300～400mg/d 或甲泼尼龙 40mg/d,7～14d 后改为口服泼尼松 50～60mg/d。病情缓解后逐渐减量至停药;激素减量到 10mg/d 应不少于 3 个月。

病变局限在直肠、乙状结肠患者,可用琥珀酸钠氢化可的松 100mg(不能用氢化可的松醇溶制剂)或地塞米松 4～5mg 加生理盐水 60～100mL 作保留灌肠,每天 1 次,病情好转后改为每周 2～3 次,疗程 1～3 个月。也可使用布地奈德灌肠剂 3mg/d。

3.免疫抑制剂和生物制剂　硫唑嘌呤或巯嘌呤适用于那些激素减量后症状复发或激素减停后 3 月内复发的患者,即激素依赖者,加用这类药物后可逐渐减少激素用量甚至停用。重型 UC 急性发作静脉用糖皮质激素治疗无效者,采用"拯救"治疗:①环孢素(cyclosporine):2～4mg/(kg·d),静脉滴注 7～14d,有效者改为口服 4～6mg/(kg·d),由于其肾毒性,疗程多在 6 个月减停;大部分患者可取得暂时缓解而避免急诊手术。②TNF—α 单克隆抗体(英夫利昔单抗,infliximab):为促炎性细胞因子的拮抗剂,临床试验证明其对传统治疗无效的活动性 UC 有效,特别是使激素抵抗患者而避免急诊手术。具体用法同 CD。

（三）手术治疗

紧急手术指征为:并发大出血、肠穿孔、重型患者特别是合并中毒性巨结肠经积极内科治疗无效且伴严重毒血症者。择期手术指征:①并发结肠癌变。②慢性持续型病例内科治疗效果不理想而严重影响生活质量,或虽然用糖皮质激素可控制病情但因不良反应太大不能耐受者。术式一般采用全结肠切除加回肠造瘘术。为避免回肠造瘘缺点,近年采用回肠储袋肛管吻合术,既切除全结肠及剥离直肠黏膜和黏膜下层,又保留了肛门排便功能,大大改善了患者的术后生活质量。

（四）活动期治疗方案的选择

根据病情严重程度和病变部位,结合治疗反应来决定。直肠型:主要予以 5－ASA 或糖皮质激素保留灌肠(每晚睡前),可辅以口服氨基水杨酸制剂。轻、中度 UC:先予口服氨基水杨酸制剂,可辅以 5－ASA 或糖皮质激素保留灌肠;疗效不佳者改为口服糖皮质激素,病变广泛累及全结肠可首选口服糖皮质激素治疗。重型 UC:先予静脉使用糖皮质激素后改口服;足量治疗 7d 症状无改善者需考虑予以环孢素、生物制剂静滴或手术治疗。糖皮质激素疗效不佳或激素依赖的慢性持续型患者:加用免疫抑制剂如硫唑嘌呤治疗;仍疗效不佳可转换其他免疫抑制剂或生物制剂;药物不良反应严重已明显影响生活质量者考虑手术治疗。

（五）缓解期维持治疗

缓解期必须予维持治疗。氨基水杨酸制剂维持治疗,维持治疗的剂量和疗程尚未统一,我国推荐以活动期有效治疗量的半量(如柳氮磺吡啶 2g/d)维持治疗 1～3 年。对于病情重、复发频的患者维持治疗的剂量宜大、疗程更长。对慢性持续型用硫唑嘌呤等免疫抑制剂获得缓解者,则用原剂量免疫抑制剂作维持治疗。

七、预后

本病一般呈慢性病程,为终身复发性疾病,轻型及长期缓解者预后较好。重症且急性起病、有并发症及年龄>60 岁者预后不良,但近年由于治疗水平提高,病死率已明显下降。慢性持续活动或反复发作频繁者,预后较差,但如能合理选择手术治疗,亦可望得到恢复。病程漫长者癌变危险性增加,应注意随访。

（马健）

第四节　克罗恩病

克罗恩病(Crohn disease,CD)是一种病因尚不十分清楚的胃肠道慢性炎性肉芽肿性疾病。病变多见于末段回肠和邻近结肠,但从口腔至肛门各段消化道均可受累,呈节段性或跳跃式分布。临床上以腹痛、腹泻、腹块、瘘管形成和肠梗阻为特点,可伴有发热、营养障碍等全身表现以及关节、皮肤、眼、口腔黏膜、肝等肠外损害。本病有终生复发倾向,重症患者迁延不愈,预后不良。

一、病理

病变同时累及回肠末段与邻近右侧结肠者最为多见,约占半数;只累及小肠者占其次,主要在回肠,少数见于空肠;局限在结肠者约占 20%,以右半结肠多见。病变可同时累及阑尾、直肠、肛门,而病变累及口腔、食管、胃、十二指肠受累较少见。

大体形态上,CD 特点为:①病变呈节段性或跳跃性,而非连续性。②黏膜溃疡的特点:早期呈鹅口疮样溃疡;随后溃疡增大,形成纵行溃疡和深"裂隙"溃疡,将黏膜分割呈鹅卵石样外观。③病变累及肠壁全层,肠壁增厚变硬,肠腔狭窄。

组织学上,CD 的特点为:①非干酪坏死性肉芽肿,由类上皮细胞和多核巨细胞构成,可发生在肠壁各层和局部淋巴结。②裂隙溃疡,可深达黏膜下层甚至肌层。③肠壁各层炎症,伴充血、水肿、淋巴管扩张、淋巴组织增生和纤维组织增生。

　　肠壁全层病变致肠腔狭窄可发生肠梗阻。溃疡慢性穿孔引起局部脓肿,或穿透至其他肠段、器官、腹壁,形成内瘘或外瘘。肠壁浆膜纤维素渗出、慢性穿孔均可引起肠粘连。

二、临床表现

　　起病大多隐匿、缓慢进展,从发病至确诊往往需数月至数年,病程呈慢性,长短不等的活动期与缓解期交替,为终生复发疾病。少数急性起病,可表现为急腹症,酷似急性阑尾炎或急性肠梗阻。本病临床表现在不同病例差异较大,多与病变部位、病期及并发症有关。

　　(一)消化系统表现

　　1.腹痛　为最常见症状。多位于右下腹或脐周,间歇性发作,常为痉挛性阵痛或腹鸣。常于进餐后加重,排便或肛门排气后缓解。腹痛的发生可能与肠内容物通过炎症、狭窄肠段,引起局部肠痉挛有关。腹痛亦可由部分或完全性肠梗阻引起,此时伴有肠梗阻症状。出现持续性腹痛和明显压痛,提示炎症波及腹膜或腹腔内脓肿形成。全腹剧痛和腹肌紧张,可能系病变肠段急性穿孔所致。

　　2.腹泻　亦为本病常见症状之一,主要由病变肠段炎症渗出、蠕动增加及继发性吸收不良引起。病程早期间歇发作,病程后期可转为持续性。粪便多为糊状,一般无肉眼脓血。病变累及远端结肠或肛门直肠者,可有黏液脓血便及里急后重。

　　3.腹部包块　约见于10%～20%患者,由于肠粘连、肠壁增厚、肠系膜淋巴结肿大、内瘘或局部脓肿形成所致。多位于右下腹与脐周。固定的腹块提示有粘连,多已有内瘘形成。

　　4.瘘管　因透壁性炎性病变穿透肠壁全层至肠外组织或器官而形成。瘘管形成是CD的临床特征之一,是与UC鉴别的依据。瘘分内瘘和外瘘,前者可通向其他肠段、肠系膜、膀胱、输尿管、阴道、腹膜后等处,后者通向腹壁或肛周皮肤。肠段之间内瘘形成可致腹泻加重及营养不良。肠瘘通向的组织与器官因粪便污染可致继发性感染。外瘘或通向膀胱、阴道的内瘘均可见粪便与气体排出。

　　5.肛门周围病变　肛门周围病变(perianal disease)包括肛门直肠周围瘘管、脓肿形成及肛裂等病变,见于部分结肠受累者。有时肛周病变可为本病的首发或突出的临床表现。

　　(二)全身表现

　　与UC比CD全身表现较多且较明显,主要有:

　　1.发热　为常见的全身表现之一,与肠道炎症活动及继发感染有关。间歇性低热或中度热常见,少数呈弛张高热伴毒血症。少数患者以发热为主要症状,甚至较长时间不明原因发热之后才出现消化道症状。

　　2.营养障碍　由慢性腹泻、食欲减退及慢性消耗等因素所致。表现为消瘦、贫血、低蛋白血症和维生素缺乏等。青春期前患者常有生长发育迟滞。

　　3.肠外表现　CD可有全身多个系统损害,因而伴有一系列肠外表现,包括:杵状指(趾)、关节炎、结节性红斑、坏疽性脓皮病、口腔黏膜溃疡、虹膜睫状体炎、葡萄膜炎、小胆管周围炎、硬化性胆管炎、慢性活动性肝炎等,淀粉样变性或血栓栓塞性疾病亦偶有所见。

三、并发症

　　肠梗阻最常见,其次为腹腔内脓肿,偶可并发急性穿孔或大量便血。直肠或结肠黏膜受累者可发生癌变。肠外并发症有胆结石症,系胆盐的肠内吸收障碍引起;可有尿路结石,可能与脂肪吸收不良使肠道内草酸盐吸收过多有关。脂肪肝颇常见,与营养不良及毒素作用等因素有关。

四、实验室和辅助检查

(一)实验室检查

贫血常见;活动期周围血白细胞增高,血沉加快,C-反应蛋白增高;人血白蛋白常有降低;粪便隐血试验常呈阳性;有吸收不良综合征者粪脂排出量增加并可有相应吸收不良改变。

(二)X线检查

小肠病变行胃肠钡餐检查,结肠病变行钡剂灌肠检查。X线表现为肠道炎性病变,可见黏膜皱襞粗乱、纵行溃疡或裂沟、鹅卵石征、假息肉、多发性狭窄、瘘管形成等X线征象,病变呈节段性分布。由于病变肠段激惹及痉挛,钡剂很快通过而不停留该处,称为跳跃征;钡剂通过迅速而遗留一细线条状影,称为线样征,该征亦可能由肠腔严重狭窄所致。由于肠壁深层水肿,可见填充钡剂的肠襻分离。CT检查及B超检查对腹腔脓肿诊断有重要价值;小肠和结肠CT成像对了解小肠和结肠病变分布,肠腔的狭窄程度以及通过肠壁增厚和强化等改变利于CD的诊断及鉴别诊断。

(三)结肠镜检查

结肠镜行全结肠及回肠末段检查。病变呈节段性(非连续性)分布,见纵行溃疡,溃疡周围黏膜正常或增生呈鹅卵石样,病变之间黏膜外观正常(非弥漫性),可见肠腔狭窄,炎性息肉。病变处多部位深凿活检有时可在黏膜固有层发现非干酪坏死性肉芽肿或大量淋巴细胞聚集。

因CD为肠壁全层性炎症、累及范围广,故其诊断往往需要X线与结肠镜检查的相互配合。结肠镜检查直视下观察病变,对该病的早期识别、病变特征的判断、病变范围及严重程度的评估较为准确,且可取活检,但其只能观察至回肠末段,遇肠腔狭窄或肠粘连时观察范围会进一步受限。

(四)胶囊内镜与小肠镜

胶囊内镜是无创、安全的小肠检查方法,它可以观察传统X线不能发现的早期小肠黏膜病变:小肠节段性多发性糜烂、溃疡以及狭窄病变。双气囊小肠镜为有创的检查方法,其优点是可进行活检,并适用于不宜进行胶囊内镜的小肠明显狭窄患者。

五、诊断和鉴别诊断

(一)诊断

中青年患者有慢性反复发作性右下腹或脐周痛伴腹泻、腹块、发热等表现,X线或(及)结肠镜检查发现肠道炎性病变主要在回肠末段与邻近结肠且呈节段性分布者,应考虑CD的诊断。CD诊断主要根据临床表现、内镜检查和X线检查所见进行综合分析,典型者可作出临床诊断(如活检黏膜固有层见非干酪坏死性肉芽肿或大量淋巴细胞聚集更支持诊断),但必须排除各种肠道感染性或非感染性炎症疾病及肠道肿瘤。鉴别困难时需靠手术探查获得病理诊断。WHO提出的CD诊断要点可供参考,见表10-6。长期随访有助于确定或修正诊断。其活动程度依据CD活动指数(CDAI)评估,Harvey简化CDAI在临床更为实用,见表10-7。也可上网http://www.ibdjohn.com/cdai直接得到CDAI评分。

表 10-6 克罗恩病诊断要点

	临床	影像	内镜	活检	切除标本
①非连续性或节段性病变		＋	＋		＋
②铺路石样表现或纵行溃疡		＋	＋		＋
③全壁性炎症病变	＋(腹块)	＋(狭窄)	＋(狭窄)		＋
④非干酪样肉芽肿				＋	＋
⑤裂沟、瘘管	＋	＋			＋
⑥肛门部病变	＋			＋	＋

具有上述①②③者为疑诊,再加上④⑤⑥三项中任何一项者可作出临床诊断。有第④项者,只要再加上①②③三项中的任何两项亦可作出临床诊断

表 10-7 Harvey 简化 CADI 计算法

①一般情况	0 良好	1 稍差	2 差	3 不良	4 极差
②腹痛	0 无	1 轻	2 中	3 重	
③腹泻、稀便	每日 1 次记 1 分				
④腹块(医师认定)	0 无	1 可疑	2 确定	3 伴触痛	
⑤并发症(关节痛、巩膜炎、结节性红斑、坏疽性脓皮病、阿佛他溃疡、新瘘管及脓肿等)每个症状记 1 分					

注:<4 分为缓解期,5~8 分为中度活动期,9 分以上为重度活动期

(二)鉴别诊断

需与各种肠道感染性或非感染性炎症疾病及肠道肿瘤鉴别。应特别注意,急性发作时与阑尾炎、慢性发作时与肠结核及肠道淋巴瘤、病变单纯累及结肠者与 UC 进行鉴别。在我国与肠结核的鉴别至关重要。

1.肠结核 回盲部肠结核与 CD 鉴别相当困难。肠镜下所见两病并无特征性区别,一般来说,纵行溃疡多见于 CD,而环行溃疡多见于结核。肠结核可有肠外结核病的过去史或现在史;瘘管及肛门周围病变少见;结核菌素试验阳性等有助于与 CD 鉴别。鉴别困难者,建议先行诊断性抗结核治疗。有手术适应证者可行手术探查,病变肠段与肠系膜淋巴结病理组织学检查发现干酪坏死性肉芽肿可获确诊。

2.小肠恶性淋巴瘤 原发性小肠恶性淋巴瘤可较长时间内局限在小肠,部分患者肿瘤可呈多灶性分布,此时与 CD 鉴别有一定困难。如 X 线检查见小肠同时受累、节段性分布、纵行溃疡、鹅卵石征、瘘管形成等有利于 CD 诊断;如 X 线检查见一肠段内广泛侵蚀、呈较大的指压痕或充盈缺损,B 型超声或 CT 检查肠壁明显增厚、腹腔淋巴结肿大,多支持小肠恶性淋巴瘤诊断。小肠恶性淋巴瘤一般进展较快,活检并做免疫组化可确诊,必要时手术探查可获病理确诊。

3.急性阑尾炎 腹泻少见,常有转移性右下腹痛,压痛限于麦氏点,血象白细胞计数增高更为显著,可资鉴别,但有时需剖腹探查才能明确诊断。

4.其他 如血吸虫病、慢性细菌性痢疾、阿米巴肠炎、其他感染性肠炎(耶尔森杆菌、空肠弯曲菌、艰难梭菌等感染)、出血坏死性肠炎、缺血性肠炎、放射性肠炎、胶原性肠炎、白塞病、大肠癌以及各种原因引起的肠梗阻,在鉴别诊断中亦需考虑。

六、治疗

治疗目的是控制病情活动、维持缓解及防治并发症。

（一）一般治疗

必须戒烟。强调饮食调理和营养补充，一般给高营养低渣饮食，适当给予叶酸、维生素 B_{12} 等多种维生素及微量元素。要素饮食（完全胃肠内营养）或完全胃肠外营养在补给营养同时，还有助减轻病变活动性，可视病情需要及并发症情况分别选用之。

（二）药物治疗

1.氨基水杨酸制剂　柳氮磺吡啶仅适用于病变局限于结肠者；不同剂型的美沙拉嗪可在小肠、回肠及结肠定位释放，故适用于病变在小肠、回肠末段及结肠者。该类药物一般用于控制轻型患者的活动性；也可用作缓解期或手术后的维持治疗，但疗效并不肯定。

2.糖皮质激素　是控制病情活动期最有效的药物，适用于中、重型患者或对氨基水杨酸制剂无效的轻型患者。糖皮质激素在 CD 的应用必须特别注意以下几点：①给药前必须排除结核与腹腔脓肿等感染的存在。②初始剂量要足[如泼尼松 0.75mg/(kg·d)]。③减量要慢，病情缓解后剂量逐渐减少。从泼尼松足量减至 10mg/d 应大于 3 月，每 7～14d 将日量减 5mg，并将减量的速度改为每 14～21d 将日量减 5mg。④大部分患者表现为激素依赖，每于减量或停药 1 年内复发。因此对激素依赖者应加用免疫抑制剂。⑤长期激素治疗应同时补充钙剂及维生素 D 以预防骨病发生。布地奈德（budesonide）为新型糖皮质激素，主要在肠道局部起作用，故全身不良反应大大减少，仅用于回盲型轻中度 CD。

3.免疫抑制剂　近年研究已确定免疫抑制剂对 CD 的治疗价值。硫唑嘌呤（azathioprine）或巯嘌呤（6－mercaptopurine，6－MP）适用于对糖皮质激素治疗效果不佳或对激素依赖病例，剂量前者为 1.5～2.5mg/(kg·d)，后者为 0.75～1.5mg/(kg·d)。该类药物起效时间约需 3～6 个月，故宜在激素使用过程中加用，继续使用激素 3～4 个月后再将激素逐渐减量至停用。约 60% 激素依赖患者可成功将激素撤除；该类药物常见严重不良反应为白细胞减少等骨髓抑制表现，亦会诱发胰腺炎、肝损害。对原有慢性病毒性肝炎患者可致肝炎活动。甲氨蝶呤（methotrexate）为二线药物，沙利度胺（thalidomide）亦可应用，但目前的临床应用经验较少。

4.抗菌药物　某些抗菌药物如甲硝唑 10～15mg/(kg·d)、环丙沙星（500mg、每日 2 次）控制病情活动有一定疗效，且对并发症亦有治疗作用，甲硝唑对肛周瘘管疗效较好，喹诺酮类药物对瘘有效。上述药物单独应用虽有一定疗效，但长期应用不良反应大，故临床上一般与其他药物联合短期应用，以增强疗效。

5.其他　抗 TNF－α 单克隆抗体（英夫利昔单抗）为促炎性细胞因子的拮抗剂，临床试验证明对传统治疗无效的活动性 CD 有效，重复治疗可取得较长期缓解。常用剂量为 5mg/kg，诱导缓解：分别在 0、2、6 周给药，维持缓解为每 8 周给药 1 次；一般维持 1～2 年；过敏为该药常见不良反应，感染为该药的禁忌证。

（三）手术治疗

手术适应证为内科治疗无效及存在并发症，后者包括完全性肠梗阻、急性穿孔或不能控制的大量出血等。对肠梗阻应注意区分炎症活动引起的功能性痉挛与纤维狭窄引起的机械梗阻，前者经禁食、积极内科治疗可缓解而不需手术；对没有合并脓肿形成的瘘管，积极内科保守治疗有时亦可使其闭合。手术方式主要是病变肠段切除。本病手术后复发率高。

(四)维持治疗

CD同UC需要维持治疗,激素对于维持治疗无效。CD术后必须予治疗或维持治疗,维持治疗时间推荐3年;经免疫抑制剂治疗缓解后,仍用其治疗剂量的AZA/6－MP继续长程维持。经生物制剂治疗缓解后,可继续用之维持治疗或转化为免疫抑制剂维持。

七、预后

本病可经治疗好转,也可自行缓解。但多数患者反复发作,迁延不愈。其中相当部分患者在其病程中因出现并发症而手术治疗,甚至多次手术,预后不佳。

(马健)

第五节 肝硬化

肝硬化(hepatic cirrhosis)是一种由不同病因长期作用于肝脏引起的慢性、进行性、弥漫性肝病的终末阶段。是在肝细胞广泛坏死基础上产生肝脏纤维组织弥漫性增生,并形成再生结节和假小叶,导致肝小叶正常结构和血液供应遭到破坏。病变逐渐进展,晚期出现肝功能衰竭、门静脉高压和多种并发症,死亡率高。在我国肝硬化是消化系统常见病,也是后果严重的疾病。年发病率17/10万,主要累及20～50岁男性。城市男性50～60岁肝硬化患者的病死率高达112/10万。

一、病因

1.病毒性肝炎 乙型、丙型和丁型肝炎病毒引起的肝炎均可进展为肝硬化,大多数患者经过慢性肝炎阶段。急性或亚急性肝炎如有大量肝细胞坏死和纤维化可以直接演变为肝硬化。我国的肝硬化患者有一半以上是由乙肝病毒引起。慢性乙型肝炎演变为肝硬化的年发生率为0.4%～14.2%。病毒的持续存在、中到重度的肝脏坏死炎症以及纤维化是演变为肝硬化的主要原因。乙型和丙型或丁型肝炎的重叠感染常可加速肝硬化的进展。

2.慢性酒精性肝病 在欧美国家慢性酒精中毒为肝硬化最常见的原因(约50%～90%),我国较为少见(约10%),但近年来有升高趋势。长期大量饮酒可导致肝硬化。

3.非酒精性脂肪性肝病 是仅次于上述两种病因的最为常见的肝硬化前期病变,目前有增加的趋势。危险因素有肥胖、糖尿病、高甘油三酯血症、空回肠分流术、药物、全胃肠外营养、体重极度下降等。

4.长期胆汁淤积 包括原发性胆汁性肝硬化(primary biliary cirrhosis,PBC)和继发性胆汁性肝硬化。后者由各种原因引起的肝外胆道长期梗阻所致。高浓度胆酸和胆红素对肝细胞的毒性作用可导致肝细胞变性、坏死、纤维化,进而发展为肝硬化。

5.药物或毒物 长期服用对肝脏有损害的药物如甲氨蝶呤、异烟肼等或长期反复接触化学毒物如砷、四氯化碳等,均可引起药物性或中毒性肝炎,最后演变为肝硬化。

6.肝脏血液循环障碍 慢性右心心力衰竭、慢性缩窄性心包炎和各种病因引起的肝静脉阻塞综合征(柏－卡综合征)、肝窦阻塞综合征(hepatic sinusoidal obstruction syndrome,HSOS)(又称肝小静脉闭塞病hepatic veno－occlusive disease,HVOD)引起肝内长期瘀血、缺氧,导致肝小叶中心区肝细胞坏死、纤维化,演变为肝硬化。

7.遗传和代谢性疾病　由遗传和代谢疾病的肝脏病变发展成肝硬化,又称代谢性肝硬化。在我国,以由铜代谢障碍所致的肝豆状核变性(Wilson 病,Wilson disease)最为多见。西方国家较为多见的是由铁代谢障碍引起的血色病(hemochromatosis)和 α_1-抗胰蛋白酶(α_1-antitrypsin,α_1-AT)基因异常引起 α_1-AT 缺乏症。酪氨酸代谢紊乱造成酪氨酸血症以及肝糖原累积症等都可引起肝硬化。

8.免疫紊乱　自身免疫性肝炎最终可发展为肝硬化。

9.血吸虫病　血吸虫卵在门静脉分支中堆积,造成嗜酸性粒细胞浸润、纤维组织增生,导致窦前区门静脉高压,在此基础上发展为血吸虫性肝硬化。

10.隐源性肝硬化　由于病史不详,组织病理辨认困难、缺乏特异性的诊断标准等原因未能查出病因的肝硬化,约占 5%~10%。其他可能的病因包括营养不良、肉芽肿性肝损害、感染等。

二、发病机制

上述各种病因引起肝脏的持续损伤,刺激肝内巨噬细胞(库普弗细胞)和 T 淋巴细胞,通过分泌细胞因子或炎症介质(如 TGF-β、PDGF、IL-6 和 IL-1 等)促进肝星形细胞(hepatic stellate cell,HSC)的活化、增殖、迁移和存活。HSC 活化为肌成纤维细胞,分泌胶原。细胞外间质(extracellular matrix,ECM)成分合成增加、降解减少,总胶原量增加为正常时的 3~10 倍,同时其成分发生变化、分布改变。胶原在 Disse 间隙沉积,导致间隙增宽,肝窦内皮细胞下基底膜形成,内皮细胞上窗孔的数量和大小减少,甚至消失,形成弥漫性屏障,称为肝窦毛细血管化(sinusoid capillarization)。肝细胞表面绒毛变平以及屏障形成,肝窦内物质穿过肝窦壁到肝细胞的转运受阻,直接扰乱肝细胞功能,导致肝细胞的合成功能障碍。肝窦变狭窄、肝窦血流受阻、肝内阻力增加影响门静脉血流动力学,造成肝细胞缺氧和养料供给障碍,加重肝细胞坏死,使始动因子得以持续起作用。肝细胞广泛坏死、坏死后的再生以及肝内纤维组织弥漫增生,导致正常肝小叶结构的破坏。肝实质结构的破坏还能引起肝内血管分流,例如从门静脉分支到肝静脉的短路,肝硬化时约 1/3 的肝血流分流,加重了肝细胞的营养障碍。纤维隔血管交通吻合支的产生和再生结节压迫以及增生的结缔组织牵拉门静脉、肝静脉分支,造成血管扭曲、闭塞,使肝内血液循环进一步障碍,增生的结缔组织不仅包绕再生结节,并将残存的肝小叶重新分割,形成假小叶。假小叶的肝细胞没有正常的血流供应系统,可再发生坏死和纤维组织增生。如此病变不断进展,肝脏逐渐变形、变硬,功能进一步减退,形成肝硬化。以上病变也是造成硬化的肝脏进一步发生肝功能不全和门静脉高压的基础。近年来研究提示肝纤维化是细胞外基质(ECM)合成与降解失衡的动态过程,通过病因治疗肝纤维化及早期肝硬化是可以逆转的。

三、病理和病理生理

(一)病理

1.肝脏　病理特点是在肝细胞坏死基础上,小叶结构塌陷,弥漫性纤维化以及肝脏结构的破坏,代之以纤维包绕的异常的肝细胞结节(假小叶)和肝内血管解剖结构的破坏。按结节形态将肝硬化分为三类。

（1）小结节性肝硬化：酒精性、胆汁淤积性、血色病和瘀血性肝硬化常属此型。肉眼见肝脏体积有不同程度缩小、重量减轻、硬度增加。肝包膜增厚，表面高低不平，呈弥漫细颗粒状，颗粒大小相等，直径＜3mm，结节间有纤细的灰白色结缔组织间隔。光镜下可见正常肝小叶结构破坏，肝实质被纤维间隔分为圆形或类圆形的肝细胞集团，称为假小叶。中央静脉位置不在小叶中央，可缺如或增多。

（2）大结节性肝硬化：是在肝实质大量坏死基础上形成的，慢性乙型肝炎和丙型肝炎基础上的肝硬化、Wilson病大多属此型。肝体积大多缩小变形，重量减轻，表面有大小不等结节和深浅不同塌陷区，结节直径＞3mm，也可达5cm或更大，纤维间隔粗细不等，一般较宽。光镜下可见到大小不等、形态不规则的假小叶被厚实但宽度不等的纤维隔分割结缔组织中有时见到几个汇管区挤在一起，常伴假胆管增生和单个核细胞浸润。

（3）大小结节混合性肝硬化：大结节与小结节比例相同，α_1－AT缺乏症属此型。部分Wilson病和乙型肝炎引起的肝硬化也属此型。

由于在肝硬化进程中，小结节性肝硬化可以进展为大结节性，病理分类并不能对病因提供特异性诊断，因此，大部分已摒弃不用了。

2. 脾　常中等度肿大，门静脉压增高造成脾慢性瘀血，脾索纤维组织增生。镜检可见脾窦扩张，窦内的网状细胞增生和吞噬红细胞现象。脾髓增生，脾动脉扩张、扭曲，有时可发生粥样硬化。脾静脉曲张，失去弹性，常合并静脉内膜炎。

3. 胃肠道　门静脉高压导致食管、胃底和直肠黏膜下层静脉曲张、瘀血，进而破裂而大量出血。胃黏膜血管扩张、充血形成门脉高压性胃病。肝硬化合并消化性溃疡者，并不少见。肠道也可以有异位静脉曲张，导致出血。

4. 肾脏　慢性乙型肝炎肝硬化常可由于HBV抗原－抗体循环免疫复合物形成的免疫损伤，造成膜性、膜增殖性和系膜增殖性肾小球肾炎及肾小球硬化。门静脉高压和腹水形成后，有效血容量不足导致肾小球入球动脉出现痉挛性收缩，初期可仅有血流量的减少而无显著的病理改变，但病变持续发展则可导致肾小管变性、坏死。持续的低血钾和肝功能失代偿时，胆红素在肾小管沉积，胆栓形成，也可引起肾小管变性、坏死，并导致急性肾损伤。

5. 内分泌腺　睾丸、卵巢、肾上腺皮质、甲状腺等常有萎缩及退行性变。

（二）病理生理

1. 门静脉高压症（portal hypertension）　临床上常用肝静脉楔入压与游离压之差即肝静脉压力梯度（hepatic vein pressure gradient，HVPG）来定量表示窦性门静脉高压的程度。门静脉压力持续升高（HVPG≥6mmHg）为门静脉高压症。门静脉压力取决于门静脉血流量和门静脉阻力。肝硬化时门静脉阻力增加是门静脉高压发生的始动因子；而门静脉血流的增加是维持和加剧门静脉高压的重要因素，肝硬化引起的门脉高压是窦性和窦后性的。

（1）门静脉阻力增加：主要由肝结构改变相关的机械因素引起（占70％）。包括肝窦毛细血管化导致肝窦顺应性减少；胶原在Disse间隙沉着使肝窦变狭窄，以及再生结节压迫肝窦和肝静脉系统导致肝窦及其流出道受阻均引起门静脉血管阻力的增加。另有30％是可调控的因素，如肝窦内内皮素增加和一氧化氮（NO）减少引起肝星形细胞收缩、5－羟色胺（5－HT）等缩血管激素作用于门脉上受体导致的血管阻力增加和对α肾上腺素能刺激反应性增强。

（2）门静脉血流量增加：肝硬化时肝脏对去甲肾上腺素等物质清除能力降低以及交感神经兴奋，使心脏收缩增加，心输出量增加，又由于胰高糖素和NO增加，其扩血管作用以及对缩血管物质 G 蛋白依赖的传导途径损害,造成了血管对缩血管物质的低反应性,导致内脏小动脉扩张,形成肝硬化患者的内脏高动力循环。此时内脏血管充血,门静脉血流量增加,静脉压力持续升高,形成门静脉高压症。

(3)门静脉高压的后果:

1)侧支循环形成:门静脉高压时形成侧支循环来降低门脉压力,因此在门静脉与腔静脉之间形成许多交通支。这些交通支开放后,出现血流方向的改变,静脉扩张和迂曲。此时门静脉血可不经肝,通过侧支经腔静脉直接回右心(图 10—4)。

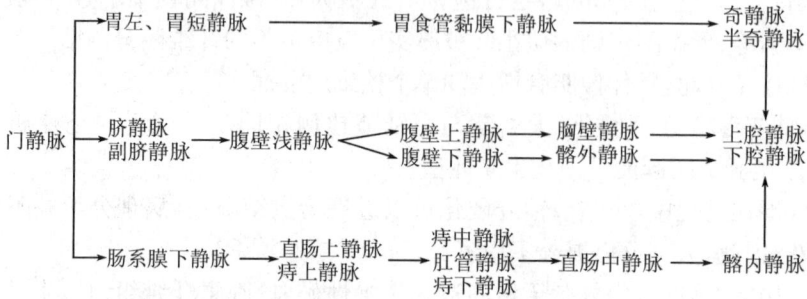

图 10—4 门静脉高压时侧支形成情况

主要的侧支循环有:①食管下段和胃底静脉曲张:门静脉血液通过胃左和胃短静脉、胃食管静脉回流到奇静脉。由于食管下段黏膜下静脉缺乏结缔组织支持,曲张静脉突出于食管腔内,该静脉距门静脉主干最近,最直接持续受门脉高压影响。当 HVPG≥10mmHg,可产生静脉曲张,当 HVPG≥12mmHg 时可能发生出血。HVPG≥20mmHg 出血不易控制。食管静脉的局部因素决定了出血的危险性,包括曲张静脉的直径、静脉壁的厚度、曲张静脉内与食管腔之间的压力梯度。而出血的严重度则取决于肝脏失代偿程度、凝血功能障碍程度、门静脉压力和曲张静脉的粗细。门静脉高压导致的胃底静脉曲张及胃底黏膜血管扩张充血、黏膜水肿糜烂(门脉高压性胃病)也是引起上消化道出血的重要原因。②腹壁静脉显露和曲张:门静脉高压时脐静脉重新开放,通过腹壁上、下静脉回流,形成脐周和腹壁静脉曲张。脐静脉起源于肝内门静脉左支,因此肝外门静脉阻塞时无脐静脉开放,亦无腹壁静脉曲张。③直肠下端静脉丛:肠系膜下静脉分支痔上静脉与回流髂静脉的痔中、下静脉吻合,形成肛管直肠黏膜下静脉曲张,易破裂产生便血。此外,所有腹腔脏器与腹膜后或腹壁接触、黏着的部位,均可能有侧支循环的建立。

侧支循环建立后不仅可引起消化道出血,还由于大量门静脉血不经肝脏而流入体循环,一方面使肝细胞营养进一步障碍,坏死增加,代谢障碍;另一方面对毒素清除减少,易产生内毒素血症和引起肝性脑病,内毒素血症可促使 NO 合成增加,进一步加重高动力循环。门静脉高压引起的胃肠道瘀血、胃肠黏膜水肿可引起胃肠道分泌吸收功能紊乱,产生食欲减退、消化吸收不良、腹泻、营养不良等后果。

2)腹水形成(见下文)。

3)脾肿大:门静脉高压时脾瘀血肿胀,可引起脾功能亢进(hypersplenism)。表现为外周血红细胞、白细胞和血小板降低,加上患者由于肝细胞合成功能障碍,凝血因子尤其是凝血酶原合成减少,患者易有出血倾向。

2.腹水

(1)腹水形成机制:液体潴留在腹腔形成腹水(ascites),是多种因素综合作用的结果。门静脉高压是引起腹水的主要原因,血清白蛋白减少导致的胶体渗透压降低是引起腹水的重要因素。内脏动脉扩张导致有效动脉循环血容量下降,激活交感神经系统、肾素-血管紧张素-醛固酮系统,造成肾血管收缩,是最终造成水和电解质失衡的原因(图10-5)。

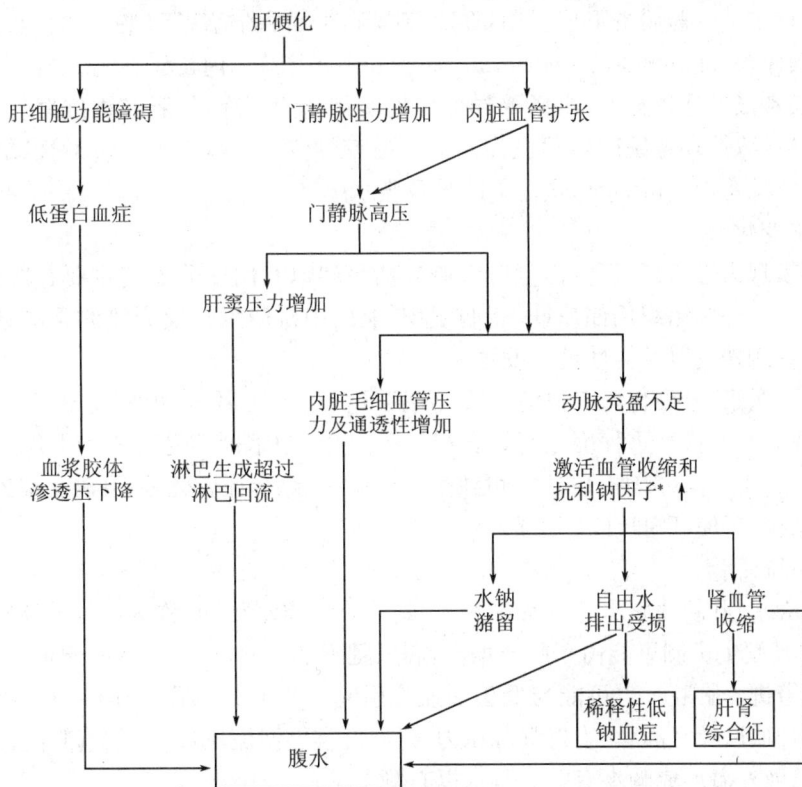

图10-5　肝硬化腹水形成机制

1)门静脉压力增高:正常时肝窦压力十分低(0~2mmHg),门静脉高压时,肝窦静水压升高(门脉压力≥12mmHg,是腹水形成的基本条件),大量液体流到 Disse 间隙,造成肝脏淋巴液生成过多。肝硬化患者常为正常人的 20 倍,当胸导管不能引流过多的淋巴液时,就从肝包膜直接漏入腹腔形成腹水。肝窦压升高还可引起肝内压力受体激活,通过肝肾反射,减少肾对钠的排泄,加重了水钠潴留。

2)内脏动脉扩张:肝硬化早期阶段,内脏血管扩张,通过增加心输出量和心率等,将有效血容量维持在正常范围。肝硬化进展期,内脏动脉扩张更明显,导致有效动脉循环血容量明显下降,动脉压下降,进而激活交感神经系统、肾素-血管紧张素-醛固酮系统、增加抗利尿激素(ADH)释放来维持动脉压,造成肾血管收缩和钠水潴留。门脉高压与内脏血管扩张相互作用,改变了肠道的毛细血管压力和通透性,有利于液体在腹腔积聚。

3)血浆胶体渗透压降低:肝硬化患者摄入减少,肝储备功能下降,合成白蛋白的能力下降,导致血浆白蛋白降低,进而血浆胶体渗透压降低,大量的液体进入组织间隙,形成腹水。

4)其他因素:肝硬化患者的内毒素血症和炎症也可导致毛细血管通透性增加。血浆中心钠素相对不足和机体对其敏感性降低、雌激素灭活减少、抗利尿激素分泌增加导致的排水功能障碍和前列腺素分泌减少,造成肾血管收缩,肾脏灌注量下降,肾血流量重新分布,均与腹水的形成和持续存在有关。

腹水可经壁腹膜吸收,最大速率900mL/d,吸收的腹水经肠淋巴管引流或经内脏毛细血管重吸收。由于淋巴系统已超负荷,内脏毛细血管循环因Starling力的作用吸收有限,加上肝硬化患者常有腹膜增厚,吸收率下降。腹水生成增加而吸收下降,使腹水逐渐增多。

(2)自发性细菌性腹膜炎形成机制:在腹腔内无感染源的情况下,腹水自发性感染导致自发性细菌性腹膜炎(spontaneous bacterial peritonitis,SBP)和内毒素血症。肝硬化患者肠道细菌过度生长和肠壁通透性增加,肠壁局部免疫防御功能下降,使肠腔内细菌发生易位经过肠系膜淋巴结进入循环系统产生菌血症。由于患者单核-吞噬细胞系统活性减弱以及腹水中调理素、免疫球蛋白、补体及白蛋白下降导致腹水感染。

3.内分泌变化

(1)主要表现为性激素紊乱:由于肝细胞功能衰竭以及门体分流使主要在肝脏灭活的雌激素水平增高,在外周组织例如皮肤、脂肪组织、肌肉中雄激素转换为雌激素的转换率增高。患者出现肝掌、蜘蛛痣以及男性乳房发育。

(2)甲状腺激素:肝硬化患者血清总T_3、游离T_3减低,游离T_4正常或偏高,严重者T_4也降低。上述改变与肝病严重程度之间具有相关性。由于肝病时5′脱碘酶活性降低,T_4转化为T_3减少,反$T_3(rT_3)$形成增加,临床上可致生化性低T_3综合征。此外,肝硬化血氨增高时,多巴胺类物质减少,可使TSH水平增高。

4.呼吸系统

(1)肝性胸水:肝硬化腹水患者常伴胸水,其性质与腹水相同,称为肝性胸水(hepatic hydrothorax)。其发生机制可能由于腹压增高,膈肌腱索部变薄,形成胸腹间通道。由于胸腔负压,腹水由孔道进入胸腔。也可能与低蛋白血症引起胸膜毛细血管胶体渗透压降低,胸水滤出增加,吸收降低以及奇静脉、半奇静脉压力增高、肝淋巴回流增加,导致胸膜淋巴管扩张、淤积、破坏,淋巴液外溢形成胸水有关。胸水以右侧多见。

(2)门脉性肺动脉高压:门脉高压患者中2‰～5‰有继发性肺动脉高压,称为门脉性肺动脉高压(portopulmonary hypertension)。由于肺动脉收缩、肺动脉内膜纤维化和微小血栓形成所致。

(3)肝肺综合征:肝肺综合征(hepatopulmonary syndrome,HPS)是进展性肝病、肺内血管扩张、低氧血症/肺泡-动脉氧梯度增加(>20mmHg)组成的三联征,肝脏对肺部扩血管活性物质灭活能力降低和肺部NO增多,引起肺血管阻力降低,出现肺内血管尤其是肺前毛细血管或毛细血管扩张、使氧分子难以弥散到毛细血管中去,难以与血红蛋白氧合,引起低氧血症/肺泡-动脉氧梯度增加。

5.泌尿系统 由于肾血管的极度收缩导致的肾皮质灌注不足导致急性肾损伤称肝肾综合征(hepatorenal syndrome,HRS),是终末期肝硬化最常见且严重的并发症。肝硬化患者肝窦压升高,NO增加,造成内脏动脉扩张,有效血容量不足,反射性激活肾素-血管紧张素和交感系统产生肾动脉极度收缩,造成肾内血供过度不足,产生HRS。肝肾综合征时,患者虽然有肾功能不全,但是肾脏可无组织学上改变,是可逆的循环相关性肾功能损伤。

6.血液系统 常表现为门静脉高压导致的脾肿大和脾功能亢进。外周血全血细胞减少。由于肝脏合成障碍导致凝血因子合成减少,凝血酶原时间延长。血小板有质与量的降低,因此,患者常有贫血及出血倾向。

7.心血管系统　心输出量和心率增加、内脏血管扩张形成高动力循环。由于β—肾上腺能受体信号传导降低,跨膜电流和电机械耦合的改变,NO产生过多和大麻素—1受体刺激上调出现心肌收缩和舒张功能不全,导致肝硬化性心肌病(cirrhotic cardiomyopathy)。患者在应激情况下(行创伤性措施如外科手术/TIPS),出现心脏收缩反应损害和/或舒张功能不全以及电生理异常(如Q—T间期延长),可发生心功能不全甚至猝死。

四、临床表现

起病常隐匿,早期可无特异性症状、体征,根据临床表现可将肝硬化分为5期。

(一)代偿期肝硬化

包括临床1期(无静脉曲张、无腹水)和临床2期(无腹水,内镜检查有食管静脉曲张,无出血)。10%～20%代偿期肝硬化患者可无症状,或有食欲减退、乏力、消化不良、腹泻等非特异性症状。临床1期表现同慢性肝炎,鉴别常需依赖肝脏病理。

(二)失代偿期肝硬化

包括临床3期(有腹水,伴或不伴食管静脉曲张,无出血)、4期(食管静脉出血,伴或不伴腹水)和5期(出现脓毒血症或肝肾综合征)。

1.症状　除了上述非特异性症状外,常见的有黄疸、瘙痒、腹胀(腹水)、腹痛(腹水感染、肝癌)、消化道出血(呕血、黑便、便血)、神志改变(肝性脑病)等。患者还可有出血倾向(牙龈、鼻腔出血、皮肤黏膜紫斑或出血点,女性常有月经过多)及内分泌系统失调(男性有性功能减退,男性乳房发育,女性常有闭经及不孕。肝硬化患者的糖尿病发病率增加,表现为高血糖、糖耐量试验异常、高胰岛素血症和外周性胰岛素抵抗。进展性肝硬化伴严重肝细胞功能衰竭患者常发生低血糖)。

2.体征　患者常呈慢性病容,面色黝黑,面部有毛细血管扩张、口角炎等。皮肤表现常见蜘蛛痣(spider nevi)、肝掌(palmar erythema),可出现男性乳房发育(gynaecomastia),胸、腹壁皮下静脉可显露或曲张,甚至在脐周静脉突起形成水母头(caput medusa),曲张静脉上可听到静脉杂音(Cruveilhier—Banmgarten murmur)。黄疸(jaundice)常提示病程已达到中期,随着病变进展而加重。1/3患者常有不规则发热,与病情活动及感染有关。腹部移动性浊音阳性。肝性胸水常见于右侧(占85%),但也有双侧(2%)甚至仅为左侧(13%)。肝性脑病时有肝臭并可以引出扑翼样震颤。

肝脏在早期肿大,晚期坚硬缩小、肋下常不易触及。胆汁淤积和静脉回流障碍引起的肝硬化晚期仍有肝大。并发肝癌时肝脏局部增大、坚硬如石。35%～50%患者有脾肿大,常为中度,少数为重度。

综上所述,肝硬化早期表现隐匿,晚期的临床表现,可以归结为:①门脉高压的表现,如侧支循环、脾肿大、脾功能亢进、腹水等。②肝功能损害所致的蛋白合成功能降低(包括白蛋白,凝血酶原)、黄疸、内分泌失调及皮肤表现等;并可出现并发症相关的临床表现。

五、实验室和辅助检查

(一)实验室检查

1.血常规　代偿期多在正常范围。失代偿期由于出血、营养不良、脾功能亢进可发生轻重不等的贫血。有感染时白细胞可升高,脾功能亢进者白细胞和血小板均减少。

2.尿液检查 尿常规一般在正常范围,乙型肝炎肝硬化合并乙肝相关性肾炎时尿蛋白阳性。胆汁淤积引起的黄疸尿胆红素阳性,尿胆原阴性。肝细胞损伤引起的黄疸,尿胆原亦增加。腹水患者应常规测定24h尿钠、尿钾。

3.粪常规 消化道出血时出现肉眼可见的黑便和血便,门脉高压性胃病引起的慢性出血,粪隐血试验阳性。

4.肝功能试验

(1)血清胆红素:失代偿期可出现结合胆红素和总胆红素升高,胆红素的持续升高是预后不良的重要指标。

(2)血清白蛋白:肝脏是合成白蛋白的唯一场所,在没有蛋白丢失的情况(如蛋白尿)时,血清白蛋白量常能反映肝脏储备功能。在肝功能明显减退时,白蛋白合成减少。正常值为35～55g/L,白蛋白<28g/L为严重下降。血清前白蛋白(pre-albumin)也由肝合成,当肝细胞受损伤尚未引起血清白蛋白下降时,血清前白蛋白则已明显下降。肝硬化患者可下降50%左右。

(3)凝血酶原时间:反映肝脏合成功能,是重要的预后指标,晚期肝硬化及肝细胞损害时明显延长,用维生素K后不能纠正。

(4)血清酶学检查:①转氨酶:肝细胞受损时,ALT升高,肝细胞坏死时,AST升高。肝硬化患者这两种转氨酶不一定升高,但肝硬化活动时可升高。酒精性肝硬化患者AST/ALT≥2。②γ-GT:90%肝硬化患者可升高,尤其以PBC和酒精性肝硬化升高更明显。合并肝癌时明显升高。③ALP:70%的肝硬化患者可升高,合并肝癌时常明显升高。

(5)反映肝纤维化的血清学指标:①Ⅲ型前胶原氨基末端肽(PⅢP):纤维化增加时,肝脏Ⅲ型前胶原合成增加,血清中PⅢP明显升高,主要反映活动性纤维化。②Ⅳ型胶原:肝纤维化时可升高。③透明质酸:肝纤维化患者血清透明质酸升高。④层粘连蛋白:是基底膜重要成分,与肝纤维化有一定的相关性。以上各项指标受多种因素影响,尚不能作为确诊肝纤维化的指标,联合检测有一定的参考价值。

(6)脂肪代谢:代偿期患者血中胆固醇正常或偏低,PBC患者升高。失代偿期总胆固醇特别是胆固醇酯明显降低。

(7)定量肝功能试验:吲哚菁试验(ICG)通过检测肝细胞对染料清除情况以反映肝细胞储备功能,是临床初筛肝病患者较有价值和实用的试验。患者空腹静脉抽血后注射ICG 0.5mg/kg,注射后15min对侧手臂静脉血测滞留率。正常值10%以下,肝硬化患者ICG滞留率明显升高,甚至达50%以上。其他的定量肝功能试验包括利多卡因代谢产物生成试验、氨基比林呼气试验、半乳糖耐量试验、色氨酸耐量试验、咖啡因清除试验等。

5.甲胎蛋白(AFP) 肝硬化活动时,AFP可升高。合并原发性肝癌时明显升高,如转氨酶正常AFP持续升高,需怀疑原发性肝癌。

6.病毒性肝炎标记 疑肝硬化者需测定乙、丙、丁肝炎标记以明确病因。肝硬化有活动时应作甲、乙、丙、丁、戊型标记及CMV、EB病毒抗体测定,以明确有无重叠感染。

7.血清免疫学检查 血清抗线粒体抗体(FBC患者阳性率95%)、抗平滑肌抗体、抗核抗体阳性提示自身免疫性肝病。

8.血清铜蓝蛋白 肝豆状核变性时明显降低(<200mg/L),伴尿铜增加(>100μg/24h),

年龄＜45 岁的肝功能异常患者应检查血清铜蓝蛋白排除此病。

(二)影像学检查

1.超声检查 肝硬化的声像图根据病因、病变阶段和病理改变轻重不同而有差异。超声检查可发现肝表面不光滑或凹凸不平;肝叶比例失调,多呈右叶萎缩和左叶、尾叶增大;肝实质回声不均匀增强,肝静脉管腔狭窄、粗细不等。此外,还有门脉高压症的声像图改变,表现为脾肿大、门静脉扩张和门脉侧支开放,部分患者还可探及腹水。多普勒检查可发现门脉侧支开放、门静脉血流速率降低和门静脉血逆流等改变。对门静脉血栓形成和肝癌等肝硬化的并发症也有较高的诊断价值。超声造影检查对鉴别肝硬化结节和肝癌有较高的诊断价值。近年来,通过检测超声和低频弹性波的瞬时弹性记录仪(fibroscan)可以测定肝硬度,有助早期肝硬化的诊断。

2.CT 肝硬化的影像学与超声检查所见相似,表现为肝叶比例失调、肝裂增宽和肝门区扩大,肝脏密度高低不均。此外,还可见脾肿大、门静脉扩张和腹水等门脉高压症表现(图 10 －6)。对于肝硬化和原发性肝癌的鉴别十分有用。

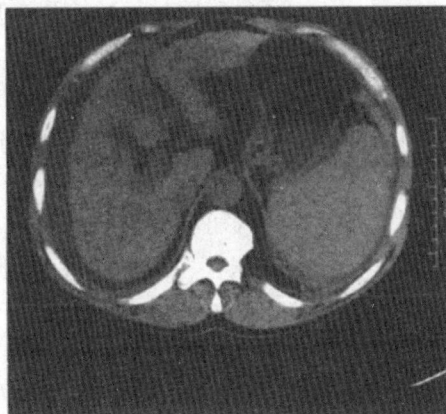

图 10－6 肝硬化的 CT 表现

3.MRI 磁共振成像除与 CT 相似外,对肝硬化结节与肝癌的鉴别更优于 CT 检查。磁共振血管成像(MRA)可代替血管造影显示门脉血管变化和门脉血栓。用于门静脉高压病因的鉴别以及肝移植前对门脉血管的评估。

4.放射性核素显像 经放射性核素^{99m}Tc－扫描测定的心/肝比值能间接反映门静脉高压和门体分流程度,对诊断有一定意义,正常值为 0.26,肝硬化患者一般在 0.6 以上,伴门脉高压者常＞1。

5.上消化道钡餐摄片 可发现食管及胃底静脉曲张征象,食管静脉曲张呈现虫蚀状或蚯蚓状充盈缺损,胃底静脉曲张呈菊花样缺损。但诊断的敏感性不如胃镜检查。

(三)特殊检查

1.胃镜 可直接观察并确定食管及胃底有无静脉曲张(图 10－7),了解其曲张程度和范围,并可确定有无门脉高压性胃病(portal hypertensive gastropathy)。食管胃底静脉曲张(gastro－esophageal varices)是反映门静脉高压最可靠的指标,一旦出现曲张静脉即可诊断门静脉高压。结肠镜可在结肠发现异位静脉曲张;胶囊内镜可发现小肠异位静脉曲张,从而找出下消化道出血原因。

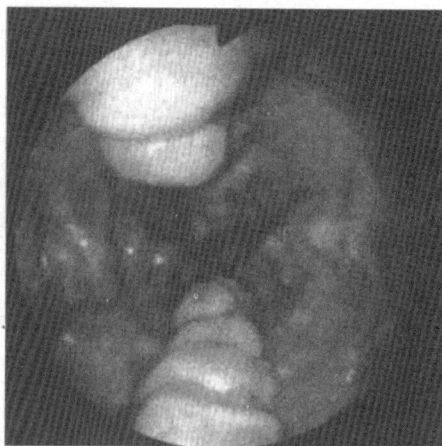

图 10—7　食管静脉曲张

2. 肝穿刺　超声指引下或腹腔镜直视下肝穿刺,取肝组织做病理检查,对肝硬化,特别是早期肝硬化确诊和明确病因有重要价值。凝血酶原时间延长及有腹水者可经颈静脉、肝静脉做活检,安全、并发症少。

3. 腹腔镜　可见肝脏表面高低不平,有大小不等的结节和纤维间隔,边缘锐利不规则,包膜增厚,脾肿大,圆韧带血管充血和腹膜血管曲张,腹水原因诊断不明确时,腹腔镜检查有重要价值。

4. 门静脉测压　经颈静脉测定肝静脉楔入压和肝静脉游离压,两者差为 HVPG,可代表门静脉压力。正常值≤5mmHg,食管静脉曲张伴出血者>12mmHg。门静脉压力的测定是评价降门脉压力药物疗效的金标准。

5. 腹水检查　所有首次出现腹水、进展性肝硬化或上消化道出血伴腹水者以及腹水稳定的患者病情突然恶化,都应做诊断性穿刺。目的在于明确腹水是否由肝硬化引起,如果是肝硬化腹水则应寻找是否存在导致腹水增加的原因,如 SBP 等。检查内容包括:腹水的性质,如颜色、比重、蛋白含量、细胞分类以及腺苷脱氨酶(ADA)、血与腹水 LDH 比值、细菌培养和内毒素测定。还应测定血清-腹水白蛋白梯度(serum ascites albumin gradient,SAAG),如>11g/L 提示腹水由肝硬化门静脉高压所致。腹水培养应在床旁进行,使用血培养瓶,包括需氧、厌氧两种培养。每个培养瓶接种的腹水至少 10mL。

六、诊断与鉴别诊断

(一)肝硬化的诊断和鉴别诊断

1. 肝硬化的诊断　主要依据:①病史:存在可引起肝硬化的病因。应详细询问肝炎史,饮酒史、药物史、输血史、社交史及家族遗传性疾病史。②症状体征:根据上述临床表现逐条对患者进行检查,确定是否存在门脉高压和肝功能障碍表现。③肝功能试验:血清白蛋白降低,胆红素升高,凝血酶原时间延长提示肝功能失代偿,定量肝功能试验也有助于诊断。④影像学检查:B 超、CT 有助于本病诊断。完整的诊断应包括病因、病理、功能和并发症四个部分。

(1)病因诊断:明确肝硬化的病因对于估计患者预后及进行治疗密切相关。根据上述各种病因作相关检查以排除及确定病因诊断,如应做病毒性肝炎标志物排除由肝炎引起的肝硬化,怀疑 Wilson 病应由眼科检查 K—F 环,测定血清铜蓝蛋白、尿铜、血铜等。

（2）病理诊断：肝活组织检查可明确诊断及病理分类，特别在有引起肝硬化的病因暴露史，又有肝脾肿大但无其他临床表现、肝功能试验正常的代偿期患者，肝活检常可明确诊断。

（3）肝脏储备功能诊断：可用 Child－Pugh 分级（Child－Pugh classification）来评定（表10－8）。

表 10－8　肝硬化患者 Child－Pugh 分级标准

临床和生化指标	分数		
	1	2	3
肝性脑病（级）	无	1～2	3～4
腹水	无	轻度	中重度
SB（μmol/L）	<34	34～51	>51
白蛋白（g/L）	>35	28～35	<28
凝血酶原时间（INR）	<1.3	1.3～1.5	>1.5
或凝血酶原时间较正常延长（s）	1～3	4～6	>6

＊PBC：SB（μmol/L）17～68 1 分；68～170 2 分；>170 3 分。

总分：A 级≤6 分；B 级 7～9；C 级≥10 分。

2.鉴别诊断

（1）肝、脾肿大：与血液病、代谢性疾病的肝脾肿大鉴别。必要时做肝活检。

（2）腹水的鉴别诊断：应确定腹水的程度和性质，与其他原因引起的腹水鉴别。肝硬化腹水为漏出液，SAAG>11g/L，腹水的总蛋白<25g/L；合并自发性腹膜炎时腹水为渗出液，中性粒细胞增多，但 SAAG 仍>11g/L。心源性腹水 SAAG>11g/L，但是腹水的总蛋白>25g/L。结核性和肿瘤性腹水 SAAG<11g/L。结核性腹膜炎为渗出液伴 ADA 增高。肿瘤性腹水比重介于渗出液和漏出液之间，腹水 LDH/血 LDH>1，可找到肿瘤细胞。腹水检查不能明确诊断时，可做腹腔镜检查，常可明确诊断。

（二）并发症的诊断和鉴别诊断

1.食管胃静脉破裂出血　表现为呕血、黑便，常为上消化道大出血。在大出血暂停、血压稳定后，急症胃镜检查（一般在入院后 12～48h）可以明确出血部位和原因，鉴别是胃食管曲张静脉破裂出血（variceal bleeding）还是门静脉高压性胃病或溃疡病引起。如由静脉曲张引起，需进一步检查明确静脉曲张由单纯性肝硬化引起门静脉高压还是由门脉血栓或癌栓引起。

2.感染　发热的肝硬化患者需要确定有无感染以及感染的部位和病原。应摄胸片、做痰培养、中段尿培养、血培养，有腹水者进行腹水检查，以明确有无肺部、胆道、泌尿道及腹水感染。患者在短期内腹水迅速增加，伴腹痛、腹胀、发热、腹水检查中性粒细胞数>0.25×10^9（250/mm^3），即可诊断 SBP。腹水和血细菌培养可阳性，常为革兰阴性菌。少数患者可无腹痛，患者可出现低血压或休克（革兰阴性菌败血症）。鉴别诊断应除外继发性腹膜炎、内脏破裂或脓肿。继发性腹膜炎的特点是腹水中性粒细胞数>10000/mm^3，糖<0.5g/L，蛋白>10g/L，抗生素治疗无效，腹水可分离出 2 种以上病原体，以及不常见病原体如厌氧菌及真菌。

3.肝肾综合征　顽固性腹水患者出现少尿、无尿、氮质血症、低血钠、低尿钠，考虑出现肝肾综合征。国际腹水研究会推荐的诊断标准为：在没有休克、持续细菌感染、失水和使用肾毒性药物情况下，血清肌酐>132.6μmol/L 或 24h 肌酐清除率<40mL/min；在停用利尿剂和用1.5L 血浆扩容后，上述两项肾功能指标没有稳定持续的好转。蛋白尿<500mg/d，超声检查

未发现梗阻性泌尿道疾病或肾实质疾病。据此标准可以与急慢性肾损伤相鉴别。应当注意的是应与由于过度利尿、非甾体类消炎药、环孢素和氨基糖苷类药物的应用引起的医源性肾损伤区分开来。

4.原发性肝癌　患者出现肝肿大、肝区疼痛、有或无血性腹水、无法解释的发热要考虑此病,血清甲胎蛋白持续升高而转氨酶正常或 B 超提示肝占位病变时应高度怀疑,CT 或 MR 可确诊。

5.肝肺综合征　终末期患者出现杵状指、紫绀、蜘蛛痣、立位呼吸室内空气时动脉氧分压<70mmHg 或肺泡－动脉氧梯度>20mmHg 应考虑此征。下述试验提示肺血管扩张有助于作出诊断:①超声心动图气泡造影左心房有延迟出现的微气泡(心跳 4~6 次后)。②肺扫描阳性。前者敏感性高,后者特异性高。HPS 应与肺动脉高压相鉴别,后者有进行性呼吸困难、心前区疼痛,而发绀少见、体检肺动脉瓣区第 2 音亢进,杂音向胸骨左缘传导,X 线显示心脏扩大,心脏超声提示右室肥厚,心导管检查可确诊。

6.肝硬化性心肌病　没有其他已知的心脏疾病的肝硬化患者,有隐匿性收缩功能不全,表现在运动、血容量变化、药物刺激时,心输出量的增加受阻,休息时射血分数(ejection fraction,EF)<55%;舒张功能不全,表现为 E/A 比例<1.0、减速时间延长(>200msec)、等容舒张时间延长(>80msec);以及有 Q－T 间期延长、左心房扩大等。

七、治疗

(一)治疗原则

肝硬化治疗应该是综合性的,首先针对病因进行治疗,如酒精性肝硬化患者必须戒酒,乙型肝炎病毒复制活跃者需行抗病毒治疗,忌用对肝脏有损害的药物。晚期主要针对并发症治疗。

(二)一般治疗

1.休息　代偿期患者可参加轻工作,失代偿期尤其出现并发症患者应卧床休息。由于直立体位激活 RAAS 及交感神经系统引起肾小球滤过减少和钠潴留。因此,对于肝硬化腹水的住院患者卧床休息有一定益处。

2.饮食　肝硬化是一种慢性消耗性疾病,目前已证实营养疗法对于肝硬化患者特别是营养不良者降低病残率及死亡率有作用。没有并发症的肝硬化患者的饮食热量为 126~168kJ/(kg·d),蛋白质 1~1.5g/(kg·d),营养不良者摄入热量为 168~210kJ/(kg·d),蛋白质 1~1.8g/(kg·d)。应给予高维生素、易消化的食物,严禁饮酒。可食瘦肉、河鱼、豆制品、牛奶、豆浆、蔬菜和水果。盐和水的摄入应根据患者水及电解质情况进行调整,食管静脉曲张者应禁食坚硬粗糙食物。

(三)药物治疗

1.抗病毒治疗　可以逆转肝纤维化,甚至早期肝硬化。

代偿期乙肝肝硬化患者 HBV DNA≥10^4 copies/mL(ALT 可正常)或 HBV DNA<10^4 copies/mL(但可以检测到)伴 ALT 升高,均应抗病毒治疗。治疗目标是延缓和降低肝功能失代偿和 HCC 的发生。失代偿期乙肝肝硬化患者抗病毒指征为 HBV DNA 阳性、ALT 正常或升高。治疗目标是通过抑制病毒复制,改善肝功能,以延缓或减少肝移植的需求。抗病毒治疗首选抗病毒作用强、低耐药的核苷类似物,如恩替卡韦,须长期甚至终生服药。服药期

间须随访。代偿期患者肝功能好的在严密监测下也可选择干扰素,疗程1年。

代偿期丙型肝炎肝硬化患者抗病毒治疗用长效干扰素联合利巴韦林,应减少剂量并在有经验医师指导下使用。近年来研究显示直接抗病毒药物,特别是3D方案的抗病毒作用达到90%以上。

2.抗纤维化药物　有报道活血化瘀软坚的中药如丹参、桃仁提取物、虫草菌丝以及丹参、黄芪的复方制剂如扶正化瘀胶囊和复方鳖甲软肝片,有一定的抗纤维化作用。

(四)腹水

腹水患者的治疗主要是减轻由于腹水或下肢水肿给患者带来的不适并防止腹水引起的并发症,如SBP、脐疝的破裂以及进一步发展为肝肾综合征。因此主要目的是减少腹水以及预防复发。应测定体重、血清电解质、肾功能及24h尿钠、尿钾排出量,以指导治疗。

1.腹水的一般治疗

(1)控制水和钠盐的摄入:细胞外液在体内的潴留量与钠的摄入和从尿中排泄的钠平衡相关。一旦钠的排出低于摄入,腹水量会增加;相反,腹水可减少。对有轻度钠潴留者,钠的摄入量限制在88mmol/d(5.0g食盐)可达到钠的负平衡。应用利尿剂时,可适度放开钠摄入,以尿钠排出量为给药指导。轻中度腹水在限钠饮食和卧床休息后可自行消退。稀释性低钠血症(<125mmol/L)患者,应限制水的摄入(800~1000mL/d)。

(2)利尿剂的应用:经限钠饮食和卧床休息腹水仍不消退者须应用利尿剂,由于肝硬化腹水患者血浆醛固酮浓度升高,在增加肾小管钠的重吸收中起重要作用,因此利尿药首选醛固酮拮抗剂—螺内酯。开始时60~100mg/d,早上顿服。根据利尿反应(称体重、计尿量)每4~5天增加60~100mg,直到最大剂量400mg/d。可以合用袢利尿剂呋塞米,起始剂量20~40mg/d,可增加到160mg/d。利尿剂的使用应从小剂量开始,服药后体重下降为有效(无水肿者每天减轻体重500g,有下肢水肿者体重减轻1000g/d)。利尿剂的副作用有水电解质紊乱、肾功能恶化、体重减轻过度、肝性脑病、男性乳房发育等。如出现肝性脑病、低钠血症(血钠<120mmol/L),肌酐>120mmol/L应停用利尿剂,可用胶体或盐水扩容。但须避免24h血钠上升>12mmol/L。

(3)提高血浆胶体渗透压:对于低蛋白血症患者,每周定期输注白蛋白、血浆可提高血浆胶体渗透压,促进腹水消退。

(4)应避免使用非甾体类消炎药、血管紧张素酶抑制剂或血管紧张素受体抑制剂。

2.难治性腹水的治疗　对大剂量利尿剂(螺内酯400mg/d,呋塞米160mg/d)缺少反应(无体重下降)或在小剂量利尿剂时就发生肝性脑病、低钠、高钾等并发症,均属于难治性腹水(refractory ascites),其在失代偿期肝硬化患者中的发生率为10%。治疗首先应针对导致顽固性腹水发生的一些可逆性原因,如:不适当的限钠、利尿,使用肾毒性药物,SBP,门静脉、肝静脉栓塞及未经治疗的活动性肝病。还可以用下列方法治疗。

(1)排放腹水、输注白蛋白:对于顽固性大量腹水患者,如无其他并发症(肝性脑病、上消化道出血、感染)、肝储备功能为Child—Pugh A、B级,无出血倾向(INR<1.6,血小板计数>$50×10^9$/L)可于1~2h内抽排腹水4~6L,同时每升腹水补充白蛋白6~8g,以维持有效血容量,阻断RAAS系统激活。一次排放后仍有腹水者可重复进行,该方法腹水消除率达96.5%,排放腹水后应用螺内酯维持治疗。

(2)经颈静脉肝内门体分流术:经颈静脉肝内门体分流术(transjugular intrahepatic portosystemic shunt TIPS)可用于顽固性腹水患者。有效率 50%～80%。术后门脉压力下降,阻断钠潴留,此外,可改善肾脏对利尿剂反应。因此,可预防腹水复发;但支架阻塞可导致腹水复发。同时,术后可逆性肝性脑病的发生率 50%～70%。因此,目前不作为首选方法,仅用于无严重肝功能衰竭,无肝性脑病,放腹水不能解决问题者。最近,有证据提示带膜支架可改善生存率。

(3)肝移植:难治性腹水患者极易并发 SBP 和肝肾综合征,一年生存率仅 25%。患者由于腹水量多,生活质量也十分差,因此是肝移植的适应证。

(4)腹腔颈静脉转流术:在不能做肝移植和 TIPS 的患者可以考虑。

(五)并发症的治疗

1. 胃食管静脉破裂出血　25%～40%肝硬化患者发生胃食管静脉破裂出血,是肝硬化死亡的主要原因,应予以积极抢救。

(1)重症监护:卧床、禁食、保持气道通畅、补充凝血因子、迅速建立静脉通道以维持循环血容量稳定,密切监测生命体征及出血情况。必要时输血,但应避免过量(HB 维持在 70～80g/L 即可)。短期应用抗生素,不仅可以预防出血后感染,特别如 SBP,还可提高止血率、降低死亡率。可先予静脉用头孢曲松 1g/d,能进食时口服环丙沙星 0.4g,2 次/d,共 7d。

(2)控制急性出血

1)血管活性药物治疗:一旦怀疑食管胃静脉破裂出血,应立即静脉给予下列缩血管药物,收缩内脏血管,减少门静脉血流量,达到止血效果。诊断明确后继续用 3～5d。常用药物有 14 肽生长抑素,首剂 250μg 静脉推注,继以 250μg/h 持续静脉点滴;其同类物 8 肽(奥曲肽),首剂 100μg 静脉推注,继以 25～50μg/h 持续静脉滴注,必要时剂量加倍;三甘氨酰赖氨酸加压素(特利加压素)静脉注射,1～2mg,每 6～8h 1 次;垂体后叶素(VP)0.4U/min 静脉点滴。VP 副作用多,有腹痛、血压升高、心绞痛等,有心血管疾病者禁用。有报道单用生长抑素或特利加压素尚不能控制的急性出血,联合应用有效。

2)气囊压迫术:使用三腔管对胃底和食管下段作气囊填塞。常用于药物止血失败者。压迫总时间不宜＞24h,否则易导致黏膜糜烂。这项暂时止血措施,可为急救治疗赢得时间,也为进一步做内镜治疗创造条件。

3)内镜治疗:经过抗休克和药物治疗血流动力学稳定者应立即送去做急症内镜检查,以明确上消化道出血原因及部位。如果仅有食管静脉曲张,还在活动性出血者,应予以内镜下注射硬化剂止血,止血成功率 90%。如果在做内镜检查时,食管中下段曲张的静脉已无活动性出血,可用皮圈进行套扎。胃静脉出血,宜注射组织黏合剂。

4)急诊手术:上述急症治疗后仍出血不止,患者肝脏储备功能为 Child－Pugh A 级者可行断流术。

5)介入治疗:上述患者如无手术条件者可行 TIPS 作为挽救生命的措施。术后门脉压力下降,止血效果好,但易发生肝性脑病和支架堵塞。因此较适用于准备做肝移植的患者,作为等待供肝时的过渡措施。对胃静脉曲张活动性出血,药物和内镜治疗无效时可紧急做经皮穿肝曲张静脉栓塞术。

(3)预防再出血:在第一次出血后,一年内再次出血的发生率约 70%,死亡率约 30%～50%,因此在急性出血控制后,应采用以下措施预防再出血,内镜下套扎联合应用 β 受体阻滞剂是最佳选择。

1)内镜治疗:首选套扎,套扎后的较小的曲张静脉可用硬化剂注射。

2)药物治疗:非选择性β受体阻滞剂,常用药物为普萘洛尔,通过收缩内脏血管,降低门静脉血流量而降低门静脉压力,用法:从 10mg/d 开始,逐日加 10mg,直至静息时心率下降到基础心率的 75%,作为维持剂量,长期服用,并根据心率调整剂量。禁忌证为窦性心动过缓,支气管哮喘,慢性阻塞性肺部疾病、心衰、低血压、房室传导阻滞、胰岛素依赖性糖尿病、肝硬化难治性腹水。联用扩血管药物 5—单硝酸异山梨醇,通过降低门脉阻力,增加其降门静脉压力效果,疗效优于单用普萘洛尔。近期报道卡维地洛 6.25~12.5mg/d 疗效优于普奈洛尔。

3)外科减压:如果患者为代偿期或 Child A 级肝硬化伴脾功能亢进,在药物或内镜治疗失败时也可考虑做分流术或断流术。

4)TIPS:用于药物、内镜治疗失败的反复出血的 Child—Pugh A 或 B 患者。HVPG>20mmHg 患者的出血,不易被药物和内镜治疗控制,应在早期行 TIPS。

5)肝移植:终末期肝病伴食管静脉反复出血者是肝移植(liver transplantation)的适应证。

(4)预防首次出血:曲张的食管静脉直径>5mm、范围>1/3 管腔、曲张静脉表面有红色征、Child C 级患者是出血的高危人群,首选普萘洛尔预防首次出血(用法同上)。目的是使门脉压力下降到 12mmHg 以下,或下降大于基线 20%,无效或有禁忌证者可用内镜下套扎作为替代疗法。

2. 自发性细菌性腹膜炎 主要致病菌为革兰阴性菌(占 70%),如大肠杆菌(47%)、克雷白杆菌(13%)。由于 SBP 后果严重,如临床上怀疑 SBP 或腹水中性粒细胞数>$0.25×10^9$/L,应立即行经验性治疗,抗生素首选头孢噻肟 2g,每 8h 1 次,或头孢曲松 2g,每天 1 次,在用药后 48h 再行腹水检查,如中性粒细胞数减少一半,可认为抗生素治疗有效,疗程 5~10d。已发生过一次 SBP 或腹水蛋白<10g/L 的进展性肝硬化伴黄疸、低钠血症或肾功能不全者是复发性 SBP 的高危患者,应口服环丙沙星 400mg/d 进行预防。SBP 最严重的并发症是肝肾综合征。如果患者 Cr>1mg/dl、BUN>30mg/dl、SB>4mg/dl 应在 6h 内给予白蛋白输注 1.5g/kg,48h 后 1g/(kg·24h),可预防 HRS,提高生存率。

3. 肝肾综合征 治疗原则是增加动脉有效血容量和降低门静脉压力,在积极改善肝功能前提下,可采取以下措施:①早期预防和消除诱发肝肾衰竭的因素,诸如感染、出血、电解质紊乱、不适当的放腹水、利尿等。②避免使用损害肾功能的药物。③输注白蛋白 1g/(kg·24h),以后 20~40g/24h,持续 5~10d,使血 Cr<132.6μmol/L。④血管活性药物特利加压素 0.5~2mg 静注,12h 一次,通过收缩内脏血管,提高有效循环血容量,增加肾血流量,增加肾小球滤过率,阻断 RAAS 激活,降低肾血管阻力。也可用去甲肾上腺素(0.5~3mg/h)或米多君(2.5~3.75mg/d)加奥曲肽(300~600μg/d)代替特利加压素。⑤TIPS 应用对象:SB<51μmol/L、Child—Pugh<12 分、无心肺疾患和肝性脑病者。⑥肝移植:对可能发生 HRS 的高危患者如稀释性低钠血症、低血压、低尿钠患者在发生 HRS 前行肝移植。

4. 肝肺综合征 内科治疗无效,TIPS 可改善患者症状,为肝移植创造条件。

(六)肝移植

1. 适应证 各种原因引起的终末期肝硬化病,Child—Pugh 分数>8,并有以下一种情况者均可成为肝移植候选人。①不能控制的门脉高压性出血。②发生过自发性腹膜炎。③反复发作性肝性脑病。④顽固性腹水。⑤不可逆的影响生存质量的肝外表现如肝肺综合征、顽固性瘙痒等。

2.禁忌证　以下情况不宜做肝移植:①不能控制的全身感染如 HIV 阳性。②肝外恶性肿瘤及晚期肝恶性肿瘤。③吸毒、酗酒、不能依从术后免疫抑制剂者。

3.移植的适宜时机　终末期肝病模型(model of end－stage liver disease,MELD)可用于评估肝病严重程度,以决定移植的优先权。识别 3 个月内死亡危险性的积分方法(积分从 6～40 分):≤9 分,3 个月死亡率 4%;10～19 分,27%;20～29 分,76%;30～39 分,83%;≥40 分,100%。>20 分可考虑移植。MELD 积分＝9.6log(肌酐 mg/dl)＋3.8(胆红素 mg/dl)＋11.2log(INR)＋6.4。最近有关 MELD 的系统综述结果认为对移植后死亡率的预测 MELD 并不优于 Child－Pugh 分级,认为还应增加肝性脑病和血钠两个参数有可能提高其预测力。

4.预防原发疾病的复发　我国大多数终末期肝硬化均由 HBV 引起,为预防复发,可在移植中或移植后给予乙型肝炎免疫球蛋白(HBIG),同时在移植前开始口服核苷类似物降低病毒载量。

八、预后

肝硬化临床 1 到 5 期的年死亡率分别为 1%、3.4%、20%、57%、>60%。Child－Pugh 分级也与预后密切相关,1 年和 2 年的估计生存率分别为 Child－Pugh A 级 100%、85%;B 级 80%、60%;C 级为 45%、35%。呕血、黄疸、感染、腹水是预后不利因素。肝移植的开展已明显地改变了肝硬化患者的预后。移植后患者一年生存率 90%、5 年 80%,生活质量大大提高。

(马健)

第六节　肝性脑病

肝性脑病(hepatic encephalopathy,HE),是肝功能衰竭或门.体分流引起的中枢神经系统神经精神综合征,主要临床表现可以从人格改变、行为异常、扑翼样震颤(flapping tremor, asterixis)到出现意识障碍、昏迷。最常见于终末期肝硬化。如果肝脏功能衰竭和门体分流得以纠正,则肝性脑病可以逆转,否则易于反复发作。

一、分类与命名

根据病因将肝性脑病分为三种类型:

1.A 型　急性肝衰竭(acute liver failure)时发生,常于起病 2 周内出现脑病,亚急性肝功能衰竭时,HE 出现于 2～12 周。

2.B 型　为单纯门体旁路(bypass)所引起,无明确的肝细胞疾病。例如先天性血管畸形和在肝内或肝外水平门静脉血管的部分阻塞,包括外伤、类癌、骨髓增殖性疾病等引起的高凝状态所致的门静脉及其分支栓塞或血栓形成,以及淋巴瘤、转移性肿瘤、胆管细胞癌造成的压迫产生的门静脉高压,而造成门体旁路。此时肝活检显示为正常的肝组织学特征,但临床表现与肝硬化伴 HE 的患者相同。

3.C 型　肝硬化(cirrhosis)是 HE 中最为常见的类型。这些患者伴门脉高压和(或)门体分流。C 型 HE 又可分为发作性 HE(又分为有诱因、自发性和复发性三个亚类)、持续性 HE(又分为轻度、重度和治疗依赖三类)和轻微肝性脑病(minimal hepatic encephalopathy, MHE)三个亚型。

二、发病机制

肝性脑病的发病机制迄今为止仍不清楚。目前认为 HE 是多种因素共同作用的结果。主要涉及三个环节:肝功能损伤和(或)门体侧支分流病理生理基础存在;循环毒素的产生;突破血—脑屏障的循环毒素特别是氨在不同水平上对脑功能的损害。

(一)氨

围绕氨代谢紊乱提出的氨中毒(ammonia intoxication)学说在 HE 的发病机制中仍占最主要的地位。胃肠道是氨进入血液循环最主要的门户。肠道中的氨源于肠菌对食物中蛋白质的分解。非离子型氨(NH_3)有毒性,且能透过血脑屏障。离子型氨(NH_4^+)呈盐类形式存在,相对无毒,不能透过血脑屏障。NH_3 与 NH_4^+ 的互相转化受 pH 梯度影响,如反应式 NH_3—NH_4^+ 所示。当结肠内 pH<6 时,NH_3 从血液弥散入肠腔,形成铵盐随粪排出;当 pH>6 时,NH_3 大量入血。正常生理情况下来自肠道内的氨经门静脉入肝,在肝内转变为尿素、谷氨酰胺、门冬酰胺及其他非必需氨基酸以清除血氨。肝功能衰竭时,肝将氨转变为尿素的能力减低或消失,如果存在门—体分流,氨还可绕过肝直接进入体循环,并通过血脑屏障进入中枢神经系统。氨中毒机制:

1. 脑内星形胶质细胞(astrocyte)肿胀 脑内清除氨的主要途径依靠存在于星形胶质细胞中谷氨酰胺合成酶合成谷氨酰胺,后者是一种很强的有机渗透质,可导致该细胞肿胀、功能受损,进一步影响氨的代谢,并可影响神经元有效摄入或释放细胞外离子和神经递质的能力,出现 HE 的表现。

2. 脑能量障碍 血氨过高可抑制丙酮酸脱氢酶活性,从而影响乙酰辅酶 A 的生成,干扰大脑的三羧酸循环。谷氨酸被星形细胞摄取在合成谷氨酰胺过程中消耗线粒体上的 α—酮戊二酸及 ATP。其减少能使三羧酸循环运转降低,致大脑细胞能量供应不足,导致功能紊乱而出现 HE。

3. 干扰神经细胞膜离子转运 氨可通过干扰神经细胞膜离子转运改变基因如水通道蛋白的表达,损害颅内血流自动调节机制,产生脑水肿和 HE。

4. 氨促进活性氧的释放 启动氧化应激反应,导致线粒体功能障碍,损害细胞内信号通路,促进神经元中凋亡级联反应的发生。

(二)γ—氨基丁酸与内源性苯二氮䓬

γ—氨基丁酸(gamma amino—butyric acid,GABA)是脑中主要的抑制性神经递质。血浆中的 GABA 由谷氨酸经肠道细菌谷氨酸脱羧酶作用衍生而来。正常时肝能大量摄取门脉血内的 GABA,并迅速分解。肝功能衰竭和门体分流时,肝对 GABA 的清除明显降低,同时 GABA 可绕过肝直接进入体循环,导致血中 GABA 浓度增高。随着 GABA 穿过异常的血脑屏障摄取增加,脑脊液和脑组织的浓度也增加。GABA 作用于大脑突触后神经元的 GABA 受体,GABA 受体和其他两个受体蛋白即苯二氮䓬(benzodiazepine,BZ)受体及巴比妥受体紧密相连,组成 GABA/BZ 受体复合体,共同调节氯离子通道。肝功能失代偿患者脑组织中的 GABA/BZ 受体数目也增加,同时 HE 患者机体内源性 BZ 含量增多,两者均可激活大脑神经元突触 GABA/BZ 受体复合物,导致 Cl^- 大量内流,产生抑制性突触后电位,使神经传导抑制,产生 HE。

（三）芳香族氨基酸与假神经递质

食物中的芳香族氨基酸如酪氨酸、苯丙氨酸等经肠菌脱羧酶的作用分别转变为酪胺和苯乙胺。肝功能衰竭时,对其清除发生障碍,通过血脑屏障进入脑组织,在脑内经 β 羟化酶的作用分别形成章胺(β-羟酪胺)和苯乙醇胺。后两者的化学结构式与正常兴奋性神经递质去甲肾上腺素相似,但不能传递神经冲动,故称为假神经递质(false neurotransmitter)。它们在脑内取代了突触中的正常递质,兴奋冲动不能正常地传到大脑皮层而产生异常抑制,故出现意识障碍与昏迷。另外,肝硬化失代偿患者血氨基酸的代谢失衡(amino acid metabolic imbalance),即血浆芳香族氨基酸(如酪氨酸、苯丙氨酸、色氨酸)增多,而支链氨基酸(如缬氨酸、亮氨酸、异亮氨酸)减少。支链氨基酸与芳香族氨基酸比值由正常 3～3.5：1 降到 1：1 或更低。上述两种氨基酸是在互相竞争和排斥中通过血脑屏障,进入脑中的芳香族氨基酸增多,可进一步形成假神经递质。

（四）锰离子

在肝硬化患者血浆和脑组织中,发现锰的含量升高,并在大脑苍白球沉积。锰沉积除直接对脑组织造成损伤外,还影响 5-羟色胺、去甲肾上腺素和 GABA 等神经递质的功能。此外,锰还影响多巴胺与多巴胺受体的结合,导致多巴胺氧化使多巴胺减少,造成震颤、僵硬等锥体外系症状。

（五）其他

还有一些肠源性的神经毒素,在 HE 患者的血浆和脑脊液中明显增高,在 HE 的发病中可能起一定的作用。如甲基硫醇及其衍生物二甲基亚砜,短链脂肪酸(如戊酸、己酸和辛酸)能诱导实验性 HE。此外,氨、硫醇、短链脂肪酸对中枢神经系统具有协同毒性作用。

（六）诱发因素

大多数 HE 的发病通常都可以找到诱发因素。它们通过促进毒素的生成,加重肝功能的损伤或增强毒素对神经系统的损伤,诱发肝性脑病的发生。诱发因素有:①消化道出血:肝硬化患者易发生消化道出血,肠道积血是血氨等毒素升高的重要因素。②高蛋白饮食:一次性摄入大量高蛋白饮食,使肠内产氨增多。③低钾性碱中毒:使用排钾利尿剂、放腹水、呕吐、腹泻或进食过少等均可导致低钾血症。从而使细胞内钾外移而补充,在此移动过程中细胞外液 $[H^+]$ 减少,有利于 NH_3 通过血脑屏障。④低血容量与缺氧:低血容量致肾前性氮质血症,使血氨增高。低血容量时脑细胞缺氧,将氨合成谷氨酸和谷氨酰胺的能力下降,而且对氨毒性作用的耐受性也下降。⑤感染:感染促进组织分解代谢,增加血氨的生成。感染和内毒素导致血清 TNF-α 水平增加,后者增加中枢神经系统内皮细胞中氨的弥散作用,增加脑中氨浓度。⑥药物:麻醉、镇痛、催眠、镇静等类药物不仅可直接抑制大脑和呼吸中枢,造成缺氧;而且地西泮及巴比妥类药物均可激活 GABA/BZ 受体复合物而诱发 HE。⑦便秘:有利于肠道毒物吸收。其他因素如低血糖时大脑能量供应不足,导致脑内去氨的活动停滞,氨的毒性增加。

三、病理

急性肝功能衰竭所致的 HE 患者的脑组织通常无明显病理改变,但多有脑水肿。慢性HE 患者可以出现大脑和小脑灰质以及皮层下组织的星形胶质细胞(又称阿尔茨海默Ⅱ型星形细胞)肥大和增多。典型的形态变化是细胞的肿胀、染色体边聚、核变小且淡染、核仁突出。病程较长者则大脑皮层变薄,神经元及神经纤维消失,皮层深部有片状坏死,甚至可累及小脑和基底部。

四、临床表现

因基础肝病、肝细胞损害的轻重以及诱因的不同而异。可以从无临床表现(MHE)到神经精神紊乱(智力和人格障碍、痴呆、构建不能、意识障碍),神经肌肉障碍(扑翼样震颤、反射亢进、肌阵挛)以及少见的帕金森样综合征和进行性下身麻痹。急性 HE 诱因不明显,常伴脑水肿,可出现颅内压增高的临床表现,患者在起病数日内即进入昏迷直至死亡。慢性 HE 多见于肝硬化患者,常有诱因,以慢性反复发作性木僵与昏迷为突出表现。肝功能损害严重的 HE 患者常有明显黄疸,出血倾向和肝臭,易并发各种感染,肝肾综合征等,使临床表现更加复杂。

根据意识障碍程度,神经系统表现和脑电图改变,将 HE 自无精神改变到深昏迷分为五期(改良 West Haven 分级标准)。

1.0 期轻微肝性脑病(MHE)　是指临床上无上述精神神经表现,常规精神神经系统检查无异常,但神经心理和神经生理检查可发现异常的患者。

2.Ⅰ期(前驱期)　轻度的性格改变和传为异常,如欣快激动或淡漠少言,衣冠不整或随地便溺。应答尚准确,但吐词不清或缓慢。不能完成简单的计算和智力构图(如搭积木、用火柴摆五角星等),可有扑翼样震颤。脑电图多数正常。此期历时数日或数周,有时症状不明显,易被忽视。

3.Ⅱ期(昏迷前期)　以意识错乱、嗜睡障碍、行为异常为主。前一期的症状加重。嗜睡或昼睡夜醒。定向力和理解力均减退,对时、地、人的概念混乱,言语不清、举止反常也常见。可有幻觉、恐惧、狂躁,而被视为一般精神病。此期患者有明显神经体征,如腱反射亢进、肌张力增高、踝阵挛及 Babinski 征阳性等。此期扑翼样震颤存在,可出现不随意运动及运动失调,脑电图有特征性异常。从此期开始患者可出现肝臭。

4.Ⅲ期(昏睡期)　以昏睡和精神错乱为主,各种神经体征持续或加重,大部分时间患者呈昏睡状态,但可唤醒。醒时尚可应答,常伴有神志不清和幻觉。扑翼样震颤仍可引出。肌张力增加,四肢被动运动常有抵抗力。锥体束征常呈阳性。

5.Ⅳ期(昏迷期)　神志完全丧失,不能唤醒。浅昏迷时,对痛刺激和不适体位尚有反应,腱反射和肌张力仍亢进;由于患者不能合作,扑翼样震颤无法引出。深昏迷时,各种反射消失,肌张力降低,瞳孔常散大,可出现阵发性惊厥、踝阵挛和过度换气。

近年提出了肝硬化神经功能损害谱(spectrum of neurologic impairment in cirrhosis, SONIC)的概念,认为肝硬化患者发生肝性脑病是一个连续的过程,因此将轻微型肝性脑病和 West-Haven 分级 1 级的肝性脑病归为"隐匿性肝性脑病(covert hepatic encephalopathy, CHE)",其定义为有神经心理学和(或)神经生理学异常,但无定向力障碍、无扑翼样震颤的肝硬化患者。将有明显肝性脑病临床表现的患者(West-Haven 分级标准中的 2、3 和 4 级肝性脑病)定义为"显性肝性脑病(overt hepatic encephalopathy,OHE)"。

五、实验室和辅助检查

1.血氨　正常人空腹静脉血氨为 $18\sim72\mu mol/L$,动脉血氨含量为静脉血氨的 $0.5\sim2$

倍。一般认为测定动脉血氨比静脉血氨更有意义。动态观察血氨,对诊断与治疗有一定的价值。慢性 HE 尤其是门体分流性脑病患者多有血氨增高;急性 HE 血氨多正常。

2.神经生理检测

(1)脑电图:其演变与 HE 的严重程度一致。HE 早期脑电图的节律弥漫性减慢,波幅增高,由正常的 α 节律(8~13 次/s)变为 θ 节律(4~7 次/s)。更严重的脑电波异常,即 δ 波(1~5 次/s),为 Ⅱ 期 HE 的改变。Ⅲ 期 HE 常出现三相波,但三相波常在昏迷期消失。三相波的出现提示预后不良。

(2)脑诱发电位:是在体外可记录到的由各种外部刺激经感受器传入大脑神经元网络后产生的同步放电反应。以听觉诱发电位 P300 诊断肝性脑病的效能较高,而视觉诱发电位 P300 检测结果的可重复性差。该检测的优点是没有学习效应,结果相对特异,但缺点是需要专用设备且敏感性差,仅用于研究。

(3)临界视觉闪烁频率(CFF)检测:测定患者视觉功能的变化、判定视网膜胶质细胞的病变,间接反映大脑胶质星形细胞肿胀和神经传导功能障碍。是发现和监测 HE 的一项敏感、简单而可靠的指标,不受受试者文化程度、年龄、职业等因素的影响,但易受兴奋剂或镇静剂及疲劳等因素的干扰。

3.神经心理检测　推荐使用肝性脑病心理学评分(psychometric hepatic encephalopathy score,PHES)诊断 MHE。PHES 包括数字连接试验－A(NCT－A)、数字连接试验－B(NCT－B)、数字符号试验(DST)、轨迹描绘试验(LTT)和系列打点试验(SDT)5 个子测试项目。专家共识意见 NCT－A 及 DST 两项测试方法同时阳性即可诊断 MHE。由于 NCT－A 及 DST 受年龄和教育程度的影响,因此测试结果要参考相应年龄和教育程度的健康对照者的结果进行判断。

4.神经影像学检查　急性 HE 患者进行头部 CT 或 MRI 检查可发现脑水肿。慢性 HE 患者则可发现不同程度的脑萎缩。大多数肝硬化患者可出现双侧苍白球及壳核对称的 T_1 加权信号增强,提示可能与顺磁性物质锰在基底神经节的沉积有关。使用质子(H_1)磁共振波谱分析(MRS)检测慢性肝病患者发现脑部的代谢改变,包括谷氨酸或谷氨酰胺增加、肌醇与胆碱减少。谷氨酰胺可作为光谱分析的标志信号,这种改变比神经心理学检查更敏感。此外,影像学检查有利于排除其他脑病的可能。

六、诊断和鉴别诊断

(一)诊断

肝硬化失代偿期并发中枢神经系统紊乱为其主要特征,一般诊断不难。主要诊断依据为:①严重肝病和(或)广泛门体侧支循环。②精神紊乱、昏睡或昏迷。③有肝性脑病的诱因。④明显肝功能损害或血氨增高,扑翼样震颤和典型的脑电图改变有重要参考价值。

轻微肝性脑病的诊断目前尚无统一诊断标准。我国专家共识建议对肝硬化患者检测数字符号试验和数字连接试验,二者均阳性则可诊断为 MHE。

(二)鉴别诊断

肝性脑病诊断的确定必须排除其他疾病的可能。①以精神症状为唯一突出表现的 HE 易被误诊为精神病,应注意排除。②肝性昏迷还应与引起昏迷的其他疾病鉴别,包括:代谢性脑病(如糖尿病酮症酸中毒、低血糖、尿毒症、高钠血症、低钠血症等);颅脑病变(如脑血管意外、颅内肿瘤和感染等);中毒性脑病(酒精、药物、重金属中毒等)。

七、治疗

治疗目的为治疗基础肝病和促进意识恢复。早期治疗远比已进入昏迷期效果为好。由于其发病机制复杂,有多种因素参与,应针对不同病因和临床类型有重点地选择治疗方法。

(一)及早识别并纠正或去除诱因

大多数 HE 的发病可找到诱因,治疗首先要纠正或去除诱因。部分患者仅通过去除诱因而无需采取进一步措施,便可获得病情改善或 HE 逆转。如及时控制消化道出血和清除肠道积血;预防或纠正水、电解质和酸碱平衡失调;积极控制感染;慎用或禁用镇静药,注意防治顽固性便秘等。

(二)营养治疗

大多数肝硬化患者存在营养不良,长时间限制蛋白饮食会加重营养不良的严重程度。且负氮平衡会增加骨骼肌的动员,反而可能使血氨含量增高。最近的研究显示,与限制蛋白质的摄入相比,正常摄入蛋白 $1.2g/(kg \cdot d)$ 是安全的,对血氨和肝性脑病的恢复没有负面影响。在摄入蛋白质的问题上应把握以下原则:①急性期首日患者禁蛋白饮食,给予葡萄糖保证供应能量,昏迷不能进食者可经鼻胃管供食。②慢性肝性脑病患者无禁食必要,蛋白质摄入量为 $1\sim1.5g/(kg \cdot d)$。③口服或静脉使用支链氨基酸制剂,可调整 AAA/BCAA 比值。④植物和奶制品蛋白优于动物蛋白,因植物蛋白产氨少,能增加非吸收性纤维含量从而增加粪便细菌对氨的结合和清除,而且植物蛋白被肠菌酵解产酸有利于氨的排除。

(三)减少肠道氨源性毒物的生成和吸收

1.清洁肠道　尤其对由消化道出血和便秘所致的肝性脑病,通过灌肠或导泻等措施清洁肠道,减少肠道氨的吸收具有有益的作用。可采用以下措施:口服或鼻饲缓泻剂,如乳果糖、乳梨醇、25%硫酸镁;用生理盐水或弱酸液灌肠,一方面排出积血,另一方面使肠道保持酸性状态,不利于氨的吸收。

2.口服不吸收双糖　乳果糖(β—半乳糖果糖)口服后在结肠内被乳酸菌、厌氧菌等分解为乳酸和醋酸,降低结肠 pH,使肠腔呈酸性,从而减少氨的形成与吸收;其轻泻作用有助于肠内含氮毒性物质的排出;肠道酸化后,促进乳酸杆菌等有益菌大量繁殖,抑制产氨细菌生长,氨生成减少。是治疗 HE 的一线药物。并可显著改善肝硬化 MHE 患者的智力测验结果(认知能力)和提高患者的生活质量。剂量 30mL,每日 3~4 次口服,也可鼻饲。乳果糖无毒性,不良反应少,有时出现腹痛、恶心、呕吐等。乳梨醇(β—半乳糖山梨醇)其作用与乳果糖相同。对改善 HE 的效果与乳果糖相同,但乳梨醇甜度低。剂量为 30~45g/d,分 3 次口服。

3.肠道非吸收抗生素　研究表明利福昔明—α 晶型(rifaximin),肠道几乎不吸收,可广谱、强效的抑制肠道产氨细菌生长,减少氨的生成。其有耐受性好、起效快等优点。可作为 MHE 和Ⅰ~Ⅲ度肝性脑病的治疗,并可预防复发,推荐剂量是 1200mg/d,分 3 次口服,疗程 8 周。

4.微生态制剂　服用不产生尿素酶的某些有益菌如乳酸杆菌、肠球菌、双歧杆菌、酪酸杆菌等,可抑制产生尿素酶细菌的生长,并酸化肠道,对防止氨和有毒物质的吸收有一定作用。最新的 Meta 分析结果提示益生菌可作为 MHE 的一线治疗。

(四)促进体内氨的清除

鸟氨酸门冬氨酸(ornithine—aspartat,OA)是一种鸟氨酸和门冬氨酸的混合制剂,可激活尿素合成过程的关键酶,提供尿素生成和谷氨酰胺合成的反应底物鸟氨酸和门冬氨酸,在残留的肝细胞和骨骼肌中增加尿素合成和促进谷氨酰胺生成,从而清除肝脏门脉血流中的氨,对防止急性 HE 在氮负荷过重时的血氨水平升高有效。使用方法:加入葡萄糖液内静脉滴注 20～40g/d。

（五）拮抗神经毒素对神经递质的抑制作用

GABA/BZ 复合受体拮抗剂氟马西尼(fumazenil)为 BZ 受体拮抗剂,可以使内源性 BZ 衍生物导致的神经传导抑制得到短期改善。氟马西尼可能对部分急性肝性脑病患者有利。用法 1mg/次,静脉内用药。

（六）暂时性肝脏支持

常用于急性肝衰竭引起的 HE,目前多用分子吸附再循环系统(molecular absorbent recirculating system,MARS)清除与白蛋白结合的毒素、胆红素。生物性人工肝支持系统以培养的肝细胞等生物材料为基础,提供肝功能支持,尚处于试验阶段。处于试验阶段的还有肝细胞和骨髓干细胞移植,但已显示对于急性肝衰竭导致的肝坏死有替代作用,可改善生存率,将是今后研究的方向。

（七）肝移植

肝移植是挽救患者生命的有效措施,如何选择手术适应证和把握手术时机对移植后的长期存活甚为重要。凡无脑水肿的Ⅲ级以上 HE 或急性肝衰竭且符合下列 5 条中 3 条或 3 条以上者,有急症肝移植指征:①动脉血 pH<7.3。②年龄<10 岁或>40 岁。③出现脑病前黄疸时间>7d。④凝血酶原时间>50s。⑤血清总胆红素>300μmol/L。肝移植后一年生存率为 65%。

（八）对症治疗

对急性肝衰竭患者,治疗直接针对多器官功能衰竭和损伤肝脏的功能支持。患者应置于重症监护病房,头部抬高 20°～30°,保持低温 32～33℃。对重度 HE 必要时进行气管插管以降低呼吸骤停的危险。加强脑细胞功能的保护和给予甘露醇防治脑水肿,继发于脑水肿的颅内高压,是Ⅲ、Ⅳ期 HE 患者常见并发症,可导致患者死亡或不可逆脑损伤,注意早期识别和处理。

八、预后

诱因明确且容易消除者预后较好;肝功能较好、作过分流手术、由于进食高蛋白而引起的门体分流性脑病预后较好;有腹水、黄疸、出血倾向的患者提示肝功能较差,其预后也差;急性肝衰竭所致的肝性脑病预后最差。

（马健）

第七节　胰腺炎

一、急性胰腺炎

急性胰腺炎(acute pancreatitis,AP)是多种病因导致胰酶激活,并作用于胰腺组织后产生的局部炎症反应,可伴或不伴有其他器官功能改变。痊愈后绝大多数患者的胰腺功能和结构可恢复正常。国外统计发病率每年在 4.8/10 万～24/10 万,成年人居多,平均发病年龄 55 岁。按病情轻重,急性胰腺炎分为轻度(mild acute pancreatitis,MAP)、中(重)度(moderately severe acute pancreatitis,MSAP)和重度急性胰腺炎(severe acute pancreatitis,SAP)。临床以 MAP 多见,患者无器官功能衰竭,呈自限性。20%～30%患者为 MSAP 和 SAP,SAP 患者存在持续性器官功能衰竭,病情较 MSAP 更危重,其死亡率仍在 10%～20%。

(一)病因

急性胰腺炎的病因繁多(表 10－9),我国 50%以上由胆道疾病所致,西方国家胆道疾病和酗酒分别占急性胰腺炎病因的 40%和 35%。其中有 15%～20%病因不明,称为"特发"性急性膜腺炎(idiopathic acute pancreatitis)。

表 10－9 急性胰腺炎的病因

常见病	因胆石症(包括胆道微结石)、酗酒、高脂血症
少见病因	代谢性疾病甲状旁腺功能亢进、高钙血症
手术后	胆总管探查、括约肌成形术、十二指肠手术、远端胃切除
药物	硫唑嘌呤、磺胺类、噻嗪类利尿剂、呋塞米、四环素、雌激素
乳头及周围疾病	Oddi 括约肌功能不良、壶腹部肿瘤、憩室、十二指肠梗阻、输入袢综合征
自身免疫性疾病	SLE、类风湿关节炎、坏死性血管炎
感染	腮腺炎病毒、柯萨奇病毒、支原体、埃可病毒、蛔虫、HIV
其他	ERCP 后、胰腺分裂、创伤、α_1－抗胰蛋白酶缺乏症、遗传性胰腺炎、金属中毒、肾衰竭终末期

(二)发病机制

胰酶在胰管内被激活是引起胰腺局部炎症的必备条件,而胰蛋白酶原转化成胰蛋白酶是整个胰酶系统被激活的起始步骤,随后产生一系列病理生理过程。

1.胰腺消化酶 除淀粉酶、脂肪酶具有生物活性外,胰腺分泌的大部分消化酶(胰蛋白酶原、糜蛋白酶原、弹力蛋白酶原、磷脂酶原 A、激肽酶原、胰舒血管素原等)以不具活性的酶原形式存在于腺泡细胞内。正常情况下,胰蛋白酶处于无活性状态,可能原因有:①胰腺分泌性胰蛋白酶抑制物(PSTI)可以结合被激活的少量胰蛋白酶。②有些酶如 mesotrypsin 和 enzyme Y 可以分解胰蛋白酶或使胰蛋白酶失活。③非特异性抗蛋白酶物质 α_1－抗胰蛋白酶和 α_1－巨球蛋白的存在。④胰腺腺泡细胞内的分隔结构使胰酶在合成、转运中与溶酶体水解酶(如组织蛋白酶 B)分开,后者可激活胰蛋白酶。

2.胰酶激活腺泡细胞内胰蛋白酶原 激活的始动因素可能有:①上述抑制胰蛋白酶原激活的能力下降,使腺泡细胞内胰蛋白酶原早期激活。②各种原因造成的胰管阻塞和胰液大量分泌,使胰管内压力增加,从而损伤腺泡细胞、激活胰酶。③各种原因导致的胰腺血供障碍、胰腺损伤,使腺泡细胞内各种酶共存,为组织蛋白酶 B 提供激活消化酶原的机会。④病毒或细菌毒素可激活胰酶、损伤腺泡细胞。⑤遗传性胰腺炎发病与基因突变有关,如胰蛋白酶基因和囊性纤维化跨膜传导调节(CFTR)基因。

3.胰蛋白酶 催化胰酶系统、激活补体和激肽系统,进而引起胰腺局部组织炎症反应,严重者可导致全身病理生理改变,包括白细胞趋化、活性物质释放、氧化应激、微循环障碍、细菌易位等。胰蛋白酶催化胰酶系统后,不同的消化酶和活性物质有不同的病理生理作用。磷脂酶 A2(PLA2)在胆酸参与下分解细胞膜的磷脂产生溶血卵磷脂和溶血脑磷脂,后者可引起胰腺组织坏死与溶血;弹力蛋白酶水解血管壁的弹性纤维,致使胰腺出血和血栓形成;脂肪酶参与胰腺及周围脂肪坏死、液化;激肽释放酶可使激肽酶原变为激肽和缓激肽,导致血管舒张和通透性增加,引起微循环障碍和休克;补体系统激活使活化的单核巨噬细胞、多核中性粒细胞释放细胞因子(TNF、IL－1、IL－6、IL－8)、花生四烯酸代谢产物(前列腺素、血小板活化因子、白三烯)、蛋白水解酶和脂肪水解酶,从而增加血管通透性,引起血栓形成和胰腺组织坏死。激活的消化酶和活性物质共同作用,引起胰实质及邻近组织的自身消化,又进一步促使各种有害物质释出,形成恶性循环,损伤加重。

上述机制引起血管壁损伤、血管壁渗透性增高、血栓形成。早期胰腺炎多无明显微循环灌注不足,但 SAP 则有明显的胰腺缺血表现,缺血程度与坏死的范围成正比,提示微循环障碍在 SAP 发病中起重要作用。消化酶、活性物质和坏死组织液,经血液循环、淋巴管转移至全身,引起多脏器损害,甚至出现器官衰竭。全身炎症反应综合征(systemic inflammatory response syndrom,SIRS)的发生与炎症因子(TNF 等)、激活的胰酶(胰蛋白酶、磷脂酶、弹力蛋白酶等)进入血液循环有关;如 ARDS 多继发于微血管血栓形成,这与卵磷脂酶消化肺表面活性剂卵磷脂有关;血管活性肽和心肌抑制因子引起心衰和休克。细菌易位在急性胰腺炎的发生发展中有重要作用,肠道缺血使肠道屏障受损,细菌在胃肠繁殖、上移,胰腺炎时可出现动静脉瘘,肠道细菌进入血液循环,或通过淋巴管途径,诱发远处感染。一旦感染极易并发多脏器功能衰竭,死亡率明显增加。

(三)病理

急性胰腺炎的病理变化有间质炎症和胰腺组织坏死两个方面。间质炎症时肉眼见胰腺肿大,病变累及部分或整个胰腺,显微镜下以间质水肿、炎性细胞浸润为主,也可见少量腺泡坏死和小灶状脂肪坏死,多无明显的血管变化。

胰腺坏死多发生于外周胰腺,但也可累及整个胰腺。肉眼见胰腺肿大、灶状或弥漫性胰腺间质坏死和(或)大面积脂肪坏死,大小不等的灰白色或黄色斑块状脂肪坏死灶散落于胰腺和周围组织中。严重的见胰腺表面或胰周组织出血灶,呈褐色或灰褐色,可有新鲜出血。显微镜下见胰腺组织凝固性坏死、粒细胞和巨噬细胞浸润,病灶累及腺泡细胞、胰岛细胞和胰管系统严重的间质、脂肪坏死可能累及小血管,引起血栓、坏死、破裂,偶尔可见动脉血栓形成。少数可并发胰腺假性囊肿(pancreatic pseudocyst),坏死发生后如继发细菌感染,将出现化脓性炎症或脓肿。

由于胰液外溢和血管损害,部分病例可出现腹腔积液、胸腔积液和心包积液,并可出现肾小球病变、急性肾小管坏死、脂肪栓塞和弥散性血管内凝血。也可能因过多的脂肪酶随血流运输全身,引起皮下或骨髓的脂肪坏死。

(四)临床表现

1. 症状

(1)腹痛:常涉及整个上腹部,上腹正中或左上腹多见,约 50％患者有向腰背部放射的束带状痛,弯腰抱膝或前倾坐位可能会轻微减轻疼痛。胰腺分泌物扩散后可引起腹膜炎,发生于下腹及全腹痛。5％～10％患者可能无腹痛,突发休克或昏迷,甚至猝死,往往是 SAP 终末期表现;其多在老年、体弱患者发生,还见于腹膜透析、腹部手术、肾移植、军团病、脂膜炎等伴发的胰腺炎。

(2)恶心与呕吐:90％患者起病即有恶心、呕吐,呕吐可频繁发作,或持续数小时,呕吐物可为胃内容物、胆汁或咖啡渣样液体,呕吐后腹痛多无缓解。呕吐可能为炎症累及胃后壁所致,也可由肠道胀气、麻痹性肠梗阻或腹膜炎引起。

(3)发热:常源于急性炎症、胰腺坏死组织继发细菌或真菌感染,发热伴黄疸者多为胆源性胰腺炎。发热与病情有一定关系,MAP 仅有轻度发热,一般持续 3～5d,SAP 发热较高,且持续不退,特别在胰腺或腹腔有继发感染时,呈弛张高热。

(4)低血压及休克:SAP 常发生低血压或休克,患者烦躁不安、皮肤苍白、湿冷、脉搏细弱。休克主要为有效循环血量不足,常见于:①血液和血浆大量渗出。②频繁呕吐丢失体液和电解质。③血中缓激肽增多,引起血管扩张和血管通透性增加。④并发消化道出血。

2.体征 体征与病情的严重程度相关。MAP 腹部体征较轻,往往与腹痛主诉程度相称,仅有上腹轻压痛,可有腹胀和肠鸣音减少,多无腹肌紧张、反跳痛。

几乎所有 MSAP 和 SAP 患者均有腹部压痛、肌紧张,可有明显的腹胀、肠鸣音减弱或消失。腹膜炎时出现全腹压痛、反跳痛,而胰腺与胰周大片坏死渗出时出现移动性浊音。并发假性囊肿或脓肿时,上腹可扪及肿块。血液、胰酶及坏死组织液穿过筋膜与肌层深入腹壁时,可见两侧肋腹皮肤呈灰紫色斑称之为 Grey-Turner 征,而脐周皮肤青紫称 Cullen 征,多提示预后差。还常有全身表现,以血容量不足和中毒症状为多见,包括脉搏>100 次/min、血压下降、呼吸困难等。

肿大的胰头压迫胆总管可造成暂时性阻塞性黄疸,如黄疸持续不退且逐渐加深多为胆总管或壶腹部嵌顿性结石引起,少数患者可因并发肝细胞损害引起肝细胞性黄疸。

少见体征还有皮下脂肪坏死小结、下肢血栓性静脉炎、多发性关节炎等。

3.并发症仅见于 MSAP 和 SAP

(1)局部并发症

1)急性胰周液体积聚(acute peripancreatic fluid collection,APFC)和急性坏死物积聚(acute necrotic collection,ANC)病程早期(4 周内)可见胰腺内、胰周或胰腺远隔间隙液体积聚,缺之完整包膜;前者质地均匀,后者质地不均,是因内含有混合液体和坏死组织(胰腺实质或胰周组织的坏死)。

2)胰腺假性囊肿(pancreatic pseudocyst):可在 MSAP 和 SAP 起病 4 周后出现;有完整的非上皮性包膜,假性囊肿实际上是胰腺周围的 ANC,囊壁由纤维组织和肉芽组织构成,囊液内含有组织碎片和大量胰酶。约 80% 为单发,胰体、尾居多,常与胰管相通。大的囊肿可产生压迫症状,并有压痛。囊壁破裂或有裂隙时,囊液流入腹腔,引起胰源性腹水。

3)包裹性坏死(walled-off necrosis,WON)和胰腺脓肿(infected necrosis):多发生在急性胰腺炎 4 周后。前者是成熟、包含胰腺和(或)胰周坏死组织、具有界限分明的炎性包膜的囊实性结构;后者是外周为纤维囊壁,包裹的胰腺坏死组织和(或)胰周积液合并感染,CT 上可见气泡征。当患者高热不退、白细胞持续升高、腹痛加重和高淀粉酶血症时应考虑脓肿形成。

(2)全身并发症

1)ARDS:突发性、进行性呼吸窘迫、气促、发绀、烦躁、出汗等严重低氧血症,常规氧疗不能缓解。由肺灌注不足、肺表面活性物质卵磷脂减少、游离脂肪酸损伤肺泡毛细血管壁、缓激肽扩张血管和增加血管通透性、肺微循环栓塞、胸腹腔积液等因素综合所致。

2)急性肾衰竭:SAP 患者并发急性肾衰竭的死亡率高达 80%。早期表现为少尿、蛋白尿、血尿或管型尿、血尿素氮进行性增高,并迅速进展为急性肾衰竭。发生原因主要为低血容量休克、微循环障碍致肾脏缺血缺氧。

3)心律失常和心功能衰竭:SAP常见心包积液、心律失常和心力衰竭。原因有:①血容量不足、心肌灌注不足。②血管活性肽、心肌抑制因子使心肌收缩不良。③激活的胰酶损害心肌,抑制心肌收缩。④毒素直接损害心肌。

4)消化道出血:上消化道出血多由应激性溃疡、糜烂所致,少数为脾静脉或门静脉栓塞造成门脉高压,引起曲张静脉破裂。下消化道出血可由胰腺坏死穿透横结肠所致,预后甚差。假性动脉瘤与假性囊肿相连也可出现消化道出血。

5)败血症:胰腺局部感染灶扩散至全身,则形成败血症。

6)凝血异常:SAP患者血液常处高凝状态,发生血栓形成、循环障碍,进而发展为DIC。

7)中枢神经系统异常:可见定向障碍、躁狂伴有幻觉和妄想、昏迷。早期(10d内)出现意识障碍为胰性脑病,由PLA2、电解质异常、高血糖和低蛋白血症、炎性因子等引起。在胰腺炎后期甚至恢复期出现的迟发性意识障碍,是由于长时间禁食造成维生素 B_1 缺乏,导致丙酮酸脱氢酶活性下降而影响大脑功能障碍。

8)高血糖:由于胰腺的破坏和胰高糖素的释放,SAP患者可出现暂时性高血糖,偶可发生糖尿病酮症酸中毒或高渗性昏迷。

9)水电解质、酸碱平衡紊乱:患者多有轻重不等的脱水,频繁呕吐者可有代谢性碱中毒。SAP多有明显脱水和代谢性酸中毒。$30\% \sim 50\%$ SAP患者有低钙血症($<2mmol/L$),系大量脂肪坏死分解出的脂肪酸与钙结合成脂肪酸钙以及甲状腺分泌降钙素所致。

10)SIRS:①心率>90次/min。②肛温$<36℃$或$>38℃$。③白细胞计数$<4.0\times10^9/L$或$>12.0\times10^9/L$。④呼吸>20次/min或$PCO_2<32mmHg$。符合以上2项时即可诊断SIRS。

(五)实验室和辅助检查

1.淀粉酶 淀粉酶是诊断急性胰腺炎最常用的指标。虽然血清淀粉酶$55\% \sim 60\%$来源于唾液腺,但急性胰腺炎时,血清淀粉酶在起病$6 \sim 12h$开始升高,48h达高峰,而后逐渐下降,此时尿淀粉酶开始升高。约75%患者在起病24h内淀粉酶超过正常值上限3倍,并持续$3 \sim 5d$或更长时间。检测血淀粉酶准确性高,影响因素少,建议以血淀粉酶为主,尿淀粉酶仅作参考。

淀粉酶升高应与非胰腺性的淀粉酶升高的疾病相鉴别。急腹症是淀粉酶升高的常见原因,如消化性溃疡穿孔、肠系膜血管梗死、肠梗阻、阑尾炎、胆道感染、胆石症,绝大多数非胰腺炎疾病所致的淀粉酶升高<3倍。当血淀粉酶升高,而尿淀粉酶正常,应考虑巨淀粉酶血症,因为淀粉酶与免疫球蛋白或异常血清蛋白结合形成复合物无法通过肾脏滤过。若尿淀粉酶升高而血清淀粉酶正常,应考虑Munchausen综合征。

并非所有的急性胰腺炎淀粉酶均升高,不升高的情况有:①极重症急性胰腺炎。②极轻症胰腺炎。③慢性胰腺炎基础上急性发作。④急性胰腺炎恢复期。⑤高脂血症相关性胰腺炎,甘油三酯升高可能使淀粉酶抑制物升高。

血清淀粉酶水平高低与病情不呈正相关。患者是否开放饮食或病情程度的判断不能单纯依赖于血清淀粉酶是否降至正常,应综合判断。胰源性腹水和胸水的淀粉酶显著增高,可作为急性胰腺炎的诊断依据。血清淀粉酶动态观察有助于早期发现并发症。

2.血清脂肪酶 通常血清脂肪酶于起病后24h内升高,持续时间较长($7 \sim 10d$)。超过正常上限 3 倍有诊断意义,其特异性高于淀粉酶,但在血清淀粉酶活性已降至正常,或其他原因引起血清淀粉酶活性增高时,脂肪酶测定有互补作用。

3. 其他标志物 血清胰腺非酶分泌物可以在急性胰腺炎时增高,如 C 反应蛋白(C－reactive protein,CRP)和白细胞介素 6(interleukin－6,IL－6)等。

4. 血生化检查 白细胞增加,中性粒细胞核左移;体液丢失可致血细胞比容增高;血糖升高;5%～10%急性胰腺炎患者有甘油三酯增高,可能是胰腺炎的病因,也可继发于胰腺炎。约 10%急性胰腺炎患者有高胆红素血症;血清转氨酶、乳酸脱氢酶和碱性磷酸酶增高。严重患者血清白蛋白降低、尿素氮升高。血清钙下降,多与临床严重程度平行。

5. 影像学检查

(1)腹部平片:可排除胃肠穿孔、肠梗阻等急腹症,同时提供支持急性胰腺炎的间接证据:①哨兵祥征(sentinel loop):空肠或其他肠段节段性扩张。②结肠切割征(colon cut－off):结肠痉挛近段肠腔扩张,含有大量气体,而远端肠腔无气体。③麻痹性肠梗阻。④胰腺区见液气平面提示脓肿。

(2)胸片:可发现胸膜渗出、胸腔积液、肺不张、肺间质炎、心衰等;特别是胸膜渗出是 SAP 的危险因素。

(3)超声检查:腹部 B 超作为常规初筛检查,可在入院 24h 内进行。作用有:①发现胰腺肿大,弥漫性胰腺低回声,但难以发现灶状回声异常。②发现胰腺钙化、胰管扩张。③发现胆囊结石、胆管扩张。④发现腹腔积液。⑤发现与随诊假性囊肿。B 超检查受肠胀气影响大,诊断价值有限。超声内镜用于诊断结石的敏感性和准确率高于常规 B 超及 CT,对不明原因的胰腺炎超声内镜常可发现胆管微小结石。

(4)CT:是急性胰腺炎诊断和鉴别诊断、病情严重程度评估的最重要检查,且 3d 后动态增强 CT 对诊断胰腺坏死非常重要。CT 可见胰腺增大、边缘不规则、胰腺内低密度区、胰周脂肪炎症改变、胰内及胰周液体积聚、甚至有气体出现,坏死灶在造影剂增强动脉期无增强显影,与周围无坏死胰腺形成鲜明对比(图 10－8),可发现胰腺脓肿、假性囊肿。造影剂加重胰腺坏死的证据不足,但造影剂过敏或肾功能不全(血肌酐≥177μmol/L)为离子造影剂的禁忌证。疑有坏死合并感染时,可在 CT 引导下行穿刺检查。初次 CT 示 A～C 级胰腺炎(见病情评估)、CTSI 评分在 0～2 分的患者仅在临床怀疑有并发症时才需复查增强 CT,而 D～E 级胰腺炎(CTSI 评分在 3～10 分)应间隔 7～10d 后复查增强 CT。

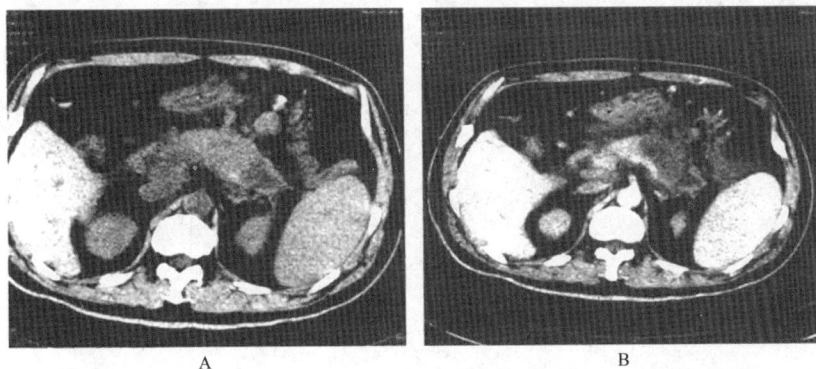

图 10－8 急性胰腺炎的 CT 表现

A. CT 平扫,箭头所指为胰腺坏死;B. CT 增强,箭头所指为胰腺坏死更加明显

（六）诊断和鉴别诊断

1.诊断　凡有急性发作的剧烈而持续性上腹痛、恶心、呕吐，血清淀粉酶活性增高（多正常值上限3倍），影像学提示胰腺有或无形态学改变，排除其他急腹症时可以诊断急性胰腺炎。

2.病情严重程度的评估　多通过临床表现、常规生化检查、评分系统、CT、血清标志物等综合评估。

（1）评分系统：有多种如APACHE—Ⅱ和Ranson评分；前者曾为国内外指南推荐使用，后者更是用于酒精性AP，同外多采用。目前推荐BISAP和改良Marshall评分（表10—10）。

表10—10　有关器官功能衰竭的改良Marshall评分

器官系统	评分				
	0	1	2	3	4
呼吸 PaO_2/FiO_2	>400	301～400	201～300	101～200	<101
肾脏（血清肌酐，$\mu mol/L$）	<135	135～169	170～310	311～439	>439
循环（收缩压，mmHg）	<90	<90	<90	<90	<90
		对补液有反应	对补液无反应	pH<7.3	pH<7.2

器官功能衰竭的定义：改良Marshall评分≥2分

BISAP（bedside index of severity acute pancreatic，急性膜腺炎严重程度床边指数）BUN（>25mg/dl）、意识障碍、SIRS、年龄（>60岁）和影像学提示胸膜渗出共5项，24h内出现一项为1分，总分为5分。

（2）CT分级：曾用CT严重程度指数（CT severity index，CTSI），现用改良CT严重程度指数（Modified CT severity index，MCTST），见10—11。按照CTSI评分，0～3分为轻度；4～6分为中度；7～10分为重度。按照MCTSI，0～2分为轻度；4～6分为中度；8～10分为重度。CT分级与临床病情有一定的相关性。

表10—11　CTSI和MCTSI评分

影像特征	CTSI（0～10分）	MCTSI（0～10分）
胰腺炎症		
正常	0	0
局灶或弥漫性胰腺肿大	1	2
胰周炎症	2	2
单发液体积聚	3	4
两处及以上液体积聚	4	4
胰腺实质坏死		
无	0	0
小于30%	2	2
30%～50%	4	4
大于50%	6	4
胰腺外器官受累*	0	2

*包括：腹水、胸水、血管并发症、实质器官受累和胃肠道受累

(3)血清标志物 CRP：＞150mg/L 提示广泛的胰腺坏死。24h 后 IL－6 升高提示 SAP。

(4)分型：根据病情轻重，将急性胰腺炎分为三型，包括①MAP：无器官功能障碍或局部并发症。②MSAP：具备以下二者之一，即有局部或全身并发症但无持续性器官衰竭，或一过性器官衰竭(在 48h 内恢复)。③SAP：具有持续性(超过 48h)器官衰竭。器官衰竭的定义是改良 Marshall 评分≥2 分。MSAP 病情严重程度介于 MAP 和 SAP 之间，其特点为住院时间较长，但病死率很低(0～3％)。

3.鉴别诊断

(1)各种急腹症消化道脏器穿孔、胆石症和急性胆囊炎、急性肠梗阻、肠系膜血管栓塞、脾栓塞、脾破裂、高位阑尾穿孔、肾绞痛、异位妊娠破裂等。

(2)发生于其他脏器的急性腹痛心绞痛、心肌梗死、肺栓塞等。

(七)治疗

1.轻症急性胰腺炎治疗

(1)监护：目前尚无法预测哪些患者会发展为 SAP，故所有患者至少应在入院三天内进行监护，以及早发现 SAP。

(2)支持治疗：最重要的是补液，应以晶体液作为首选，同时补充适量的胶体、维生素及微量元素；低分子右旋糖酐提高血容量、降低血黏滞度，可预防胰腺坏死，每日 500～1000mL。

(3)胰腺休息：短期禁食，不需要肠内或肠外营养，对 MAP 而言，鼻胃管无明显疗效。恢复饮食的条件：症状消失、体征缓解、肠鸣音恢复正常、出现饥饿感，不需要等待淀粉酶完全恢复正常。

(4)腹痛剧烈者可给哌替啶，不推荐应用吗啡或胆碱能受体拮抗剂。

(5)不推荐常规使用抗生素，但胆源性胰腺炎应给予抗生素治疗。

2.MSAP 与 SAP 治疗

(1)监护：如有条件 MSAP 与 SAP 患者应转入 ICU 监护，针对器官功能衰竭及代谢紊乱情况采取相应防治措施，低氧血症应面罩给氧，出现 ARDS 应给予正压辅助呼吸。有严重麻痹性肠梗阻者可予鼻胃管持续吸引胃肠减压。

(2)液体复苏：发病初期每天需要补液 5～10L。血细胞比容＞50％提示有效循环血量不足，需紧急补液，维持在 30％左右时，输入低分子右旋糖酐可改善微循环，＜25％应补充红细胞，白蛋白＜20g/L 应予补充。注意控制血糖、维持电解质和酸碱平衡。

(3)抗感染治疗：静脉给予抗生素，应选用广谱、脂溶性强、对胰腺渗透性好的抗生素，常用抗生素效应因子排列：亚胺培南－西司他丁、氧氟沙星、环丙沙星、头孢曲松、头孢噻肟联合应用甲硝唑对厌氧菌有效。疗程为 7～14d，特殊情况下可延长。同时注意胰外器官继发细菌、真菌感染。是否应用预防性抗感染治疗尚存争议。

(4)营养支持：先施行肠外营养，病情趋向缓解后考虑尽早实施肠内营养。将鼻饲管放置 Treitz 韧带以下，能量密度为 4.187J/mL，如能耐受则逐步加量，肽类要素饮食耐受性高。热量为 8000～10000kJ/d，其中 50％～60％来自碳水化合物，15％～20％蛋白，20％～30％脂类，注意补充谷氨酰胺制剂，对于高脂血症患者，减少脂肪类的补充。肠内营养可预防肠道衰竭、维持肠道黏膜功能、防治肠内细菌易位。

(5)抑制胰腺外分泌和胰酶活性：生长抑素及其类似物(奥曲肽)可直接抑制胰腺外分泌，但国外报道疗效不确切，目前国内绝大多数学者主张在 SAP 治疗中使用。停药指征为：症状改善、腹痛消失和(或)血清淀粉酶活性降至正常。

加贝酯(gabexate)或抑肽酶(aprotinin)均有抑制蛋白酶作用,但临床疗效有待证实,如应用则注意早期、足量。以往强调常规使用抑酸剂、阿托品、胰高糖素、降钙素以及鼻胃管胃肠减压等,其疗效未得到循证医学证据的有力支持。但 H_2－受体拮抗剂和质子泵抑制剂可预防应激性溃疡的发生,多主张在 SAP 时使用。

(6)预防和治疗肠道衰竭:选择性口服肠道不吸收的抗生素;口服大黄、硫酸镁、乳果糖保持大便通畅;微生态制剂如双歧杆菌、乳酸杆菌等调节肠道菌群;静脉使用谷氨酰胺;尽量早期肠内营养或恢复饮食。

(7)内镜治疗:胆道紧急减压引流及去除嵌顿胆石对胆源性 SAP 有效,提倡在发病后 24h 内进行,对 MAP 在保守治疗中病情恶化时行鼻胆管引流或 EST。

(8)其他血管活性物质:前列腺素 E_1 制剂、丹参等对微循环障碍有一定作用。腹腔灌洗可清除腹腔内细菌、内毒素、胰酶、炎症因子等,减少此类物质进入循环后对全身脏器的损害,但临床疗效报道不一。

(八)预后

急性胰腺炎的预后取决于病变程度以及有无并发症。MAP 预后良好,多在 5～7d 内恢复,无后遗症。MSAP 死亡率<3%,SAP 病情重而凶险,预后差,死亡率在 10%～20%,经积极救治后幸存者可遗留不同程度的胰腺功能不全。

二、慢性胰腺炎

慢性胰腺炎(chronic pancreatitis,CP)是胰腺组织结构和(或)功能出现不可逆的持续性损害。结构异常包括慢性炎症、腺泡萎缩、胰管变形、部分或广泛纤维化、钙化、假性囊肿形成;功能异常以胰腺外分泌功能障碍造成吸收不良和内分泌功能障碍造成糖尿病为突出临床表现。CP 的发病率很难准确统计,有结构异常的可无任何症状,而有影像学异常的无法得到组织学的证据,欧美国家回顾性研究 CP 发病率为 3～9/10 万,一项前瞻性研究提示发病率为 8.2/10 万,人群患病率为 27.4/10 万,我国尚无全国的调查报善。近年 CP 发病率有所增高,可能与酒精的消耗量逐年增加有关 DCP 多见于中老年人,高峰年龄为 50～54 岁和 65～69 岁,男女比例为 2.3～3.9：1。

(一)病因和发病机制

1.病因

(1)胆系疾病(急性或慢性胆囊炎、胆管炎、胆石症、胆道蛔虫症和 Oddi 括约肌功能不全障碍):占我国 CP 病因的 30%～45%。

(2)慢性酒精中毒:西方国家,70%～90%的慢性胰腺炎与长期嗜酒有关,饮酒>150g/d,持续 5 年或 60～80g/d,持续 10 年将发展为慢性胰腺炎;我国已有报道显示其超过胆系疾病跃居第一位。

(3)代谢障碍:高钙血症、高脂血症。

(4)胰管梗阻:良恶性原因造成的胰液引流不畅。

(5)自身免疫:分为自身免疫性慢性胰腺炎与自身免疫相关性慢性胰腺炎;前者是一新类型的自身免疫性胰腺炎,后者与自身免疫疾病相关,如 SLE、结节性多动脉炎、原发性硬化性胆管炎。

（6）热带性胰腺炎（tropical pancreatitis）：是印度慢性胰腺炎最常见的病因，也常发生在非洲、东南亚。

（7）遗传因素：包括囊性纤维化和遗传性胰腺炎（hereditary pancreatitis），后者属常染色体显性遗传性疾病（膜蛋白酶原基因发生点突变），外显率约80%。

（8）特发性慢性胰腺炎（idiopathic chronic pancreatitis）：西方10%～30%慢性胰腺炎为此类型，分早期发作和晚期发作，前者20岁左右发病，后者平均发病年龄为56岁。

2.发病机制　无单一机制可解释CP的发病。

（1）胰管阻塞：胰管内蛋白质沉淀物、蛋白栓、结石阻塞主胰管或小胰管，使管内压力增高，导致腺泡和小导管破裂，损伤胰腺组织、胰管系统，逐渐形成胰腺慢性炎症和纤维化。胰石蛋白（lithostathine）是碳酸钙沉淀抑制物，有研究发现慢性胰腺炎患者胰液中胰石蛋白浓度减少。CP时糖蛋白GP2（glycoprotein-2）易沉淀并构成蛋白栓的主要成分。

（2）毒性作用：酒精及其代谢产物的细胞毒性作用可直接损伤胰腺实质和胰管系统，同时刺激星状细胞分泌细胞外基质。

（3）坏死纤维化：胰腺组织、胰管系统反复坏死后被纤维化替代，最后形成慢性炎症。遗传性胰腺炎和囊性纤维化患者基因突变后导致的胰蛋白酶原激活异常和影响激活胰酶灭活机制可引起坏死纤维化反复发生。

（二）病理

大体病理发现胰腺表面不规则、结节状、体积缩小、质硬，并可见大小不等的囊肿，最后整个胰腺萎缩。显微镜下病理改变最突出的就是纤维化；早期可限于局部胰腺小叶，以后累及整个胰腺，腺泡组织完全被纤维化组织替代，纤维化区域见慢性炎性细胞浸润，包括淋巴细胞、浆细胞、巨噬细胞。随着纤维化的发展，腺泡细胞逐渐萎缩或消失，胰实质被破坏，最后影响到胰岛细胞。胰腺导管病变多样，可见变形、狭窄、囊状扩张、胰管钙化、胰管内结石、嗜酸性细胞蛋白栓。后期胰腺假性囊肿形成，以胰头、胰颈部多见。不同病因病理有微小不同，酒精性慢性胰腺炎病变以胰管阻塞开始，非酒精性慢性胰腺炎以弥漫性病变为主，自身免疫性慢性胰腺炎见单核细胞浸润。

1988年马赛－罗马国际会议按病理变化将CP炎分为三种类型：①钙化性胰腺炎，多见于嗜酒者和热带营养不良人群。②梗阻性胰腺炎，多由导管狭窄或肿瘤引起。③炎症性胰腺炎，常合并自身免疫性疾病。

（三）临床表现

早期CP可无明显临床症状或仅有轻度消化不良，晚期可有CP本身、胰腺分泌功能不全以及并发症的表现。

1.腹痛　是最突出症状，见于50%～90%的患者，但无明显特点。多位于中上腹或左上腹，可放射至腰背部。疼痛性质可为隐痛、钝痛、剧痛或钻痛，常诉深部或穿透性痛，剧烈时可伴恶心、呕吐。早期疼痛多为间歇性，随病情加重发作频度增多，持续时间延长，最后转为持续性腹痛。进食、饮酒、高脂肪餐均可诱发腹痛，往往因惧食而限制食量，导致体重下降。前倾坐位、侧卧屈膝时疼痛可减轻，平卧位加重，被称为胰性疼痛体位（pancreatic posture）。腹痛发生机制主要与胰腺内神经受炎性介质刺激和神经受损、胰管阻塞造成的胰管内压增高等因素有关。急性发作时可有急性胰腺炎腹痛的表现。疼痛常使患者营养不良、消耗大量止痛药、生活质量下降、日常活动受限。

2.吸收不良综合征 胰腺具有很强的代谢能力,大多数腺泡组织损坏后才会出现胰腺外分泌功能不全,最终50％～80％的患者可出现吸收不良综合征,包括脂肪、蛋白、碳水化合物吸收障碍,其中以脂肪吸收不良最早出现。轻症患者仅有餐后上腹饱胀、嗳气、不耐受油腻食物等症状。胰脂肪酶分泌量下降至正常的10％以下发生脂肪泻(steatorrhea),表现为排便次数增多,可达10次/d,大便量多,泡沫样、有恶臭,表面发油光或含有油滴,镜检可见脂肪滴。严重者伴有脂溶性维生素 A、D、E、K 缺乏而造成的夜盲症、皮肤粗糙和出血倾向等。食欲差、惧食,外加长期丢失脂肪和蛋白质可导致消瘦和严重营养不良。

3.糖尿病 胰腺慢性炎症最后破坏胰岛,使其功能受损,胰岛素分泌减少。胰腺内分泌功能不全表现为糖尿病,约60％为隐性糖尿病,出现糖耐量异常,10％～20％为典型的糖尿病。长期饮酒导致的 CP 更易并发糖尿病。

4.体征 无特异性体征。腹部压痛轻,与腹痛程度不相称。胰腺假性囊肿形成时,腹部可扪及表面光整包块,少数可闻及血管杂音,系由假性囊肿压迫脾动、静脉所致。胰头显著纤维化或假性囊肿压迫胆总管下段,可出现持续或逐渐加深的黄疸。

(四)并发症

1.胰腺假性囊肿 约25％的患者可有假性囊肿形成,囊液多清澈,少数微混浊,含高浓度的淀粉酶。假性囊肿体积大小不等,大囊肿如压迫门静脉或脾静脉,可致脾大、脾静脉血栓形成和肝前性门脉高压;压迫胃、十二指肠和胆总管等周围器官,可分别引起上消化道梗阻和阻塞性黄疸。

2.上消化道出血 主要原因有:①胰源性门脉高压导致曲张静脉破裂出血或胃糜烂。②假性囊肿壁的血管或胰周血管受消化酶侵蚀破裂出血。③合并消化性溃疡。④酒精性慢性胰腺炎常合并出血糜烂性胃炎,剧烈呕吐诱发贲门撕裂症引起出血。

3.胰腺癌 3.6％～5％的患者合并胰腺癌,常有腹痛进行性加剧、消瘦、黄疸。

4.其他 少数患者可出现胰源性腹水,多由胰腺囊肿破裂所致,腹水淀粉酶显著高于血淀粉酶。个别患者可发生多发性脂肪坏死,皮下脂肪坏死多见于下肢,骨髓脂肪坏死多发生在长骨。少数患者可有忧郁、躁狂、性格改变等精神症状。

(五)实验室和辅助检查

1.一般实验室检查 血淀粉酶可轻度升高,CP 急性发作时可显著升高。血白细胞在 CP 急性发作合并胆道感染时可升高。血胆红素、碱性磷酸酶有助于了解有无胆道梗阻。

2.胰腺外分泌功能测定

(1)直接试验:指用外源性胃肠激素(刺激胰泌素、胰泌素－胆囊收缩素)刺激胰腺分泌,通过插管至十二指肠收集胰液,分析胰液分泌的量与成分(碳酸氢盐浓度和淀粉酶含量),以估计胰腺外分泌功能。该方法敏感性和特异性较高,但患者难以接受插管,且试剂昂贵、试验耗时,临床极少开展,但对轻度 CP 的诊断有价值。

(2)间接试验:分插管(Lundh 试餐试验)和无插管两种,目前后者临床较常用,但对轻度 CP 的诊断困难。

1)BT－PABA 试验:N－苯甲酰－L 酪氨酸－对氨基苯甲酸(N－benzoyl－tyrosyl－para－amino－benzoic acid,BT－PABA)试验。口服 BT－PABA 后,在小肠被胰腺分泌的糜蛋白酶特异裂解为苯甲酰酪氨酸和对氨基苯甲酸(PABA),PABA 经小肠吸收后在肝内乙酰化,再由尿中排出。PABA 可在血和尿中检测到,其浓度间接反映胰腺分泌糜蛋白酶的功能,但易受尿量以及腹泻的影响。

2)胰月桂基(pancreolauryl)试验：月桂酸荧光素口服后，被胰腺分泌的羧酸酯酶分解，游离的荧光素在小肠吸收，肝内代谢，尿中排出。检测血或尿中的荧光素可以反映胰腺外分泌功能。

3)大便或血清酶含量检测：血胰蛋白酶原浓度降低对中重度 CP 的诊断有价值，准确性高。检测大便中糜蛋白酶和弹性蛋白酶含量可以了解胰腺外分泌功能，较 BT－PABA 比影响因素小，国外已广泛应用。

4)粪脂检测：摄入 100g/d 的脂肪餐，收集 3d 大便，24h 大便脂肪量＞7g 为脂肪泻，提示胰腺外分泌功能不全。苏丹Ⅲ染色可以定性了解粪脂含量。

3.胰腺内分泌功能测定

(1)血糖及胰岛素测定：患者可有血糖升高或糖耐量试验异常，血浆胰岛素水平降低。

(2)胰多肽(pancreatic polypeptide,PP)测定：胰多肽是胰腺 PP 细胞所分泌的一种胃肠激素，餐后血浆 PP 迅速升高。CP 患者空腹及餐后血浆 PP 均明显降低。

(3)血清 CCK：测定 CP 患者因胰酶分泌减少，对 CCK 反馈抑制作用减弱，血清 CCK 可明显升高。

4.影像学检查

(1)X 线检查：腹部平片发现钙化斑或结石是诊断 CP 的重要依据。

(2)超声检查：超声内镜较腹部超声检查准确性高，据报道敏感性和特异性均超过或与 CT 和 ERCP 相当。胰腺实质内见点状、线状回声增强、囊肿、胰腺轮廓不规则；主胰管扩张及不规则、管壁回声增强、结石或钙化灶、分支胰管扩张。

(3)CT：CP 的 CT 分级：轻度～中度(至少满足 1 项)：①胰管扩张。②胰管不规则。③囊腔＜10mm。④胰腺实质密度不均匀。⑤管壁密度增强。⑥胰头、胰体轮廓不规则。⑦胰腺实质灶状坏死。重度(轻度～中度＋1 项)：①囊腔＞10mm。②胰管内充填缺损。③结石或钙化影。④胰管狭窄、阻塞。⑤分支胰管重度扩张、不规则。⑥邻近器官受侵犯。对于①体部胰管轻度扩张(2～4mm)。②胰腺肿大≤2 倍；为可疑。临床应用不多。

(4)ERCP：提示 CP 的胰管异常，如不规则或囊状扩张、狭窄、阻塞。分级标准：轻度和中度：2 个分支胰管异常为轻；＞3 个分支胰管异常为中度；重度：中度＋以下一项：①囊腔＞10mm。②胰管阻塞。③胰管内充填缺损。④胰管重度扩张或不规则。ERCP 可发现胰腺分裂症、胆系疾病。

(5)磁共振胆胰管成像(magnetic resonance cholangiopancreatography,MRCP)：对主胰管扩张、狭窄、结石、假性囊肿的检出率与 ERCP 基本相同，目前认为基本可以替代 ERCP。

5.病理学和细胞学检查　经内镜超声引导细针穿刺吸取活组织行病理学检查，或经 ERCP 收集胰管分泌液作为细胞学检查，可为 CP 与胰腺癌的鉴别诊断提供重要依据。

(六)诊断和鉴别诊断

CP 主要诊断依据为：①典型的临床表现(反复发作上腹痛或急性胰腺炎等)。②影像学检查提示胰腺钙化、胰管结石、胰管狭窄或扩张等。③病理学有特征性改变。④有胰腺外分泌功能不全表现。具②或③可确诊；具备①＋④为拟诊。

CP 的早期诊断困难，而出现胰腺钙化、胰腺假性囊肿、脂肪泻和糖尿病等改变后，结合胰腺外分泌功能测定和影像学检查异常可确诊。不同诊断方法有各自的优缺点，应用时需综合考虑其敏感性、特异性、侵入性和价格等。胰腺组织学检查具特征性改变对诊断有重要价值。

鉴别诊断：需要特别指出是 CP 与胰腺癌的鉴别诊断，因在腹痛、消瘦、黄疸等临床表现上相似，甚至 B 超、CT 等影像学检查也难以区别，血清肿瘤标志物检测、ERCP 和超声内镜下胰腺组织细针穿刺(EUS−FNA)对诊断胰腺癌有帮助。消化性溃疡、胆系疾病等引起腹痛的其他原因鉴别诊断困难不大。CP 仅有脂肪泻的一种表现，应注意鉴别其他吸收不良的病因。

（七）治疗

CP 的治疗应采用综合措施，包括去除病因、防止急性发作、缓解或减轻疼痛、补充胰腺外分泌功能不足、营养支持和治疗并发症。

1. 内科治疗

（1）病因治疗：去除原发病因是治疗慢性胰腺炎的基础。积极治疗胆系疾病；长期嗜酒者须完全戒酒；治疗引起高血钙、高血脂的代谢障碍性疾病。

（2）胰腺功能不全治疗：胰腺外分泌功能不造成脂肪泻需用足量胰酶制剂替代治疗，口服脂肪酶每餐 30000U，每天 3 次，对非肠内释放胰酶制剂应同时服用抑酸剂。严重营养不良者考虑静脉营养。胰腺内分泌功能不全合并糖尿病者应用胰岛素。

（3）腹痛治疗：及时有效地缓解或减轻腹痛是慢性胰腺炎治疗中的重要部分。①戒酒、合理饮食。②止痛药：先用小剂量非成瘾性止痛药，如对乙酰氨基酚，无效时可考虑成瘾性止痛药，但尽量避免长期大量应用，症状缓解应及时减药或停药，尽可能间歇交替用药。③降低胰管内压：抑制胰腺分泌（奥曲肽、抑制胃酸分泌加胰酶制剂）、缓解胰管阻塞（内镜下治疗、外科手术）。④腹腔神经丛阻滞或腹腔镜下内脏神经切除术。⑤胰腺部分切除、次全切除或全切除术。⑥并发症治疗：假性囊肿引流术、胰管或胆管取石术等。

（4）内镜下治疗：可使部分患者疼痛消失或缓解，内镜治疗主要包括支架置入术、胰管括约肌或胆管括约肌切开术、胰管或胆管取石术等。

2. 外科治疗　目的是减轻疼痛、改善引流、处理并发症。指征为：①止痛剂不能缓解的严重腹痛。②可能合并胰腺癌。③胰腺假性囊肿形成或出现脓肿。④胰腺肿大压迫胆总管发生阻塞性黄疸。⑤脾静脉血栓形成和门脉高压症引起出血。

（八）预后

预后主要取决于病因是否祛除、发病时胰腺的受损程度。因并发症多、无法根治，生活质量较差。多中心研究报告标化 CP 死亡率为 3.6/10 万，老年患者和酒精性 CP10 年生存率约为 70%，而 20 年约为 45%；约 25%因 CP 死亡，但多数死于其他疾病（肺气肿、冠心病、卒中、肝硬化、胰腺外癌肿）、持续酗酒、胰腺癌、手术后并发症。

（马健）

第八节　上消化道出血

上消化道出血(upper gastrointestinal hemorrhage)常表现为急性大出血，是临床常见急症。在高龄、有严重伴随病、复发性出血患者中病死率高达 25%～30%，应予高度重视。

一、病因

最常见的病因是消化性溃疡、食管胃底静脉曲张破裂、急性糜烂出血性胃炎和胃癌。食

管贲门黏膜撕裂综合征引起的出血亦不少见。血管异常诊断有时比较困难,值得注意。现将上消化道出血的病因归纳列述如下:

1. 上消化道疾病

(1)食管疾病:食管炎、食管溃疡、食管肿瘤、食管贲门黏膜撕裂综合征(Mallory Weiss syndrome)、食管裂孔沛、食管损伤。

(2)胃十二指肠疾病:消化性溃疡、Zollinger-Ellison 综合征、上消化道肿瘤、应激性溃疡、急慢性上消化道黏膜炎症、胃血管异常(血管瘤、动静脉畸形、胃黏膜下恒径动脉破裂又称 Dieulafoy 病变等)、胃息肉、胃手术后病变等最为常见。服用非甾体消炎药(NSAIDs)、阿司匹林或其他抗血小板聚集药物也是引起上消化道出血的重要病因。少见病因包括胃黏膜脱垂、急性胃扩张、钩虫病、胃血吸虫病、胃或十二指肠克罗恩病、胃或十二指肠结核、嗜酸性胃肠炎、胃或十二指肠异位胰腺等。

2. 门静脉高压引起的食管胃底静脉曲张破裂或门脉高压性胃病。

3. 上消化道邻近器官或组织的疾病

(1)胆道出血:胆管或胆囊结石、胆道蛔虫病、胆囊或胆管癌、术后胆总管引流管造成的胆道受压坏死、肝癌、肝脓肿或肝血管瘤破入胆道。

(2)胰腺疾病:累及十二指肠胰腺癌、急性胰腺炎并发脓肿溃破。

(3)主动脉瘤破入食管、胃或十二指肠。

(4)纵隔肿瘤或脓肿破入食管。

4. 全身性疾病

(1)血管性疾病:过敏性紫癜、遗传性出血性毛细血管扩张(Rendu-Qsler-Weber 病)、弹性假黄瘤(Gronblad-Strandberg 综合征)。

(2)血液病:血友病、血小板减少性紫癜、白血病、弥散性血管内凝血及其他凝血机制障碍。

(3)尿毒症。

(4)结缔组织病:结节性多动脉炎、系统性红斑狼疮或其他血管炎。

(5)急性感染:流行性出血热、钩端螺旋体病、登革热等。

(6)应激相关胃黏膜损伤:各种严重疾病引起的应激状态下产生的急性糜烂出血性胃炎乃至溃疡形成统称为应激相关胃黏膜损伤(stress-related gastric mucosal injury)。

二、临床表现

上消化道出血的临床表现主要取决于出血量及出血速度。

(一)呕血与黑便

是上消化道出血的特征性表现。上消化道大量出血之后,均有黑便。出血部位在幽门以上者常伴有呕血。若出血量较少、速度慢亦可无呕血。反之,幽门以下出血如出血量大、速度快,可因血反流入胃腔引起恶心、呕吐而表现为呕血。如出血后血液在胃内经胃酸作用变成酸化血红蛋白则呈咖啡色;如出血速度快而出血量大,未经胃酸充分混合即呕出,则为鲜红或有血块。黑便或柏油样便是血红蛋白的铁经肠内硫化物作用形成硫化铁所致,当出血量大,血液在肠道内停留时间短,粪便可呈暗红色。

(二)失血性周围循环衰竭

急性大量失血由于循环血容量迅速减少而导致周围循环衰竭,多见于短时间内出血量>

1000mL 患者，一般表现为头昏、心悸、乏力，平卧突然起立时发生晕厥、肢体冷感、心率加快、血压偏低等，严重者呈休克状态。

（三）贫血

急性大量出血后均有失血性贫血，血红蛋白浓度、红细胞计数与血细胞比容下降，但在出血的早期因有周围血管收缩和红细胞重新分布等生理调节，可无明显变化。在出血后，组织液渗入血管内以补充失去的血容量，使血液稀释，一般须经 3～4h 以上才出现贫血，出血后 24～72h 血液稀释到最大限度。

急性出血患者为正细胞正色素性贫血，在出血后骨髓有明显代偿性增生，可暂时出现大细胞性贫血，慢性失血则呈小细胞低色素性贫血。出血 24h 内网织红细胞即见增高，至出血后 4～7d 可高达 5%～15%，以后逐渐降至正常。如出血未止，网织红细胞可持续升高。

上消化道大量出血 2～5h，白细胞计数可升达(10～20)×10⁹/L，血止后 2～3d 恢复正常。但在肝硬化患者，如同时有脾功能亢进，则白细胞计数可不增高。

（四）发热

上消化道大量出血后可出现低热，持续 3～5d 降至正常。引起发热的原因尚不清楚，可能与血容量减少、贫血、周围循环衰竭，导致体温调节中枢的功能障碍等因素有关。

（五）氮质血症

在上消化道大量出血后，由于大量血液蛋白质的消化产物在肠道被吸收，血中尿素氮浓度可暂时增高，称为肠源性氮质血症。一般于出血后数小时血尿素氮开始上升，约 24～48h 达高峰，大多不超出 14.3mmol/L，出血停止后 3～4d 后降至正常。

三、诊断

（一）上消化道出血诊断的确立

根据呕血、黑便和失血性周围循环衰竭的临床表现，呕吐物或粪便隐血试验呈强阳性，血红蛋白浓度、红细胞计数及血细胞比容下降的实验室证据，可作出上消化道出血的诊断，但必须注意以下情况：

1. 排除消化道以外的出血因素

（1）排除来自呼吸道出血。

（2）排除口、鼻、咽喉部出血：注意病史询问和局部检查。

（3）排除进食引起的黑便：如动物血、炭粉、铁剂或铋剂等药物，注意询问病史可鉴别。

2. 判断上消化道还是下消化道出血　呕血提示上消化道出血，黑便大多来自上消化道出血，而血便大多来自下消化道出血。但是，上消化道短时间内大量出血亦可表现为暗红色甚至鲜红色血便，此时如不伴呕血，常难与下消化道出血鉴别，应在病情稳定后即作急诊胃镜检查。高位小肠乃至右半结肠出血，如血在肠腔停留时间久亦可表现为黑便，这种情况应先经胃镜检查排除上消化道出血后，再行下消化道出血的有关检查。

（二）出血严重程度的估计和周围循环状态的判断

据研究，成人每日上消化道出血 5～10mL，粪便隐血试验常可出现阳性，每日出血量 50～100mL 可出现黑便。日出血量＞400～500mL，可出现全身症状，如头昏、心慌、乏力等。短时间内出血量＞1000mL，可出现周围循环衰竭表现。

急性大出血严重程度的估计最有价值的标准是血容量减少所导致周围循环衰竭的临床

表现,而周围循环衰竭又是急性大出血导致死亡的直接原因。因此,对急性消化道大出血患者,应将对周围循环状态的有关检查放在首位,并据此作出相应的紧急处理。休克指数(心率/收缩压)是判断失血量的重要指标,需进行动态观察,综合其他相关指标加以判断。如果患者由平卧位改为坐位时出现血压下降(下降幅度>15~20mmHg)、心率加快(上升幅度>10 次/min),则提示血容量已明显不足,是紧急输血的指征。如收缩压<90mmHg、心率>120 次/min,伴有面色苍白、四肢湿冷、烦躁不安或神志不清,则提示已进入休克状态,需积极抢救。

应该指出,呕血与黑便的频度与量对出血量的估计虽有一定帮助,但由于出血大部分积存于胃肠道,且呕血与黑便分别混有胃内容物与粪便,因此,不可能据此对出血量作出精确的估计。此外,患者的血常规检查包括血红蛋白浓度、红细胞计数及血细胞比容虽可估计失血的程度,但并不能在急性失血后立即反映出来,且还受到出血前有无贫血存在的影响,因此,也只能作为估计出血量的参考。

(三)出血是否停止的判断

上消化道大出血经过恰当治疗,可于短时间内停止出血。由于肠道内积血需经数日(一般约 3d)才能排尽,故不能以黑便作为继续出血的指标。临床上出现下列情况应考虑继续出血或再出血:①反复呕血,或黑便次数增多、粪质稀薄,伴有肠鸣音亢进。②周围循环衰竭的表现经充分补液、输血而未见明显改善,或虽暂时好转而又恶化。③血红蛋白浓度、红细胞计数与血细胞比容继续下降,网织红细胞计数持续增高。④补液和尿量足够的情况下,血尿素氮持续或再次增高。⑤胃管抽出物有较多鲜血。

(四)出血的病因诊断

既往史、症状与体征可为出血的病因提供重要线索,但确诊出血的原因与部位需靠器械检查。

1.临床与实验室检查 提供的线索慢性、周期性、节律性上腹痛多提示出血来自消化性溃疡,特别是在出血前疼痛加剧,出血后减轻或缓解,更有助于消化性溃疡的诊断。有服用非甾体抗炎药或应激状态者,可能为 NSAIDs 溃疡或应激性溃疡或急性糜烂出血性胃炎。过去有病毒性肝炎、血吸虫病或酗酒病史,并有肝病与门静脉高压的临床表现者,可能是食管胃底静脉曲张破裂出血。但应指出,上消化道出血的患者即使确诊为肝硬化,不一定都是食管胃底静脉曲张破裂的出血,约有 1/3 患者出血实系来自消化性溃疡、门脉高压性胃病或其他原因。对中年以上的患者近期出现上腹痛,伴有厌食、消瘦者,应警惕胃癌的可能性。肝功能检验结果异常、血白细胞及血小板减少等有助于肝硬化诊断。

2.胃镜检查 是目前诊断上消化道出血病因的首选检查方法。一般主张胃镜检查在出血后 12~48h 内进行,也称急诊内镜检查(emergency endoscopy)。这可提高出血病因诊断的准确性。急诊胃镜检查还可根据病变的特征判断是否继续出血或估计再出血的危险性,并同时进行内镜止血治疗。在急诊胃镜检查前需先补充血容量、纠正休克、改善贫血,并尽量在出血的间歇期进行。

3.X 线钡餐检查 X 线钡餐检查目前已多为胃镜检查所代替,故主要适用于有胃镜检查禁忌证或不愿进行胃镜检查者,但对经胃镜检查出血原因未明、怀疑病变在十二指肠降段以下的,则有一定诊断价值。检查一般在出血停止数天后进行,不主张在活动性出血期间行 X 线钡餐检查。

4.其他检查　选择性腹腔动脉造影、放射性核素锝标记红细胞扫描及小肠镜检查等主要适用于下消化道出血。由于胃镜检查已能彻底搜寻十二指肠降段以上消化道病变,故上述检查很少应用于上消化道出血的诊断。

（五）危险性预测

据临床资料统计,约80%～85%急性上消化道大量出血患者除支持疗法外,无需止血治疗可在短期内自然停止,仅有15%～20%患者持续出血或反复出血。如何早期识别再出血及死亡危险性高的患者,并予加强监护和积极治疗,便成为急性上消化道大量出血处理的重点。提示预后不良危险性增高的主要因素有:①高龄患者。②有严重的伴随疾病（心、肺、肝、肾功能不全、脑血管意外等）。③休克、血红蛋白浓度低、需要输血者。④无肝肾疾患者的血尿素氮、肌酐或血清转氨酶升高者。⑤胃镜检查见到消化性溃疡活动性出血,或近期出血征象如溃疡面上暴露血管或有血痂。

四、治疗

上消化道大量出血病情急、变化快,严重者可危及生命,应采取积极措施进行抢救。抗休克、迅速补充血容量应放在一切医疗措施的首位。

（一）一般急救措施

患者应卧位息,保持呼吸道通畅,避免呕血时血液吸入气道引起窒息,必要时吸氧,活动性出血期间应禁食。严密监测患者生命体征,如心率、血压、呼吸、尿量及神志变化。观察呕血与黑便情况。定期复查血红蛋白浓度、红细胞计数、血细胞比容。必要时行中心静脉压测定。对老年患者根据情况进行心电监护。

（二）积极补充血容量

尽快建立有效的静脉输液通道,补充血容量。在配血过程中,可先输平衡液或葡萄糖盐水。如遇血源缺乏,可用右旋糖酐或其他血浆代用品暂时代替输血。改善急性失血性周围循环衰竭的关键是要输血。下列情况为紧急输血指征:①收缩压<90mmHg,或较基础收缩压降低幅度>30mmHg。②血红蛋白<70g/L或血细胞比容<25%。③心率增快（>120次/min）。输血量视患者周围循环动力学及贫血改善而定。应注意避免因输液、输血过快、过多而引起肺水肿,原有心脏病或老年患者可根据中心静脉压调节输入量和输入速度。

（三）急性非静脉曲张性上消化道大量出血的止血措施

除食管胃底静脉曲张破裂出血之外的其他病因引起的上消化道出血,习惯上又称为急性非静脉曲张性上消化道出血,其中以消化性溃疡所致出血最为常见。止血措施主要有:

1.抑制胃酸分泌的药物　血小板聚集及血浆凝血功能所诱导的止血作用需在 pH>6.0时才能有效发挥,相反,新形成的凝血块在 pH<4.0 的胃液中会迅速被消化。因此,抑制胃酸分泌,提高胃内 pH 值具有止血作用。对消化性溃疡和急性胃黏膜损害所引起的出血,常规使用质子泵抑制剂（PPI）,急性出血期予静脉途径给药。

2.内镜下止血治疗　内镜检查如见有活动性出血或暴露血管的溃疡应进行内镜止血,常用的内镜止血方法包括药物局部注射、热凝止血（包括高频电凝、氩离子凝固术、热探头、微波等方法）和钛夹止血 3 种。热凝止血与钛夹止血可单独使用,但不主张单独使用局部注射,可与其他方法联合使用。其他原因引起的出血,也可视情况选择上述方法进行内镜止血。

3.手术治疗　内科积极治疗仍大量出血不止危及患者生命,需不失时机行手术治疗。不同病因所致的上消化道大出血的具体手术指征和手术方式各有不同。

4.介入治疗 患者严重消化道大出血在少数特殊情况下,既无法进行内镜治疗或内镜治疗失败,又不能耐受手术,可考虑在选择性肠系膜动脉造影找到出血灶的同时进行血管栓塞治疗。

综上所述,对上消化道出血的处理归纳如图10—9:

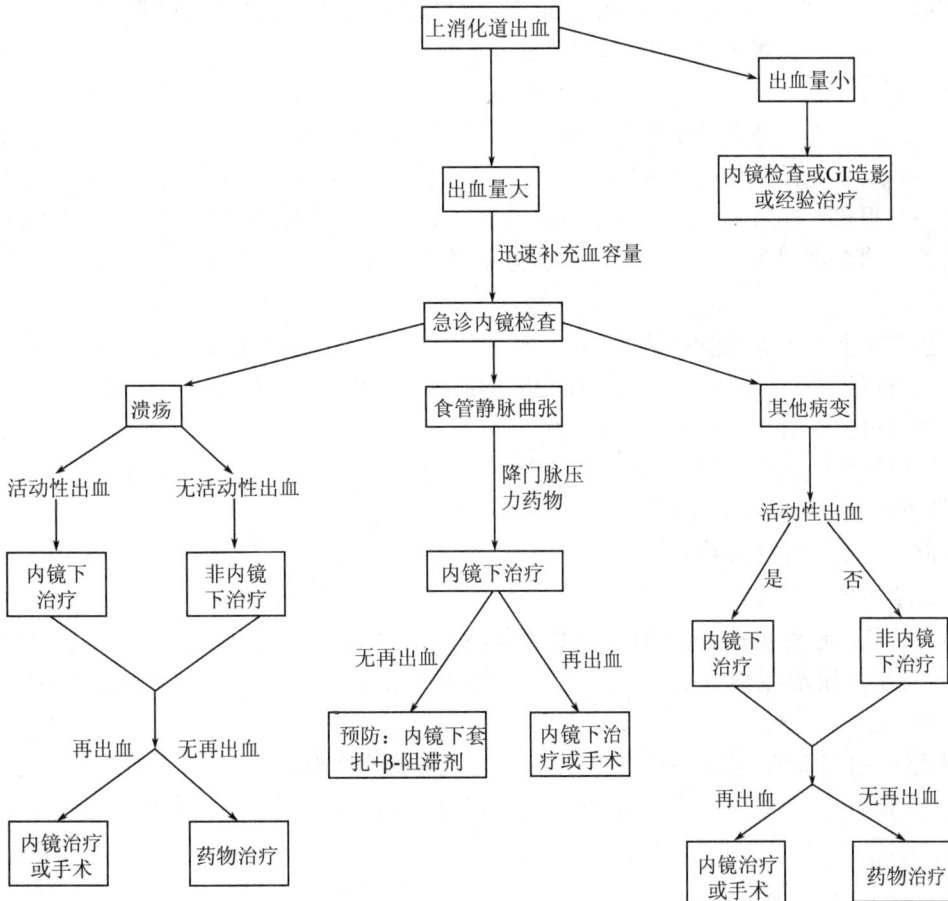

图10—9 上消化道出血处理流程图

（马健）

第九节 下消化道出血

传统概念的下消化道出血(lower gastrointestinal hemorrhage)包括新概念的中消化道以及下消化道病变导致的出血,其患病率虽不及上消化道出血高,但临床亦常发生。其中,90%以上的下消化道出血来自大肠,小肠出血比较少见,但诊断较为困难。近年来,由于检查手段增多及治疗技术的提高,下消化道出血的病因诊断率有了明显提高,急性大出血病死率约为3%。

一、病因

引起下消化道出血的病因甚多,列举如下:

(一)肠道原发疾病

1.肿瘤和息肉 恶性肿瘤有癌、类癌、恶性淋巴瘤、平滑肌肉瘤、纤维肉瘤、神经纤维肉瘤等;良性肿瘤有平滑肌瘤、脂肪瘤、血管瘤、神经纤维瘤、囊性淋巴管瘤、黏液瘤等。肠道间质瘤也可引起出血。息肉多见于大肠,主要是腺瘤性息肉,还有幼年性息肉病及 Peutz－Jeghers 综合征。

2.炎症性病变 感染性肠炎有肠结核、肠伤寒、菌痢及其他细菌性肠炎等;寄生虫感染有阿米巴、血吸虫、蓝氏贾第鞭毛虫所致的肠炎,由大量钩虫或鞭虫感染所引起的下消化道大出血国内亦有报道。非特异性肠炎有溃疡性结肠炎、克罗恩病、结肠非特异性孤立溃疡等。此外还有抗生素相关性肠炎、出血坏死性小肠炎、缺血性肠炎、放射性肠炎、NSAIDs 相关肠黏膜损伤等。

3.血管病变 毛细血管扩张症、血管畸形(其中结肠血管扩张常见于老年人,为后天获得,常位于盲肠和右半结肠,可发生大出血)、静脉曲张(注意门静脉高压所引起的罕见部位静脉曲张出血可位于直肠、结肠和回肠末段)。

4.肠壁结构性病变 憩室(其中小肠 Meckel 憩室出血并不少见)、肠重复畸形、肠气囊肿病(多见于高原居民)、肠套叠等。

5.肛门病变 如痔疮和肛裂。

(二)全身疾病累及肠道

白血病和出血性疾病;风湿性疾病如系统性红斑狼疮、结节性多动脉炎、Behcet 病等;恶性组织细胞病;尿毒症性肠炎。腹腔邻近脏器恶性肿瘤浸润或脓肿破裂侵入肠腔可引起出血。

据统计,引起下消化道出血的最常见原因为大肠癌和大肠息肉,肠道炎症性病变次之,其中肠伤寒、肠结核、溃疡性结肠炎、克罗恩病和坏死性小肠炎有时可发生大量出血。

二、诊断

(一)除外上消化道出血

下消化道出血一般为血便或暗红色大便,不伴呕血。但出血量大的上消化道出血亦可表现为暗红色大便;高位小肠出血乃至右半结肠出血,如血在肠腔停留较久亦可呈柏油样,遇此类情况,应常规作胃镜检查除外上消化道出血。

(二)下消化道出血的定位及病因诊断

1.病史

(1)年龄:老年患者以大肠癌、结肠血管扩张、缺血性肠炎多见。儿童以 Meckel 憩室、幼年性息肉、感染性肠炎、血液病多见。

(2)出血前病史:结核病、血吸虫病、腹部放疗史可引起相应的肠道疾病。动脉硬化、口服避孕药可引起缺血性肠炎。在血液病、结缔组织疾病过程中发生的出血应考虑原发病引起的肠道出血。

(3)粪便颜色和性状:血色鲜红,附于粪表面多为肛门、直肠、乙状结肠病变,便后滴血或喷血常为痔或肛裂。右侧结肠出血为暗红色,停留时间长可呈柏油样便。小肠出血与右侧结肠出血相似,但更易呈柏油样便。黏液脓血便多见于菌痢、溃疡性结肠炎,大肠癌特别是直肠、乙状结肠癌有时亦可出现黏液脓血便。

(4)伴随症状:伴有发热见于肠道炎症性病变,由全身性疾病如白血病、淋巴瘤、恶性组织细胞病及结缔组织病引起的肠出血亦多伴发热。伴不完全性肠梗阻症状常见于克罗恩病、肠结核、肠套叠、大肠癌。上述情况往往伴有不同程度腹痛,而不伴有明显腹痛的多见于息肉、未引起肠梗阻的肿瘤、无合并感染的憩室和血管病变。

2.体格检查应特别注意

(1)皮肤黏膜检查有无皮疹、紫癜、毛细血管扩张;浅表淋巴结有无肿大。

(2)腹部检查要全面细致,特别注意腹部压痛及腹部包块。

(3)一定要常规检查肛门直肠,注意痔、肛裂、瘘管;直肠指检有无肿块。

3.实验室检查 常规血、尿、粪便及生化检查。疑伤寒者做血培养及肥达试验。疑结核者作结核菌素试验。疑全身性疾病者作相应检查。

4.影像学检查 除某些急性感染性肠炎如痢疾、伤寒、坏死性肠炎等之外,绝大多数下消化道出血的定位及病因需依靠影像学检查确诊。

(1)结肠镜:是诊断大肠及回肠末端病变的首选检查方法。其优点是诊断敏感性高、可发现活动性出血、结合病理学检查可判断病变性质。

(2)小肠镜:气囊(单气囊及双气囊)辅助的小肠镜理论上可以对全小肠进行检查,并根据需要取活检,是目前最有效的小肠出血诊断方法,必要时可行镜下止血治疗。

(3)胶囊内镜:为非侵入性检查,可发现黏膜活动性出血,对出血部位进行定位,为进一步检查提供线索,对病因诊断有一定参考价值,不能进行组织活检及治疗是其不足。

(4)小肠 CT 或 MR 造影(CTE 或 MRE):对提示小肠病变部位,特别是多部位病变或肠外病变有重要参考价值,对怀疑小肠狭窄不宜行小肠镜或胶囊内镜检查者是首选检查手段。

(5)X 线钡剂造影:X 线钡剂灌肠用于诊断大肠、回盲部及阑尾病变,一般主张进行双重气钡造影。由于该检查对较平坦病变容易漏诊,有时无法确定病变性质,因此,对 X 线钡剂灌肠检查阴性的下消化道出血患者仍需进行结肠镜检查。X 线小肠钡剂造影是诊断小肠病变的重要方法,但敏感性低、漏诊率较高。小肠气钡双重造影可提高诊断率,但检查时需要行小肠插管。

(6)核素扫描或选择性血管造影:需在活动性出血时进行,适用于内镜检查不能确定出血来源者,或因严重急性大量出血及其他原因不能进行内镜检查者。放射性核素扫描是静脉推注用^{99m}锝标记的患者自体红细胞作腹部扫描,在出血速度>0.1mL/min 时,标记红细胞在出血部位溢出形成浓染区,由此可判断出血部位,且可监测出血达 24h。该检查创伤少,可作为初步出血定位,但存在假阳性和定位错误,临床价值有限。对持续大出血者宜及时作选择性腹腔动脉造影,在出血量>0.5mL/min 时,可以发现造影剂在出血部位溢出,有比较准确的定位价值,必要时可以同时进行栓塞治疗。

5.手术探查 各种检查不能明确出血灶,持续大出血危及患者生命,需手术探查。有些微小病变特别是血管病变,手术探查亦不易发现,此时可借助术中内镜检查以帮助寻找出血灶。

三、治疗

下消化道出血主要是病因治疗,其处理流程如图 10-10。

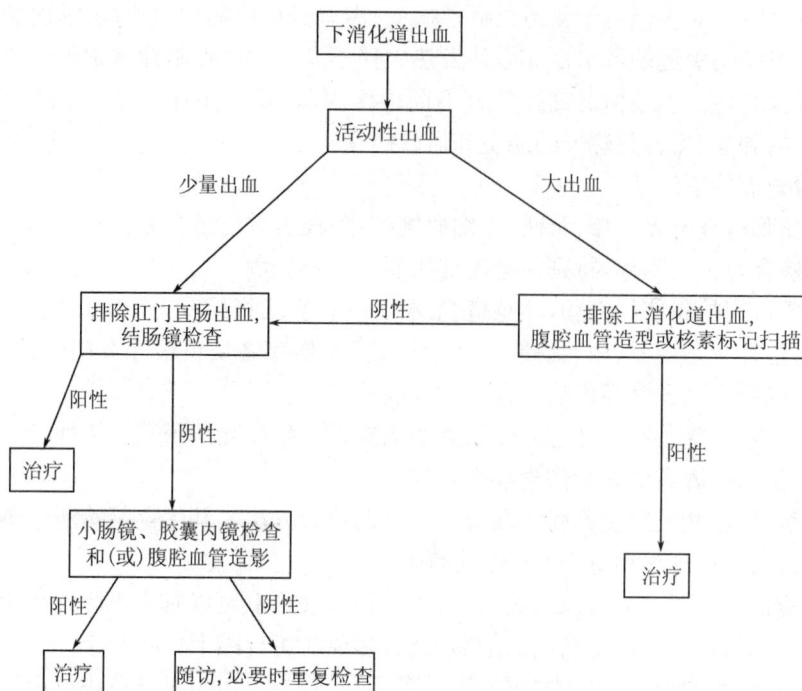

```
            ┌──────────────┐
            │  下消化道出血  │
            └──────┬───────┘
                   │
            ┌──────▼───────┐
            │   活动性出血   │
            └──────┬───────┘
       少量出血    │    大出血
    ┌──────────┘  └──────────┐
    │                         │
┌───▼──────────┐   阴性  ┌────▼─────────────┐
│ 排除肛门直肠出血,│◄──────│ 排除上消化道出血, │
│  结肠镜检查    │        │腹腔血管造型或核素标记扫描│
└──┬────────┬──┘        └─────────┬────────┘
阳性│      阴性│                    阳性│
┌──▼─┐      │                        │
│治疗 │      │                     ┌──▼──┐
└────┘      │                     │治疗  │
    ┌───────▼──────────┐           └─────┘
    │ 小肠镜、胶囊内镜检查 │
    │ 和(或)腹腔血管造影  │
    └──┬────────────┬──┘
   阳性│          阴性│
    ┌──▼─┐   ┌──────▼─────────┐
    │治疗 │   │随访,必要时重复检查│
    └────┘   └────────────────┘
```

图 10-10 下消化道出血处理流程图

(一)一般急救措施及补充血容量

详见本章第九节"上消化道出血"。

(二)止血治疗

1.凝血酶 保留灌肠有时对左半结肠以下出血有效。

2.内镜下止血 急诊结肠镜检查如能发现出血病灶,可试行内镜下止血。

3.血管活性药物应用 血管加压素、生长抑素静脉滴注可能有一定作用。如作动脉造影,可在造影完成后动脉滴注血管加压素 0.1~0.4U/min,对右半结肠及小肠出血止血效果优于静脉给药。

4.动脉栓塞治疗 对动脉造影后动脉输注血管加压素无效的病例,可作超选择性插管,在出血灶注入栓塞剂。本法主要缺点是可能引起肠梗死,拟进行肠段手术切除的病例,可作为暂时止血用。

5.紧急手术治疗 经内科保守治疗仍出血不止,危及生命,无论出血病变是否确诊,均是紧急手术的指征。

(三)病因治疗

针对不同病因选择药物治疗、内镜治疗、择期外科手术治疗。

(马健)

第十一章 血液系统急危重症

第一节 急性粒细胞缺乏症

当外周血白细胞计数持续减少,尤其是中性粒细胞完全缺乏或低于 $0.5 \times 10^9/L$ 时为中性粒细胞缺乏症(或粒细胞缺乏症)。中性粒细胞减少的程度与感染的危险性有明显的相关性。

一、病因

本病病因可包括两类:原发性和继发性。

1.原发性　原因不明或至今尚未认识。

2.继发性　最多见的原因是药物。引起中性粒细胞减少或缺乏的常见药物包括:

(1)各种抗肿瘤的化疗药物(如马利兰、羟基脲、阿糖胞苷、柔红霉素等蒽环类药物)。

(2)解热镇痛剂(如氨基匹林、扑热息痛)。

(3)抗风湿类(如保泰松、雷公藤)。

(4)抗甲状腺制剂:(如他巴唑、丙基或甲基硫氧嘧啶)。

(5)磺胺类(如复方新诺明、联磺片等)。

(6)抗生素、抗霉菌制剂等。

(7)其次,尚有放射治疗后引起。

二、发病机制

比较复杂、可归纳为两种类型

1.毒性作用抑制骨体制造粒细胞(生成障碍型),如抗癌药、氯霉素、保泰松、磺胺类、有机砷、抗甲亢剂等。

2.免疫机制使粒细胞破坏过多(免疫型),如氨基匹林、非那西丁、安乃近、消炎痛等常见。

三、临床表现

各种原因引起中性粒细胞减少或缺乏,结果机体抵抗力下降,粒细胞减少与缺乏临床症状相似,其严重程度与中性粒细胞数减少程度密切相关,常见症状可有:

1.乏力、头晕、四肢酸懒、失眠多梦、食欲减退、低热、畏寒、反复感染等,这些多见中性粒细胞轻度减少者。

2.急性粒细胞缺乏症。起病急骤,突然高热、畏寒及出汗,如不及时治疗,将会寒战高热、头痛,口腔、咽部、扁桃腺、肠道、直肠、肛周等严重感染,并可迅速蔓延至邻近组织或器官,引起局部脓肿或菌血症、败血症,最后导致感染性休克、全身衰竭而死亡,死亡率高,一旦诊断就应积极抢救治疗。

四、实验室及其他检查

1. 血象　急性发病者白细胞多在 $2 \times 10^9/L$ 以下甚至可在数百以下。粒细胞极度减少甚至缺如。一般情况下,红细胞及血小板计数早期可正常,晚期并发严重败血症时可有不同程度减少。

2. 骨髓象　急性发病者骨髓中中性粒细胞系统严重受抑,常见不到粒细胞或仅见少数原粒细胞,红系及巨核系常无明显受损。

五、诊断

中性粒细胞缺乏系一组综合征,由许多疾病引起,因此在诊断时首先肯定有无中性粒细胞减少或缺乏,随后进一步确定引起粒细胞减少或缺乏的原因。

1. 血象中性粒细胞成人 $<1.0 \times 10^9/L$,儿童 $<1.5 \times 10^9/L$ 即可诊断粒细胞减少。中性粒细胞 $<0.5 \times 10^9 L$ 即可诊断粒细胞缺乏症。

2. 骨髓象　骨髓中中性粒细胞严重受抑。粒细胞极少见或缺如,红系及巨核系大致正常。

3. 常可询及化学、化理、药物等接触或服用史。

六、鉴别诊断

1. 再生障碍性贫血

(1)慢性再障发病多较缓慢,感染较轻,粒细胞减少多见,但粒细胞缺乏者不多见。骨髓增生低下,红系与巨核系同时受抑多见。

(2)急性再障发病急骤,除贫血外常高热寒战,贫血进行性恶化达重度、极重度贫血。多部位多脏器出血且严重,骨髓常示增生低下或极度低下,三系受抑,可见非造血成分增多;病情凶险,死亡率更高。

2. 阵发性睡眠性夜间血红蛋白尿(PNH)

(1)除具有类似再障临床表现中性粒细胞减少外,血象中网织红细胞比例正常或增加。

(2)合并感染较少。

(3)间接胆红素偏高。

(4)骨体检查中三系有可能受抑或红系增生活跃。

(5)酸化血清溶血试验(+)。后者是本综合征确诊依据。

3. 骨髓增生异常综合征(MDS)

(1)近年来,临床上发病率较高,它可表现一系受累,二系或三系受累,但本综合征发病缓慢,进展也缓和。

(2)MDS 包括难治性贫血(RA),难治性贫血伴铁粒幼细胞增多(BAS),难治性贫血伴原始细胞过多(RAEB),难治性贫血伴转化型(RAEB-T)等阶段,任何阶段都无严重粒细胞缺乏,相反,骨髓或血象检查时常可见铁粒幼红细胞增多或原始细胞增多。

(3)患者可有肝脾及浅表淋巴结肿大。

(4)血清铁蛋白测定可明显增高。

(5)染色体检查可见异常核型。

4.急性低增生型白血病

(1)本症是急性白血病的一种类型,常有急性白血病临床表现如骨骼压痛、肝、脾及淋巴结肿大。

(2)常有贫血及出血。

(3)血象及骨髓象中可见白血病细胞≥30%。

七、病情判断

1.起病急剧,恶寒、高热及出汗。

2.可伴有头痛、口腔、咽部、扁桃体、肠道、直肠、肛门、阴道或子宫等黏膜有坏死性溃疡,并迅速引起局部脓肿、菌血症、败血病或脓毒症。

3.疾病后期可出现感染性休克、全身衰竭而死亡,死亡率高,一旦确诊应积极抢救治疗。

4.如患者症状减轻,体温下降,外周血白细胞上升是疾病好转的现象。

5.病情危重的指标

(1)中性粒细胞小于 $0.5×10^9$/L 或缺如。

(2)合并肛周脓肿、肺脓肿伴高热、寒战者。

(3)伴有红系、巨核细胞系受抑时,伴有贫血、出血时。

(4)中性粒细胞缺乏,伴深部霉菌感染者。

八、治疗

1.预防中性粒细胞缺乏的发生。加强自身护理,避免接触放射源的照射。在使用能引起粒细胞减少的药物时,要定期复查血象,及时停药。

2.诊断明确后,有条件者应置于高效无菌层流室中,或置隔离病房避免感染。

3.输注中性粒细胞　可为患者直接提供充分的吞噬细胞,对于严重感染的控制有利,因中性粒细胞寿命短,需要每天给予或至少 3d 输注一次。

4.控制感染　感染对于急性粒细胞缺乏症者是一致命的因素,严格控制感染也是治疗的关键之一。

(1)在病原菌尚不明确时,根据临床经验选用广谱抗生素,明确者可根据药敏选择。

(2)局部脓肿形成者切开引流。

(3)可静脉滴注丙种球蛋白每日 2g 以增加机体免疫力。

5.惠尔血　具有促进粒细胞增殖、分化和成熟能力。常用 $75\sim150\mu g$/d,皮下注射。

6.其他升高白细胞药　维生素 B_6、鲨肝醇、肌苷等。

(高芳)

第二节　急性白血病

白血病是一种造血组织中原发的恶性肿瘤,临床上可有发热、感染、出血、贫血等症状。

一、病因和发病机制

人类白血病病因和发病机制比较复杂,迄今尚未完全认识,但有以下因素。

1.放射因素　电离辐射引起白血病已被证实。

2.化学因素　某些化学物质和药物与白血病发生有一定关系。如苯类、氨基素、氨基匹林、磺胺类药物等。

3.细胞毒类药物　特别是烷化剂,在治疗实体瘤中,引起相关性白血病屡有报道。

4.病毒病因　白血病的病毒病因是当前白血病病因学研究中一个十分活跃的问题。成人 T 淋巴细胞白血病乃病毒所致已得证实。

5.遗传因素　国内外已有报道论证了家族性白血病的发病率,说明了白血病的发病率有一定的家族性。

6.激素　雌激素的致白血病的作用,生长激素与白血病的关系也受到重视。

二、临床表现

起病常急骤或缓慢发病。以发热、进行性贫血,显著的出血倾向或骨、关节疼痛、头痛为首发症状,少数患者也可以抽搐、失明、齿龈肿痛为首发症状而就诊。

(一)发热

急性白血病病程中,常有不同程度的发热,热型常不一定,可低热,也可高热,一般体温在 37.5~40℃。低热可由于白血病细胞或白细胞转换率增加或核蛋白代谢亢进引起,但常见发热原因是由各种感染所引起,在白血病患者中,如体温超过 38℃,绝大多数是合并感染。最常见的病原体是细菌、病毒、霉菌,而细菌常以革兰阴性杆菌为主。其感染灶常不易发现,革兰阴性杆菌感染以大肠杆菌、绿脓杆菌、变形杆菌、厌氧杆菌多见。病毒以疱疹病毒、EB 病毒、巨细胞病毒、柯萨奇病毒多见。霉菌以白色念珠菌、酵母样曲霉菌较多。不同临床单位、不同时期可呈现不同菌种为主,近年来,耐药金黄色葡萄球菌、绿脓杆菌、厌氧杆菌及某些病原体给治疗增加不少难度。所以检验病原体、监测病区空气菌种,对指导治疗显得极其重要。感染已是急性白血病死亡的第一位原因。

(二)出血

是目前急性白血病死亡的第二位原因。出血的部位常见于皮肤、黏膜、牙龈、口腔、鼻腔、消化道、泌尿道,危及生命的可有颅内出血。出血程度可轻可重,常见淤点、淤斑、鼻衄、月经过多、呕血、咯血、便血、尿血,其中,以颅内出血为最严重。引起出血原因常由血小板量与质异常,凝血因子减少或缺乏,以及多种因素作用下,致使血管脆性降低等综合因素共同作用下引起。

(三)贫血

为常见症状,疾病早期即可有贫血,但常呈轻、中度贫血;随着有效的治疗,贫血也可逐渐改善。贫血原因常由于白血病细胞浸润正常骨髓,致使造血抑制或排挤,红细胞寿命缩短及破坏增多,也可由多种原因导致的出血引起红细胞丢失过多。化疗药物对骨髓造血的抑制常致红细胞生成减少,但贫血的发生常由多种原因所导致。

(四)由于白血病细胞大量堆积或浸润,导致各组织、脏器异常并产生相应的临床体征

1.肝、脾肿大　白血病细胞浸润最常见,也最为严重的脏器是肝、脾。半数患者可见肝脾肿大,其中肝大多于脾大,急淋白血病肝脾肿大多于急粒白血病,多数患者肝脾肿大为轻度,但急淋白血病肝脾可明显肿大,有的甚至达脐以下,但急性白血病肝脾肿大很少发生脾梗塞。

2.淋巴结肿大　急性白血病常有淋巴结肿大、多为轻度,直径在 1~5cm 以内,数量较少,

急粒白血病患者肿大淋巴结多见于颈旁、腋下。但急性淋巴细胞白血病可明显增多,明显肿大,可分布于颈部、腋下、腹股沟、颌下,甚或可触及腹腔肠系膜肿大淋巴结;急性白血病肿大淋巴结一般有别于淋巴瘤,多无互相粘连,活动度好,肿大淋巴结边界清楚,触诊感柔软,无触痛。

3. 骨与关节　白血病细胞大量浸润,引起骨内张力过高,白血病细胞可破坏骨皮质,骨膜受损可引起骨痛,临床上常有胸骨压痛,有助诊断本病。其次尚可有肋骨、胫骨压痛,骨痛可隐痛、剧痛、刺痛。可自发性疼痛,也可诱发后疼痛。如白血病细胞骨膜外局部浸润或堆积可引起白血病绿色瘤表现。关节受累,儿童急性白血病较成人急性白血病多见。受累关节以大关节为多见,虽自觉关节局部疼痛,但无炎性表现,随着有效治疗,可迅速缓解或消失。

4. 神经系统白血病表现　中枢神经系统白血病细胞浸润,临床上常可有颅内压增高表现:头痛、恶心、呕吐、视力减退、听力迟钝、重听。颅神经受损时可出现面肌麻痹,口角歪斜、眼球活动受限、复视、失明、吞咽困难,严重者常出现程度不一的意识障碍,晚期患者常合并颅内出血而昏迷,最后死亡。

5. 皮肤病变　特异性皮肤损害是白血病细胞浸润所致,其中,以急性单核细胞白血病为最多见。常见有斑丘疹、皮下结节、局部肿块、浸润性淤点、淤斑,活检时常可见白血病细胞浸润,常有助于白血病的髓外复发诊断。

三、实验室及其他检查

急性白血病临床表现虽然对本病诊断具有重要意义,但确诊本病,观察疗效,实验室的检查对急性白血病的诊断有决定意义,其中,最为重要的是周围血象及骨髓的检查。

(一)周围血象

1. 红细胞和血红蛋白　急性白血病临床上尚无症状时可无变化,但绝大多数患者多有不同程度的贫血,贫血常呈进行性加重,有的患者检查周围血象时可发现有网织红细胞增多,中、晚幼红细胞出现,多见于急性红白血病患者(M_6)。

2. 白细胞计数　白细胞计数可增高、减少或正常。白细胞分类可见幼稚白血病细胞,血象中发现幼稚型白细胞对提示白血病的诊断具有重要意义。

3. 血小板　一般患者多呈现计数不同程度的降低,随着病情恶化而急剧下降,随着病情缓解而恢复,白血病患者的血小板形态和分布与正常人不同,常成非小簇分布而呈散在分布,血小板体积较大,可见巨血小板。

(二)骨髓象

典型的骨髓象显示有核细胞增生活跃、明显活跃、极度活跃,但也可增生低下、极度低下,无论增生活跃或增生低下,原始和幼稚型细胞之和≥30%。骨髓检查是确定白血病的唯一依据。

(三)细胞组织化学染色

细胞组织化学染色检查对急性白血病的分类分型具有较大帮助,常用的有过氧化物酶、苏丹黑、糖原染色、酯酶染色、酯酶氟化钠抑制染色等,以常见三种类型白血病细胞组化染色说明的(见表11—1)。

表 11-1　组织化学染色对白血病类型的鉴别

类型	急淋	急粒	急单
过氧化物酶染色	（-）	（+）或（++）	（+）或（±）
糖原染色（P.A.S.）	（+）或（-）	（-）	（-）
酯酶染色	（±）	（±）	（+++）
酯酶氟化钠抑制染色	（±）	（±）	明显被抑

（四）其他特殊检查

某些急性白血病经细胞形态学及细胞组织化学染色极难以明确诊断类型和亚型，则可进一步作细胞遗传学如染色体分析、电镜超微结构检查及必要的染色检查，也可应用单克隆抗体进行免疫分型，把形态学、免疫学、遗传学三者结合起来（即 MIC 分类法），更有助于进行白血病的分类分型，指导治疗方案的制订。

四、诊断

遇有进行性贫血、发热、出血症状，伴有肝脾及淋巴结肿大，胸骨或肋骨、胫骨压痛等体征，首先，应考虑到急性白血病。周围血象中发现有幼稚白细胞，骨体检查有原始细胞、早（幼）幼稚细胞之和 $\geq 30\%$，急性白血病即可肯定诊断。其次，根据白血病细胞的形态特征、细胞组织化学染色检查，可以把急性白血病区别为急性淋巴细胞白血病和急性髓细胞白血病二大类。按 FAB 分类法继续把急淋白血病分为 L_1、L_2、L_3 三种亚型。把急性髓性白血病分为七种亚型：M_1 型即未分化原粒细胞占骨髓非幼红细胞的 $\geq 90\%$，至少 3% 细胞为过氧化物酶染色（+）；M_2 型即未分化原粒细胞占骨髓非幼红细胞的 $30\% \sim 89\%$，单核细胞 $< 20\%$，其他粒细胞 $> 10\%$；M_3 型即急性早幼粒细胞白血病，胞浆内有粗颗粒与细颗粒之分，其前者粗颗粒表现者预后较好，后者则差；M_4 型即原始细胞占骨髓非幼红细胞的 30% 以上，其中，各阶段的未成熟粒细胞 $> 30\%$，但 $< 80\%$，各阶段的单核系细胞 $> 20\%$，M_4 嗜酸型即除 M_4 各特点外，嗜酸细胞占非幼红细胞的 $\geq 5\%$；M_5 型即原单、幼单及单核细胞占骨髓非幼红细胞的 $\geq 80\%$，其中如果原单 $\geq 80\%$ 为 M_{5a}，原单 $< 80\%$ 为 M_{5b}，M_6 型即幼红细胞占所有骨髓有核细胞的 $\geq 50\%$，原始白细胞占非幼红细胞的 $\geq 30\%$，M_7 型即原巨核细胞白血病，确诊较难，常需做电镜检查及巨核细胞血小板过氧化酶等综合分析后作出诊断，本型疗效差，预后欠佳。总之急性髓细胞白血病可进一步分为上述七个亚型。临床上常发现某些患者虽诊为急淋或急性髓性白血病各亚型，但相应治疗后细胞形态或细胞组织化学发生了变化，甚至与初诊时的类型根本不同，这些发现说明了目前通用的 FAB 分类法有一定局限性，随着遗传细胞学及免疫学的发展，形态学、免疫学、细胞遗传学三者结合，（MIC）分类法进一步试用于临床白血病的分类，提示 MIC 分类法能补充或弥补 FAB 分类的不足，运用 MIC 方法把急淋白血病分为 T 细胞、B 细胞、非 T 非 B 细胞等亚型，把急性髓细胞白血病更加确切地分为 M_1、M_2、M_3、M_{4a}、M_{4b}、M_{5a}、M_{5b}、M_6、M_7 七个亚型，同时也发现有淋髓双表型急性白血病，这就为临床治疗及预后提供了强有力的科学根据，使治疗诊断更加完善。

五、病情危重指标

初诊患者如有以下情况，常提示病情凶险，需高度重视，积极救治。

1.周围血象

(1)白细胞$\geqslant 100\times 10^9$/L,血红蛋白<50g/L,血小板$<50\times 10$g/L。

(2)白细胞分类中,白血病细胞$>95\%$。

(3)白细胞$\geqslant 50\times 10^9$g/L 或$<100\times 10^9$g/L,伴有高黏滞综合征预兆者。

2.严重出血伴头痛、视力及听力减退、复视、失明者。

3.急性早幼粒白血病伴明显 DIC 检验异常者。

4.有高颅内压表现,如剧烈呕吐、颈项强直、昏睡、意识障碍、尿便失禁者。

5.严重感染伴持续高热、混合感染、深部霉菌感染者。

6.白细胞减少或颗粒细胞缺乏,而骨髓呈极度低下者。

7.肝、肾、心功能严重受损者如 GPT>500 单位,胆红素>2mg 以上,血酶(CPT)与胆红素分离现象,BUN>25mg$\%$,肌酐>2mg,心肌受损,心衰屡次发作者。

六、鉴别诊断

(一)白细胞计数正常或减少时需与以下疾病鉴别

1.再生障碍性贫血或重型再障　虽临床表现相似,但常无肝、脾、淋巴结肿大,无骨骼压痛,血象及骨髓象检查示三系增生受抑,无白血病细胞。

2.血小板减少性紫癜　本症以出血为主要临床表现,一般无贫血及发热,骨髓检查红系、粒系基本正常。

3.急性粒细胞减少或缺乏　骨髓检查即可排除,本症治疗后恢复期有报道早幼粒细胞短期可增高,但原粒细胞与早幼粒细胞之和$<30\%$,结合病史、体征可以区别。

4.骨髓增生异常综合征(MDS)　本综合征与急性白血病发病缓慢型容易混淆,周围血象可呈全血减少,骨髓中可出现小巨核细胞,核浆发育失衡,染色体异常,但原始及早幼细胞之和$<30\%$。一旦原始细胞与早幼细胞之和$\geqslant 30\%$,说明本综合征已转为急性白血病。

(二)白细胞增高常需与以下疾病鉴别

1.传染性单核细胞增多症　该病常易误诊为急性白血病,本症常可有发热、肝脾及淋巴结肿大,但一般精神好,无贫血,出血,也无骨骼压痛,周围血象中可见多少不一的异形淋巴细胞而无白血病的细胞,血清噬异凝集试验阳性,有流行病史可询,预后好,但可反复。

2.类白血病反应　人类受多种因素刺激下,出现一种造血组织的异常反应,表现为周围血白细胞增高及核左移、白细胞可高达 50×10^9/L 左右。患者常可发现有感染病灶;白细胞碱性磷酸酶积分显著高于正常,白血病时高时低,有一定鉴别意义;另外,染色体检查及免疫分型无异常所见。

七、治疗

急性白血病若不经积极治疗,自然病程一般 6 个月之内大部分患者死亡,少数在一年内死亡,极个别患者可短期缓解。急性白血病死亡原因,首先是感染所致,尤其是由抗药性的革兰阴性杆菌所致败血症最多见。其次是弥漫性血管内凝血(DIC),颅内出血常是死亡原因。另外,高白细胞如$\geqslant 100\times 10^9$/L 易引起高黏滞综合征,从而导致多脏器功能衰竭而死亡,如成人呼吸窘迫综合征。化疗药物所致毒性,也可发生致命危险性,如蒽环类药物所致心力衰竭、心律紊乱、左旋门冬酰胺酶引起糖尿病、低纤维蛋白原血症并发脑出血、肝功能衰竭等。

多种因素引起的电解质紊乱而死亡,以低钾低镁为最多见。近年来,新药不断发现与引进,基础研究迅猛发展,治疗效果有较快提高,成人急淋完全缓解达 68%～90%。儿童已达 95%～100%,无病生存五年以上已达 50%左右。急性髓细胞白血病完全缓解已达 50%～70%左右,五年以上生存率也可达 20%～40%,由此可见,当前急性白血病的治疗不应仅仅着眼于提高完全缓解率,还应努力提高五年以上生存期的根除率,进一步提高急性白血病生命质量尚需积极努力。具体治疗包括:

(一)支持疗法

本症除常有白细胞质与量异常,血小板质与量异常外,化疗进一步诱致白细胞及血小板的减少,从而导致感染及出血,常易危及生命,加强支持疗法极其重要。

1.加强营养、加强护理,急性白血病患者有条件的均需住院治疗,卧床休息,给予高糖、高热量、高蛋白饮食。防止口腔感染,保持大便通畅,注意肛周卫生。居住环境宜洁净。

2.发热时要及时处理,及时送检血、尿、便及痰、咽拭子细菌培养并作药物敏感试验。要联合使用广谱抗生素如 β—内酰胺类与氨基糖苷类药物联合应用。疱疹病毒感染时可给予无环鸟苷 200～300mg/次,每日 3～4 次,连服 1 周后常可痊愈。

3.颗粒细胞缺乏时,加强消毒隔离,地面可喷洒洗必泰溶液,有条件时可住隔离室并进行特护。也可居住高效无菌层流床或层流室进行监护综合治疗。

4.粒—噬集落刺激因子(GM—CSF):在治疗急性淋巴细胞白血病时,在强烈化疗结束后次日起可用 GM—CSF,每日一次、常用 $5\mu g/(kg \cdot d)$,连用 20d 或待白细胞达 $4 \times 10^9/L$ 或颗粒细胞达 $1 \times 10^9/L$ 时停用,用药途径可静点,也可皮下注射给药,用药前需给予适当抗过敏制剂如地塞米松 5～10mg,或异丙嗪 25～50mg 肌内注射。常可避免或减轻因化疗而引起的颗粒细胞减少或缺乏。

5.按病情所需可输注新鲜全血或各种血液成分,用量酌定。

(二)联合化疗

联合化疗是指应用两种以上药物一起进行抗白血病的治疗,其优点是增强疗效,减低毒性,防止、减少或延缓抗药性白血病细胞的产生,有利提高缓解率,延长生存期,提高白血病的根除率。联合化疗常包括诱导缓解治疗、巩固治疗、强化治疗、维持治疗四个阶段。

(高芳)

第三节　急性溶血

急性溶血常为起病急,突然寒战、高热、气促、烦躁、恶心、呕吐、腹部及腰背部酸痛、皮肤苍白及多汗、心率快、血压低、黄疸显著,若为血管内溶血可有血红蛋白尿,并可导致少尿、无尿,发生典型的肾衰竭、休克和心功能不全、严重者可发生神志淡漠或昏迷等称为急性溶血危象。

一、病因和发病机制

引起急性溶血的因素很多,根据发作时血中嗜酸粒细胞的增多,似乎不能排除过敏的可能性,另外,大多数人认为感染是主要诱发因素。

1.感染　上呼吸道感染、痢疾及其他细菌感染、病毒感染均可诱发溶血发生。

2.叶酸缺乏　叶酸缺乏时常诱发急性溶血发作。

3.药物　某些药物及化学品可引起溶血或使溶血加重而发生危象。常见于苯、铅、油漆、奎宁、奎尼丁、伯氨喹啉、非那西丁、磺胺类,抗肿瘤药如甲氨喋呤较常见。

4.物理因素　烧伤、高温、紫外线、剧烈体力活动等均可诱发。

5.自身凝集素　如获得性或症状性溶血性贫血,后者如慢性淋巴细胞白血病、淋巴瘤、何杰金氏病、系统性红斑狼疮、卵巢肿瘤常可诱发急性溶血。

6.动植物因素　如蛇毒、蚕豆等。

7.其他因素　如输入血型不合的异型血,任何疾病发生酸中毒或尿毒症时及妊娠等。

8.原因不明　关于急性溶血发生的确切机理尚不清楚,也错综复杂。综上所述,一切溶血性贫血的过程,无非是红细胞本身内在缺陷及其所处周围环境的变异而引起,并在上述外界环境作用下诱发溶血的发生,可能的机制是红细胞生长障碍及某些诱因的高度溶血作用,二者共同作用下发生急性溶血。

二、临床表现

临床症状的轻重和阳性体征的出现将取决于不同溶血的病因和原发疾病,溶血发作不同方式与急性溶血的贫血程度有密切关系。

(一)常见症状

1.寒战、发热　大部分患者多先有寒战,甚至非常严重,而后发热,一般39℃左右,个别患者可超过40℃高热。发热与红细胞急剧破坏,血红蛋白大量释放,与引起异体蛋白反应有关,与此同时感染性因素可能也参与其中。

2.骨痛与腰部疼痛　急性溶血患者多伴有骨痛与腰酸痛,其中以双肩及双侧肾区受累最为明显。

3.少尿、无尿或血红蛋白尿　少尿、无尿或血红蛋白尿提示已有肾脏损害及急性肾衰竭的发生。发病机理是由于血红蛋白尿堵塞肾小管、导致肾小管坏死而致肾衰。

(二)常见体征

1.低血压及周围循环衰竭　症状发生后常伴血压下降,重者可发生休克。由于高钾血症、心肌缺氧与缺血,导致心律紊乱,甚而发生心功能不全。

2.黄疸　多在发生后12h可能有明显黄疸;黄疸程度不一定与贫血相一致,而和肝脾功能状态、红细胞脆性与内在的缺陷程度有较密切关系。

3.贫血加重　面色急剧苍白。全身疲乏、心悸气短等症状加重。

4.血红蛋白尿　急性血管内溶血发生后,当血中游离血红蛋白>140mg％时,就会出现棕色或酱油色血红蛋白尿。

5.出血倾向加重　红细胞破坏后残体可消耗血液内凝血物质,加之危象常伴有感染、低血压、肾功能受损、电解质紊乱,极易诱发弥漫性血管内凝血(DIC)。

6.消化道　常伴有腹痛、腹胀、恶心、呕吐。

7.肝脾肿大　溶血危象发生后,肝脾均明显肿大,尤其脾脏。肝脾肿大速度与贫血、黄疸轻重相一致,随着有效治疗,肝脾可缩小或完全恢复正常。

三、实验室及其他检查

(一)红细胞破坏增加的依据

1.高胆红素血症与黄疸　通常有黄疸或轻度黄疸,急性严重溶血时,由于贫血致肝脏缺氧,肝功能受损,清除胆红素能力下降,此时可有严重黄疸和高胆红素血症,其中以间接胆红素升高为显著。

2.尿胆原增加　急性溶血时常可增加,与此同时,粪胆原也可增加。

3.血红蛋白尿及含铁血黄素尿　多见于血管内溶血,当游离血红蛋白浓度增加并超过1.35g/L时,可有血红蛋白尿出现,此时尿色常呈棕色或酱油色,尿沉渣中查出含铁血黄素,以晨尿阳性率高。

4.血红蛋白血症　血红蛋白在血浆中含量＞2g/L时,此时血浆呈现红色。

5.高铁血红蛋白　如血浆中存在高铁血红蛋白,则可证明有血管内溶血。

6.红细胞寿命缩短　为溶血的有力证据。

(二)红细胞损伤表现

溶血性疾患时常可有红细胞形态改变及被损伤的现象。

1.球形红细胞增多　红细胞厚度增加,染色深,体积较小,多见于遗传性球形红细胞增多症。免疫性溶血时吸附抗体的红细胞也可呈球形红细胞。

2.椭圆形红细胞　遗传性椭圆形红细胞增多症多见,也可见于地中海贫血。

3.红细胞碎裂现象　红细胞呈不规则形、半月形,三角形碎片。

4.红细胞脆性试验　对确定红细胞内在缺陷引起溶血有意义。脆性降低见于重型地中海贫血及不稳定血红蛋白病。脆性增高可见于遗传性球形红细胞增多症,也可见于自身免疫性溶血性贫血。

5.自体溶血试验　变性珠蛋白小体,高铁血红蛋白血症等溶血疾患时可有不同程度改变。

(三)红细胞代偿性增生表现

1.网织红细胞增加

溶血性贫血时,网织红细胞增多可达10％以上。临床上为了更准确地判断红细胞生成情况,采用绝对网织红细胞计数法。

2.血片瑞氏染色　血片瑞氏染色可见大小不等的红细胞,多染性红细胞、嗜碱点彩红细胞,红细胞内可见豪-周氏小体。

3.骨髓象　增生明显活跃,以中、晚幼红细胞为主,粒红比例下降或倒置,有丝分裂红细胞多见。溶血危象时骨髓增生,常可呈急性造血停滞状态。可染铁一般呈现正常或增多,但慢性溶血长期排含铁血黄素尿则可呈铁颗粒染色减少现象。

四、诊断

1.病史

(1)有地域性:以南方几省发病率高,且以遗传性溶血疾病多见。

(2)职业性:某种职业溶血发生多。

(3)家族性,先天遗传性溶血病多。

(4)既往史,如蚕豆黄,常可接触后反复发作。

(5)药物接触史,只要详细询问即可初步作出诊断。

2.体检　常见有贫血、黄疸、肝脾肿大。

3.化验　上述各种红细胞破坏增加,红细胞损伤表现,红细胞代偿性增加的证据,都有利于溶血性贫血的诊断。诊断有困难时可进一步检查酸溶血试验及抗人体球蛋白试验、血红蛋白电泳等特殊检查,大部分患者可肯定诊断。

五、鉴别诊断

1.急性再生障碍性贫血　本症常多凶险,严重进行性贫血、出血、感染,常危及生命,但多无黄疸(除败血症外),即使有黄疸也多呈直接或双相胆红素升高,网织红细胞明显减少,网织红细胞绝对计数减少,不伴肝脾肿大,骨髓象三系造血严重受抑,非造血细胞增多。

2.败血症　败血症常有原发或继发感染病灶;有阳性细菌或霉菌培养结果;白细胞计数增高且可见中性粒细胞内有中毒颗粒;即使有黄疸也多属轻微;无血浆中游离血红蛋白增高,无血红蛋白尿。

3.黄疸型肝炎　溶血性贫血,当各种诱发因素激发溶血危象时,病情往往特别严重,患者严重乏力、深度黄疸、食欲极度减退伴肝脾肿大,易误诊为黄疸型肝炎,延误治疗。但本症除黄疸外,肝脾可肿大,多为低热不高热;尿胆原可阳性,常无血红蛋白尿;胆红素升高多呈双相反应,非间接胆红素增高;网织红细胞多在正常范围内,很少超过5%;骨髓增生无旺盛改变;末梢血不伴有红细胞受损所致的形态改变。

4.微血管病性溶血性贫血　本综合征主要是微血管疾患包括血栓性血小板减少性紫癜、溶血性尿毒综合征、暴发性紫癜(内毒素血症)等除溶血表现外,主要是微血管本身病变疾病,其各有原发病特点,溶血只是其中表现之一。

六、病情判断

1.能及时发现病因者预后好,如感染引起者,随感染的有效控制而病情稳定;药物引起者及时停药等。

2.早期延误诊断,肾衰竭严重者预后不良。

3.发病急骤,出现休克及多脏器功能衰竭者,预后差。

4.血红蛋白<4g/L以下者,如抢救不及时者则预后重笃。

5.高龄患者,有心、脑、肾功能不全等并存疾病者,预后极差。

6.年老体弱,骨髓功能不正常,体内铁的贮存不足,同时又有感染、恶性肿瘤者,预后险恶。

七、治疗

(一)去除病因

应立即停用可能诱发急性溶血的有关药物。并避免再用一切可以诱发溶血发作的药物。治疗感染或原发病。

(二)控制溶血发作

1.肾上腺皮质激素　地塞米松20~40mg/d,静脉点滴,次日用20mg,待病情稳定后逐步减量,如减量过程中溶血又加重,血红蛋白又下降,则将剂量恢复至减量前的剂量,待情况好转后改为口服泼尼松20~30mg/d,待红细胞接近正常时,每周减量5~10mg/d,至5~10mg/d,维持3个月后,如病情允许,可考虑停药。如患者系慢性溶血急性发作,则可用ACH$_2$5mg加入0.9%氯化钠溶液500mL,静脉点滴,每日1次,持续6h,或隔日1次,共3

次,以提高内源性肾上腺皮质激素的分泌以利于停药。

2.碳酸氢钠 5%碳酸氢钠 500mL,静脉滴注,以碱化尿液,以利于血红蛋白的排泄,每日1次。

3.右旋糖酐 6%右旋糖酐 500mL,每日静脉滴注,以扩容和增加血红蛋白的排泄,减轻和终止溶血。

4.输血 在未确诊为那一种溶血性贫血前亦应立即输注三洗红细胞悬液 2~4U/次,以后视情况酌情再重复,在除外 AIHA 或 PNH 后可考虑全血的输注。

5.一般支持治疗 如补液;注意纠正水、电解质紊乱,吸氧,记出入量等。如血压低则在补充血容量的同时用多巴胺类升压药,尿少时亦应酌情注射利尿类药物。

6.脾切除 当溶血危象已控制,且确诊为异常红细胞主要在脾脏破坏者,如遗传性球形红细胞增多症;需用较大剂量肾上腺皮质激素维持治疗的 AIHA 以及某些类型的血红蛋白病等,可择期考虑作脾切除手术。

(高芳)

第四节 弥散性血管内凝血

弥散性血管内凝血(DIC)是由于机体受某些致病因子的作用,致大量促凝物质进入血中,血液呈高凝状态,进而发生广泛性微血管内凝血,微血栓形成,消耗大量血小板与凝血因子,以及启动纤溶系统,又转化为血液低凝状态,引起广泛性出血。病因是复杂的,病情是凶险的。

一、病因与诱因

DIC 发生有一定的基础疾病,常见者为:

1.严重感染 据国内统计报道,由感染引起的 DIC 占全数患者的 30%~42%,占病因的首位。

2.恶性肿瘤 多见于恶性肿瘤的晚期,预后一般不良。

3.病理产科 各种病理产科情况均可成为 DIC 的病因。

4.外科手术及外伤 DIC 主要见于大中手术、严重外伤、大面积烧伤、冻伤、电击、毒蛇咬伤等。

5.血液病 尤以急性白血病、恶性淋巴瘤、血型不相合的输血等为著。

6.消化系统疾病 重症肝炎、肝硬化、急性出血坏死型胰腺炎、重症胆管感染等。

7.心血管病 恶性高血压、肺源性心脏病、冠状动脉粥样硬化性心脏病(简称"冠心病")、心搏骤停及严重的心力衰竭等。

8.结缔组织病 系统性红斑狼疮(SLE)、结节性多动脉炎等。

9.药物作用 曾有过引起 DIC 的药物如青霉素。异烟肼、肾上腺皮质激素、苯妥英钠、雌激素类避孕药等。不恰当应用抗纤溶药物如氨基己酸、对羧基苄胺(PAMBA)也可能诱发 DIC。

二、发病机制

DIC 是一种临床综合征,其发生是由于体内凝血与抗凝血过程两者动态平衡的失调,微循环中大量促凝物质进入,血液处于高凝状态,血小板聚集,纤维蛋白沉积,广泛性微血管内凝血,微血栓形成,于是大量凝血因子被消耗,血小板大量消耗与减少(低凝状态形成),以及继发性纤溶亢进等,由此引起广泛性出血现象及一系列脏器功能障碍、溶血性贫血等临床病理变化。

DIC 的发生,首先是凝血系统被激活,主要有下列几方面。

1. 内源性凝血系统被激活 在致病因子作用下,激活凝血因子Ⅻ,继而血小板聚集,并激发一系列凝血反应,启动内源性凝血系统而致病。

2. 外源性凝血系统被激活 由于病灶组织损伤或坏死,导致大量组织因子进入血液中,从而激活外源性凝血系统而致病。

3. 血细胞损伤 各种病原体及其代谢产物、某些药物与化学物质、某些毒素、抗原一抗体复合物、各种原因的溶血反应等,均可导致血细胞损伤,破坏,释出类似组织因子的物质,激活内源性和(或)外源性凝血系统而致病。

4. 外源性促凝因子进入血液 羊水、蛇毒或虫毒、细菌、病毒等外源性毒性物质进入血液后,可损伤血管内皮细胞、组织、血细胞等,并引起 DIC。此外,有些物质还可直接作用于凝血因子,引起微血栓形成。

DIC 的发生机制简要(图 11-1)。

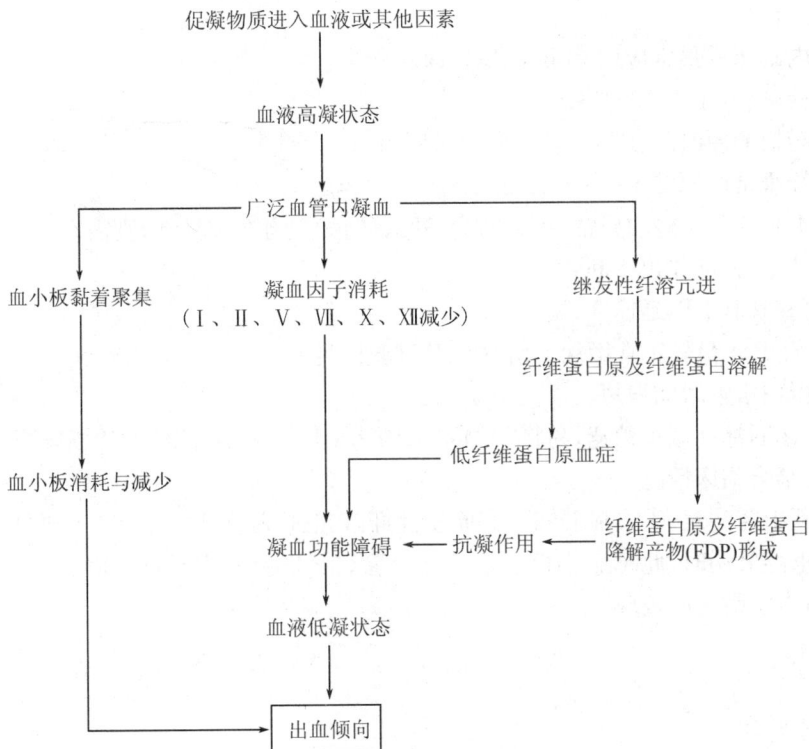

图 11-1 DIC 的发生机制示意图

三、诊断

(一)临床表现特点

DIC 有较为独特的临床表现。

1. 出血现象　患者出血可遍及全身,最常见者为弥散的自发性皮肤出血,如淤点、淤斑。其次为自发性牙龈出血、鼻出血等。消化道、肺、阴道出血也较常见。出血原因可能为:

(1)原发病所致血管壁及血小板损伤。

(2)凝血因子大量消耗。

(3)继发性纤溶亢进及 FDP 的作用。

2. 休克　休克的原因大致有以下几条。

(1)广泛性微血栓形成致回心血量减少。

(2)心肌损伤致心收缩力降低。

(3)广泛性出血、渗血致有效循环血容量减少。另外,各种原因的休克又可为 DIC 的发病基础。

3. 栓塞现象　由于多发性微血栓形成,引起一系列的症状和体征,这是 DIC 最早期病变之一。浅表部位的栓塞表现为多发性皮肤、黏膜的血栓性坏死。深部器官的多发性栓塞表现为多个罹患器官的功能障碍。

4. 溶血和贫血　DIC 时微血管病性溶血常出现畏寒、发热、黄疸、血红蛋白尿、少尿或无尿等症状,严重者有不同程度的溶血性贫血。

(二)诊断标准

目前国内临床界最常应用 ColmanDIC 诊断标准:

①血小板减少(小于 100×10^9 /L)。

②血浆凝血酶原时间:PT0 延长(大于对照组)。

③血浆纤维蛋白原减少(小于 1.5g/L)。

凡患者上述 3 项试验均异常,可诊断为 DIC。但如只有 2 项异常,则需有以下 3 项中的任何 1 项阳性结果,方能作出诊断:

①凝血酶时间(TT)延长。

②血清 FDP 含量较正常增加 4 倍(或 3P 试验阳性)。

③优球蛋白溶解时间缩短。

Colman 诊断标准似乎稍宽,易将非 DIC 诊断为 DIC。因而,DIC 的诊断除凝血象检查之外,还需密切结合临床情况。

鉴别诊断上需注意:①重症肝病。②原发性纤溶亢进,临床上极少见,主要见于肝移植后的无肝期与重症肝病时,此时血小板计数基本正常、3P 试验多为阴性、DIC 时血片易见到破碎红细胞,而本病则无此表现。

四、治疗

(一)基本疗法

近年第三军医大学刘怀琼、葛衡江等专家提出的 DIC 治疗细则,具体实用,堪为借鉴。DIC 的治疗原则是:①去除 DIC 的原发病和诱因。②阻断血管内凝血与继发性纤溶亢进的过程。③恢复血小板和凝血因子的正常水平。④纠正休克和制止出血。

1.治疗原发病和诱因

(1)控制感染：及早、足量应用有效的抗生素，用至足够的疗程。有外科情况者手术治疗。

(2)根治恶性肿瘤：有适应证时手术根治。

(3)及时终止病理产科情况。

(4)防治休克。

(5)其他：纠正缺氧、纠正酸中毒、避免应用可能诱发 DIC 的药物、减少手术时的损伤、慎用抗肿瘤药物、护肝药物治疗等。

2.抗凝血药的应用　抗凝血药治疗是阻断 DIC 病程的重要手段之一。抗凝血药治疗的目的是：①抑制广泛性微血栓形成。②防止血小板和凝血因子的进一步消耗，为重建凝血与抗凝血平衡创造条件。

(1)肝素：DIC 患者在静脉注射肝素之后，10min 即可产生抗凝血作用，2h 左右达高峰，在6h 内大部分在肝内灭活。静脉注射的肝素半减期为 1/2～6h(平均为 1.5h)。其半减期长短与注入剂量大小有关。剂量较大者半减期略长。

肝素应用的适应证：目前一致意见是对急性 DIC 特别是感染引起者效果明显。对病理产科所致的 DIC，应用与否并无一致意见，但多数仍主张应用。对亚急性与慢性 DIC 患者则疗效较好。一旦确诊为 DIC 而无禁忌证时，即可及早应用肝素治疗。

肝素应用的禁忌证：一般认为，肝素治疗不存在绝对禁忌证。但有下列情况者应作为相对禁忌证。①有严重的出血性疾病病史。②手术后 24h 内或大面积创伤后局部创口未有良好改善者。③严重肝脏病。④伴有咯血的肺结核，或出血性消化性溃疡，或有出血倾向的颅脑疾病。⑤晚期 DIC 以继发性纤溶亢进为主要表现者。

肝素用量：肝素治疗 DIC 的用量主要取决于：①患者体重，如初次剂量一般不少于 0.5～1.0mg/kg(肝素 1mg＝125～130U)。②临床分型、分期：急性型早期剂量宜大，前 3d 需30000U/d；急性型晚期或亚急性、慢性患者剂量宜小，一般平均 10000～15000U/d 即可。③临床疗效：用药疗程中病情逐渐好转者，示抗凝血治疗奏效，可继续给药；如无良好的治疗效应，则可能为用量不足或非肝素治疗的适应证，应考虑临床情况及血液学检查结果加大剂量或停药。④血液学监测结果：血浆 PT 如延长至 25～30s 范围内示肝素剂量合适；凝血时间(CT)(试管法)如超过肝素应用前的 3 倍或大于 30min，则需延长应用肝素的间隔时间，或减量，或停药；鱼精蛋白定量法每 1mL 血浆消耗鱼精蛋白 0.25mg 以下者，示肝素用量不足，而大于 1.0mg 时则提示过量。

总之，肝素应用的基本原则是早期、足量应用及一定的维持时间。首次用药最好静脉注射给药，然后每隔 4～6h 重复静脉注射或持续静脉滴注。急性患者持续用药时间一般不少于3d，通常为 5～7d。亚急性或慢性患者持续用药时间更长，肝素治疗取得满意疗效后才逐渐减量或用其他抗凝血药物替代。突然停药可引起 DIC 复发或反跳。在经验不足或缺少监护条件时可采用安全给药法，即以肝素 0.2～0.5mg/(kg·h)的速度持续静脉滴注，既可逆转DIC，又不致引起严重出血。

肝素治疗有效的指征：①出血停止或明显减轻。②休克好转或纠正。③尿量明显增加。④PT 比肝素治疗前缩短 5s 以上。⑤纤维蛋白原、血小板计数不再下降或有不同程度的回升。

停止肝素治疗的指征:①诱发 DIC 的原发病已控制或缓解。②临床症状明显改善。③凝血象主要数值接近正常。④肝素过量。

肝素过量的指征和治疗:肝素过量的指征是:①肝素疗程中病情加重,出血更明显,或出血已停止或减轻,但又再度出现或加重,并除外 DIC 病情加重者。②凝血象检查试管法 CT 大于 30min,或 TT 大于 50s 且能被甲苯胺蓝试验全部或部分纠正者,或白陶土部分凝血活酶时间(KPTT)大于 100s 者。

肝素过量的治疗主要是静脉注射或静脉滴注鱼精蛋白。鱼精蛋白 1mg 可中和肝素 1mg(相当于 125~130U 肝素)。鱼精蛋白一般用量为 25~50mg,一次用量不宜超过 50mg,于 3~10min 缓慢静脉注射。

肝素治疗前如有酸中毒,必须及时纠正。肝素治疗也可能发生出血、血小板减少、变态反应等不良反应。

(2)右旋糖酐 40:本晶的抗凝血机制是:①扩充血容量,使血液稀释,降低其黏稠度。②覆盖于红细胞表面,增加其膜外负电荷,使其互相排斥,不易凝集。③抑制血小板聚集。④保护血管壁的完整和光滑。⑤直接拮抗凝血酶。

用法:每次 500mL,静脉滴注,每日 1~3 次,每次隔 6h 以上。总量不宜超过每日 1500mL。

(3)双嘧达莫(潘生丁):本品能抑制血小板聚集和释放反应,常与肝素同时应用。每次以 100~200mg,稀释于 100mL 液体中静脉滴注,每 4~6h 1 次。总量可达每日 600~1000mg。

3.抗纤溶药物的应用

(1)应用抗纤溶药物治疗 DIC 时,必须严格掌握其适应证。①DIC 早期:此时以微血栓形成为主,无明显纤溶亢进者,不宜应用抗纤溶药。②DIC 中期:此时如有继发性纤溶亢进开始出现,可在应用足量肝素的基础上应用小量抗纤溶药。③DIC 晚期:主要病变为继发性纤溶亢进,在使用适量肝素的基础上,可大剂量应用抗纤溶药。

临床试验表明,DIC 时单用大剂量抗纤溶药对治疗无益,可能导致纤溶活性降低,使纤维蛋白沉积于器官内,加重 DIC 病情。

(2)在药理学上,抗纤溶药可抑制纤维蛋白溶解酶原激活物的形成,从而减少纤溶酶形成并降低其活性,纠正纤溶亢进并起止血作用。

(3)常用的抗纤溶药液①氨基己酸:治疗 DIC 时每次 4~10g 用 5%葡萄糖液或生理盐水 100mL 稀释后静脉滴注,约 1g/h 的剂量维持,总量可达每日 5~20g。②PAMBA:每次 200~400mg,加入 5%葡萄糖液 20mL 中静脉注射,每日 1~2 次,或加入液体中静脉滴注。维持量为 100mg/h。③抑肽酶:适用于中、晚期 DIC 患者,对晚期妊娠并发 DIC 的患者疗效较好。常用剂量为每日 8 万~10 万 U,分 2~3 次,缓慢静脉滴注;或首次剂量 5 万 U,以后 1 万 U/h,缓慢静脉滴注。

4.补充血小板与凝血因子 补充血小板及凝血因子只能在充分抗凝血药治疗的基础上施行,否则可使病情加重。

(1)新鲜全血:对于出血严重、血小板数与凝血因子水平严重下降者,一次输入宜在 1000mL 或以上。为防止大量输血致血黏度增加,使 DIC 加重,可在全血中加入肝素 5~10U/mL,预加的肝素量应计入当日的肝素治疗总量中。

(2)新鲜血浆:含有治疗需要的血小板与凝血因子,又能避免输入大量红细胞致血黏度增加,故为最理想的补充治疗制剂。

(3)纤维蛋白原:适用于明显的低纤维蛋白原血症 DIC 患者,每次 2~4g,静脉滴注。至血浆纤维蛋白原浓度达到 1g/L 即可。纤维蛋白原半减期较长(4~6d);一般用至足量后不需再次输入。

5.溶血栓的治疗　本疗法主要是应用促纤维蛋白溶解药物,使已形成的血栓溶解,以改善或解除微循环障碍。作者认为,本疗法用于治疗 DIC 尚处于探索阶段。

(1)溶血栓治疗的适应证:①DIC 早期:在应用肝素阻止血栓形成的同时,应用溶血栓药以使微血栓溶解,改善组织血流灌注,有利于防止顽固性休克与急性肾衰竭的发生。②DIC后续治疗:当微血栓形成及继发性纤溶亢进已停止时,应用溶血栓药治疗有助于清除残留血栓,以及改善与恢复罹患器官的功能。

(2)临床常用的溶血栓药:①链激酶:本品主要作用于新形成的血栓。首次剂量一般为 50万 U,加入生理盐水或 5%葡萄糖液 100mL 中静脉滴注,于 30min 内滴完。维持量 10 万 U/h。每一日剂量可达 200 万~300 万 U,以后酌情减量。3~5d 为一疗程。在减量或停药过程中,可用右旋糖酐 40 或小量肝素作过渡性治疗。本品为生物制品,可引起畏寒、发热及变态反应,可在用药前或同时应用适量的地塞米松或异丙嗪等抗过敏药物预防。②尿激酶:本品为较理想的溶血栓制剂。首次剂量为 15 万 U,加入生理盐水或 5%葡萄糖液 100mL 中静脉滴注,于 30min 内滴完。然后每 12h 30 万~40 万 U,连用 3~5d。

(二)特别情况 DIC 的治疗

1.休克并发 DIC 的治疗　休克并发 DIC 时,由于微血管强烈痉挛,血流淤滞于微循环中,血管通透性增加,体液外渗而致血黏度增加,使红细胞、血小板凝集,再由于缺氧、酸中毒等因素,致促凝物质进一步增加而形成 DIC。病情是严重的。因而,此时必须积极治疗原发病,给氧、扩容、纠酸,应用血管扩张药疏通微循环,缓解微血管痉挛。休克是前因,而 DIC 是后果。故需标本兼治,尤需重视治本。肝素应用能防止微血管内血栓形成,而无助于缓解休克。

DIC 早期可表现为血小板减少、CT 缩短,可尚无出血点、淤斑的出现。近年国内有作者主张这时需按常规应用山莨菪碱抗休克治疗,使微血管痉挛得以缓解。当患者血压回升、面色转红、一般情况好转、尿量增加,可静脉滴注山莨菪碱维持量,直至 DIC 基本缓解,方可减量乃至停药。山莨菪碱过早减量或停药,微血管痉挛可再度出现,DIC 亦无从缓解,血压也再度下降。

近年,中国人民解放军总医院对 8 例休克并发急性 DIC 患者应用山莨菪碱或东莨菪碱治疗,其中 4 例并用酚妥拉明,1 例并用肝素,结果全部治愈。作者认为,休克并发重度 DIC 时,在治疗上缓解微血管痉挛是特别重要的措施。

2.病理产科并发 DIC 的治疗　近年国内有作者报道,病理产科并发 DIC 时,治疗应是综合性的,病因治疗特别重要,其他为供氧、纠酸、扩容、应用血管活性药物、补充凝血因子等均甚重要。

(1)矫治原发病:一旦病因解除,DIC 可迅速控制。当患者病情迅速发展,且估计短期内难以结束分娩者,应考虑及时产科手术(如剖宫产、子宫切除术)。

(2)肝素化:2 例曾每日用 200~300mg,预后不佳,均于 24h 内死亡。5 例每日用 70~150mg,预后好。作者建议肝素剂量每日不宜超过 150mg。

（3）抗休克：及早给氧、扩容、纠酸、应用血管活性药物等。

（4）补充凝血因子：以补充新鲜同型全血为主。纤维蛋白原的补充亦重要。在肝素化的基础上应用以免加重栓塞形成。

（5）纤溶抑制剂：本组 2 例应用抑肽酶 8 万～16 万 U，配合其他治疗后痊愈。抑肽酶应用于病理产科 DIC 患者，有一定探讨价值。1 例应用氨基己酸加剖宫术后治愈。4 例应用肝素化加氨甲环酸（止血环酸）100～400mg，死亡 2 例，1 例为羊水栓塞，1 例为胎盘早剥。学者结论认为：肝素应用要适时，剂量要用至恰到好处；抑肽酶在产科 DIC 的应用有一定探讨价值。

总之，治疗产科 DIC，迅速去除病因是关键。病因多与宫内容物有关，及时结束分娩，取出胎物，必要时切除子宫，可阻止凝血活素物质进入血液循环，有利于纠正 DIC。肝素应用在产科 DIC 治疗中是重要手段之一，贵在灵活应用。

刁丹等在报道产科 DIC 时，也强调应尽早去除病因。又认为肝素的应用应根据诱发疾病和 DIC 的发展阶段来决定。纤溶活力可增强机体对血管内凝血的保护性反应，有助于防止和消除微循环内的纤维蛋白栓，对改善微循环和保护脏器功能有重大意义。但抗纤溶药物要慎用，高凝期禁用，低凝期与肝素并用，继发性纤溶期可大量应用。及时输新鲜血及血小板可补充凝血因子。右旋糖酐 40 可改善微循环，大量抗生素应用可防治感染。防止多器官功能衰竭需采用综合措施，且首先应着重保护肾脏。

（高芳）

第五节　溶血性输血反应

输血过程中患者突然发生寒战，高热、气急、胸闷、恶心、呕吐、血压波动、荨麻疹、血红蛋白尿等表现者，需考虑为溶血性输血反应。

溶血性输血反应是因输入的红细胞或受血者红细胞大量被破坏所致，其原因可分为免疫性与非免疫性两类。

非免疫性溶血乃因输血前红细胞已遭破坏，如血液贮存温度不当、贮存时间过长、红细胞受机械性损坏、细菌污染或血内加入高渗、等渗等溶液所致。

免疫性溶血是因存在着针对红细胞的特异性抗体，以致红细胞被破坏，抗体并非直接作用于红细胞，而是通过补体系统或脾脏而起作用。最常见的抗体是受血者的天然抗体（如 ABO 血型不相合），其次是由于既往输血或妊娠而产生的免疫抗体（如 Rh 血型系统），少见的是由于输入转移的抗体（被动免疫）或受血者体内有自身免疫抗体或大量输血时献血员之间的血型不相合。

溶血性输血反应存在着血管内和血管外溶血两种情况。ABO 血型不相合引起者，输入少量血液时则输入的红细胞 90% 在血管内破坏，输入大量血液时至少也有 50% 的红细胞在血管内破坏。其他非 ABO 血型系统的血型不相合，输入少量血液时主要在单核吞噬细胞系统破坏，而输入大量时则发生血管内溶血。

怀疑为输血性输血反应时，应立即停止输血，抽取受血者血液作游离血红蛋白及胆红素测定。收集输血后第一次尿液作血红蛋白尿及尿胆原检查。若于反应过后数小时取血，此时游离血红蛋白可能已被清除，则应检查结合珠蛋白及高铁血红素白蛋白。此外，应重复检查血型、重复配血试验。如怀疑输入血液被细菌所污染，应取瓶内剩余血液作细菌培养。

治疗方法：

1.抗休克　如给氧、扩容、应用血管活性药物等。糖皮质激素可应用，尤其是过敏性休克与内毒素性休克，原则上是早期、大剂量与短程应用。

2.碱化尿液　如患者有血红蛋白尿，可给予碳酸氢钠碱化尿液。

3.预防急性肾衰竭　可应用甘露醇、呋塞米（速尿）或依他尼酸（利尿酸）。如并发急性肾衰竭，应及时应用透析疗法。血浆置换疗法对重症急性溶血有肯定的疗效。

4.对症治疗　烦躁不安或抽搐者，肌内注射苯巴比妥钠 0.1～0.2g。

（高芳）

第十二章 内分泌及代谢系统急危重症

第一节 甲亢危象

甲状腺功能亢进症(简称甲亢)的患者由于某些诱因,以致原有症状急性加重,常达到有生命危急的程度,称甲状腺毒症危象(简称甲亢危象)。绝大部分患者表现为异常烦躁或昏迷、高热、大汗、极度心动过速和呕吐、腹泻等,如不及时抢救,可导致死亡。

一、诱因及发病机制

1.内科所见的甲亢危象最多为感染所诱发,其次为情绪激动、精神创伤等应激情况所致。这两个因素,一方面可使甲状腺激素分泌骤然增多,另一方面由于身体处于应激状态,可引起儿茶酚胺释放增多,组织对甲状腺激素的反应增加,导致甲亢症状突然增重。危象多出现于感染或精神刺激的高峰阶段。另外,甲亢治疗过程中,症状未缓解,就突然停用抗甲状腺药物,也可使甲状腺激素释放增多,引起危象。

2.外科所见的甲亢危象几乎都是甲状腺手术后或其他手术所诱发,其中多数是在术前甲亢没有得到很好控制的情况下,也有的是在进行其他手术前,忽视了甲亢的存在。手术的刺激,以及术中过分挤压甲状腺,而使大量甲状腺激素急剧地排入血液中去,使血清甲状腺激素格外升高,同时由于应激,组织对甲状腺激素的敏感性增加,所以容易使甲亢症状突然增重,而引起危象。手术因素诱发的危象多出现在术后第一、二天内。

3.在进行放射性同位素碘(^{131}I)治疗过程中发生的甲亢危象,多系甲状腺显著肿大或病情较重,在治疗前未预用抗甲状腺药物者,用^{131}I治疗后,可发生放射性甲状腺炎,致甲状腺激素释放增多入血,而引起危象。危象多出现在治疗后1~2周中。

4.妊娠期甲亢控制不好,而处于分娩时,由于身体处于应激状态,可引起儿茶酚胺释放增多,组织对甲状腺激素的反应增加,导致甲亢症状突然增重。而引起危象。

近年来,许多学者观察到,甲亢危象患者血清T_3及T_4并不比一般的甲亢(没有危象)者为高,所以不支持甲亢危象是由于过多T_4或T_3生成所引起的这一学说。甲亢患者体内组织中儿茶酚胺的受体数目增多,因而心脏及神经系统对血循环中的儿茶酚胺过度敏感。甲亢患者血清T_4及T_3与TBG结合的能力降低,游离T_4(FT_4)及T_3(FT_3)增多。故目前认为甲亢危象的发生是各种因素综合作用引起的。

二、临床表现及特征

甲亢危象的临床表现是原有的甲亢症状突然加重。特征性的是代谢率高度增高及过度肾上腺素能反应症状:高热同时有大汗。这一特征有别于退热时才出汗的感染性疾病的高热患者。甲亢危象的临床表现如下。

(一)高代谢率及高肾上腺素能反应症状

1.高热,体温升高一般都在40℃上下,常规退热措施难以收效。

2.心悸,气短,心率显著加快,一般在160次/min以上,脉压差显著增宽,常有心律紊乱

（房颤、心动过速）发生，抗心律失常的药物往往不奏效。有的可出现心力衰竭。

3.全身多汗、面色潮红、皮肤潮热。

（二）消化系统症状

消化系统症状常见于食欲减退，恶心，呕吐，腹泻，严重时可出现黄疸，多以直接胆红素增高为主。

（三）神经系统症状

极度乏力，烦躁不安，最后可导致脑细胞代谢障碍而陷入谵妄、甚至昏迷。

（四）不典型表现

不典型的甲亢患者发生甲亢危象，不具备以上症状和体征，如淡漠型甲亢发生甲亢危象的表现如下。

1.表情淡漠、迟钝、嗜睡，甚至呈木僵状态，体质虚弱、无力，消瘦甚或恶液质，体温一般仅中度升高，出汗不多，心率不太快，脉压差小。

2.一些患者仅以某一系统症状加重为突出表现：

（1）以神经系统症状为主：烦躁不安、谵妄，甚至昏迷。

（2）以循环系统症状为主：心率极度增快、心力衰竭。

（3）以消化系统症状为主：食欲减退、恶心、呕吐、腹泻。

死亡原因多为高热脱水，休克，严重的水、电解质紊乱以及心力衰竭等。

三、诊断及鉴别诊断

（一）诊断

1.有明确甲亢病史或典型甲亢表现的患者，在有诱因的情况下，突然出现下列症状和体征，就可诊为甲亢危象：

（1）烦躁不安、谵妄或昏迷。

（2）高热同时有大汗，一般退热措施难以收效。

（3）心率极度增快、超过 160 次/min，常伴有房颤或心动过速，抗心律失常的药物常不奏效。

（4）恶心，呕吐，腹泻。

甲亢危象中的绝大多数患者靠病史、症状和体征即可作出诊断，只有极少数不典型的甲亢患者需要进一步作甲状腺功能检查才可肯定诊断。

2.实验室检查主要为 TT_4、TT_3、FT_4、FT_3、TSH 等甲状腺激素的测定。甲状腺摄[131]I率、甲状腺 B 超和甲状腺核素扫描在甲亢危象时不做为一线检查指标。检测血、尿、便常规、血生化、电解质、心电图等相关项目。

（二）鉴别诊断

因甲亢危象有明确的甲亢病史、明显的症状和体征，较少有其他疾病被误诊为甲亢危象的，但常被误诊为其他疾病。误诊的大部都是以某一系统表现为主的或淡漠型的甲亢患者中，既未问出甲亢病史，甲状腺肿大和眼征也不明显者。

1.以高热、大汗和白细胞计数增高为主要表现者，常被当成重症感染。这时应注意到高热为持续性，一般退热措施不显，高热同时有大汗，心率异常增快，脉压加大以及起病即有烦躁等与重症感染一般规律不同的征象，就会想到甲亢危象的可能。

2.以快速型心律失常、心力衰竭和烦躁为主要表现者,有的因患者年龄较大、脉压大和心肌缺血的心电图改变,而被当成冠心病合并心衰。这时应注意到第一心音增强,胆固醇偏低,扩冠药、强心甙和抗心律失常的药物疗效不佳等与冠心病一般规律不符的情况,多能考虑到甲亢危象。

3.以食欲减退,恶心,呕吐,腹泻为主要表现者,常被误为急性胃肠炎。危象的吐泻多不伴腹痛,溏便居多,便中无红、白细胞,吐泻的同时有高热,大汗,脉压增大,一般能与急性胃肠炎鉴别。

4.以昏睡、显著消瘦、黄疸为主要表现者,有时被误为肝脏病引起的昏迷。如果检查未发现常见的肝硬化的皮肤改变、门脉高压的表现,黄疸指数、谷丙转氨酶升高和白蛋白降低的程度和肝脏大小又不符合爆发性肝炎,甲胎球、转肽酶和肝脏触诊又不支持肝癌,这时应进一步查甲状腺激素,以免将甲亢危象漏诊。

目前也经常用积分法来诊断甲亢危象。如表12-1。

表12-1 甲亢危象的诊断标准

观察项目	分数	观察项目	分数
体温(℃)		心率(次/min)	
37.2	5		
37.8	10	99～109	5
38.3	15	110～119	10
38.9	20	120~129	15
39.4	25	130～139	20
≥40	30	≥140	25
中枢神经系统症状		充血性心衰	
无	0	无	0
轻(焦虑)	10	轻度(脚肿)	5
中度(谵妄、精神病、昏睡)	20	中度(双侧肺底湿润)	10
重度(癫痫、昏迷)	30	重度(肺水肿)	15
消化系统症状		心房纤颤	
无	0	无	0
中度(腹泻、恶心/呕吐、腹痛)	10	有	10
重度(不能解释的黄疸)	20	诱因	
		无	0
		有	10

注:分数≥45甲亢危象,分数25～44危象前期;分数<25无危象

四、甲亢危象预防

甲亢危象是可危及患者生命的急重病症,对甲亢患者应注意预防危象的发生。有效地、满意地控制甲亢是防止甲亢危象发生的最主要措施。

1.积极进行合理的抗甲亢治疗,向患者说明治疗的必要性和重要性,坚持定期服药,避免

产生以为症状缓解,而自行停药或怕麻烦不坚持用药的现象,避免因突然停药后出现"反跳"现象而诱发甲亢危象。

2. 指导患者了解有关药物治疗常见的不良反应及药物性甲减,以便及时发现及时得到处理,并嘱患者定期门诊复查血象、肝功能、甲状腺激素水平,在医生指导下调整服药剂量,避免并发症发生,促进早日康复。

3. 在高代谢状态未能改善以前,患者可采用高蛋白、高热量饮食,除糖类外,可使用牛奶、豆浆、瘦肉、鸡蛋、鱼、肝等食物,在两餐基本饮食之间可加牛奶、豆浆、甜食品。禁食含碘食物,如海带。患者出汗多,丢失水分多,应保证足够的饮料,平时不宜喝浓茶、咖啡等刺激性饮料。

4. 预防并积极治疗感染。如已发生,应在积极抗感染治疗中,严格注意危象的征兆。

5. 指导患者了解加重甲亢的有关因素,尤其是精神愉快与身心疾病的关系,避免一切诱发甲亢危象的因素,如感染、劳累、精神创伤,以及未经准备或准备不充分而手术等。

6. 指导患者学会进行自我心理调节,增强应对能力,并注意合理休息,劳逸结合;同时也向患者家属提供有关甲亢的知识,让家属理解患者的现状,多关心、爱护和支持患者。

7. 行甲状腺次全切除术治疗者术前准备要充分,严格掌握手术时机。术后两天之内,应严密观察病情变化,可遵医嘱补充适量的糖皮质激素,并做好甲亢危象的急救准备。

8. 对于甲亢病情较重或甲状腺肿大明显患者在给予同位素治疗前,应先应用抗甲状腺药物,待病情较平稳后再给同位素治疗,治疗后的 1～2 周中需注意观察危象征兆,并勿挤压甲状腺,防止大量甲状腺激素,突然释放入血,从而引起甲亢危象。

五、急诊处理

一旦发生危象则需积极抢救。

(一)抑制甲状腺激素合成

此项措施应在甲亢危象确诊后立即并最先进行。首选丙基硫氧嘧啶(PTU),首次剂量 600mg 口服或经胃管注入。如无 PTU 时可用等量他巴唑(MM)60mg。继用 PTU200mg 或 MM20mg,1 次/6～8h 每日 3～4 次,口服,待症状减轻后改用一般治疗剂量(在北京协和医院用抗甲状腺药物,PTU 用量一般不超过 600mg/d 或 MM60mg/d)。还可用 PTU 或 MM 与心得安和琥珀酸氢化可的松(50mg),三者合用,每 6h 一次,可加强抑制 T_4 转变为 T_3。

(二)抑制甲状腺激素释放

服 PTU 后 1～2h 再加用口服复方碘溶液(即卢戈氏液,含碘 5%),首剂 2～3mL(30～45滴),以后每 6～8h 2mL(30 滴),至危象消失为止。不能口服者由直肠注入,紧急时以注射用复方碘溶液 4～12mL(溶于 1000mL 0.9% 的盐水中),24h 内,或用 12.5% 的碘化钠 0.5～1.0g 加入 5% 的葡萄糖生理盐水 500mL 中静滴 12～24h,以后视病情逐渐减量,一般使用 3～7d 停药。如患者对碘剂过敏,可改用碳酸锂 0.5～1.5g/d,分 3 次口服,连服数日。

(三)抑制组织中 T_4 转换为 T_3 和(或)抑制 T_3 与细胞受体结合

PTU、碘剂、β－受体阻滞剂和糖皮质激素均可抑制组织中 T_4 转换为 T_3。

1. 碘剂　如甲亢危象是由于甲状腺炎或应用过量甲状腺激素制剂所致,用碘剂迅速抑制 T_4 转换为 T_3 比抑制甲状腺激素合成更重要。而且,大剂量碘剂还可抑制 T_3 与细胞受体结合。

2. β受体阻滞剂　如无哮喘或心功能不全,应加用普萘洛尔 30～50mg,每 6～8h 口服一次,对控制心血管症状的效果显著,必要时可用 1～2mg 经稀释后缓慢静脉注射,视需要可间歇给 3～5 次。可在心电图监护下给药。

3.氢化可的松　此药除抑制 T_4 转换为 T_3、阻滞甲状腺激素释放、降低周围组织对甲状腺激素的反应外,还可增强机体的应激能力。用 200～400mg 氢化可的松加入 5%～10%葡萄糖盐水中静滴,以后 100mg 每 6～8h 一次。

（四）降低血甲状腺激素浓度

在上述常规治疗效果不满意时,可选用血液透析、腹膜透析或血浆置换等措施迅速降低血甲状腺激素浓度;一般说来,患者血清甲状腺激素水平不太高。极个别患者需用血液透析术或腹膜透析法以去除过高的血清甲状腺激素。

（五）抗交感神经药物

如有严重的心力衰竭及哮喘时不宜用心得安,可用利血平 1～2.5mg 肌注,每 6～8h 一次。

（六）支持治疗

1.应监护心、肾、脑功能,迅速纠正水、电解质和酸碱平衡紊乱,静脉输液,补充足够的葡萄糖、热量和多种维生素等,维持水与电解质平衡。

2.积极治疗诱发因素,必要时给予抗生素、抗过敏药物及加强手术后的护理等。去除诱因,防治基础疾患是预防危象发生的关键。尤其要注意积极防治感染和作好充分的术前准备。出现心力衰竭时,应给予吸氧,使用利尿剂及洋地黄制剂。

（七）对症治疗

1.高热者给予物理降温　必要时,可用中枢性解热药,如对乙酰氨基酚(扑热息痛)等,但应注意避免应用乙酰水杨酸类解热剂(因可使 FT_3、FT_4 升高)。必要时可试用异丙嗪、哌替啶各 50mg 静脉滴注。

2.镇静剂　安定口服或肌注;亦可用冬眠药物。苯巴比妥钠是最好的镇静剂,它使 T_4 及 T_3 分解代谢增快,使其活性降低,最终使血清 T_4 及 T_3 水平降低。

3.降温　乙醇擦浴或冰袋冷敷,必要时冰水灌肠,与冬眠药物合用。

（八）预防再发

待危象控制后,应根据具体病情,选择适当的甲亢治疗方案,并防止危象再次发生之可能。

（九）护理

1.严密观察病情变化,注意血压、脉搏、呼吸、心率的改变,观察神志、精神状态、腹泻、呕吐、脱水的改善情况。

2.保持环境的安静、安全,嘱患者绝对卧床休息,室内光线不宜太强,以免影响患者休息。

3.加强精神心理护理,解除患者精神紧张,给予安慰解释。应指导患者家属避免紧张情况,多给予患者情绪上的支持。

4.手术后密切注意脉搏、血压、呼吸和体温改变,警惕发生危象,一旦出现,应立即采取措施,并报告有关医师。

5.高热患者应迅速降温　①降低室内温度。②头敷冰帽。③大血管处放置冰袋。④遵医嘱采用人工冬眠。

6.迅速建立静脉输液途径,并按医嘱完成治疗任务。

7.给予高热量饮食,鼓励患者多饮水,饮水量每日不少于 2000～3000mL,昏迷者给予鼻饲饮食,注意水电解质平衡。

8.呼吸困难,紫绀者给予半卧位、吸氧(2～4升/min)。

9.对谵妄、躁动者注意安全护理,使用床挡,防止坠床。

10.昏迷者防止吸入性肺炎,防止各种并发症的发生。

六、治愈标准

1.症状体征消失。

2.体温、心率正常。

（杨焕杰）

第二节　黏液水肿危象

一、诊疗流程

见图 12—1。

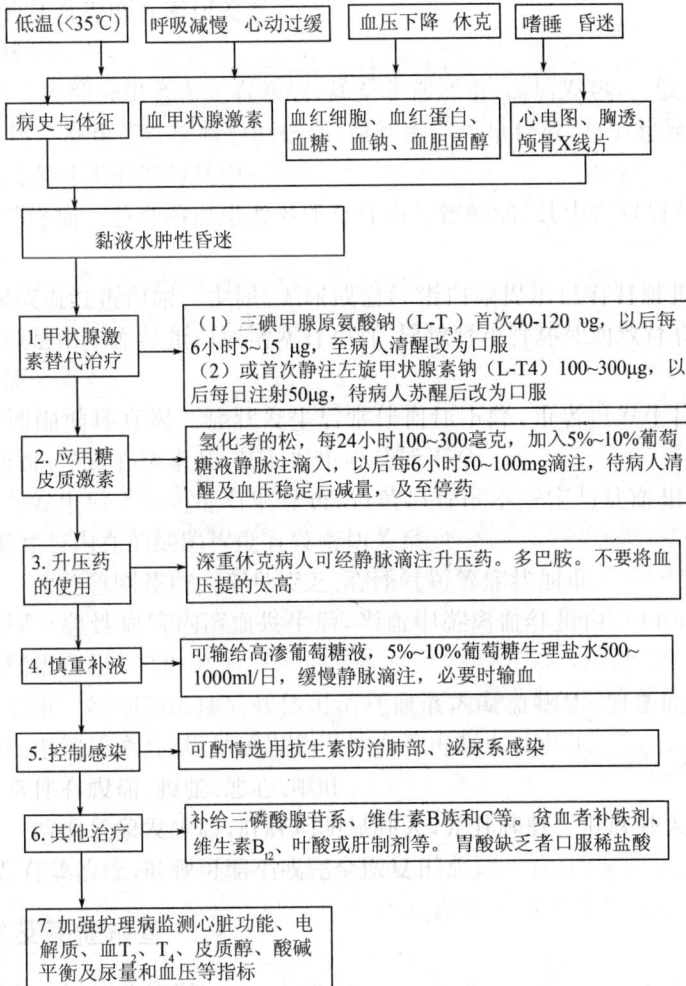

图 12—1　黏液水肿危象的诊疗流程

二、诱因及发病机制

甲状腺机能减退（简称甲减）发生黏液水肿的患者，由于某种诱因，出现了昏迷或休克者，称黏液水肿性昏迷，亦可称为黏液水肿危象。引起甲减的病变可以在甲状腺本身（即原发性），也可以在脑垂体前叶（即继发性）。发生黏液水肿时，细胞的氧化磷酸化过程不能如常进行，从而体内供能显著减少，各代谢过程都很迟缓，不能应付应激时的需要。另外，黏液水肿时，肾上腺皮质处于相对功能不全的状态，加之受体对儿茶酚胺反应也迟钝，所以对突如其来的强刺激，身体不能立即作出有效的反应。

1. 黏液水肿患者遇到强烈刺激，最常见的是感染，如肺炎、结核、肾盂肾炎等；遇到创伤、麻醉、手术等强烈刺激时，往往失去适应能力，出现危象。

2. 患甲减的年老患者只是由于黏液水肿长期未得到治疗或中断治疗，大多在冬季寒冷时发展到昏迷或休克。

3. 黏液水肿患者使用巴比妥类及冬眠灵类等镇静药物，可通过抑制中枢神经活动，使已经减慢的代谢过程更加迟缓。心率和呼吸进一步减慢，供给脑细胞活动的血液氧气和能量更加减少，所以易发生昏迷。

4. 黏液水肿患者伴有严重躯体疾病，如有心力衰竭时，心排血量进一步下降，以致脑组织的供血减少，脑细胞代谢障碍导致昏迷。

三、临床表现及特征

黏液水肿的早期临床表现常不被注意，发生危象时，多有诱因，而作为诱因的临床征象却较易察知，所以往往把诱因当作主病，而忽略了黏液水肿性昏迷的存在，以致引起严重后果。

1. 发生黏液水肿性昏迷的患者绝大多数在 40 岁以上，60 岁上的约占 65％，男与女的比例约为 1∶5。

2. 临床表现为嗜睡、低温（<35℃）、呼吸减慢、心动过缓、血压下降、四肢肌肉松弛、反射减弱或消失，甚至昏迷、休克，可因心肾功能不全而危及生命。

3. 患者特征性的外貌和皮肤改变，面容愚笨虚肿，虽休克时皮肤干燥，合并感染而发热时，皮肤仍呈黄白色，并不红润，毛发脱落，尤其是眉毛与睫毛异常稀疏，唇厚，舌体胖大甚至达到口内容纳不下的程度。患者的腱反射常可引出，但松弛期延长。

4. 很大一部分患者发生危象时有明显的腹痛、腹胀，严重的可酷似机械性肠梗阻，但肠鸣音稀少。透视常不能发现肠管内有气液面，灌肠将长期便秘而积留的粪便排净，也不能缓解（在国外报道中个别患者作了盲肠造瘘术）。

四、诊断及鉴别诊断

（一）诊断

1. 注意有无地方性缺碘，有无服 ^{131} I 史或甲状腺手术史，是否自幼发病，有无服过量抗甲状腺药史。如为婴儿注意母亲妊娠期有无服抗甲状腺药或碘化物史。注意有无下丘脑或垂体疾病史。

2. 体温低于 35℃，呼吸浅慢，心动过缓，血压降低，反射消失，意识模糊，昏迷。

3. 声音嘶哑，皮肤干燥、浮肿、发黄，唇厚舌大、腹满脐疝，皮肤温度低，毛发干枯、耳聋、心动过缓、心界扩大、心音低钝、心包积液，跟腱反射松弛时间延长。

4.实验室检查

(1)血清 TT_4、TT_3、FT_4、FT_3，低于正常，血清促甲状腺激素(TSH)测定，原发性甲减 TSH 升高；继发性甲减 TSH 减少，甲状腺摄碘 131(^{131}I)率明显降低(3h<10%；24h<15%)。

(2)血红细胞、血红蛋白常低于正常，血糖低于正常，约有 70% 的患者血钠降低，常为稀释性低钠。

(3)测定血胆固醇，病变始于甲状腺本身的可见胆固醇明显升高(大约占 68%)，病变在垂体或下丘脑的胆固醇多属正常。

(4)颅骨 X 线片、薄分层摄影等检查：必要时作 MRI 扫描等以检查引起甲减的原因。胸透检查可见心包积液。

(5)心电图示有低电压，超声心动图检查可见心包积液。

(6)必要时脑电图检查，可出现三相波。

(7)必要时脑脊液检查，黏液水肿性昏迷患者的脑脊液除压力可稍高，蛋白量可稍有增加外，余皆正常。

(8)必要时可做下丘脑促甲状腺激素释放激素(TRH)兴奋试验：静注 TRH400~600μg，于注前、后 20、60 和 90min 测血清 TSH，原发性甲减 TSH 升高，对 TRH 的刺激反应增强，继发性甲减，TSH 减少，如病变在垂体，对 TRH 的刺激无反应，如病变在下丘脑，多呈延迟反应。

(9)甲状腺自身抗体检查：测血抗甲状腺微粒体抗体(TPOAb)和抗甲状腺球蛋白抗体(TgAB)，以助诊断有否自身免疫性甲状腺炎疾病。

(二)鉴别诊断

昏迷或休克的患者，既往病史中有过能引起甲减的疾患(如甲状腺手术、甲状腺炎，碘[131]治疗等)，或已诊为黏液水肿，病程中未用或中断了甲状腺激素治疗或出现了诱发疾患，再加上黏液水肿的特异外貌和其他征象，一般不难诊断。但据不完全统计，入院当时能作出诊断的不足 1/7，大都是因为病史询问不详，把注意力都集中到也可以引起昏迷和休克的诱发疾患上，而将黏液水肿的征象忽略。所以在诊断未明确前，需与引起昏迷和休克的疾患鉴别。

1.延误诊断较多的是感染诱发的黏液水肿性昏迷，常被误为感染性脑病或感染性休克。若能注意到虽有感染，体温反不升，无寒战，虽有休克，但皮肤干燥、脉搏缓慢，再进一步详询病史，并注意检查外貌和皮肤，应想到黏液水肿性昏迷的可能。如实验室检查发现血胆固醇明显升高和心电图示低电压，不需借助甲状腺功能检查也能确诊。

2.心力衰竭诱发的黏液水肿性昏迷常被误诊为单纯心衰引起的心源性休克或意识不清。二者不同的是单纯心衰发展到休克或昏迷时，心率和呼吸多明显增快，体温不降低，下肢浮肿较颜面显著，且为可凹性，肤色紫绀。而黏液水肿患者发生危象时，原来的心动过缓，呼吸减慢和低体温依然不变，患者面部虚肿也极明显，且为非可凹性，除唇、舌可见紫绀外，皮肤色泽仍呈苍白、蜡黄色，足以鉴别。

3.以腹胀腹痛为主要表现的黏液水肿性昏迷常被误为肠梗阻合并电解质紊乱而致休克或昏迷。但患者无呕吐、腹泻、大汗等失液途径，X 线透视肠腔中也无宽的气液面，膈肌虽升高，但心率、呼吸都不快，肠鸣音稀少，无腹膜炎征象等。观察外貌，皮肤和检查血胆固醇和电解质检查(黏液水肿性昏迷患者电解质可无改变或仅有低钠)，常可得出诊断。

4. 黏液水肿性昏迷患者有时很像慢性肾炎合并尿毒症性昏迷。但肾病性的慢性肾炎的水肿松软,为可凹性,眉毛不脱落,唇不厚,舌也不会胖大,心率呼吸都增快,血压不低,这几项表现恰与黏液水肿相反。必要时可查尿蛋白和沉渣以及血中尿素氮。如稍加注意,不难鉴别。

五、预防

预防黏液水肿患者发生危象的根本措施在于早期对黏液水肿作出诊断,并早期予以适当的治疗,当可避免。

1. 对病史或外貌、皮肤有甲减迹象的手术患者,尤其是中年以上的妇女,术前应详查甲状腺功能。如有减退,择期手术者,应准备完善再作,如为急症手术,应经静脉滴给三碘甲状腺原氨酸(T_3)和氢化可的松。

2. 对已确诊为黏液水肿者,应勿中断代替疗法,并要避免感染和勿用可诱发昏迷的药物。

六、急诊处理

黏液水肿的原始病变无论出于何处,发生危象时的紧急治疗措施没有原则上的不同;主要是补充甲状腺激素,使代谢恢复,兼顾肾上腺、呼吸、循环功能和水钠平衡。黏液水肿性昏迷诊断确立后,可一面积极治疗,一面进一步探讨黏液水肿是原发于甲状腺,还是继发于腺脑垂体疾患。

(一)甲状腺激素替代治疗

出现黏液水肿性昏迷时应即刻补充甲状腺激素。严重者静脉注射三碘甲腺原氨酸钠(L—T_3)首次 40～120μg,以后每 6h 5～15μg,至患者清醒改为口服。或首次静注左旋甲状腺素钠(L—T_4)100～300μg,以后每日注射 50μg,待患者苏醒后改为口服,如无注射剂,可以碘赛罗宁片剂(20～30μg/次,每 4～6h 一次)或 L—T_4,片剂(量同前)、或干甲状腺片 30～60mg/次,每 4～6h 一次,经胃管给药,清醒后改为口服。有心脏病者起始量为一般用量的 1/5～1/4。

开始口服时可用 L—T_4,或 L—T_3 以及二者的混合剂。对长期用药以 L—T_4 较佳。维持量为 L—$T_4$100～200μg/d。或用干甲状腺片 10～20mg/d,以后每 2～3 周增加 10～20mg,直至奏效。如合并有肾上腺皮质功能减退,应先用小剂量氢化可的松再行甲状腺片替代治疗。

注意事项:①应用 L—T_3 发挥作用快,适于急救,但有效半衰期短,药量较难掌握适当,开始常需多次给药。且大量应用,可导致心绞痛。心肌梗死或心律失常。而且在血中的浓度较难查知。大部患者在给药后 6～8h 即可出现好转征象。②L—T_4 比起 T_3 来,其对心脏毒性小,不易引起心肌缺血或心律不齐,血中浓度易查到,可指导用药量,半衰期长,药量较易掌握,且不需要频繁给药。给药后 6～24h 意识障碍即可开始好转。

(二)应用糖皮质激素

黏液水肿性昏迷患者,尤其是病史较长的,接受 T_3 或 T_4 治疗后,代谢由极低水平突然升高,脑垂体前叶和肾上腺常不能相应地发生反应,加之有一部分患者是由于脑垂体前叶病变引起的甲减,所以在给 T_3 之前或同时,应给予糖皮质激素类药物。一般常选用氢化可的松,每 24h 100～300 毫克,加入 5%～10%葡萄糖液静脉滴入,以后每 6h 50～100mg 滴注,待患者清醒及血压稳定后减量,乃至停药。

（三）升压药的使用

深重休克患者可经静脉滴注升压药。比较适用于黏液水肿性昏迷的升压药是多巴胺,它对心脏的影响较小,且可增加肾血流量,间羟胺本身升压作用弱,所以此药不很适用。不要将血压提得太高,一般保持在平时血压的低限值,达到患者尿量正常即可。

（四）慎重补液

可输给高渗葡萄糖液,5％～10％葡萄糖生理盐水 500～1000mL/d,缓慢静脉滴注,必要时输血。入水量不宜过多。切不可为了促进糖的利用而加用普通胰岛素,以免剂量掌握不当,引起低血糖昏迷。

（五）低钠的处理

对黏液水肿性昏迷患者,除有明显的失盐、脱水者外,不主张根据低血钠的水平,充分补给。

（六）控制感染

可酌情选用抗生素防治肺部、泌尿系感染。

（七）其他治疗

三磷酸腺苷系直接供能药,可以应用。同时应补给维生素 B 族和 C 等。贫血者补铁剂、维生素 B$_{12}$、叶酸或肝制剂等。胃酸缺乏者口服稀盐酸。

（八）中医中药

用甲状腺激素一时不能增加到理想剂量时,可用助阳温肾补气药,如黄芪、党参、仙灵脾、仙茅、补骨脂等。

七、治愈标准

1. 症状体征消失,黏液水肿消退。
2. 体温、心率转正常。
3. 甲状腺功能明显好转,血脂正常。

八、预后

黏液水肿危象患者入院后立即作出诊断和进行代替疗法者,除非诱发疾患严重,一般都能恢复。入院前未经治疗的、入院后诊断延误的、有心力衰竭的和深重休克的患者死亡率较高。死亡原因多为重度周围循环衰竭和心力衰竭。

（杨焕杰）

第三节　肾上腺危象

一、诊疗流程

肾上腺危象诊疗流程（图 12—2）。

```
┌─────────────┐  ┌──────┐  ┌─────────────┐  ┌─────────────┐
│失水、血压下  │  │高烧  │  │恶心、呕吐、腹│  │全身衰竭、紫癜│
│降、重度休克  │  │      │  │泻、腹痛加重  │  │意识障碍、昏迷│
└──────┬──────┘  └──┬───┘  └──────┬──────┘  └──────┬──────┘
```

| 病史与体征 | 血常规、中嗜酸粒细胞 | 血钠、血钾血糖尿素氮、肌酐 | 血及尿游离皮质醇、ACTH | 肾上腺的储备功能(ACTH)试验 |

```
                    ↓
            ┌───────────────┐
            │   肾上腺危象   │
            └───────┬───────┘
```

| 1.糖皮质激素应用 | (1) 氢可的松100mg，头2~4小时内迅速静滴，试病情每4~8小时一次，共24小时：每1天用量可达300~500mg
(2)每2、3天可将氢化可的松减至300mg，分次静滴。如病情好转，继续减至每日200mg，继而100mg，或肌注醋酸可的松25mg,1/6~8小时：逐渐减到维持量(在第4~5天时)
(3)病情好转，可进食者,可改为口服。为氢化可的松片剂20~40mg或泼尼松5~10mg，每日3~4次。注意病情反跳
(4)当氢化可的松用量在50~60mg/24小时以下时需补皮质激素，口服9a-氟氢可的松0.05~0.2mg/日 |

| 2. 纠正低血容量、低血压及低血糖 | 迅速纠正水及电解质紊乱。24小时候内可静脉补葡萄糖生理盐水2000~300ml
补液量应根据失水程度、病人的年龄和心功能情况而定 |

| 3.病因及诱因的治疗 | 积极控制感染，应用有效抗感染药物。同时积极去除诱因 |

| 4.支持疗法 | 抗休克、给氧、并适当给予血管性药物。 |

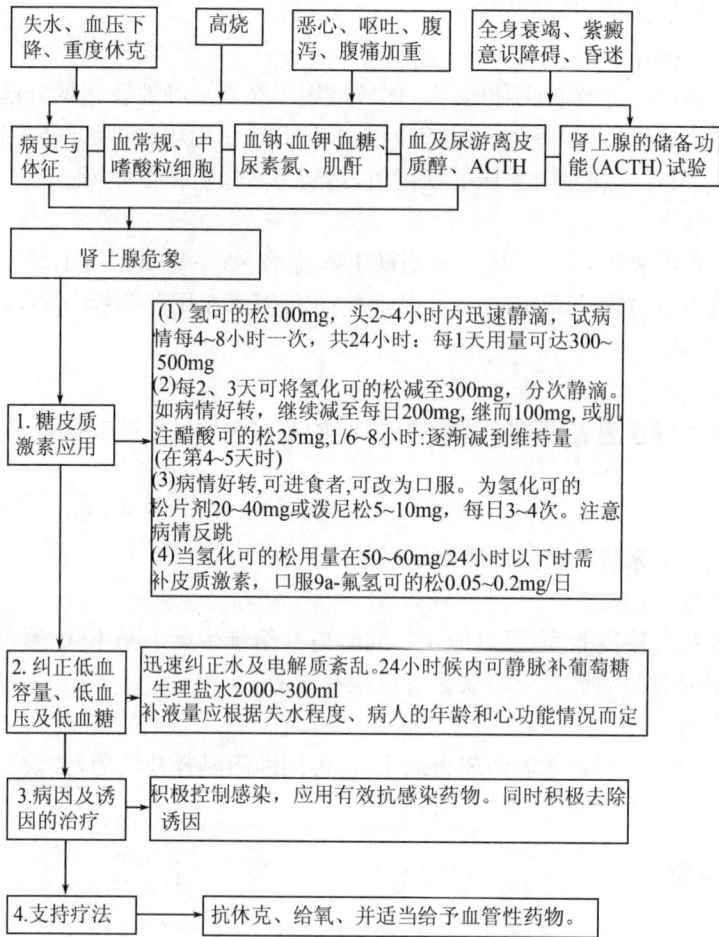

图12-2 急性肾上腺皮质功能衰竭的诊疗流程

二、诱因及发病机制

肾上腺危象又称急性肾上腺皮质功能衰竭。是一种急性肾上腺皮质机能低减的状态。自从1911年华氏(Waterhouse,R.)和1918年佛氏(Friderichsen,C.)报道了某些爆发性脑膜炎患者的猝死与急性肾上腺皮质功能不全有着密切的关系后,引起医学界注意。此症发生后急剧凶险,如在诊断和治疗上认识不清或稍失时机,常有贻误患者生命的危险。绝大部分患者呈现为全身功能衰竭的表现,如不及时抢救,可导致死亡。

1. 肾上腺为稳定机体内环境的重要器官,具有高度的适宜能力。只有当双侧肾上腺皮质破坏以上后,肾上腺产生的皮质激素才不能满足机体的需要,才会出现肾上腺皮质功能不全的各种临床表现。如果肾上腺皮质是逐渐受损的,如结核侵蚀性损害或自身免疫所致"特发性",最后导致的是慢性肾上腺皮质机能不全。在原有慢性功能不全基础上,遇有感染、创伤、手术、分娩、过度劳累、大量出汗、呕吐、腹泻、失水或突然中断肾上腺皮质激素治疗等应激情况时机体对糖皮质激素的需要量显著增加,就有可能发生肾上腺危象。

2. 有些病例的肾上腺病理损害是急骤发生的,如急性肾上腺出血、坏死或栓塞,如西汉氏(Sheehan)病等,可使肾上腺皮质急剧损害,糖皮质类固醇及盐皮质类固醇分泌均突然减少,出现急性肾上腺皮质功能衰竭的表现。

三、临床表现及特征

慢性肾上腺皮质功能减退症可分成原发性和继发性,所出现的肾上腺危象其临床表现及特征各有不同。这里主要指原发性肾上腺皮质功能减退症出现危象的临床表现。继发性肾上腺皮质功能减退症将在垂体危象中谈到。

(一)慢性肾上腺皮质功能减退症出现危象的临床表现

1.大多患者有发热,体温可达 40℃以上。

2.体位性低血压,甚至出现低血容量休克,心动过速、四肢厥冷、紫绀虚脱。

3.极度虚弱无力、萎靡淡漠和嗜睡。

4.也可烦躁不安和谵妄惊厥,甚至昏迷。

5.消化功能障碍,厌食、恶心呕吐和腹泻。

6.低血糖昏迷。

7.严重时,可出现重度脱水,低血钠,高血钾及酸中毒。

(二)急性肾上腺出血者引起的肾上腺危象的临床表现

1.华一佛氏综合征的特征为急性的致死性的败血症。出人意料地突然发烧,迅速出现不可逆的循环衰竭;皮肤出现丘疹样淤血斑;病情危重,死亡率极高。极少出现肾上腺皮质功能减退症的其他征象。

2.应用抗凝剂治疗或创伤或手术后引起的肾上腺出血而致肾上腺危象的临床特征为类似急腹症的症状,如双肋、背部或腹部疼痛、腹胀、腹肌紧张、反跳痛,常伴有血压下降、面色苍白、昏迷、恶心、呕吐、严重腹泻、发绀。病情发展可出现不可逆的休克,出人意料地急剧变化而死亡。典型的低钠血和高血钾在 2～3d 后才出现。

急性肾上腺危象的临床表现可见表 12-2。

表12-2　急性肾上腺危象的临床表现

低血压及休克
发热
脱水,血容量减少
恶心、呕吐、食欲减退
虚弱、淡漠、忧郁
低血糖

四、诊断及鉴别诊断

(一)诊断

1.有慢性肾上腺皮质功能减退症遭受强烈应激或感染、肾上腺手术、长期使用糖皮质激素后骤然停药或应激后诱发、急性严重感染等病史。并注意有无各种原因所致的急性肾上腺皮质出血情况。

2.起病时有前驱症状,如周身不适、头痛、腹痛、呕吐、腹泻等。随后出现全身衰竭、高热、厌食、恶心、呕吐、腹泻、腹痛加重、失水、血压下降、重度休克、紫癜、意识障碍、昏迷等症状。

3.实验室检查　血常规中嗜酸粒细胞计数增多,明显低血钠、高血钾、低血糖,血尿素氮、肌酐升高。测血皮质醇及尿游离皮质醇值明显低于正常。血浆促肾上腺皮质激素（ACTH）在原发性肾上腺皮质功能减退症中升高，必要时再进行肾上腺的储备功能（ACTH）试验。

（二）鉴别诊断

主要除外急性胃肠病、胃肠道传染病、急腹症、感染性休克等易误诊的病证。

1. 食欲减退、恶心及呕吐等急性胃肠病或胃肠道传染病均可使血容量减少及脱水加重，导致低血容量性休克。但对于原因不明的低血容量性休克应考虑到肾上腺皮质机能低减的可能性。

2. 腹痛酷似急腹症。但患者虚弱、淡漠、思想混乱，且多有发热。有慢性原发性肾上腺皮质机能低减症者，一般均有色素沉着。急性肾上腺皮质出血病例无色素沉着表现。但其他有助于诊断的指征可见低血钠，高血钾，低血糖及淋巴细胞和嗜酸细胞增多。此症危重，若延误治疗，将导致休克，昏迷甚至死亡。

3. 假如患者已处于休克状态，经过补充血容量和迅速纠正了电解质和酸碱的失衡，以及其他抗休克措施后仍无好转时，应排除其他引起休克的原因，考虑有否并发肾上腺皮质危象的可能。立即抽血检查上述各项项目，以明确诊断。

五、预防

肾上腺危象的出现常常比较突然，临床上具有重症感染，严重创伤，较大手术、胃肠道紊乱，应用抗凝剂治疗期间或骤然停用皮质激素等诱发情况。因此，危象发生时其症状常被其他疾病的症状掩盖而被忽视。即使危象发生后作出了诊断和治疗，有时仍难免患者的死亡。故采取措施进行预防，具有更重要的意义。

1. 对应激反应较强的患者应给予外源性皮质激素制剂的补充。尤其是在患者还未发生循环衰竭或预定进行大手术之前给予适当的补充，对防止休克和肾上腺危象的发生具有一定的价值。

用药方法：可静脉滴注氢化可的松 100mg，每 6h 一次，可以保证体内已有皮质素的贮备。危重患者或手术当日，可于 24h 内给予氢化可的松的总量达 300mg，根据病情需要以后可以逐渐减量或延长给药时间。

2. 积极控制感染，纠正水与电解质的失衡，改善全身营养状态（包括各种维生素和术前的适量输血）。

3. 假如患者患有慢性的慢性肾上腺皮质机能不全时，则应给予醋酸可的松片剂 25 毫克/d（分两次服用），必要时加以调整，作为维持剂量长期服用。如为原发性者，必要时还应补充少量盐皮质激素。

六、急诊处理

急性肾上腺危象诊断确定之后，应立即积极抢救。治疗措施包括立即使用足够量的糖皮质类固醇，积极控制感染，纠正水与电解质和酸碱失衡，同时采取对心血管系统的支持疗法、治疗诱发因素及并发症。

（一）糖皮质激素应用

1. 皮质醇（半琥珀酸或磷酸氢可的松）100mg，溶于 5% 葡萄糖溶液或生理盐水中静脉滴注，于头 2～4h 内迅速静滴，视病情每 4～8h 一次，共 24h；第 1d 用量可达 300～500mg。

2.当病情稳定,第 2、3d 可将氢化可的松减至 300mg,分次静滴。如病情好转,继续减至每日 200mg,继而 100mg。或肌注醋酸可的松 25mg,1/6～8h;逐渐减到维持量(在第 4～5d 时)。若有严重的疾病同时存在,则氢化可的松 50～100mg/6h 静脉点滴,直至病情稳定后逐渐减量。

3.如病情好转,呕吐停止,可进食者,可改为口服。为氢化可的松片剂 20～40mg 或泼尼松 5～10mg,每日 3～4 次。注意病情反跳。当氢化可的松用量在 50～60mg/24h 以下时常常需要盐皮质激素,口服 9a－氟氢可的松 0.05～0.2mg/d。

4.维持量治疗期,若有并发症或出现并发症时可从维持量增到 200～400mg/d;使用皮质醇的注意点:

(1)病情严重者,尤其有并发症如败血症等,进行大剂量皮质醇的治疗要持续较久,使用皮质醇 100mg,每 6～8h 一次,直至病情稳定。

(2)在原发性肾上腺皮质机能低减症,当每天剂量减到 50～60mg 时,应加用 9a－氟氢可的松 0.05～0.2mg,每天一次。

(3)在急性肾上腺危象的危急期,禁用醋酸可的松肌注,因为该药吸收很慢,需在肝中转为皮质醇才有生物效应,故不易达到有效的血浆浓度。

(二)补液

一般认为肾上腺危象时总脱水量很少超过总体液量的 10%,估计液体量的补充约为正常体重的 6%。开始 24h 内可静脉补葡萄糖生理盐水 2000～3000mL。补液量应根据失水程度、患者的年龄和心功能情况而定。以纠正低血容量、低血压及低血糖。迅速纠正水及电解质紊乱。

(三)病因及诱因的治疗和支持疗法

应积极控制感染,应用有效抗感染药物。同时寻找诱发因素,并积极去除诱因。应给予全身性的支持疗法。抗休克,给氧,并适当给予血管活性药物。

七、治愈标准

1.症状消失,血压正常。
2.血电解质、血糖、血浆皮质醇、尿游离皮质醇含量正常。

(杨焕杰)

第四节 糖尿病酮症酸中毒

一、诊疗流程

糖尿病酮症酸中毒诊疗流程(图 12－3)。

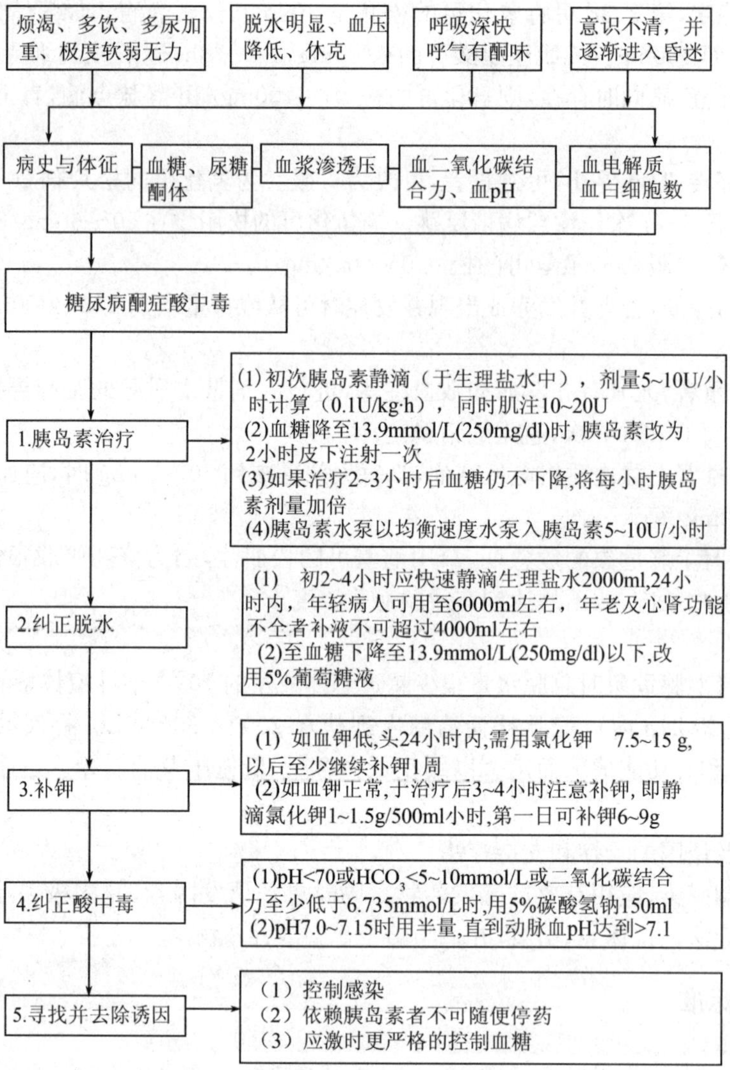

```
┌──────────────┐ ┌──────────────┐ ┌──────────┐ ┌──────────────┐
│烦渴、多饮、多尿加│ │脱水明显、血压  │ │呼吸深快  │ │意识不清,并   │
│重、极度软弱无力│ │降低、休克    │ │呼气有酮味│ │逐渐进入昏迷   │
└──────┬───────┘ └──────┬───────┘ └────┬─────┘ └──────┬───────┘
       │                │              │              │
       ▼                ▼              ▼              ▼
┌─────────┬──────────┬──────────┬──────────┬──────────┐
│病史与体征│血糖、尿糖│血浆渗透压│血二氧化碳结│血电解质  │
│          │酮体      │          │合力、血pH │血白细胞数│
└────┬─────┴──────────┴──────────┴──────────┴──────────┘
     │
     ▼
┌──────────────┐
│糖尿病酮症酸中毒│
└──────┬───────┘
```

1.胰岛素治疗	(1)初次胰岛素静滴(于生理盐水中),剂量5~10U/小时计算(0.1U/kg·h),同时肌注10~20U (2)血糖降至13.9mmol/L(250mg/dl)时,胰岛素改为2小时皮下注射一次 (3)如果治疗2~3小时后血糖仍不下降,将每小时胰岛素剂量加倍 (4)胰岛素水泵以均衡速度水泵入胰岛素5~10U/小时
2.纠正脱水	(1)初2~4小时应快速静滴生理盐水2000ml,24小时内,年轻病人可用至6000ml左右,年老及心肾功能不全者补液不可超过4000ml左右 (2)至血糖下降至13.9mmol/L(250mg/dl)以下,改用5%葡萄糖液
3.补钾	(1)如血钾低,头24小时内,需用氯化钾 7.5~15 g,以后至少继续补钾1周 (2)如血钾正常,于治疗后3~4小时注意补钾,即静滴氯化钾1~1.5g/500ml小时,第一日可补6~9g
4.纠正酸中毒	(1)pH<70或HCO_3<5~10mmol/L或二氧化碳结合力至少低于6.735mmol/L时,用5%碳酸氢钠150ml (2)pH7.0~7.15时用半量,直到动脉血pH达到>7.1
5.寻找并去除诱因	(1)控制感染 (2)依赖胰岛素者不可随便停药 (3)应激时更严格的控制血糖

图12-3 糖尿病酮症酸中毒的诊疗流程

二、诱因及发病机制

酮症酸中毒是糖尿病的一种严重急性并发症,当血浆酮体浓度超过 2.0mmol/L 时的状态称为酮症。当酮酸集聚而使机体内发生代谢性酸中毒时,称为酮症酸中毒。严重者可发生酸中毒昏迷,危及生命。

(一)诱因

应激状态常常是发生酮症酸中毒的诱因,比较多见的有:①急性感染,如呼吸道感染、肺部感染、尿路感染、皮肤化脓性感染、胃肠道感染、胆管感染、急性胰腺炎等,在任何感染病症发生严重时。②严重创伤、外科手术、麻醉、外伤、其他严重疾病如心肌梗死、心衰等应激情况下。③胃肠功能紊乱,如呕吐、腹泻或进食过量时。④治疗过程中口服降糖药或胰岛素用量不足或停用。⑤严重精神刺激。⑥妊娠,尤其是分娩。⑦少数糖尿患者反复多次出现酮症酸中毒时,应考虑有精神因素、治疗不当或不配合治疗等因素。

发生酮症酸中毒的病例往往有几种诱因同时存在,但也有些病例诱因不明。

(二)发病机制

当糖尿病患者由于各种诱因,增加了胰岛素的负担,使糖尿病加重,由于体内胰岛素严重缺乏,可产生大量酮体[乙酰乙酸、β—羟丁酸及丙酮同时,应激激素(糖皮质激素、儿茶酚胺、胰高糖素及生长激素等]水平明显上升,加上末梢组织对葡萄糖及酮体的利用减少。这些原因使酮症酸中患者血糖明显增高,葡萄糖及酮体的生成增多而利用减少,使其在血中浓度异常增高。血糖水平可高达 27.8mmol/L(500mg/dL)以上,血浆酮体≥8~15mmol/L。

由于高血糖、高酮体、酸中毒和电解质紊乱等变化,使机体代谢造成紊乱,引起一系列临床症状,严重时致昏迷,危及生命。

三、临床表现及特征

1. 发病前一天至数天,患者糖尿病症状加重,已有烦渴、多饮、多尿加重、极度软弱无力。

2. 脱水明显,水分的丢失可高达体重的 10%。患者口干、舌干色红、皮肤干燥、缺乏弹性,重者眼球下陷、脉速而弱、四肢厥冷,血压降低,休克,严重时因肾血流量不足而出现少尿。

3. 呼吸深而快,呼气有酮味,如烂苹果味,当血 pH 下降至 7 或以下时,可因脑干受到抑制,呼吸减慢。

4. 可有饮食减少、恶心、呕吐、腹痛等;有时可出现腹部压痛,以至腹肌紧张而被误诊为外科急腹症。

5. 当病情进一步加重时,则出现意识不清,并逐渐进入昏迷状态。

四、诊断及鉴别诊断

(一)诊断

在急诊室如果发现患者意识不清伴有脱水、呼气时有烂苹果气味,就要考虑糖尿病酮症酸中毒的诊断。

1. 注意既往糖尿病病史,近期治疗情况,有无急性感染、腹泻、饮食失调、食糖过多,以往未发现糖尿病而误用糖过多、严重精神刺激、停用或大量减少胰岛素、降糖药等情况。

2. 体检可注意脱水程度,有无呼吸深而快、呼气酮味及周围循环衰竭等体征。

3. 实验室检查可见 ①血糖明显增高,常在 16.7mmol/L(300mg/dL)~27.8mmol/L(500mg/dL)。②血酮增高,常≥8~15mmol/L(正常低于 2.0mmol/L)。③血二氧化碳结合力可降到 10mmol/L(10mEq/L)以下。④血 pH 下降至 7.35 以下。有作者据此将糖尿病酮症分为:轻度(pH>7.3)、中度(pH7.1~7.3)和重度(pH<7.1)。⑤血钾早期可正常或偏低,晚期血钾可升高;血钠、血氯降低。⑥血浆渗透压升高。⑦尿糖及酮体强阳性。⑧白细胞数增高,可达 $15×10^9$/L 以上,中性粒细胞升高,有时可达$(20~30)×10^9$/L,甚至出现类白血病反应。⑨尿常规可见蛋白质及管型,晚期可有氮质血症。⑩大多数患者血清淀粉酶可增高。

有学者提出糖尿病酮症酸中毒的诊断可根据病情分为三个阶段:只有酮体阳性者,视为糖尿病酮症;如果出现酸中毒的表现,视为糖尿病酮症酸中毒;如果出现了意识障碍和昏迷等症状,可诊为糖尿病酮症酸中毒昏迷。

(二)鉴别诊断

1.注意鉴别和排除伴有意识障碍和昏迷的其他疾病。如果发现患者伴有明显脱水、呼气时有烂苹果气味,就要考虑糖尿病酮症酸中毒的诊断。

2.注意鉴别和排除伴有恶心、呕吐、腹痛,腹部压痛,以至腹肌紧张等外科急腹症的疾病。如果发现患者有明确糖尿病病史,以及以上典型症状及血糖、酮体明显增高,以及酸中毒和电解质紊乱等实验室变化,就要考虑糖尿病酮症酸中毒的诊断。

3.约有90%的糖尿病酮症酸中毒患者血清淀粉酶增高。血清淀粉酶升高与腹痛及呕吐症状不相称,因此不足以作为胰腺炎的诊断依据。若高度怀疑有胰腺炎,则可测定血浆脂酶,对诊断很有帮助。

五、预防

坚持严格控制血糖是糖尿病患者预防酮症酸中毒发生的最有效措施。预防包括下列措施:①预防感染。②依赖胰岛素者不可随便停药。③糖尿病患者遇到手术、分娩等应激时应更严格的控制血糖。④发生发热、恶心、呕吐等不适时,不能终止胰岛素治疗,而应积极控制病征。⑤对于1型糖尿病患者,往往因酮症酸中毒作为第一症状就诊,故应时刻警惕其发生的可能性。

六、急诊处理

若患者处于昏迷状态,要尽快明确诊断。一旦明确诊断,即进行紧急抢救措施。

(一)胰岛素治疗

注射普通胰岛素,可应用"小剂量胰岛素"治疗方案:①初次胰岛素静滴(于生理盐水中),剂量$5\sim10U/h$计算($0.1U/kg \cdot h$),同时肌注$10\sim20U$。②待血糖降至13.9mmol/L(250mg/dL)时,胰岛素改为每2h皮下注射一次,剂量可按尿糖++++16U、+++12U、++8U、+4U。③如果用胰岛素及液体治疗$2\sim3h$后血糖仍不下降,则可能有胰岛素抵抗,应将每小时胰岛素剂量加倍。

北京协和医院内分泌科的胰岛素用法为:①肌内注射法:开始肌注20U,以后每小时肌注5U。②静脉滴注法:胰岛素用量为$4\sim6U/h$,溶于生理盐水中。经上述治疗如果有效,则血糖将以每小时$3.3\sim6.7mmol/L$($60\sim120mg/dL$)的速度下降,在治疗过程中,需保持尿糖不少于$+\sim++$。在充分补充液体的情况下,若给胰岛素的头2h内血糖下降少于2mmol/L(36mg/dL)/h,原用肌注法者应改为静脉滴注,而原用静脉滴注法者应将胰岛素用量加倍。在治疗开始后的第4h必须明确是否有胰岛素抵抗及是否需要增加胰岛素用量。当血糖下降到13.9mmol/L(250mg/dL)时,静脉补液改为$5\sim10\%$葡萄糖。胰岛素用量改为每2h4$\sim6U$肌内注射。或每小时静脉滴注$2\sim3U$。上述的胰岛素治疗方法必须持续到动脉血pH值恢复正常,或血、尿酮体消失。

近年来使用胰岛素泵或微量输液泵,以均衡速度泵入胰岛素$5\sim10U/h$是目前最好的降血糖办法,已在许多医院普遍使用,也得到很好的效果。

有统计表明，小剂量治疗后，血糖降至 13.9mmol/L 的时间为 3.8±1.15h,也有报道为 6.7±0.8h。酮症纠正时间为 5.45±3.64h。有效的治疗可使血糖以 3.3～6.7mmol/L(60～120mg)/h 的速度下降。有人认为在用静滴后，在治疗开始 2～4h 内血糖下降不及 30%;或在 6～8h 内不及 50% 者，应将剂量加倍。肌注后，如 2h 后血糖无变化，应改为静滴法。

治疗中应避免胰岛素用量过大、操之过急而发生低血糖，或因血糖下降过速，导致脑水肿及低血钾。

（二）纠正失水

严重的酮症酸中毒，可能已丧失 12 升水分，800mmol 的钠和钾、少量氯和镁。以每公斤体重计，丢失水分 75～100mL,钠 8mmol,氯 5mmol,钾 6mmol。因为脱水，可使有效容量下降，造成严重危害，甚至死亡。患者因灌注不足，补生理盐水:初 2～4h 应快速静滴生理盐水或复方氯化钠 2000mL,24h 内，年轻患者可用至 6000mL 左右，年老及心肾功能不全者补液不可超过 4000mL 左右。不宜过快过多。有学者指出在有心肌病或老年患者要用中心静脉压测定指导补液。一般情况下，在初起 24h 内补液量不应超过体重的 10%。至血糖下降至 13.9mmol/L(250mg/dL)以下，改用 5% 葡萄糖液，或 5% 葡萄糖盐水。当患者能进食时，鼓励进流食、半流食。

（三）补钾

有人认为在本症时丢钾可达 39g,部分钾又进入细胞内，此则与胰岛素剂量成正比。头 24h 内，即使用小剂量胰岛素疗法，仍需用氯化钾 7.5～15g,以后至少继续补钾 1 周，才能完全补足全身所缺的钾。如血钾低或正常，尿量充分，于治疗后 3～4h 注意补钾，即静滴氯化钾 1～1.5g/(500mL·h),第一日可补钾 6～9g。补钾时宜在心电图监护下进行，或 2～3h 测血钾，防止产生高血钾。如用碳酸氢钠时，钾进入细胞更快，主张以每 100mL 碳酸氢钠中加氯化钾 1～1.5g,缓慢静滴。每小时补钾 1g 以上者，应用心电监护。

有文献上强调补钾量应参考血钾水平，具体方法如下:①血钾<3mmol/L,补钾量为 26～39mmol/h(氯化钾 2～3g/h)。②血钾为 3～4mmol/L,补钾量为 20～26mmol/h(氯化钾 1.5～2g/h)。③血钾为 4～5mmol/L,补钾量为 5.5～13mmol/h(氯化钾 0.5～1g/h)。④血钾>5.5mmol/L 停止补钾，每 2～4h 测定血钾一次，并且连续监测心电图，若 T 波高耸，提示有高血钾;若 T 波低平并有 U 波，表示低血钾。

上述补钾量较大，必须在严密监测下进行。病情允许时应尽量口服钾盐，比较安全方便。

（四）纠正酸中毒

发生糖尿病酮症酸中毒时，使用碳酸氢钠要十分谨慎。血 pH>7.15 时不用碱剂，PH<7.0 或 HCO_3^-<5～10mmol/L 或二氧化碳结合力至少低于 6.735mmol/L 时，尤其是存在低血压、心律紊乱、循环衰竭或昏迷时，应考虑补碱。用 5% 碳酸氢钠 150mL,pH7.0～7.15 时用半量。必要时可重复输入碳酸氢钠，直到动脉血 pH 达到>7.1。不能应用乳酸钠;同时密切注意血钾浓度，如下降，则补充之。

（五）低磷

酮症酸中毒可致低磷。低磷可使组织缺氧外，还可使心肌收缩受到抑制。补磷可使酸中毒纠正较快，且减少昏迷与降低病死率。用法:磷酸缓冲液:磷酸二氢钾 0.4g,磷酸氢二钾

2.0g加生理盐水 600mL 及蒸馏水 400mL 静脉滴注。如滴得快,可发生低血钙,不能常规应用,仅限于重症,伴有呼吸、循环衰竭者。

（六）寻找并去除诱因

因为患者经常死于诱因,而非酮症酸中毒。

（七）护理工作

1.应仔细填写病症观察表,如主要的体征、实验室检查结果及治疗措施。在观察表中应及时记录出入量及进行胰岛素治疗的详细情况。

2.开始治疗时,应该每小时测血糖一次,每 2、3h 测一次电解质及 pH。

3.昏迷护理常规施行,测血压每小时 1 次。应插胃管,防止发生呕吐及吸入性肺炎。应放置导尿管,假若患者能自行排尿,则不必导尿,以免并发尿路感染。

4.对于原有心,肾功能衰竭及虚脱者,应该测量中心静脉压,以便了解低血容量的严重程度,并用以指导输液的速度。对病情严重、有心血管功能障碍者,应静脉插管测定其中心静脉压。

七、治愈标准

1.症状消失,失水纠正,神志、血压正常。

2.血酮体水平正常,尿酮体阴性。

3.血二氧化碳结合力、血 pH 值正常。

4.血电解质正常。

八、预后

酮症酸中毒的病死率在国外专科医院 5％～15％。一般医院高达 20％～30％。老年人中则可达 50％以上。如长时间地昏迷不醒,低血钾、少尿、无尿或长时间肠麻痹的患者的预后很差。早期诊断,合理治疗能使死亡率显著降低。

（杨焕杰）

第五节　糖尿病非酮症高渗综合征

一、诊疗流程

高渗性非酮症糖尿病昏迷诊疗流程（图 12-4）。

```
┌──────────┐  ┌──────────────────────┐  ┌──────────────────┐
│ 高血糖症状 │  │ 严重脱水、血压下降、休克 │  │ 意识模糊、嗜睡、昏迷 │
└────┬─────┘  └──────────┬───────────┘  └────────┬─────────┘
     │                   │                       │
     ▼                   ▼                       ▼
┌──────────┐ ┌────────┐ ┌──────────┐ ┌──────────────┐ ┌──────────────┐
│ 病史与体征 │ │ 血渗透压 │ │ 血糖、尿糖、│ │ 血二氧化碳结合  │ │ 血钠、血尿素氮、│
└────┬─────┘ └────────┘ │ 尿酮体   │ │ 力、血pH值    │ │ 血白细胞、血红蛋 │
     │                  └──────────┘ └──────────────┘ │ 白、红细胞比容、│
     │                                                │ 血浆蛋白       │
     │                                                └──────────────┘
     ▼
┌────────────────────┐
│ 高渗性非同正糖尿病昏迷 │
└──────────┬─────────┘
```

	(1) 立即静滴生理盐水，在开始2小时内用2~3L
1.纠正高渗性失水	(2) 渗透压不降，高血钠时，输低渗溶液（0.45%氯化钠）500~1500ml/日；同时输血或血浆500~1000ml 若血钠继续上升，改用5%葡萄糖水滴注 (3) 当血渗透压下降到330moaml/L（有效渗透压不超过320moam/L）时，改输生理盐水 (4) 血糖下降至16.7mmol以下时，改用5%葡萄糖液静滴
2.胰岛素治疗	(1) 胰岛素4~6U/小时，静滴，可用"小剂量"方案 (2) 实用胰岛素泵以均衡速度泵入胰岛素4~6U/小时
3.寻找诱发因素	(1) 要寻找感染灶，实用抗生素。如实用青霉素时不要选用钠盐等 (2) 注意心电图及心肌酶的变化，以除外心肌损害
4.一般处理	(1) 每小时测血糖一次，敏2、3小进测一次电解质 (2) 昏迷护理常规施行，测血压每小时1次。插胃管及放置导尿管 (3) 对原有心，肾功能衰竭者。测量中心静脉压，用以指导输液的速度 (4) 对病情严重、有心血管功能障碍者，应静脉插管测定其中心静脉压

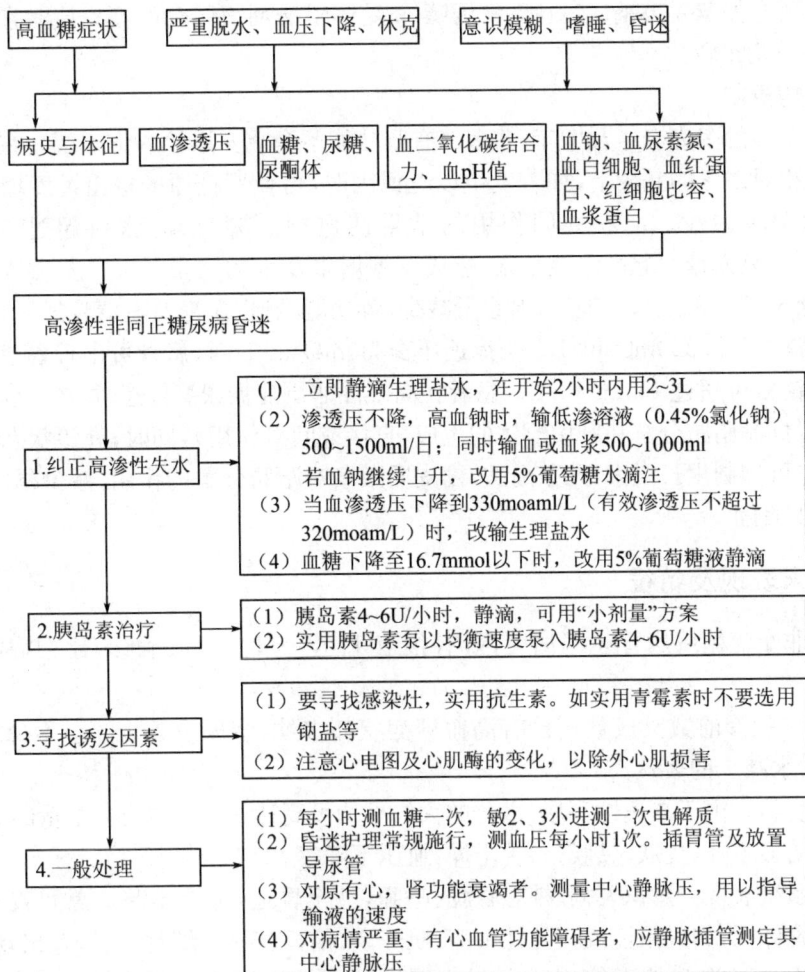

图 12—4 糖尿病非酮症性高渗综合征的诊疗流程

二、诱因及发病机制

高渗性非酮症糖尿病昏迷是一种糖尿病生命攸关的急性并发症。是 1957 年被 Sament 和 Sahwartz 首先报道。以严重高血糖与显著增高的血清渗透压，以及明显脱水及无明显酮症酸中毒为特征，发生率为酮症酸中毒的 1/6～1/10。最常见于未经诊断的老年 2 型糖尿病患者。病前无明显糖尿病及糖耐量减低史者高达 45%。近年有人提出，昏迷不是每例患者必有，因此亦可称糖尿病非酮症性高渗综合征。

（一）诱发因素

1.最常见的为感染，高达 1/3，感染中以肺部感染最多见。

2.脑血管意外；心肌梗死。

3.胃肠道出血、胰腺炎。

4.创伤、灼伤、烧伤及心脏手术、脑外伤、脑手术。

5.血液透析及（或）腹膜透析。

6.静脉高能营养或静注葡萄糖以及进食大量糖类史。

7.某些药物如苯妥英钠、二氮嗪、氯丙嗪、β受体阻滞剂、甘露醇、糖皮质激素及噻嗪类利尿剂也可以诱发此病。

(二)发病机制

此症发病年龄多为老年及中年，并多伴有肾功能不全或充血性心力衰竭。在体内胰岛素部分缺乏或相对缺乏的基础上，如若发生以上诱因时，可使肝糖原的输出过度增多以及周围组织利用葡萄糖减少。二者共同作用的结果使血糖急骤升高，常可超过 33.3mmol/L（600mg/dL）。高血糖引起高渗性利尿，造成尿糖增多及水的大量丢失。若患者不能摄取足够的水，则会出现严重脱水。随后，血容量减少，肾功能减退，血糖及血清渗透压显著增高，一般有效血浆渗透压≥320mOsm/L。当渗透压≥330mOsm/L 时，患者可出现昏迷。严重脱水使患者的血钠常可超过 150mmol/L。患者在高渗性非酮症糖尿病昏迷时，体内尚有少许胰岛素分泌，足以抑制脂肪分解和肝中酮体的生成（直接或间接作用），同时，高渗状态本身可抑制脂肪分解，亦可抑制生长激素、儿茶酚胺、糖皮质激素对脂肪分解的作用，减少酮体生成，故一般不发生明显酮症。

三、临床表现及特征

高渗性非酮症糖尿病昏迷起病缓慢，有报道 12d，一般 5～6d 确诊，比酮症酸中毒平均长 1d。

1.患者在就诊前数天或数周已有高血糖症状如多饮，多尿及乏力。但不少患者无口渴感，近日有饮水减少的表现。

2.脱水明显。由于渗透性利尿，水分的丢失平均可高达 9L（占体内总水量的 24%），失水严重时体重明显下降，皮肤、黏膜、唇舌干燥，血压下降等。

3.神经系统表现。意识模糊、神志朦胧、嗜睡，甚至昏迷，可占 60%。常可发现可逆的局限性神经系统体征，如局限性或全身性癫痫、肌阵挛、偏盲、轻瘫、幻觉、失语及出现病理反射。经常被误诊为脑血管意外而使用脱水剂或高渗葡萄糖溶液进行脱水治疗，则可加速患者死亡。

4.感染等诱因的表现。发热、低血压、休克等。呼吸道症状及胃肠道紊乱表现也较常见。

四、诊断及鉴别诊断

(一)诊断

1.中老年人多见，可有轻型糖尿病或无糖尿病史。

2.有感染、用药物、手术、创伤、烧伤、血透或腹透以及进食大量糖类或静注葡萄糖等诱因史。

3.发病缓慢，从数日至数周，有食欲减退、恶心、呕吐、烦渴、多饮、多尿、严重失水、血压下降、心率增快、休克。

4.神经精神症状明显，意识障碍、抽搐、昏迷、癫痫、偏瘫、失语、偏盲等。

5.后期呼吸变浅，可有潮式呼吸。除非发生酸中毒，一般不会出现 Kussmaul 氏呼吸。

6.实验室检查 ①极度高血糖 33.3～111mmol/L（600～2000mg/dL），尿糖强阳性。②尿酮体阴性或弱阳性，血酮体水平正常。③血 pH 值和血浆二氧化碳结合力正常或轻度下降。④血钠常增高＞145mmol/L（145mEq/L）。⑤血清渗透压增高＞330mOsm/L（正常人为

$280\sim295mOsm/L$)。临床可按下列公式计算：血清渗透压($mOsm/L$)＝$2\times[Na^+、K^+]$($mmol/L$)＋血糖($mmol/L$)＋血尿素氮($mmol/L$)。⑥血白细胞、血红蛋白、红细胞比容、血浆蛋白均可因脱水而增加。⑦血尿素氮水平增高＞$21.4mmol/L$，氮质的潴留大于肌酐的升高（正常人尿素氮/肌酐比值为$10:1\sim15:1$，本症可高达$30:1$或以上）。

（二）鉴别诊断

1. 与糖尿病所致各种昏迷（酮症酸中毒昏迷、乳酸性酸中毒昏迷及低血糖昏迷）鉴别。

（1）糖尿病酮症酸中毒昏迷多见年轻人，起病较急，酸中毒的表现较明显，血糖、血钠、血尿素氮等指标不如高渗性非酮症糖尿病昏迷明显，预后较高渗性非酮症糖尿病昏迷好。

（2）乳酸性酸中毒昏迷有明确的使用双胍类药物不当史或血糖控制不佳或有急慢性并发症等，发病较快，具有代谢性酸中毒的临床表现，血乳酸浓度水平升高是其诊断的关键。

（3）糖尿病低血糖昏迷有明确的应用降糖药物史，如优降糖等磺脲类药物或胰岛素治疗，临床表现虽也可有神经系统表现显著，但血糖的降低与高渗性非酮症糖尿病昏迷明显不同，易鉴别。

2. 对一些不明原因的昏迷，以及无法解释的特别是局限的、可逆的神经系统体征均要想到糖尿病性高渗性非酮症性昏迷的可能性，如同时发现患者伴有明显脱水及极高血糖、高血钠及高血清渗透压，就可诊断高渗性非酮症糖尿病昏迷。

五、预防

主要是提高对本病的认识，以早期诊断、早期治疗。

1. 对老年人即使是无糖尿病及糖耐量减低病史者在大量应用葡萄糖、脱水剂或进甜食乃至使用生理盐水均应密切观察其血糖变化。

2. 对老年人伴有感染、手术、创伤、烧伤、血透或腹透等情况时，应提高本病发生的警惕，应密切观察血糖变化。

3. 对老年人应用苯妥英钠、二氮嗪、氯丙嗪、β受体阻滞剂、甘露醇、糖皮质激素及噻嗪类利尿剂等药物时，也应考虑高本病的发生的可能性，应密切观察血糖变化。

六、急诊处理

对高渗性非酮症糖尿病昏迷的治疗与糖尿病酮症酸中毒相比，在补液、胰岛素治疗及电解质的补充等方面均有所不同。

（一）纠正高渗性失水

纠正脱水及渗透压是治疗本症的关键。补液量可按脱水程度而定，多主张在中心静脉压测定的情况下进行。

1. 立即静滴生理盐水，在开始$2h$内用$2\sim3L$，以后亦可从胃管中注入相当量温开水。

2. 若血容量恢复，血压升至正常，而渗透压不降，特别是高血钠（$\geqslant155mmol/L$）时，即使血压低也应输低渗溶液（0.45%或0.6%氯化钠）$500\sim1500mL/d$；同时输血或血浆$500\sim1000mL$。若血钠继续上升，改用5%葡萄糖水滴注。

3. 当血渗透压下降到$330mOsm/L$（有效渗透压不超过$320mOsm/L$）时，改输生理盐水。

4. 待血糖下降至$16.7mmol$（$300mg/dL$）以下时，改用5%葡萄糖液静滴。

（二）补充电解质

与酮症酸中毒相比，钾的丢失较少，补钾量也较少。由于治疗前血钾常不升高，且用胰岛素治疗后，血钾迅速下降，所以应及时补钾。若患者就诊时无高血钾，而且尿量不少，治疗开始即可补钾。若有低血磷则应补磷，补磷方法与对酮症酸中毒患者的相似。患者清醒后，钾盐可部分或全部从口服补充。

（三）胰岛素治疗

患者对胰岛素的需要量比酮症酸中毒者少，用量应较酮症酸中毒昏迷为少（4～6U/h），一般用普通胰岛素，可用"小剂量"方案，静滴。亦可使用胰岛素泵或微量输液泵，以均衡速度泵入胰岛素 4～6U/h，也得到很好的效果。但强调早期诊断和治疗。治疗中应避免胰岛素用量过大、操之过急而发生低血糖，或因血糖下降过速，导致脑水肿及低血钾。在 24～48h 内不应使血糖低于 13.9mmol/L（250mg/dL）。

（四）寻找诱发因素

至关重要。要寻找感染灶，严重病例即使找不到感染灶也应使用抗生素。但有关细节亦不应忽视，如在使用青霉素时不要选用钠盐等。还应注意心电图及心肌酶的变化，以除外心肌损害。适当处理可降低糖尿病性高渗性非酮症性昏迷的病死率。

（五）护理工作

1.应仔细填写病症观察表，如主要的体征、实验室检查结果及治疗措施。在观察表中应及时记录出入量及进行胰岛素治疗的详细情况。

2.开始治疗时，应该每小时测血糖一次，每 2、3h 测一次电解质。

3.昏迷护理常规施行，测血压每小时 1 次。应插胃管，防止发生呕吐及吸入性肺炎。应放置导尿管。

4.对于原有心、肾功能衰竭者，应该测量中心静脉压，用以指导输液的速度。对病情严重、有心血管功能障碍者，应静脉插管测定其中心静脉压。

七、治愈标准

1.神经精神症状消失，血压正常。

2.血糖低于 13.9mmol/L（250mg/dL）。

3.血浆渗透压正常（<310mOsm/L）。

4.血电解质、尿素氮、白细胞计数正常。

5.脱水征消失，尿量正常（>50mL/h）。

八、预后

因为此昏迷患者多为老年人，有糖尿病慢性并发症较多时、有严重感染特别是肺部感染发生时、有脑血管疾病或有癫痫者、肾功能不全或心肌梗死、充血性心力衰竭时预后均不良。病死率高，多在 10%～70%，平均为 40%。约为糖尿病酮症酸中毒的 10 倍左右。如能做到早期发现、积极治疗，可使病死率明显下降。有的国家其病死率已降到 5%～10%。死因主要为感染、休克、消化道出血、脑血管意外、败血症、肾衰等。

（杨焕杰）

第十三章　急危重症的护理

第一节　颅内压增高的护理

颅内压增高(increased intracranial hypertension)是指因各种原因使颅腔的容积缩减或颅腔内容物的体积或量增加,超过颅腔可代偿的容量,导致颅内压持续超过 2.0kPa,并出现头痛、呕吐、视神经盘水肿等临床表现的一种临床病理综合征。持续颅内压增高可导致脑血流减少,造成脑缺血甚至脑死亡,或致脑移位和脑疝(brain hernia),危及患者生命。

一、护理评估

(一)临床表现

颅内压增高患者最典型的临床表现是头痛、呕吐、视盘水肿,合称颅内压增高的"三主征"。颅内压增高的"三主征"各自出现的时间并不一致,可以其中一项为首发症状。

1.头痛　头痛是最常见、最主要的症状。因增高的颅内压使脑膜血管和神经受牵拉和刺激所致。头痛时间晨晚较重,头痛部位以额颞部多见,可从颈枕部向前方放射至眼眶。头痛性质以胀痛和撕裂样痛多见。随颅内压的持续增高而进行性加重,在用力、弯腰、低头活动、咳嗽、打喷嚏时加重。

2.呕吐　头痛剧烈时可伴有恶心、呕吐,多呈喷射状,因迷走神经受刺激所致。虽与进食无直接关系,但常见于餐后,呕吐后头痛可缓解。

3.视盘水肿　是颅内压增高重要的客观体征之一。因视神经受压、眼底静脉回流受阻所致。表现为视盘充血、水肿、边缘模糊不清,中央凹变浅或消失,视盘隆起,视网膜静脉曲张,严重者视盘周围可见火焰状出血。若视盘水肿长期存在,则视盘颜色苍白,继而视力下降、视野向心缩小,出现视神经继发性萎缩。严重者视力恢复困难,甚至失明。

4.意识障碍　急性颅内压增高患者意识障碍呈进行性发展;慢性者则表现为神志淡漠、反应迟钝或时轻时重。

5.生命体征紊乱　早期代偿时,表现为血压增高尤其是收缩压增高,脉压增大,脉搏慢而有力,呼吸深慢(即"二慢一高");后期失代偿时,血压下降,脉搏细快,呼吸浅快不规则,甚至呼吸停止,终因呼吸、循环衰竭而死亡。此种生命体征的变化称为库欣反应。

6.其他　小儿可有头颅增大、头皮静脉怒张、囟门饱满、颅缝增宽。成人可出现阵发性黑矇、头晕、猝倒,因一侧或双侧展神经麻痹可出现复视。

7.脑疝　脑疝是颅内压增高的严重并发症,指当颅腔某分腔有占位性病变时,脑组织从高压力区向低压力区移位,被挤压到小脑幕裂孔、大脑镰下间隙、枕骨大孔等生理性或病理性孔道或间隙中,脑组织、血管、神经等重要结构受压或移位,从而出现一系列严重临床症状和体征,称为脑疝。

根据移位的脑组织及其通过的间隙和孔道,可将脑疝分为小脑幕切迹疝(颞叶钩回疝)、枕骨大孔疝(小脑扁桃体疝)、大脑镰下疝等。

(1)小脑幕切迹疝:又称颞叶钩回疝,是幕上占位性病变引起颅内压增高,使颞叶海马回、钩回挤入小脑幕裂孔下方。主要表现为:①颅内压增高的症状——进行性加重的剧烈头痛和与进食无关的频繁呕吐伴烦躁不安,视盘水肿可有可无。②意识改变——意识障碍进行性加重,随脑疝进展出现嗜睡、浅昏迷至深昏迷。③瞳孔变化——患侧初期动眼神经受刺激导致瞳孔缩小,对光反射迟钝,后期随病情进展动眼神经麻痹,患侧瞳孔逐渐扩大,直接或间接对光反射消失,伴有患侧上睑下垂、眼球外斜。④肢体运动障碍——病变对侧肢体肌力减弱或麻痹,随病情发展可致双侧自主活动减少或消失,严重者可出现去大脑强直发作。⑤生命体征紊乱——心率减慢或不规则,血压忽高忽低,呼吸深慢,大汗淋漓或无汗,体温可高达41℃或体温不升,最后呼吸循环衰竭而致血压下降,呼吸心搏停止。

(2)枕骨大孔疝:是在颅内压不断增高时,小脑扁桃体及延髓经枕骨大孔向椎管内移位,故又称小脑扁桃体疝。由于颅后窝容积小,对颅内压代偿能力小,病情变化快。表现为:①剧烈头痛和频繁呕吐。②颈项强直、强迫头位。③生命体征改变迅速,意识障碍和瞳孔改变出现较晚。由于延髓直接受压,患者可突发呼吸骤停,心搏停止而死亡。

(二)辅助检查

1.腰椎穿刺　能直接测量颅内压,并可检测脑脊液的生化指标。但对有明显颅内压增高症状和体征者应禁用,因有引起脑疝的危险。

2.影像学检查

(1)X线检查:对颅骨骨折有重要诊断价值。小儿可见颅缝增宽等征象。

(2)CT、MRI:CT快速、准确、无创伤是诊断颅内占位性病变的首选检查,CT和MRI检查均能较准确地定位诊断并可帮助定性诊断。

(3)脑造影检查:包括数字减影血管造影、脑血管造影、脑室造影等,针对怀疑脑血管畸形或血运丰富的颅脑肿瘤,可提供定位和定性诊断。

(三)与疾病相关的健康史

1.年龄　婴幼儿颅缝尚未闭合,颅内压增高可致颅缝增宽,可延缓病情发展。老年人因脑萎缩,使颅内可代偿空间增多,病程较长。

2.相关疾病史　使颅内容物体积或量的增加和颅腔容量缩减的病变,如颅脑外伤、颅内感染、脑水肿、脑占位性病变、高血压、大片凹陷性颅骨骨折、颅脑畸形等疾病史,是颅内压增高的常见原因。呼吸道梗阻、咳嗽、癫痫、便秘等是重要诱发因素。

(四)心理社会状况

剧烈头痛、频繁呕吐等可致患者出现烦躁不安、焦虑等心理反应。了解患者及家属对疾病的认知和心理反应。对疾病的认识、看法以及适应水平,家庭经济状况以及对患者的关心和支持程度,都会影响到患者对疾病的接受程度、治疗效果以及术后的康复。

(五)治疗原则

1.一般治疗　对于颅内压增高的患者出现应留院观察,密切观察生命体征变化及意识和瞳孔变化,及时掌握病情发展,有条件可做颅内压监测。不能进食的患者应当补液,注意水、电解质和酸碱平衡。避免患者用力排便,可用缓泻剂。对昏迷患者及咳痰困难者可行气管切开等。病情稳定后,及时查找病因,进行病因治疗。

2.病因治疗　病因治疗是最有效的治疗方法,如手术清除颅内血肿、异物,切除颅内占位性病变,脑积水可行脑脊液分流术。颅内压增高导致脑疝,应及时手术,去除病因。

3.降低颅内压　对病因不明或一时难以解除病因者,针对不同情况,采取不同降颅压措施。

(1)脱水治疗:选用高渗性脱水药(如20％甘露醇)与利尿性脱水药(如呋塞米),通过提高血液的渗透压,使脑组织水分向血液循环内转移,缩小脑体积,达到降低颅内压的作用。

(2)糖皮质激素治疗:糖皮质激素可降低毛细血管通透性,稳定血脑屏障,预防和缓解脑水肿,并通过加速消退水肿和减少脑脊液生成,降低颅内压。

(3)给氧或过度换气:通过增加脑血管氧分压,排出CO_2。动脉血中CO_2分压每下降1mmHg,脑血流量可递减2％,从而降低颅内压。

(4)冬眠低温治疗:应用冬眠低温药物配合物理降温降低患者体温,以降低脑代谢率,减少脑耗氧量,减少脑血流量,改善细胞膜通透性,增加脑对缺血缺氧的耐受力,有助于防止脑水肿的发生。

(5)脑脊液引流:可在脑脊液监测设备条件下,行脑室穿刺缓慢引流脑脊液,以缓解颅内压增高。目前,腰大池穿刺置管持续引流由于其微创、稳压、闭式、脑脊液引流充分而显示出优越效果。

4.对症治疗

(1)疼痛者给予镇痛剂,但禁用吗啡和哌替啶,以免抑制呼吸中枢。

(2)呕吐者应禁食和维持水、电解质及酸碱平衡。

(3)高热者进行有效降温,减少脑缺氧。

二、主要护理诊断/合作性问题

1.疼痛　与颅内压增高有关。

2.有体液不足的危险　与频繁呕吐、不能进食和脱水治疗等有关。

3.潜在并发症　脑疝。

三、护理措施

(一)一般护理

1.体位　绝对卧床休息,保持病室安静。床头抬高呈15°～30°的斜坡位,有利于头部静脉回流,降低颅内压。昏迷者头偏向一侧,以免呕吐物误吸。

2.给氧　持续或间断给氧,降低脑血流量,降低颅内压。

3.饮食与补液　控制液体的摄入量。神志清醒者,给予低盐饮食,不能进食者,每日遵医嘱补液量不超过2000mL,保持24h尿量不少于600mL即可。控制输液速度,防止过快而加重脑水肿。注意水、电解质、酸碱平衡。

4.维持正常体温　中枢性高热以物理降温为主。

5.其他　加强皮肤护理,预防压疮。定时翻身拍背,防止发生肺部并发症。保持二便通畅,患者有尿潴留、便秘应导尿或协助排便。

(二)病情观察

密切观察患者生命体征变化和意识及瞳孔的变化。观察患者有无肢体活动障碍和癫痫发作,有条件者可行颅内压监测。

1.意识　意识反映大脑皮质和脑干的功能状态。意识障碍程度的评定,目前主要采用意识状态分级法(表13—1)和格拉斯哥昏迷量表法(Glasgow coma scale,GCS)(表13—2)。意识状态分级法将意识分为清醒、模糊、浅昏迷、昏迷和深昏迷。GCS 评定患者的睁眼、语言及运动反应,累计得分,最高分为 15 分,8 分以下为昏迷,最低分为 3 分,分数越低,表示意识障碍越严重。

表 13-1　意识状态分级

意识状态	语言刺激反应	痛刺激反应	生理反应	二便自理	配合检查
清醒	灵敏	灵敏	正常	能	能
模糊	迟钝	不灵敏	正常	有时不能	尚能
浅昏迷	无	迟钝	正常	不能	不能
昏迷	无	无防御	减弱	不能	不能
深昏迷	无	无	无	不能	不能

表 13-2　格拉斯哥昏迷量表

睁眼反应	计分	语言反应	计分	运动反应	计分
自动睁眼	4	回答正确	5	遵命动作	6
呼唤睁眼	3	回答错误	4	痛觉定位	5
刺痛睁眼	2	含混不清	3	疼痛躲避	4
不能睁眼	1	有声无语	2	肢体屈曲	3
		不能发音	1	肢体过伸	2
				无动作	1

2.瞳孔　正常瞳孔等大,等圆,直径 3～4mm,直接、间接对光反射正常。颅内压增高导致脑疝,患侧初期瞳孔缩小,对光反射迟钝,后期随病情进展动眼神经麻痹,患侧瞳孔逐渐扩大,直接或间接对光反射消失。

3.生命体征　观察呼吸的频率和深度,脉搏频率、节律及强度以及血压和脉压的变化。

4.肢体功能　病变对侧肢体肌力有无减弱和麻痹,是否存在双侧肢体自主活动消失,有无阳性病理征。

5.颅内压监测　可动态观察患者颅内压的变化。

(三)避免颅内压突然增高

1.绝对卧床休息,保持病室安静,避免情绪激动。

2.保持呼吸道通畅,及时清除分泌物和呕吐物。对意识不清或排痰困难者,配合医生施行气管切开术。

3.避免剧烈咳嗽和用力排便,以免胸腹压力增高导致颅内压升高。及时治疗呼吸道感染,避免剧烈咳嗽。注重饮食调整,避免便秘发生,已有便秘者,可使用开塞露,禁忌高压灌肠。

4.及时控制癫痫发作,注意观察有无症状出现,遵医嘱定时、定量给予抗癫痫药物,防止脑缺氧、脑水肿。

(四)脑疝的急救与护理

1.立即脱水治疗　遵医嘱快速静脉输入 20％甘露醇和呋塞米。

2.保持呼吸道通畅,吸氧。准备气管插管盘及呼吸机。

3.密切观察生命体征、意识、瞳孔变化。

4.做好紧急手术准备。

(五)脱水治疗的护理

1.遵医嘱用高渗性和利尿性脱水药。常用 20％甘露醇 250mL,15～30min 内快速滴完,每 4～6h 可重复使用,同时静脉注射利尿剂呋塞米 20～40mg,可反复使用。

2.在脱水期间要观察血压、脉搏、尿量变化,注意观察和记录 24h 出入水量。给药后 1h 内不大量喝水,记录 24h 出入量,尤其尿量,注意用药反应及有无血容量不足、水电解质失衡等副作用。

3.为防止颅内压反跳现象,应遵医嘱定时、反复应用脱水药物,停药前逐渐减量或延长给药间隔。

(六)激素治疗的护理

1.遵医嘱应用肾上腺皮质激素如地塞米松、氢化可的松等,可预防和缓解脑水肿。

2.应加强观察和护理,减少激素引起消化道应激性溃疡的机会。

(七)冬眠低温治疗的护理

1.环境准备 单人房间,室温 18～20℃。

2.降温方法 遵医嘱给予足量冬眠药物(冬眠Ⅰ号),30min 后,机体进入睡眠状态,御寒反应消失后进行物理降温。降低温度以每小时下降 1℃为宜,以维持肛温 32～34℃、腋温 31～33℃为宜。

3.密切观察患者生命体征、意识和瞳孔变化。如果脉搏超过 100 次/min,收缩压低于 70mmHg,呼吸变慢或不规则,及时通知医生处理。

4.饮食 液体输入量不超过 1500mL,鼻饲食物温度要与体温相同。

5.预防并发症 预防肺及泌尿系感染、低血压、冻疮、压疮、暴露性角膜炎。

6.复温的护理 冬眠低温治疗时间一般为 3～5d。缓慢复温,先停止物理降温,然后停冬眠药物,注意保暖,为患者加盖被毯,使体温自然回升。必要时使用电热毯,温度应适宜,避免烫伤。

(八)脑脊液引流的护理

1.脑室引流护理

(1)严格无菌操作,妥善固定,保持引流通畅,活动翻身时防止引流管滑脱,每日更换引流袋。搬动患者和更换引流袋时先夹闭引流管,防止脑脊液反流而引起颅内感染。

(2)维持适当引流速度和量:引流管高于脑室 10～15cm,每日引流量不超过 500mL。每日引流过多过快可引起颅内压骤然下降,造成危险。可适当抬高或降低引流袋位置,以控制速度和流量。

(3)观察并记录脑脊液性状和量:正常脑脊液无色透明,手术后 1～2d 可略呈血性,以后变淡。若为混浊毛玻璃状或有絮状物则提示感染,若脑脊液中有较多血液或血色渐加深,提示脑室内出血,告知医生及时处理。

(4)拔管:脑室引流时间一般不超过 5～7d,拔管前应试行夹闭引流管或抬高引流袋 24h,观察有无颅内压增高现象。若患者出现头痛、呕吐等症状,应立即通知医生并打开夹闭的引流管或放低引流袋。拔管后,若切口处有脑脊液流出,应告知医生妥善处理。

2.持续腰大池引流护理

(1)严密观察病情变化:术后平卧或侧卧,床头抬高 15°～30°。严密观察意识和生命体征的变化。

(2)妥善固定:将导管沿脊柱侧向头部方向延长固定,从肩侧伸出固定于床旁输液架上。引流管口必须高于腰椎管水平 3～4cm,引流袋则低于椎管水平。

(3)观察、记录引流液的量、色、质和速度:严格控制引流量,一般 2～4 滴/min,每小时引流量约 12mL,每日引流量 150～320mL。当患者改变体位时,重新调节引流管口高度,使颅内压维持在正常水平。余同脑室引流。

(4)有效引流和预防感染:同脑室引流。但注意保持置管部位的贴膜清洁干燥,每周更换 2 次。出汗较多时,随时更换。如有穿刺点皮肤发红、肿胀或渗漏等异常现象,及时汇报医师并协助处理。

(5)拔管护理:同脑室引流。

(九)对症护理

1.头痛者遵医嘱使用镇痛剂,但禁用吗啡和哌替啶,以免抑制呼吸中枢。

2.呕吐者应禁食和维持水、电解质及酸碱平衡。及时清除呕吐物,防止误吸,观察并记录呕吐物的量和性状。

3.高热者进行有效降温,减少脑缺氧。必要时行冬眠低温治疗,做好相应护理。

4.对躁动者寻找原因,遵医嘱给予镇静药物,切忌强行约束。

(十)心理护理

及时发现患者的行为和心理异常,查找并去除原因,帮助其消除焦虑和恐惧,鼓励患者接受疾病带来的改变,尽早生活自理。对恢复过程中可能出现的头痛、耳鸣、记忆力下降等给予适当的解释,树立患者信心,使其积极治疗和康复。

(十一)健康教育

1.介绍疾病相关知识,指导患者及家属学习和掌握康复知识和技能,制订康复计划,循序渐进地进行多方面训练,争取最大程度地恢复生活能力。

2.颅内压增高患者要防止剧烈咳嗽、便秘、用力等诱发颅内压骤升的因素,避免脑疝的发生。

(任丽霞)

第二节　颅脑损伤的护理

颅脑损伤(craniocerebral injury)多见于自然灾害、交通意外和工矿事故、爆炸、坠落、跌倒等,以及各种锐器和钝器对头颅的伤害。其发生率仅次于四肢损伤,居全身损伤第 2 位,占全身损伤的 15%～20%,因常合并身体其他部位损伤,死亡率和伤残率均居首位。颅脑损伤包括头皮损伤(scalp injury)、颅骨骨折(skull injury)和脑损伤(brain injury),三者可单独存在亦可合并存在。其中脑损伤的程度及处理效果对预后起决定作用。

一、头皮损伤

头皮损伤是最常见的颅脑损伤,系因外力作用使头皮完整性或皮内结构发生改变,包括头皮血肿、头皮裂伤和头皮撕脱伤。单纯头皮损伤一般不难诊断,但需注意有无合并颅骨骨折和脑损伤。

（一）临床表现

1.头皮血肿 多因钝器伤所致,按血肿的发生部位分为皮下血肿、帽状腱膜下血肿和骨膜下血肿。

（1）皮下血肿:位于皮肤表层和帽状腱膜之间,常见于产伤或碰伤。因受皮下纤维隔限制,血肿体积较小,范围局限,不易扩散,局部张力高,压痛明显,边缘隆起,中央凹陷。

（2）帽状腱膜下血肿:位于颅骨和骨膜之间,常因切线暴力所致。帽状腱膜下组织松弛,出血易扩散,可蔓延至全头部,失血量多。头颅增大,肿胀,波动感明显。

（3）骨膜下血肿:位于骨膜和颅骨外板之间,常因颅骨骨折引起。骨膜在骨缝处紧密连接,血肿多以骨缝为界,局限于某一颅骨范围内,张力较高。

2.头皮裂伤 边缘规则或不规则,伤口大小、深度不一,可有组织缺损,因血管丰富,出血量大,不易自止,可致失血性休克。

3.头皮撕脱伤 是最严重的头皮损伤,头皮大块缺失,颅骨外露,出血量大,剧烈疼痛和大量失血常导致失血性休克。

（二）辅助检查

X线、CT、MRI等影像学检查有助于发现有无合并颅骨骨折和颅脑损伤,评估其严重程度。

（三）与损伤相关的健康史

1.外伤史 头皮损伤多因钝器伤所致。其中皮下血肿常见于产伤或碰伤,帽状腱膜下血肿常因切线暴力所致,骨膜下血肿常因颅骨骨折引起。锐器或钝器打击均可导致头皮裂伤。头皮撕脱伤可因发辫卷入转动的机器而致大块头皮自帽状腱膜下层连同颅骨骨膜被撕脱。

2.现场急救情况 了解现场急救情况,用药情况及止血、止痛措施等。

（四）心理社会状况

头皮损伤患者因疼痛、出血量大,常常引起焦虑和恐惧。要及时了解患者的情绪变化及其对疾病的认知程度。

（五）治疗原则

1.较小的头皮血肿 无需特殊处理,1～2周可自行吸收。伤后给予加压冷敷以减少出血和疼痛,24h后改用热敷以促进血肿吸收。切忌用力揉搓,血肿较大需在无菌操作下穿刺并加压包扎。

2.头皮裂伤 现场加压包扎止血,及早进行清创缝合术。由于头皮血供丰富,即使伤后逾时24h内,只要没有明显的感染征象,仍可进行彻底清创一期缝合,同时常规使用抗生素预防感染,并注射破伤风抗毒素。

3.头皮撕脱伤 紧急加压包扎,严格清创后尽早行头皮再植,严格无菌操作规程,常规使用抗生素预防感染,给予止痛剂镇痛。及时止血和补充血容量,防治休克。

（六）主要护理诊断/合作性问题

1.焦虑/恐惧 与头皮损伤及出血有关。

2.皮肤完整性受损 与头皮损伤有关。

3.潜在并发症 感染。

（七）护理措施

1.病情观察

（1）密切观察患者生命体征、瞳孔和神志变化以及尿量情况。

(2)注意有无休克和颅骨损伤及脑损伤的发生。

2.伤口护理

(1)保持敷料整洁和干燥,保持引流通畅。

(2)注意创面有无渗血以及皮瓣坏死和感染情况。

3.预防感染

(1)严格无菌操作规程,密切观察有无全身和局部感染表现。

(2)遵医嘱应用抗生素和破伤风抗毒素。

4.心理护理　给予精神和心理上的支持,鼓励患者,消除患者紧张、恐惧的心理,必要时给予镇静剂和镇痛剂。对合并脑损伤者禁用吗啡类药物。

二、颅骨骨折

颅骨是类似球形的骨壳,容纳和保护颅腔内容物。颅骨可分为颅盖和颅底两部分。颅骨骨折(fracture of skull)是指颅骨受暴力作用致其结构破坏,常合并脑损伤。按骨折部位分为颅盖骨折和颅底骨折;按骨折与外界是否相通分为开放性和闭合性骨折;按骨折形态分为线形骨折和凹陷型骨折。颅骨损伤的病因是直接暴力或间接暴力作用于颅骨所致。暴力作用的方向、速度和着力面积等致伤因素对颅骨骨折影响较大。

(一)临床表现

1.颅盖骨折

(1)线性骨折:局部压痛、肿胀,可伴有头皮损伤等。确诊主要依靠 X 线和 CT 检查,应警惕合并脑损伤和颅内血肿。

(2)凹陷性骨折:局部可扪及颅骨凹陷,若骨折位于脑重要功能区,可出现偏瘫、失语、癫痫等神经系统定位病症。

2.颅底骨折　常为线形骨折,多因间接暴力作用于颅底所致。颅底硬脑膜与颅骨贴合紧密,颅底骨折易撕裂硬脑膜,出现脑脊液外漏成为开放性骨折。依骨折部位分为颅前窝、颅中窝和颅后窝骨折。骨折部位不同,临床表现各异(表 13-3),主要表现为脑脊液漏、皮下或黏膜下瘀斑和脑神经损伤。

表13-3　颅底骨折的临床表现

骨折部位	脑脊液漏	瘀斑位置	可能累及的脑神经及相应症状
颅前窝	鼻漏	眶周(熊猫眼征)、球结膜下(兔眼征)	嗅神经—嗅觉障碍
			视神经—视觉减退或失明
颅中窝	鼻漏和耳漏	乳突区	面神经—周围性面瘫
			听神经—耳鸣,听力障碍
颅后窝	无	乳突区、咽喉壁	偶有Ⅸ、Ⅹ、Ⅺ、Ⅻ脑神经损伤

(二)辅助检查

1.X 线检查　颅盖骨折时,X 线检查可帮助了解有无骨折片陷入及陷入的深度和有无合并脑损伤。对颅底骨折的诊断意义不大。

2.CT　可确定有无骨折,并有助于脑损伤的诊断。

(三)与损伤相关的健康史

1.外伤史　暴力作用的方向、速度和着力面积等致伤因素对颅骨骨折影响较大。一般说来,打击面积小,颅骨多以局部形变为主,如果受力面积大,则会引起颅骨整体变形,常伴发广泛脑损伤。若暴力作用点面积较小而速度较缓,多引起通过着力点的线状骨折;若作用面积小而速度快,常形成洞形骨折,骨片陷入颅腔;若作用点面积大而速度较缓,可致粉碎骨折或多发线形骨折;若打击面积大而速度快,多引起局部粉碎凹陷性骨折。

2.现场急救情况 了解现场急救情况、用药情况及止血、止痛措施。需注意有无脑损伤和其他合并伤的存在。

(四)心理社会状况

颅骨骨折患者往往是遭受暴力后骨折,部分患者还可并发脑神经损伤、脑脊液漏等,因此常担心损伤会影响脑部功能,或骨折后头颅外形改变无法恢复等。

(五)治疗原则

1.颅盖骨折

(1)单纯线性骨折:一般不需特殊处理,卧床休息,行止痛、镇静等对症治疗,注意观察有无继发性病变的发生。

(2)凹陷性骨折:凹陷不深、范围不大者可观察。若凹陷骨折位于脑重要功能区,有脑受压症状或颅内压增高表现,凹陷深度大于1cm,直径大于5cm,应手术复位或摘除碎骨片。

2.颅底骨折 重点是注意有无脑损伤和处理脑脊液漏及脑神经等合并伤。出现脑脊液漏应使用破伤风抗毒素(TAT)和抗生素预防感染。脑脊液漏多在1~2周内自行愈合,超过1个月应手术修补硬脑膜,若骨折片或血肿压迫脑神经应尽早手术减压。

(六)主要护理诊断/合作性问题

1.疼痛 与损伤和颅内压增高有关。

2.焦虑/恐惧 与颅脑损伤的诊断和担心预后有关。

3.有感染的危险 与脑脊液外漏有关。

4.潜在并发症 颅内压增高,颅内出血等。

(七)护理措施

1.病情观察

(1)密切观察患者生命体征、意识和瞳孔变化,颅内压增高症状和肢体活动等情况,有无体温升高、脑膜刺激征等颅内感染征象,及时发现和处理。

(2)明确有无脑脊液漏。患者鼻腔、耳道流出淡红色液体,可疑为脑脊液漏。为鉴别血性脑脊液和血性渗液,可将血性液滴在滤纸上,若血迹周围有淡红色月晕样浸渍圈,则为脑脊液漏。脑脊液中含糖,而鼻腔分泌物中不含糖,用尿糖试纸测定可区别脑脊液和鼻腔分泌物。观察和记录脑脊液量。

2.脑脊液漏的护理

(1)绝对卧床休息,取头高位,头部抬高15°~30°,以利漏口封闭。

(2)保持外耳道、鼻腔和口腔清洁。及时清除外耳道、鼻腔的血迹和污垢,以防逆行感染。

(3)严禁从鼻腔吸痰和放置胃管。禁止严堵深塞鼻腔和耳道,禁止耳鼻滴药和冲洗,禁忌腰穿。

(4)避免用力咳嗽、打喷嚏、擤鼻涕,避免用力排便,以免颅内压的骤然变化导致脑脊液逆流。

3.疼痛护理 遵医嘱使用镇静剂和止痛剂,减轻疼痛和不适。

4.**预防感染**　遵医嘱预防性应用抗生素防止感染,并注射破伤风抗毒素。

5.**心理护理**　向患者介绍病情、治疗手段和注意事项,指导患者正确面对损伤,以取得配合,消除紧张情绪。

三、脑损伤

脑损伤(brain injury)是指暴力作用导致脑膜、脑组织、脑血管及脑神经的损伤。主要是由于暴力直接或间接传导到头部所引起。根据伤后脑组织是否与外界相通分为开放性和闭合性脑损伤。前者多由锐器和火器直接造成,伴有头皮损伤、颅骨骨折和硬脑膜破裂,有脑脊液漏;后者多由间接暴力所致,脑膜完整,无脑脊液漏。根据损伤病理改变发生先后分原发性和继发性脑损伤,前者指暴力作用于头部后立即发生的脑损伤,包括脑震荡(cerebral concussion)和脑挫裂伤(cerebral contusion and laceration);后者是指受伤一段时间后出现的脑受损病变,主要有脑水肿和颅内血肿等。

(一)临床表现

1.**脑震荡**　为一过性脑功能障碍,无肉眼可见的神经病理改变。

(1)伤后立即出现短暂的意识障碍,持续几秒钟或几分钟,一般不超过 30min。同时出现皮肤苍白、冷汗、血压下降、脉搏缓慢、各种生理反射迟钝。

(2)逆行性遗忘,患者清醒后不能回忆伤前及受伤当时情况。

(3)常伴有头痛、头晕、恶心、呕吐、失眠等症状。

(4)神经系统检查无阳性体征,脑脊液无明显改变,CT 无阳性发现。

2.**脑挫裂伤**　为脑实质的损伤,包括脑挫伤和脑裂伤,两者常并存。前者脑组织损伤稍轻,软脑膜完整。后者软脑膜、血管、脑组织同时破裂,伤后易出现蛛网膜下腔出血、脑水肿、颅内压增高甚至脑疝。

(1)意识障碍:是脑挫裂伤最突出的临床表现。伤后立即出现,意识障碍的程度和持续时间与脑损伤的严重程度和范围有关。多超过 30min,严重者可长期昏迷。

(2)局灶症状和体征:若伤及脑功能区,可立即出现与受损功能区相关的功能障碍或体征,如偏瘫、失语等。

(3)颅内压增高与脑疝:脑挫裂伤可致蛛网膜下腔出血,若继发颅内血肿或脑水肿,可致颅内压增高甚至脑疝。出现头痛、呕吐、生命体征紊乱、意识障碍和瞳孔改变等。

(4)脑膜刺激征:合并蛛网膜下腔出血时,患者有剧烈头痛、颈项强直。可引出病理反射,脑脊液检查有红细胞。

3.**颅内血肿**　是颅脑损伤中最常见、最危险的继发性病变。如不及时处理,血肿压迫脑组织,引起颅内压增高、脑疝,可危及患者生命。颅内血肿按照发病时间可分为急性(<3d)、亚急性(3d～3 周)和慢性(>3 周)三型。按照血肿的来源和部位分为硬膜外血肿、硬膜下血肿和脑内血肿三型。

(1)硬膜外血肿:出血积聚于颅骨与硬脑膜之间,与颅骨骨折有密切关系。其典型表现是在原发性意识障碍后有一中间清醒期,然后再度出现意识障碍,并渐加重,即昏迷—清醒—昏迷。两次意识障碍的发生机制不同,前者是由原发性脑损伤引起,后者为继发性血肿及颅内压增高所致。如果原发性脑损伤较重或血肿形成迅速,则可能不出现中间清醒期。病变发展可出现颅内压增高,甚至脑疝。

（2）硬膜下血肿：出血积聚于硬膜下腔，为最常见的颅内血肿，可分为急性、亚急性和慢性硬膜下血肿。

1）急性和亚急性硬膜下血肿：多因脑挫裂伤导致脑实质内血管破裂所致。症状类似于硬膜外血肿，因脑实质损伤重，原发性意识障碍时间长，中间清醒期不明显。颅内压增高征象在1～3d内进行性加重。

2）慢性硬膜下血肿：较少见，多见于老年人。多数致伤外力小，出血缓慢，患者可有慢性颅内压增高、间歇性神经定位体征，有时可有智力障碍、精神失常、记忆力减退等表现。

（3）脑内血肿：发生在脑内，常与硬膜下血肿共存。以进行性加重的意识障碍为主，当血肿累及重要功能区时，可出现偏瘫、失语、局灶性癫痫等定位体征。

（二）辅助检查

1.脑脊液检查　脑挫裂伤时，脑脊液常有红细胞。

2.影像学检查　X线检查可了解颅骨骨折情况。CT作为首选项目可显示脑挫裂伤的部位、范围、脑水肿程度，还可了解脑室受压及中线移位情况，对颅内血肿可明确定位。CT检查脑震荡患者常无阳性发现，硬膜外血肿有双凸透镜影或弓形密度增高影，硬膜下血肿多见新月形或半月形影。

（三）治疗原则

1.脑震荡　一般无需特殊处理，卧床休息1～2周，可完全恢复。适当给予镇静、镇痛等对症治疗。

2.脑挫裂伤　一般以非手术治疗为主。卧床休息，保持呼吸道通畅。给予营养支持，维持水、电解质、酸碱平衡。其中防治脑水肿是治疗脑挫裂伤的关键。镇痛、抗癫痫，注意禁用吗啡和哌替啶。对开放性脑损伤要及早清创。重度脑挫裂伤出现脑疝迹象时，应行减压术。

3.颅内血肿　急性颅内血肿一经确诊应立即手术清除血肿；慢性硬膜下血肿多采用颅骨钻孔引流术。

（四）主要护理诊断/合作性问题

1.意识障碍　与脑损伤、颅内压增高有关。

2.清理呼吸道无效　与意识障碍或气道内分泌物增多不能有效排痰有关。

3.营养失调（低于机体需要量）　与伤后进食障碍及呕吐等有关。

4.潜在并发症　颅内压增高、脑疝、感染、压疮、癫痫、消化道出血等。

5.焦虑/恐惧　与脑损伤的诊断和担心预后有关。

（五）护理措施

1.现场急救

（1）保持呼吸道畅通：将患者置于侧卧位，尽快清除口咽部血块、呕吐物和分泌物，以免误吸。为昏迷者置口咽通气管，必要时行气管切开或进行人工辅助呼吸。

（2）妥善处理伤口，防止感染：单纯头皮裂伤清创后予以加压包扎。开放性颅脑损伤需剪短伤口周围头发，并消毒，伤口局部不冲洗、不用药。以无菌纱布保护外露脑组织，避免受压。遵医嘱使用抗生素和破伤风抗毒素。

（3）防治休克：患者有休克征象出现时，应及时查明有无多发性骨折、内脏破裂等颅外损伤，积极补充血容量，并作好术前准备。

（4）做好护理记录：准确记录受伤经过、初期检查发现、急救处理经过。观察并记录生命体征、意识、瞳孔、肢体活动等病情变化,为后续诊疗、护理提供依据。

2.病情观察　动态病情观察可鉴别原发性与继发性脑损伤,每 15～30min 观察记录 1 次,及时发现和处理继发病变,观察治疗效果。稳定后可适当延长。

(1)意识状态:意识障碍是脑损伤患者最常见的变化之一。意识障碍的程度可反映脑损伤的轻重。意识障碍出现的早晚和有无加重,是区别原发性和继发性脑损伤的重要依据。

(2)生命体征:患者伤后可出现持续的生命体征紊乱。

1)体温:伤后早期,常因组织创伤反应,出现中等程度发热,若伤后昏迷,体温持续超过 40℃,为中枢性高热,提示下丘脑或脑干损伤,若伤后数日体温升高,常提示有感染性并发症。

2)呼吸、脉搏、血压:三者呈综合性改变。为避免患者躁动影响检查准确性,应先测呼吸,再测脉搏,后测血压。注意呼吸节律和深度、脉搏快慢和强弱以及血压和脉压变化。若伤后出现血压升高、脉搏减慢、呼吸深慢,则提示颅内压增高。

(3)瞳孔变化:可因动眼神经、视神经、脑干损伤引起。观察两侧眼裂大小是否相等,有无上睑下垂,注意对比双侧瞳孔的形状、大小及对光反射。

(4)肢体活动:注意观察有无自主运动,是否对称,有无瘫痪以及瘫痪的程度等。

3.昏迷护理

(1)体位:昏迷患者采取侧卧位,以利于口腔分泌物排出和防止误吸。清醒患者,头部抬高 15°～30°,以利于静脉回流,减轻脑水肿。

(2)营养:对于无法进食的患者及时给予肠外营养。尽早恢复肠内营养有利于患者的康复,待肠蠕动恢复后,可采用鼻胃管补充营养。

(3)做好基础护理

1)对长期卧床患者加强皮肤护理、定时翻身,预防压疮、肺部感染等并发症。

2)去除口、鼻腔分泌物和血痂,用消毒棉球清洁。

3)定期清除眼分泌物,并滴抗生素眼药水,眼睑闭合不全者,给予眼药膏保护,预防暴露性角膜炎和角膜溃疡。

4)加强呼吸道管理,定期翻身拍背,保持呼吸道畅通,防止呕吐物误吸引起窒息和呼吸道感染。

5)每日做 2～3 次四肢关节被动活动和肌肉按摩,保持四肢关节功能位,预防关节痉挛、肌萎缩。

6)留置导尿,每日做好尿道外口护理。

4.防治颅内压增高

(1)减轻脑水肿、降低颅内压:遵医嘱应用脱水剂、糖皮质激素、冬眠低温疗法等措施降低颅内压。

(2)对便秘患者适当给予缓泻剂,禁忌高压灌肠,以免诱发颅内压增高。

5.预防感染和体温过高

(1)应用抗生素,防治颅内感染。

(2)中枢性高热常用物理降温,必要时可遵医嘱应用冬眠低温疗法。可选用物理降温,物理降温无效时,选用药物降温。

6.并发症护理

(1)外伤性癫痫:对癫痫患者应掌握其先兆,做好预防措施。发作时应有专人护理,用牙垫防止舌咬伤,及时吸出呼吸道分泌物,保持呼吸通畅。外伤性癫痫可用苯妥英钠预防,发作时可用地西泮制止抽搐。癫痫完全控制后,继续用药1~2年,逐渐减量后停药,以防突然停药所致复发。

(2)消化道出血:应激性溃疡及激素可诱发急性胃肠黏膜病变,引起消化道出血。遵医嘱补充血容量,停用激素,使用胃酸分泌抑制剂如西咪替丁等。

7.心理护理 对于病情较轻者,鼓励其尽早自理活动。对在恢复过程中出现的症状给予适当解释和安慰,使其树立战胜疾病的信心。

8.健康教育

(1)加强安全意识教育:对于外伤性癫痫患者,应按时服药,注意防止意外伤害。

(2)康复训练:脑外伤遗留的智力、语言和运动障碍,在伤后1~2年内有部分恢复的可能,应提高患者信心。协助患者制订康复计划,尽可能改善生活自理能力,提高社会适应能力。

(任丽霞)

第三节 颅内肿瘤的护理

颅内肿瘤(intracranial tumors)是指颅内占位性病变,分为原发性和继发性两大类。其中原发于脑组织、脑血管、脑神经和脑膜等组织的肿瘤称为原发性脑肿瘤,身体其他部位恶性肿瘤转移至脑或邻近组织侵入引起的则为继发性脑肿瘤。颅内肿瘤可发生于任何年龄,以20~50岁多见,发病部位以大脑半球最多,其次为鞍区、脑桥小脑角。

颅内肿瘤可分为神经上皮组织肿瘤、脑膜肿瘤、神经鞘细胞肿瘤、腺垂体肿瘤、先天性肿瘤、血管性肿瘤、转移性肿瘤、邻近组织侵入性肿瘤及未分类肿瘤,其中来自于神经胶质细胞和神经元细胞的胶质瘤,是颅内最常见的恶性肿瘤,占颅内肿瘤的40%~50%,以星形细胞肿瘤为最多,其次为脑膜瘤和垂体瘤等。儿童的颅内肿瘤发病率仅次于白血病,约占全身肿瘤的7%,以颅后窝和中线部位肿瘤为多。

一、护理评估

(一)临床表现

本病起病多较缓慢,病程可自1~2个月至数年不等。部分病例可呈急性或亚急性发病,若肿瘤的恶性程度较高,进展迅速,或肿瘤发生出血、坏死等继发性变化,甚至可能出现卒中。由于肿瘤的原发部位、组织生物学特性的不同,不同肿瘤的临床表现各异,但以颅内压增高、神经功能定位症状为共性。

1.颅内压增高 颅内占位性病变的存在、肿瘤周围脑水肿以及脑脊液循环受阻出现脑积水都是颅内肿瘤引起颅内压增高的原因。瘤内出血可表现为急性颅内压增高,甚至引发脑疝。

(1)头痛:肿瘤压迫、牵拉硬脑膜、血管和脑神经引起头痛。在剧烈咳嗽、用力排便时疼痛加剧。

(2)呕吐:清晨喷射状呕吐发作,多由于颅内压增高或肿瘤压迫呕吐中枢所致。

(3)视盘水肿:晚期患者可致视力减退、视野缩小,甚至失明。

2.定位症状　神经功能定位症状取决于颅内肿瘤的部位,是由肿瘤刺激、压迫或破坏脑组织或脑神经所产生的损害后果。常见的局灶性症状有运动及感觉功能障碍。首发症状和体征常提示脑组织最先受损的部位,有定位价值。主要表现为:

(1)刺激症状:大脑半球肿瘤多以癫痫为首发症状。不同部位的肿瘤,癫痫发作类型不同。中央区及顶叶多为局灶性发作,而额叶肿瘤多表现为癫痫大发作。伴有幻嗅的精神运动性发作则提示颞叶肿瘤。

(2)破坏性症状:中央前后回肿瘤可致中枢性瘫痪,额叶肿瘤出现精神障碍,枕叶肿瘤可出现视力障碍,蝶鞍区肿瘤可出现因垂体或靶腺功能亢进或减退导致的相应症状。语言中枢肿瘤可出现失语,内听道肿瘤可产生听力障碍,小脑半球肿瘤可引起同侧肢体共济失调。

(3)压迫症状:无功能性垂体腺瘤较大时可压迫视神经,引起视力下降甚至失明、双颞侧偏盲等。内听道的肿瘤压迫第Ⅴ或第Ⅶ对脑神经,患者可出现面部麻木、面部肌肉运动障碍、味觉改变;压迫脑干和小脑可伴复视、共济失调、吞咽困难等。

3.常见颅内肿瘤

(1)星形细胞肿瘤:是最常见的神经胶质瘤,占颅内肿瘤的 $13\%\sim26\%$,成年人多位于大脑半球,以额、颞叶多见。儿童多发生于小脑半球。星形细胞肿瘤恶性度较低,生长缓慢,平均病史 2~3 年,可长达 10 余年。约 1/3 患者以癫痫为首发症状,肿瘤占位可引起颅内压增高,若肿瘤侵犯额叶,可出现精神障碍和性格改变。

(2)脑膜瘤:占颅内原发肿瘤的 $14\%\sim19\%$。多为良性肿瘤。肿瘤生长缓慢,边界清晰。恶性脑膜瘤少见,与脑组织界限不清,可引起严重脑水肿,可远处转移至肺。

(3)垂体腺瘤:是来源于腺垂体的良性肿瘤。约占颅内肿瘤的 10%。分泌性(功能性)垂体腺瘤常因垂体或靶腺功能亢进或减退导致相应症状,如肢端肥大,女性患者停经、泌乳,男性患者肥胖、阳痿等。较大的无功能性垂体腺瘤可压迫视神经,引起视力下降甚至失明、双颞侧偏盲等。肿瘤内出血、坏死可导致垂体瘤卒中。

(4)听神经瘤:为良性肿瘤,占颅内肿瘤的 $8\%\sim10\%$,多隐匿起病,表现为高频耳鸣,听力下降,逐渐丧失听力。纯音测听表现为感音神经性耳聋。肿瘤压迫第Ⅴ或第Ⅶ对脑神经,患者可出现面部麻木、面部肌肉运动障碍、味觉改变;压迫后组脑神经,可表现为声音嘶哑、吞咽困难,压迫脑干和小脑可伴复视、共济失调、吞咽困难等。

(5)颅咽管瘤:为良性肿瘤,约占颅内肿瘤的 5%,多见于儿童和青少年,男性多于女性。该肿瘤大多数为囊性,多位于鞍上区,病情发展可压迫视神经和视交叉,阻碍脑脊液循环而导致脑积水。主要表现包括视力障碍、视野缺损、尿崩、肥胖和发育迟缓等。成年男性有性功能障碍,女性有月经不调。晚期可有颅内压增高。

(二)辅助检查

1.颅骨 X 线检查　脑膜瘤、颅骨骨瘤可见颅骨破坏和骨质增生。垂体腺瘤可见蝶鞍扩大,听神经瘤可见内听道扩大,骨质破坏。小儿患者颅内压增高可见颅缝增宽,脑回压迹增多。

2.CT 或 MRI　是诊断颅内肿瘤的首选方法,能明确诊断,且能确定肿瘤的位置、大小、肿瘤周围组织情况。

3.垂体腺瘤及靶腺功能检查　发现垂体腺瘤,还需做内分泌激素如生长激素、T_3、T_4、血浆促肾上腺皮质激素等的测定。

4.病理检查 在立体定向和神经导航技术基础上取得组织标本，进行组织学检查，确定肿瘤性质。

（三）与疾病相关的健康史

1.年龄 颅内肿瘤可发生于任何年龄，以 20～50 岁多见。星形细胞肿瘤发病高峰在 31～40 岁，脑膜瘤平均高发年龄在 45 岁，儿童少见。老年人脑萎缩，颅内空间相对增大，发生颅脑肿瘤时，颅内压增高不明显，须注意避免误诊。

2.家族史 遗传综合病症和特定基因多态性是潜在危险因子。

3.外伤史 脑膜瘤的发生与头部外伤有一定关系。

4.其他 有无接触化学、物理和生物致癌因素，如电磁辐射、神经系统致癌物、病毒感染等。

（四）心理社会状况

应评估患者及家属的心理状况，了解患者的职业、文化程度、对疾病的认知程度，以及有无悲伤、焦虑、绝望的心理。患者及家属对疾病及手术治疗的认知程度，家属对患者的关心程度和支持能力，都会影响患者对疾病的接受程度、治疗效果以及后期康复。

（五）治疗原则

1.降低颅内压 降低颅内压的根本办法是切除肿瘤，但是有些肿瘤无法全部手术切除，患者则需要接受放疗、化疗。降低颅内压可以缓解症状以争取治疗时间。具体措施包括：①脱水治疗。②脑脊液体外引流，包括侧脑室穿刺和脑脊液持续外引流。③综合防治措施，如低温冬眠或亚低温治疗、激素治疗、限制水钠输入量、保持呼吸道通畅、采取合理体位等。

2.手术治疗 切除肿瘤是降低颅内压、解除对脑神经压迫的最直接、最有效的方法，包括肿瘤切除术、内减压术、外减压术和脑脊液分流术等。微创入路、神经导航等微创神经外科技术的发展，保障了患者在切除肿瘤时脑功能不受损伤。

3.放射治疗 适用范围：①作为恶性肿瘤部分切除后的辅助治疗手段。②位于重要功能区或深部等不宜手术的肿瘤。③全身情况差不能耐受手术者。④对放疗较敏感的肿瘤，如生殖细胞瘤和淋巴瘤对放射线高度敏感，经活检证实后，可首选放疗。治疗方法包括内照射法和外照射法，后者包括普通放射治疗、伽玛刀放射治疗和等中心直线加速器治疗。

4.化学药物治疗 化疗是重要的综合治疗手段之一。应选择容易通过血脑屏障的药物，需警惕颅内压增高、肿瘤坏死出血和骨髓抑制等副作用的发生。如患者体质好，可与放疗同时进行。

5.其他治疗 如免疫治疗、基因治疗、光疗和中医中药治疗等方法均在不断探索中。

二、主要护理诊断/合作性问题

1.营养失调（低于机体需要量） 与呕吐、食欲下降、放疗、化疗有关。

2.疼痛 与肿瘤压迫、手术创伤有关。

3.（进食、卫生、如厕）自理缺陷 与手术后长期卧床有关。

4.潜在并发症 颅内压增高、脑疝、颅内出血、中枢性高热、感染、脑脊液漏等。

三、护理措施

（一）非手术治疗护理/术前护理

1.体位 床头抬高呈 15°～30° 的斜坡位，有利于头部静脉回流，降低颅内压。昏迷者头偏向一侧,以免呕吐物误吸。

2.休息　保证足够的休息和睡眠,帮助患者寻找影响睡眠的原因,安排有助于睡眠和休息的环境。保持病室安静,避免大声喧哗。睡眠时间内,若非病情需要,勿干扰患者。患者因头痛难以入睡,遵医嘱采取降压、止痛措施。遵医嘱给予镇痛催眠药,并观察用药效果。加强皮肤护理,防止压疮发生。

3.营养支持　采取均衡饮食,保证足够的蛋白质和维生素的摄入,睡前不喝咖啡、浓茶,避免大脑兴奋。无法进食者采用鼻饲或肠外营养,维持患者水、电解质和酸碱平衡。

4.保持呼吸道通畅　及时清理口鼻腔呕吐物和分泌物,定时翻身拍背,痰液黏稠者,可用抗生素加糜蛋白酶雾化吸入,帮助排痰,防止肺部感染。对意识不清或排痰困难者,配合医生施行气管切开术。

5.病情观察　严密观察病情变化,当患者出现意识障碍、瞳孔不等大、缓脉、血压升高等症状时,提示有发生脑疝的可能,应立即报告医生。保持呼吸道通畅,迅速静脉滴注脱水剂,并留置尿管,以了解脱水效果。做好术前特殊检查及手术准备。

6.防止意外发生　对出现神经系统症状的患者应视具体情况加以保护。运动障碍患者应卧床休息,下床活动时,注意安全,防止意外伤害的发生;躁动患者给予适当约束、放置床挡防止坠床、摔伤和自伤;癫痫发作时,应限制患者活动范围,保护患者安全,及时应用抗癫痫药物,督促癫痫患者按时服药。

7.心理护理　给予心理支持,使患者和家属能面对现实。耐心倾听患者的痛苦,减轻患者的心理压力,介绍疾病检查、治疗方法及其必要性。告知患者可能采用的治疗计划及如何配合,帮助家属学会照顾患者的方法,介绍成功治愈病例,帮助患者树立信心。

8.术前检查及手术准备

(1)术前检查:包括血尿便常规、凝血功能、血液生化检查、心肺功能检查等。

(2)术前2h剃净头发并消毒,做好整个头部和颈部的皮肤准备。

(3)术前用药:应用阿托品以减少呼吸道分泌和抑制迷走神经。

(二)术后护理

1.病情观察　严密观察生命体征、意识、瞳孔变化和肢体活动状况。术后24h内易出现颅内出血及脑水肿而引起脑疝等并发症,当患者意识由清醒转为迟钝或消失,伴对侧肢体活动障碍加重,同时出现脉缓、血压升高,要考虑颅内出血或水肿的可能,应及时向医生报告。

2.体位　全麻未清醒患者,取侧卧位;无休克和昏迷,血压平稳,取头高足低斜坡卧位。

3.营养及输液

(1)一般颅脑手术,麻醉清醒、恶心呕吐消失后可给予流食,第2～3d给半流质饮食,以后逐渐过渡至普通饮食。手术范围较大、全身反应明显者,术后2～3d方可进食。昏迷患者经鼻饲供给营养,必要时应用全胃肠外营养。

(2)颅脑手术后因脑水肿反应,应适当控制液体入量,以1500～2000mL为宜,记录24h出入量,维持水、电解质和酸碱平衡。

4.保持呼吸道通畅、吸氧,定时协助患者翻身、拍背,促进排痰。分泌物较多时,可给予导管吸痰,痰液黏稠者可给予雾化吸入。

5.疼痛护理　术后24h内切口疼痛最为剧烈,遵医嘱使用止痛剂,2～3d后逐渐缓解。若疼痛呈持续性或减轻后又加剧,要警惕切口感染的可能。对于颅内压增高导致的头痛,应给予脱水剂和激素等降低颅内压。

6.切口护理 遵医嘱应用抗生素抗感染,保持伤口清洁,观察切口有无出血、渗血、渗液等,必要时及时更换,以免切口感染。

7.引流管的护理 术后常规放置引流管。妥善固定,保持引流通畅,观察引流液的量和颜色及性状,控制引流速度和引流量,不可随意放低或抬高引流袋。3～4d后脑脊液转清,拔除引流管前可试行闭管或抬高引流袋。

8.加强生活护理 注意口腔卫生,注意皮肤护理,防止压疮,训练定时排便功能,保持会阴部清洁。指导家属学习对患者的照顾方法和技巧。

9.并发症的预防和护理

(1)颅内出血:是脑手术后最危险的并发症。密切观察病情,若发现患者出现意识障碍和颅内压增高或脑疝征象,及时报告医师并做好再次手术准备。

(2)中枢性高热:术后12～48h内,下丘脑、脑干部位病变可引起中枢性高热,一般物理降温效果较差,需采用冬眠低温疗法。

(3)感染:做好切口护理,严格无菌操作,加强营养和基础护理及遵医嘱使用抗生素等。

(4)其他:包括尿崩症、胃出血、顽固性呃逆、癫痫发作等,应注意观察,及时发现和处理。

(三)健康教育

1.术后需放化疗的患者,告知患者及家属放疗和化疗可能出现的副作用,让患者做好心理准备,鼓励其尽快适应自身形象的改变,坚持治疗及康复。

2.告知患者及家属康复训练的知识,指导术后康复锻炼的具体方法。术后患者常有偏瘫或失语,要加强患者肢体功能锻炼和语言训练。指导患者家属协助患者做肢体被动活动,按摩肌肉,防止肌肉萎缩。耐心辅导患者进行语言训练,鼓励患者家属建立信心,平时给患者听音乐、广播等,刺激其感觉中枢。改善生活自理能力和社会适应能力,提高生活质量。

3.恢复期合理摄入均衡饮食,注重营养。

4.就诊和随访,告知患者恢复期可能出现的症状,发现异常及时复诊。

(任丽霞)

第四节 心力衰竭的护理

心力衰竭(heart failure)简称心衰,是一种由于各种心脏疾病引起的心肌收缩力下降,心排血量不能满足机体代谢需要,器官、组织血液灌注不足,出现以肺循环和(或)体循环淤血为主要特征的临床综合征,故心力衰竭又称充血性心力衰竭。由于各种原因引起的左心室充盈压增高,致肺静脉血液回流受阻出现肺循环淤血,称为舒张性心力衰竭。临床上以充血性心力衰竭常见。按心力衰竭发展速度可分为急性和慢性两种,以慢性居多;按其发生部位可分为左心衰竭、右心衰竭和全心衰竭;按舒张、收缩功能障碍可分为收缩性心力衰竭和舒张性心力衰竭。

一、慢性心力衰竭

慢性心力衰竭是大多数心血管疾病的终末阶段,也是心血管疾病最主要的死亡原因。引起心力衰竭的基础心脏病以高血压、冠心病、风湿性心脏病为主。

（一）病因与发病机制

1.基本病因　包括原发性心肌损害和心脏负荷过重。

（1）心肌病变：冠心病引起的缺血性心肌损害；各种类型的心肌病，其中以病毒性心肌炎及原发性扩张型心肌病最为常见；心肌代谢障碍性疾病，以糖尿病心肌病最为常见，其他如继发于甲状腺功能亢进或减低症的心肌病、心肌淀粉样变性等。以上病变均可引起心肌收缩力减退。

（2）心脏负荷过重：①容量负荷（前负荷）过重：见于主动脉瓣关闭不全、二尖瓣关闭不全、房（室）间隔缺损、动脉导管未闭、慢性贫血、甲状腺功能亢进症等。②压力负荷（后负荷）过重：见于高血压、主动脉瓣狭窄、肺动脉高压、肺动脉瓣狭窄等。

2.诱因　有基础心脏病的患者，心力衰竭症状往往可由增加心脏负荷的因素所诱发。

（1）感染：最常见的诱因，以呼吸道感染最多见。

（2）心律失常：以心房颤动最常见，亦见于其他各种类型的快速性心律失常以及严重的缓慢性心律失常。

（3）血容量增加：钠盐摄入过多，静脉输液（输血）量过多、速度过快等。

（4）生理或心理压力过大：劳累过度、情绪激动、精神过度紧张、妊娠后期与分娩等。

（5）治疗不当：洋地黄药物不足或过量，不恰当地应用某些抑制心肌收缩力的药物等。

（6）原有心脏病变加重或并发其他疾病：冠心病发生心肌梗死、风湿活动、合并甲状腺功能亢进症或贫血等。

3.发病机制　慢性心力衰竭的发病机制十分复杂，是一个逐渐发展的过程。可能与多种代偿机制有关，如 Frank－Starling 机制、心肌肥厚与心室重塑、神经内分泌的激活等。

（二）身体状况

1.左心衰竭　主要为肺淤血和心排血量下降的表现。

（1）呼吸困难：左心衰竭最重要和最常见的症状。劳力性呼吸困难为早期表现，夜间阵发性呼吸困难是左心衰竭的典型表现，严重时出现端坐呼吸。

（2）咳嗽、咳痰、咯血：多发生在夜间，坐位或立位咳嗽可减轻或消失，以白色浆液性泡沫样痰为其特点。如发生急性肺水肿，则咳大量粉红色泡沫样痰。

（3）低排血量症状：可出现乏力、头昏、嗜睡或失眠、心悸、发绀、尿少等，因心排血量下降，组织、器官血液灌注不足所致。

（4）体征：除基础心脏病的体征外，心率增快，第一心音减弱，可闻及舒张期奔马律，心脏检查可见左心室增大，交替脉是左心衰竭特征性体征；两肺底可闻及湿啰音，并可随体位改变而移动，有时伴有哮鸣音等。

2.右心衰竭　主要为体循环静脉淤血表现。

（1）胃肠道及肝脏淤血：可出现腹胀、食欲不振、恶心、呕吐等症状。

（2）肾淤血：肾血流量减少，出现尿少、夜尿增加等。

（3）体征：①水肿：首先出现在身体低垂部位，常为对称性、凹陷性水肿。卧位患者常见于骶尾部。严重者出现全身水肿，可伴胸水、腹水和阴囊水肿。②颈静脉征：颈静脉搏动增强，颈静脉怒张是右心衰竭的主要体征；肝－颈静脉回流征阳性，为特征性体征。③肝脏肿大，持续慢性右心衰竭可致心源性肝硬化。④心脏杂音：可因右心室显著扩大而出现三尖瓣关闭不全的反流性杂音。

3.全心衰竭　左心衰竭和右心衰竭表现并存。继发于左心衰竭的右心衰竭,常因右心排血量减少、肺淤血症状缓解而使呼吸困难减轻。

（三）心功能分级

通常沿用 1928 年美国纽约心脏病协会(NYHA)提出的分级方案(1994 年重新修订),根据患者临床表现及自觉活动能力将心功能划分为四级。

Ⅰ级:患者患有心脏病,但日常活动不受限制,平时一般活动不引起疲乏、心悸、气急。

Ⅱ级:体力活动轻度受限,休息时无自觉症状,但日常活动可引起气急、心悸。

Ⅲ级:体力活动明显受限,稍事活动即引起气急、心悸。

Ⅳ级:体力活动重度受限,休息状态下也出现气急、心悸等症状。

（四）心理、社会状况

心力衰竭往往是心血管疾病发展至晚期的表现,患者体力活动受到限制,生活上需他人照顾。长期的疾病折磨和反复出现的心力衰竭使患者常常出现焦虑、恐惧、内疚、绝望。家属和亲友可因患者久病而疏忽患者的心理感受。

（五）辅助检查

1.X 线检查　早期肺静脉压增高主要表现为肺门血管影增强、肺小叶间隔内积液,可表现为 Kerley B 线,是在肺野外侧清晰可见的水平线状影,是慢性肺淤血的特征性表现。

2.心电图　能反映左、右心室肥大及心脏缺血表现。

3.超声心动图　显示心腔大小变化及心瓣膜结构情况。利用多普勒超声技术测量计算左心室射血分数(LVEF),正常射血分数大于 50%,能反映左心室功能。

4.放射性核素　放射性核素心血池显影,有助于判断心室腔大小,计算左、右心室收缩末期、舒张末期容积和射血分数。

5.血流动力学检查　目前多采用漂浮导管,经静脉插管直至肺小动脉,测定各部位的压力及血液含氧量,计算心脏指数(CI)及肺小动脉楔压(PAWP),直接反映左心功能。

（六）诊断要点

原有心脏病体征;呼吸困难与体力活动有明显关系;出现发绀、肺部湿啰音;右上腹胀痛、肝肿大、腹水、肝颈静脉回流征阳性,下肢水肿;超声心动图可发现某些病因及病理;心脏表现可发现慢性心力衰竭的病因和左心衰竭特点。

（七）治疗要点

1.病因治疗　对所有可能导致心脏功能受损的常见疾病如高血压、冠心病、糖尿病、代谢综合征等,在尚未造成心脏器质性改变前即早期进行有效治疗,并积极预防和治疗诱因,如感染、心律失常等。

2.一般治疗　控制体力活动,避免精神刺激,减少钠盐摄入,降低心脏负荷。

3.药物治疗　常用的控制心力衰竭的药物有以下几种。

(1)利尿剂:最常用药物。可通过排钠、排水减轻心脏容量负荷,对缓解淤血症状、减轻水肿效果显著。常用药物有氢氯噻嗪(双氢克尿塞)及呋塞米、螺内酯(安体舒通)、氨苯蝶啶等。

(2)洋地黄类药物:可增加心肌收缩力,抑制心脏传导系统。常用洋地黄制剂为地高辛、洋地黄毒苷、毛花苷 C、毒毛花苷 K 等。

(3)血管紧张素转换酶抑制剂(ACEI):近年来国外临床试验均证明,即使是重度心力衰竭,ACEI 药物治疗亦可明显改善远期预后,降低死亡率。常用药物有卡托普利、贝那普利、培哚普利等。

(4)血管紧张素受体阻滞剂(ARB):常用药物为坎地沙坦、氯沙坦、缬沙坦等。

(5)β受体阻滞剂:目前认为所有心功能不全且病情稳定患者均应使用β受体阻滞剂,除非禁忌或不能耐受。在心力衰竭情况稳定、无体液潴留后开始应用,小剂量开始。美托洛尔12.5mg/d、比索洛尔1.25mg/d,逐渐增加剂量,适量长期维持。

(6)其他:如多巴胺、多巴酚丁胺、氨力农等。

(八)主要护理诊断/问题

1.气体交换受损　与左心衰竭致肺淤血有关。

2.体液过多　与右心衰竭致体循环淤血有关。

3.活动无耐力　与心排血量下降有关。

4.有皮肤完整性受损的危险　与水肿有关。

5.潜在并发症　洋地黄中毒、电解质紊乱等。

(九)护理目标

1.呼吸困难改善,发绀消失,肺部湿啰音减少或消失,血气分析结果正常。

2.能合理安排饮食,控制钠、水的摄入,水肿减轻或消退,不发生压疮。

3.避免洋地黄中毒或能及时发现洋地黄中毒并妥当处理。

4.防止发生水、电解质紊乱。

(十)护理措施

1.一般护理

(1)休息与活动:适当的身心休息,有利于心功能恢复。心功能Ⅰ级患者,宜积极参加体育锻炼,但避免剧烈运动和重体力劳动,注意适当休息;心功能Ⅱ级患者,应适当限制体力活动,增加休息时间,特别是午睡时间及夜间睡眠时间;心功能Ⅲ级患者,严格限制一般体力活动,以卧床休息为主,日常生活可以自理或他人帮助完成;心功能Ⅳ级患者,绝对卧床休息,日常活动由他人协助,当病情好转后起床活动,逐渐增加活动量,以不出现症状为限。长期卧床休息的患者,应帮助进行四肢被动活动,协助变换体位,鼓励深呼吸和咳嗽,以预防下肢静脉血栓形成、压疮、肺部感染、肌肉萎缩等并发症。

(2)饮食护理:给予低热量、低钠、高蛋白质、高维生素、清淡、易消化食物,多食蔬菜和水果。少食多餐、不宜过饱,以减轻心脏负担;避免豆类等产气食物,限制钠盐摄入,轻度者钠盐摄入量在5g/d以下,中度者摄入量为3g/d,重度者控制在1g/d以下,同时限制含钠量高的食物,如发酵面食、腌腊制品、海产品、罐头、味精、碳酸饮料等,但应注意,应用强效排钠利尿剂时,过分严格的限盐可导致低钠血症。

(3)排便护理:由于肠道淤血、进食减少、长期卧床等因素,患者肠蠕动减慢,加之排便方式的改变,患者常有便秘,而用力排便可增加心脏负荷,加重心力衰竭和诱发心律失常。应向患者解释便秘形成的原因、对机体的影响和预防方法,指导并训练患者床上排便,若病情允许尽可能使用床边便椅;指导患者经常变换体位及按摩腹部,增加食用粗纤维食物,如粗粮、芹菜、水果等,防止便秘发生。必要时遵医嘱给予缓泻剂,如开塞露、麻仁丸等。

2.病情观察　监测呼吸频率、节律和深浅度的变化,观察呼吸困难和发绀的程度及肺部啰音;观察水肿出现的时间、部位、性质、程度等,每日测量体重和腹围,准确记录24h出入液量;观察局部皮肤有无感染、压疮的发生。监测血气分析结果和血氧饱和度,观察有无洋地黄中毒表现。

3.用药护理

(1)洋地黄类药物

1)用药注意事项:①其药物治疗量与中毒量很接近,易发生过量而中毒,应按时、按医嘱剂量给药。②洋地黄用量个体差异很大,如老年人、心肌缺血缺氧如冠心病、低钾血症、高钙血症、肝肾功能不全等情况对洋地黄较敏感,用药后应加强观察。③注意不要与奎尼丁、普罗帕酮、维拉帕米、胺碘酮、钙剂等药物合用,以免增加药物毒性。④静脉给药时,用葡萄糖溶液稀释后缓慢静脉注射。⑤给药前后询问有无恶心、呕吐、乏力、色视等,听心率、心律,测脉搏。如脉搏小于 60 次/分或节律不规则等,应暂时停药并报告医生。

2)密切观察药物毒性反应:①心脏毒性反应:常表现为各类心律失常,以室性期前收缩最常见,多呈现二联律或三联律。②胃肠道反应:如恶心、呕吐等。③中枢神经系统症状:如视力模糊、黄视、倦怠等。

3)药物毒性反应处理:①立即停药:这是首要处理措施。②补充钾盐:口服或静脉补充氯化钾,停用排钾利尿剂。③纠正心律失常:快速性心律失常首选苯妥英钠或利多卡因,一般禁用电复律;缓慢性心律失常用阿托品,完全性房室传导阻滞出现心源性晕厥时,宜安置临时心脏起搏器。

(2)利尿剂:①噻嗪类利尿剂:主要不良反应为低钾血症,表现为腹胀、肠鸣音减弱、乏力等,并可诱发心律失常或洋地黄中毒。应用过程中宜同时补充含钾丰富的食物,必要时遵医嘱补钾。②氨苯蝶啶:不良反应有嗜睡、乏力、皮疹、胃肠道反应,长期用药可产生高钾血症;伴肾功能减退、少尿或无尿者慎用。③螺内酯:毒性小,可出现嗜睡、运动失调、男性乳房发育、面部多毛等;肾功能不全、高钾血症者禁用。

(3)血管紧张素转换酶抑制剂:①从小剂量开始,逐渐递增。②遵守个体化的用药原则,因人而异。③通常与利尿剂合用,亦可与 β 受体阻滞剂合用。④副作用有低血压、肾功能一过性恶化、高血钾及干咳,应用时注意监测血压、血钾和肾功能情况。⑤临床上无尿性肾功能衰竭、妊娠哺乳期妇女及对血管紧张素转换酶(ACE)抑制药物过敏者禁用该类药物;双侧肾动脉狭窄、血肌酐水平明显升高(大于 $225\mu mol/L$)、高血钾(大于 5.5mmol/L)及低血压者亦不宜应用 ACEI。

(4)β 受体阻滞剂:①β 受体阻滞剂不能作为单一药物治疗心力衰竭。②必须从很小剂量开始,逐渐加量。③早期使用,遵循个体化原则。④减量过程应缓慢,避免突然停用。⑤注意观察低血压、心动过缓和房室传导阻滞及心力衰竭的变化。⑥支气管痉挛性疾病、心动过缓、二度及二度以上房室传导阻滞为禁忌证,严重心力衰竭患者亦禁用。

4.对症护理

(1)呼吸困难:观察呼吸困难出现的时间、与体位的关系、诱因和缓解方式,尤其应加强夜间巡视。根据呼吸困难的类型和程度采取适当体位,轻者取头高位,严重者取半卧位、坐位或两腿下垂,以减少回心血量,减轻肺淤血,缓解呼吸困难。根据动脉血氧分压确定给氧浓度,给氧期间观察氧疗效果。避免输液过多、过快,心力衰竭患者输液速度一般不超过 30 滴/分。

(2)水肿:注意休息,限制钠盐摄入,严重水肿且利尿效果差时,应严格限制液体入量,液体入量为前一日尿量加 500mL。注意保护皮肤,避免皮肤受刺激,防止压疮发生。

5.心理护理 不良情绪可使心率增快,心脏负荷加重。良好的心理疏导和心理护理能减轻患者的焦虑情绪,利于机体的康复。护士要给予患者更多的关心,和他们建立良好的关系,为他们提供安静舒适、利于休息的环境,必要时遵医嘱给予小剂量镇静剂,使患者能有效地缓解紧张、焦虑情绪。

6.健康指导

(1)知识指导:告知患者及家属心力衰竭的防治知识,指导患者积极控制高血压、冠心病、甲亢等;有手术适应证者,如风湿性心瓣膜病、冠心病、先天性心脏病等尽早择期手术。积极预防呼吸道感染,保持心情舒畅,情绪稳定。

(2)活动指导:指导患者及家属合理安排活动与休息,保持心脏代偿功能。避免重体力劳动和剧烈运动,活动量以不出现心悸、气急为原则。在心功能恢复后可从事轻体力劳动或工作,并循序渐进地进行运动锻炼,如打太极、散步等以提高活动耐力。避免耗氧量大的活动,如擦地、登梯、快走等。保障夜间睡眠充足,白天可适当午睡。

(3)饮食指导:少量多餐,避免刺激性食物,戒烟酒,防便秘。排便时不可用力,以免增加心脏负荷而诱发心律失常。

(4)用药指导:严格遵医嘱用药,不得随意增减或撤换药物。告诉患者药物的名称、作用、剂量、用法、疗效和不良反应等。服用洋地黄者,教会患者测量脉率、心率、识别洋地黄中毒反应,服药前后注意观察,如出现异常及时就诊。服用血管扩张剂者,起床动作缓慢,防止发生体位性低血压。

(5)监测指导:嘱患者定期随访,及时发现病情变化:①注意足踝部有无水肿,足踝部是水肿最早出现的部位。②若体重增加,即使尚未出现水肿,也应警惕。如气急加重、夜尿增多、有厌食饱胀感,提示心力衰竭复发的可能。③夜间平卧时出现咳嗽、气急加重,是左心衰竭的表现,应立即就诊。

二、急性心力衰竭

急性心力衰竭(acute heart failure)是指由于急性心脏病变引起的心排血量在短时间内急骤降低,导致组织器官灌注不足和急性淤血综合征。临床上以急性左心衰竭为常见,表现为急性肺水肿、心源性休克或心搏骤停,是常见的急危重症。

(一)病因与发病机制

1.病因 心脏解剖或功能的突发异常,使心排血量急剧降低和肺静脉压突然升高均可发生急性左心衰竭。

(1)急性弥漫性心肌损害:如急性广泛性心肌梗死、急性心肌炎等。

(2)急性而严重的心脏负荷增加:急性压力负荷增加,如血压急剧升高或高血压危象、严重二尖瓣狭窄或主动脉瓣狭窄者突然过度体力活动;急性容量负荷增加,如过多、过快的静脉输液,急性心肌梗死,感染性心内膜炎或外伤引起乳头肌断裂或功能不全、腱索断裂、瓣膜穿孔等导致的急性瓣膜反流。

(3)严重心律失常:持续发作的快速性心律失常最常见,亦可见于重度缓慢性心律失常。

2.诱因 劳累、过饱、用力大便、严重感染、肺栓塞、输血输液过快过多、不恰当使用药物、心律失常、妊娠分娩等均可诱发本病。

(二)身体状况

1.症状 患者突发极度呼吸困难,呼吸频率可达 30~40 次/分,常被迫采取端坐位,表情恐惧,面色青灰,唇指青紫,大汗淋漓,烦躁不安,可有窒息感、濒死感。同时频繁咳嗽、咳粉红色泡沫样痰,严重时可有大量泡沫样液体由口、鼻涌出,甚至咯血。

2.体征 两肺满布湿啰音和哮鸣音,原心脏杂音常被肺内啰音掩盖而不易听出;左心室增大,心率增快,心尖区可闻及舒张期奔马律,肺动脉瓣区第二心音亢进;皮肤湿冷;早期患者血压可一过性升高,后期常持续下降甚至休克;脉搏增快,可呈交替脉;严重者可因严重缺氧而发生意识障碍、心排血量剧降而休克或猝死。

(三)辅助检查

1.胸部 X 线 肺水肿典型者双侧肺门可见蝶形片状云雾阴影,重度肺水肿可见大片绒毛状阴影。

2.动脉血气分析 病情越严重,动脉血氧分压(PaO_2)降低越明显。

3.血流动力学监护 肺毛细血管楔压(PCWP)增高,合并休克时心排血量降低。

(四)治疗要点

发生急性心力衰竭时,应迅速采取坐位,双腿下垂;乙醇湿化给氧;镇静、强心、利尿、平喘;扩张血管;糖皮质激素治疗;治疗原发病、消除诱因;机械辅助呼吸等措施。

(五)主要护理诊断/问题

1.气体交换受损 与急性肺水肿有关。

2.恐惧 与病情突然加重、产生窒息感和担心预后有关。

3.潜在并发症 心源性休克。

(六)护理措施

1.急救配合 急性左心衰竭为内科急症,必须迅速抢救。具体措施如下。

(1)体位:采用坐位,双腿下垂,必要时四肢轮流绑扎,减少静脉回流,减轻心脏负担。坐位时注意保护患者,防止坠床。

(2)吸氧:保持气道通畅,给予高流量(6～8L/min)吸氧,20%～30%乙醇湿化。

(3)镇静:吗啡 3～5mg 皮下注射或静脉注射,必要时可重复一次。吗啡是抢救急性左心衰竭极为有效的药物,镇静、扩张小动脉和静脉,从而减轻心脏负荷。

(4)快速利尿剂:呋塞米 20～40mg 静脉注射,缓解肺水肿。注意记录尿量、出入液量,监测电解质及血压变化。

(5)洋地黄制剂:可用毛花苷 C(西地兰)0.4mg 或毒毛花苷 K0.25mg 稀释后缓慢静脉注射,注意观察心率、心律的变化。

(6)氨茶碱:氨茶碱具有强心、利尿、平喘及降低肺动脉压等作用,是早期肺水肿患者有效的辅助治疗药物。一般用氨茶碱 0.25g 加入 5%葡萄糖溶液 20mL 内缓慢静脉推注。用药过程中注意观察有无心律失常、血压下降、肌肉震颤等异常表现。

(7)血管扩张剂:可选用硝普钠、硝酸甘油、酚妥拉明等静脉滴注。在用药过程中,注意严密监测血压,并根据血压调整滴数,以防低血压发生;硝普钠含氰化物,连续用药时间不超过24h。且要现配现用,避光保存。

(8)皮质激素:氢化可的松 100～200mg 或地塞米松 10mg 加入葡萄糖溶液中静脉滴注,可降低周围血管阻力、减少回心血量和解痉平喘,有助于肺水肿的控制。

(9)病因治疗:对急性肺水肿患者,在进行紧急对症处理的同时,对原发病因和诱因进行治疗。

2.病情监测 严密监测呼吸、血压、血氧饱和度、心率、心电图,监测血电解质、血气分析等,对安置漂浮导管者应监测血流动力学指标的变化,记录出入液量。观察意识、精神状态、皮肤颜色及温度、肺部啰音的变化。

3.心理护理 患者常因恐惧和焦虑,使呼吸困难进一步加重。护理人员在抢救时必须保持镇静、忙而不乱、操作熟练,使患者产生安全感和信任感。尽可能守护在患者身边,安慰患者,消除患者紧张恐惧心理。避免在患者面前讨论病情,以免引起患者紧张或误会。

4.健康指导

(1)知识指导:患者病情稳定后,向患者及其家属介绍急性心力衰竭的病因和诱因。指导患者积极针对诱因和病因进行治疗,如积极控制高血压、治疗各种心律失常等。

(2)生活指导:给予低盐低脂膳食,多食蔬菜、水果,少量多餐,戒除烟酒;注意保暖,预防感冒,积极控制各种感染;注意休息。

(3)用药指导:告知患者治疗药物的名称、剂量、用法、不良反应,指导患者遵医嘱服药,不可随意增减,教会患者测量脉搏、心率。

(4)定期复查:指导患者出院后自我监测病情变化,定期监测各项心肺功能指标,如果突然呼吸困难、咳粉红色泡沫样痰,应及时入院就诊。

(邢晓虹)

第五节　心律失常的护理

正常情况下,心脏由窦房结按照正常的频率和节律发出的冲动,按正常的路径和速度、顺序激动心房和心室,保持正常的心脏搏动。当心脏冲动的起源、频率、节律、传导路径和速度异常时,称为心律失常(cardiac arrhythmia)。心律失常多发生在心脏患者和其他病理情况下,也可发生在正常人。

一、心律失常的分类

心律失常按其发生原理可分为冲动形成异常和冲动传导异常。

1.冲动形成异常

(1)窦性心律失常:窦性心动过速、窦性心动过缓、窦性心律不齐、窦性停搏。

(2)异位心律:①被动性异位心律:逸搏(房性、室性、房室交界性)、逸搏心律(房性、室性、房室交界性)。②主动性异位心律:期前收缩(房性、室性、房室交界性)、阵发性心动过速(房性、室性、房室交界性)、心房扑动与心房颤动、心室扑动与心室颤动。

2.冲动传导异常

(1)生理性:干扰和房室分离。

(2)病理性:窦房传导阻滞、房室传导阻滞、房内传导阻滞、束支或分支阻滞(左、右束支及左束支分支传导阻滞)或室内阻滞。

(3)房室间传导途径异常:预激综合征。

按照心律失常发生时心率的快慢,将其分为快速性心律失常和缓慢性心律失常。前者包括心动过速、期前收缩、扑动和颤动等;后者包括窦性心动过缓、房室传导阻滞等。有些学者还提出按心律失常时循环障碍的严重程度和预后,将心律失常分为良性和恶性两大类,或分为良性、潜在致命性和致命性三类。

二、窦性心律失常

正常窦性心律的冲动起源于窦房结,成人频率为 60～100 次/分。心电图显示窦性心律的 P 波在 I、II、aVF 导联直立,aVR 导联倒置,P－R 间期 0.12～0.20s。窦性心律的频率因性别、年龄、体力活动等不同而有显著性差异。

(一)窦性心动过速

成人窦性心律的频率超过 100 次/分。

1. 病因　①生理性:如运动,饮浓茶、咖啡或酒,吸烟,疼痛或紧张等。②病理性:发热、休克、低血压、贫血、肺栓塞、心力衰竭、甲状腺功能亢进症等。③药物作用:如阿托品、麻黄碱、异丙肾上腺素等。

2. 身体状况　可没有症状或主诉心悸。若心率 160 次/分,则心搏出量降低,冠状动脉血流减少,可导致充血性心力衰竭或心绞痛等。

3. 心电图特点　可见窦性 P 波,P－R 间期正常,P 波频率大于 100 次/分,P－P 间期或 R－R 间期小于 0.6s(图 13－1)。

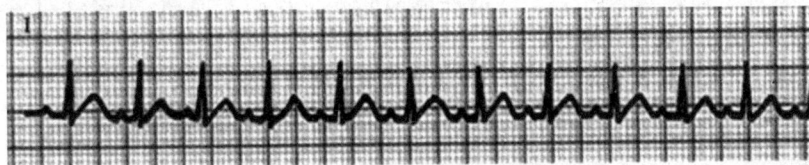

图 13－1　窦性心动过速

4. 治疗要点　一般无需治疗。主要治疗方法应针对病因和去除诱发因素,必要时用 β 受体阻滞剂如普萘洛尔(心得安)、美托洛尔(倍他乐克)来减慢心率。

(二)窦性心动过缓

成人窦性心律的频率低于 60 次/分,窦性心动过缓常同时伴发窦性心律不齐。

1. 病因　①生理性:健康青年人、运动员、老年人、熟睡时。②病理性:器质性心脏病、甲状腺功能减退症(甲减)、颅内高压、阻塞性黄疸及服用 β 受体阻滞剂、洋地黄药物等。

2. 身体状况　多无自觉症状,当心率过于缓慢,出现心排血量不足时,可出现胸闷、头晕等症状。

3. 心电图特点　窦性 P 波;P－R 间期正常;P 波频率小于 60 次/分,P－P 间期或 R－R 间期大于 1.0s(图 13－2)。

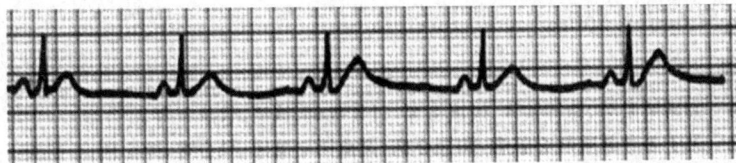

图 13－2　窦性心动过缓

4. 治疗要点　无症状者通常不必治疗。如心率过慢出现症状时可用阿托品、异丙肾上腺素或麻黄碱等药物,但长期应用的效果不确切,且易发生严重不良反应,故应考虑心脏起搏治疗。

(三)窦性心律不齐

窦性心律快慢显著不等者称为窦性心律不齐。

1.病因 可见正常人,尤其儿童和青少年;与呼吸有关,多为生理性。

2.身体状况 一般无症状,若合并严重心动过缓则有相应的表现。

3.心电图特点 窦性P波;P−P(或R−R)间期之差大于0.12s(图13−3)。

4.治疗要点 同窦性心动过缓。

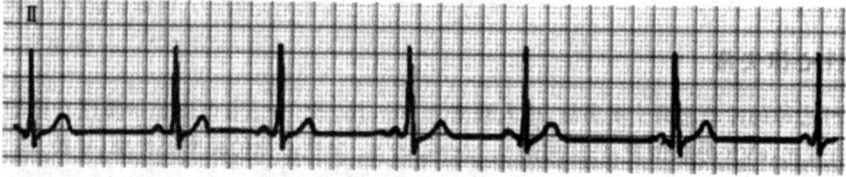

图13−3 窦性心律不齐

（四）窦性停搏

窦房结在一个不同长短的时间内不能产生冲动,亦称窦性静止。

1.病因 迷走神经张力增高或颈动脉窦过敏均可引起。其他因素如急性心肌梗死、窦房结本身疾病及洋地黄药物、β受体阻滞剂过量等。

2.身体状况 长时间的窦性停搏后,低位的潜在起搏点如房室交界区或心室可发出单个逸搏或出现逸搏性心律控制心室。一旦窦性停搏时间过长而无逸搏,患者常可发生头晕、晕厥、黑矇,严重者可发生阿−斯综合征导致死亡。

3.心电图特点 窦性心律中有较长一段停顿;停顿的P−P间期与基础的P−P间期无公倍数关系;停顿之后常出现逸搏(被动性逸搏)(图13−4)。

4.治疗要点 对无症状者不必治疗,有症状者宜接受起搏器治疗。

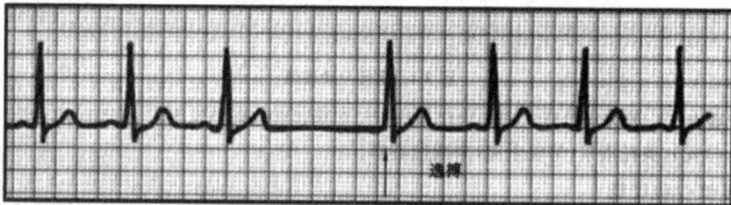

图13−4 窦性停搏

三、期前收缩

期前收缩(premature beats)又称过早搏动,简称早搏,是临床上最常见的心律失常,是一种起源于窦房结以外的起搏点提早发出冲动的异位心律。根据异位起搏点的部位不同,可分为房性、房室交界性和室性三种,以室性期前收缩最多见,房室交界性较少见。根据发生的频率,分为频发性期前收缩(大于5次/分)和偶发性期前收缩。每隔1个正常心搏后出现1次过早搏动,称为二联律;每隔2个正常心搏后出现1次过早搏动或每隔1个正常心搏后出现2次过早搏动,称为三联律;每隔3个正常心搏后出现1次过早搏动,称为四联律。

（一）病因

1.生理性 如情绪激动、精神紧张、过度劳累、过度吸烟、饮酒、饮浓茶等。

2.病理性 见于各种器质性心脏病,如冠心病、高血压心脏病、风心病、肺心病、心肌炎、心肌病等。

3.其他 药物影响,药物如洋地黄、奎尼丁、肾上腺素等;电解质紊乱、心脏受到刺激等。

（二）身体状况

偶发期前收缩一般无明显不适或仅有心脏停跳感。频发期前收缩可使心输出量减少，引起全身组织供血不足，出现疲乏、无力、头痛、头昏、心悸、胸闷、气促、心绞痛、心力衰竭等。

（三）心电图特点

1. 房性早搏

（1）提前出现的 P−QRS 波群。P 形态与窦性 P 波不同，QRS 波群形态基本正常。

（2）P−R 间期≥0.12s。

（3）代偿间隙大多数不完全，即期前收缩前后两个窦性 P 波之间的间距小于正常 P−P 间距的 2 倍（图 13−5）。

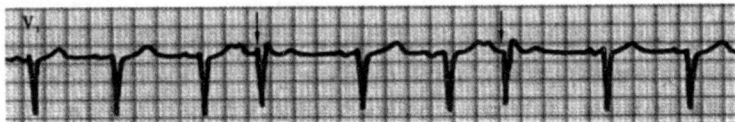

图 13−5 房性早搏

2. 房室交界性早搏

（1）提前出现的 P−QRS 波群，QRS 波群形态基本正常。

（2）P 波为逆行性，可在 QRS 波群之前、之中或之后出现。

（3）P−R 间期<0.12s。

（4）代偿间隙大多数完全，即期前收缩前后两个窦性 P 波之间的间距等于正常 P−P 间距的 2 倍（图 13−6）。

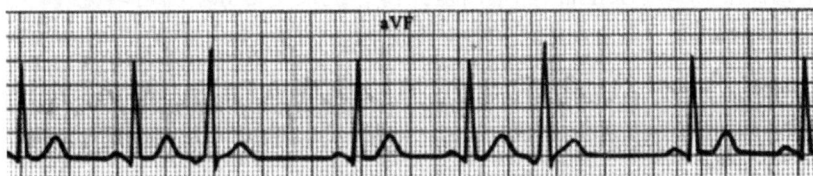

图 13−6 房室交界性早搏

3. 室性早搏

（1）提前出现的 QRS−T 波群，其前无 P 波。T 波与 QRS 波群主波方向相反。

（2）提前出现的 QRS 波群宽大、畸形，时限大于 0.12s。

（3）代偿间隙完全（图 13−7）。

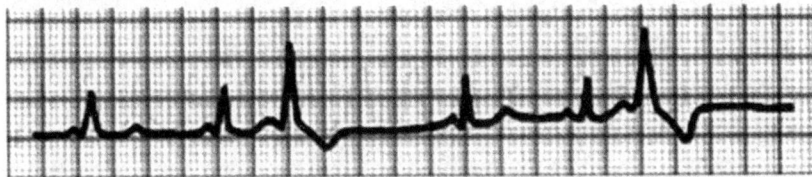

图 13−7 室性早搏

（四）治疗要点

房性早搏和房室交界性早搏多无需治疗，严重者可用 β 受体阻滞剂，如美托洛尔等，也可应用普罗帕酮、莫雷西嗪等。室性早搏首选药物为利多卡因。

四、阵发性心动过速

阵发性心动过速是一种快速而有规律的异位心律，由三个或三个以上连续发生的期前收缩形成。根据异位起搏点的不同,可分为阵发性房性心动过速、阵发性房室交界性心动过速和阵发性室性心动过速三种,因前两种在心电图上有时难以区分,故统称为阵发性室上性心动过速。

(一)病因

阵发性室上性心动过速多见,常见于无器质性心脏病者,以预激综合征显性或隐性旁路折返与房室结内折返所致者最多见;由心房异位节律点兴奋性增强所致者多伴有器质性心脏病,如风湿性心脏病、甲亢性心脏病、冠心病及高血压心脏病等。阵发性室性心动过速多见于器质性心脏病患者,最常见于冠心病急性心肌梗死,其次是心肌病、心力衰竭、风湿性心脏病等。多由情绪激动、突然体位改变、用力或饱餐等诱发。

(二)身体状况

1.阵发性室上性心动过速 发作常突然开始与突然终止,持续时间长短不一。发作时多有心悸、胸闷、头晕和焦虑不安,严重者可有晕厥、心绞痛、心力衰竭和休克等。心率多在 150～250 次/分。

2.阵发性室性心动过速 发作时血流动力学障碍程度明显,有血压降低、呼吸困难、少尿、晕厥、心绞痛、急性左心衰竭等表现,心率多在 100～250 次/分。

(三)心电图特点

1.阵发性室上性心动过速

(1)心率 150～250 次/分,节律规则。

(2)QRS 波群形态及时限正常(伴室内差异传导或束支传导阻滞可增宽)。

(3)P 波通常融合在 T 波或 QRS 波群中无法辨认,统称为阵发性室上性心动过速。

(4)常伴有继发性 ST－T 改变(图 13－8)。

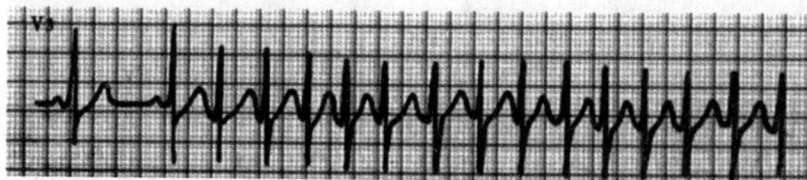

图 13－8 阵发性室上性心动过速

2.阵发性室性心动过速

(1)心室率 100～250 次/分,节律略不规则。

(2)QRS 波群宽大、畸形,时限≥0.12s。T 波与主波方向相反。

(3)窦性 P 波匀齐,与 QRS 波群无固定关系。

(4)可有心室夺获和室性融合波(图 13－9)。

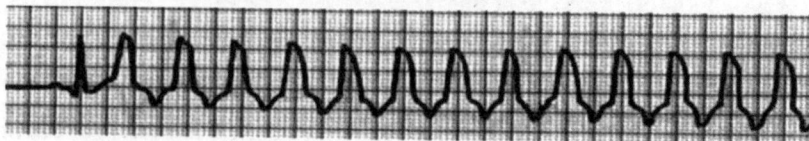

图 13－9 阵发性室性心动过速

(四)治疗要点

1.阵发性室上性心动过速的治疗 若发作持续时间短暂、不影响血流动力学的,不需特殊治疗,尤其是无器质性心脏病者。终止发作措施如下。

(1)先试用刺激迷走神经的方法：①刺激咽喉引起恶心、呕吐。②Valsalva 动作：深吸气后屏气，然后用力呼气。③按压颈动脉窦：患者取仰卧位，先按压右侧 5～10s，边压边听心音，一旦心率突然变慢，立即停止按压。如无效再试压对侧。避免同时压迫两侧，以免阻断脑部血供或引起心搏停顿危险。④按压眼球：平卧位，嘱患者闭眼向下看，用拇指在一侧眶下适度压迫眼球 10s，先右后左。切忌压迫角膜，有青光眼和高度近视者禁用。

(2)抗心律失常药物：首选腺苷，6～12mg 快速静脉注射。无效时改为维拉帕米或普罗帕酮等。

(3)同步直流电复律：当患者血流动力学不稳定时，如严重心绞痛、低血压、心力衰竭等，首选该项治疗。

(4)预防复发：对发作频繁、药物疗效差者，首选射频消融术根治心动过速。

2.阵发性室性心动过速的治疗　首选利多卡因静脉注射：如无效，可选用普鲁卡因胺、胺碘酮等；如血流动力学不稳定，则首选同步直流电复律。

五、扑动、颤动

当自发性异位搏动的频率超过阵发性心动过速的范围时，形成扑动或颤动。根据异位起搏点的部位不同分为心房扑动（房扑）与心房颤动（房颤）、心室扑动（室扑）与心室颤动（室颤）。心房颤动多见，发病率仅次于期前收缩。心室扑动与心室颤动是致命性的心律失常。

（一）心房扑动与心房颤动

1.病因　绝大多数见于各种器质性心脏病，最常见于风湿性心瓣膜病二尖瓣狭窄、冠心病、高血压心脏病、甲状腺功能亢进症、缩窄性心包炎、心肌病、肺心病及洋地黄中毒等，也可见于正常人，在情绪激动、运动、饮酒或手术后发生。

2.身体评估　症状与心室率快慢有关。常有心悸、乏力、胸闷、头晕等，当心室率达到或超过 150 次/分时可发生心绞痛和充血性心力衰竭。心房扑动听诊时心律可规则，亦可不规则；心房颤动听诊时有第一心音强弱不等、心律绝对不规则及脉搏短绌现象。

3.心电图特点

(1)心房扑动：P 波消失，代之以 250～350 次/分、时限、大小、波形相似的 F 波。F 波与 QRS 波群成某种固定比例。QRS 波群形态一般正常（图 13-10）。

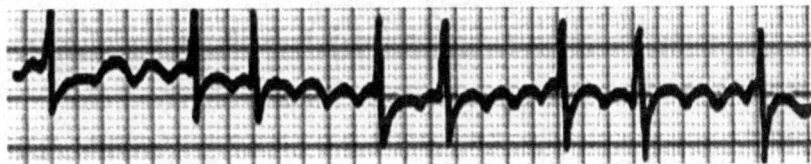

图 13-10　心房扑动

(2)心房颤动：P 波消失，代之以 350～600 次/分、时限、大小、波形不同的 f 波。QRS 波群间隔绝对不规则，心室率 100～160 次/分。QRS 波群形态一般正常（图 13-11）。

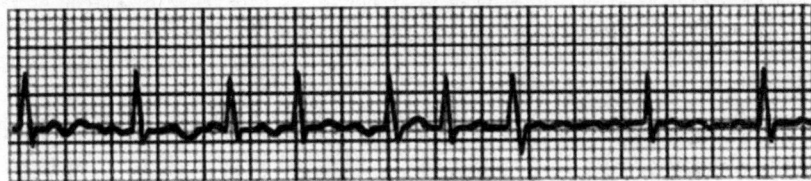

图 13-11　心房颤动

4.治疗要点　应针对原发病进行治疗。钙通道阻滞剂如维拉帕米或地尔硫䓬,能有效地减慢房扑的心室率。最有效的终止房扑的方法为同步直流电复律。若上述治疗方法无效或房扑发作频繁,可应用洋地黄制剂、普罗帕酮、胺碘酮等减慢心室率。

阵发性房颤常能自行终止。持续性房颤首选药物转复,如普罗帕酮、索他洛尔、胺碘酮等,药物失败者可行直流电复律;对心室率快的心房颤动可用洋地黄、维拉帕米等降低心室率。对心脏扩大及(或)心力衰竭的患者应首选洋地黄治疗。慢性心房颤动患者还需给予抗凝药物,如阿司匹林或华法林等。

(二)心室扑动与心室颤动

1.病因　多见于冠心病、心肌梗死、心肌病、触电、溺水、低温、严重低血钾及洋地黄、胺碘酮、奎尼丁中毒等。

2.身体评估　一旦发生,即意识丧失、抽搐、心音消失、脉搏消失、血压测不到,继而呼吸停止。

3.心电图特点

(1)心室扑动:QRS-T波消失,代之以频率200~250次/分、时限、大小、波形相同的正弦波(图13-12)。

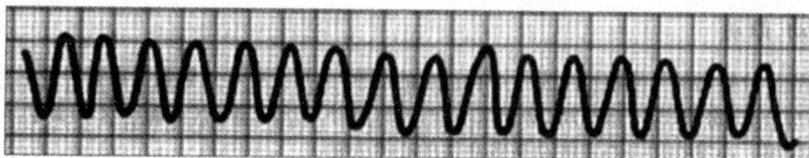

图13-12　心室扑动

(2)心室颤动:QRS-T波消失,代之以频率250~500次/分、时限、大小、波形完全不同的波形(图13-13)。

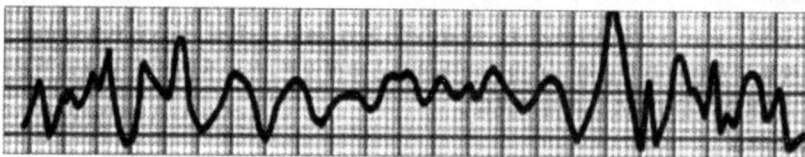

图13-13　心室颤动

4.治疗要点　一旦确认为心室扑动与颤动,应争分夺秒地进行抢救,包括胸外心脏按压、人工呼吸,立即行非同步直流电除颤,并给予心电监测、建立静脉通道、吸氧、纠正酸中毒等复苏措施。

六、房室传导阻滞

房室传导阻滞(atrioventricular block)又称房室阻滞,是由于房室交界区不应期延长所引起的房室间冲动传导迟延或阻断。按其程度可分为一、二、三度房室传导阻滞。一度、二度称为不完全性房室传导阻滞,三度称为完全性房室传导阻滞。

(一)病因

少数正常人在迷走神经张力增高时可出现不完全性房室传导阻滞。多见于病理情况下,如急性心肌梗死、冠状动脉痉挛、原发性高血压、心肌病、病毒性心肌炎、急性风湿热、先天性心血管疾病、心脏手术、电解质紊乱、药物中毒等。

(二)身体状况

1.一度房室传导阻滞　通常无症状,听诊第一心音强度减弱。

2.二度房室传导阻滞　可有心悸与心搏脱漏,二度Ⅰ型房室传导阻滞患者第一心音强度逐渐减弱并有心搏脱漏,Ⅱ型患者亦有间歇性心搏脱漏,但第一心音强度恒定。

3.三度房室传导阻滞　一种严重的心律失常,临床症状取决于心室率的快慢与伴随病变,症状包括疲乏、头晕、晕厥、心绞痛、心力衰竭等。若心室率过慢导致脑缺血,甚至可出现阿—斯综合征,暂时性意识丧失,甚至抽搐,严重者可猝死。听诊第一心音强度经常变化,间或听到响亮清晰的第一心音(大炮音)。

(三)心电图特征

1.一度房室传导阻滞　P—R间期>0.20s,无QRS波群脱漏(图13—14)。

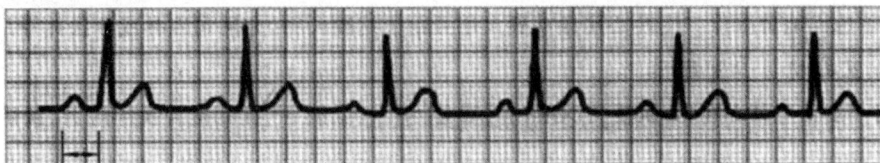

P-R间期>0.20s

图13—14　一度房室传导阻滞

2.二度房室传导阻滞

(1)二度Ⅰ型房室传导阻滞(莫氏Ⅰ型或文氏现象):①P—R间期逐渐延长直至QRS波群脱漏,如此周而复始。②相邻R—R间期进行性缩短,直至一个P波受阻不能下传至心室。③包含受阻P波在内的R—R间期小于正常窦性P—P间期的两倍。最常见的房室传导比例为3∶2或5∶4(图13—15)。此型预后好,很少发展为三度房室传导阻滞。

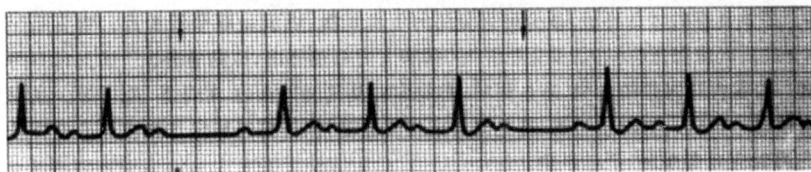

图13—15　二度Ⅰ型房室传导阻滞

(2)二度Ⅱ型房室传导阻滞(莫氏Ⅱ型):P—R间期恒定,每隔1～3个P波后有1个QRS波群脱漏(图13—16)。连续出现2次以上的脱漏称为高度房室传导阻滞。本型易转变为三度房室传导阻滞。

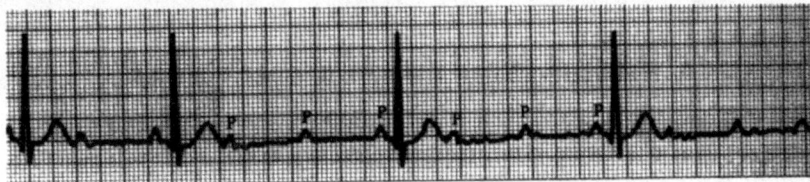

图13—16　二度Ⅱ型房室传导阻滞

3.三度房室传导阻滞　①P波与QRS波群各自独立、互不相关。②心房率快于心室率,心房冲动来自窦房结或异位心房节律。③心室起搏点通常在阻滞部位稍下方。如位于希氏束及其附近,心室率为40～60次/分,QRS波群正常,心律较稳定;如位于室内传导系统的远端心室率可在40次/分以下,QRS波群增宽,心室率常不稳定(图13—17)。

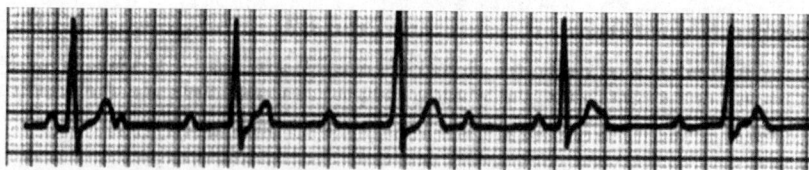

图 13-17　三度房室传导阻滞

（四）治疗要点

应针对不同病因进行治疗。一度或二度Ⅰ型房室传导阻滞心室率不太慢者无需特殊治疗。二度Ⅱ型或三度房室传导阻滞如心室率慢伴有明显症状或血流动力学障碍，甚至阿—斯综合征发作者，应给予心脏起搏治疗。无心脏起搏条件的应急情况可选用异丙肾上腺素、阿托品。

七、主要护理诊断/问题

1. 心输出量减少　与严重心律失常有关。
2. 焦虑　与心律失常反复发作、治疗效果不佳有关。
3. 活动无耐力　与心输出量减少，导致组织缺血缺氧有关。
4. 知识缺乏　缺乏心律失常的相关知识。
5. 潜在并发症　心绞痛、心力衰竭、猝死。

八、护理目标

1. 患者生命体征平稳，心慌、乏力等不适感减轻或消失。
2. 患者忧虑、恐惧情绪减轻或消除，积极配合治疗，对相关知识能够掌握。
3. 患者活动耐力增加，生活可自理。

九、护理措施

（一）一般护理

1. 休息与活动　心律失常发作时应保证充足的睡眠和休息，避免左侧卧位，以防感觉到心脏搏动而增加不适感。提供良好的休息环境，减少和避免任何不良刺激，协助做好生活护理。有头晕、晕厥发作或曾经有跌倒史的患者应卧床休息，加强生活护理，嘱患者勿单独外出，以防意外。

2. 饮食　给富含纤维素的食物，防止便秘；避免饱餐及刺激性食物，如浓茶、咖啡等。戒烟、酒。

3. 诱因预防　嘱患者勿剧烈活动，避免情绪紧张或激动，保持情绪稳定。勿快速改变体位，一旦有头晕、黑矇等先兆时应立即平卧，严防跌倒。

（二）病情观察

1. 密切观察生命体征，数脉搏时间为1min，同时听心率。

2. 对严重心律失常患者使用心电监护仪，观察患者心律、心率的变化，及早发现危险征兆。出现频发性、多源性、成联律的室性早搏或 R-on-T 室性早搏、室性心动过速、二度Ⅱ型及三度房室传导阻滞、心室颤动时，及时通知医生并配合处理。

3. 监测电解质变化，特别是血钾，监测特殊药物血药浓度，如地高辛血药浓度。

（三）用药护理

严格遵医嘱给予抗心律失常药物，静脉注射时速度宜慢（腺苷除外），一般 5～15min 内注射完毕，静脉滴注药物时尽量用输液泵调节速度。观察患者意识和生命体征，必要时监测心电图，注意用药前、用药过程中及用药后的心率、心律、P－R 间期、Q－T 间期等的变化，以判断疗效和有无不良反应。常用抗心律失常药物的不良反应见表 13－4。

表 13－4　常用抗心律失常药物的不良反应

药物	不良反应及给药注意事项
奎尼丁	恶心、呕吐、头晕、耳鸣、复视、意识模糊、皮疹、发热、血小板减少、溶血性贫血、窦性停搏、房室传导阻滞、尖端扭转型室速、奎尼丁晕厥、低血压、Q－T 间期延长等，一般应在白天给药，避免夜间给药
利多卡因	眩晕、感觉异常、意识模糊、谵妄、昏迷；少数引起窦房结抑制、偶尔引起窦性停搏、室内传导阻滞、低血压等。应注意给药的剂量和速度，在治疗快速性室性心律失常时，一般先静脉推注 50～100mg，有效后再以 2～4mg/min 的速度静脉滴注维持。肌内注射多用于室性心律失常的预防
普罗帕酮	恶心、呕吐、头晕、味觉障碍、口内金属味、视力模糊；窦房结抑制、房室传导阻滞、加重心力衰竭等。餐时或餐后服用可减少胃肠道反应
美托洛尔	诱发或加重支气管哮喘，间歇性跛行、雷诺现象、精神抑郁；窦性心动过缓、低血压、加重心力衰竭、当心率低于 50 次/分时应及时停药
胺碘酮	最严重的心外毒性为肺纤维化。可引起胃肠道反应。甲状腺功能失调：甲状腺功能亢进或减退症。肝功能损害：转氨酶升高，偶致肝硬化。心脏方面：心动过缓，但很少发生，偶有尖端扭转型室速
维拉帕米	偶有肝毒性，增加地高辛血药浓度。心脏方面：已应用 β 受体阻滞剂或有血流动力学障碍者易引起低血压、心动过缓、房室传导阻滞
异丙肾上腺素	头痛、出汗、面色潮红、心动过速等

（四）心理护理

帮助患者正确认识自己的情绪反应，如焦虑、恐惧，指导患者放松技巧。安慰患者，告诉相关疾病知识，使患者知道较轻的心律失常一般不会危及生命。尽量避免与其他焦虑患者接触。多巡视病房，了解患者的心理状况，帮助其解决问题，耐心解答患者提出的与疾病相关的问题。

（五）健康指导

1.疾病知识宣教　向患者讲解相关疾病知识，积极治疗原发病。避免各种诱发因素。

2.生活指导　生活规律，劳逸结合，保证充足睡眠与休息，根据心功能情况适当活动。避免饱餐，避免浓茶、咖啡、可乐等刺激性食物，戒烟、酒。保持大便通畅，避免用力排便。

3.用药指导　说明继续按医嘱服抗心律失常药物的重要性。不可自行减量、停药或擅自改用其他药物。告知患者药物可能出现的不良反应，如有异常时及时就医。

4.自我病情监测　教会患者及家属数脉搏和听心率的方法，每天至少 1 次，每次 1min，并记录，以作为对比，了解药物疗效。教会家属心肺复苏术，以便自救。

5.定期随访　经常复查心电图，及早发现病情变化。

（邢晓虹）

第六节　心脏大血管外科急救护理

一、心室破裂的急救护理

（一）心室破裂

心室破裂是心血管术后的严重并发症，发生率极低，多与患者基础病变、手术创伤及各种因素导致的术后心腔压力改变等因素有关。根据发生时间的不同分为：①早期破裂，通常发生在手术室，多为体外循环停机后发生的左室破裂。②延迟破裂，通常发生在复苏室，多为术后数小时或数天。③晚期破裂，通常发生在术后数天至数年出现。常在短时间内心搏骤停，死亡率达 90％以上。

（二）护理评估

1.评估患者的年龄、术前心脏彩超（左室大小、EF 值等）、心功能。

2.评估术中情况，如体外循环时间、心肌阻断时间、心肌保护、体内置入物等。

3.术后突然发生的胸液急剧增多，颜色深、温热。

4.患者病情突变，意识丧失，无心音、血压进行性快速下降，心电图出现"电—机械性分离"现象，即心脏虽有节律的电活动，但无机械性收缩运动。

（三）主要护理问题

1.组织灌注量减少　与心脏破裂、心律失常有关。

2.心输出量减少　与心脏破裂有关。

3.潜在生命危险　与心脏破裂，大出血有关。

（四）护理措施

1.心室破裂的预防　心肌梗死早期要绝对卧床休息，给予镇静，积极止痛，控制高血压，预防便秘，禁止用力排便。

2.从术前开始，着手心功能的维护及基础病变的处置。术中做好心肌保护，提高手术技巧。尽量避免因手术造成的心肌损伤。

3.保持引流管通畅，观察引流液量、颜色、性状及引流管波动情况，积极止血。

4.术后密切观察心率（律）、血压、中心静脉压等血流动力学的变化。心电图出现窦性心动过缓、逸搏性心率、电—机械性分离时提示心室破裂。

5.发生心室破裂时，迅速加压扩容，确保各种抢救管道通畅，如给药管道、负压吸引管道、气道等。

6.迅速通知外科医生、手术室护士、麻醉医生到场，床旁开胸或进手术室，并尽快建立体外循环，及早进行外科修复。

7.严密监测动脉血气，维持电解质、酸碱平衡。

8.密切观察患者意识、瞳孔、尿量，准确记录抢救过程。

（五）健康指导

1.向患者家属讲解疾病的发生、发展和转归，语言应通俗易懂。

2.患者抢救无效死亡时，应做好亲属的安抚工作。

3.做好善后处理。

（六）护理评价

1.患者血流动力学恢复,并发症得到有效预防和控制。

2.抢救无效死亡时,无重大医疗纠纷。

二、急性左心衰的急救护理

（一）急性左心衰

急性左心衰是由于心脏瓣膜疾病、心肌损害、心律失常、左室前后负荷过重导致急性心肌收缩力下降、左室舒张末期压力增高、排血量下降,从而引起以肺循环淤血为主的缺血缺氧、呼吸困难等临床症候群。如端坐呼吸、心率加快、大汗、咯粉红色泡沫痰、嗜睡、烦躁、双肺布满湿啰音。急性肺水肿是最主要表现,可发生心源性休克或心搏骤停。

（二）护理评估

1.评估呼吸困难及缺氧的程度。

2.评估心律、心率、血压、中心静脉压、四肢末梢灌注、肝脏大小及尿量。

3.评估双肺呼吸音及全身水肿的情况。

4.评估 X 线胸片及心电图。

（三）主要护理问题

1.心输出量减少　由急性心功能不全所致。

2.气体交换受损　与急性肺水肿有关。

3.恐惧　与有窒息感、呼吸困难有关。

4.活动无耐力　与心搏出量减少、呼吸困难有关。

5.清理呼吸道无效　与大量泡沫样痰有关。

6.体液过多　如下肢水肿,与体循环淤血有关。

7.潜在并发症　心源性休克、猝死、洋地黄中毒。

（四）护理措施

1.循环功能的监护　持续心电监测,观察心率,心律,遵医嘱使用去乙酰毛花苷强心治疗,观察用药血管,注意有无洋地黄中毒等不良反应;使用有创血压监测,使用血管活性药物多巴胺、多巴酚丁胺增加心肌收缩力,维持正常血压;持续中心静脉压监测,观察中心静脉压的变化;使用血管扩张剂如硝酸甘油、米力农降低循环阻力,改善四肢末梢灌注情况。

2.积极纠正缺氧　保持呼吸道通畅,适当的胸部体疗,鼓励患者咳嗽咳痰。给予高流量氧气吸入(6～8L/min),可在湿化瓶内加入 50％乙醇,有助于消除肺泡内的泡沫;呼吸困难严重者,使用无创呼吸机辅助通气,改善缺氧,嘱患者配合呼吸机进行深呼吸,用鼻呼吸,避免胃肠胀气。做好面部皮肤的护理,避免压伤皮肤。对病情危重的患者应做好机械通气的准备。

3.使用利尿剂,每小时监测尿量,观察利尿效果及水肿消退情况;注意皮肤颜色、温度的变化。

4.吗啡是在急性左心衰竭时有效的药物,可以用于任何原因引起的肺水肿,吗啡具有呼吸抑制、恶心呕吐、低血压等副作用,应注意观察。对于烦躁的患者给予小剂量的吗啡皮下注射,减少氧耗。

5.保持适当的体位,协助患者取坐位或半卧位,两腿下垂减少静脉回流,从而减少回心血量,改善呼吸困难。

6. 维持水电解质、酸碱平衡。准确记录 24h 出入量,水肿患者适当限制液体入量,保持液体负平衡,控制液体输入速度,定时监测电解质,维持血钾在 4～4.5mmoL/L。

7. 平喘解痉药物的应用。喘定及氨茶碱静脉注射,可以解除患者的支气管痉挛。

8. 保证患者休息,护理操作尽量集中,动作轻柔,保持环境温暖舒适。做好患者的解释、安慰及鼓励工作,使之配合治疗和护理。

(五)健康指导

1. 让患者熟知诱发心力衰竭的各种因素,对自己的疾病有正确的认识。

2. 根据患者心肺功能情况协助制定适当的活动计划。保持愉快的心情,避免情绪激动。避免长期卧床发生静脉血栓、体位性低血压。

3. 让患者理解遵医嘱服药的重要性,掌握自己所服药物的作用、剂量、方法及药物的副作用。教会患者观察用药后的反应。

4. 尽量避免诱因,注意保暖,防止呼吸道感染及其他部位的感染。

5. 定期复查,出现尿量减少、憋气、下肢水肿、乏力、体重增加等症状时及时到医院就诊。

6. 饮食指导。少食多餐,低热量、易消化饮食,避免暴饮暴食,适当限制含盐量及含水分较高的食物,以免增加循环血量,增加心脏负担。服用利尿剂,尿量多时多吃红枣、橘子、香蕉、韭菜等含钾高的食物,适当补钾。

(六)护理评价

1. 呼吸困难减轻,无缺氧症状。

2. 心率、心律、血压平稳,中心静脉压正常。

3. 四肢末梢温暖,尿量增加,出入量负平衡,水肿消退。

4. 无水电解质、酸碱平衡紊乱。

5. 无潜在并发症,如心源性休克、猝死、洋地黄中毒。

三、心跳骤停的急救护理

(一)心跳骤停

心跳骤停是心血管术后、各种原因导致的患者突然意识丧失和颈动脉搏动消失。应分秒必争地就地抢救,心脏停搏时间越短,全身组织特别是大脑、心脏缺氧性损伤越轻,恢复的机会越大。

(二)护理评估

1. 临床表现　患者突然意识丧失和颈动脉搏动或心音消失、瞳孔散大、发绀、喘息、呼吸停止。

2. 心电图表现　室速、室颤、心脏电—机械性分离、心搏完全停止。

(三)主要护理问题

1. 组织灌注量减少　与心脏骤停、心律失常有关。

2. 心输出量减少　与心脏骤停有关。

3. 潜在生命危险　与心脏骤停有关。

(四)护理措施

1. 心电图出现室速、室颤时,立即听心音,摸颈动脉搏动,监测生命体征。

2. 立即通知医生,推抢救车、除颤仪。

3.持续胸外心脏按压。

4.迅速平卧,保持呼吸道通畅、保证氧供。带呼吸机调氧至 100％,不带呼吸机使用简易呼吸器加压给氧,紧急气管插管。

5.遵医嘱给予复苏药物,口头医嘱核对 2 遍,观察用药效果。

6.对症处理,除颤、临时起搏器应用,积极寻找病因,进行对因治疗。

7.脑复苏。积极实施有效的脑保护,给予头置冰帽降温,观察意识状态变化。

8.及时查动脉血气分析,维持电解质、酸碱平衡。

9.复苏成功,继续高级生命支持。加强循环、呼吸、脑、肾功能的监护,注意监测和防范多脏器功能衰竭的发生。

10.复苏失败,床旁开胸。

11.准确、详细地完成抢救记录。

(五)健康指导

1.向患者家属讲解患者病情,取得家属的配合。

2.患者抢救无效死亡时,应做好亲属的安抚工作。

3.做好善后处理。

(六)护理评价

1.患者血流动力学恢复,并发症得到有效预防和控制。

2.抢救无效死亡时,无重大医疗纠纷。

四、恶性心律失常患者的急救护理

(一)心律失常

心律失常是指心律起源部位、心搏频率与节律以及激动传导等任何一个环节出现异常。其中以窦性心律失常最为多见,异位心律中以室性期前收缩最为多见。

(二)恶性心律失常

恶性心律失常是指在短时间内引起严重血流动力学障碍,导致患者晕厥甚至猝死的心律失常。它是根据心律失常的程度及性质分类的一类严重心律失常,也是一类需要紧急处理的心律失常。包括严重窦性心动过缓、窦性停搏、高度房室传导阻滞、持续室上性心动过速、快速房颤及房扑、室性心动过速、心室扑动及颤动。

(三)护理评估

1.评估引发患者恶性心律失常的原因、发作时的症状、持续时间及患者发作时的心理状态。

2.评估患者的意识状态、瞳孔大小及对光反射。

3.评估患者电解质、酸碱平衡情况。

(四)主要护理问题

1.心输出量减少　与术前心功能差、心功能减退、血容量不足、心律失常和水电解质失衡有关。

2.活动受限　与疾病需绝对卧床及各种治疗监护有关。

3.潜在生命危险　与恶性心律失常有关。

(五)护理措施

1.正确使用心电图监测,观察心电图波形是否正常。及时、准确地识别心律失常表现,重视恶性心律失常的预警信号。注意观察患者在出现心律失常时的血流动力学变化。

2.密切观察患者心率(律)的变化,及时寻找致心律失常的诱因。高度重视患者的主诉,如胸闷、眩晕、呼吸困难等。原有症状发生改变或有新的症状出现时,应提高警惕。

3.正确按医嘱使用抗心律失常药物,注意观察患者心率(律)及血压的变化,注意药物的疗效、副作用及药物致心律失常作用等。

4.若药物疗效不佳,血流动力学明显异常,发现心电图显示室颤或心搏骤停时,应该立即进行心肺复苏,积极实行电复律。观察除颤效果心率(律)、血压、呼吸、意识状态等情况。

5.心率减慢时除可应用药物提高心率外,可安装临时起搏器。

6.及时查血气,纠正水、电解质紊乱,纠正酸中毒。

7.各种抢救药品、物品准备齐全,一旦患者出现严重的情况,立即配合医生进行救治。

8.充分供氧,降低体温,补充血容量。

9.如果患者处于清醒状态,积极给予心理抚慰,必要时给适当镇静。

10.加强基础护理,预防护理并发症。

(六)健康指导

1.告知患者心律失常的常识、诱发因素、发作时的症状,以预防心律失常的发生及恐慌。

2.指导患者学会自测脉搏,告知患者在出现心悸、头晕、乏力、黑矇、胸闷、头痛、恶心、肢体及语言障碍时应卧床休息,尽量减少机体耗氧,及时到医院进行检查。

3.向患者及家属说明坚持服药的重要性。

4.指导患者创造轻松的工作与生活环境,避免由于精神紧张及压力过大诱发或加重心律失常。

5.指导患者及家属改正生活中对疾病不利的习惯,应戒烟、戒酒及少饮浓茶及咖啡。

6.对因心律失常安装了永久起搏器的患者,嘱其保持与有电磁辐射的物体至少 10cm 以上的距离。

(七)护理评价

1.患者病情变化得到及时处理,为进一步治疗赢得时间。

2.患者心律稳定,心功能改善。

3.患者并发症得到有效预防和控制。

4.患者及家属焦虑和恐惧得到缓解。

(姚永芳)

第七节　心脏瓣膜病的护理

心脏瓣膜病是由于炎症、黏液样变性、退行性改变等原因引起的单个或多个瓣膜的功能或结构异常,导致瓣膜口狭窄和(或)关闭不全。二尖瓣最常受累,其次为主动脉瓣。

一、护理评估

(一)术前

1.健康史　既往有无风湿热病史。

2.临床表现　二尖瓣病变最常见的症状为呼吸困难、咯血、咳嗽、声嘶;主动脉瓣病变最常见的症状有呼吸困难、心绞痛、晕厥或接近晕厥。

3.心脏检查　二尖瓣狭窄的心脏体征:心尖区可闻及第一心音亢进,心尖区有低调的隆隆样舒张中、晚期杂音,"二尖瓣面容"(双颧绀红)。主动脉瓣狭窄的心脏体征:S_1 正常,A_2 减弱或消失,收缩期喷射性杂音,细迟脉,抬举性心尖搏动,向左下移位。

4.心电图　重度二尖瓣狭窄可有"二尖瓣型 P 波",P 波宽度>0.12s,伴切迹,QRS 波群示电轴右偏和右心室肥厚,主动脉瓣狭窄可有左室大伴劳损、传导阻滞等心律失常。

5.X 线胸片　二尖瓣狭窄可见左房大,可见双房影、肺淤血、右室大,"二尖瓣型心脏";主动脉瓣狭窄可见心影正常或左室轻度大及肺淤血征。升主动脉根部狭窄后扩张,侧卧 X 线可见主动脉化,晚期有肺淤血征象。

6.超声心动图　为明确和量化瓣膜狭窄的可靠方法,可显示狭窄瓣膜的形态和活动度,测绘瓣口面积。

7.有无术前并发症　如心房颤动,急性肺水肿,栓塞,右心衰,感染性心内膜炎,肺部感染等。

(二)术后

1.手术中情况。

2.心功能状况及重要脏器功能。

3.呼吸型态、呼吸音。

4.水、电解质及酸碱平衡情况。

5.手术切口、引流管情况。

6.引流液的颜色、性质、量。

7.瓣膜开闭音。

8.有无术后并发症发生,如心排血量降低、出血、电解质紊乱等。

二、主要护理问题

(一)术前

1.焦虑或恐惧　与患者对手术的恐惧,担心预后有关。

2.活动无耐力　与患者心功能降低有关。

3.知识缺乏　与患者缺乏疾病相关知识有关。

(二)术后

1.心输出量减少。与心脏手术、心功能减退、血容量不足、心律失常和水电解质失衡有关。

2.低效型呼吸型态。与手术、麻醉、呼吸机的使用、体外循环、术后伤口疼痛、不能配合有效咳嗽咳痰有关。

3.舒适的改变。与切口疼痛等有关。

4.抗凝过量或不足。

5.潜在并发症。如心排量降低、出血、电解质紊乱、心律失常、栓塞、感染等。

三、护理措施

(一)术前护理

1.心理护理

(1)解释手术的必要性、手术方式、注意事项。

(2)鼓励患者表达自身感受,了解患者的心理及精神状况,鼓励患者术前接触一些术后患者,了解其亲身体会和经验。

(3)教会患者自我放松的方法。

(4)针对个体情况进行针对性心理护理。

(5)鼓励家属和朋友给予患者关心和支持。

2.根据患者心功能情况指导其适量运动,避免激动与紧张,活动后充分休息,合理饮食,补充营养,增强体质,预防和控制感染,防止并发症。

3.创造一个相互尊重、信任、合作的气氛,向他们讲述疾病知识、术前的注意事项及介绍术后伤口部位,置管情况,并介绍手术室及监护室的一些情况。

(二)术后护理

1.监测心率(律)、血压变化及血流动力学指标,遵医嘱补充血容量,并给予正性肌力药物和血管扩张药,进行强心利尿,准确记录出入量,术后早期严格控制液体入量,出入量维持负平衡。严重低心排血量患者可考虑主动脉内球囊反搏治疗。

2.换瓣术后易出现心律失常,常见的有心动过缓、室性期前收缩、室性心动过速、快速房颤等,应密切观察心率(律)变化,发现异常及时报告医生,必要时使用临时起搏器或抗心律失常药。

3.术后加强电解质监测,血清钾一般维持在 $4.5\sim5.0$ mmol/L。补钾时一定要从深静脉匀速泵入,及时复查血钾结果,顽固性低钾时应注意补镁、纠正酸碱紊乱及查找有无其他疾病。

4.密切观察引流液的量、色及性质,保持引流管通畅,必要时监测 ACT。若 ACT 时间正常,引流液量连续 3h、>200mL/h,则考虑二次开胸止血。在观察出血变化和等待二次开胸期间,要及时输血,至少补足出血量,同时应用血管活性药维持基本循环。

5.麻醉清醒后观察患者的肢体活动情况,拔除气管插管后鼓励患者床上进行肢体活动,防止下肢血栓形成。

6.长时间气管插管者加强营养支持,首选肠内营养,防治胃肠黏膜病变,必要时加用静脉营养支持以满足机体需要。

7.当所替换的瓣膜又出现新的收缩期或舒张期杂音,血流动力学不稳定,或患者突然发生心力衰竭时,应高度警惕瓣周漏,做床旁超声心动图确诊后需二次手术治疗。

8.瓣膜失去功能。术后早期较少见,常迅速引起血流动力学严重障碍,应立即听诊人工瓣膜工作音是否正常。一旦考虑瓣膜失去功能,首先,心前区叩击数次,无效者实施心肺复苏,尽可能使卡住的瓣叶弹开,恢复循环,并做好紧急再次手术的准备工作。

9.术后视所换瓣膜给予抗凝治疗。定期进行凝血酶原时间及国际标准比值的测定。观察有无出血征象,如皮下出血点、血痰、血尿、便血等。若抗凝不当,可发生栓塞,应密切观察有无脑栓塞、肢体动静脉血栓等征象。

10.加强呼吸道护理,保持呼吸道通畅,严格无菌操作,气管插管时间超过 24h 或痰液颜色异常者做痰培养与药敏试验,根据痰培养结果选用抗生素,预防肺部感染。

11.术前存在感染性心内膜炎的患者,术后除继续使用敏感抗生素外,应注意监测患者有无持续发热、白细胞增多等现象,必要时按医嘱做血培养,调整抗菌药物使用。

12.术后早期观察尿色及量,如为血红蛋白尿,应及时报告医生,寻找红细胞破坏原因(如瓣周漏、人工瓣膜机械破坏、体外循环时间过长），同时碱化尿液，监测肾功能及血清钾变化，预防肾功能不全及高钾血症。

13. 急性心包填塞　主要表现为短期内心包引流量明显减少、血压低、脉压小、中心静脉压进行性升高、心率加快、尿量减少、四肢末梢循环差等。

急救护理：立即通知医生；严密监测心率、血压、中心静脉压；加强引流管挤压；遵医嘱给予正性肌力药；做好再次进手术室开胸止血的准备。

14. 左室破裂　是二尖瓣置换术后最凶险的并发症。临床表现：心包纵隔引流管内突然大量新鲜血液涌出，且温度高，来势凶猛，心率、血压急剧下降，甚至心搏骤停。

急救护理：一旦发生，应争分夺秒升高血压，迅速纠正低血容量性休克，加压输血、补液，心搏骤停时遵医嘱给予药物，紧急床旁开胸堵住左室破口，尽早建立体外循环进行修补是提高治愈率的关键方法。

四、健康指导

（一）术前

1. 指导患者及家属正确认识疾病及手术，尽快熟悉环境，与手术成功患者多交谈，增加手术的信心。

2. 指导患者适当活动，必要时卧床休息，防寒保暖，避免感冒。饮食宜清淡，营养丰富，容易消化，并注意少食多餐。

3. 通过讲解疾病及相关手术知识，使患者及家属对手术有一个合理的认识，能够坦然地接受手术。

（二）术后

1. 指导患者心脏瓣膜置换术后要注意饮食搭配，科学进餐。应进食富含营养，易于消化的食物，并添加肉、鱼、蛋、奶、蔬菜、水果等。饮食不要过量，禁忌烟酒、咖啡及刺激性食物。心功能较差的患者要限制钠盐的摄入；应用利尿剂的患者，注意观察尿量及体重的变化，保持摄入量与尿量基本平衡，服用排钾利尿药者，饭后服用氯化钾片剂，并多食富含钾的食物，如豆类、菌类、海藻类、莲子、辣椒及萝卜干。切忌暴饮暴食，指导患者正确记录尿量的方法。

2. 让患者认识到氧气吸入及正确咳嗽排痰的重要性，掌握拍背体疗方法，进行有效的咳嗽排痰，促进肺扩张，预防肺部感染。

3. 指导患者采取舒适的体位，通过分散注意力、听音乐，必要时药物镇痛等方式缓解疼痛。

4. 指导患者及家属认识到更换机械瓣术后必须终身抗凝的重要性，按时服用抗凝药，定期复查PT，慎用对抗凝有干扰作用的药物，根据血凝化验值遵医嘱调整抗凝药，学会观察血栓栓塞和出血表现。

5. 预防感染。告诉患者及家属尤其注意呼吸道炎症、牙周炎、泌尿系统感染等症状。对于不明原因的发热应及时就诊。指导患者规律活动，预防感冒，避免劳累，防止受伤。

五、护理评价

1. 患者情绪稳定，配合治疗。
2. 患者适度活动，活动后无气促、心率过快、疲乏感。

3.患者了解危险诱因,疾病手术、用药知识。

4.患者生命体征维持在适宜范围,四肢温暖。

5.呼吸平稳,听诊呼吸音对称,无啰音及痰鸣或喘鸣音。

6.患者导管固定妥善,体位舒适,情绪稳定。

7.凝血酶原时间在正常范围,未出现血栓和出血征象。

8.术后无护理并发症,切口愈合良好。患者掌握饮食调理,活动耐力增强,主动参与自我护理。

(姚永芳)

第八节 冠状动脉旁路移植术后的护理

冠心病是指供给心脏营养物质的血管——冠状动脉发生严重粥样硬化和痉挛,使冠状动脉狭窄和阻塞,以及血栓形成造成管腔闭塞,导致心肌缺血缺氧和梗死的一种心脏病,亦称缺血性心脏病。

分型:

1.隐匿型。

2.心绞痛型。

3.心肌梗死型。

4.心力衰竭型。

5.猝死型。

一、护理评估

(一)术前

1.临床表现 心绞痛发作时面色苍白、表情焦虑、皮肤湿冷或出汗、血压升高、心率增快。评估疼痛部位、放射方向、性质、持续时间,疼痛诱因及缓解方式。

2.病史 有无高血压、糖尿病、吸烟及胃肠道疾病史。

3.心电图 大部分患者出现心绞痛症状时,会发生暂时的 T 波倒置,或 ST 段压低。

4.冠状动脉 CTA 可以检测出其他检查无法发现的早期动脉硬化症。

5.动态心电图(Holter) 记录各种心律失常、无痛性心肌缺血;比较胸痛时有无 S−T 段压低,以明确胸痛的性质。

6.超声心动图 确诊或排除多种器质性心脏病(先心病、风心病、心肌病);急性心肌梗死、陈旧性心肌梗死,有明确的室壁运动异常,超声心动图可以确诊这两类疾病。

7.伴随的其他疾病 高血压、糖尿病等。

(二)术后

1.心功能状况及重要脏器功能。

2.呼吸型态、呼吸音。

3.心电图及彩色超声多普勒的检查结果。

4.心肌酶学的测定。

5.水、电解质及酸碱平衡情况。

6.手术切口、引流管情况。

7.引流液的颜色、性质、量。

8.四肢末梢循环及活动情况。

二、主要护理问题

(一)术前

1.焦虑、恐惧 与患者对疾病的恐惧、认识不足及担心预后有关。

2.舒适的改变 与疼痛、活动受限等有关。

3.知识缺乏 与患者缺乏疾病及手术相关知识有关。

(二)术后

1.围术期心梗 与冠状动脉持续痉挛、血运重建不完全有关。

2.低心排血量 与术前左室功能不全、术中心肌保护欠佳以及围术期发生心肌梗死有关。

3.气体交换受损 与高龄、术前肺通气与换气功能下降、麻醉和体外循环对肺的影响等有关。

4.低效型呼吸型态 与手术、麻醉、人工辅助呼吸、体循环和术后伤口疼痛有关。

5.下肢血液回流障碍 与下肢大隐静脉取出术有关。

6.心输出量减少 与心脏疾病、心功能减退、容量不足,心律失常有关。

7.皮肤完整性受损 与手术切口及术肢取血管有关。

8.潜在并发症 心律失常、意识障碍、肾功能不全等。

三、护理措施

(一)术前护理

1.心理护理

(1)解释手术的必要性、手术方式及注意事项。

(2)鼓励患者表达自身感受,了解患者的心理及精神状况,鼓励术者术前接触一些手术成功的患者,增加其信心。

(3)教会患者自我放松的方法。

(4)针对个体情况进行针对性心理护理。

(5)鼓励家属和朋友给予患者关心和支持。

2.密切观察生命体征,备好抢救药品、器材。心绞痛发作时立即停止活动,绝对卧床休息,胸闷时给氧气吸入,必要时遵医嘱给硝酸甘油舌下含服或静脉泵入,注意用药护理。

3.完善相关检查,讲解疾病知识、术前的注意事项及介绍术后伤口部位,置管情况,并介绍手术室及监护室的一些情况。

(二)术后护理

1.监测心电图,观察心律、心率变化及各导联 ST-T 变化。心率最好控制在 60～80 次/min。

2.密切监测血压,维持适合患者自身的血压(即要参考患者术前的血压),对术前合并高血压的患者术后血压控制在不低于术前血压 20～30mmHg。

3.术后应密切观察胸腔或心包腔的出血。准确记录胸腔引流量,及时发现出血如确诊后及早二次开胸止血。

4.术后应用抗凝及抗血小板骤集药。注意出血情况和血栓形成。

5.加强呼吸道的护理,充分供氧,保持呼吸道通畅,有效拍背体疗,防止肺部并发症发生。

6.观察尿量、尿比重、尿糖及患者取血管肢体情况,注意抬高患肢 $15°\sim30°$,观察患肢循环、温度及颜色,防止血栓形成。

7.保持大便通畅,避免用力排便,营养支持及指导,饮食为低脂高蛋白,富含维生素的摄入。

8.取血管肢体的护理

(1)术后用弹力绷带包扎下肢,注意观察皮肤的颜色、温度及搏动等情况,并与对侧肢体比较。

(2)观察下肢伤口有无出血、渗血或感染迹象。

(3)抬高术肢 $15°\sim30°$,间断被动或主动活动术肢,有利于下肢静脉回流,防止血栓形成。

(4)术后 12h 拆除弹力绷带。

9.做好口腔护理、尿管护理、定时翻身,保持患者舒适清洁。

10.并发症的观察及护理。

(1)预防围术期心梗

1)持续心电监测:心电监测选择一个 R 波向上的导联。心率最好维持在 $60\sim80$ 次/min,左心功能不全时心率维持在 100 次/min 左右为宜。每日至少做全导联心电图一次,并与术前心电图对比,观察有无 ST-T 弓背上抬、T 波改变,并复查 CK-MB、血清肌钙蛋白,观察有无成倍上升,有助于及早发现围手术期心梗。一旦确诊,需再次手术。

2)遵医嘱给予硝酸甘油扩张冠状动脉,改善心肌供血供氧。

3)术后根据患者情况及时有效应用抗凝、抗血小板聚集药,确保血管桥的通畅,并注意观察患者用药后的反应,如出血、胃肠道不适等。

4)保证充足的供氧,并给予镇痛镇静治疗,减少心肌耗氧。

(2)低心排血量的观察:应用持续心排血量监测仪,监测心输出量、心排血量指数,尽早发现低心排血量,及时处理。术后要维持适合患者自身的血压(即要参考患者术前的血压),对术前合并高血压的患者术后血压控制在不低于术前血压 $20\sim30mmHg$,以利于心、脑、肾的灌注。血压低时,在补充血容量的同时遵医嘱应用多巴胺、肾上腺素、去甲肾上腺素等血管活性药物,如循环仍无改善,及早应用主动脉内球囊反搏。

(3)呼吸功能的维护

1)持续监测经皮血氧饱和度,定时复查动脉血气。

2)麻醉清醒后充分镇痛、镇静,适当延长呼吸机辅助时间,血氧饱和度不理想时适当增加氧浓度。

3)每日摄 X 线片,了解肺部情况。

4)定时、有效地进行胸部物理治疗,保持呼吸道通畅。

5)适当限制液体入量,保持合适的胶体渗透压,适当利尿以减轻肺组织水肿。

6)拔除气管插管后,如血氧饱和度低,可采用双腔鼻塞和面罩同时供氧,重者可采用无创呼吸机辅助。

（4）预防心律失常：CABG 术后心律失常以快速房颤、室上性心动过速、窦性心动过速、室性心律失常最为多见。常见病因为疼痛、血容量不足、电解质紊乱、心肌缺血等，遵医嘱针对病因处理，必要时用抗心律失常药并注意观察用药后的反应。

（5）合并糖尿病的护理

1）监测血糖，药物控制首选胰岛素，并注意监测血糖水平。

2）开始进食后，给予糖尿病饮食，逐渐过渡到口服降糖药。

3）观察切口愈合情况及有无感染迹象。

四、健康指导

（一）术前

1. 患者宜低盐低脂饮食，清淡、易消化食物，进食适量的蔬菜和水果，少食多餐。禁忌烟酒、咖啡及刺激性食物，切忌暴饮暴食。

2. 指导保持大便通畅的方法，必要时应用缓泻剂。

3. 指导患者随身携带硝酸甘油片以备急用，注意药物的有效期。

（二）术后

1. 指导患者低盐低脂饮食，进食足够的蔬菜和水果，少食多餐。禁忌烟酒、咖啡及刺激性食物，切忌暴饮暴食，指导患者正确记录尿量的方法。

2. 指导患者正确有效的咳嗽排痰的方法，促进肺扩张，预防肺部感染。

3. 指导患者保持手术切口的清洁，必要时抬高患肢促进静脉回流的方法。

4. 指导患者服用阿司匹林，应选用肠溶剂型，并在饭后服用，以减少对胃肠道黏膜的刺激。同时观察有无消化道出血倾向。

5. 指导患者适当康复锻炼，量力而行，勿劳累，肥胖者应减肥。指导患者保持良好心态，控制情绪激动，促进康复。

6. 保持心情愉快，切忌情绪波动，注意休息，放松身心，减轻压力。

7. 指导患者进行下肢活动，防止静脉血栓。

8. 保持大便通畅，遵医嘱服用药物，教会患者进行自我观察，注意药物的副作用。

五、护理评价

1. 患者情绪稳定，配合治疗。

2. 患者卧床休息或者适度活动，活动后无气促、心率过快、疲乏感。

3. 患者了解危险诱因，手术及用药知识。

4. 呼吸平稳，听诊呼吸音对称，无啰音及痰鸣或喘鸣。

5. 患者生命体征维持在适宜范围，四肢温暖，量出为入。

6. 术后无护理并发症，切口愈合良好，患者掌握饮食调理、活动耐力增强，主动参与自我护理。

（姚永芳）

第九节　胸腔镜下心脏瓣膜手术护理常规

一、胸腔镜心脏手术

胸腔镜心脏手术主要是指在胸腔镜下行心脏疾病手术治疗,是微创胸腔外科应用范围最为广阔的胸腔镜手术。

二、护理评估

（一）术前

1.了解患者是否担忧手术能否成功,手术所造成的创伤,术后疼痛、恢复时间等。

2.心理评估,通过交谈了解患者对手术的信心与压力。患者术前均有紧张、恐惧心理,特别是女性患者,担心术后所留下的瘢痕对美观的影响。鼓励患者说出各种忧虑及感受,并为其提供有关手术的正确信息。

3.评估心功能状况,测量血压、脉搏并观察有无水肿、发绀、呼吸急促等现象。

4.评估肺功能、呼吸状态。

（二）术后

1.心功能的状况及重要脏器的功能。

2.呼吸功能状况。

3.有无感染。

4.心理及精神、饮食状态。

5.手术切口及各种导管情况。

6.引流液颜色、性质、量。

7.有无残余分流及心律失常等术后并发症。

8.出入量及电解质。

三、主要护理问题

（一）术前

1.心输出量减少的风险　与疾病有关。

2.活动无耐力　与心功能差有关。

3.恐惧　与恐惧手术及担心预后有关。

4.感染　与肺淤血有关。

5.知识缺乏　与对疾病、手术的知识了解不足有关。

（二）术后

1.有心输出量减少的危险　与术后心功能不全有关。

2.清理呼吸道低效/无效　与气管插管致咳嗽无效、呼吸道分泌物增多有关。

3.感染　与手术切口有关。

4.舒适度改变　与手术后切口疼痛、体位有关。

5.有皮肤完整性受损的危险　与卧床有关。

6.潜在并发症可能　心律失常、心包填塞、肺不张、气胸、液胸等。

7.知识缺乏　与对疾病、术后的知识了解不足有关。

四、护理措施

(一)术前护理

1.心理护理

(1)关心体贴患者。

(2)解释手术的必要性、手术方式、注意事项。

(3)认真解释胸腔镜心脏手术方法、切口大小及位置,以及与传统开胸心脏手术对比的优点及先进性,以消除患者及家属疑虑,增加战胜疾病的信心。

(4)鼓励患者表达自身感受,了解患者的心理及精神状况,鼓励患者术前接触一些手术成功的患者,增加其信心。

(5)教会患者的自我放松的方法。

(6)针对个体情况进行针对性心理护理。

(7)鼓励家属和朋友给予患者关心和支持。

2.根据患者心功能情况指导患者适量运动,避免激动与紧张,活动后充分休息,合理饮食,补充营养,增强体质,预防和控制感染,防止并发症。

3.指导患者练习深呼吸及有效咳嗽方法,预防上呼吸道感染。

4.讲述气管插管时如何与医护人员交流,提供非语言性沟通的技巧和办法,用手势、点头或摇头、睁闭眼等交流。

5.讲述术后上呼吸机及留置胸管、尿管、切口可能出现不适的情况。

6.创造一个相互尊重、信任、合作的气氛,向患者讲述疾病知识、术前的注意事项及介绍术后伤口部位、置管情况,并介绍手术室及监护室的一些情况。

(二)术后护理

1.维持有效血容量和改善心功能

(1)患者术后返回ICU,持续心电监护,注意是否出现心律失常,心率维持在60～100次/min,动脉收缩血稳定在80～120mmHg,平均动脉压在60～75mmHg,中心静脉压在6～12cmH$_2$O,尿量维持在1～2mL/(kg·h),记录24h出入量。

(2)密切观察患者血压、心律、外周循环和中心静脉压的变化,调整液体入量和速度。

(3)控制心律失常:遵医嘱使用控制心律失常的药物。

(4)维持水、电解质平衡,严重低钾者可引起恶性心律失常,故血钾控制在4.5～5.0mmol/L。

2.改善缺氧和促进有效呼吸

(1)休息:减少活动量,保证充足睡眠。

(2)吸氧:给予氧气吸入改善缺氧情况。根据病情调节合适的氧流量。用氧过程中密切观察患者的呼吸、意识、氧饱和度及缺氧程度改善情况等。

(3)加强呼吸道护理:协助患者翻身、拍背,指导其有效的咳嗽、咳痰,保持气道通畅。

(4)评估患者疼痛的部位、性质、程度、发生及持续的时间,疼痛的诱发因素、伴随症状,既往史及患者的心理反应;应用疼痛评估量表评估疼痛的严重程度。观察疼痛的性质、持续时间,给予患者舒适的体位,分散患者注意力以减轻对疼痛的感受。必要时遵医嘱使用镇痛药。

3.患者清醒后,及时将手术情况告知,以消除恐惧心理,使其情绪稳定,情绪不稳定可使心率加快、血压升高而影响循环系统恢复。

4.合理调整抗凝药剂量,监测凝血酶原时间,嘱患者按时服药,看服到口,观察有无血栓栓塞和出血征象。

5.胸腔闭式引流的护理

(1)观察引流液颜色、性质、量。

(2)观察长管内水柱波动,正常为 4~6cm,咳嗽时有无气泡溢出。

(3)引流瓶低于胸壁引流口平面 60~100cm,水封瓶长管没入无菌生理盐水中 3~4cm,并保持直立。

(4)定时挤压引流管,引流液多或有血块则按需正确挤压,捏紧引流管的远端,向胸腔的方向挤压,再缓慢松开捏紧的引流管,防止引流瓶中液体倒吸,如接有负压装置,吸引压力应适宜,过大的负压可引起胸腔内出血及患者疼痛。

6.保持内环境的稳定。患者术中体外循环、内环境发生了变化,以及术前、术后强心利尿治疗,容易出现电解质紊乱及酸碱平衡失调,因此术后应定时监测电解质及酸碱度,特别是血钾浓度,血钾维持在 4.5~5mmol/L 之间,按每 100mL 尿量排出 2~3mmol/L 钾离子计算,及时补充钾离子。

7.并发症的观察、预防和处理

(1)术后出血及引流管的护理。

(2)预防感染:必要时遵医嘱使用抗生素。

(3)脑功能障碍:观察有无神经系统和精神症状。

8.拔胸管后给予华法林抗凝。定时检查 PT(凝血酶原时间)及 INR(国际标准化比率),终身服用法华林,注意观察有无牙龈出血及鼻出血,发现异常及时就医;勿食富含维生素 K 的食物及水杨酸制剂,如卷心菜、动物肝脏、阿司匹林等。拔气管插管后协助患者床上活动,拔胸管后鼓励并协助患者早期下床活动,向患者宣教早期下床活动的重要性,增加肺活量,减少肺不张和肺部感染的发生。

9.加强术侧肢体的功能锻炼,正确指导患者进行术侧肢体的内旋、外展、爬墙等运动。

微创心脏外科(MICS)是心血管外科领域发展的一项很有前景的新技术。与传统的开胸手术相比,胸腔镜心脏手术具有较多的优点,其切口小,无骨骼损伤,创伤轻,不破坏胸廓的连续性,术后疼痛轻,恢复快,美容效果好,容易被患者接受。胸腔镜心脏手术的最大优点是微创,术后恢复快。术后应重视呼吸道护理,注意循环系统及电解质监测,鼓励早期下床活动,能够使这一目标更好地实现。

五、健康指导

(一)术前

1.指导患者及家属正确认识疾病及手术,尽快熟悉环境。

2.指导适当活动,必要时卧床休息,防寒保暖,避免感冒。饮食宜清淡,营养丰富,容易消化,并注意少食多餐。

3.通过讲解疾病及相关手术知识,使患者及家属对手术有一个合理的认识,能够坦然的接受手术。

4.向患者及家属介绍胸腔镜手术损伤小、痛苦小,且手术不切断肋间神经等优点,增加患者及家属面对手术的信心。

（二）术后

1.指导患者心脏瓣膜置换术后要注意饮食搭配,科学进餐。应进食富含营养,易于消化的食物,并添加肉、鱼、蛋、奶、蔬菜、水果等。饮食不要过量,禁忌烟酒、咖啡及刺激性食物。心功能较差的患者要限制钠盐的摄入;应用利尿剂的患者,注意观察尿量及体重的变化,保持摄入量与尿量基本平衡,服用排钾利尿药者,饭后服用氯化钾片剂,并多食富含钾的食物,如豆类、菌类、海藻类、莲子、辣椒及萝卜干等。切忌暴饮暴食,指导患者正确记录尿量的方法。

2.指导患者认识到氧气吸入及正确咳嗽排痰的重要性,掌握拍背体疗方法,进行有效的咳嗽排痰,促进肺扩张,预防肺部感染。

3.指导患者及家属给患者采取舒适的体位,通过分散注意力、听音乐,必要时药物镇痛等方式缓解疼痛。

4.指导患者及家属认识到更换机械瓣术后必须终身抗凝的重要性,按时服用抗凝药,定期复查PT,慎用对抗凝有干扰作用的药物,根据血凝化验值遵医嘱调整抗凝药,学会观察血栓栓塞和出血的表现。

5.预防感染。指导患者及家属尤其注意呼吸道炎症、牙周炎、泌尿系统感染等症状。对于不明原因的发热应及时就诊。告诉患者活动要规律,预防感冒,避免劳累,防止受伤。

六、护理评价

1.患者情绪稳定,配合治疗。

2.患者适度活动,活动后无气促、心率过快、疲乏感。

3.患者了解危险诱因,疾病及用药的知识。

4.患者生命体征维持在适宜范围,四肢温暖,量出为入。

5.呼吸平稳,听诊呼吸音对称,无啰音及痰鸣或喘鸣音。

6.患者导管固定妥善,体位舒适,情绪稳定。

7.凝血酶原时间在正常范围,未出现血栓和出血征象。

8.术后无护理并发症,切口愈合良好,患者掌握饮食调理知识,活动耐力增强,主动参与自我护理。

9.患者术侧肢体功能恢复良好。

（姚永芳）

第十节　引流管的护理

一、心脏术后放置引流管的目的

1.持续引流心包、胸腔内积血,预防心包填塞。

2.观察每小时及累积胸液量的变化,了解胸腔内渗血、出血情况,针对引流液过多的情况,尽早采取各种止血、扩容措施,争取二次手术止血时间。

二、适应证

1. 外伤性或自发性气胸、血胸、脓胸。
2. 心胸外科手术后引流。

三、原理

通过水封瓶虹吸原理,使胸膜腔内气体或液体引流排出,避免外界空气和液体进入胸腔,从而维持胸膜腔内负压,促进肺膨胀。

四、引流管的护理

1. 保持管道的密闭和无菌　使用前注意引流装置是否密封,胸壁伤口引流管周围,用油纱布包盖严密,更换引流瓶时,必须先双重夹闭引流管,以防空气进入胸膜腔,严格执行无菌操作规程,防止感染。

2. 体位　患者清醒后如病情允许,可抬高床头 15°～45°,拔出气管插管后取半卧位,以利于呼吸及引流。每日帮助患者端坐或变换体位多次,指导其做深呼吸或咳嗽运动,增加胸腔内压力,利于胸腔内液体、气体的排除,重建胸腔负压,使肺充分扩张。

3. 维持引流通畅　闭式引流主要靠重力引流,水封瓶液面应低于引流管胸腔出口平面 60～100cm。任何情况下引流瓶不应高于患者胸腔,以免引流液逆流入胸膜腔造成感染。术后加强引流管的挤压,术后前 4h 内应每 15～30min 挤压引流管 1 次,以后定时挤压引流管,30～60min1 次,以免管口被血凝块堵塞。挤压方法为:用止血钳夹住排液管下端,两手同时挤压引流管,然后打开止血钳,使引流液流出。挤压完毕反折并抖动引流管,检查引流管是否通畅,最简单的方法是观察引流管是否继续排出气体和液体,以及长玻璃管中的水柱是否随呼吸上下波动,必要时请患者深呼吸或咳嗽时观察。水柱波动的大小反应残腔的大小与胸腔内负压的大小。正常水柱上下波动 4～6cm。如水柱无波动,患者出现胸闷气促、气管向健侧偏移等肺受压的症状,应疑为引流管被血块堵塞,需设法挤捏或使用负压间断抽吸引流瓶短玻璃管,促使其通畅,并通知医生。

4. 妥善固定　运送患者时双钳夹管,下床活动时,引流瓶位置应低于膝关节,保持密封。

5. 观察、记录　观察引流液的量、颜色、性状及水柱波动范围,并准确记录。手术后一般情况下引流量应小于 80mL/h,开始时为血性,以后颜色为浅红色,不易凝血。若引流量多,颜色为鲜红色或红色,性质较黏稠,易凝血,则疑为胸腔内有活动性出血。每日更换水封瓶。做好标记,记录引流量。如是一次性引流瓶无需每日更换。

6. 脱管处理　若引流管从胸腔滑脱,立即用手捏闭伤口处皮肤,消毒后用凡士林纱布封闭伤口,协助医生做进一步处理。如引流管连接处脱落或引流瓶损坏,立即双钳夹闭胸壁导管,按无菌操作更换整个装置。

7. 拔管指征　48～72h 后,引流量明显减少且颜色变淡,24h 引流液小于 50mL,脓液小于 10mL,X 线胸片示肺膨胀良好、无漏气,患者无呼吸困难即可拔管。方法:嘱患者先深吸一口气后屏气即可拔管,迅速用凡士林纱布覆盖,宽胶布密封,胸带包扎 1d。

8. 拔管后观察　患者有无憋气、呼吸困难、切口漏气、渗液、出血、皮下气肿等症状。

(姚永芳)

第十一节　心脏术后低心排血量综合征的护理

一、低心排血量综合征

低心排血量综合征(LCOS)是心脏直视术后,特别是危重的先天性心脏病、风湿性多瓣膜病、冠心病心功能差或急诊手术后常见的并发症。正常心脏指数(CI)为 $2.5\sim4.0L/(min\cdot m^2)$,当心脏指数 $\leqslant2.5L/(min\cdot m^2)$ 并出现血压下降、周围血管收缩和组织灌注不足现象,即为低心排血量综合征。

二、护理评估

1. 评估精神方面是否存在反应低下或躁动。
2. 评估心率(律)、血压、体温的变化,有无心动过速、低血压、脉压减少、中心性高热等。
3. 评估四肢末梢循环,判断外周灌注情况。
4. 评估尿量,每小时出入量。
5. 评估血浆乳酸值、尿素氮、肌酐、血清钾。
6. 评估 X 线胸片、床旁心脏彩超,了解患者心脏大小、肺血情况、心肌运动能力。
7. 评估心输出量、心排指数。

三、护理问题

1. 心输出量减少　与术前心功能差、术中心肌保护不良、畸形矫治不彻底、术后心肌运动减弱等有关。
2. 体温异常　与术中低温、术后心功能差有关。
3. 营养失调(低于机体需要量)　与机体摄入不足,消耗增加有关。
4. 潜在并发症　急性肾功能衰竭、急性心力衰竭、呼吸功能不全、意识障碍等。

四、护理措施

1. 血压的变化是衡量 LCOS 的重要指标。持续有创血压监测,保证测压系统密闭及测压管道通畅,血压低时,及时补充血容量,正确使用各类血管活性药,维持血压的稳定;同时寻找原因,有无容量不足、心律失常、电解质紊乱等诱因。并发重度 LCOS 循环难以维持时可使用 IABP。
2. 密切观察心率、心律的变化　手术后较合适的心率为 80～100 次/min,婴幼儿可达 100 ～140 次/min。房颤患者,心室率超过 100 次/min,心排血量即降低。同时注意有无心律失常,一旦出现,及时报告医生处理。
3. 每 60min 测量 1 次并记录　测 CVP 时应准确调节零点位置,保证患者安静,保持测压管道通畅,测压管道不能输注血管活性药物,以免测压时药物中断引起病情变化,严格无菌操作。
4. 末梢循环的监测　末梢循环好坏常是 LCOS 发生的外在表现,亦是判断 LCOS 是否纠正的直接征象。低心排血量综合征患者常表现为中心性高热,皮肤湿冷、颜色发白或有花斑。

可用物理降温、冰盐水灌肠等方法,同时要注意头部降温,防止中枢神经系统的损伤。遵医嘱使用血管扩张剂可降低外周血管阻力,改善组织器官的灌注,减轻心脏后负荷,加强四肢末梢的保暖。

5.尿量是反映 LCOS 的敏感指标　尿量<0.5～1mL/(kg·h),持续≥2h 提示可能发生 LCOS。常规接精密记尿袋,根据尿量调整利尿药的用量,保证尿量不少于 1mL/(kg·h)。对于利尿效果不佳,血清钾、尿素氮、肌酐有增高趋势的患者,及早应用 CRRT 或腹膜透析治疗,防止肾功能不全。

6.纠正内环境失调　由于低心排组织灌注不足,代谢产物堆积必然造成代谢性酸中毒。酸中毒又可影响心脏收缩功能,妨碍组织细胞的正常代谢进而加重低心排。因此,必须及时、有效地纠正酸中毒。还要特别注意维持电解质的正常水平。

7.血管活性药物的联合使用　及时应用正性肌力药及血管扩张剂有助于患者心功能恢复。在用药前首先确认患者血管容量状态、血清钙水平、心脏节律及镇静的程度。提倡多种血管活性药物联合应用,避免了大剂量单一用药的副作用。

8.呼吸支持　严重的低心排会影响呼吸功能,所以需要延长呼吸机辅助时间,减轻心脏及全身缺氧状况,保持 SpO_2 在 95% 以上,PaO_2 在 80mmHg 以上,以免缺氧加重心肌收缩不全。

9.合理镇静　镇静可减少因烦躁不安而增加的能量消耗。药物选择一般使用咪达唑仑、吗啡、哌替啶加异丙嗪等。如血容量不足导致的低心排,一般不使用地西泮镇静,因其常可导致血压下降。在辅助呼吸情况下,可适量使用肌松剂,以抑制较严重的抽搐或躁动。

10.营养支持　改善营养状况对于病程较迁延的患者十分重要。可以减少负氮平衡,补充组织细胞代谢所需的能量及微量元素,增加机体抵抗力。可经深静脉输入高营养液体。还可经胃管鼻饲流质饮食。但要注意患者胃肠功能的承受能力,应以少量多次开始,逐步增加入量和减少次数。注意牛奶等食物的胃肠胀气反应。最好使用由营养师配制的混合乳剂,也可鼻饲含多种微量元素的要素饮食。

11.严格观察、记录每小时出入量　补液时需注意单位时间内的容量及滴速,尽可能以输液泵来控制容量与滴速。

五、健康指导

1.带气管插管的患者,应告知如何配合沟通及治疗。

2.拔除气管插管后,规范服用改善心功能药物。

3.协助患者翻身、拍背,预防并发症的发生。

4.加强营养,增强机体抵抗力。

5.严禁大量饮水及剧烈活动。

六、护理评价

1.患者心功能得到改善,能维持有效循环。

2.体温维持正常,末梢温暖。

3.营养摄入满足机体需要。

4.患者无急性肾功能衰竭、急性心力衰竭、呼吸功能不全、意识障碍等并发症发生。

(姚永芳)

第十二节　心脏术后心脏压塞的护理

一、心包填塞或心脏压塞

是由于心包腔内液体或血液积聚引起心包内压力增加,导致心室充盈受限,从而引起心搏量和心输出量降低,严重时心搏骤停。是心包疾病的危重并发症,以心包腔内压力升高、进行性心室舒张期充盈受限、心搏量和心输出量降低为特征。

二、护理评估

1.临床表现为引流液突然减少、心率快、血压低、脉压缩小、心音遥远、中心静脉压升高等。

2.评估患者引流管、引流液及术中鱼精蛋白中和肝素情况。

3.评估患者血流动力学、尿量、四肢末梢情况。

三、常见护理问题

1.心输出量减少　与心室充盈受限、血容量不足有关。

2.组织灌注量改变　与静脉血液回流障碍及心输出量减少有关。

3.潜在并发症　肝损伤、肺功能不全、急性肾功能衰竭、感染等。

四、护理措施

1.患者术后(尤其是术后当天)严密监测血流动力学的变化。血流动力学不稳定者要立即行心包穿刺引流术,有时抽出 100mL 左右液体时心脏压塞症状即可缓解,血流动力学明显改善。

2.保持引流管通畅,观察引流液量、颜色、性状及引流管波动情况,引流管不可过早拔除,要待引流液稀薄、量少时方可拔除。疑有心包填塞时,及时通知医生,及时给予止血药等相应处理。

3.一旦确诊后,争取尽快手术。手术中止血要彻底,术后积极处理因出凝血机制紊乱造成的出血过多。

4.术前抢救。在二次开胸前必须积极有效的进行抵抗低心排治疗,为手术争取时间。首先补充血容量(必要时加压输入),提高 CVP 同时提高动脉血压,尽力维持循环,增加心排血量。其次,增强心肌收缩力,遵医嘱使用多巴胺、去甲肾上腺素等维持血压。纠正酸中毒,改善呼吸,增加氧浓度,增加通气量,提高动脉氧分压。做好患者的转运工作。

5.积极预防并发症的发生,尤其是心搏骤停。

五、预防措施

1.术中彻底止血,肝素中和完全;手术后合理应用止血药,防止肝素反跳。

2.选择合适的引流管,手术后经常挤压引流管,保持通畅。

3.接受抗凝治疗的患者需密切监测凝血机制。

4.手术后拔除心外膜起搏器导线或心内导管时应注意防止损伤出血。

5.对大心脏或侧支循环丰富,转机时间长,凝血机制差的患者,可敞开心包不予缝合,并打开右侧胸腔,手术后采用负压吸引,小儿采用$-10\sim-15cmH_2O$,成人$-15\sim-20cmH_2O$。

六、健康指导

1.告知患者及家属目前病情,以减少顾虑。

2.安抚患者。

3.根据病情适当选择药物镇静。

七、护理评价

1.患者及家属焦虑和恐惧情绪得到缓解。

2.患者病情变化得到及时处理,循环稳定。

3.患者并发症得到有效预防和控制。

(姚永芳)

第十三节　胃炎的护理

胃炎是指各种病因引起的胃黏膜炎症,是最常见的消化道疾病之一。临床按发病缓急和病程长短,可分为急性胃炎和慢性胃炎。

一、急性胃炎的护理

急性胃炎是各种原因引起的胃黏膜急性炎症。临床上急性发病,是最常见的消化系统疾病之一。按病理可分为急性单纯性胃炎、急性糜烂出血性胃炎、特殊原因引起的急性胃炎,如急性腐蚀性胃炎、急性化脓性胃炎等,临床上以急性单纯性胃炎最多见。本病病程短,病理过程为自限性,如能及时去除病因,短期内可治愈,少数可因大量出血或反复出血而危及生命。胃黏膜病变可分布于全胃,或局限于胃窦部黏膜,表现为黏膜充血、水肿,表面有渗出物,可见散在性点状出血、轻度糜烂及浅表性溃疡。

(一)病因和发病机制

急性胃炎的病因众多,引起急性糜烂出血性胃炎的常见病因如下。

1.饮食因素　如进食过冷、过热、过硬或过于粗糙的食物,浓茶、浓咖啡等均可刺激胃黏膜,破坏胃黏膜屏障造成胃黏膜损伤和炎症。

2.药物因素　常见的有非甾体类抗炎药(NSAIDs)如阿司匹林、吲哚美辛等,某些抗肿瘤药、口服氯化钾或铁剂等。这些药物直接损伤胃黏膜上皮层。其中,NSAIDs还通过抑制环氧合酶的作用而抑制胃黏膜生理性前列腺素的产生,削弱胃黏膜的屏障功能;某些抗肿瘤药如氟尿嘧啶对快速分裂的细胞如胃肠道黏膜细胞产生明显的细胞毒作用。

3.急性应激　如全身感染、严重创伤、严重烧伤、颅内高压、大手术、休克等,可使胃黏膜血流减少,黏膜缺血缺氧而发生糜烂、出血。

4.乙醇　高浓度乙醇可直接引起上皮细胞损害和破坏,导致黏膜糜烂、出血。

5.感染因素　常见致病微生物有沙门菌、嗜盐菌等。常见毒素有金黄,色葡萄球菌及肉毒杆菌产生的毒素,主要通过进食被细菌或毒素污染的不洁食物而致病。

6.十二指肠液反流 胆汁酸、磷脂酶 A 和其他胰酶破坏胃黏膜,造成黏膜糜烂出血。

（二）病理

主要病理改变为胃黏膜充血、水肿、糜烂和出血,病变可弥漫分布于全胃或局限于胃窦、胃体。

（三）身体状况

多数急性起病,但病因不同而表现不一,轻者可无明显症状,或仅出现上腹不适、饱胀、恶心、呕吐等。

1.急性糜烂出血性胃炎 多以突然呕血和(或)黑便为首发症状,是上消化道出血常见的病因之一(占上消化道出血原因的 10％～25％)。

2.服用 NSAIDs 引起的急性胃炎 多数患者症状轻微,如上腹不适或隐痛,或无明显症状,或被原发病症状所掩盖。

3.沙门菌或金黄色葡萄球菌及其毒素所致的急性胃炎 常在进食不洁食物数小时后发病,多伴有发热、腹痛、恶心及呕吐,多伴有肠炎而出现腹绞痛、水样便,严重者出现水、电解质及酸碱平衡紊乱。

体检时上腹部可有不同程度的压痛,重者有脱水病容,伴肠炎时肠鸣音增强。

（四）心理、社会状况

患者常因起病急,突然出现上腹痛、恶心、呕吐,甚至消化道出血而产生紧张、焦虑等心理,而患者的不良情绪反应,又加重了病情,不利于疾病康复。

（五）辅助检查

1.胃镜检查 应在出血后 24～48h 内进行,可见弥漫分布的多发性糜烂、出血灶和浅表性溃疡为特征的急性胃黏膜病损;NSAIDs 或乙醇所致者以胃窦为主,应激所致者以胃体、胃底部为主。

2.实验室检查 血白细胞总数增加,中性粒细胞增多,粪便隐血试验阳性。

（六）诊断要点

具有 NSAIDs 等药物摄入,或进食不洁食物,或急性应激等病史;临床出现上腹部不适、恶心、呕吐、呕血、黑便等症状;大便隐血试验阳性。诊断不难,但确诊要依赖于胃镜检查。

（七）治疗要点

本病以去除病因、对症处理、加强原发病防治为基本治疗措施。感染因素所致者应尽早使用有效抗生素;非留体类抗炎药等药物引起者应立即停止用药,并给予抑制胃酸分泌药(如 H_2 受体拮抗剂、质子泵抑制剂)、胃黏膜保护剂(如硫糖铝、前列腺素)等;有急性应激者,应积极治疗原发病,同时给予抑酸剂治疗;呕吐、腹泻剧烈,可暂禁食,静脉维持营养及纠正水、电解质紊乱和酸碱平衡失调;腹痛明显者可给予阿托品或山莨菪碱对症治疗;若发生大出血,按上消化道大出血进行处理。

（八）主要的护理诊断/问题

1.疼痛 腹痛与胃黏膜的急性炎性病变有关。

2.有体液不足的危险 与胃黏膜炎症所致的出血、呕吐有关。

3.知识缺乏 缺乏有关本病的病因及防治知识。

4.潜在并发症 上消化道出血。

（九）护理目标

腹痛缓解或消失；恶心、呕吐缓解或消失；无并发症发生，一旦出现上消化道出血能及时发现并配合抢救治疗。

（十）护理措施

1.一般护理

（1）休息与活动：轻症患者注意休息，减少活动；重症者保持环境安静、舒适，卧床休息，以减少胃肠蠕动，有助于腹痛的减轻或缓解。

（2）饮食护理：轻症者可进流质或少渣、温凉、半流质饮食，少量多餐；少量胃出血者，可给予牛奶、米汤等流质以中和胃酸，有助于止血和胃黏膜修复；呕吐剧烈、大量出血，或伴有明显腹泻，应暂禁食，遵医嘱静脉维持营养及纠正水、电解质和酸碱平衡紊乱，病情缓解后逐步恢复正常饮食。

2.病情观察

（1）观察患者有无上腹痛、饱胀不适、恶心、呕吐及食欲减退等消化不良的表现。

（2）密切观察上消化道出血的征象，如有无呕血或黑便等，同时监测粪便隐血检查，以便及时发现病情变化。

（3）评估患者对疾病的认识程度，了解患者对疾病病因、治疗及护理的认识，帮助患者寻找并及时去除发病因素，控制病情的进展。

3.用药护理　遵医嘱给予抑制胃酸分泌药、胃黏膜保护药、解痉和镇吐药，并注意药物的副作用。对呕吐剧烈伴腹泻或胃出血量大者，应迅速建立静脉通道，遵医嘱输液、补充电解质、纠正酸碱失衡，并调整好输液的速度，必要时测定血型、配血、输血，以恢复有效循环血容量。

4.对症护理

（1）腹痛护理：指导患者使用非药物方法缓解疼痛，如局部热疗、转移注意力、深呼吸、针灸等，但急腹症不能热敷。急性腹痛诊断未明时，最好给予禁食，必要时进行胃肠减压。如上述方法疼痛不能缓解，可遵医嘱合理应用药物镇痛，严禁随意使用止痛药物。

（2）恶心、呕吐护理：呕吐时将患者头偏向一侧或取坐位，预防误吸。剧烈呕吐时暂禁食，遵医嘱补充水分和电解质，必要时应用止吐剂。呕吐后及时清理呕吐物，协助漱口，更换清洁床单，开窗通风。少食多餐，逐渐增加进食量。多与患者交流，告知患者避免体位性低血压、头晕、心悸的方法，以预防恶心、呕吐。

5.心理护理　做好患者的心理疏导，解除其精神紧张，稳定情绪，有利于增强患者对疼痛的耐受性。并强调保持轻松愉快情绪对疾病康复的重要性，减少对患者的不良刺激。树立患者治疗信心，鼓励其积极配合治疗。

6.健康教育

（1）疾病知识指导：向患者及家属介绍疾病的基本知识，帮助他们掌握本病的防治知识和自我护理方法。对造成急性应激状态的原发疾病，应积极进行治疗，教育患者养成良好的生活习惯，注意劳逸结合，防止身心过劳，保持轻松、愉快的心情。

（2）饮食指导：注意饮食卫生，不吃不洁食物，饮食有规律，忌过饥、过饱，避免进过冷、过热、过硬、过粗糙、辛辣等刺激性食物及调味品，忌服浓茶、浓咖啡、烈性酒等。

（3）用药指导：根据患者的病因、具体情况进行指导，如避免使用对胃黏膜有刺激的药物，必须使用时应在医生指导下使用。

（十一）护理评价

患者腹痛是否减轻或缓解；患者呕吐或呕血、腹泻等有无减轻或缓解；患者情绪是否稳定。

二、慢性胃炎的护理

慢性胃炎（chronic gastritis）是由各种病因引起的胃黏膜慢性炎症。以幽门螺旋杆菌感染引起的胃黏膜慢性炎症最常见。发病率在各种胃病中占首位，男性稍多于女性，任何年龄均可发病。

根据病理组织学改变和病变在胃的分布部位，结合可能的病因，将慢性胃炎分成非萎缩性、萎缩性和特殊类型三大类。①慢性非萎缩性胃炎是指不伴有胃黏膜萎缩性改变、胃黏膜层见以淋巴细胞和浆细胞为主的慢性炎症细胞浸润的慢性胃炎。根据炎症分布的部位，可再分为胃窦胃炎、胃体胃炎和全胃炎。幽门螺杆菌感染首先发生胃窦胃炎，然后逐渐向胃近端扩展为全胃炎，全胃炎发展与否及发展快慢存在明显的个体差异和地区差异；自身免疫引起的慢性胃炎主要表现为胃体胃炎。②慢性萎缩性胃炎是指胃黏膜已发生了萎缩性改变的慢性胃炎。慢性萎缩性胃炎又可再分为多灶萎缩性胃炎和自身免疫性胃炎两大类。前者萎缩性改变在胃内呈多灶性分布，以胃窦为主，多由幽门螺杆菌感染引起的慢性非萎缩性胃炎发展而来；后者萎缩性改变主要位于胃体部，多由自身免疫引起的胃体胃炎发展而来。③特殊类型胃炎种类很多，由不同病因所致，临床上较少见。

（一）病因和发病机制

慢性胃炎的病因和发病机制目前尚未明了，主要致病因素如下。

1.幽门螺杆菌（Hp）感染 幽门螺杆菌感染是慢性胃炎最主要的病因。其发病可能为以下原因：幽门螺杆菌的鞭毛运动及黏附作用直接侵袭胃黏膜；幽门螺杆菌产生的尿素酶分解尿素产生氨和氢氧化铵而致胃黏膜损害；幽门螺杆菌产生的酶降解胃液中的黏液糖蛋白、脂质和脂蛋白，破坏黏液层的完整性；幽门螺杆菌产生的毒素如细胞空泡毒素 A 可使上皮细胞受损，炎症介质可引起胃黏膜炎症反应；幽门螺杆菌菌体胞壁可作为抗原产生免疫反应。这些因素长期存在可引起胃黏膜的慢性炎症。

2.自身免疫 自身免疫性胃炎以富含壁细胞的胃体黏膜萎缩为主；患者血液中存在自身抗体如壁细胞抗体，伴恶性贫血者还可查到内因子抗体；本病可伴有其他自身免疫病如桥本甲状腺炎、白癜风等。上述表现提示本病属自身免疫病。自身抗体攻击壁细胞，使壁细胞总数减少，导致胃酸分泌减少或丧失；内因子抗体与内因子结合，阻碍维生素 B_{12} 吸收从而导致恶性贫血。

3.理化因素 长期吸烟，大量饮烈性酒、浓茶、浓咖啡，长期进过冷、过热、过粗糙的食物，均可导致胃黏膜的反复损伤；常服用非甾体类抗炎药、糖皮质激素等药物，可抑制胃黏膜前列腺素的合成，破坏胃黏膜屏障，为幽门螺杆菌和其他因素的致病创造了条件。

4.其他因素 如幽门功能不全造成的胆汁反流、老年人胃黏膜退行性病变、心力衰竭、肝硬化门静脉高压、尿毒症、高盐饮食等均可使胃黏膜受损。

（二）病理

在慢性胃炎发展过程中，增生的上皮或肠化生的上皮发生发育异常，可形成异型增生或不典型增生，中度以上的不典型增生被认为是胃癌的癌前病变。

（三）身体状况

慢性胃炎病程迁延，进程缓慢，缺乏特征性症状。

1. 症状　多数患者常无症状。若有症状主要表现为非特征性的消化不良，如上腹不适，餐后较明显，无规律的上腹隐痛、食欲不振、嗳气、反酸、恶心和呕吐等。自身免疫性胃炎可出现厌食、贫血、消瘦、舌炎、腹泻等症状。少数可发生上消化道出血。

2. 体征　多无明显体征，部分上腹部可出现轻微压痛。病程长，可出现消瘦、贫血等。

（四）心理、社会状况

因本病的病程迁延，病情反复发作，症状时轻时重，治疗效果欠佳，尤其是少数患者因贫血、消瘦，常怀疑自己患癌症而产生紧张、不安、焦虑等心理反应。

（五）辅助检查

1. 胃液分析　非萎缩性胃炎时胃酸多正常，自身免疫性胃炎时胃酸缺乏，多灶萎缩性胃炎时胃酸一般正常或有时增多。

2. 血清学检查　自身免疫性胃炎时血清胃泌素水平常升高，抗壁细胞抗体、抗内因子抗体或抗胃泌素抗体可呈阳性，维生素 B_{12} 浓度明显降低。

3. 胃镜及胃黏膜活组织检查　诊断慢性胃炎的可靠方法。①非萎缩性胃炎病变黏膜表现为充血性水肿、黏液分泌增多，可有局限性糜烂和出血点；活检可见黏膜浅层慢性炎症细胞浸润，腺体多正常。②萎缩性胃炎胃黏膜可呈灰白色，黏膜皱襞变细或平坦，黏膜层变薄，可透见黏膜下树枝状或网状紫蓝色血管纹。活组织检查示腺体减少，伴不同程度的慢性炎症细胞浸润，可见肠腺化生、假性幽门腺化生及异型增生等。

4. 幽门螺杆菌检查　通过胃镜检查获取胃黏膜标本做快速尿素酶试验、组织学检查及细菌培养、血清幽门螺杆菌抗体测定，^{14}C 或 ^{13}C 尿素呼气试验等方法进行检测，阳性提示炎症的活动性。

（六）诊断要点

根据患者饭后上腹部饱胀、无规律性的上腹部隐痛、食欲减退、嗳气等消化不良症状，应疑为慢性胃炎，但确诊必须依赖胃镜检查及胃黏膜活组织检查。幽门螺杆菌检测有助于病因诊断。怀疑自身免疫性胃炎应检测相关自身抗体及血清胃泌素。

（七）治疗要点

慢性胃炎尚无特效治疗。对无症状的慢性浅表性胃炎无需进行治疗。有症状的慢性胃炎治疗主要包括以下类型。

1. 根除幽门螺杆菌　根除幽门螺杆菌特别适用于：①伴有胃黏膜糜烂、萎缩及肠化生、异型增生者。②有消化不良症状者。③有胃癌家族史者。根除的治疗方案建议使用三联根治方案，对根治失败的可选用含铋剂的四联方案。

2. 对症治疗　非萎缩性胃炎：以反酸、腹痛为主要表现者，可给予黏膜保护剂如硫糖铝，H_2 受体拮抗剂如雷尼替丁，或小剂量质子泵抑制剂；黏膜萎缩、伴明显肠化生和轻、中度异型增生患者，以黏膜保护剂为主，同时给予 β 胡萝卜素、维生素 C、维生素 E、叶酸等抗氧化维生素及锌、硒等微量元素以助其逆转，并定期随访；腹胀，饭后更甚者，给予胃复安、多潘立酮、西沙必利；胆汁反流明显者，可用胃动力药及中和胆汁的黏膜保护剂如碳酸镁、瑞巴派特等治疗。

3.自身免疫性胃炎的治疗　目前尚无特异治疗方法,有恶性贫血时注射维生素 B_{12} 后贫血可获纠正。

4.异型增生的治疗　异型增生是胃癌的癌前病变,应予高度重视。对轻度异型增生除给予上述积极治疗外,关键在于定期随访。对肯定的重度异型增生则宜进行预防性手术,目前多采用内镜下胃黏膜切除术。

(八)主要的护理诊断/问题

1.疼痛　腹痛与胃黏膜炎性病变有关。

2.营养失调(低于机体需要量)　与食欲不振、厌食、消化吸收不良等有关。

3.焦虑　与病程迁延、病情反复、担心癌变等有关。

(九)护理目标

腹痛缓解或消失;食欲增加,能合理摄取营养,体重增加;能采取有效应对措施,正确面对疾病,保持稳定和乐观的心态。

(十)护理措施

1.一般护理

(1)休息与活动:轻症者可适当活动,但避免过度劳累,生活有规律;急性发作时或伴有上消化道出血者卧床休息,并注意环境安静、舒适。

(2)饮食:以高热量、高蛋白质、高维生素、清淡、易消化为原则。向患者说明摄取足够营养素的重要性,注意饮食卫生,宜少量多餐、定时定量、细嚼慢咽,忌暴饮暴食及餐后从事重体力劳动。避免粗糙、辛辣、过冷、过热等刺激性食物,尽量少吃或不吃烟熏、腌制食物,减少食盐摄入量,多吃蔬菜、水果。畏食患者,应鼓励患者进食,注意食物或食品的色、香、味调配;胃酸缺乏患者最好食用完全煮熟的食物,并多进刺激胃酸分泌的食物,如肉汤、鸡汤等,胃酸偏高者应避免进酸性、脂肪多的食物。鼓励患者晨起、睡前、进食前后刷牙或漱口,保持口腔清洁舒适、促进食欲。

2.病情观察　观察疼痛的部位、性质、程度及其变化,观察呕吐物的性状与量,对长期慢性腹痛者应监测体重及大便隐血试验,定期做胃镜检查,以及时发现病情变化。

3.用药护理　遵医嘱使用药物,并注意观察药物的疗效和不良反应。硫糖铝在餐前 1h 与睡前服用最好,胃动力药如多潘立酮、西沙必利等应在餐前服用,不宜与阿托品、山莨菪碱等解痉药合用。胃酸缺乏者使用 1% 稀盐酸时,宜将药物送至舌根部咽下,服后温开水漱口。用抗胆碱药时,应注意口干、心率加快、汗闭、胃排空延缓等副作用。枸橼酸铋钾应在餐前 30min 服用,不得与牛奶同时服用,不宜与强制酸药物同服,服药过程可使齿、舌变黑,宜用吸管直接吸入,部分患者服药后出现便秘和大便呈黑色。用阿莫西林时,应询问患者有无青霉素过敏史。甲硝唑可引起恶心、呕吐等胃肠道反应,口腔金属味,舌炎和排尿困难等不良反应,应在餐后半小时服用,出现胃肠道反应可遵医嘱服用甲氧氯普胺。

4.对症护理　对腹胀和腹痛患者,注意腹部保暖,避免腹部受凉,也可用热水袋局部热敷,腹部轻轻按摩;腹痛较重应遵医嘱给予解痉、制酸药物以缓解疼痛。

5.心理护理　关心、安慰患者,告知本病的可能原因,疾病的经过与转归。向患者及家属介绍治疗有效的病例,说明本病经过正规治疗后病情是可逆转的,即使是中度以上的不典型增生,经严密随访完能够早期发现癌变,若及时手术仍能获得满意的疗效,使患者树立治疗信心,配合治疗,消除忧虑、恐惧心理。

6.健康指导

(1)疾病知识指导:帮助患者认识本病的病因,避免诱因,不随意使用对胃黏膜有刺激的各种药物,如阿司匹林、吲哚美辛、糖皮质激素等。

(2)日常生活指导:生活要有规律,保持心情愉快,防止过度劳累。注意饮食卫生,戒烟忌酒,忌暴饮暴食,合理饮食,保证足够营养。教会患者心理自我调整的方法,提高心理适应能力。保持愉悦、稳定的心态。

(3)用药指导:告知患者按医嘱正确用药,坚持治疗,向患者介绍有关药物的作用、副作用及其防范措施。

(4)定期复查:对胃黏膜萎缩严重伴肠腺上皮化生及重度异型增生者,告知其定期到医院检查,以便早期发现癌变,及时手术治疗。

(十一)护理评价

疼痛是否减轻、缓解或消失;患者营养状况是否改善;情绪是否稳定。

(张谨)

第十四节　消化性溃疡的护理

消化性溃疡(peptic ulcer,PU)泛指胃肠道黏膜在某种情况下被胃酸、胃蛋白酶消化而造成的溃疡。主要指发生于胃和十二指肠的慢性溃疡,即胃溃疡(peptic ulcer,GU)和十二指肠溃疡(duodenal ulcer,DU),胃溃疡好发部位是胃小弯,十二指肠溃疡好发部位是十二指肠球部,本病是全球性多发病,全世界约有10%的人口一生中患过此病。临床上十二指肠溃疡较胃溃疡多见。男性发病率远远高于女性。十二指肠溃疡多发于青壮年,胃溃疡的发病年龄一般较十二指肠溃疡约迟10年。我国南方的患病率较北方高,城市高于农村,秋冬和冬春之交是本病的多发季节。

一、护理评估

(一)病因和发病机制

幽门螺杆菌感染、胃酸分泌过多和胃黏膜保护作用减弱等因素是引起消化性溃疡的主要环节。其发生是由于对胃和十二指肠黏膜有损害作用的侵袭因素与黏膜自身防御、修复因素之间失去平衡的结果。侵袭因素过强,防御、修复因素减弱,或两者并存时,就会产生溃疡。十二指肠溃疡的发生主要与侵袭因素增强有关,而胃溃疡的形成则主要由于黏膜自身防御、修复因素减弱所致。

1.幽门螺杆菌感染　大量研究表明,幽门螺杆菌感染是消化性溃疡的主要病因。消化性溃疡者的幽门螺杆菌感染率高,十二指肠溃疡感染率为90%～100%,胃溃疡感染率为80%～90%;幽门螺杆菌感染者中发生消化性溃疡的危险性显著增加;根除幽门螺杆菌感染可促进溃疡愈合;根除幽门螺杆菌感染可显著降低溃疡复发率。胃黏膜屏障能保护胃黏膜组织免受胃酸的损伤,当黏膜受到幽门螺杆菌感染时可使 H^+ 反弥散,导致黏膜损伤和溃疡的形成。六因素假说:将胃酸—胃蛋白酶、胃化生、十二指肠炎、幽门螺杆菌感染、高促胃泌素血症和碳酸氢盐分泌六个因素综合起来,解释幽门螺杆菌感染在十二指肠溃疡发病中的作用。幽门螺杆菌感染、遗传因素等引起高浓度胃酸,胃酸直接损伤上皮或引起继发性炎症使十二指肠黏膜发生胃化生,后者为幽门螺杆菌感染在十二指肠黏膜定植创造了条件。十二指肠幽门螺杆菌感染加重了局部炎症,炎症又促进了胃化生。这一恶性循环使十二指肠黏膜处于炎症和损伤中,局部碳酸氢盐分泌减少,削弱了十二指肠黏膜对胃酸、胃蛋白酶等侵袭因素的防御。而幽门螺杆菌感染所致的高促胃泌素血症刺激胃酸分泌,增强了侵袭因素的作用。侵袭因素的增强和防御因素的削弱导致溃疡的形成。

2. NSAIDs 如阿司匹林、吲哚美辛等是引起消化性溃疡的另一重要原因。NSAIDs 除直接作用于胃十二指肠黏膜导致其损伤外,主要通过抑制前列腺素合成,削弱后者对胃和十二指肠黏膜的保护作用。

3. 胃酸和胃蛋白酶 消化性溃疡的决定因素。消化性溃疡的最终形成是由于胃酸、胃蛋白酶对黏膜自身消化所致。胃酸在消化性溃疡中起主要作用。这是因为胃蛋白酶原需要盐酸激活才能转变为胃蛋白酶,从而降解蛋白质分子,损伤黏膜,而且胃蛋白酶的活性取决于胃液的 pH 值,当胃液的 pH 值上升到 4 以上时,胃蛋白酶就失去了活性。

4. 其他因素 ①吸烟:可能与吸烟增加胃酸分泌、减少十二指肠碳酸氢盐分泌、降低幽门括约肌紧张和增加黏膜氧自由基损害等因素有关。②遗传因素:消化性溃疡有家庭聚集现象,"O"型血人群中十二指肠溃疡发病率高出其他血型者约 40%。③胃和十二指肠运动异常:胃溃疡患者胃排空延缓,可引起十二指肠液反流进入胃腔损伤胃黏膜;十二指肠患者胃排空增快,使十二指肠酸负荷增加,可损伤十二指肠黏膜。④应激:急性应激可引起应激性溃疡。

消化性溃疡是一种多因素疾病,其中,幽门螺杆菌感染和服用 NSAIDs 是已知的主要病因。溃疡的发生是黏膜侵袭和防御因素失衡的结果。

(二)病理

十二指肠溃疡多发生在球部、幽门部前壁;胃溃疡多发生在胃小弯和幽门部后壁。溃疡一般为单个,也可多个,呈圆形或椭圆形。十二指肠溃疡直径多小于 10mm,胃溃疡要比十二指肠溃疡大。亦可见到直径大于 2cm 的巨大溃疡。溃疡边缘光整、底部洁净,由肉芽组织构成,上面覆盖有灰白色或灰黄色纤维渗出物。血管溃破时出血,穿破浆膜层时引起穿孔。溃疡愈合时周围黏膜炎症、水肿消退,边缘上皮细胞增生覆盖溃疡面(黏膜重建),其下的肉芽组织纤维化,变为瘢痕。

(三)身体状况

1. 症状 少数人可无症状,或以出血、穿孔等并发症为首发症状。其发作常与不良精神刺激、情绪波动、饮食失调等有关。

(1)腹痛:上腹痛是本病的主要症状,多数有以下特点。①部位:多位于上腹部,其中十二指肠溃疡可偏右,胃溃疡可偏左。②性质:可为钝痛、烧灼痛、胀痛甚至剧痛,或呈饥饿痛或不适感。③慢性过程:数月、数年反复发作。④周期性发作:发作与缓解交替出现,多在秋冬和冬春之交发作。⑤节律性疼痛:胃溃疡和十二指肠溃疡腹痛特点见表 13-5。

表13-5　胃溃疡和十二指肠腹痛特点的比较

项目	胃溃疡	十二指肠溃疡
疼痛部位	中上腹或剑突下偏左	中上腹或中上腹偏右
疼痛时间	常于餐后0.5～1h内发生,经1～2h后渐缓解,到下次餐前自行消失	常发生于两餐之间,即餐后3～4h内发生,持续至下一餐后缓解,又称"空腹痛"
疼痛规律	进餐—疼痛—缓解	疼痛—进餐(服药)—缓解"空腹痛""午夜痛"

(2)伴随症状:除上腹痛外,还可出现反酸、嗳气、胃灼热感、上腹饱胀、恶心、呕吐、食欲减退等消化不良症状。

2.体征　溃疡活动期可出现上腹部固定而局限的轻压痛,十二指肠溃疡压痛点常偏右。缓解期则无明显体征。病程长者可能消瘦、体重下降。

3.并发症

(1)上消化道出血:消化性溃疡最常见的并发症。十二指肠溃疡出血更易发生。在消化道出血的各种病因中,消化性溃疡出血占首位。轻者仅表现为黑便,重者可出现周围循环衰竭,甚至出现低血容量性休克。

(2)穿孔:溃疡病灶向深部发展穿透浆膜层所致。可有急性穿孔和慢性穿孔,急性穿孔是本病最严重的并发症,常发生于饮食过饱和饭后剧烈运动,表现为上腹突然剧痛并迅速向全腹弥散的持续性腹痛,弥漫性腹部压痛、反跳痛、肌紧张,肝浊音界消失。慢性穿孔为溃疡穿透并与邻近器官、组织粘连,使胃肠内容物不流入腹腔,又称穿透性溃疡,表现为疼痛规律发生改变,呈顽固而持久的疼痛并向背部放射。

(3)幽门梗阻:上腹部饱胀不适或呕吐,上腹部饱胀以餐后为甚,呕吐后可以减轻,呕吐物量多,内含发酵宿食。若为溃疡周围炎性水肿、痉挛所致,为暂时性梗阻,内科治疗有效。溃疡处瘢痕形成并收缩所致者,内科治疗无效,多需外科手术或内镜下扩张治疗。

(4)癌变:1%～2%的胃溃疡可发生癌变,十二指肠溃疡极少癌变。

(四)心理、社会状况

消化性溃疡好发于青壮年,心理反应可随患者的个性特点和行为方式不同而异,有情绪不稳、坐立不安、心神不宁、易激动或过度兴奋,也可有自负、焦虑、易抑郁,出现并发症时则产生紧张、恐惧等心理反应。

(五)辅助检查

1.胃液分析　十二指肠溃疡胃酸分泌增高,胃溃疡胃酸分泌正常或低于正常。

2.X线钡餐检查　适用于对胃镜检查有禁忌或不愿接受胃镜检查者。龛影为溃疡的X线直接征象,是诊断溃疡病的可靠依据之一;十二指肠球部激惹和变形、胃大弯侧痉挛性切迹等为溃疡的间接征象。

3.胃镜及黏膜活组织检查　确诊消化性溃疡首选的检查方法,可直接观察溃疡的部位、大小、性质,并可取活组织做病理检查和幽门螺杆菌检查。

4.粪便隐血试验　溃疡活动期可为阳性,如胃溃疡患者持续性阳性提示癌变的可能。

5.幽门螺杆菌检测　消化性溃疡的常规检测项目,十二指肠溃疡患者的检测率较胃溃疡高,阳性的出现常提示溃疡活动期。

(六)诊断要点

根据本病具有慢性病程、周期性发作和节律性中上腹部疼痛等特点,可做出初步诊断,但确诊需要依靠 X 线钡餐检查和胃镜检查及病理活检。

（七）治疗要点

消化性溃疡治疗的目的是消除病因、缓解症状、愈合溃疡、防止复发和预防并发症。

1. 一般治疗　保持乐观态度，生活有规律；活动期应注意休息；合理饮食，戒烟、酒、浓茶、咖啡；停用或慎用 NSAIDs 和糖皮质激素等药物。

2. 药物治疗

（1）降低胃酸的药物：包括抗酸药和抑制胃酸分泌药两类。①抗酸药：具有中和胃酸、降低胃蛋白酶活性、缓解疼痛、促进溃疡愈合的作用。常用的有氢氧化铝凝胶、铝碳酸镁及其复方制剂等，餐后 1h 和睡前服用。②抑制胃酸分泌药：目前临床上常用的有 H_2 受体拮抗剂（H_2RA）和质子泵抑制剂（PPI）两大类。H_2RA 是通过选择性竞争结合壁细胞 H_2 受体而抑制壁细胞分泌胃酸，可选用西咪替丁、雷尼替丁、法莫替丁和罗沙替丁等，疗程 4～6 周；PPI 是通过抑制壁细胞分泌胃酸的关键酶即 H^+-K^+-ATP 酶，使其不可逆失活，从而抑制胃酸分泌，该药尚有黏膜保护及抗幽门螺杆菌的作用，与 H_2RA 可作为胃、十二指肠溃疡的抗酸分泌首选药物，可用奥美拉唑、兰索拉唑、泮托拉唑和拉贝拉唑等。

（2）保护胃黏膜药物：①硫糖铝：可黏附在溃疡面上，阻止胃酸、胃蛋白酶侵袭溃疡面并促进内源性前列腺素合成，主要用于胃溃疡的治疗，便秘是其主要的不良反应。每天餐前 30min 及睡前服用 1g，嚼碎后口服，疗程为 4～8 周。②枸橼酸铋钾（胶体次枸橼酸铋，CBS）：除有较强的抗幽门螺杆菌作用外，还有硫糖铝类似的作用。此药不宜长期服用，以免铋在体内过量蓄积。每天餐前 30min 及睡前服用 1g，嚼碎后口服，疗程为 4～8 周。③米索前列醇：属前列腺素类药物。具有增加胃、十二指肠黏膜黏液和碳酸氢盐分泌的作用，具有增加黏膜血流和一定的抑制胃酸分泌的作用，主要用于 NSAIDs 相关性溃疡预防。腹泻是其主要的不良反应。

（3）抗胆碱能药物：主要有阿托品、山莨菪碱、哌仑西平等。此类药物能抑制胃酸分泌、降低胃肠平滑肌张力而使疼痛减轻或缓解，但可使胃排空延缓，不宜用于胃溃疡的治疗，可用于十二指肠溃疡的治疗，且副作用少，作用较阿托品强的选择性受体拮抗剂哌仑西平，餐前 30min 服用。

（4）抗幽门螺杆菌治疗：根除幽门螺杆菌可加速溃疡的愈合，降低复发率和减少并发症，有可能彻底治愈消化性溃疡。单一药物效果较差，联合用药可提高根除率，减少耐药性，目前推荐三联疗法，即以质子泵抑制剂（PPI）或胶体铋剂为基础加上两种抗生素。如奥米拉唑或枸橼酸铋钾（CBS）加上阿莫西林和甲硝唑，1 个疗程为 7d。并在结束治疗至少 4 周后复查幽门螺杆菌，以确定幽门螺杆菌是否根除。

3. 外科手术治疗　对于大量出血经内科治疗无效、急性穿孔、瘢痕性幽门梗阻、胃溃疡疑有癌变及正规治疗无效的顽固性溃疡可选择手术治疗。

二、主要的护理诊断/问题

1. 疼痛　上腹痛与胃酸刺激溃疡面或胃酸作用于溃疡引起化学性炎症有关。

2. 营养失调（低于机体需要量）　与疼痛或饱胀不适致摄入量减少及消化吸收障碍有关。

3. 焦虑　与疾病反复发作，病程迁延等有关。

4. 潜在并发症　出血、穿孔、幽门梗阻、癌变。

三、护理目标

能避免导致和加重疼痛的因素,疼痛减轻或消失;食欲改善,营养状况得到改善;情绪稳定,焦虑减轻或消失;并发症能得到有效预防或减少。

四、护理措施

1. 一般护理

(1)休息与活动:溃疡活动期或粪便隐血试验阳性的患者应卧床休息,症状较轻的患者可边工作边治疗,注意劳逸结合,避免过度劳累、紧张,保持良好的心情。

(2)饮食护理:合理饮食可避免或减轻疼痛,改善营养状况,促进康复。

1)少食多餐:急性活动期应少食多餐,每天5~6餐,以脱脂牛奶、稀饭、面条等偏碱性食物为宜。少食多餐可中和胃酸,减少胃的饥饿性蠕动,同时可避免过饱所引起的胃窦部扩张,刺激促胃液素的分泌。牛奶宜安排在两餐之间饮用,牛奶中的钙质吸收有刺激胃酸分泌的作用,故不宜多饮。

2)适量摄取脂肪:脂肪到达十二指肠时虽能刺激小肠黏膜分泌肠抑胃泌素,抑制胃酸分泌,但同时又可引起胃排空延缓,胃窦扩张,致胃酸分泌增多,故脂肪摄取应适量。

3)饮食禁忌:忌食辛辣、过冷、油炸、浓茶等刺激性食物及饮料,戒烟酒。

4)营养监测:定期测量体重、监测血清白蛋白和血红蛋白等营养指标。

2. 病情观察   重点观察呕吐物及粪便性状,以尽早发现出血、幽门梗阻;观察腹痛的性质、部位及腹痛波及范围,有无腹膜刺激征等穿孔迹象;注意患者全身状态及治疗反应的变化,以尽早发现癌变的可能性。

3. 用药护理

(1)H_2受体拮抗剂:药物应在餐前服用,也可1d的剂量在睡前顿服。若需同时服用抗酸药,则两药应间隔1h以上。若静脉给药应注意控制速度,速度过快可引起低血压和心律失常。西咪替丁不良反应较多,影响肝肾功能和血象,用药期间注意监测肝肾功能和血常规。雷尼替丁和法莫替丁不良反应较少。

(2)质子泵抑制剂:一般每天用药1次,空腹服,或每天2次,早晚各服用1次。奥米拉唑不良反应较少,但有头晕等不适,因此,初次应用时应减少活动。兰索拉唑的主要不良反应包括荨麻疹、皮疹、头痛、口苦、肝功能异常等。泮托拉唑的不良反应较少,偶可引起头痛和腹泻。不良反应较重时应立即停药。

(3)抗酸药:如氢氧化铝凝胶等,应在餐后1h和睡前服用。服用片剂时应嚼服,乳剂给药前应充分摇匀。抗酸药应避免与奶制品同时服用,因两者相互作用可形成络合物。抗酸剂还不宜与酸性食物、饮料同服。长期大量服用氢氧化铝凝胶能阻碍磷的吸收,引起磷缺乏症,还可引起便秘、代谢性碱中毒与钠潴留。镁制剂易引起腹泻。用药期间要加强观察。

(4)胃黏膜保护剂:因硫糖铝在酸性环境下有效,所以应在餐前1h给药。硫糖铝全身不良反应少,可引起便秘。胶体铋剂在酸性环境下起作用,故在餐前1h服用,短期服用除有舌苔和粪便变黑外很少有其他不良反应。长期服用会造成铋在体内大量堆积引起神经毒性,故不宜长期应用。米索前列醇的常见不良反应是腹泻,可引起子宫收缩,故孕妇禁服。

(5)抗胆碱能药:不宜用于胃溃疡,不良反应有心率加快、口干、瞳孔散大、汗闭、尿潴留等。幽门梗阻、近期溃疡出血、青光眼、前列腺肥大者忌用。

4. 并发症的护理

(1)上消化道出血:及时通知医生,安置患者平卧位,头偏向一侧。迅速建立静脉通道,做好输液、输血准备。呕血后立即清除血迹和呕吐物,安慰患者,消除患者紧张心理,必要时遵医嘱给镇静剂。密切观察病情变化,遵医嘱用药,无效者尽快做好术前准备。

(2)急性穿孔:应立即卧床,禁食及胃肠减压。迅速建立静脉通道,输液、备血。做好术前准备。

(3)幽门梗阻:轻症可进流质饮食,重症需禁食、静脉补液、胃肠减压、准确记录出入液量,并定期复查血电解质。内科治疗无效者:做好术前准备。

(4)癌变定期复查,应做好术前准备。

5. 心理护理 不良的心理因素可诱发和加重病情。消化性溃疡的患者因疼痛刺激或并发出血,易产生紧张、焦虑等不良情绪,使胃黏膜保护因素减弱,损害因素增加,病情加重。故应为患者创造安静、舒适的环境,减少不良刺激;同时多与患者交谈,使患者了解本病的诱发因素、疾病过程和治疗效果,增强治疗信心,克服焦虑、紧张心理。

6. 健康指导

(1)疾病知识指导:向患者及家属介绍疾病基本知识、导致溃疡复发与加重的诱因。合理安排休息与活动,睡眠充足,劳逸结合,精神放松,心态良好。

(2)生活指导:指导患者保持乐观的情绪、规律的生活,合理安排生活和工作,保证充足的睡眠和休息,避免过度紧张和劳累;指导患者建立合理的饮食习惯和结构,忌暴饮暴食、进过冷或过热的食物,避免摄入刺激性食物,戒烟、戒酒。

(3)用药指导:遵医嘱用药,告知药物的不良反应,指导患者坚持治疗,不可随意停药,禁用或慎用对胃黏膜有损害的药物,如阿司匹林、吲哚美辛和糖皮质激素等。

(4)定期复查:对有长期慢性胃溃疡病史、年龄在 45 岁以上、尤其是男性的患者,经严格内科治疗 4~6 周症状无好转、粪便隐血试验持续阳性者,应警惕癌变,需进一步检查和定期随访。及时识别并发症征象,若上腹部疼痛节律发生改变或加剧、出现呕血或黑便时,应立即就诊。

五、护理评价

疼痛有无减轻或消失;食欲有无改善,体重是否增加,营养状况有无得到改善;情绪是否稳定,能否保持良好的心理状态;并发症是否得到有效预防,减少或未发生并发症。

(张谨)

第十五节 肝硬化的护理

肝硬化(hepatic cirrhosis)是一种由不同病因引起的慢性、进行性、弥漫性肝病。临床上以肝功能损害和门静脉高压为主要表现,晚期常出现消化道出血、肝性脑病、继发感染等严重并发症。本病是严重、不可逆的肝脏疾病,是我国常见疾病和主要死亡病因之一。发病高峰年龄在 35~48 岁,男女比例为(3.6~8):1。

一、护理评估

(一)健康史

1.病因 引起肝硬化的病因众多,我国以病毒性肝炎最常见,国外以酒精中毒所致者多见,值得注意的是同一患者可有多种致病因素同时存在。

(1)病毒性肝炎:主要是乙型病毒性肝炎,其次是丙型或乙型加丁型重叠感染,甲型和戊型病毒性肝炎一般不发展为肝硬化。

(2)慢性酒精中毒:国外肝硬化的常见原因。长期大量饮酒(每日摄入乙醇 80g 持续 10年以上),乙醇及其中间代谢产物(乙醛)对肝脏的毒性作用,继而发展为肝硬化。

(3)血吸虫病:长期反复感染血吸虫者,虫卵沉积在汇管区或毒性产物的刺激引起纤维组织增生,造成血吸虫病性肝纤维化。

(4)循环障碍:慢性充血性心力衰竭、缩窄性心包炎、肝静脉和(或)下腔静脉阻塞综合征等使肝细胞长期瘀血性缺氧、坏死,继而纤维组织增生,最终发展为肝硬化。

(5)化学毒物或药物:长期接触四氯化碳、砷、磷等化学毒物或长期服用对肝脏有毒的药物如双醋酚汀、甲基多巴、四环素、抗结核药或抗肿瘤药等,可引起中毒性肝炎,进而演变为肝硬化。

(6)营养障碍:长期食物中缺乏蛋白质、维生素、抗脂肪肝物质如胆碱等,或慢性炎症性肠病致吸收不良和营养失调,均可造成肝细胞脂肪变性和坏死而演变成肝硬化。

(7)胆汁淤积:长期存在的肝内淤胆或肝外胆管阻塞所致的胆汁淤积,可引起胆汁性肝硬化。

(8)其他:如铜氧化酶缺陷引起的铜代谢障碍所致的肝豆状核变性,铁代谢障碍所致的血色病,均可导致大量的铜和铁沉积于肝脏,引起肝细胞损害并演变为肝硬化。自身免疫性肝炎亦可进展为肝硬化。部分患者发病原因难以确定,称为隐源性肝硬化。

2.发病机制 肝硬化的发生、发展、演变一般经过致病因素作用造成大量肝细胞变性、坏死,肝小叶纤维支架破坏,残存肝细胞不沿原支架排列,形成不规则的再生结节;汇管区和肝包膜大量纤维结缔组织增生,包绕再生结节或残留肝小叶重新分割,改建成假小叶而形成肝硬化的典型形态改变。上述改变使肝内血管受到再生结节挤压,血管床缩小、闭塞或扭曲,肝内门静脉、肝静脉和肝动脉失去正常关系,发生异常吻合,导致肝内血液循环紊乱,这是形成门静脉高压的病理基础,更进一步加重肝细胞营养障碍,促使肝硬化病变进一步发展。

3.病理 肝的大体形态表现为肝脏变形,早期肿大,晚期明显缩小,表面有弥漫性大小不等的结节。根据结节形态,病理上可分为:①小结节性肝硬化:结节大小相仿,直径多为 3～5mm,假小叶大小亦一致,此型最常见。②大结节性肝硬化:多由大片状肝坏死引起,结节大小不均,直径为 1～3cm,最大可达 5cm,假小叶亦大小不等。③大小结节混合性肝硬化:即肝内同时存在大、小结节两种病理形态,此型肝硬化亦属常见。

(二)身体状况

肝硬化患者多数起病隐匿,病情进展缓慢,少数因短期内大片肝坏死,3～6 个月便发展为肝硬化。临床上一般将肝硬化分为肝功能代偿期和肝功能失代偿期,但两期界限不明显。

1.肝功能代偿期 早期症状较轻,缺乏特异性。主要有乏力、食欲不振、恶心、呕吐、腹胀、腹泻、上腹不适或隐痛等,以乏力、食欲不振为主要表现,且出现最早。症状常因劳累或伴发病时出现,休息或治疗后可减轻或缓解。患者营养状况一般,肝可稍大,质偏硬,脾可轻度肿大,肝功能多正常或轻度异常。

2.肝功能失代偿期 以肝功能减退和门静脉高压症为主要表现。

(1)肝功能减退的临床表现:①全身症状:一般情况及营养状况较差,可有消瘦、乏力、精神不振、皮肤干枯粗糙、肝病面容(面色黝黑或面色灰暗)、不规则低热、水肿、舌炎和口角炎等。②消化道症状:食欲减退明显,恶心、呕吐、餐后上腹饱胀不适、腹痛等,稍进食油腻饮食易引起腹泻,半数以上有轻度黄疸,少数有中、重度黄疸。③出血倾向和贫血:患者常有鼻出血、牙龈出血、皮肤紫癜、胃肠出血等出血倾向,与肝脏合成凝血因子减少、脾功能亢进和毛细血管脆性增加有关。并常出现不同程度的贫血,由食欲不振、肠道吸收障碍、出血及脾功能亢进等引起。④内分泌功能紊乱表现:雌激素增多,雄激素和糖皮质激素减少,表现为蜘蛛痣、肝掌、性功能减退、男性乳房发育、睾丸萎缩、毛发脱落等,女性患者则出现月经失调、闭经、不孕等。肾上腺皮质功能减退时,患者面部和其他暴露部位皮肤色素沉着,因肝脏对雌激素灭活作用减退,致雌激素升高,通过负反馈抑制腺垂体分泌促性腺激素及促肾上腺皮质激素的功能。肝脏对醛固酮和抗利尿激素的灭活作用减弱,导致醛固酮和抗利尿激素增多,造成肾远曲小管和集合管对钠、水的重吸收增加,表现为水肿、尿量减少、腹水等。

(2)门静脉高压症的临床表现:①脾肿大:多为轻、中度脾肿大,为脾长期瘀血所致。晚期常伴有周围血中红细胞、白细胞和血小板减少,称为脾功能亢进。②侧支循环的建立和开放:门静脉高压症的特征表现,当门静脉压超过 $200mmH_2O$ 时,门、腔静脉侧支循环建立。临床上重要的侧支循环有 3 支:食管下段和胃底静脉曲张;腹壁静脉曲张,在脐周和腹壁可见迂曲的静脉,以脐为中心向上及下腹延伸,外观呈水母头状;痔静脉曲张,形成内痔。③腹水:肝硬化肝功能失代偿期最突出的临床表现,75%以上的失代偿期患者有腹水。中等量以上腹水时常有腹胀和移动性浊音;大量腹水时可见腹部隆起,腹壁绷紧发亮,状如蛙腹,可发生脐疝,并使横膈抬高引起呼吸困难和心悸等表现。部分患者可伴有胸水,以右侧多见。腹水的形成是多因素作用的结果,由门静脉压力增高、低白蛋白血症导致的血浆胶体渗透压降低、肝淋巴液生成过多、继发性醛固酮和抗利尿激素增多、有效循环血容量不足所致。

肝脏情况:早期肝脏增大,表面尚光滑,质地中等硬;晚期肝脏缩小、质地坚硬、表面结节状。

(3)并发症:①上消化道出血:最常见的并发症,易引起失血性休克或诱发肝性脑病,病死率高。出血原因多数由食管下段和胃底静脉曲张破裂所致。②感染:易并发肺部感染、胆道感染、败血症、自发性腹膜炎等。自发性腹膜炎的致病菌多为革兰阴性杆菌,是肠道内细菌异常繁殖,通过肠壁或侧支循环进入腹腔引起,出现发热、腹痛、腹水迅速增长或持续不减、腹膜刺激征。③肝性脑病:最严重的并发症,也是最常见的死亡原因。④原发性肝癌:肝脏短期内迅速增大、持续性肝区疼痛、血性腹水、不明原因发热等情况应考虑并发原发性肝癌。⑤肝肾综合征:又称功能性肾衰竭。大量腹水时,引起有效循环血容量不足及肾内血液重新分布等因素引起功能性肾衰竭。⑥电解质和酸碱平衡紊乱:常见有低钠、低钾、低氯血症和代谢性碱中毒,可诱发和加重肝性脑病。

(三)心理、社会状况

慢性病,病程长,病理变化逐渐加重且常不可逆,症状明显、久治不愈。患者常表现为思想负担沉重、消极、情绪低落和焦虑,甚至出现愤怒、绝望等不良情绪,对治疗和生存失去信心,或产生过度依赖医护人员的心理。长期治疗使家庭经济负担沉重,患者和家属出现厌倦、失望、绝望等。

（四）辅助检查

1.血常规检查　代偿期多正常。失代偿期可有不同程度的贫血。脾功能亢进时红细胞、白细胞、血小板均减少。

2.尿常规检查　代偿期正常。失代偿期有蛋白尿、血尿和管型尿,黄疸时可有胆红素及尿胆原增加。

3.肝功能检查　代偿期多正常或轻度异常。失代偿期转氨酶有轻、中度升高,血清白蛋白(A)降低,球蛋白(G)增高,A/G降低或倒置,γ球蛋白显著增高。凝血酶原时间有不同程度延长,注射维生素K后不能纠正。

4.腹水检查　一般为漏出液,并发自发性腹膜炎时,腹水透明度降低,比重介于漏出液与渗出液之间。白细胞数增多,并发结核性腹膜炎时以淋巴细胞增高为主。腹水为血性应警惕癌变,需做细胞学检查。

5.免疫功能检查　免疫球蛋白IgG、IgA增高。多数患者T淋巴细胞数低于正常,抗核抗体、抗平滑肌抗体、抗线粒体抗体阳性。若为病毒性肝炎引起者,病毒标记物可呈阳性反应。

6.影像学检查　X线食道吞钡检查对诊断食管胃底静脉曲张有价值,可见钡剂在食管黏膜上分布不均,有虫蚀样或蚯蚓状充盈缺损,纵行黏膜皱襞增宽,胃底呈菊花样充盈缺损。B超、CT和MRI检查可显示肝脾形态改变、脾静脉和门静脉内径增宽及腹水情况。

7.内镜检查　纤维胃镜检查可观察静脉曲张及其分布和程度,并发上消化道出血时,紧急胃镜检查可确定出血部位,并可进行止血治疗。腹腔镜检查可直接观察肝脏、脾脏情况,并可在直视下对病变明显处进行穿刺做活组织检查。

8.肝穿刺活组织检查　对诊断有确诊价值,并有助于决定治疗方案和判断预后。若见假小叶形成可确诊为肝硬化。

（五）诊断要点

肝硬化代偿期不易确诊。对原因不明的肝脾大、慢性病毒性肝炎、长期大量饮酒者应定期随访,肝穿刺活组织检查有利于早期确诊。失代偿期的诊断依据有病毒性肝炎、长期饮酒等病史,肝功能减退和门静脉高压症的临床表现及肝功能试验异常等。

（六）治疗要点

本病尚无特效治疗,关键在于早期诊断,加强病因和一般治疗,缓解病情,延长代偿期和保持劳动力。

1.一般治疗　代偿期患者适当减少活动,避免过度劳累,宜进高热量、高蛋白、高维生素易消化饮食。失代偿期患者注意休息以减轻肝脏负担,肝功能损害严重或有肝性脑病先兆者,应控制或禁食蛋白质,有腹水者应低盐饮食。禁酒,禁用对肝脏有损害的药物,避免进食粗糙、坚硬食物以免发生食管胃底静脉曲张破裂出血。

2.药物治疗　尚无特效药。可选用抗纤维化药物如秋水仙碱、糖皮质激素、丹参等,保护肝细胞药物如熊去氧胆酸、维生素类、甘草酸等,可用于有转氨酶及胆红素升高的肝硬化患者。

3.腹水的治疗

(1)消除诱因:注意休息,控制感染,限制钠、水摄入等。

(2)利尿剂的应用:首选醛固酮拮抗剂螺内酯,常与袢利尿剂呋塞米合用,联合用药可起协同作用。利尿剂从小剂量开始,利尿期间每日体重下降不超过 0.5kg。

(3)提高血浆胶体渗透压:可定期输注白蛋白、血浆,不仅可提高血浆胶体渗透压,促进腹水消退,也有利于患者全身状况和肝功能的改善。白蛋白剂量为 25～60g/d,总量 400～600g,在使用白蛋白时应继续使用利尿剂,以增强利尿的效果,同时应避免大剂量使用白蛋白,以防血容量剧增引起曲张的食管胃底静脉破裂出血。

(4)顽固性腹水的治疗:可采用放腹水、自身腹水浓缩回输术、胸导管颈内静脉吻合术、腹腔－颈内静脉分流术、经颈静脉肝内门体分流术、肝移植等治疗方法。放腹水治疗不作为常规治疗,对严重腹水合并脐疝者或致膈肌明显提高而影响呼吸者,可考虑做腹腔穿刺放腹水。自身腹水浓缩回输术是近年来治疗难治性腹水所采用的安全、简便、经济、有效的方法。

4.手术治疗　有各种分流、断流术和脾切除术等,目的是降低门静脉茎统压力和消除脾功能亢进。晚期肝硬化患者有条件可进行肝移植手术,可改善患者的预后。

5.并发症治疗　自发性腹膜炎的治疗应早期、足量、联合使用抗菌药物,并加强支持治疗。肝肾综合征重在预防,控制上消化道出血、感染等诱发因素。严格控制输液量,纠正水、电解质和酸碱平衡失调;输注右旋糖酐、白蛋白,并在此基础上应用利尿剂,使用血管活性药物多巴胺等。

二、主要的护理诊断/问题

1.营养失调(低于机体需要量)　与肝功能减退、食欲不振、消化吸收障碍有关。

2.体液过多　与肝功能减退、门静脉高压、醛固酮和抗利尿激素增多有关。

3.有皮肤完整性受损的危险　与营养不良、水肿、瘙痒、长期卧床有关。

4.焦虑　与病情反复、担心疾病的预后不佳、经济负担压力有关。

5.潜在并发症　上消化道出血、肝性脑病、原发性肝癌、肝肾综合征、电解质紊乱和酸碱平衡失调等。

三、护理目标

1.合理调整饮食,摄取营养能满足机体需要,营养状况得到改善。

2.腹水和水肿减轻或消失,身体舒适感增加。

3.皮肤无破损和感染。

4.能采取有效应对措施,焦虑等不良情绪得到纠正,对治疗和生活信心增加。

四、护理措施

(一)一般护理

1.休息与活动　根据病情合理安排患者的休息与活动,休息是保护肝脏的重要措施之一,休息可减轻肝脏负担,降低门静脉压力,增加肝脏血流量,促进肝细胞修复,改善腹水和水肿,充足的睡眠可增加糖原和蛋白质的合成。肝功能代偿期患者可适度活动,但要避免过度疲劳;肝功能失代偿期患者以卧床休息为主,根据病情安排适量的活动,活动量以不感到疲劳、不加重症状为度。

2.饮食护理　合理的饮食是改善肝功能、延缓病情进展的基本措施。遵循高热量、高蛋白质、高维生素、易消化饮食原则，并根据病情变化及时调整。保证热量，每日供给 300～400g糖，以利于肝细胞再生；蛋白质每日每千克体重 1.0～1.5g，应以高生物效价的蛋白质为主，如豆制品、鸡蛋、牛奶、鱼、瘦猪肉等，充足的蛋白质有助于肝细胞修复和维持血浆白蛋白正常水平，有利于腹水和水肿的消退。但肝功能损害严重或肝性脑病先兆时应严格限制或暂禁蛋白质摄入。宜进食富含维生素的食物如粗粮、绿豆、西红柿等，以促进肝细胞修复、保护肝脏功能及增强肝脏解毒功能；脂肪摄入过多易引起脂肪肝、阻止肝糖原的合成和使肝功能衰退，应适当限制脂肪摄入，以 50g/d 左右为宜；尽量食用以蒸、煮、炖、熬、烩等加工方法制作的食物，以利消化吸收，避免食用强烈的调味品和乙醇饮料，以减轻肝脏负担；食管胃底静脉曲张患者应进软食，进餐时细嚼慢咽，食团宜小且表面光滑，避免进食粗糙、坚硬、刺激性强的食物；药物应磨成粉末服用，以免引起食管胃底静脉曲张破裂出血；腹水患者应限制钠、水的摄入量，每日钠的入量宜限制在 500～800mg（氯化钠 1.2～2.0g），水限制在每日 1000mL 左右，并根据尿量、腹水消退和血钠情况适时调整；严禁饮酒。

（二）皮肤护理

保持皮肤清洁，每日温水沐浴，水温不宜过高，忌用刺激性沐浴液或皂类，沐浴后可用性质柔和的润肤品，以减轻皮肤干燥和瘙痒。皮肤瘙痒明显者勿用手抓挠，防止损伤皮肤，可用局部冷敷、薄荷油涂擦，或遵医嘱给予止痒处理。衣服宜柔软、宽大、吸汗，床铺应平整、干燥、清洁。注意定期更换体位，臀部、阴囊、下肢、足部水肿可用棉垫托起，受压部位皮肤给予热敷和按摩以促进局部血液循环，改善皮肤的营养代谢，以免受压部位发生压疮及继发感染。

（三）腹水护理

注意休息，取适宜的体位，腹水量少时取平卧位，以利增加肝、肾血流和改善肝细胞营养；大量腹水时取半卧位，使膈肌下降，减轻呼吸困难和心悸；卧床时抬高下肢，阴囊水肿者可用托带托起阴囊，以利水肿消退。限制钠、水的摄入量，准确记录出入量，定期测量并记录腹围和体重情况，观察腹水消退情况。大量腹水时，应避免腹内压骤增的情况，如剧烈咳嗽、呕吐、用力排便、打喷嚏等；遵医嘱正确使用利尿剂和血浆、白蛋白，利尿剂易引起水、电解质紊乱和酸碱平衡失调，应注意加强电解质的监测，发现高血钾、低血钾及酸碱平衡紊乱时，应遵医嘱加以纠正，以免诱发肝性脑病等；使用白蛋白时应注意控制总量，以防过量使血容量剧增诱发食管胃底静脉曲张破裂出血；对实施腹腔穿刺放腹水治疗的患者，应协助做好腹腔穿刺的操作前准备、术中配合及操作后护理，放腹水时注意记录腹水量、颜色、性质等；对接受自身腹水浓缩回输治疗者，应注意观察患者出现的反应，腹水有感染时不可回输。

（四）病情观察

注意观察患者有无上消化道出血、自发性腹膜炎、肝性脑病、肝肾综合征、原发性肝癌等并发症的临床表现，及早发现及处理。

（五）心理护理

给予患者精神上的安慰和支持，对肝硬化患者在病程中出现的各种心理变化给予理解、同情，耐心解释患者所提出的问题，鼓励患者说出其内心感受和忧虑，同时发挥家庭等支持系统的作用，指导患者及家属正确应对治疗和护理中出现的各种情况，减轻患者心理负担，增加其配合治疗和护理的依从性，保持愉快心情，促进身心康复。

（六）健康指导

1. 知识指导　向患者和家属介绍疾病基本知识和自我护理的方法,消除思想顾虑和精神压力,树立战胜疾病的信心,把治疗与护理计划落实到日常生活中。

2. 休息指导　生活起居有规律,根据自身病情掌握活动的时间与活动量,注意劳逸结合,保证足够的休息和睡眠,合理安排工作与生活,同时注意情绪的调节和稳定。

3. 饮食指导　向患者及家属说明饮食治疗的意义、原则和方法,强调饮食的重要性,帮助制订切实可行的饮食计划,注意蛋白质、钠盐等的合理补充,养成良好的饮食卫生习惯,戒烟、酒。

4. 用药指导　介绍所用药物的名称、剂量、给药方法、给药时间及药物的疗效和副作用等,教育患者应遵医嘱用药,避免滥用对肝脏有损害的药物,以免加重肝脏的负担和肝功能损害。

5. 定期复查　帮助患者及家属认识定期复查的重要意义,教会患者早期识别病情变化,熟知并发症的诱因和基本表现,出现相关症状或先兆时及时就诊。

（张谨）

第十六节　溃疡性结肠炎的护理

溃疡性结肠炎(ulcerative colitis,UC)是一种病因尚不十分清楚的直肠和结肠慢性非特异性炎症性疾病。病变主要限于大肠黏膜与黏膜下层。临床表现为腹泻、黏液脓血便和腹痛。病情轻重不一,呈反复发作的慢性病程。本病多见于 20～40 岁,亦可见于儿童或老年人。男女发病率无明显差别。

一、护理评估

（一）病因与发病机制

溃疡性结肠炎的病因和发病机制至今尚未完全明确,目前认为本病的发生可能与环境、遗传、感染及免疫因素等相互作用有关。环境因素作用于遗传易感者,在肠道菌丛的参与下,启动了肠道免疫及非免疫系统,最终导致免疫反应和炎症过程。可能由于抗原的持续刺激或(及)免疫调节紊乱,这种免疫炎症反应表现为过度亢进和难于自限。

病变位于大肠,呈连续性弥漫性分布。范围多自肛端直肠开始,逆行向近端发展,甚至累及全结肠及末段回肠。活动期黏膜呈弥漫性炎症反应。肉眼见黏膜弥漫性充血、水肿,表面呈细颗粒状、脆性增加、出血、糜烂及溃疡。病变一般限于黏膜与黏膜下层,很少深入肌层,少数暴发型或重症患者病变涉及结肠全层。由于溃疡愈合、瘢痕形成、黏膜肌层及肌层肥厚,使结肠变形缩短、结肠袋消失,甚至肠腔缩窄。少数患者发生结肠癌变。

（二）身体状况

1. 症状　多数起病缓慢,少数急性起病,偶见急性暴发起病。病程长,呈慢性经过,常有发作期与缓解期交替,少数症状持续存在并逐渐加重。部分患者在发作间歇期可因饮食失调、精神刺激、劳累、感染等诱因诱发或加重症状。

（1）消化系统表现:①腹泻和黏液脓血便:黏液脓血便是本病活动期的重要表现。粪便中的黏液脓血为炎症渗出、黏膜糜烂及溃疡所致。大便次数及便血的程度反映病情轻重,轻者排便 2～4 次/d,粪便呈糊状,便血轻或无;重者可达 10 次/d 以上,粪便呈稀水样,大量脓血,甚至大量便血。病变限于直肠或乙状结肠患者,除有便频、便血外,偶有便秘,这是因为病变引起直肠排空功能障碍所致。②腹痛:活动期有轻度至中度腹痛,为左下腹或下腹的阵痛,可涉及全腹。有疼痛—便意—便后缓解的规律,多伴有里急后重,为直肠炎症刺激所致。若并发中毒性巨结肠或腹膜炎,则可出现持续性剧烈腹痛。③其他症状:可有腹胀,严重患者有食欲不振、恶心、呕吐等。

(2)全身表现:中、重度患者活动期常有低度至中度发热,高热多提示有并发症或见于急性暴发型。重度或病情持续活动可出现衰弱、贫血、消瘦、低蛋白血症、水与电解质平衡紊乱等表现。

(3)肠外表现:本病可伴有各种肠外表现,包括复发性口腔溃疡、外周关节炎、结节性红斑、虹膜睫状体炎、坏疽性脓皮病、前葡萄膜炎等,这些肠外表现在结肠炎被控制或结肠切除后可以缓解或恢复。

2.体征　呈慢性病容,可呈消瘦贫血貌,左下腹轻压痛,有时可触及痉挛的降结肠或乙状结肠。重度和暴发型患者常多有明显压痛和鼓肠。若有腹肌紧张、反跳痛、肠鸣音减弱应注意中毒性巨结肠或肠穿孔等并发症。

3.临床分型　本病根据病程、程度、范围及病期进行综合分型。

(1)按病程经过分型:①初发型:无既往史的首次发作。②慢性复发型:发作期与缓解期交替。③慢性持续型:病变范围广,症状持续半年以上。④急性暴发型:急性起病,病情严重,全身毒血症状明显,可伴中毒性巨结肠、肠穿孔、败血症等并发症。上述各型可相互转化。

(2)按病情程度分型:①轻度:腹泻<4 次/d,无便血或少量便血,无发热、脉速,无贫血或轻度贫血,血沉正常。②重度:腹泻频繁并有明显黏液脓血便,体温>37.5℃,脉搏>90 次/min,血沉>30mm/h,血红蛋白<100g/L。③中度:介于轻度与重度之间。

(3)按病变范围分型:分直肠炎、直肠乙状结肠炎、左半结肠炎、广泛性或全结肠炎。

(4)按病期分型:分为活动期和缓解期。

4.并发症　可并发中毒性巨结肠、直肠结肠癌变、出血、肠穿孔、肠梗阻等。

(三)心理、社会状况

溃疡性结肠炎病程长,易反复发作,进行性加重,经济负担重,患者及家属易产生心理负担。护理人员应评估患者及家属对疾病知识的了解程度,是否存在焦虑、恐惧心理,评估家属对患者的支持程度及家庭应对能力。

(四)辅助检查

1.血液检查　血红蛋白多正常或轻度下降,活动期白细胞计数增高。血沉加快和 C 反应蛋白增高是活动期的标志。严重患者血清白蛋白下降。

2.粪便检查　粪便常规检查肉眼可见黏液脓血,显微镜检可见红细胞和脓细胞,急性发作期可见巨噬细胞。

3.自身抗体检测　血中外周型抗中性粒细胞胞浆抗体和抗酿酒酵母抗体分别为溃疡性结肠炎和克罗恩病的相对特异性抗体,检测这两种抗体有助于溃疡性结肠炎和克罗恩病的诊断和鉴别诊断。

4.结肠镜检查加黏膜活检　本病诊断的最重要手段之一。做全结肠及回肠末段检查,直接观察肠黏膜变化,确定病变范围,并取活组织检查。

5.X线钡剂灌肠检查 可见黏膜粗乱和(或)颗粒样改变;多发性浅溃疡表现;炎症性息肉;肠管缩短,结肠袋消失,肠壁变硬,可呈铅管状。

(五)治疗要点

治疗目的是控制急性发作,缓解病情,减少复发,防治并发症。

1.氨基水杨酸制剂 柳氮磺胺吡啶(SASP)是治疗本病的最常用药物,适用于轻、中度患者或重度经糖皮质激素治疗已有缓解者。病情完全缓解后仍要继续用药长期维持治疗。

2.糖皮质激素 对急性发作期有较好疗效。适用于对氨基水杨酸制剂疗效不佳的轻、中度患者,特别适用于重度患者及急性暴发型患者。

3.免疫抑制剂 硫唑嘌呤或巯嘌呤可试用于对激素治疗效果不佳或对激素依赖的慢性持续型病例,加用这类药物后可逐渐减少激素用量甚至停用。

4.对症治疗 腹痛、腹泻要权衡利弊,使用抗胆碱能药物或止泻药如地芬诺酯(苯乙哌啶)或洛哌丁胺宜慎重,重度患者应禁用,因有诱发中毒性巨结肠的危险。

5.手术治疗 并发大出血、肠穿孔、结肠癌、中毒性巨结肠经积极内科治疗无效且伴严重毒血症状者可行手术治疗。

二、主要的护理诊断/问题

1.腹泻 与炎症导致大肠黏膜对水钠吸收障碍以及结肠运动功能失常有关。

2.疼痛 腹痛与肠黏膜炎症、溃疡有关。

3.营养失调(低于机体需要量) 与长期腹泻及肠道吸收功能下降有关。

4.皮肤完整性受损 与频繁腹泻刺激肛周皮肤有关。

5.潜在并发症 中毒性巨结肠、直肠结肠癌变、肠梗阻、肠穿孔、大出血。

三、护理措施

(一)一般护理

1.休息与活动 急性发作期和重度患者要卧床休息,以减少胃肠蠕动,减轻腹痛。轻度患者生活要有规律,劳逸结合,可适当参加轻体力劳动。

2.饮食护理 病情严重者应禁食,给予完全胃肠外营养治疗,使肠道得以休息,减轻炎症反应。活动期给予流质或半流质饮食,待病情好转后改为营养丰富、少渣饮食。缓解期进食质软、易消化、少纤维素、富含营养并有足够热量的食物,减轻对肠黏膜的刺激并保证足够的热量,维持机体所需。避免进食生冷刺激性食物、多纤维食物、水果等,忌食牛乳和乳制品。

(二)病情观察

观察腹泻的次数、性质和量,腹泻伴随症状如发热、腹痛等,监测粪便检查结果。观察腹痛的性质、部位、持续时间,如腹痛性质突然改变,应警惕是否发生肠梗阻、肠穿孔、中毒性巨结肠、大出血等并发症。观察患者生命体征、皮肤弹性变化及其他脱水征,准确记录24h出入液量。观察患者进食情况,定期监测体重、血红蛋白、血清电解质及白蛋白变化,了解患者营养状况。

(三)用药护理

SASP、糖皮质激素、免疫抑制剂是溃疡性结肠炎治疗的主要措施。药物治疗期间,要注意观察药物的疗效及不良反应。长期服用SASP可引起恶心、呕吐、食欲减退、头痛、药疹、药物热、白细胞减少等不良反应,应指导患者餐后服药,服药期间应定期检查血象。服用糖皮质激素应注意激素不良反应,不可随意停药,防止反跳现象,指导患者饭后半小时服药,以免诱发或加重消化性溃疡,必要时遵医嘱给予保护胃黏膜的药物。服用免疫抑制剂可出现白细胞减少等骨髓抑制表现,应注意监测白细胞计数。

(四)皮肤护理

保持患者清洁,生活不能自理伴高热的患者注意皮肤的护理,避免压疮的发生。腹泻严重者注意肛周皮肤的护理,可于便后用温水清洗,软毛巾蘸干。肛周有发红者可用鞣酸软膏涂抹,烤灯局部照射 15～20min,2～3 次/d。连续便血和腹泻时要特别注意预防感染,便后温水坐浴或肛门热敷,改善局部循环,并局部涂擦抗生素软膏。

(五)心理护理

向患者及家属介绍疾病相关知识,告知其不良情绪可影响疾病的病情,指导患者正确认识疾病,保持情绪稳定,树立战胜疾病的信心。详细向患者讲解治疗、检查的相关事项,消除患者的焦虑、恐惧;耐心倾听患者倾诉,安慰患者,给予必要的心理疏导及支持。

(六)健康指导

1.疾病知识指导　由于本病病因不明、反复发作、病程长,易导致患者产生自卑、焦虑、恐惧心理,应鼓励患者保持良好的心理状态,积极乐观面对疾病。指导患者合理作息,劳逸结合,养成良好的生活习惯。避免复发的诱因,如精神刺激、饮食失调、过度劳累、擅自停药或更改药物等。

2.饮食与用药指导　指导患者合理选择饮食,避免粗纤维、多渣及辛辣、生冷、刺激性饮食,少食或不食牛奶或乳制品,减少肠道刺激。遵医嘱正规服药,不可随意更换药物或停药,注意观察药物疗效及不良反应。

3.病情监测　遵医嘱定期复诊。如腹泻、腹痛、食欲减退加剧,应立即就诊。

(张谨)

第十七节　眼病常见症状的护理

眼病的眼部症状大致分为视觉症状、感觉症状和外观异常,本节将介绍视力障碍、色觉障碍、眼外观异常患者的护理。

一、视力障碍患者的护理

视力障碍是眼科最主要的症状,表现为视物模糊、变形、眼前黑影或雾状遮挡甚至视物不见。2003 年 9 月在日内瓦召开的有关《视力损害及视功能特征标准进展的咨询会》上,制定了新的世界卫生组织(WHO)盲及低视力的分类标准,代替目前使用的 1972 年由 WHO 的防盲研究小组提出的视力损害的分类标准见表 13-6。新的盲及低视力分类标准只是在视力分类中多了轻度或无视力损害(0 级)的标准,即视力≥0.3 以上。其最主要的改变是用日常生活视力代替了原来的最佳矫正视力。日常生活视力指检查视力时,受检者有眼镜,可戴眼镜查视力(此镜可能合适,也可能不合适)。如果有眼镜并不常在身边或不常用,或者没有眼镜,检查裸眼视力。

表 13-6　2003 年 WHO 盲及视力损害分类标准

分类	日常生活远视力	
	视力低于	视力等于或优于
轻度或无视力		6/18
损害		3/10(0.3)
0		20/70
中度视力损害	6/19	6/60
1	3.2/10(0.3)	1/10(0.1)
	20/63	20/400
重度视力损害	6/60	3/60
2	1/10(0.1)	1/20(0.05)
	20/400	20/400
盲	3/60	1/60*
3	1/20(0.05)	1/50(0.02)
	20/400	5/300(20/1200)
盲	1/60	光感
4	1/50(0.02)	
	5/300(20/1200)	
盲	无光感	
5		
9	未确定或未具体说明	

＊或1米指数。

1.病因

(1)急性无痛性视力下降:因眼部急性缺血引起组织损伤,可为一过性或者持续性视力下降。常见疾病:视网膜脱离、玻璃体积血、黄斑病变、缺血性视神经病变、视网膜中央动脉阻塞、急性视网膜脉络膜炎、甲醇或奎宁中毒。

(2)急性疼痛性视力下降:由眼部活动性炎症或外伤引起,多伴有红眼。常见疾病:眼外伤、角膜炎、眼内炎、闭角型青光眼急性发作、急性视神经炎、前葡萄膜炎等。

(3)慢性视力下降:视力逐渐下降,病程长达数周、数月甚至数年。常见疾病有屈光不正:近视、远视、散光;屈光间质浑浊:角膜、晶状体、玻璃体浑浊;视网膜疾病;原发性开角型青光眼;视路疾病。

2.护理措施

(1)加强眼病防治的宣传,对可治的眼盲患者积极救治,做到早诊断,早治疗,治愈、减少或减缓视力损害。如白内障、小儿弱视、青光眼、糖尿病性视网膜病变、视网膜母细胞瘤等。

(2)眼部手术后处于治疗期的患者,可因手术引起视力障碍。如斜视患者术后出现复视,眼底手术患者常因药物散瞳后视物不清。协助患者生活护理,注意安全,避免滑倒、碰伤等意外发生。

(3)为低视力患者提供康复指导,通过验光检查选择合适的助视器,教会患者正确的使用方法和注意事项。

（4）视力为盲的患者，指导患者接受现实，改变生活习惯，适应盲人生活，提高自我护理的能力，减少意外受伤的风险。

（5）指导视力障碍患者生活物品固定摆放，避免生活环境中放置障碍物。

（6）患者视力突然下降导致生活自理能力下降，住院期间，护士应加强生活护理；出院后，需要更多的家庭照护。

（7）视力障碍患者心理问题较重，加强心理疏导，使患者能以积极的心态面对生活。

二、色觉障碍患者的护理

色觉障碍是指对颜色的分辨能力部分或全部丧失。视网膜视锥细胞具有感受强光和辨别颜色的作用，视锥细胞主要位于黄斑区，一旦视网膜发育不良或损伤，即会引起色觉障碍。

根据色觉障碍发生的时间分为先天色盲和后天色盲。先天色盲根据分辨颜色的程度将色觉障碍分为全色盲、红色盲、绿色盲、黄蓝色盲、红绿色盲。后天色盲常见于视网膜病变、视神经病变青光眼等疾病。

护理措施：

1. 先天色盲　有遗传性，应做好优生优育宣传教育工作。

2. 后天色盲　应积极治疗原发疾病，减少视锥细胞的损伤，避免或减缓色觉障碍发生。

3. 患者通过色觉检查，了解自己色觉障碍的类型和程度，指导患者如何借助周围环境条件尽可能地辨色。如红绿色盲患者在过马路时，通过观察周围人的停行来辨别红绿灯，以保证安全。

三、眼部感觉异常患者的护理

1. 眼痛的护理　眼球轻度浅表疾病，患者轻度眼痛，主诉患眼烧灼感、钝痛。如炎症、过敏反应、干眼症、轻度化学烧伤等。眼球严重深部疾病，患者中重度眼痛，主诉患眼胀痛、刺痛，可伴有头痛。如眼球穿孔伤、急性虹膜睫状体炎、青光眼高眼压、眼内炎、眼眶蜂窝织炎等。

护理措施：

（1）评估患者眼痛程度、对疼痛的耐受力。

（2）详细了解疼痛的性质和伴随症状，做出正确的判断。

（3）通知医生检查，按医嘱及时对症处理，讲解用药目的及注意事项。

（4）进行心理疏导，减轻患者的紧张情绪，转移其注意力，可有效缓解疼痛。

（5）根据病情给予疾病相关指导。

2. 眼痒的护理　眼痒多因眼表疾病引起的眼部不适，过敏性炎症尤为明显，还见于睑缘炎、春季结膜炎、过敏性结膜炎、慢性结膜炎或沙眼。

护理措施：

（1）加强相关疾病知识宣教，如有症状及时就医。

（2）避免抓挠患眼，积极对症治疗。

（3）遵医嘱正确使用抗生素眼液及抗过敏的药物，教会患者正确使用滴眼液的方法。

（4）避免接触过敏原，外出戴深色眼镜，减少光线与花粉的刺激。

（5）避免进食鱼、虾、蟹、鸡蛋、牛奶等易过敏的食物。

3.眼干的护理　眼干因泪液分泌不足、排泄受限或丢失过多引起，常见于泪腺疾病、结膜疾病、眼睑闭合不全、眼睑板功能障碍、瞬目减少、视疲劳、高温干燥等环境因素。

护理措施：

（1）加强相关疾病的知识宣教，及时就医，积极治疗原发病，如眼外伤导致眼睑闭合不全，做眼睑整形手术。

（2）改善工作、生活环境，调节环境温度和湿度。

（3）鼓励患者做瞬目运动，通过瞬目运动促进泪液在眼表均匀分布。

（4）指导患者正确使用人工泪液或眼药膏。

4.异物感的护理　异物感见于眼表异物，眼球转动或眼睑运动时异物与角膜、结膜摩擦导致。异物感还见于眼表轻度病变，如结膜结石、倒睫、干眼症、急慢性结膜炎。

护理措施：

（1）加强相关疾病的知识宣教，通过检查明确异物感的原因。

（2）对症治疗，眼表异物行异物取出术，结膜结石行结石取出术，倒睫患者行倒睫矫正术，干眼症患者使用人工泪液，积极治疗眼部炎症。

（3）避免搓揉患眼，教会患者正确地使用滴眼液。

（4）避免脏水入眼，所用物品必须严格消毒，防止角膜感染。

四、眼外观异常患者的护理

1.突眼的护理　突眼是指眼球突出眼睑裂超过正常范围，可因眼病和全身疾病所致。如眼眶内肿瘤、眼球后血肿或甲状腺功能亢进等。

护理措施：

（1）积极查找突眼的原因。

（2）保持角膜湿润和保护角膜，避免角膜感染和暴露性角膜炎。

（3）不要用粗毛巾擦洗患眼，以免损伤角膜。

（4）按医嘱滴人工泪液和抗生素眼液。

（5）心理护理：用尊重及关心的态度与患者交流，进行心理疏导，使其能正确面对自我形象的改变；倾听患者倾诉，告知疾病的相关知识及护理，嘱家属多关心患者，指导患者提高对自身形象改变的认知和适应能力。对有自杀倾向的患者加强巡视，防止意外发生。

2.眼睑肿胀的护理　眼睑肿胀多因眼睑炎症、过敏或眼部手术后所致的组织水肿。

护理措施：

（1）观察病情及伴随症状。

（2）进食低盐饮食。

（3）睡觉时抬高枕头可减轻水肿。

（4）局部湿热敷，每日 2～3 次，每次 15～20min。

（5）必要时加压包扎患眼。

（6）心理护理：护士应与患者进行有效的沟通，关心体贴患者，安慰患者，鼓励其充分表达内心感受，耐心倾听，消除患者的不良情绪。

五、眼部充血患者的护理

眼部的充血发红是眼科患者常见的体征之一。常说的红眼是一个笼统的概念,泛指眼结膜充血与睫状充血。结膜充血病变仅限于结膜疾病或有关的表浅刺激,而睫状充血则包括角膜、巩膜、前段色素膜的疾病,常有一定的严重性。有的病例可以两种充血同时存在,这种情况称混合充血。

护理措施:

1.加强相关疾病的知识宣教,如有症状及时就医。

2.观察患眼有无分泌物,如分泌物较多时可用生理盐水冲洗结膜囊。

3.遵医嘱使用抗生素眼液,教会患者正确使用滴眼液的方法。

4.饮食宜清淡、易消化,多食蔬菜、水果,保持排便通畅,禁止力排便,勿用力咳嗽及打喷嚏,避免腹压升高。

5.局部冷敷,以减轻充血。

6.心理护理　解释治疗的必要性、方式及注意事项。

(焦彩云)

第十八节　眼外伤的护理

一、眼球钝挫伤患者的护理

(一)概述

由机械性的钝力直接伤及眼部,造成的眼组织的器质性病变及功能障碍,但不引起眼球壁破口。眼挫伤是眼外伤的常见病症,其患病率约占眼外伤的1/3。

(二)病因

木棒、砖石、拳头、球类、撞击、交通事故及爆炸(如鞭炮)产生的冲击波,是眼球顿挫伤的常见原因。钝力击中眼球时,可在打击部位产生直接损伤,也可在眼球内和眼球壁传递,引起多处间接损伤。

(三)诊断要点

1.临床表现

(1)眼前段挫伤

1)角膜挫伤:明显的疼痛、畏光、流泪及眼睑痉挛等症状,视力也受到影响。

2)虹膜挫伤:根据损伤部位不同出现不同的临床表现,如瞳孔变形、复视等症状。

3)睫状体挫伤:视力受到不同程度的影响,睫状体离断时,出现视觉调节障碍。

4)晶状体挫伤:容易发生晶状体全脱位或半脱位,由于脱位的晶状体所在位置的不同可导致不同的临床表现。

(2)眼后段挫伤

1)玻璃体出血:视力下降与玻璃体内积血程度有关,合并眼前黑影或眼前闪光。

2)脉络膜裂伤:根据出血范围的大小、位置,可发生不同程度的视力障碍,位于黄斑区的出血,视力可急剧下降。

3)视网膜挫伤:不同程度的视网膜挫伤表现不同的症状和体征。

(3)眼球破裂伤:为严重钝挫伤所致,视力极度低下或无光感,预后差。

(4)眼附属器挫伤:主要表现为眼睑水肿、出血,眼眶骨折等。

2.病史　是诊断的关键,依次了解受伤的时间、环境、致伤物体,受伤后的处置情况。

3.辅助检查

(1)裂隙灯下检查伤眼的情况:有无前房积血、虹膜损伤及嵌顿、白内障等。如有可能,检查眼压。

(2)间接检眼镜检查眼底。

(3)必要时进行眼部B超、X线、CT等相关辅助检查。

(四)治疗

1.角膜挫伤　一般情况仅用抗生素滴眼治疗,重的深层挫伤可选用糖皮质激素滴眼,角膜裂伤者行手术缝合。

2.虹膜挫伤　一般外伤性瞳孔散大可给予抗炎消肿及神经营养剂治疗,虹膜根部断离伴有复视症状时,可行手术治疗。

3.睫状体挫伤　局部或全身使用糖皮质激素治疗,检查发现有睫状体脱离者,轻者可给予药物治疗,必要时行手术治疗。

4.晶状体挫伤　睫状体嵌入瞳孔区或脱入前房,需急诊手术摘除;晶状体脱入玻璃体中,应行玻璃体手术摘除晶状体。

5.玻璃体积血　药物治疗以止血药、透明质酸酶、尿激酶等。对出血量大或出血不吸收的患者,应在伤后2周至2个月行玻璃体切割术。

6.脉络膜裂伤　一般情况可给予休息、抗炎、止血、促进血液吸收的药物治疗,若反复出血时可采用激光光凝术。

7.视网膜挫伤　局部或全身应用糖皮质激素治疗,若引起视网膜脱离,必要时进行激光或玻璃体手术治疗。

8.眼球破裂伤　先做初期缝合,2周左右进行玻璃体手术。

(五)主要护理问题

1.舒适度的改变　眼痛,与外伤有关。

2.焦虑、恐惧　与对手术恐惧、担心预后、对突发伤害产生焦虑情绪等有关。

3.感知紊乱　与突然视力下降或丧失有关。

4.组织完整性受损　与外伤有关。

5.潜在并发症　出血、感染、眼内炎等。

6.知识缺乏　缺乏钝挫伤的防治知识。

(六)护理目标

1.疼痛等不适感减轻或消失。

2.患者焦虑、恐惧程度减轻,能配合治疗及护理。

3.能够维持目前的视力或视力有一定提高。

4.术后未发生相关并发症,或并发症发生后能得到及时治疗与处理。

5.患者能说出顿挫伤的防治和康复知识。

（七）护理措施

1.心理护理

（1）安慰患者，解释手术的必要性、方式、注意事项，告诉患者同种病例的康复情况，缓解其对预后的担忧。

（2）鼓励患者表达自身感受和想法，采取有针对性的心理干预措施。

2.生活护理

（1）主动巡视病房，为患者提供不能自理部分的帮助。

（2）将常用物品放在患者易于取放的位置，尽量定位放置。

3.安全管理

（1）结合患者的年龄、视力、肢体活动度、有无全身病等因素，评估患者的自理能力和安全状况。

（2）进行安全指导，防跌倒、坠床等意外伤。

（3）告知患者呼叫器及床挡的使用方法。

（4）加强巡视病房，规范病室环境，活动空间不留障碍物。

4.休息与饮食

（1）病情严重者需卧床休息，前房积血时应采取半卧位休息，尽量减少活动，应提供安静、舒适的环境。

（2）给予营养丰富、易消化的清淡饮食，有糖尿病的患者进食糖尿病饮食，高血压患者进食低盐、低脂饮食。

5.伤眼的护理

（1）严重眼球挫伤应涂抗生素眼膏后双眼包扎。

（2）眼球破裂时切忌冲洗和向眼球施压。

（3）眼挫伤24h内给予冷敷防止再出血，24h后热敷促进积血吸收。

（4）及时准确地执行医嘱并注意用药后的反应。

（5）监测伤眼的视力、眼痛、眼压等的变化，注意伤口有无分泌物、出血、感染及愈合情况。

6.健康宣教

（1）对视力低下的患者指导其掌握生活自理的方法。

（2）指导患者及其家属进行病情的自我监测，如有不适及时就诊。

（3）讲解按医嘱用药的重要性，告知用药的目的、作用及副作用，讲解滴眼液的方法及注意事项。

（4）告知门诊随访的时间。

（5）介绍钝挫伤的防治知识。

（八）并发症的处理及护理

眼球钝挫伤并发症的处理及护理见表13-7。

表13-7　眼球钝挫伤并发症的处理及护理

常见并发症	临床表现	处理
继发性青光眼	视力下降 眼痛、头痛、恶心呕吐 眼压升高	按医嘱使用降眼压药物:碳酸酐酶抑制剂、β受体阻断剂、甘露醇等 保持情绪稳定,减少活动,防止继发性出血
外伤性白内障	视力下降 晶状体浑浊	行白内障手术
外伤性视网膜脱离	视力下降 视物模糊	行视脱离网膜手术

二、眼球穿孔伤患者的护理

（一）概述

眼球穿孔伤是由锐器造成眼球壁的全层裂开,使眼内容物与外界相通,可伴或不伴有眼内损伤或组织脱出。

（二）病因

本病的病因以力、针、剪或高速飞进的细小金属碎片等刺伤较常见。

（三）诊断要点

1.病史　是诊断的关键,依次了解受伤的时间、环境、致伤物体,受伤后的处置情况。

2.临床表现

（1）角膜穿通伤:较常见,分为单纯性角膜穿通伤和复杂性角膜穿通伤。单纯性角膜穿通伤角膜伤口小且规则,常会自行闭合,若伤口不在瞳孔区,视力大多不受影响。复杂性角膜穿通伤的伤口大且不规则,可伴有眼内容物的损伤和脱出,伴有明显的眼痛、流泪和视力下降。

（2）角巩膜穿通伤:伤口累及角膜缘,常合并有虹膜睫状体、晶状体和玻璃体的损伤,可有眼内出血或组织脱出,有明显的眼痛和刺激症状,视力明显下降。

（3）巩膜穿通伤:小的伤口多隐蔽,仅见结膜下出血;大的伤口常伴有脉络膜及视网膜出血或玻璃体脱出,预后差。

（4）眼球破裂伤:为严重的钝挫伤所致,常见于角巩膜缘处,或直肌附着部位的后部,常有低眼压、球结膜出血、水肿、前房积血及玻璃体积血,视力极度低下或无光感。

3.辅助检查

（1）裂隙灯下检查伤眼的情况。

（2）必要时进行眼部B超、X线、CT等相关辅助检查。

（四）治疗

急症处理原则:伤后立即包扎;初期及时清创、缝合伤口;防治伤后感染及并发症;后期针对并发症选择合适的手术。

1.单纯性角膜伤口　前房存在可不缝合,用抗生素眼膏涂眼后包扎。

2.>3mm以上的角膜伤口　需手术严密缝合,恢复前房;若有眼内组织移位或脱出时,根据情况及时复位或切除。

3.角巩膜伤口　应先固定缝合角膜缘一针,再缝合角膜及巩膜。对巩膜伤口,应自前向后边暴露、边缝合。

4.常规注射破伤风抗毒血清,全身及局部应用抗生素及糖皮质激素。

(五)主要护理问题

1.舒适度的改变 眼痛,与外伤有关。

2.焦虑、恐惧 与对手术恐惧、担心预后、对突发伤害产生焦虑情绪等有关。

3.感知紊乱 与突然视力下降或丧失有关。

4.组织完整性受损 与外伤有关。

5.潜在并发症 眼内炎、交感性眼炎等。

6.知识缺乏 缺乏穿通伤的防治知识。

(六)护理目标

1.疼痛等不适感减轻或消失。

2.患者焦虑、恐惧程度减轻,能配合治疗及护理。

3.能够维持目前的视力或视力有一定提高。

4.术后未发生相关并发症,或并发症发生后能得到及时治疗与处理。

5.患者能说出穿通伤的防治和康复知识。

(七)护理措施

1.心理护理

(1)安慰患者,解释手术的必要性、方式、注意事项,告诉患者同种病例的康复情况,缓解其对预后的担忧。

(2)鼓励患者表达自身感受和想法,采取有针对性的心理干预措施。

2.生活护理

(1)主动巡视病房,为患者提供不能自理部分的帮助。

(2)将常用物品放在患者易于取放的位置,尽量定位放置。

3.安全管理

(1)结合患者的年龄、视力、肢体活动度、有无全身病等因素,评估患者的自理能力和安全状况。

(2)进行安全指导,防跌倒、坠床等意外伤。

(3)告知患者呼叫器及床挡的使用方法。

(4)加强巡视病房,规范病室环境,活动空间不留障碍物。

4.休息与饮食

(1)为患者提供安静、舒适的环境。

(2)给予营养丰富、易消化的清淡饮食,有糖尿病的患者进食糖尿病饮食,高血压患者进食低盐、低脂饮食。

5.伤眼的护理

(1)遵医嘱滴用抗生素眼液滴眼。

(2)避免揉搓挤压伤眼,以免眼内容物脱出。

(3)监测伤眼的视力、眼痛、眼压等的变化,注意伤口有无分泌物、出血、感染及愈合情况。

(4)观察健眼有无交感性眼炎的发生。

6.健康宣教

(1)对视力低下的患者指导其掌握生活自理的方法。

（2）指导患者及其家属进行病情的自我监测，如有不适及时就诊。

（3）讲解按医嘱用药的重要性，告知用药的目的、作用及副作用，讲解滴眼液的方法及注意事项。

（4）告知门诊随访的时间。

（5）介绍穿通伤的防治知识。

（八）并发症的处理及护理

眼球穿孔伤并发症的处理及护理见表13-8。

表13-8　眼球穿孔伤并发症的处理及护理

常见并发症	临床表现	处理
外伤后眼内炎	眼痛、头痛剧烈、刺激症状明显、视力下降明显 球结膜高度水肿、充血，角膜浑浊，前房纤维蛋白炎症或积脓 玻璃体雪球样浑浊或脓肿形成	充分散瞳，局部和全身应用大剂量抗生素和糖皮质激素 必要时行玻璃体切割术及玻璃体内药物灌注
外伤后眼内炎	伤眼葡萄膜炎症持续不退并加重，出现KP，2周至2个月潜伏期后，另一眼突然出现类似的葡萄膜炎，视力急剧下降 眼底可出现黄白点状渗出，多位于周边部	早期伤口缝合，切除或还纳脱出的葡萄膜组织，预防感染，一旦发现本病，应按葡萄膜炎治疗
外伤性增生性玻璃体视网膜病变	视力下降、视物模糊	行玻璃体视网膜脱离手术

三、眼异物伤患者的护理

（一）概述

眼异物伤是指致伤物穿破眼球壁存留于眼内的损害。根据异物的性质可分为金属异物和非金属异物两类。异物多为磁性金属物，也有非磁性的铜、铅、玻璃、碎石、竹木刺等。

（二）病因

大多数异物为铁、钢等磁性金属异物，也有非磁性金属异物，如铜和铅。非金属异物包括玻璃、碎石及植物性（如刺木）和动物性（如毛刺）异物等。不同性质的异物在眼的不同部位所引起的损伤及处理各有不同。

（三）临床表现

1.眼球外异物　眼睑异物及结膜异物症状较轻；角膜异物有明显的刺激症状，如刺痛、流泪、眼睑痉挛等；眶内异物可有局部肿胀、疼痛。若合并化脓性感染时，可引起眼眶蜂窝织炎或瘘道。

2.眼内异物　小的不活泼的不带菌异物如沙、石、玻璃等一般少有或无反应性。金属异物如铁、铜、铝、锌对眼组织有毒性损害。大的异物常有刺激性炎症，引起细胞增生、牵拉性视网膜脱离以致眼球萎缩等。铜质沉着症为铜的毒性反应，可引起急性铜质沉着症和严重炎性反应。铁质异物在眼内溶解氧化，氧化铁与组织蛋白结合形成不溶性含铁蛋白，沉着于各组织，表现为棕色沉着物称为眼铁锈症，可造成视力丧失。

（四）诊断要点

1.病史　是诊断的关键，依次了解受伤的时间、环境、致伤物体，受伤后的处置情况。

2.辅助检查

(1)裂隙灯下检查伤眼的情况。

(2)间接检眼镜检查,必要时做三面镜检查。

(3)必要时进行眼部B超、X线、CT、MRI等相关辅助检查。

(五)治疗

眼内异物应及早手术取出。手术方法取决于异物的位置、类型,是否包裹,是否有磁性等。

(六)主要护理问题

1.舒适度的改变　眼痛,与外伤有关。

2.焦虑、恐惧　与对手术恐惧、担心预后、对突发伤害产生焦虑情绪等有关。

3.感知紊乱　与突然视力下降或丧失有关。

4.组织完整性受损　与外伤有关。

5.潜在并发症　感染、眼内炎等。

6.知识缺乏　缺乏眼内异物伤的防治知识。

(七)护理目标

1.疼痛等不适感减轻或消失。

2.患者焦虑、恐惧程度减轻,能配合治疗及护理。

3.能够维持目前的视力或视力有一定提高。

4.术后未发生相关并发症,或并发症发生后能得到及时治疗与处理。

5.患者能说出眼异物伤的防治和康复知识。

(八)护理措施

1.心理护理

(1)安慰患者,解释病情、治疗及预后,强调积极因素,消除或减轻焦虑、恐惧和悲哀心理。

(2)鼓励患者表达自身感受和想法,采取有针对性的心理干预措施。

2.生活护理

(1)主动巡视病房,为患者提供不能自理部分的帮助。

(2)将常用物品放在患者易于取放的位置,尽量定位放置。

3.安全管理

(1)结合患者的年龄、视力、肢体活动度、有无全身病等因素,评估患者的自理能力和安全状况。

(2)进行安全指导,防跌倒、坠床等意外伤。

(3)告知患者呼叫器及床挡的使用方法。

(4)加强巡视病房,规范病室环境,活动空间不留障碍物。

4.休息与饮食

(1)为患者提供安静、舒适的环境。

(2)给予营养丰富、易消化的清淡饮食,有糖尿病的患者进食糖尿病饮食,高血压患者进食低盐、低脂饮食。

5.伤眼的护理

(1)局部及全身使用抗生素。

（2）避免揉搓挤压伤眼。

（3）及时准确地执行医嘱并注意用药后的反应。

（4）监测伤眼的视力、眼痛等的变化，注意伤口有无分泌物、出血、感染及愈合情况。

6.健康宣教

（1）对视力低下的患者指导其掌握生活自理的方法。

（2）指导患者及其家属进行病情的自我监测，如有不适及时就诊。

（3）讲解按医嘱用药的重要性，告知用药的目的、作用及副作用，讲解滴眼液的方法及注意事项。

（4）告知门诊随访的时间。

（5）介绍眼异物伤的防治知识。

（九）并发症的处理及护理

眼异物伤并发症的处理及护理见表13—9。

表13—9　眼异物伤并发症的处理及护理

常见并发症	临床表现	处理
外伤后眼内炎	眼痛、头痛剧烈、刺激症状明显、视力下降明显	充分散瞳，局部和全身应用大剂量抗生素和糖皮质激素
	球结膜高度水肿、充血，角膜浑浊，前房纤维蛋白炎症或积脓	必要时行玻璃体切割术及玻璃体内药物灌注
外伤后眼内炎	玻璃体雪球样浑浊或脓肿形成	
牵拉性视网膜脱离	视力下降、视物模糊	行视网膜脱离手术
玻璃体浑浊或积血	少量积血时有飞蚊症，大量积血时视力急剧下降	药物治疗、物理治疗及玻璃体切割手术治疗
眼球萎缩	视力丧失、眼球变小	必要时行眼球摘除手术

四、眼眶骨折患者的护理

（一）概述

眼眶骨折是常见的颅颌面损伤类型之一，多发生在头面部遭受暴力打击时，可单独发生，也可与颅面其他骨折联合发生。眼眶对眼球起到保护作用，眼眶或眼眶周围骨骼遭受外力打击，可出现眼眶骨折。

（二）病因

多发生在头面部遭受暴力打击时。常见于交通事故、棍棒打击、坠落、拳击和踢伤、严重挤压、体育运动、爆炸和枪弹伤等。

（三）诊断要点

1.临床表现

（1）骨折急性期表现：可有眶内出血、眶周瘀血肿胀、结膜下出血及皮下气肿等。

（2）眼球内陷和移位：是眶底骨折的重要体征，向内和向下凹陷的居多。

（3）眼球运动障碍：可因眼外肌移位牵拉或嵌顿而致。

（4）复视：眼球运动障碍导致患者出现复视症状，以运动障碍方向复视最为明显。

（5）视力障碍：早期多因角膜外伤、眼球穿透伤、视神经管骨折、视神经挫伤或视网膜病变等引起。后期可由青光眼、角膜白斑、白内障及视神经萎缩引起。

(6)感觉神经障碍:眶下壁骨折往往会损伤眶下神经,导致骨折侧下睑、面颊部、上唇皮肤和牙龈黏膜等感觉异常。

2.辅助检查　除检查视力、角膜、晶状体、视网膜等的情况外,尚需进行下列检查:眼球运动检查、复视分析、眼球突出度测量、被动牵拉试验。

3.影像学检查　CT扫描是检查眼眶骨折首选的影像检查技术,包括水平位、冠状位及三维重建。

(四)治疗

1.药物治疗　适合于CT扫描显示眼外肌和眶内容物无明显嵌顿或疝出,眶壁骨折和缺损较小,眼球内陷和复视不明显的患者。外伤早期可口服糖皮质激素等药物治疗。

2.手术治疗　如果临床检查和CT检查发现存在导致眼球内陷及复视的危险因素时,应尽早手术。大多数眼眶爆裂性骨折需要手术治疗。外伤后2～3周内施行的手术为早期手术,4周以后为晚期手术,推荐早期手术治疗。

(五)主要护理问题

1.舒适度的改变　眼痛,与外伤有关。

2.焦虑、恐惧　对手术恐惧,担心预后,对突发伤害产生焦虑情绪等。

3.感知紊乱　与突然视力下降或视觉质量改变有关。

4.组织完整性受损　与外伤有关。

5.潜在并发症　出血、感染。

6.知识缺乏　缺乏眼眶骨折的防治知识。

(六)护理目标

1.疼痛等不适感减轻或消失。

2.患者焦虑、恐惧程度减轻,能配合治疗及护理。

3.能够维持目前的视力或视觉质量有一定提高。

4.术后未发生相关并发症,或并发症发生后能得到及时治疗与处理。

5.患者能说出眼眶骨折的防治和康复知识。

(七)术前护理措施

1.心理护理

(1)安慰患者,解释病情、治疗及预后,讲解手术的必要性、方式、注意事项、手术植入物的作用和优点,消除或减轻其焦虑、恐惧和悲哀心理。

(2)鼓励患者表达自身感受和想法,采取有针对性心理干预措施。

2.生活护理

(1)主动巡视病房,为患者提供不能自理部分的帮助。

(2)将常用物品放在患者易于取放的位置,尽量定位放置。

3.安全管理

(1)结合患者的年龄、视力、肢体活动度、有无全身病等因素,评估患者的自理能力和安全状况。

(2)进行安全指导,防跌倒、坠床等意外伤。

(3)告知患者呼叫器及床挡的使用方法。

(4)加强巡视病房,规范病室环境,活动空间不留障碍物。

4.术前常规准备

(1)协助患者完成相关检查:包括视力、眼压、眼球活动情况、心电图、出凝血试验、生化全项、血常规、输血前全套、CT、胸部 X 线等。

(2)因术中无菌铺巾可导致部分患者出现憋气感,术前嘱咐患者用毛巾遮住口鼻提前感受手术过程,每次 10～15min。

(3)全身麻醉患者术前禁食 12h,禁饮 6h。

(4)术晨更换清洁患者服,排空大小便。

(5)嘱咐患者取下眼镜、手表、活动性义齿、金属饰物等。

(6)术晨建立静脉通道。

(7)与手术室工作人员进行交接。

(八)术后护理措施

1.眼眶骨折患者的术后护理常规见表 13—10。

表 13—10 眼眶骨折患者的术后护理常规

	常规护理内容
伤口观察及护理	观察伤口有无渗血、渗液,若有,应及时通知医生并更换敷料
	保持敷料的清洁与干燥,如有污染及时更换
	告知患者不要随意解开敷料,勿碰触及揉搓患处
疼痛护理	评估患者的疼痛情况,了解疼痛的性质及程度,及时告知医生给予正确的处置
	疼痛较轻,随时间的延长而消失或缓解,多为手术刺激引起的,可安慰患者,给予解释,并加强观察
	疼痛剧烈伴分泌物、肿胀、应高度考虑感染,按医嘱积极予以抗感染治疗
	提供安静、舒适的环境
基础护理	加强巡视,保持床单元整洁及患者的个人卫生
其他护理	饮食宜清淡、易消化,多食蔬菜、水果及富含蛋白质和维生素的食物 有糖尿病的患者进食糖尿病饮食;高血压患者进食低盐、低脂饮食

2.眼眶骨折术后患者的体位与活动见表 13—11。

表 13—11 眼眶骨折术后患者的体位与活动

全身麻醉术后去枕平卧位休息,待清醒后侧卧或平卧均可,情况允许可床旁活动,但不能剧烈摇晃及摆动头部,以防术后创口撕裂的发生。为防止眼外肌和周围组织粘连,并促进眼肌功能恢复,可帮助患者进行眼外肌运动训练,术后第 2～3d 开始要求患者进行眼球向上、下、左、右四个方向运动训练

3.眼眶骨折术后患者的出院宣教见表 13—12。

表 13—12 眼眶骨折术后患者的出院宣教

	宣教内容
饮食	无特殊要求,普食即可,如有糖尿病和高血压则进食糖尿病饮食和低盐、低脂饮食
活动	避免剧烈活动,适度即可,不要到人流拥挤的地方,避免伤口感染
用药	按医嘱及时准确地用药
复查	术后 1 个月、3 个月、6 个月和 1 年复诊,观察视力、眼球运动和复视情况、眼球突出度等;复查眼眶 CT,明确植入材料的部位和骨折缺损的修复情况

（九）并发症的处理及护理

眼眶骨折并发症的处理及护理见表13—13。

表13—13　眼眶骨折并发症的处理及护理

常见并发症	临床表现	处理
复视和眼球运动障碍	视物双影，眼球运动受限	依据相关辅助检查结果，选择处运动受限理方案。若无明显眼外肌嵌顿因素，指导患者积极进行眼肌运动训练，应用神经营养药物治疗。若存在眼外肌严重嵌顿和卡压等现象，可根据复视的轻重程度考虑重新施行眼眶手术。对于6个月至1年后仍有明显复视症状的患者，可行眼外肌手术
残留眼球内陷	眼球位置后退	如果残留眼球内陷＞3mm，可考虑再次手术矫正
视力下降和（或）丧失	视力下降	术中密切观察瞳孔，一旦瞳孔变大，应立刻停止操作，对症处理；眶压增高引起视神经或眼球供血障碍等原因，应及时处理血肿和肿胀；材料压迫原因，及时取出材料或调整材料位置
眼眶植入材料排异、移位、囊肿形成和感染	眼眶疼痛、红肿等不适	依据情况对症处理，严重的材料排异和移位，需要手术取出材料，然后应用新材料修复眶壁缺损。发生囊肿形成时，手术摘出囊肿，必要时更换材料。一旦发生感染，需要手术取出植入物

五、眼化学伤患者的护理

（一）概述

眼化学伤（ocular chemical injury）是常见的眼外伤，是由化学性物品的溶液、粉尘或气体接触眼组织造成的严重损害，如不及时给予恰当处理，预后不佳，重者甚至失明或丧失眼球。多发生在化工厂、实验室或施工场所，其中以酸、碱烧伤最为常见。

（二）病因

本病的病因主要为酸、碱等化学物质。

高浓度的酸性化学物质与眼组织接触后会使蛋白质发生凝固变性和坏死，由于凝固的蛋白质不溶于水，能在损伤表面形成所谓的屏障，一定程度上起到阻止酸性物质继续向深层渗透扩散的作用。因此，酸烧伤的临床特点是损伤区界限比较分明，创面相对较浅，深部组织损伤相对较轻，一般修复较快、预后较好。而碱性化学物质能溶解脂肪和蛋白质，破坏组织，促使碱性物质继续扩散渗透到深层和眼内，使眼组织细胞分解、坏死。相比之下，碱烧伤的后果要严重得多。临床上，碱烧伤的特点是碱性物渗入组织的速度快，损伤区界限比较模糊，不能确切地认定损伤面的范围和深度，除眼表组织受损外，虹膜、睫状体及晶状体等均可受损。

（三）诊断要点

由于酸、碱的浓度、剂量、作用方式、接触时间、接触面积等不同，其表现及预后不同。眼部受伤后即刻出现灼伤、异物感、畏光、眼睑痉挛及视物模糊等自觉症状。轻者可能仅有结膜充血、水肿、角膜上皮剥落、基质水肿浑浊等，重者角膜及角膜缘可完全被破坏。

在我国，根据眼外伤学组制定的化学烧伤分度标准，把伤情分为四度。

1.Ⅰ度　多由弱酸或稀释的弱碱引起。眼结膜轻度充血水肿，角膜上皮可有点状脱落或水肿。数日后水肿消退，上皮修复，不留瘢痕，无明显并发症，视力多不受影响。

2.Ⅱ度　主要表现为眼睑水肿，结膜血管稀少，贫血，角膜基质浅层水肿、混浊，角膜缘缺血区＜1/4周。

3.Ⅲ度　可由强酸或较稀的碱类物质引起。眼睑皮肤可起水疱或糜烂；结膜水肿，出现小片状缺血坏死;角膜有明显混浊水肿,上皮层完全脱落或形成一层白色凝间层。治愈后可遗留角膜斑翳,影响视力。

4.Ⅳ度　大多由强碱引起。结膜出现广泛的缺血性坏死,呈灰白色浑浊;角膜全层浑浊甚至呈瓷白色。由于坏死组织释放趋化因子,出现角膜溃疡穿孔,可造成色素脱出、感染性眼内炎。伤后2周,新生血管可侵入角膜,角膜组织逐渐修复。角膜溃疡愈合后可引起角膜白斑;角膜穿孔愈合后可形成前黏性角膜白斑、角膜葡萄肿或眼球萎缩。由于结膜上皮缺损在愈合时可形成睑球粘连、假性翼状胬肉等。

Ⅰ度和Ⅱ度伤后预后良好,后者经治疗后可能遗留少许角膜翳;Ⅲ度和Ⅳ度烧伤后预后差,后者多发生角膜穿孔、睑球粘连、视力丧失。

(四)治疗

眼部化学烧伤的治疗可分早期及晚期两个阶段。

1.早期处理　主要是急救和防止坏死病变进一步扩展,恢复伤区组织营养,防止感染,减少并发症和后遗症。

2.晚期处置　针对后遗症进行治疗,如眼球粘连、瘢痕、血管翳、角膜白斑及眼干燥病等。

3.手术治疗　尽量清除眼表的坏死组织,重建正常上皮化的眼表面,恢复眼前段正常解剖结构,保持眼球的完整性,防止并发症发生,恢复部分视力。如角膜即将穿孔,可行羊膜覆盖术,晚期行角膜移植术。

(五)主要护理问题

1.焦虑、恐惧　与对手术的恐惧、担心预后有关。

2.感知紊乱　与视力下降有关。

3.有受伤的危险　与视力下降有关。

4.潜在并发症　眼睑畸形、睑球粘连、角膜新生血管、假性胬肉、角膜白斑、继发性青光眼等。

5.知识缺乏　缺乏化学性眼外伤的自我护理和康复知识。

(六)护理目标

1.患者焦虑、恐惧程度减轻,能积极配合治疗及护理。

2.视力得到提高。

3.能配合采取防止意外发生的措施。

4.术后未发生相关并发症,或并发症发生后能得到及时治疗与处理。

5.患者能掌握化学性眼外伤的护理及康复知识。

(七)术前护理措施

1.急救护理　是处理化学性酸碱烧伤的关键措施,如处理及时、措施得当,能将眼睛的损害降到最低。

(1)现场急救处理:分秒必争,因地制宜,就地取材,彻底冲洗。

1)立即充分冲洗结膜囊:冲洗时应翻转眼睑,令患者左右、上下转动眼球,并应充分暴露上下穹隆部,务必将结膜囊内的化学物质彻底冲洗干净。紧急情况下,用任何清洁水、自来水均可。一般要求持续冲洗结膜囊30min以上。

2)清除存留的固体化学物质:尤其是上睑结膜、上穹隆部、睑缘等处,常有化学物附着,应用棉签或镊子取净。

(2)中和液冲洗：现场冲洗后应立即送往就近医院，问清楚致伤物性质，立即用中和液反复冲洗。对化学性质不明确的烧伤，可用生理盐水进行冲洗。大量生理盐水冲洗不仅可清除异物，还能带走热量、降低局部温度、减轻局部组织损伤。石灰烧伤时应先清除石灰，防止冲洗时生石灰变成熟石灰而释放热量，加重组织损伤。冲洗时注意动作轻巧，避免压迫眼球，尽可能地减少操作带来的进一步眼损害。

(3)药物治疗：目的是防止溃疡发展及角膜溶解、促进基质胶原合成及上皮再生，以及减少新生血管生成。

1)用中和药结膜下注射，可中和并稀释已浸入组织内的化学物质，对促进组织愈合、增进营养、维持角膜的透明有一定作用。

2)预防睑球粘连：每日结膜囊涂眼膏，并用玻棒分离上、下睑，分离时动作轻柔，以免加重或给眼球造成新的创伤，分离后嘱患者做眼球上下、左右运动等以防睑球粘连。

3)应用胶原酶抑制剂：防止角膜穿孔。碱性化学烧伤后可致角膜和角膜上皮脱落缺损，如果脱落的角膜上皮延迟愈合或不能愈合，可导致角膜炎，甚至感染穿孔的发生。

4)预防感染，促进炎症的吸收：预防感染很重要，局部及全身应用抗生素，严格无菌操作。

5)为减轻伤口疼痛可以口服镇静药或止痛药。

6)局部或全身使用皮质类固醇激素，以抑制炎症反应和新生血管形成。

7)散瞳：可以解除瞳孔括约肌和睫状肌痉挛，减轻充血、水肿及疼痛，减少对睫状血管的压迫，改善局部血液循环，降低血管的通透性，减少渗出物，促进炎症恢复，促进瞳孔活动，有利于虹膜舒展和收缩，防止发生后粘连。

8)如果眼压升高，给予降眼压措施。

2.心理护理

(1)根据患者的不同心理问题进行心理疏导，并给予安慰、鼓励和支持。

(2)鼓励患者之间加强交流，以减轻心理压力，树立战胜疾病的信心，主动配合手术治疗及护理。

(3)帮助患者取得社会和家庭支持系统的支持，增强其战胜疾病的信心。

3.生活护理

(1)尽量给患者创造一个舒适、安静的环境，病房应清洁整齐、空气新鲜、光线适宜，避免强光直射患眼。

(2)指导患者保持正确的体位，以利于诊断、治疗和护理，如一般患者多采取平卧位。

(3)饮食方面，给予易消化饮食，戒烟酒及辛辣刺激性食物，多食新鲜蔬菜和水果，保持排便通畅。病情稳定后给予高蛋白、高维生素、高纤维饮食，以增强机体抵抗力，促使其早日康复。

(八)术后护理措施

1.眼化学伤患者的术后护理常规见表13-14。

表 13—14 眼化学伤患者的术后护理常规

	常规护理内容
伤口观察及护理	观察伤口有无渗血、渗液,如有,应及时通知医生并更换敷料;保持敷料的清洁与干燥,如有污染及时更换 换药时观察术眼有无红肿、渗液、渗血、疼痛,敷料气味及眼球运动等情况,并密切观察羊膜移植片的贴附情况、移植片的色泽、上皮是否完整、有无新生血管生长、移植片下有无积血与积液及植片感染、糜烂、溶解等 避免揉搓术眼,防止植片移位
眼痛护理	评估患者的疼痛情况,了解疼痛的性质及程度,及时告知医生并给予正确的处置;眼痛伴同侧头痛,患者恶心、呕吐,要考虑眼压升高,及时给予降眼压处理 眼痛剧烈伴分泌物、眼睑肿胀、结膜充血明显、前房 KP、AR,应高度考虑眼部感染,按医嘱积极予以抗感染治疗 为患者提供整洁、安静、舒适的医疗环境
基础护理	加强巡视,保持床单元卫生及患者的个人卫生
其他护理	术后患者应进半流质饮食,避免摄入过硬食物,以免影响切口愈合,多食用新鲜蔬菜,忌辛辣饮食。排便不畅者应用通便药物,以免用力排便引起切口出血

2.眼化学伤术后患者的出院宣教见表 13—15。

表 13—15 眼化学伤术后患者的出院宣教

	宣教内容
饮食指导	患者多进食蛋白质、维生素含量丰富且容易消化的清淡饮食,忌吃辛辣、刺激性食物
活动建议	患者应保持乐观稳定的情绪,避免过度激动。保证充足的睡眠,避免强光刺激,尽量少看电视、减少阅读工作,防止眼睛过度疲劳
用药	教会患者及其家属掌握滴眼药水、涂眼膏的正确方法和注意事项
复查	术后要求患者按时复诊。出院后复诊1次/周,以后根据病情2～3周复诊1次,如出现眼红、眼痛、视力下降、分泌物增多等,应及时就诊

(九)并发症的处理及护理

眼化学伤并发症的处理及护理见表 13—16。

表 13—16 眼化学伤并发症的处理及护理

常见并发症	临床表现	处理
眼睑畸形	睑裂与眼球的大小不相称	行眼部整形手术
睑球粘连	眼球运动受限,复视	行睑球粘连分离术
角膜新生血管	毛细血管网围绕角膜缘	药物:糖皮质激素滴眼液、非甾体抗炎药、免疫调节剂等 手术:光动力疗法、放疗等
假性胬肉球	结膜与角膜病变处发生粘连,从而形成类似胬肉的球结膜皱襞	不影响视力不需治疗
角膜白斑	角膜中央、后表面缺损,相应区伴有浑浊和白斑	行角膜移植手术
继发性青光眼	视力下降、头痛、眼痛、恶心、呕吐	碳酸酐酶抑制剂,局部滴用 β 受体阻断剂,滴注甘露醇

六、眼热烧伤患者的护理

（一）概述

眼部热烧伤（ocular buens）是眼外伤中较严重的一种创伤。由高温液体溅入眼内引起的热烧伤称为接触性热烧伤；由火焰喷射引起的烧伤称为火焰性热烧伤。

（二）病因

热烧伤可因高温的液体、固体和气体所致，分为三类，即火焰烧伤、接触性烧伤和烫伤。决定眼烧伤程度的因素与致热物的大小、温度及接触的时间等因素有关。严重的眼热烧伤，可导致血管性角膜白斑、眼睑畸形，甚至眼球萎缩。

（三）病理

热损伤首先累及角膜上皮细胞层及前弹力层，然后可导致基质纤维变性坏死，当损伤累及内皮细胞层则角膜发生水肿，最后直接导致角膜溃疡和穿孔，修复期则瘢痕形成并伴有新生血管长入。

（四）诊断要点

根据病程将角膜的热烧伤分为三期。

1.急性期 烧伤数秒至72h内，主要表现为结膜和角膜的急性坏死反应，症状表现为疼痛及眼部的刺激症状。

2.营养紊乱期 烧伤后3d至3周，主要表现为坏死组织的液化、自溶，易混合感染。后期新生血管长入，部分组织恢复，反应逐渐减轻。

3.瘢痕期 烧伤3周后，角膜白斑形成、角膜血管化、睑球粘连、假性胬肉生长等。

（五）治疗

治疗原则是防止感染、促进创面愈合、预防睑球粘连等并发症。

1.药物治疗 阻止溃疡发展及角膜溶解，促进基质胶原合成及上皮再生，减少新生血管生成。对轻度热烧伤局部点用散瞳剂及抗生素滴眼液。

2.手术治疗 有角膜坏死时可行羊膜移植术，防止和修补角膜穿孔，恢复光学表面。晚期根据病情主要治疗并发症。

（六）护理目标

1.焦虑、恐惧 与对手术的恐惧、担心预后有关。

2.感知紊乱 与视力下降有关。

3.有外伤的危险 与视力下降有关。

4.潜在并发症 角膜穿孔、睑球粘连、眼睑外翻、眼睑内翻、眼睑闭锁等。

5.知识缺乏 缺乏眼热烧伤的自我保健知识。

（七）主要护理问题

1.患者焦虑、恐惧程度减轻，能积极配合治疗及护理。

2.视力得到提高。

3.能配合采取防止意外发生的措施。

4.术后未发生相关并发症，或并发症发生后成得到及时治疗与处理。

5.患者能掌握眼热烧伤的相关保健知识及滴眼液的使用方法。

(八)术前护理措施

1.急救护理　由于热烧伤常伴有全身尤其是面、颈、胸、四肢的广泛烧伤,所以患者入院后马上向其本人或家属了解致伤物的性质。眼的损伤程度取决于高温作用时间的长短。因此,患者入院后迅速用大量生理盐水冲洗降温,边冲洗边用蘸有眼膏的棉签将眼内异物清除干净,操作时动作轻巧,避免压迫眼球,以免引起眼睑皮肤裂伤及角膜穿孔,冲洗时间要长、持续,冲洗压力勿大。如果冲洗不当极易造成上皮脱离,增加治疗的难度,避免操作带来的进一步损伤,这一阶段的急救处理将影响眼的痊愈率,所以早期眼部冲洗至关重要。

2.心理护理

(1)明确告诉患者及其家属此病的治疗方法、并发症及预后,让患者了解眼热烧伤的病程长、预后差,以及积极配合治疗的重要性,以取得他们的谅解和配合。

(2)多与患者谈心,消除患者心中的顾虑,给予安慰,让患者逐渐转变角色,接受现实。

(3)向患者多介绍成功病例,使其消除不良情绪,保持良好的心态,树立信心,提高自我保健康复的意识。

(4)家属的支持和关心对病情的转归起着十分重要的作用,多向家属讲解相关知识,让家属多关心患者,尽量解除其家庭牵挂,一心一意地配合治疗。

3.生活护理

(1)主动巡视病房,为患者提供不能自理部分的帮助。

(2)将常用物品放在患者易于取放的位置,尽量定位放置。

4.安全管理

(1)告知患者呼叫器的使用方法,以便有困难时寻求帮助。

(2)睡觉时床挡保护,夜间休息时打开夜灯。

(3)下床前先坐起休息 5～10min 再下床,如厕久蹲后拉好扶手。

(4)规范病室环境,活动空间不留障碍物。

5.眼部准备

(1)应用抗生素滴眼液 3d。

(2)指导患者注意眼部卫生,勿用力揉搓、挤压眼部。

6.术前常规准备

(1)对高血压、心脏病患者纠正病情后方可手术,以免引起术后不良反应。

(2)协助完善相关术前检查:心电图,输血全套,凝血试验,生化全项和血、尿常规等。

(3)术晨穿清洁患者服,带上标识腕带,排空大小便。嘱咐患者取下眼镜、手表、活动性义齿、金属饰物等。

(4)为了保证手术的安全性,术晨建立静脉通道,术前口服苯巴比妥镇静。

(5)与手术室工作人员进行交接。

(九)术后护理措施

1.眼热烧伤患者的术后护理常规见表 13－17。

表 13-17　眼热烧伤患者的术后护理常规

	常规护理内容
伤口观察及护理	观察伤口有无渗血、渗液,保持敷料的清洁与干燥,如有污染及时更换
	换药时观察术眼有无红肿、渗液、渗血、疼痛,敷料气味及眼球运动等情况,并密切观察羊膜移植片的贴附情况、移植片的色泽、上皮是否完整、有无新生血管生长、移植片下有无积血与积液及植片感染、糜烂、溶解等
眼痛护理	评估患者的疼痛情况,了解疼痛的性质及程度,及时告知医生并给予正确的处置
	疼痛较轻,随时间的延长而消失或缓解,多为手术刺激引起的眼痛,可安慰患者,给予解释,并加强观察
	眼痛剧烈伴分泌物、眼睑肿胀、结膜充血明显、前房 KP、AR,应高度考虑眼部感染,按医嘱积极予以抗感染治疗
基础护理	为患者提供整洁、安静、舒适的医疗环境
	加强巡视,保持床单元卫生及患者的个人卫生
其他护理	术后患者应进半流质饮食,避免摄入过硬食物,以免影响切口愈合,多食用新鲜蔬菜,忌辛辣饮食。排便不畅者应用通便药物,以免用力排便引起切口出血

2.眼热烧伤术后患者的出院宣教见表 13-18。

表 13-18　眼热烧伤术后患者的出院宣教

饮食	指导患者多进食蛋白质、维生素含量丰富且容易消化的清淡饮食,忌吃辛辣、刺激性食物
活动	建议患者应保持乐观稳定的情绪,避免过度激动。保证充足的睡眠,避免强光刺激,尽量少看电视、减少阅读工作,防止眼睛过度疲劳
用药	教会患者及其家属掌握滴眼药水、用眼药膏的正确方法和注意事项
复查	术后要求患者按时复诊。视情况行角膜移植术

(十)并发症的处理及护理

眼热烧伤并发症的处理及护理见表 13-19。

表 13-19　眼热烧伤并发症的处理及护理

常见并发症	临床表现	处理
感染	创面可被外源性细菌感染,除细菌外尚可有真菌和病毒	局部及全身应用抗生素,严格无菌操作,注意体温、心率变化,注意全身情况,加强营养,增强机体抵抗力
角膜穿孔	角膜和角膜上皮脱落缺损、坏死	治疗与护理操作中,动作要轻 避免压迫眼球,冲洗压力勿大 用促进角膜上皮修复的药
睑球粘连、眼睑外翻、眼睑内翻	眼球运动障碍和视功能丧失	早期嘱患者做眼球运动
眼睑闭锁	眼睑瘢痕挛缩,睑裂缩小或闭锁	早期嘱患者自主睁眼运动

（焦彩云）

第十九节　结膜病的护理

一、概述

结膜炎(conjunctivitis)是结膜组织在外界和机体自身因素的作用下发生的炎性反应,是眼科最常见的结膜疾病。一般对视力的影响并不严重,但其炎症波及角膜或其他组织后可因并发症而出现视力损害。

(一)病因

按照致病因素可分为微生物性和非微生物性两大类。

1.微生物性　最常见的结膜炎因微生物感染引起,可分为以下几种。

(1)细菌性,如肺炎球菌、金黄色葡萄球菌、淋球菌等。

(2)病毒性,如腺病毒、单纯疱疹病毒。

(3)衣原体、支原体。

(4)真菌。

(5)立克次体和寄生虫。

2.非微生物性

(1)物理性刺激,如风沙、灰尘、紫外线、光电、电脑辐射等。

(2)化学性损伤,如药品、酸碱、有毒气体等。

3.其他因素　过敏反应性、全身性疾病,如梅毒、结核、甲状腺相关疾病及邻近组织炎性蔓延等。

临床上根据病因、发病的快慢和病变特点进行综合分类。依据病因可分为感染性结膜炎、免疫性结膜炎、化学性或刺激性结膜炎、全身相关性结膜炎、继发性和不明原因性结膜炎;根据发病的快慢分为超急性结膜炎、急性或亚急性结膜炎、慢性结膜炎;根据病程,一般超过3周为慢性结膜炎,不超过3周为急性结膜炎;根据结膜的病变特点,可分为急性滤泡性结膜炎、慢性滤泡性结膜炎、膜性及假膜性结膜炎等。

(二)诊断要点

1.症状　常见的症状为眼痒、异物感、分泌物增多;如出现眼痛、畏光、流泪等症状,表示炎症已经波及角膜。可单眼或双眼发病。

2.体征　结膜充血、分泌物增多、球结膜水肿、乳头增生、滤泡形成、耳前淋巴结肿大等。

根据临床表现、分泌物涂片、结膜刮片等检查可以诊断。

最基本最重要的是,首先根据患者的病程和临床表现作出初步诊断,如感染性结膜炎通常是双眼发病,并可累及家人;大多数急性病毒性结膜炎最先是一眼发病,而后另眼发病;沙眼的病变以上睑为主;病毒所致的急性滤泡性结膜炎则以下睑为主;细菌性结膜炎的卡他症状史为显著;淋球菌所致的炎症则出现大量的脓性分泌物;确诊是何种原因需要依靠实验室检测,如细胞学、病原体的培养及鉴定,以及免疫学和血清学检测等。

(三)治疗

首先去除病因,给予抗感染治疗,以局部治疗为主。在等待实验室结果时,应局部使用广谱抗生素,确定致病菌属后,给予敏感抗生素,必要时辅以全身用药,治疗方法有眼液点眼、眼膏涂眼、冲洗结膜囊和全身治疗。急性期切勿包扎患眼,但可佩戴太阳镜以减少光线的刺激。

(四)预后和预防

1.预后　绝大多数患者治愈后不会留下并发症,不影响视力。

2.预防　结膜炎的传播途径是通过接触患者的分泌物而发生的,因此必须做好隔离和预防。在接触患者使用过的物品后必须洗手消毒,严格消毒患者使用过的洗脸用具、手帕及接触过的医疗器皿。注意个人卫生,急性期需隔离治疗,预防交叉感染。

二、细菌性结膜炎患者的护理

(一)概述

正常情况下,结膜囊内可存有细菌,当致病菌的危害强于宿主的防御功能或宿主的防御功能受到破坏时,即可发生感染。根据发病的快慢,可分为超急性细菌性结膜炎(24h 内)、急性或亚急性细菌性结膜炎(几小时至几日)、慢性细菌性结膜炎(数日至数周)。本病传染性极强,常在春、夏季流行。

(二)病因

本病由细菌感染引起,是一种常见的传染性眼病,俗称"红眼"或"火眼"。超急性细菌性结膜炎的致病菌多为淋球菌或脑膜炎球菌。急性或亚急性细菌性结膜炎的致病菌多为肺炎链球菌、流感嗜血杆菌、金黄色葡萄球菌、Koch－Weeks 杆菌,主要通过分泌物经手、毛巾、污水等传播。慢性细菌性结膜炎可为毒力不强的菌类感染后,一开始就呈慢性炎症过程。

(三)诊断要点

1.症状　急性乳头状结膜炎伴有卡他性或黏脓性渗出物是多数细菌性结膜炎的特征性临床表现。起先单眼发病,通过手接触后波及双眼。患者眼部刺激感,晨间醒来睑缘有分泌物,起初分泌物呈较稀的浆液性,随病情进展变成黏液性及脓性。偶有眼睑水肿,视力一般不受影响,角膜受累后形成斑点状上皮混浊可引起视力下降。由萘瑟氏菌属(淋球菌或脑膜炎球菌)引起的超急性细菌性结膜炎。其特征为:潜伏期短(10h 至 2～3d 不等),病情进展迅速,结膜充血水肿伴有大量脓性分泌物。15％～40％患者可迅速引起角膜混浊、浸润,周边或中央角膜溃疡。若治疗不及时,几天后可发生角膜穿孔,严重影响视力。

2.体征　结膜充血,球结膜水肿、黏液性或黏液脓性分泌物。部分患者有结膜下出血。

3.实验室检查　结膜分泌物涂片可帮助诊断有无细菌感染,例如淋球菌引起的结膜感染,在结膜上皮和中性粒细胞内可以找到成双排列的淋球菌。细菌性结膜炎分泌物涂片和结膜刮片可在显微镜下发现多形核白细胞和细菌。

(四)治疗

首先去除病因,给予抗感染治疗,以局部治疗为主,必要时早期做分泌物涂片或结膜刮片或检查致病菌并做药敏实验。在等待实验室结果时,应局部使用广谱抗生素,确定致病菌属后,给予敏感抗生素,必要时辅以全身用药,治疗方法有眼液点眼、眼膏涂眼、冲洗结膜囊。切勿包扎或热敷患眼,但可佩戴太阳镜以减少光线刺激。治疗必须及时、彻底,在症状基本消退后,应继续点眼液 1～2 周,以防复发。

(五)主要护理问题

1.舒适的改变　与眼痛、异物感、分泌物多、结膜水肿、睁眼困难有关。

2.潜在并发症　角膜炎症、角膜溃疡。

3.焦虑、恐惧　与发病急、症状重、担心预后有关。

4.知识缺乏　缺乏预防及治疗结膜炎的相关知识。

5.有传播感染的危险,与细菌性结膜炎的高度传染性及患者缺乏预防知识有关。

（六）护理目标

1.自觉眼痛症状减轻或消失。

2.未发生相关并发症,或并发症发生后能得到及时治疗与处理。

3.焦虑、恐惧　程度减轻,情绪稳定,能配合治疗及护理。

4.患者此说出结膜炎的防治知识。

5.患者及家属掌握防止交叉感染的知识,无传播感染情况发生。

（七）护理措施

细菌件结膜炎患者的护理常规见表 13－20。

表 13－20　细菌性结膜炎患者的护理常规

常规护理内容	
病情观察及护理	观察患眼症状有无缓解 保持患眼的清洁,避免病情加重和发生交叉感染 向患者解释本病的发病原因、病程进展和基本预后,安慰患者,减轻患者的焦虑情绪,使其树立配合治疗、战胜疾病的信心
眼部护理	评估患者眼部症状用药后有无缓解,及时告知医生并给予正确的处置 禁止包扎患眼,因包盖患眼,会使眼部分泌物排出不畅,不利于结膜囊清洁,反而有利于细菌繁殖,加剧炎症 当患眼分泌物多时,可用生理盐水或无刺激性的冲洗液如 3％硼酸溶液冲洗结膜囊,冲洗时应小心操作,避免损伤角膜上皮,冲洗时患者取患侧卧位,以免冲洗液流入健眼引起交叉感染,如有假膜形成,应先除去假膜再进行冲洗。受水器一人一个,消毒后方能使用 减轻患者不适,炎症严重时可冷敷患眼,以减轻充血水肿、灼热等不适 为减少眼部的光线刺激,建议外出时佩戴墨镜 遵医嘱留取结膜囊分泌物,检查细菌培养及药物敏感实验
用药指导	根据医嘱用药,急性期每 15～30min 滴眼一次,夜间涂眼膏,分泌物较多时应先清除分泌物再用药 按医嘱滴抗生素眼液,教会患者正确的滴眼液方法,点眼药时应先点健侧再点患侧
饮食护理	饮食宜清淡、易消化,多食蔬菜、水果,保持排便通畅。避免辛辣刺激性食物
预防措施	急性期患者应隔离,以免引起流行 严格注意个人卫生和集体卫生,勤洗手、洗脸,洗脸时注意先洗健侧再洗患侧 医护人员接触患者后应立即洗手消毒,接触过眼分泌物和患眼的仪器、用具等都要及时消毒隔离,用过的辅料要焚烧,避免交叉感染 睡眠时注意保持健侧卧位,以免患眼分泌物流入健眼引起交叉感染

三、衣原体性结膜炎患者的护理

（一）概述

衣原体是介于细菌和病毒之间的微生物,具有细胞壁和细胞膜,可寄生于细胞内形成包涵体。衣原体结膜炎包括沙眼(trochoma)、包涵体性结膜炎、性病淋巴肉芽肿性结膜炎等,最常见的是沙眼。因其在睑结膜表面形成粗糙不平的外观,形似沙粒,故名沙眼。随着生活水平的提高、卫生知识的普及和医疗条件的改善,沙眼的发病率大大降低。

(二)病因

沙眼是由沙眼衣原体感染所致的一种慢性传染性结角膜炎,过去是导致盲眼的主要疾病之一,为双眼发病,通过直接接触或污染物间接传播,易感危险因素包括不良的卫生条件、营养不良等。

(三)诊断要点

根据临床表现和实验室检测可诊断。

临床表现:沙眼一般起病缓慢,多为双眼发病,轻重程度可有不等。初期主要表现为滤泡性慢性结膜炎,后期进展到结膜瘢痕形成。急性期症状包括畏光、流泪、异物感、较多黏液或黏液脓性分泌物,可出现眼睑红肿、结膜充血、乳头增生、滤泡形成。慢性期无明显不适,结膜充血减轻,仅有眼痒、异物感、干燥和烧灼感。结膜肥厚,可有乳头和滤泡增生,出现角膜血管翳。在病变过程中,结膜的病变逐渐为结缔组织所取代,形成瘢痕。沙眼性角膜血管翳及睑结膜瘢痕为沙眼的特有体征。

(四)治疗

治疗方法包括全身和局部药物治疗及对并发症的治疗。衣原体对四环素或红霉素最敏感,其次是多西环素、利福平等。

1.局部治疗 用0.1%利福平眼液、0.1%新霉素滴眼液等滴眼,4次/d。夜间用红霉素、四环素眼膏涂眼,疗程最少10～12周。

2.全身用药 急性期或严重的沙眼应全身使用抗生素治疗,可门服四环素和红霉素。7岁以下儿童及孕妇禁用四环素。

3.手术治疗 后期主要是针对并发症的治疗,手术矫正倒睫及睑内翻,是防止盲眼的关键措施。血管翳手术:沿角膜缘行球结膜环切电烙或冷冻术。也有人用氩激光灼烙较大的新生血管。对严重的血管翳可考虑行板层角膜移植。

(五)预防

应以预防为主,培养良好的卫生习惯,避免接触传染,改善环境。

(六)主要护理问题

1.舒适的改变 畏光、流泪、异物感、烧灼感与结膜炎症有关。

2.有传播感染的可能 与缺乏沙眼预防知识有关。

3.相关知识缺乏 缺乏沙眼防治知识。

4.潜在并发症 倒睫、睑内翻、上睑下垂、睑球粘连、慢性泪囊炎、角膜浑浊等。

(七)护理目标

1.患者眼部刺激症状减轻或者消失。

2.患者未发生相关并发症,或并发症发生后能得到及时治疗。

3.患者及家属无交叉感染的发生。

4.患者及家属获得有关沙眼的防治知识。

(八)护理措施

衣原体性结膜炎患者的护理常规见表13-21。

表 13-21　衣原体性结膜炎患者的护理常规

常规护理内容	
病情观察 及护理	观察患眼症状有无缓解 注意休息,加强营养,进行适当的体育锻炼,增强机体抵抗力 保持患眼的清洁,避免病情加重、发生交叉感染 安慰患者,减轻其焦虑情绪
眼部护理	当患眼分泌物多时,可用生理盐水或无刺激性的冲洗液如 3‰硼酸溶液冲洗结膜囊,冲洗时应小心操作,避免损伤角膜上皮,冲洗液勿流入健眼,以免交叉感染
用药指导	按医嘱滴抗生素眼液,教会患者正确的滴眼液方法。点眼药时应先点健侧再点患侧 强调用药的重要性,加强宣传和用药指导,提高患者的依从性 告知患者药物的作用、副作用及注意事项
饮食护理	饮食宜清淡、易消化,多食蔬菜、水果,避免辛辣刺激性食物
预防措施	严格注意个人卫生和集体卫生,勤洗手、洗脸,洗脸时注意先洗健侧再洗患侧 严格消毒患者接触过的医疗器皿及患者的洗脸用具,避免与他人共用洗脸用具 向患者及家属宣传沙眼的危害性,重视沙眼的防治,坚持用药,积极治疗并发症 做到早发现、早诊断、早治疗,尽量使疾病在早期得到有效控制

四、病毒性结膜炎患者的护理

(一)概述

病毒性结膜炎(psittacosis conjunctivitis)是一种常见的急性传染性眼病,可由多种病毒引起,通常有自限性,好发于夏、秋季节。临床上分为急性病毒性结膜炎或慢性病毒性结膜炎两种,以前者多见,主要是腺病毒性角结膜炎和流行性出血性结膜炎。

(二)病因

流行性角结膜炎由腺病毒 8 型、19 型、29 型和 37 型引起,流行性出血性结膜炎病原体为70 型肠道病毒。

(三)诊断要点

1.症状　流行性角结膜炎起病急、症状重,双眼发病。主要症状有充血、疼痛、畏光伴而水样分泌物。疾病早期常一眼先发病,数天后对侧眼也受累,但病情相对较轻。角膜可出现弥散的斑点状上皮损害,持续 7~10d 后融合成较大的、粗糙的上皮浸润或上皮下浸润。当病变累及角膜时,可出现畏光、流泪和不同程度的视力下降。患者常出现淋巴结肿大和压痛。儿童可有全身症状,如发热、咽痛、中耳炎、腹泻等。流行性出血性结膜炎潜伏期短至 18~48h(病程短至 7~15d),除具结膜炎一般性症状和体征外,主要特征为结膜下出血呈片状或点状,从上方球结膜开始向下方球结膜蔓延。少数人发生前葡萄膜炎,部分患者还有发热不适及肌肉痛等全身症状。

2.体征　急性期眼睑水肿,结膜充血,48h 内出现滤泡和结膜下出血,色鲜红,量多时呈暗红色。伪膜形成后导致扁平瘢痕、睑球粘连。

3.实验室检查　分泌物涂片可见大量单核细胞,有伪膜形成时,中性粒细胞数量增加。病毒培养、PCR 检测、血清学检查可协助病原学诊断。

(四)治疗

急性期可使用抗病毒药物抑制病毒复制,如更昔洛韦眼用凝胶、阿昔洛韦滴眼液(无环鸟苷)滴眼,每小时一次,合并细菌感染时加用抗生素药物治疗,如角膜受累引起视力下降可加用皮质类固醇眼液,病情控制后应逐渐减量。

(五)预防

必须采取措施减少感染传播,患者使用过的用具应严格消毒,避免交叉感染,告知患者避免接触眼睑和泪液,经常洗手。

(六)主要护理问题

1.舒适的改变　眼痛、异物感、烧灼感、畏光、流泪与结膜炎及病变侵犯角膜有关。

2.焦虑、恐惧,与发病急、症状重、担心预后有关。

3.自我形象紊乱,与结膜充血、水肿有关。

4.知识缺乏　缺乏病毒性结膜炎的自我保健和防护知识。

5.有传播感染的可能,与患者缺乏预防传播的知识有关。

(七)护理目标

1.患者眼部疼痛不适症状有所缓解或者消失。

2.患者焦虑、恐惧程度减轻,情绪稳定,能配合治疗及护理。

3.患者接受自我形象暂时改变的现实。

4.患者能掌握病毒性结膜炎的相关保健知识及防护知识,无交叉感染发生。

(八)护理措施

病毒性结膜炎患者的护理常规见表13—22。

表13—22　病毒性结膜炎患者的护理常规

常规护理内容	
病情观察及护理	观察患眼症状有无缓解 局部冷敷以减轻充血和水肿
眼部护理	患眼分泌物多时,可用生理盐水或无刺激性的冲洗液如3%硼酸溶液冲洗结膜囊,冲洗时应小心操作,避免损伤角膜上皮,冲洗液勿流入健眼,以免交叉感染
用药指导	按医嘱滴抗生素眼液,教会患者正确的滴眼液方法 点眼药时应先点健侧再点患侧,最好是一眼一用,强调用药的重要性,加强宣传和用药指导,提高患者的依从性 告知患者药物的作用、副作用及注意事项
心理护理	加强心理疏导,告知患者治疗方法、预后及接触性隔离的必要性,消除患者的焦虑情绪
饮食护理	饮食宜清淡、易消化,多食蔬菜、水果,避免辛辣刺激性食物
预防措施	严格注意个人卫生和集体卫生,勤洗手、洗脸,洗脸时注意先洗健侧再洗患侧 严格消毒患者接触过的医疗器皿及患者的洗脸用具 医护人员接触患者后应立即洗手消毒,避免交叉感染 急性期患者应隔离,不允许到公共场所,以免引起流行 嘱患者加强锻炼,增强机体抵抗力

五、免疫性结膜炎患者的护理

(一)概述

免疫性结膜炎(immunologic conjunctivitis),又称变态反应性结膜炎,是结膜对外界过敏原的一种超敏性免疫反应,临床上常见春季角结膜炎和泡性角结膜炎两种。

（二）病因

目前尚不明确，其免疫发病机制是超敏反应，很难找到特定的过敏原。

（三）诊断要点

1.症状

（1）春季角结膜炎：是一种反复发作、季节性、速发型过敏性角结膜病，多在春夏季节发病。临床上分为睑结膜型、角结膜型及混合型三种。患者表现为眼部奇痒、黏丝状分泌物，夜间症状加重。偶有家族过敏史。

（2）过敏性结膜炎：接触致敏物质数分钟后迅速发生的Ⅰ型超敏反应，眼部瘙痒、眼睑水肿和肿胀。迟发Ⅳ型超敏反应表现为眼睑皮肤急性湿疹、皮革样变。

2.体征

（1）春季角结膜炎：睑结膜型的特点是结膜呈粉红色，上睑结膜巨大乳头呈铺路石样排列，乳头形状不一。角结膜型的上下眼睑结膜均出现小乳头，其主要临床表现是角膜缘有黄褐色或污红色胶样增生，以上方角膜缘明显。混合型睑结膜和角膜同时出现上述两型检查所见。

（2）过敏性结膜炎：睑结膜乳头增生、滤泡形成，严重者可引起结膜上皮脱落。下方角膜可见斑点样上皮糜烂。

3.实验室检查　春季角结膜炎显微镜下结膜刮片每高倍视野出现超过2个嗜酸性颗粒，即可做出诊断。过敏性结膜炎根据有较明显过敏原接触史，结膜囊分泌物涂片发现嗜酸性粒细胞增多可以协助诊断。

（四）治疗

春季角结膜炎是一种自限性疾病，目前尚无根治方法，可局部应用抗组胺药物和肥大细胞稳定剂如色甘酸钠滴眼液、富马酸依美斯汀滴眼液和奥洛他定滴眼液。可局部使用皮质类固醇眼药水。

（五）预防

避免接触反应原，对严重反复发作者可迁移至寒冷的居住地区。

（六）主要护理问题

1.舒适的改变　眼痒、异物感与过敏反应有关。

2.疼痛　与角膜受累有关。

3.焦虑、恐惧　与发病急、症状重、担心预后有关。

4.潜在并发症　青光眼、角膜炎等。

5.知识缺乏　缺乏相关的预防保健知识。

（七）护理目标

1.患者自觉眼痒、异物感等不适症状有所缓解或消失。

2.患者焦虑、恐惧程度减轻，情绪稳定，能配合治疗及护理。

3.患者眼痛症状减轻或消失。

4.患者未发生相关并发症，或并发症发生后能得到及时治疗。

（八）护理措施

免疫性结膜炎患者的护理常规见表13—23。

表 13-23　免疫性结膜炎患者的护理常规

常规护理内容	
病情观察及护理	观察患眼症状有无缓解
	按医嘱正确用药，避免病情加重
眼部护理	评估患者眼部症状在用药后有无缓解
	患者眼部红肿严重时，指导患者给予局部冷敷
	分泌物较多时可使用生理盐水冲洗患眼
用药指导	按医嘱滴抗过敏眼液，教会患者正确的滴眼液使用方法
	长期使用糖皮质激素类药物的患者，应注意观察有无眼痛、头疼和眼压变化，避免糖皮质激素性青光眼的发生
	告知患者随意使用和停用糖皮质激素类药物的危害性
心理护理	告知患者疾病的预后，树立战胜疾病的信心，消除患者恐惧、焦虑情绪，能积极参与治疗、护理工作
饮食护理	饮食宜清淡、易消化，多食蔬菜、水果，不宜食用虾、鱼、蟹、牛奶等易过敏食物
	加强营养，适当锻炼，增强机体抵抗力
	根据发病的季节性和规律性，在发病前 1 个月提早应用抗组胺药物和肥大细胞稳定剂，可以预防疾病或减轻症状
预防措施	如果过敏原明确，可遵医嘱使用脱敏疗法预防措施
	对反复严重发作者可采取改变生活环境的方法
	避免接触反应原，保持空气流通，以免病情加重或再次发病
	外出戴有色眼镜，减少与光线、花粉的接触与刺激

六、干眼患者的护理

（一）概述

角结膜干燥症（keratoconjunctivitis sicca），又称干眼（dry eye），指任何原因引起的泪液质和量异常或动力学异常导致的泪膜稳定性下降，并伴有眼部不适，导致眼表组织病变为特征的多种疾病的总称。有干眼症状但无干眼的各种体征，且为一过性，只需短期使用人工泪液或经过休息即可恢复正常的称干眼症，既有症状也有体征者称干眼病，合并全身免疫性疾病者称干眼综合征。

（二）病因

1. 各种生理原因引起的泪液质和量改变。

2. 各种原因引起的泪液蒸发增加，质量下降。

3. 睑板腺功能障碍使脂质层分泌减少。

4. 降低角膜敏感性的手术，如角膜表面屈光件切削术（PRK）和准分子激光原位角膜磨镶术（LASIK）会引起几个月的干眼症状。

5. 某些药物本身的毒性和药品中的防腐剂可导致泪液分泌减少。

6. 眼类天疱疮、沙眼、化学伤、Stevens-Johnson 综合征等引起的黏蛋白缺乏。

（三）诊断要点

1. 临床表现　常见的症状有视疲劳、异物感、干涩感，其他症状有烧灼感、眼胀感、眼痛、眼红、畏光等。体征有球结膜血管扩张、失去光泽、增厚、水肿、褶皱，角膜上皮有不同程度的点状脱落等。随着病情发展可出现丝状角膜炎，晚期可出现角膜溃疡、穿孔等，严重影响视力。

2.辅助检查

(1)泪液分泌试验:正常为 10～15mm,<10mm 为低分泌,<5mm 为干眼。

(2)泪膜破裂时间:正常为 10～45s,<10s 为泪膜不稳定。

(3)虎红染色:角、结膜失活细胞着染为阳性细胞,其敏感性高于荧光素染色。

(4)泪液渗透压:干眼症和接触镜佩戴者泪液渗透压较正常人增加 25mOsm/L,如＞312mOsm/L,可诊断为干眼症。

(四)治疗

1.消除诱因　避免各种诱发干眼症的因素。

2.对症治疗　使用人工泪液,减轻干眼症状,最佳的泪液替代成分是自家血清。

3.手术治疗　重度干眼的患者可行泪小点栓塞术封闭泪点,以延长泪液在眼表的停留时间。颌下腺功能良好时也可行自体游离颌下腺移植术。

(五)主要护理问题

1.舒适的改变,与角结膜缺乏泪液引起的视疲劳、异物感、干涩感等有关。

2.焦虑,与病情迁延、担心预后有关。

3.潜在并发症,包括角膜炎、角膜溃疡、感染、出血等。

4.知识缺乏,与缺乏干眼症的自我保健知识有关。

(六)护理目标

1.患者的眼部不适感得到减轻及消除。

2.患者焦虑程度减轻,树立坚持治疗的信心,积极配合治疗、护理。

3.减少患者并发症的发生,或并发症发生后能得到及时治疗与处理。

4.患者能掌握干眼症的相关保健知识及滴眼液的使用方法。

(七)护理措施

干眼患者的护理常规见表 13—24。

表 13—24　干眼患者的护理常规

常规护理内容	
用药护理	指导患者正确的滴眼液使用方法及注意事项 向患者讲解药物的作用,于眼症是慢性病,要鼓励患者坚持滴用不含防腐剂的人工泪液 尽可能避免服用可减少泪液分泌的药物,如降血压药(普萘洛尔、利血平)、杭抑郁药、抗心律失常药、阿托品类似物、抗组胺药、麻醉药等
心理护理	鼓励患者坚持使用人工泪液,并向患者解释用药的目的及必要性 了解患者的内心想法,采取有针对性的心理干预措施
健康宣教	应避免各种易产生视疲劳的因素,如长时间使用电脑及阅读等,避免长时间待在空调、烟雾及风尘等环境中 指导患者养成良好的生活习惯,保证充足的睡眠 指导患者合理膳食,多食胡萝卜等富含维生素 A 的食物,加强角膜上皮营养 鼓励患者多瞬目,保持眼睛湿润或指导患者戴硅胶眼罩及湿房镜 注意眼睑卫生,经常清洁眼睑 对于油性皮肤或老年患者,应经常清洁眼睑:先热敷眼睑 5～10min,再顺着睑板腺的走形按摩,挤压睑板腺内的分泌物,然后擦洗睑缘,清除睫毛根部的油性分泌物、菌落及碎屑。使脂质分泌正常,阻止泪液的蒸发 定期门诊随访,如有不适,随时就诊

(焦彩云)

参考文献

[1]李小鹰,程友琴. 老年心血管急危重症诊治策略[M]. 北京:人民军医出版社,2012.

[2]肖志超,熊慧,蔡绍乾,马业新,郭小梅. 手术后并发急性大面积肺血栓栓塞患者溶栓治疗的效果[J]. 内科急危重症杂志,2013(05):270－271.

[3]李树仁,党懿,荀丽颖. 心内科急危重症[M]. 北京:军事医学科学出版社,2011.

[4]卢善翊,李俊辉,欧阳莎,谭洪毅,潘频华. 重症病毒性肺炎合并急性呼吸窘迫综合征的预后危险因素分析[J]. 中国呼吸与危重监护杂志,2014(06):560－564.

[5]时昭红. 消化科急危重症[M]. 北京:军事医学科技出版社,2010.

[6]曲巍,于波. 急性心肌梗死合并室间隔穿孔 49 例临床分析[J]. 内科急危重症杂志,2014(05):325－326.

[7]黄建群,齐国先,谷天祥. 心脏急症[M]. 北京:人民卫生出版社,2010.

[8]余丽菲,桂春,林松,甘伟妮,招晓俊,苏晓. 急性心肌梗死并发致死性心律失常的危险因素及预后分析[J]. 内科急危重症杂志,2014(06):376－378＋385.

[9]黄志俭,柯明耀,姜燕. 呼吸急危重症诊疗概要[M]. 厦门:厦门大学出版社,2011.

[10]李宾,刘静,黄红霞,黄俊,甘受益. 急性心肌梗死溶栓后冠状动脉狭窄程度与心率变异性的相关性分析[J] 内科急危重症杂志,2014(06):373－375.

[11]代聪伟,王蓓,褚兆苹. 妇产科急危重症救治关键[M]. 南京:江苏科学技术出版社,2012.

[12]余吉,黄绍崧,林伟,温玉星. 大面积脑梗死伴脑疝外科治疗技术改进的初步报告[J] 内科急危重症杂志,2014(06):424－425.

[13]齐俊英,田德英. 感染性疾病诊疗指南[M]. 北京:科学出版社,2013.

[14]李亚洁. 实用内科危重症监护学[M]. 北京:人民卫生出版社,2009.

[15]姚咏明. 急危重症病理生理学[M]. 北京:科学出版社,2013.

[16]张琳,杨薛萍,张金. 微创血流动力学监测在心源性休克患者复苏治疗中的作用[J]. 内科急危重症杂志,2014(03):173－175.

[17]左拥军. 临床常见急危重症的救治大全[M]. 北京:人民卫生出版社,2010.

[18]张新民,孙琼,许长春,王莹莹,叶敬元,袁世辉,蔡生之,吴娟. 颅脑损伤合并脑垂体激素紊乱 24 例报道[J]. 中国医药指南,2012(18):56－57.

[19]张海琴,程齐俭,万欢英. 支气管哮喘－慢性阻塞性肺疾病重叠综合征的诊治进展[J]. 中国呼吸与危重监护杂志,2014(02):219－222.

[20]孙永显. 常见急症处理[M]. 北京:中国中医药出版社,2010.

[21]张和细,龚辉. 重症胰腺炎合并糖尿病酮症酸中毒、高脂血症 1 例并文献复习[J]. 内科急危重症杂志,2013(06):378－379.

[22]何志嵩,李学松.泌尿外科急症[M].北京:人民卫生出版社,2010.

[23]郭轶男.连续性血液净化联合机械通气治疗难治性心力衰竭合并呼吸衰竭的临床观察[J]内科急危重症杂志,2015(01):44—45.

[24]王瑞,张勇,杨冬山.外科急危重症[M].北京:军事医学科学出版社,2011.

[25]刘纯,夏南,温玉祥,刘克坚,张羿,郭小梅.209例急性肺血栓栓塞临床分析[J]内科急危重症杂志,2014(03):176—178.